炎症性肠病丛书

本系列图书受"胆固醇 25- 羟化酶（CH25H）在炎症性肠病中的作用及机制研究，国家自然科学基金，82370529""基于中国队列多组学分析的炎症性肠病精准诊疗技术研发及应用，广州市科技计划重点研发，2024B03J0466"项目出版资助

克罗恩病

——基础研究与临床实践

（第 2 版）

主　编　李明松　朱维铭
　　　　陈白莉　刘占举
　　　　刘小伟　周　伟
　　　　周智洋　董卫国

中国教育出版传媒集团

高等教育出版社·北京

内容简介

　　本书基于目前克罗恩病研究的最新成果,全面、系统地阐述了该病的流行病学、病因学、病理学、内镜学、影像学及实验室检查;并以此为基础,对克罗恩病的诊断、鉴别诊断、内科治疗、内镜治疗、外科治疗、营养治疗和精神心理治疗进行了充分的探讨;同时,对克罗恩病及其诊疗与生育、感染性疾病及癌变的相关性进行了深入的分析;此外,还对儿童和老年人克罗恩病的特点以及克罗恩病的预后、随访和院外管理给予了详细的说明,并对提高克罗恩病患者的生活质量提出了建设性的建议。

　　本书文字简明扼要,配有作者们近年收集和整理的大量典型的消化内镜、组织病理学、影像学和临床表现图片,从克罗恩病的基础到临床所涉及的各个角度和层面,全面展示了克罗恩病的面貌和特点,为克罗恩病的临床诊断和治疗提供了清晰的思路。

　　本书不仅可供消化内科、消化内镜、消化外科、儿科、老年科、营养科、病理科及影像科医师及中医医师阅读,而且还可作为对克罗恩病科研感兴趣的基础医学研究者和临床医师的参考书。此外,本书对克罗恩病患者及家属也是有益的。

图书在版编目（ＣＩＰ）数据

克罗恩病：基础研究与临床实践 / 李明松等主编 .
2 版 . -- 北京：高等教育出版社，2025.3. -- ISBN
978-7-04-063720-5

Ⅰ. R574

中国国家版本馆 CIP 数据核字第 20255TF678 号

Keluoenbing——Jichu Yanjiu Yu Linchuang Shijian

项目策划	李光跃　张映桥					
策划编辑	张映桥	责任编辑	张映桥	封面设计　王　鹏	责任印制	耿　轩

出版发行	高等教育出版社	网　　址	http://www.hep.edu.cn	
社　　址	北京市西城区德外大街4号		http://www.hep.com.cn	
邮政编码	100120	网上订购	http://www.hepmall.com.cn	
印　　刷	小森印刷（北京）有限公司		http://www.hepmall.com	
开　　本	787mm×1092mm　1/16		http://www.hepmall.cn	
印　　张	39.75	版　　次	2015 年 3 月第 1 版	
字　　数	757 千字		2025 年 3 月第 2 版	
购书热线	010-58581118	印　　次	2025 年 3 月第 1 次印刷	
咨询电话	400-810-0598	定　　价	180.00元	

编写人员名单

主　　编　李明松　朱维铭　陈白莉　刘占举　刘小伟
　　　　　周　伟　周智洋　董卫国
副 主 编　叶子茵　郅　敏　王新颖　张　燕　杜　鹏
　　　　　吴坚炯　李　惠　谭　琰
编写秘书　李夏西　谢　芳　贺程程　杨　逸
编写人员（按姓氏汉语拼音排序）
　　　　　蔡　敏　同济大学附属杨浦医院
　　　　　陈白莉　中山大学附属第一医院
　　　　　陈　雄　中南大学湘雅三院
　　　　　陈　延　广东省中医院芳村医院
　　　　　陈　烨　南方医科大学南方医院
　　　　　董卫国　武汉大学人民医院
　　　　　杜　鹏　上海交通大学医学院附属新华医院
　　　　　段　明　中国人民解放军东部战区总医院
　　　　　范如英　中国人民解放军总医院
　　　　　高云飞　南方医科大学南方医院
　　　　　谷云飞　江苏省中医院
　　　　　何　欢　中山大学附属第六医院
　　　　　何家鸣　广东省中医院芳村医院
　　　　　贺程程　广州医科大学附属第三医院
　　　　　黄　瑛　复旦大学附属儿科医院
　　　　　黄智斌　广东省中医院
　　　　　贾　燕　中国人民解放军总医院
　　　　　蒋晓东　中山大学附属第六医院
　　　　　李　惠　哈尔滨医科大学附属第二医院
　　　　　李　瑾　武汉大学中南医院
　　　　　李军祥　北京中医药大学东方医院
　　　　　李俊蓉　华中科技大学同济医学院附属协和医院

李明松　广州医科大学附属第三医院/附属第一医院
李夏西　南方医科大学深圳医院
凌方梅　华中科技大学同济医学院附属协和医院
刘　超　山东大学齐鲁医院
刘得超　中山大学附属第六医院
刘思雪　中山大学孙逸仙纪念医院
刘小伟　中南大学湘雅医院
刘占举　同济大学附属第十医院
罗　娴　南方医科大学南方医院
毛　仁　中山大学附属第一医院
钱晓文　复旦大学附属儿科医院
任渝棠　北京清华大学长庚医院
沈　洪　江苏省中医院
沈振宇　中山大学附属第一医院
宋杨达　中山大学孙逸仙纪念医院
宋铱航　中山大学孙逸仙纪念医院
谭　琰　海南医学院第一附属医院
唐　文　苏州大学附属第二医院
陶玉荣　中国人民解放军总医院
王承党　福建医科大学附属第一医院
王　芬　中南大学湘雅三医院
王丽波　吉林大学附属第一医院
王新颖　南方医科大学珠江医院
王英德　大连医科大学附属第一医院
王玉芳　四川大学华西医院
吴坚炯　上海交通大学附属第一医院
吴现瑞　中山大学附属第六医院
谢　芳　南方医科大学南方医院
邢　慧　哈尔滨医科大学附属第二医院
徐萍萍　中山大学附属第一医院
杨　逸　广州医科大学附属第三医院
叶　梅　武汉大学中南医院

叶子茵　中山大学附属第一医院
余慕雪　中山大学附属第一医院
张　虎　四川大学华西医院
张惠林　交通大学附属上海第一医院
张　强　南方医科大学南方医院
张　燕　四川大学华西医院
张宗进　江苏省中医院
郅　敏　中山大学附属第六医院
钟英强　中山大学孙逸仙纪念医院
周　伟　浙江大学邵逸夫医院
周智洋　中山大学附属第六医院
朱兰香　苏州大学医学院附属第一医院
朱良如　华中科技大学同济医学院附属协和医院
朱　薇　南方医科大学南方医院
朱维铭　江苏省中医院

主编简介

李明松

医学博士，主任医师，教授，博士生导师、博士后导师，德国癌症研究中心博士后。现任广州医科大学附属第一医院消化内科炎症性肠病中心主任，中国医药教育协会炎症性肠病专业委员会主任委员，中华医学会肠外肠内营养学分会副主任委员，中华医学会消化病学分会营养学组副组长，广东省医学会肠外肠内营养学分会主任委员。曾任美国国立卫生研究院研究员，吴阶平医学基金会炎症性肠病专家委员会主任委员。对消化系统疾病有丰富的理论知识和实践经验，擅长炎症性肠病早期诊断和优化治疗。主持国家级、省部级科研项目 20 余项，获成果奖 6 项，获国

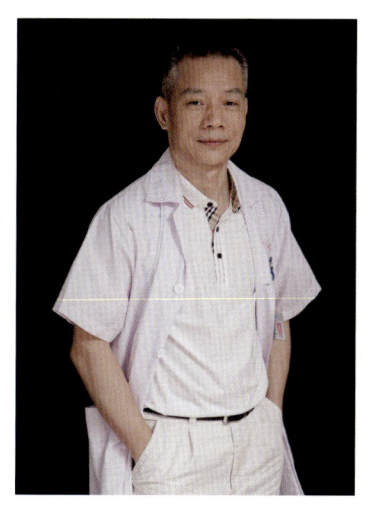

家发明专利授权 8 项，发表论文 100 余篇，主编炎症性肠病专著 7 部，主持制定炎症性肠病共识和指南 4 部。

朱维铭

医学博士，主任医师，教授，博士生导师、博士后导师，师从我国著名外科专家黎介寿院士。南京大学教授，南京大学、东南大学、南京医科大学、南京中医药大学博士生导师。现任南京中医药大学附属医院炎症性肠病诊疗中心主任，《中华炎性肠病杂志》副总编，《中华外科杂志》《中华胃肠外科杂志》编委。曾任东部战区总医院普通外科主任、炎症性肠病治疗中心主任，中华医学会肠外与肠内营养学分会胃肠病与营养协作组组长、中华医学会消化病分会炎症性肠病学组顾问等。获教育部科技进步一等奖、军队科技

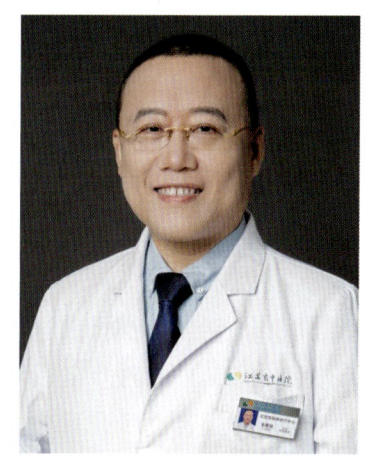

进步二等奖、江苏省科技进步一等奖等多项，2010 年国家科技进步一等奖《肠功能障碍的治疗》主要完成人之一。主持国家自然科学基金项目 11 项，省部级课题多项。

陈白莉

医学博士，中山大学附属第一医院消化内科主任医师，硕士研究生导师。现任中华医学会消化病学分会消化系统罕见病研究协作组委员、中华医学会消化病学分会炎症性肠病学组心理协作组委员、中华医学会消化内镜学分会胶囊内镜协作组委员、广东省医师协会消化内镜学医师分会小肠内镜专业组副组长。从事消化内科临床工作 30 余年，对炎症性肠病（克罗恩病、溃疡性结肠炎）、遗传性血管性水肿、自身免疫性肠病、乳糜泻、PD-1 相关免疫性肠炎、蛋白丢失性肠病等疾病的诊断治疗有较丰富的经验。主要研究方向为炎症性肠病、小肠疑难疾病及罕见病。以第一作者、通讯作者在 *JAMA*、*Gasteroenterology*、*EBioMedicine* 等杂志上发表多篇论文，主编、参编专著多部。

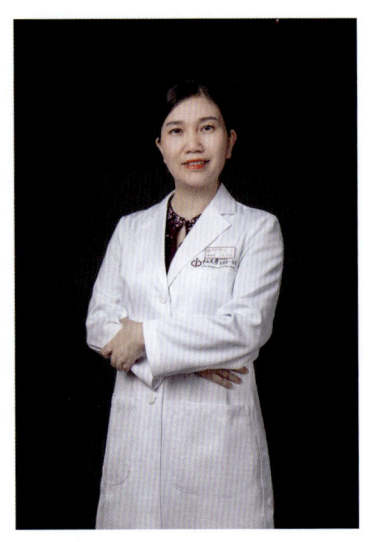

刘占举

二级主任医师、教授，博士生导师，比利时鲁汶大学医学博士，美国哈佛大学和康涅狄格大学博士后。现任上海市第十人民医院（暨同济大学附属第十人民医院）消化内科主任。入选新世纪百千万人才工程国家级人才、国务院政府特殊津贴等，担任第 12 届亚洲克罗恩病和结肠炎组织（AOCC）主席、中华医学会消化病学分会生物样本库与转化协作组副组长、中国医师协会肛肠医师分会炎症性肠病专业委员会副主任委员等职务，担任 *J Dig Dis*、《中华炎性肠病杂志》《胃肠病学与肝病学杂志》副主编等。长期从事消化系疾病，尤其是炎症性肠病临床诊疗和发病机制研究。牵头开展中国炎症性肠病易感基因学研究，填补了国内外空白。承担了国家自然科学基金重点项目、重大研究计划项目等项目。在 *Nat Genet*、*Gastroenterology*、*Gut* 等国际期刊发表论文 230 余篇。

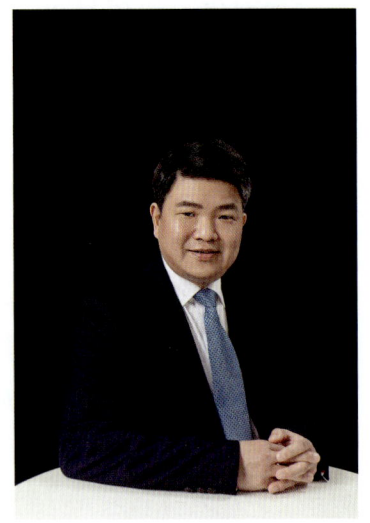

刘小伟

医学博士，一级主任医师，教授，博士生导师、博士后导师。现任中南大学湘雅医院消化内科主任、湖南省人工智能辅助消化病诊疗国际科技创新合作基地主任，湖南省高层次卫生人才医学学科带头人。兼任中华医学会消化内镜分会委员，中华医学会消化内镜学分会老年协作组副组长、中国医师协会内镜医师协会常委、中华医学会消化病学分会功能性胃肠病协作组副组长等。长期从事自身免疫消化病临床和基础研究。主持科技部重点研发计划课题 1 项，国家自然科学基金项目 8 项（含国自重点项目、IBD 重大专项各 1 项），省部级课题 7 项，获湖南省科技进步二等奖 1 项，以第一／通讯作者在 *Gastroenterology*、*Nature Communication*、*PNAS*、*Cell Death Differ* 等杂志发表论文 50 余篇。

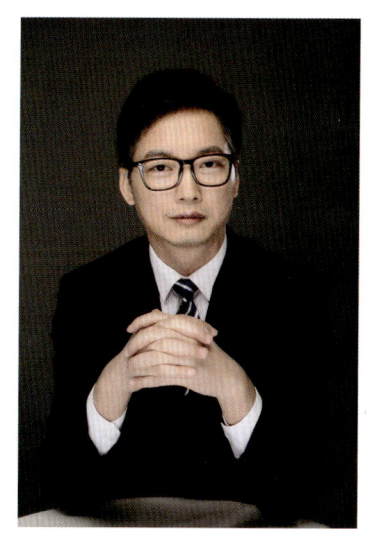

周伟

医学博士，主任医师，博士生导师。现任浙江大学医学院附属邵逸夫医院普外科主任助理，炎症性肠病中心副主任，《中华炎性肠病杂志》编委，中国医师协会肛肠分会炎症性肠病学组委员，中国医药教育协会炎症性肠病专业委员会常委，浙江省肠内肠外营养学会常委，浙江数理医学会理事、疑难肠病及肠功能障碍专委会主任委员，浙江医师协会炎症性肠病专委会常委。长期从事炎症性肠病外科治疗及肠瘘、腹腔感染、肠梗阻综合治疗工作。主持国家自然科学基金及浙江省自然科学基金项目 4 项，发表论文 100 余篇，其中第一作者、通讯作者 SCI 论文 40 余篇，获得浙江省自然科学奖一项。

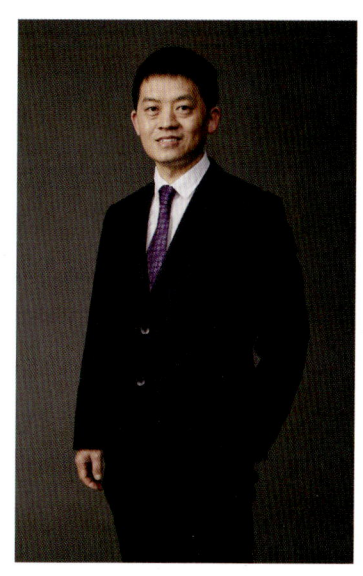

周智洋

医学博士，教授，主任医师，博士生导师。现任前海人寿广州总医院影像科主任，广东省医学影像临床重点专科学科带头人。曾任中山大学附属第六医院放射科主任。从事影像诊断工作40余年，对结直肠癌、炎症性肠病、肛周及盆底疾病影像学诊断有深入研究。兼任中华医学会肿瘤学分会肿瘤诊疗规范推广应用专家委员会影像组组长，国家结直肠肿瘤质控专家委员会全国委员，中国医师协会结直肠肿瘤专委会诊疗技术专委会副主任委员，海峡两岸医药卫生交流协会放射学专业委员会副主任委员，《中华炎性肠病杂志》等杂志编委。发表论文110余篇，主编或参编（译）《胃肠道MRI诊断学》《克罗恩病–基础研究与临床实践》等专著36部。

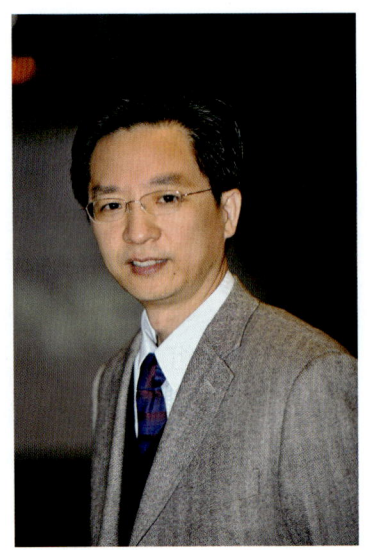

董卫国

二级教授，主任医师，博士生导师。现任武汉大学医学部副部长、武汉大学人民医院消化医院副院长。国家"万人计划"教学名师，教育部首批课程思政教学名师，国务院政府特殊津贴专家，湖北省医学领军人才，武汉大学弘毅特聘教授。兼任中华医学会消化病学分会常务委员，湖北省医学会消化病学分会主任委员，武汉医学会理事会副会长等。从事消化病学研究35年。先后主持国家自然科学基金项目及省部级项目20余项。发表论文500余篇，其中SCI收录200余篇，2020–2023连续四年入选"中国高被引学者"榜单。主编及主译专著、教材34部。以第一完成人获高等教育国家级教学成果二等奖、湖北省高等学校教学成果一等奖、湖北省科技进步奖二等奖。

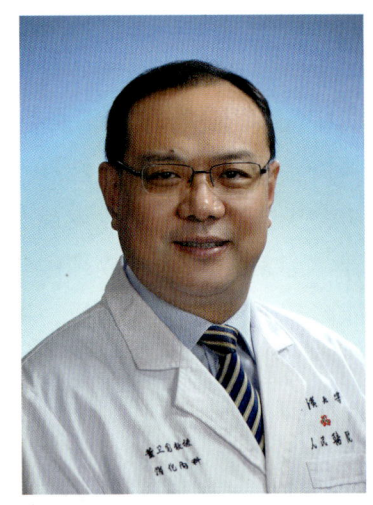

前　言

炎症性肠病（inflammatory bowel disease，IBD），包括克罗恩病（Crohn's disease，CD）和溃疡性结肠炎（ulcerative colitis，UC），为一组主要累及肠道的慢性炎症性疾病。IBD 原本是西方病，在欧美多见，在我国少见。但是，近 20 年来，由于中国人的饮食习惯、生活节奏及环境的明显改变，中国 IBD 的发病率呈暴发性增长，已成为我国消化系统常见病之一。

IBD 多始发于青少年，具有反复发作、进行性加重及致残性等特点，严重影响了患者的生长和发育、结婚和生育以及学习、工作、生活。IBD 的病因和确切的发生机制仍然不清楚，目前尚无法治愈，需要长期甚至终身治疗。IBD 的诊断和治疗不仅复杂，而且昂贵，众多 IBD 患者及其家庭因此病而致贫。目前治疗 IBD 的药物，除了传统治疗药物外，还包括最新研发的生物制剂。生物制剂虽然对 IBD 有一定的疗效，但也只能暂时控制病情，既不能阻止 IBD 复发，也不能从根本上改变患者的预后，而且极其昂贵。因此，IBD 不仅是一个医学难题，而且也是一个社会问题。

既往 IBD 在欧洲和北美高发，近一个世纪以来，欧美的学者和临床医师在 IBD 的基础研究和临床实践领域均开展了大量卓有成效的工作，积累了丰富的知识、方法、技术和经验，并建立了相应的管理体系，为全球 IBD 的基础研究和临床实践带来了曙光。然而，欧洲和北美的相关工作是基于西方人的疾病特点以及西方的自然环境、社会环境和人文背景，一些内容并不完全适合中国的 IBD 患者。

近 20 年来，应我国 IBD 的严峻形势，我国医学界在 IBD 的基础研究和临床实践领域均逐步开展了大量开创性的工作。但是，由于我国既往 IBD 病例少见，导致过去对 IBD 发生和发展的本质和规律认识不足，缺乏针对 IBD 的诊断和治疗经验，以至于在 IBD 的实际诊断和治疗中仍然存在着种种不足，甚至误诊和误治，为此付出了沉重代价。

作为长期工作在 IBD 第一线的医务工作者，我们总结了多年有关 IBD 基础研究和临床实践经验，同时参考当前有关 IBD 的最新研究成果，于 2013 年初开始编写了《克罗恩病——基础研究与临床实践》和《溃疡性结肠炎——基础研究与临床实践》，并于 2015 年 3 月由高等教育出版社出版和发行。这套书的面世对我国 IBD 的基础研究和临床诊疗的普及和提高起到了良好的推动作用，我国 IBD 的基础研究和临床诊疗水平也获得了长足的进步。

近年来，随着我国 IBD 患者的迅速增多，对 IBD 的认识不断深入，在 IBD 的诊断和治疗领域逐渐积累了较丰富的经验和教训，这些经验和教训对我们今后更好地开展 IBD 的诊断和治疗是非常有价值的。此外，随着 IBD 基础和临床研究的不断进展，IBD 的新诊疗技术、方法和药物的不断出现，让我们对 IBD 的诊断和治疗又有了新的认识和选择。因此，我们再次聚集了一批长期工作在 IBD 临床第一线的中青年骨干，在总结了近年有关 IBD 基础研究和临床实践经验的基础上，以目前 IBD 诊断和治疗共识为准绳，以提高 IBD 患者生活质量为终极目标，编写了《克罗恩病——基础研究与临床实践》（第 2 版）和《溃疡性结肠炎——基础研究与临床实践》（第 2 版）。希望这套书能为我国 IBD 基础研究和临床实践取得长足进步助一臂之力，更重要的是希望本书有助于改善 IBD 患者的预后，提高 IBD 患者的生活质量。

本书在编写过程中，得到了众多同行的帮助，在此深表谢意。高等教育出版社为本套书的顺利出版和发行提供了强有力的支持。朱薇、张强、李夏西和林倩云作为本套书的学术秘书做了大量事务性的工作。

本书的编者来自全国二十多家医院和十多个学科，基于不同的专业背景和临床经验，在观点上有些许不尽一致之处，只要持之有据、言之成理，都兼容并蓄；在内容上也有少许重叠之处，为保持内容的完整性也一并保留。尽管我们已竭尽全力，但书中仍难免有不妥之处，欢迎各位同仁斧正。

李明松

2024 年 5 月 20 日于广州

目 录 | CONTENTS

第二部分　克罗恩病的实验室检查及临床表现

第三部分　克罗恩病的诊断与鉴别诊断

第四部分　克罗恩病的一般治疗

第一部分

克罗恩病的总体介绍

第一章
概　述

第一节　克罗恩病的过去

1904 年，波兰外科医生 Antoni Lesniowski 首次描述了一类以腹痛、腹泻和肠梗阻为主要症状，病变主要累及末端回肠的终末回肠炎（ileitis terminalis）。

1932 年，美国胃肠病学家 Burrill Bernard Crohn 描述了 32 例类似病例，并命名为末端回肠炎（terminal ileitis），后改为局限性回肠炎（regional ileitis）。

1973 年，世界卫生组织（WHO）将该病正式定名为 Crohn's disease（CD）。

CD 的中文名称曾为克隆氏病或克隆病。2002 年，中华医学会将 CD 的中文名称正式定名为克罗恩病。

由于 CD 和溃疡性结肠炎（ulcerative colitis，UC）均以肠道炎症性病变为主，因此被合称为炎症性肠病（inflammatory bowel disease，IBD）。此外，IBD 还包括未定型炎症性肠病（inflammatory bowel disease unclassified，IBDU）。

CD 过去多见于西欧和北美等西方发达国家和地区，被认为与西方生活方式密切相关，同时也与欧美国家早期的工业化进程相关。

CD 在改革开放前的中国以及其他发展中国家和地区少见甚至罕见，据分析这和自然环境、人文背景、生活方式及饮食习惯相关。

第二节　克罗恩病的现在

目前，西欧和北美等发达国家和地区 CD 发病率在 50/10 万左右，患病率为（500～700）/10 万，为全球 CD 最高发地区。不过，近年来，西欧和北美等发达国家和地区 CD 发病率的增速已经明显放缓，其原因可能是与这些地区的环境改善，以及生活方式和饮食结构的改变密切相关。

随着生活方式的逐渐西化及工业化进程加快，亚洲的日本和韩国，以及中国香港和中国台湾地区 CD 的发生率已明显升高，为亚洲 CD 最高发的国家和地区，并逐步接近西欧和北美。

近 20 年来，我国（尤其是东南沿海地区）CD 的发生率明显升高（据不完整的数据，发病率在 5/10 万左右，患病率在 50/10 万左右），而且呈持续升高的趋势。目前在我国东南沿海经济发达地区，尤其是珠江三角和长江三角地区，CD 已经成为消化系统常见病之一。

CD 多见于 15~20 岁的儿童及青少年，50 岁左右为第二个高发期。目前有专家认为，CD 的发生与易感基因和环境因素相关。从中国近 20 年来 CD 发病率的快速增长来看，环境因素在 CD 发生和发展中起到更为重要的作用。CD 相关的环境因素包括饮食、药物、吸烟、阑尾切除史、环境污染、精神及心理异常等。

目前认为，CD 的发生机制是在多种因素的共同参与下，肠道微生物启动了肠道黏膜免疫系统，产生了持续的过激的免疫应答，导致肠道及肠外损伤。然而，哪些肠道微生物参与了 CD 的发生和发展？肠道微生物是如何启动肠道黏膜免疫并产生持续的过激免疫应答的？如何确认与 CD 相关的功能菌群？能否通过这些与 CD 相关的功能菌群预测 CD 的发生、发展和预后以及精准治疗？这些目前仍然是未知，值得进一步探讨。

CD 的主要临床表现为腹痛、腹泻，可合并肠梗阻和肠瘘，部分患者以肛周病变为首发和主要表现，且有肠外病变。CD 的临床检查主要包括消化内镜检查及病理学检查（活检标本和手术切除标本）、影像学检查、实验室检查，其中消化道内镜及其相关的染色、放大和超声检查具有诊断和鉴别诊断价值，磁共振（MR）和 B 超检查对诊断肛周病变有重要价值，MR 肠道成像（MRE）和 CT 肠道成像（CTE）对诊断肠道狭窄、窦道、瘘管和腹腔脓肿有重要价值。

尽管 CD 的临床表现、内镜所见、组织病理学及影像学检查有一定的特征性，但是，CD 的诊断并无"金标准"，不能仅依赖某一项检查结果确诊。CD 的诊断是一种排他性诊断。其诊断应基于患者的临床表现和系统性检查（常规实验室检查、IBD 血清学标志物、消化内镜、病理学检查、影像学检查等）作出综合判断。CD 的诊断有时需要通过较长时间的随访才能确诊，而且常需要与肠结核和肠型淋巴瘤等疾病进行鉴别诊断。

CD 治疗方案的制订应综合考虑病变部位、疾病严重程度、相关并发症和疾病预后，根据患者的疾病特点和对药物耐受性制订个体化的治疗方法。CD 治疗目标首先是诱导缓解，然后是维持缓解。CD 治疗的另一个目标是预防并发症的发生（如狭窄和瘘管）。目前，可用于治疗 CD 的药物治疗包括氨基水杨酸制剂、抗生素、糖皮质激素（glucocorticoids，GCS）、免疫抑制剂和生物制剂五大类。氨基水杨酸制剂因对 CD 的疗效不确定而不宜用于 CD 治疗，抗生素适用于合并感染的 CD 患者。GCS 对 CD 是有效的，但是，GCS 的副作用同样很明显，包括抑制儿童生长发育、诱发或加重高血压、糖尿病、精神心理异常及高凝状态和血管栓塞性病变。故 GCS 只能用于活动期 CD 的诱导缓解治疗，不能用于缓解期 CD 的维持治疗。免疫抑制剂可用于 CD 的维持缓解治疗，其副作用需要预测和监测。治疗 CD 常用生物制剂包括抗 TNF 药物（如英夫利西单抗、阿达木单抗）、调节淋巴细胞聚集的药物（维多珠单抗）和抗 IL-12/23 抗体（乌司奴单抗）。为了获得更好的疗效和更少的副作用，有时需要优化生物制剂治疗方案。起病年龄小于 40 岁，伴有肛周病变及食管、胃、十二指肠病变，且病变范围广泛，小肠所累长度 > 100 cm 的 CD 患者多预后不良。对于这类具有预后不良因素的 CD 患者宜早期使用生物制剂治疗，目的是快速获得深度缓解（包括临床缓解、黏膜愈合）、阻止和（或）减缓疾病进展、改变 CD 的自然病程、降低形成肠道狭窄和肛周瘘管的风险、避免肠道结构的损害和致残、维持肠道正常功能、降低手术率和缩短住院时间。早期生物制剂治疗的基础是早期诊断，但目前对 CD 的早期优化治疗的利弊仍有一些不同观点。

由于 CD 患者常常伴发营养不良，同时营养治疗具有良好的诱导和维持缓解作用，因此，营养治疗尤其是肠内营养治疗是 CD 治疗的核心内容之一，也是 CD 治疗的基础，对儿童及青少年 CD 患者具有更重要的意义。此外，压力、抑郁和焦虑也是造成 CD 患者生活质量下降的重要因素，会导致治疗依从性降低。在精神压力之下，许多 CD 患者会出现病情恶化，因此，精神心理评估和管理应作为 CD 患者综合治疗的一部分。临床经验表明，包括免疫治疗、营养治疗和心理治疗在内的综合治疗常能明显增强治疗效果、改善 CD 患者生活质量。

虽然 CD 的主要治疗方法是以药物治疗为主的内科治疗，但是，与 CD 相关的腹部手术的 10 年累计风险仍然较高（生物制剂使用前为 40% ~ 55%，生物制剂使用后已经下降至 30%）。手术的目的是治疗 CD 的肠道并发症。当 CD 患者有手术适应证时，应及时与外科医师进行有效沟通。及时的外科手术治疗能够缓解病情、改善预后，甚至能够挽救生命。但是，条件允许的情况下应尽可能行择期手术治疗。如果是活动期的急诊手术，为避免吻合口瘘，应酌情考虑一期造口，而不是一期吻合。迄今尚无有效方法治愈 CD。外科手术切除病变肠段后也可能复发，对于存在复发风险因素的 CD 患者，术后建议进行预防性治疗。

由于 CD 诊断和治疗的复杂性和挑战性，应建立基于多学科协作的 IBD 诊疗中心，对 CD 患者进行系统性、规范化和个性化的诊断和治疗，以改善患者预后、提高患者的生活质量。

由于 CD 的病程具有慢性和反复发作的特点，慢性炎症的长期存在以及免疫性药物的长期应用，会诱发肠道癌变及肠道外癌变。因此，应对 CD 患者进行随访和癌症监测，争取及时发现癌前病变和早期癌变，并给予积极治疗。内镜治疗是消化道高级别异型增生和黏膜内癌的首选，必要时应追加外科手术治疗。由于 CD 相关的肠道癌变有较大可能是多中心性的，因此，CD 相关肠道癌变的内镜治疗指征应该从严、手术指征应该从宽，有时甚至需要手术切除病变全肠段。CD 相关的肠外癌变也日益常见，而且癌变发生更早、进展更快、预后更差，需要密切随访和监测。

总体来看，目前 CD 的诊断和治疗不仅复杂，而且昂贵，已经给 CD 患者、患者家庭以及社会带来了医疗负担和社会经济负担。这一现状表明，CD 的诊断和治疗不仅是一个医学难题，也是一个社会问题。因此，非常有必要将这种疾病的负担和后果告知患者、患者家属以及公众，不仅可以增加全社会的参与度，而且应该将这种疾病置于政策制定者最先考虑的位置。这可能会带来更多的资金来支持 CD 相关的基础和临床研究，并有助于通过进一步扩大公众的认知来预防疾病的发生和发展，从而有可能稳定甚至降低 CD 的发病率，争取早期明确诊断和精准治疗 CD，改善 CD 进程，提高 CD 患者的生活质量。

第三节　克罗恩病的未来

近年来，随着对 CD 发生和发展机制的进一步了解，诊断和治疗 CD 临床经验的逐渐丰富，以及越来越多新一代治疗 CD 的药物（尤其是新一代生物蛋白药物）的开发和应用，CD 的临床诊断和治疗已经显现出新的曙光。

首先，借鉴欧美在 CD 诊断和治疗领域积累的经验，结合中国 CD 患者的病情和国情，目前在一些大型 IBD 诊疗中心已经能够做到早期诊断和早期治疗，能够较好地预防狭窄和穿透性病变等并发症的发生，从而改善 CD 患者的疾病进程，提高 CD 患者的生活质量。

近 5 年来，疗效更好、副作用更少的生物制剂逐渐上市，在改善 CD 患者的疾病进程和预后中发挥了重要作用，是 CD 治疗中至关重要的一环。然而，生物制剂治疗针对的似乎只是 CD 发生后的一系列继发性改变，治标不治本。因此，需要对 CD 发生的免疫学机制进行深入研究，从源头上预防和阻止 CD 的发生和发展。在未来，IBD 的生物疗法可能更有选择性地基于个体患者的特定益处 / 风险进行评估，由特定组织特征和可靠的生物标志物确定，并且可能在整个治疗过程中进行调整。

关于 CD 的相关研究，目前的研究重点侧重于分析 CD 相关的功能菌群或菌株，以及这些功能菌群或菌株如何启动肠道黏膜产生过激的免疫应答，并试图在此基础上通过调节 CD 相关的功能菌群来精准地诊断和治疗 CD。然而，CD 患者的肠道微生态紊乱到底是 CD 的病因还是 CD 发生和发展的结果，目前尚无定论。

　　由于 CD 既往在中国少见甚至罕见，我国传统的中医药在 CD 的诊断和治疗领域并未形成系统性的理论知识和临床实践经验。但是，中医药讲究辨证施治和标本兼治，理论上，中医药对 CD 的治疗有着光明的前景。这一点值得期待，也需要我们全力以赴进行深入研究。

　　目前临床可以对 CD 进行早期诊断和早期治疗，虽然还不能治愈，但是可以对疾病进行控制。随着医学和科技的不断发展，CD 确切的病因和发生机制将会更加清晰，诊疗 CD 的技术和方法将会更加精准有效，未来治愈 CD 的希望越来越大。

（张燕　李明松）

主要参考文献

［1］ Yang Y，Owyang C，Wu G D. East meets west：the increasing incidence of inflammatory bowel disease in Asia as a paradigm for environmental effects on the pathogenesis of immune-mediated disease [J]. Gastroenterology，2016，151（6）：1-5.

［2］ Sartor R B，Wu G D. Roles for intestinal bacteria，viruses，and fungi in pathogenesis of inflammatory bowel diseases and therapeutic approaches [J]. Gastroenterology，2017，152（2）：327-339.

［3］ Sturm A，Maase C，Calabrese E，et al. ECCO-ESGAR guideline for diagnostic assessment in IBD part 2：IBD scores and general principles and technical aspects [J]. J Crohns Colitis，2019，13（3）：273-284.

［4］ Maaser C，Sturm A，Vavricka S R，et al. ECCO-ESGAR guideline for diagnostic assessment in IBD part 1：initial diagnosis，monitoring of known IBD，detection of complications [J]. J Crohns Colitis，2019，13（2）：144-164.

［5］ Liu J J，Rosson T B，Xie J J，et al. Personalized inflammatory bowel disease care reduced hospitalizations [J]. Dig Dis Sci，2019，64（7）：1809-1814.

［6］ Pittayanon R，Lau J T，Leontiadis G I，et al. Differences in gut microbiota in patients with vs without inflammatory bowel diseases：a systematic review [J]. Gastroenterology，2019，158（4）：930-946.

［7］ Biancone L，Armuzzi A，Scribano M L，et al. Cancer risk in inflammatory bowel disease：a 6-year prospective multicenter nested case-control IG-IBD study [J]. Inflamm Bowel Dis，2020，26（3）：450-459.

第二章
流行病学

CD 的病因和发病机制尚不十分明确，其流行病学特征在不同地域、不同人群中存在着较大差异。了解不同地区 CD 的流行病学特点，对 CD 病因、发病机制的理解，指导诊断、治疗及评估患者的预后均具有重要意义。本章按照发达国家、发展中国家（包含中等发达国家）及中国三个模块来介绍 CD 流行病学特征。

第一节　发达国家的克罗恩病流行病学

CD 的发病率及患病率均在增加，但不同国家或地区 CD 的发病率及患病率存在一定的差异。CD 的发病率在西方发达国家最高，年发病率高达 29.3/10 万。然而，过去的几十年中，CD 在西方发达国家的发病率已稳定下来并且呈减少趋势，但在亚洲及其他较发达国家的发病率迅速上升，近 20 年 CD 的发病率至少增加了 10 倍。总体上，发达国家 CD 的发病率及患病率仍然高于发展中国家。

一、发病率及患病率

欧洲及北美发达国家 CD 的发病率虽然不断增长，但不同国家的年发病率各异，从 0.5/10 万到 10.6/10 万不等。

在欧洲，CD 的发病率呈南 - 北、东 - 西梯度递增的趋势，如北欧国家年发病率为 6.3/10 万，而南欧国家年发病率仅为 3.6/10 万；西欧平均年发病率 6.5/10 万，而东欧国家仅为 3.1/10 万，并且世界上发病率最高的是法罗群岛（其 IBD 发生率为 81.5/10 万）。这种差异可能与国家经济发展水平、地理气候及生活环境密切相关，同时，不排除因医疗条件差异导致的地区发病率差异。此外，欧洲 CD 的患病率从 1.51/10 万至 322/10 万不等，以北欧地区 CD 的患病率最高。其中，2006—2013 年瑞典的 CD 患病率高达 44.7/10 万。

在北美洲，加拿大一项调查统计分析了各省 CD 患者信息，得出 CD 的发病率及患病率分别为 13.4/（10 万人·年）和 233.7/（10 万人·年）。同样，美国 CD 患者临床数据也多来自各个州的独立研究，如明尼苏达州的 CD 的年发病率（2000—2010 年）为 10.7/10 万，北加利福尼亚州的 CD 年发病率（2000—2010）为 6.3/10 万，年患病率为 100.3/10 万。2013 年美国一项针对全国退役军人的调查显示 CD 的发病率（2001—2008 年）为（26~40）/10 万，而 2009 年美国 CD 患病率为 287/10 万，较 1998 年升高了 1 倍。但是，由于上述研究纳入人群为退役军人，因此发病率及患病率会较总体高许多。此外，一项研究显示，美国北部州相较南部州 CD 的发病率增加幅度更大，与之相关的住院率更高。总之，北美各州的发病率及患病率存在一定差异，这种现象可能归因于其经济水平、地理环境及人口种族的多样性。

亚洲及大洋洲的数据相较于欧洲较少。亚洲发达国家有日本、韩国、新加坡、以色列。2009 年日本厚生劳动省已有约 30 000 例 CD 患者注册信息，部分轻中度 CD 患者因隐私问题未行注册，因此，真实的发病率应比注册数据高 20%~40%，总体统计，日本 CD 发病率在过去 30 年［1986—1998 年为（0.60~1.20）/（10 万人·年）］增长了约 100 倍。同样，在过去的 30 年中，韩国 IBD 的发病率和患病率持续上升。一项为期 30 年的纵向研究调查了韩国首尔 CD 流行病学的时间趋势，结果显示 CD 的平均年发病率从 1986—1990 年的 0.06/10 万增加至 2011—2015 年的 2.44/10 万；2015 年 CD 患病率为 31.59/10 万。在以色列的阿拉伯和犹太人群中，最新的研究比较了 2003—2008 年以色列阿拉伯和犹太人群中 CD 的年发病率和患病率，发现阿拉伯人口中 CD 的发病率从 2003 年的 3.1/10 万上升到 2008 年的 10.6/10 万，而同期犹太人口中 CD 的发病率从 14.3/10 万下降到 11.7/10 万。2003 年，以色列总人口中 CD 患病率为 87.6/10 万，2008 年为 139.2/10 万。可见亚洲发达国家的总发病率在升高，但是仍远远低于西方发达国家。

在澳大利亚，CD 发病率和患病率分别为 14.7/（10 万人·年）和 60.6/（10 万人·年），其中 17% 的 CD 患者有家族史，呈明显的家庭聚集现象。新西兰坎特布里的 CD 发病率从 2004 年的 16.3/（10 万人·年）增长到 2014 年的 26.4/（10 万人·年）。

二、疾病特征

（一）发病年龄与性别

发达国家研究发现，CD 发病率呈双峰分布，在 20~39 岁达第一个高峰，在 60~79 岁达第二个小高峰。大多数西方发达国家的女性 CD 患者多于男性。美国、英国、丹麦、瑞典、意大利、瑞士、挪威及加拿大的研究均发现 CD 患者以女性占主导（男：女 1：1.46~1：1），相反，亚洲国家则表现为男性和女性患者持平或者男性多于女性患者的分布特点，CD 在亚洲男女中的比例可高达 2.83：1。

（二）病变部位

西方发达国家的 CD 病变部位多在结肠、回肠及回结肠，三者在患者中所占比例相当，而在亚洲则多以回结肠型为主。最近的一项分析认为，韩国 CD 患者中只有约 12% 患有孤立性结肠疾病，而在欧洲，孤立性结肠疾病是 CD 最常见（39% ~ 52%）的类型。

（三）死亡率

Satimai 等对 1970—2016 年美国明尼苏达州奥姆斯特德县 CD 的总体死亡率和原因特异性死亡率进行了研究，结果显示 1980 年后诊断出 CD 的患者的总体死亡率与美国背景人群中的总体死亡率没有差异。在此前，Jess 等对美国明尼苏达州 314 例 CD 患者随访 14 年，结果显示 17.8% 的 CD 患者死亡的主要原因为穿孔、消化道出血、脓毒血症、结肠癌及原发性硬化性胆管炎。一项在日本的三级转诊中心进行的为期 30 年、总计纳入 1108 例 CD 患者的队列研究发现有 52 人死亡，CD 诊断后 25 年（91.7%）的累积生存率显著低于正常人群（95.7%），且所有原因和 CD 特异性原因的标准化死亡率在 CD 患者中都很高。

（四）手术率

西方发达国家 CD 手术率为 70% ~ 90%。北欧国家的 CD 确诊后 1 年、5 年及 10 年手术率分别为 14%、27% 和 38%。美国的一项基于人群的时间趋势分析和验证研究显示，美国 CD 的整体手术率正在以每年 3.5% 的速度下降，主要是紧急手术每年减少 10.1%，选择性手术每年增加 3.7%。葡萄牙的一项为期 16 年的研究显示南欧国家 CD 住院患者手术率约为 17%。在韩国，1991—2007 年确诊的 CD 患者中，1 年、5 年及 10 年的累计手术率分别为 15.5%、25.0% 和 32.8%；而在日本，CD 患者起病后 5 年、10 年及 15 年后的手术率分别为 37.6%、60.4% 和 74.2%。

三、风险因素

（一）遗传因素

欧美发达国家人群中 CD 的基因易感性在其发病中发挥重要作用，有阳性家族史的患者占 10% ~ 20%，表现出一定的家族聚集性。2001 年韩国的资料显示仅有1.9% 的 IBD 患者有这种疾病的阳性家族史，这比西方低很多，然而人口相对风险，即一级亲属与一般人群相比的风险为 13.8，这与西方相当。有趣的是，2015 年，韩国 CD 患病率接近西方国家，韩国患者中 CD 一级家族史阳性的患病率从 2001 年的1.3% 增加到 2013 年的 4.7%。

高加索人群中，25%CD 患者中能够检测到 *NOD2* 基因突变。*NOD2* 是 *NOD1/APAF1* 基因家族的一员，位于染色体 16q12 位点。有研究表明，*NOD2* 基因突变的人群更易患 CD，其基因序列单核苷酸多态性（single nucleotide polymorphism，

SNP）与回肠型及合并肠狭窄的 CD 明显相关，其中有 3 个 SNP（*R702W*，*G908R*，*3020insC*）与欧美白种人 CD 显著相关。其他的研究报告也提出了 TNF 启动子区域多态性（6 号染色体，IBD3 位点）及 IBD5 危险单体型（染色体 5q31）分别在英国及加拿大 CD 患者人群中比例明显升高。然而，亚洲发达国家中包括日本及韩国并未发现以上基因常见 SNP 与发病率及患病率的联系。近期日本一项病例对照研究发现日本人 *TNFSF15* 的多个单核苷酸位点与 CD 患者有显著相关性，韩国人的研究也证实了这种相关性，欧洲及美国人也存在这种相关性，然而不如日本及韩国人显著。

（二）环境因素

与遗传因素相比，环境因素（如饮食习惯、地理环境、经济水平等）的改变对 CD 的发病率影响更显著。生活在经济发达地区或者国家的人群面对的风险因子更多更复杂，如卫生条件、生活方式、环境污染等。阑尾切除术、吸烟及饮食是三大明确的 CD 相关的危险因子。

1. 阑尾切除术

CD 与阑尾切除术是否相关，不同的研究得出的结论不同。多数研究认为，阑尾切除术是 CD 发病的危险因素，但如果二者相隔时间较短，由于都具有类似的腹痛症状，考虑可能为诊断偏差所致。加拿大学者 Kaplan 针对 CD 与阑尾切除术的关系进行了荟萃分析，认为在阑尾切除术后 4 年内，CD 的发病风险显著增加，且在术后 1 年内最高，而 ≥5 年后 CD 的发病风险则降至基线水平（$RR = 1.08$，95%CI：$0.99 \sim 1.18$）。在亚洲地区，阑尾切除术和 CD 的发生并无明显相关性。

2. 吸烟

在西方国家，吸烟是 CD 发病的危险因素。一项荟萃分析提示吸烟者较不吸烟者罹患 CD 的概率高 2~5 倍。日本的研究发现，吸烟的 CD 患者病变部位更容易累及回肠，从而容易发生肠穿孔和肠梗阻；吸烟会加重病情，增加糖皮质激素及免疫抑制剂的用量，并增加疾病复发风险及直肠阴道瘘的发生率；既往有吸烟史者患病的风险亦有增加，但目前正在吸烟者的危险性最大。然而，在大部分亚洲地区，吸烟可能并不是 CD 发病的一个诱发因素。

3. 饮食

已发表的关于 CD 发病率、患病率在地理分布上的差异和移民流行病学研究资料显示，饮食习惯上的差异是其解释之一。大多数研究认为，摄入过多脂肪、高蛋白饮食（尤其是动物蛋白中的红色肉类）及 ω-6 脂肪酸是 CD 发病的重要危险因素。然而在近期，宾夕法尼亚学者 Albenberg 等进行的随机对照试验结果表明，减少红肉和加工肉类的摄入并不能减少 CD 患者的复发风险。高糖饮食，尤其是精制糖与 CD 的发生之间也可能存在着一定的相关性，但有报道指出减少含糖饮食对 CD 的治疗并没有益处。动物实验也证实了西式高脂饮食可以增加小鼠患肠炎的风险。饮食对

CD 发病的影响，除了通过肠道自身的免疫调节，菌群平衡的破坏，特别是副结核分枝杆菌、李斯特菌、沙眼衣原体、大肠埃希菌、巨细胞病毒、酿酒酵母菌等致病微生物的增加均可能增加罹患 CD 的风险。由此可见，亚洲等地区的发达国家饮食西化也可能是近年来 CD 发病率增长的一个原因。

（三）其他

围生期及儿童时期多种抗生素及口服避孕药的应用也被证明为 CD 的危险因素，但是具体机制尚不明确。报道认为，低发病率地区的人群（如亚洲）移居至高发病率地区（如英国）后，此人群的总发病率也随之升高，同时，城市经济发达程度也会影响 CD 发病率，如波多黎各的流行病学调查发现，乡村的 CD 患病率为 5.9/10 万，远远低于城市（41.4/10 万）。由此可见，环境因素对 CD 发生、发展所起的作用可能远大于基因背景的影响。

四、总结

发达国家 CD 的发病率及患病率明显高于其他国家，尤其是欧洲、北美洲、大洋洲等地区。近年来，发达国家 CD 发病率虽有减慢并趋于平缓的趋势，但患病率却仍有明显增长。总体上，CD 的流行病学特征具有明显的地域趋势和时间趋势，这种趋势变化与社会经济、国家文化、种族分布及环境等因素息息相关，为未来的病因筛查及诊疗方案拟定提供了重要参考。然而，目前仍缺乏发达国家与发展中国家流行病学差异原因的直接研究证据。在未来，需加强国际学术交流及合作，进一步研究明确以上因素如何影响 CD 的表现形式并发现新的危险因素，才可能使全球 CD 患者获得更多的关注和更完善的治疗。

第二节　中等发达国家及发展中国家克罗恩病的流行病学

随着医学诊断技术及工业化的进步，中等发达国家及发展中国家 CD 发病率及患病率也在不断增加。由于发展中国家经济、社会及卫生条件的局限性，规范的疾病流行病学研究数据仍然有限，现有的研究主要以中等发达国家为主。此节我们将主要讨论中等发达国家及除中国以外的发展中国家的 CD 流行病学特征。

一、发病率及患病率

东欧国家除斯洛文尼亚、捷克、匈牙利为发达国家外，主要以发展中国家为主，发病率及患病率均较北欧及西欧国家低，但是逐年增长速度惊人。爱沙尼亚、捷克斯洛伐克、波斯尼亚及克罗地亚的发病率及患病率较其他东欧国家高，而匈牙利的发病率与西欧相当。东欧国家总体发病率及患病率分别为（0.3～11.1）/（10万人·年）及（1.51～115.3）/（10万人·年）。克罗地亚20世纪的研究报告指出，CD的发病率和患病率分别为（0.34～0.7）/（10万人·年）及8.3/10（万人·年），而21世纪最新的研究表明发病率升高了近10倍，达到4.2/（10万人·年）。东欧国家早期的低发病率可能与二战期间诊疗条件不成熟有关。

亚洲中东地区的中等发达及发展中国家的研究资料较少。2019年新报道的一项基于亚太13个国家或地区人口的前瞻性研究，评估了城市化与CD发病率之间的关系。结果表明，CD的发病率在亚洲人口较密度的19个地区较高，其中包含发达国家新加坡，其他各国家分别为斯里兰卡0.52/10万，泰国0.27～0.34/10万，新加坡0.44/10万，菲律宾0.14/10万，马来西亚0.18/10万，印尼0.27/10万，文莱0.27/10万，印度3.91/10万。近期伊朗的一项全国性研究提示，该国CD发病率和患病率正在上升，1990—2012年，CD发病率从0.19/10万增加到0.41/10万，CD患病率从1.06/10万增至5.03/10万。在巴林王国，一项纳入522例CD的回顾性病例－队列研究结果表明，CD的发病率从1990年的5.5/10万增加到2015年的8.0/10万。斯里兰卡、土耳其、科威特、黎巴嫩及沙特阿拉伯的发病率分别为0.09/（万人·年）、2.2/（万人·年）、0.45/（万人·年）、1.4/（万人·年）、0.94/（万人·年），土耳其较其他发展中国家高。南非地区的年发病率（1986—1975年）为0.5～1.79/10万，较过去平均升高了14.3%。

拉丁美洲主要包括巴拿马、阿根廷及巴西，巴拿马及阿根廷的发病率及患病率极低。巴西最近的一项研究显示，CD患者的发病率及患病率一直在持续增长，2001—2005年的发病率和患病率分别为3.5/（10万人·年）和5.65/（10万人·年），较十年前升高了近5倍。

二、疾病特征

中等发达国家及发展中国家的疾病特征较一致。波斯尼亚、印度、波黑、克罗地亚和土耳其的CD患者中，男性多于女性；而巴巴多斯女性多于男性，可见在经济发达程度较差的地区，发病率和患病率较低，同时以男性患者居多。这种与发达国家的性别分布差异，不能排除是由于男性的社会性别优势，获得了较丰富的社会及医疗资源所致。

中等发达及发展中国家CD的发病年龄、性别分布、发病部位及手术率如下：印度CD发病年龄较UC早，两个发病高峰分别为20～30岁及50～70岁，与西方发达国家一致。发病部位多位于回结肠，占40.4%，其次为小肠，占25.6%，病程超过20年者近3/4需行手术治疗，肠外表现以肛周病变为主，占27.4%。值得注意的是，印度相当一部分CD患者常因被误诊为肠结核而进行抗结核治疗。东欧国家中，波黑的 CD 发病率仅 2.3/10 万，低发病率可能与早年的诊断条件不成熟有关，发病年龄峰值分别为 25～34 岁及 55～64 岁，发病位置以末端回肠为主，占 54.3%，其次为回结肠，占 22.9%，其中非狭窄非穿孔占 67.1%，狭窄占 21.4%，穿透占 9.3%。巴林王国 CD 患者中，14.5% 低于 19 岁，男女比例为 1.1：1。斯里兰卡发病年龄亦呈双峰分布，分别为 20～29 岁和 60～69 岁，与西方国家一致；发病部位以大肠为主，占 80%，肠外反应以关节炎为主，家族史不明显。沙特阿拉伯发病率很低，仅为 0.94/（10 万人·年），发病年龄以 20～30 岁为主，发病部位以回结肠为主，占 78%。20 年后患者的手术率为 75%，近 94% 的 CD 患者在漫长的病程中曾合并肛周病变，20%～40% 患者合并瘘管。在科威特，CD 男女患者比例相近，平均发病年龄为 22 岁，发病部位以回肠为主，占 56%，31% 为回结肠型（此数值的准确性与解剖位置的定位有关），非狭窄非穿透病变占 71%，穿透的患者比例较低。在黎巴嫩，发病率为 5.5/（10 万人·年），发病部位以回结肠及末端回肠为主，分别占 40.9% 及 38.6%。

综上所述，中等发达国家及发展中国家的发病年龄大致与发达国家一致，男性患者较女性患者多，发病部位以回结肠或回肠为主，与中国一致，而西方发达国家发病部位则无此特点。由于以上国家医疗及科研水平的限制，CD 相关死亡率的统计资料尚缺乏。

三、风险因素

中等发达国家及发展中国家对遗传及环境因素的研究报告尚缺乏，近年斯里兰卡的一个调查报告显示仅 5.5% 的 CD 患者有家族史。巴林王国的一项研究显示，该国 25% 的 CD 患者有家族史，这种明显的家族聚集性表明这些 CD 患者可能暴露于一种相同的环境。其他国家的家族史不明显，研究较少。经济、文化及社会因素，健康卫生状况，饮食习惯及精神因素等，都是存在的影响因子，特别是对中东和亚洲国家来说，生活方式西化一定程度上促进了 CD 发病率和患病率的上升。

来自西方的一些观察性研究表明，抗生素的使用与随后的 IBD 诊断之间存在关联，尽管因果关系尚未得到证实。与此相反，唯一一项亚洲研究显示，在童年使用抗生素可能对 CD 的发展起到抑制作用。这种自相矛盾的效果可能是儿童使用抗生素治疗胃肠道感染的结果，而胃肠道感染反过来又导致耐受性的产生。

四、总结

中等发达国家及发展中国家的流行病学各具特点，年龄分布及发病部位与发达国家不同，因医疗及科研水平限制，发展中国家 CD 的流行病学特征需要更广泛、更规范且更细化的临床研究来提供更准确的数据。

第三节　中国克罗恩病的流行病学

对我国内地 1950—2007 年 CD 住院患者的分析发现，在这 55 年中，我国 CD 总体发病率及患病率分别为 0.848/（10 万人·年）和 2.29/（10 万人·年），远远低于欧美国家，同时也低于韩国、日本等其他亚洲国家，大多数分布在我国北部、东部、南部地区。

一、患病率和发病率

近年来，我国以人群为基础的大样本流行病学调查研究较少。总体上，我国 CD 发病率及患病率虽总体低于欧美国家，但近几十年一直呈明显的上升趋势。据报道，香港人群 CD 发病率从 1986 年至 1989 年的 0.3/（10 万人·年）增至 1999 年至 2001 年的 1.0/（10 万人·年），呈 3 倍增长。中国大陆的资料显示，我国 CD 发病率逐年稳步增长，与 1989—1993 年比较，2004—2008 年 CD 发病率增高了 8.5 倍。2016 年，一项研究使用了覆盖超过 95% 中国香港 IBD 患者的中国香港 IBD 注册系统，评价该地区 1981—2014 年的总体发病率和患病率，结果显示，香港地区的 CD 发病率从 1985 年的 0.01/10 万升至 2014 年的 1.46/10 万，而患病率在 1985 年仅为 0.05 /10 万，2014 年这一数字已攀升至 18.63/10 万，与上述结果基本一致。最近的一项基于人群的前瞻性研究显示，我国各大城市 CD 的发病率依次为：香港 2.98/10 万，澳门 2.40/10 万·年，淮北 1.47/10 万·年，广州 1.36/10 万，台湾 1.01/10 万，武汉 0.56/10 万，大庆 0.15/10 万·年，成都 0.14/10 万·年，昆明 0.08/10 万，西安 0.07/10 万。我国 CD 发病率的地区差异提示不同的城市化水平会影响 CD 的发生率。

二、疾病特征

（一）发病年龄与性别

在中国，CD 的平均发病年龄要比 UC 早 10 年，并且发病高峰要晚于西方国家，呈双峰趋势，分别为 20~34 岁及 50~60 岁。最近一项纳入 2 283 例 CD 病例的研究结果显示，CD 患者的中位年龄为 37.30 岁，16 岁或以下被诊断的 CD 患者占 13%，17~40 岁占 64.2%，21.9% 的 CD 患者年龄超过 40 岁。最新结果显示，中国 CD 更多见于男性患者，中位性别比（男性与女性）为 1.65。

（二）病变部位

我国 CD 病变部位以回结肠多见。一项中国及美国的对比研究指出，与美国比较，中国 CD 患者发病部位更多累及回盲部。宁夏医科大学总医院的一项回顾性分析中，最常见的炎症部位是结肠（46.43%），其次是回肠（29.76%）和上消化道（15.48%），以及最少见的回肠结肠炎（8.33%）。在 CD 患者中，22.62% 伴有狭窄，5.95% 伴发穿透性疾病。另一项大样本量的统计显示，消化道各部位发病占比为：回肠末端（L1）30.3%，结肠（L2）31.2%，回肠（L3）35.4%，上消化道（L4）2.2%。此外，梗阻性疾病（B2）和穿透性疾病（B3）分别为 29.0% 和 19.2%，44.1% 伴有非狭窄和非穿透性疾病（B1）。

（三）临床症状

CD 患者的主要临床症状是腹痛（79.4%）、腹泻（54.2%）、体重减轻（44.4%）、发热（32.0%）、贫血（24.8%）、血便（16.0%）和出血（15.0%）。肠外表现的总体患病率为 19.9%，以关节病变（7.1%）、口腔病变（5.8%）、皮肤病变（2.9%）和胆管病变（2.6%）多见，亦可见内分泌、血液、呼吸、泌尿、心血管等系统病变。

（四）死亡率

一项包含 515 例 CD 患者的研究显示，1990—2003 年 CD 患者的死亡率约为 1.4%，明显低于西方国家。另一项系统性综述中，CD 手术的总体院内死亡率为 2.6% ± 3.4%（26/1 534）。

（五）手术率

亚洲国家 CD 手术率与西方国家相近。汪建平等的研究显示，142 例 CD 患者中 92 例（64.8%）接受手术治疗，起病 5 年累计手术率为 52.0%，再手术率为 33.9%。在最近的系统性综述中，CD 的手术率为 56.4% ± 3.0%（394/756），紧急手术占 42.1% ± 28.7%（235/732），30 d 内再次手术的次数平均为 1。

三、风险因素

（一）遗传因素

中国 CD 患者的家族聚集现象并不明显，有阳性家族史的比率很低，明显低于欧美国家。高翔等发现 CD 患者仅 1.1%（1/89）有家族史。提示在亚洲地区遗传因素在 CD 发病中的影响较小。

（二）环境因素

1. 吸烟

一项病例对照及人群大样本队列研究显示，吸烟增加了罹患 CD 的风险。

2. 饮食

已发表的关于 CD 发病率、患病率在地理分布上的差异和移民流行病学研究资料显示，饮食习惯上的差异是其解释之一。我国的研究发现，多吃牛奶、蛋类、油炸食物可能是 CD 的危险因素。另外，虽未发现多吃豆类、鱼类及水果有明显保护作用，但发现少吃或不吃豆类、鱼类、水果则可能与 CD 发病降低有一定关联。脂肪摄入量增加、单不饱和脂肪酸和多不饱和脂肪酸及鱼类的摄入会增加 CD 的发病风险。

3. 阑尾切除术

国外研究认为阑尾切除术后 CD 的发病风险显著增加。我国一项纳入 51 例患者的病例对照研究并未发现阑尾切除术与 CD 发病有关。

4. 其他

我国有研究显示，未经母乳喂养、幼儿期经常有胃肠和呼吸道感染（每年 > 3 次）、结核病、关节痛、精神压抑和经常服用非甾体抗炎药（NSAIDs）等可能是 CD 的危险因素。

四、总结

尽管对 CD 的研究历时多年，但其真正病因仍不明确。流行病学调查不仅为我们提供了发病率、患病率等信息，更重要的是揭示了 CD 在种族、人群和地理分布等方面的差异，表明环境因素可显著影响疾病的发生、发展和进程。从人口密度上看，中国城市人口的 CD 发病率高于农村人口。中国大陆部分地区的快速工业化使城乡之间形成了鲜明的对比。数据显示，CD 在高度城市化的地区最高，如珠江三角地区和长江三角地区、香港和澳门。这种差异可能是由于中国不同地区的气候、生活方式、饮食和生活条件等差异造成的。此外，城乡之间的经济差异，以及获得医疗资源的机会，包括内镜检查，在中国农村地区可能更加有限。其次，卫生假说认为，由于城市卫生条件改善，儿童早期缺乏肠道病原体的接触，可能会增加 CD 的风险，这导致在以后的生活中，当接触到新的抗原时，更容易产生不适当的免疫反应。CD 发病率较高可能与特定微生物的传播有关，但目前的研究无法证明这一点。与 CD 有关的环境因素的改变，如污染、卫生状况的改善和早期生活中微生物的接触等，已被确定在肠道微生物群生态的变化中发挥作用。

目前对 CD 的研究已成为我国消化领域的一大热点和难点，更多大样本、多中心、设计合理的前瞻性流行病学研究将可能为认识和征服这一复杂疾病提供思路和方法。

（陈烨　贾燕　陶玉荣）

主要参考文献

［1］Zheng J J，Zhu X S，Huangfu Z，et al. Prevalence and incidence rates of Crohn's disease in mainland China：a meta-analysis of 55 years of research [J]. J Dig Dis，2010，11（3）：161-166.

［2］Meggyesi N，Kiss L S，Koszarska M，et al. NKX2-3 and IRGM variants are associated with disease susceptibility to IBD in Eastern European patients [J]. World J Gastroenterol，2010，16（41）：5233-5240．

［3］Cosnes J，Gower-Rousseau C，Seksik P，et al. Epidemiology and natural history of inflammatory bowel diseases [J]. Gastroenterology，2011，140（6）：1785-1794．

［4］曹玲莉，彭孝纬. 克罗恩病的流行病学 [J]. 国际消化病杂志，2011，31（1）：21-23．

［5］Hou J K，Abraham B，El-Serag H. Dietary intake and risk of developing inflammatory bowel disease：a systematic review of the literature [J]. Am J Gastroenterol，2011，106（4）：563-573．

［6］Shaw S Y，Blanchard J F，Bernstein C N. Association between the use of antibiotics and new diagnoses of Crohn's disease and ulcerative colitis [J]. Am J Gastroenterol，2011，106（12）：2133-2142．

［7］Luo C H，Wexner S D，Liu Q S，et al. The differences between American and Chinese patients with Crohn's disease [J]. Colorectal Dis，2011，13（2）：166-170．

［8］Molodecky N A，Soon I S，Rabi D M，et al. Increasing incidence and prevalence of the inflammatory bowel diseases with time，based on systematic review [J]. Gastroenterology，2012，142（1）：46-54.

［9］Khalili H，Huang E S，Ananthakrishnan A N，et al. Geographical variation and incidence of inflammatory bowel disease among US women [J]. Gut，2012，61（12）：1686-1692．

［10］Siddique I，Alazmi W，Al-Ali J，et al. Clinical epidemiology of Crohn's disease in Arabs based on the Montreal Classification [J]. Inflamm Bowel Dis，2012，18（9）：1689-1697．

［11］Virta L，Auvinen A，Helenius H，et al. Association of repeated exposure to antibiotics with the development of pediatric Crohn's disease-a nationwide，register-based finnish case-control study [J]. Am J Epidemiol，2012，175（8）：775-784．

［12］Prideaux L，Kamm M A，De Cruz P P，et al. Inflammatory bowel disease in Asia：a systematic review [J]. J Gastroen Hepatol，2012，27（8）：1266-1280.

［13］Lovasz B D，Golovics P A，Vegh Z，et al. New trends in inflammatory bowel disease epidemiology and disease course in Eastern Europe [J]. Dig Liver Dis，2013，45（4）：269-276．

［14］Hou J K，Kramer J R，Richardson P，et al. The incidence and prevalence of inflammatory bowel disease among US Veterans：a national cohort study [J]. Inflamm Bowel Dis，2013，19（5）：1059-1064．

［15］Ueno F，Matsui T，Matsumoto T，et al. Evidence-based clinical practice guidelines for Crohn's disease，integrated with formal consensus of experts in Japan [J]. J Gastroentero，2013，48（1）：31-72．

［16］Ananthakrishnan A N. Environmental risk factors for inflammatory bowel disease [J].Gastroenterol Hepatol（N Y），2013，9（6）：367-374.

［17］Leone V，Chang E B，Devkota S. Diet，microbes，and host genetics：the perfect storm in inflammatory bowel diseases [J]. J Gastroenterol，2013，48（3）：315-321．

［18］Zhao J，Ng S C，Lei Y，et al. First prospective，population-based inflammatory bowel disease incidence study in mainland of China： the emergence of "western" disease [J]. Inflamm Bowel Dis，2013，19（9）：1839-1845.

［19］Goel A，Dutta A K，Pulimood A B，et al. Clinical profile and predictors of disease behavior and surgery in Indian patients with Crohn's disease [J]. Indian J Gastroenterol，2013，32（3）：184-189.

［20］王玉芳，欧阳钦，胡仁伟，等 . 炎症性肠病流行病学研究进展 [J]. 胃肠病学，2013，18（1）：48-51.

［21］Burisch J，Pedersen N，Čuković-Čavka S，et al. East-West gradient in the incidence of inflammatory bowel disease in Europe： the ECCO-EpiCom inception cohort [J]. Gut，2014，63（4）：588-597.

［22］Ng S C. Epidemiology of inflammatory bowel disease： focus on Asia [J]. Best Pract Res Cl Ga，2014，28（3）：363-372 .

［23］Ng S C，Tang W，Leong R W，et al. Environmental risk factors in inflammatory bowel disease： a population-based case-control study in Asia-Pacific [J]. Gut，2015，64（7）：1063-1071.

［24］Dahlhamer J M，Zammitti E P，Ward B W，et al. Prevalence of inflammatory bowel disease among adults，2015 [J]. MMWR Morb Mortal Wkly Rep，2016，65（42）：1166-1169.

［25］Ng S C，Leung W K，Shi H Y，et al. Epidemiology of inflammatory bowel disease from 1981 to 2014： results from a territory-wide population-based registry in Hong Kong [J]. Inflamm Bowel Dis，2016，22（8）：1954-1960.

［26］Studd C，Cameron G，Beswick L，et al. Never underestimate inflammatory bowel disease： high prevalence rates and confirmation of high incidence rates in Australia [J]. J Gastroenterol Hepatol，2016，31（1）：81-86.

［27］Ng W K，Wong S H，Ng S C. Changing epidemiological trends of inflammatory bowel disease in Asia [J]. Intest Res，2016，14（2）：111-119.

［28］Hwang S W，Kwak M S，Kim W S，et al. Influence of a positive family history on the clinical course of inflammatory bowel disease [J]. J Crohns Colitis，2016，10（9）：1024-1032.

［29］Kaplan G G，Ng S C. Globalisation of inflammatory bowel disease： perspectives from the evolution of inflammatory bowel disease in the UK and China [J]. Lancet Gastroenterol Hepatol，2016，1（4）：307-316.

［30］Malekzadeh M M，Vahedi H，Gohari K，et al. Emerging epidemic of inflammatory bowel disease in a middle income country： a nation-wide study from Iran [J]. Arch Iran Med，2016，19（1）：2-15.

［31］Qiao Y，Ren M，Lei L，et al. Surgical management of inflammatory bowel disease in China： a systematic review of two decades [J]. Intest Res，2016，14（4）：322-332.

［32］Su H Y，Gupta V，Day A S，et al. Rising incidence of inflammatory bowel disease in Canterbury，New Zealand [J]. Inflamm Bowel Dis，2016，22（9）：2238-2244.

［33］Yamamoto-Furusho J K，Bosques-Padilla F，De-Paula J，et al. Diagnosis and treatment of inflammatory bowel disease： First Latin American Consensus of the Pan American Crohn's and Colitis Organisation [J]. Rev Gastroenterol Mex，2017，82（1）：46-84.

［34］Zayyani N R，Malaty H M，Graham D Y. Increasing incidence of Crohn's disease with familial clustering in the Kingdom of Bahrain [J]. Inflamm Bowel Dis，2017，23（2）：304–309.

［35］Ernst A，Schlattmann P，Waldfahrer F，et al. Die Behandlung des M. Menière mit Betahistin：Kritische Anmerkungen zur BEMED-Studie [J]. Laryngorhinootologie，2017，96（8）：519–521.

［36］Ma C，Moran G W，Benchimol E I，et al. Surgical rates for crohn's disease are decreasing：a population-based time trend analysis and validation study [J]. Am J Gastroenterol，2017，112（12）：1840–1848.

［37］Yang S K. How does the epidemiology of inflammatory bowel disease differ between east and west? a Korean perspective [J]. Inflamm Intest Dis，2017，2（2）：95–101.

［38］Ng S C，Shi H Y，Hamidi N，et al. Worldwide incidence and prevalence of inflammatory bowel disease in the 21st century：a systematic review of population-based studies [J]. Lancet，2017，390（10114）：2769–2778.

［39］Shivashankar R，Tremaine W J，Harmsen W S，et al. Incidence and prevalence of Crohn's disease and ulcerative colitis in olmsted county，Minnesota from 1970 through 2010 [J]. Clin Gastroenterol Hepatol，2017，15（6）：857–863.

［40］Shah S C，Khalili H，Gower-Rousseau C，et al. Sex-based differences in incidence of inflammatory bowel diseases-pooled analysis of population-based studies from western countries [J]. Gastroenterology，2018，155（4）：1079–1089.

［41］Aniwan S，Harmsen W S，Tremaine W J，et al. Overall and cause-specific mortality of inflammatory bowel disease in olmsted county，Minnesota，from 1970 through 2016 [J]. Mayo Clin Proc，2018，93（10）：1415–1422.

［42］Everhov Å H，Halfvarson J，Myrelid P，et al. Incidence and treatment of patients diagnosed with inflammatory bowel diseases at 60 years or older in Sweden [J]. Gastroenterology，2018，154（3）：518–528.

［43］Valpiani D，Manzi I，Mercuriali M，et al. A model of an inflammatory bowel disease population-based registry：The Forlì experience（1993–2013）[J]. Dig Liver Dis，2018，50（1）：32–36.

［44］Ng S C，Kaplan G G，Tang W，et al. Population density and risk of inflammatory bowel disease：a prospective population-based study in 13 countries or regions in Asia-Pacific [J]. Am J Gastroenterol，2019，114（1）：107–115.

［45］Albenberg L，Brensinger C M，Wu Q，et al. A diet low in red and processed meat does not reduce rate of Crohn's disease flares [J]. Gastroenterology，2019，157（1）：128–136.

［46］Yasukawa S，Matsui T，Yano Y，et al. Crohn's disease-specific mortality：a 30-year cohort study at a tertiary referral center in Japan [J]. J Gastroenterol，2019，54（1）：42–52.

［47］Dias C C，Santiago M，Correia L，et al. Hospitalization trends of the inflammatory bowel disease landscape：a nationwide overview of 16 years [J]. Dig Liver Dis，2019，51（7）：952–960.

［48］Zvidi I，Boltin D，Niv Y，et al. The incidence and prevalence of inflammatory bowel disease in the Jewish and Arab populations of Israel [J]. Isr Med Assoc J，2019，21（3）：194–197.

［49］Park S H，Kim Y J，Rhee K H，et al. A 30-year trend analysis in the epidemiology of inflammatory bowel disease in the Songpa-Kangdong District of Seoul，Korea in 1986–2015 [J]. J Crohns Colitis，2019，13（11）：1410–1417.

[50] Shah S C，Khalili H，Chen C Y，et al. Sex-based differences in the incidence of inflammatory bowel diseases-pooled analysis of population-based studies from the Asia–Pacific region [J]. Aliment Pharmacol Ther，2019，49（7）：904–911.

第三章

病因学

尽管对 CD 的研究已有 100 余年，迄今大量资料表明 CD 的发生与易感基因、环境因素、肠道微生态以及肠道黏膜固有免疫系统和适应性免疫系统功能异常有密切相关，但是，CD 确切的病因至今尚不明了。目前观点认为，CD 是一种原因不明的慢性非特异性免疫介导的肠道炎症性疾病，免疫反应的靶点在于未完全阐明的一系列共生的肠道微生物激活了肠道黏膜免疫系统，产生了过激的免疫应答，而发生背景则是易感基因和（或）环境因素异常。

第一节　易感基因

目前的理论认为 CD 的发病机制是在易感基因和环境因素共同作用下，肠道免疫系统和肠道菌群相互作用发生紊乱，产生持续的、过激的免疫应答，从而导致以肠道为主的免疫性损伤。近 20 年来，CD 相关的各类易感基因被逐步发现。值得注意的是，尽管 CD 的发生与多种易感基因相关，但 CD 不是遗传性疾病。

一、CD 的家族聚集性

在 5% ~ 20% 的 IBD 患者中，存在 IBD 的阳性家族史，这一点在 CD 中更为显著，其中一级亲属患病危险度升高 10 ~ 15 倍。虽然 CD 患者中可能存在相同的生活环境，但是对收养小孩的研究并未发现其患 CD 的危险度升高。对于双胞胎的研究发现同卵双胞胎 CD 的共患病率为 35%，而异卵双胞胎的共患病率仅为 7%。在 80% 的患病家族中，患者具有相同或相似的患病类型。

IBD 的家族聚集性研究提示 CD 患者具有遗传易感性，很可能具有一大类相似的易感基因或致病基因参与了 CD 的发生和发展。

二、易感基因的筛查方法

易感基因最初的研究集中在调节炎症过程的靶基因，在 IBD 患者及种族匹配的健康对照中，研究其靶基因出现频率，当在 IBD 患者中基因的出现频率发生变化时，被认为存在连锁不平衡，也就是存在相关性基因（表 3-1）。此方法容易出现假阳性结果，尤其是当种族不匹配时。

另一种研究方法是连锁分析。在有阳性家族史的 IBD 患者中，进行基因组学的连锁分析。以基因多态性位点作为标志，在某染色体区域或位点出现共遗传现象时，这些区域或位点被认为与 IBD 相关。相关的区域和位点一旦确定，就可以分析此位点上的致病基因。NOD2 基因就是通过这种方法发现的。

随着人类基因组计划的完成，使得进行全基因序列的相关研究（genome-wide association studies，GWAS）成为可能。GWAS 的主要方法是利用数十万个基因标志物，来比较目标基因在患者及健康人中出现的频率，从而确定其相关的致病基因。这个研究在 CD 及 UC 中发现了很多新的致病基因，其中一大部分涉及固有免疫系统以及最新的免疫病理机制，如自噬现象。Katrina M de Lange 等最近在 *Nature Genetics* 上发表的 GWAS 研究发现 IBD 相关的基因位点共有 240 个。最新的 GWAS 技术可以精确识别单个核苷酸位点，与细胞免疫相关的基因与 CD 关系更密切。本节就 CD 的重要相关基因进行阐述。

表 3-1 IBD 相关基因

染色体位置	受累基因或位点	种族差异	相关的其他疾病
与 CD 相关			
16q12	*NOD2*	白种人多见，亚洲人未发现相关性	移植物抗宿主病
5q31	多个基因（*IBD5*）	亚洲人未发现相关性	银屑病，UC
9q32	*ZNF365*	未报道	未报道
10q21	多个基因	未报道	未报道
18p11	*PTPN2*	未报道	1 型糖尿病 乳糜泻
22q13	多个基因	未报道	未报道
自噬相关			
2q37	*ATG16L1*	亚洲人未发现相关性	未报道
5q33.1	*IRGM*	亚洲人未发现相关性	对结核分枝杆菌产生免疫
12q12	*LRRK2 MUC19*	未报道	帕金森病，麻风
与 UC 相关			

续表

染色体位置	受累基因或位点	种族差异	相关的其他疾病
6p21	MHC	白种人和亚洲人都有相关性	CD
1q23	FCGR2A	与日本人 UC 有关	系统性红斑狼疮，1 型糖尿病
1p36	多个基因	与日本人 UC 有关	未报道
12q14	INFγ，IL26，IL22	未报道	未报道
与黏膜免疫相关			
7q22	多个基因，包括 LAMB1	未报道	未报道
20q13	多个基因，包括 HNF4A	未报道	未报道
与 CD 及 UC 均相关			
12q13，5q33，1p31，19p24 等	IL-23 信号通路相关基因	白种人和亚洲人都有相关性	银屑病，强直性脊柱炎，PSC
1q32	多个基因，包括 IL-10	未报道	1 型糖尿病，系统性红斑狼疮
5p13	基因沙漠，临近 PTGER4	未报道	多发性硬化
9q32	TNFSF8，TNSF15	白种人和亚洲人都有相关性	麻风
9q34	多个基因，包括 CARD9	未报道	强直性脊柱炎
19p13	TYK2	未报道	银屑病，强直性脊柱炎，系统性红斑狼疮
10q22	ZMIZ1	未报道	乳糜泻，白癜风多发性硬化
10q24	NKX2-3	白种人和亚洲人都有相关性	未报道
15q22	SMAD3	未报道	哮喘

三、调节固有免疫中识别入侵微生物的基因 NOD2

NOD2 基因位于染色体 16q12，接受细菌细胞壁多肽聚糖 - 胞壁酰二肽的刺激，进而激活 NF-κB 及 MAPK 信号通路。NOD2 基因三种变异的方式 Arg702Trp、Gly908Arg 以及 Leu1007fsinsC 被发现与回肠型及回结肠型 CD 有关，而与结肠型 CD 无关。NOD2 突变在 CD 发病中起促进作用，但在 UC 中可能起保护作用。

欧洲的研究发现携带有上述三种致病基因的杂合子患 CD 的概率升高 2.4 倍，有纯合子或者复合杂合子的人群其患病率升高 17.1 倍，而且 NOD2 突变同回肠累及以及肠道狭窄有关。美国的相关研究发现美国黑种人 NOD2 基因的突变相对少见，并且均为杂合子，为美国欧洲后裔的 20%，然而 CD 患病的危险度却是相似的（OR = 4.1）。NOD2 与 CD 的相关性在亚洲人和撒哈拉沙漠以南的非洲人群中并未发现。

NOD2 基因编码的蛋白 NOD2 是重要的宿主防御和调节因子，属于 NLR（Nod-like receptor，NLR）模式识别家族。NOD2 表达于巨噬细胞，树突状细胞、小肠上皮细胞和 Paneth 细胞，识别细菌细胞壁中的多肽聚糖 – 胞壁酰二肽（MDP）。与 MDP 结合后，NOD2 出现构象改变，形成聚合体，活化 MAPK 和（或）NF-κB 信号通路。NOD2 信号传导对于细菌自噬必需。NOD2 直接作用于 ATG16L1 蛋白，围绕细菌形成自噬体。NOD2 通过调节肠道抗菌肽（Paneth 细胞分泌）来调节肠道菌群组成。NOD2 与 MDP 结合后能激活 Th1，Th2 和 Th17 细胞功能，产生促炎症细胞因子如 IL-1β，TNF-α，IL-6 和 IL-23。上述研究表明，*NOD2* 多态性导致 IBD 患者 MDP 下游通路功能丧失，从而引起肠道屏障功能受损，进而导致肠道微生态平衡被破坏，最终导致肠道炎症的发生。

NOD2 基因突变与肠道炎症活动水平增高的具体机制仍然存在争议，包括：诱导抵御素的产生，缺陷的自噬和抗原递呈功能，通过促炎作用引起免疫耐受性的破坏。*NOD2* 的发现说明 CD 来源于肠道对于腔内菌群的免疫失调。

四、调节自噬系统的基因组

自噬系统降解损坏了细胞器及蛋白质，参与了内环境稳定，同时也参与了清除多种致病菌。

ATG16L1（autophagy 16-like 1）基因编码自噬体复合体，参与清除细胞内微生物，参与 CD 的发生。*ATG16L1 rs2241880* 基因型能够增加或降低感染的风险，取决于感染的病原体和感染时间。比如体外实验证实 *ATG16L1* 突变细胞内沙门菌含量增加。*ATG16L1* 突变的小鼠对于大肠埃希菌和李斯特菌感染具有保护作用。Christos 等一项 meta 分析提示 *ATG16L1 rs2241880* 基因型增加 38% 患 CD 的风险。一项在伊朗人群中的最新研究表明，*ATG16L1 rs2241879* 基因型与 IBD 的患病风险显著相关。研究指出，带有 C 等位基因的个体患 IBD 的风险增加了 1.68 倍（$P = 0.01$，95% *CI*：1.13–2.50）。

此外，GWAS 还发现了参与调节自噬的另外两个基因：*IGRM*（免疫相关鸟苷酸三磷酸酶）及 *LRRK2*（亮氨酸重复序列激酶），这两个基因也与 CD 有关。与 CD 相关的 *IRGM* 基因多态性似乎是其基因表达减少，包括 *IRGM* 基因启动子上游 1.6 kb 的一段 20 kb 的碱基缺失和最近发现的 4 个核苷酸的插入。

有趣的是，虽然这两种基因多态性在日本人中的出现频率比欧洲人高出了 7 倍，但在日本人中并未发现这两种基因多态性与 CD 相关。

以前发现 *LRRK2* 基因与帕金森病有关，但是 GWAS 发现其基因位点 12q12，同 CD 有关，并且邻近 *MUC19*（黏蛋白 19）基因。*LRRK2* 缺陷的小鼠被发现转运自噬复合体至溶酶体受损，并且凋亡、炎症反应及氧化损伤均有所增加。

近年来，越来越多的研究证实，自噬能够参与肠道炎症的发生发展。Spalinger 等研究表明，NFκB 能够激活选择性自噬受体 *SQSTM1* 的表达，进而促进对分泌炎性体 NLRP3 激活信号的受损线粒体的清除，从而抑制炎症活化和 IL-1β 的产生。

另有研究指出，自噬在调节肠道菌群的组成中发挥重要作用。事实上，与野生型小鼠相比，结肠上皮细胞特异性 *ATG7*（细胞自噬相关基因 *Autophagy related 7*）敲除小鼠的粪便菌群组成发生了改变，细菌总数增加，瘦梭菌、圆柱形真杆菌和脆弱拟杆菌数量增加。此外，经 DSS 诱导结肠炎后，与野生型小鼠相比，*ATG7* 缺乏症小鼠结肠上皮的细菌负担增加。

因此，自噬的改变在 CD 的发病机制中发挥了重要作用，自噬系统的异常可能是 CD 肉芽肿性炎症反应的基础。

五、淋巴细胞激活、生存及增殖相关基因

（一）人类白细胞抗原基因

人类白细胞抗原（HLA）基因复合体，包括 *HLA-I*、*HLA-II* 及 *HLA-III*，均位于 6p21.3。*HLA-I* 有 *A*、*B*、*C* 三个亚区，广泛分布于有核细胞，其作用是将抗原肽递呈给 CD8+ T 淋巴细胞。*HLA-II* 有 *DP*、*DQ* 及 *DR* 三个亚区，其表达产物分布于抗原呈递细胞（APC）、胸腺上皮细胞以及活化的 T 淋巴细胞表面，其作用是将抗原肽递呈给 CD4+ T 淋巴细胞，启动免疫应答。*HLA-III* 表达补体成分及炎症因子。

在 IBD 中，*HLA* 多态性被发现主要与 UC 有关，其次与 CD 也有关系，其可能的机制是调节宿主细胞及同病原体作用存在正常至异常的多样性。一项综合性的 Meta 分析发现，对于 *HLA-II* 基因，*DRB1*0410*（OR=3.9）、*DQB*0401*（OR=2.8）以及 *DRB1*0103*（OR=2.07）均与 CD 相关；对于 *HLA-I* 基因，*CW8* 和 *B21* 与 CD 相关（OR = 3.4 及 2.3）。一项 GWAS 的荟萃分析发现 *HLA* 基因组内一个 *SNP rs1799964* 与 CD 具有显著相关性（$P = 4.0 \times 10^{-11}$），同时，*HLA* 基因组附近 21 个位点与 CD 也有显著相关性。

（二）激活 T 淋巴细胞的信号通路基因

T 淋巴细胞的激活除了依赖 HLA-II 的抗原呈递之外，还需要共刺激因子以及相关的信号通路。

染色体 21q22 中一个邻近 *ICOSLG* 基因（可诱导 T 淋巴细胞共刺激配体）的区域能够促进 T 淋巴细胞增殖及细胞因子分泌，这个区域的基因多态性也和 CD 有关。*PTPN22* 基因编码淋巴细胞特异性蛋白酪氨酸磷酸酶，降低淋巴细胞对炎症反应的信号通路，其突变类型 *Arg620Trp* 增加了几种自身免疫病的发生，如 1 型糖尿病、类风湿关节炎、自身免疫性甲状腺炎及系统性红斑狼疮。突变型 *Arg620Trp* 增加了

PTPN22 磷酸酶活性，抑制了 T 淋巴细胞和 B 淋巴细胞的激活，这个突变类型同 CD 有关。

另一个染色体区域 6q25，包含 T 淋巴细胞激活鸟苷酸三磷酸酶活化蛋白（TAGAP），也被发现同 CD 及其他自身免疫病有关。TAGAP 的表达模式同 IL-2 的表达模式类似，而 IL-2 在 CD 的发展中起重要作用（见后文）。

（三）细胞因子相关基因

细胞因子及其受体调节 T 淋巴细胞的存活及增殖。细胞因子及其受体的突变同 CD 的发生有关。

IL-10 及其受体的基因突变是一种罕见的常染色体隐性遗传病，可以导致严重的婴儿 CD。IL-10 受体是 IL-10RA（染色体位点为 11q21）以及 IL-10RB（染色体位点为 21q22）组合成的四聚体。每一个亚基的功能缺失均可以导致 CD。IL-10 能够抑制炎症因子的表达，并且能够增加抗炎症因子的表达。这一发现表明 IL-10 及 IL-10R 的功能缺失可以在无明显不良环境因素刺激下导致 CD 的发生。

此外，CD 被发现和染色体 10q15 区域有关。这个区域包含基因 *IL-2RA*。IL-2RA 是炎症因子 IL-2 受体的 α 亚基。IL-2 控制 T 淋巴细胞的增殖，其调控作用非常复杂，取决于其受体的亲和力。IL-2RA 二聚体是低亲和力受体，而 α、β 及 γ 组成高亲和力受体。

最新的研究发现 IL-23 信号通路与 IBD 的发生也有关系。IL-23 的受体是一个异二聚体，由位于染色体 1p31 位点的 *IL23R* 基因表达的亚基以及位于染色体 10p13 位点的 *IL-12RB1* 基因表达的亚基构成。细胞因子 IL-23 也是一个异二聚体，由染色体 12q13 位点基因编码的 p19 和染色体 5q33 编码的 p40 构成。GWAS 发现 IBD 同位于染色体 1p31 位点上的 *IL-23R* 基因有关。这个基因的一个多态类型 *rs11209026*（*Arg381Gln*）在非犹太人人群中对 CD 具有保护作用（$OR = 0.26$）。

编码谷氨酸的基因多态性在非犹太 CD 患者群中出现的频率是 1.9%；而同种族的健康对照出现的频率是 7.0%。在欧洲人群中，7 个人中就有 1 个人作为杂合子携带此保护基因。但是日本的一项队列研究并未发现 *IL-23R* 基因多态性同 CD 相关。Grigoras 等的一项荟萃分析提示 *IL-23R rs11209026* 对 CD 具有保护作用（$OR = 0.46$），并且呈隐性遗传模式。在亚组分析中，这个保护作用存在于高加索人群和儿童群体，但在亚洲群体中尚未发现其保护作用。

六、IBD 基因组相关基因

CD 被发现同位于染色体 5q31 区域的一段 250kb 的基因区域有关。这个区域的基因丰富，其中基因 *SCL22A4* 的突变型 *Leu503Phe* 可能会增加 CD 发生的风险（$OR = 1.3$）。然而，这个结果并未在其他研究中被证实。由于存在连锁不平衡的可能，基因突变型 *Leu503Phe* 可能会在统计上与这个区域中其他的基因突变相关，因此，还需要更多的研究来证实。

在德系犹太人（Ashkenazi）中，这个基因突变型出现的频率很高，然而同 IBD 无关，其结果同非犹太人的欧洲人种的研究结果相反。在基因突变型 *Leu503Phe* 出现频率更低的日本，也未发现其相关性。这可能与不同种族中混杂了其他等位基因有关。

在儿童患者中，还发现基因突变型 *Leu503Phe* 与 CD 的临床类型有关，如肛周病变、结肠受累、疾病的进展以及体重和身高发育。

七、前列环素受体基因（*PTGER4*）

比利时的一项队列 GWAS 研究发现 CD 同染色体位点 5p13.1 有关。这个区域包含基因 *CARD6* 和补体 C6、C7、C9 以及前列环素受体基因（*PTGER4*）。*PTGER4* 基因缺陷的小鼠在右旋糖酐硫酸酯钠刺激后会出现较野生型小鼠更为严重的结肠炎。研究者比较了淋巴细胞系的 *PTGER4* SNP 和 mRNA 表达水平的关系，发现在染色体位点 5p13.1 区域里，有数个 SNP 与 *PTGER4* 的 mRNA 表达水平有关，其中一个 SNP 与 CD 密切相关：提高了 *PTGER4* 的表达水平后 *PTGER4* 缺陷小鼠的结肠炎明显缓解。这些实验均证实了该基因区域能够调节 *PTGER4* 的表达，与 CD 相关。

八、和 CD 相关的其他基因

英国进行了一项包含 2 000 例 CD 患者的 GWAS 研究，发现了一系列与 CD 中度相关的基因，这些基因参与了细菌的细胞内处理以及 IL-23 信号通路。但中度相关性表明这些基因与 CD 的关系还不是很确切，其原因可能与染色体的连锁不平衡有关。

在与 CD 中度相关的基因中，有一个相关信号基因位于基因 *PTPN2* 上（一种位于 T 淋巴细胞内的蛋白酪氨酸磷酸酶）。一项研究提示 PTPN2 蛋白能够通过 STAT3 去磷酸化来调控 IL-6 的信号。IL-6 在 Th17 细胞分化中起了重要作用，同时，STAT3 的激活和磷酸化在 IL-23 信号通路中起到了信使作用。因此，*PTPN2* 基因可能参与 IL-23 信号通路。*IL-12B*（p40）基因区域与 CD 有显著相关性（相关程度中等），这也提示 CD 的发生同 IL-23 信号通路有关。

染色体区域 10q24 也被发现同 CD 相关，这个区域包含基因 *NKX2-3*（NK2 转录因子相关，位点 3）。*NKX2-3* 基因缺陷的小鼠表现为肠黏膜组织结构及肠系膜淋巴结结构异常，提示这个基因的表达产物能够调控黏膜整合素细胞黏附分子 -1（MAdCAM-1）的表达。

在一些研究中，CD 相关的信号来源于基因间的区域且跨越多个目标基因。比如多个队列研究发现 CD 与基因间区域 10q21 有关。这个区域包含调节侧翼基因 *ZNF365*（编码锌指蛋白）和 *EGR2*（编码早期生长响应因子）。另外一些研究报道了相关信号位于染色体 3p21 和 5q33，跨越了多个目标基因，包括 *MST1*（编码巨核细胞刺激因子 1）和前述的 *IRGM*（编码免疫相关 GTPase 蛋白 M 型）。*IRGM* 基因就是参与了自噬作用的调节。

第二节 环 境 因 素

同大多数自身免疫病类似，CD 被认为是基因易感性、环境因素与肠道和机体全身免疫系统相互作用的结果。由于近 50 年内全球 CD 发病率较前明显增加，而基因的变化在如此短暂的时间内几乎可以忽略不计，提示环境因素在 CD 的发展中可能起更重要的作用。

与 CD 相关的环境因素分为高危因素和保护因素（图 3–1）。CD 的高危因素包括吸烟、高脂肪和高蛋白饮食、药物、压力和紧张等精神心理因素、阑尾切除术史。CD 的保护因素包括膳食纤维和维生素 D。

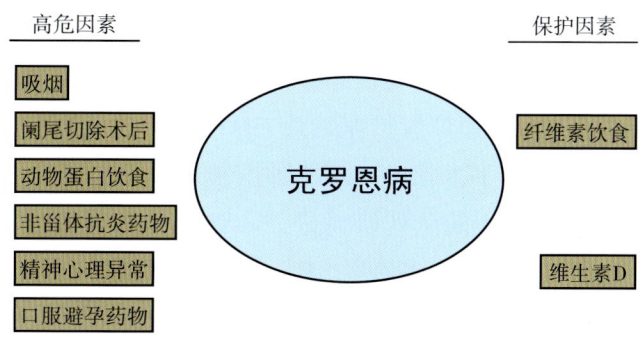

■ 图 3-1 CD 的高危因素和保护因素

一、CD 的高危因素

（一）吸烟

与 UC 不同，吸烟是 CD 发病的独立危险因素。吸烟同 CD 活动度以及难治性均密切相关。Somerville KW 等在 1984 年通过问卷调查首次发现吸烟同 CD 有关，CD 患者中吸烟者居多（*OR* = 3.5），并且在明确 CD 诊断前 3 个月吸烟者所占比例更高（*OR* = 4.8）。有趣的是，CD 和吸烟的关系在女性中的危险度（*OR* = 8.2）明显高于在男性中的危险度（*OR* = 2.4）。一项对比研究纳入了 339 对双胞胎，其中 89 对吸烟状态不同，23 对诊断也不同。研究发现，在这 23 对双胞胎中，其中吸烟者有 91% 患有 CD（*OR* = 10.5）。一项纳入 9 例 CD 患者的荟萃分析提示吸烟对于 CD 的发病风险比 *OR* = 1.76。

吸烟除了增加 CD 患病率外，也会影响疾病的自然病程。近期的一项队列研究纳入了 3 224 例 CD 患者，发现当前吸烟者 CD 患病率低于非吸烟者（7.9% vs 10.9%，*P* < 0.05），但是吸烟增加了 CD 肛周病变的发生率，患有肛周 CD 则有所增加（22.5% vs 19.3%，*P* < 0.05）。此外，另有两项研究证实持续吸烟是疾病由单纯型 CD 进展为狭窄型或是穿透型 CD 的高危因素。一项回顾性研究纳入了 506 例 CD 患者，其初始诊断为非穿透非狭窄型，对于吸烟者，其进展为狭窄型或穿透型相对风险比非吸烟者更高（*OR* = 2.02）。

吸烟对 CD 累及肠道范围的影响，研究结论不一。一些研究提示吸烟和回肠病变存在正相关，同结肠病变存在负相关。也有一些研究提示吸烟同病变部位无关。一项系统性综述提示这个不确定结论可能同各个研究对吸烟状态有不同的定义有关，该综述建议吸烟状态采用"目前""既往""从不"来定义，从而减少研究间的差异。

另有一些研究证实了吸烟能够增加 CD 患者接受手术治疗的风险。一项长达 10 年的队列研究纳入了 174 例 CD 患者，发现吸烟者较非吸烟者接受手术治疗风险提高 29%，此外，女性接受手术的风险较男性更高（*OR* 4.2 vs 1.5）。第二项队列研究采用了多因素回归分析了共 182 例 CD 患者临床、内镜及术后复发的风险，发现肠道外症状、肠道广泛病变以及临床复发同吸烟存在相关性，其中吸烟者术后复发相对危险度 *OR* = 2.0。一项对内镜球囊扩张治疗 CD 的回顾性研究提示吸烟者需要更多次的球囊扩张治疗或者外科手术治疗 CD 的肠道狭窄（*OR* = 2.5）。最后，一项关于吸烟与 IBD 预后以及手术关联的队列研究进一步证实，与非吸烟者相比，吸烟能够增加 CD 患者手术风险（29.8% vs 22.0%，*P* = 0.027）；而在 UC 患者中，与非吸烟者相比，吸烟能够减少 UC 患者糖皮质激素的使用剂量（24.1% vs 37.5%，*P* = 0.045），但并不能减少手术风险（3.4% vs 6.6%，*P* = 0.34）以及住院率（*P* = 0.25）。

吸烟除了影响 CD 的发生和进展外，还影响对药物治疗的应答。一项研究发现非吸烟 CD 患者对于抗肿瘤坏死因子 –α（TNF–α）单克隆抗体 infliximab（IFX）治疗的缓解率为 73%，而吸烟者仅有 22%。但是，对于伴有瘘管的患者，吸烟并不影响其结局。另一项研究前瞻性地评估了 74 例 CD 患者，受试者接受了单次的 IFX 治疗，4 周后观察治疗反应，发现吸烟者治疗反应差于非吸烟者（*OR* = 0.22），单次 IFX 治疗的反应维持时间也较非吸烟者更短（*P* = 0.003）。西班牙一项近期的队列研究纳入了 1 170 例患者，发现吸烟是需要免疫抑制剂和生物制剂治疗的独立危险因素。

由于吸烟对疾病发生、进展以及治疗应答均有不良影响，戒烟对 CD 是有益的。

一项研究纳入了 474 例 CD 患者，这些患者每日吸烟超过 2 支，研究者为这些患者提供了戒烟咨询和尼古丁替代治疗后，其中有 59 例（12%）患者成功戒烟（经由尿丁宁检查证实），随访两年后对比戒烟失败者及从未吸烟者，发现在疾病复发方面，戒烟组中需要激素及免疫抑制剂治疗者显著低于持续吸烟者，而既往吸烟者和从未吸烟者并无显著差异。

但是，CD 患者戒烟是困难且耗时的。一项纳入 408 例吸烟 CD 患者的研究，提供了专业的戒烟意见和支持，1 年后戒烟成功率从最初的 31% 下降到 23%。然而，一项更为深入的研究纳入了 CD 患者吸烟的亲生兄妹。高危基因检测后发现，即使是同 CD 患者亲生兄妹沟通告知其携带高危基因，并告诫其戒烟，6 个月后成功率仅有 5%。一项 Cochrane 系统综述提示普通人群戒烟成功率仅有 2%～3%，而内科医师提供戒烟建议也仅仅能提高 1%～3% 的成功率。这些研究均表明戒烟是非常困难的。因此，CD 患者的戒烟需要多学科协作组来提供专业的戒烟建议以及尼古丁替代治疗。

有两项研究提示，出生时被动吸烟能够增加儿童 CD 的发病率（OR = 3.02 和 2.04）。一项最新的队列研究指出，儿童早期被动吸烟会改变 CD 的疾病表型及病程。但是，另外一项关于 IBD 流行病学的荟萃分析提示，儿童时期的被动吸烟并不增加成年期 CD 的发病率。

（二）三高饮食

研究发现在欧洲及北美等发达国家，饮食以高脂、高蛋白和高糖为主，IBD 高发，而在发展中国家，饮食以膳食纤维为主，IBD 低发；在中国经济发达地区，高脂、高蛋白和高糖饮食逐渐增多，IBD 发生率也逐步升高，而在中国欠发达地区，饮食以膳食纤维为主，IBD 发生率较低；改革开放后中国高脂、高蛋白、高糖饮食逐渐增多，IBD 发生率明显升高，而在改革开放前中国饮食以膳食纤维为主，IBD 发生率低。因此，有人提出"西方饮食方式"在东方的逐渐流行，即高脂、高蛋白和低水果和蔬菜的摄入可能是 CD 在东方国家的发病率逐年升高的重要原因。

Jason K 等的一项系统性综述评价了各种营养成分与 CD 患病的关系。该综述纳入了在东西方国家开展的 19 项研究，共 1 269 例 CD 患者。研究提示，饱和脂肪酸、单饱和脂肪酸、总多不饱和脂肪酸、总 ω-3 和 ω-6 脂肪酸、单糖和双糖及肉类的高摄入与 CD 患病率呈正相关，膳食纤维和水果的摄入与 CD 患病率呈负相关。

高脂和高蛋白饮食参与 CD 发生的机制涉及以下几个方面。

第一，改变肠道菌群。高脂、高蛋白饮食人群肠道菌群含低水平的普雷沃菌（Prevotella）和高水平的拟杆菌（Bacteroides）；高膳食纤维饮食人群肠道菌群含高水平的普雷沃菌和低水平的拟杆菌。普雷沃菌和拟杆菌均属于人类正常菌群，但不是互相依存，而是有竞争性，更重要的是拟杆菌有较强致病性，尤其是感染后产生较强的炎症反应。

第二，诱发变态反应。高脂、高蛋白和高糖饮食含有较多抗原，易于诱导变态反应，高膳食纤维饮食含抗原很少，通常不会产生变态反应。

第三，损伤肠道黏膜屏障。高脂、高蛋白饮食减少肠道黏膜黏液的分泌，增高肠道黏膜通透性，有利于抗原及病原体激活肠道免疫系统。高膳食纤维饮食的作用则正好相反。

第四，增强炎症反应。高脂饮食中长链脂肪酸含量高，降低抗炎症因子合成的共同通道 PPARγ 活性，导致肠道黏膜致炎症因子增加、抗炎症因子减少。高膳食纤维饮食人群中长链脂肪酸含量低，导致肠道黏膜抗炎症因子增加、致炎因子减少。

（三）药物

1. 避孕药

一些病例对照研究及队列研究提示，口服避孕药的女性 CD 患病率增高。一项美国和英国的队列研究纳入了 80 000 名女性，发现 CD 患病率有增高的趋势，但是调整吸烟这一混杂因素后，口服避孕药同 CD 发病无关。然而，1995 年的一篇荟萃分析纳入了 2 个队列研究及 7 个病例对照研究，在对吸烟进行校正后，口服避孕药的女性 CD 患病率增加（$OR = 1.4$）。其他的一些病例对照研究没有被纳入荟萃分析，也都提示口服避孕药同 CD 有关。另一些研究却提示 CD 的患病率与长期口服避孕药或高雌激素类药物存在剂量相关性。在 2017 年的一项荟萃分析中指出，与健康女性相比，口服避孕药的女性 IBD 患病风险增加了 30%（$OR = 1.32$，95% CI：$1.17 \sim 1.49$）。口服避孕药可能通过增强体液免疫功能和促进巨噬细胞增殖参与了 CD 的发生。口服避孕药是否能够影响 CD 的病程尚未有明确的定论。一项研究指出口服避孕药的女性 CD 患者有更高的复发风险，可能的原因是口服避孕药增加了肠道微血栓的风险，从而增加肠道的炎症反应。但是，也有类似的研究并未发现口服避孕药能够增加 CD 的发病风险。

2. NSAID

长期服用 NSAID 不仅增加 CD 患病率，而且会加重病情，增加复发风险。Takeuchi K 等纳入了 209 例缓解期 IBD 患者，其中 74 例为 CD，观察了对乙酰氨基酚、阿司匹林、双氯芬酸钠、吲哚美辛、萘布美酮和尼美舒利等药物对病情的影响，发现在使用非选择性 COX 酶抑制剂 9 天后，17% ～ 28% 患者出现复发，但选择性 COX-1 抑制剂（如阿司匹林）和选择性 COX-2 抑制剂（如尼美舒利）在短期内耐受良好。NSAIDs 能够诱发胃肠道黏膜炎症，可能会造成 CD 病情加重，可能的原因是抑制了 COX 酶，导致 NF-κB 活性和白三烯成分改变。

然而，2017 年一项 NSAIDs 与 IBD 患病风险的研究指出，通过对 1983—2016 年的 18 项研究分析，长期使用 NSAIDs 以及对乙酰氨基酚并不能使 UC 以及 CD 患者病情恶化。因此，关于 NSAID 与 IBD 的关联以及具体机制研究需要进一步深入探讨。

3. 抗生素

大量研究表明，出生后 1 年内应用抗生素的儿童 IBD 发生率升高，接受两种以上抗生素治疗两年以上的成人 IBD 发生率升高，提示抗生素增加 CD 的发生。此外，研究还指出，高剂量抗生素的使用会增加 IBD 的患病风险。抗生素增加 CD 发生的可能机制是改变肠道菌群，导致肠道内具有较强致炎能力的细菌过度增殖，进一步诱导过激免疫应答。

（四）环境污染

1. 食物污染

铝能够在加工食品如罐头食品中发现，通常为铝金属罐头污染食品。在中枢神经系统中，铝存在毒性作用。在进入肠道后，接触肠道黏膜可能会诱发免疫反应。在结肠炎动物模型中，如 TNBS 诱导的结肠炎小鼠模型、DSS 诱导的结肠炎小鼠模型或 $IL-10$ 基因敲除自发性结肠炎小鼠模型，能够显著加重肠道炎症反应。食物中微小的非生物粒子（< 1 μm），作为食品膨松剂，常用的有为 TiO_2，尤其是在零食中使用较多。这些微粒在肠黏膜 Peyer's 结中聚集。TiO_2 微粒可以激活 NLRP3 炎症复合体，其中 NLRP3 是一种细胞内模式识别受体，能够激活细胞因子 IL-1β 和 IL-18。肠黏膜细胞也能够摄取 TiO_2，促进肠道炎症发生。但目前尚无这类食品污染与 CD 患病的流行病学报道。

三氯生（Triclosan）作为抗菌添加剂广泛应用于肥皂、牙膏等日用化学品之中。三氯生有潜在致癌作用，在结肠炎动物模型中，给予中低浓度三氯生饮食后，在 DSS 诱导的结肠炎小鼠模型或 IL-10 基因删除自发性结肠炎小鼠模型中，能够显著加重肠道炎症反应，并可加重结肠炎相关性肠癌发生。

2. 水污染

水污染可能是造成 IBD 复发的原因，也可能影响 IBD 的治疗效果。在煮沸过的水中能够发现糖皮质激素受体的拮抗剂，可能会影响到糖皮质激素的作用。这类物质被称为"扰乱内分泌的化学物（EDCs）"，可能会通过孕烷 X 受体（PXR）影响糖皮质激素的效用。但目前尚无水污染与 CD 患病的流行病学报道。

3. 空气污染

工业化时代带来了空气污染，而 CD 高发于工业化之后。Kaplan 等使用英国的健康促进网络数据库（THIN）纳入了 367 例 CD 患者，比较高空气污染（NO_2、SO_2 和 PM10）地区的患病率，发现总体上空气污染与 IBD 发病无关，但在高 NO_2 污染区域，年轻患者（≤23 岁）更可能被诊断为 CD（$OR = 2.31$，95%CI：1.25 ~ 4.28）。这类人群 CD 患病率与 NO_2 污染严重程度呈线性正相关（$P = 0.02$）。相反，中年 CD

患者（44～57 岁）更少地居住于高 NO_2 和 PM10 地区。Ananthakrishnan 等发现空气污染物增加一个对数单位，IBD（包含 CD）住院病患增加 40%（$RR = 1.40$，$95\%CI$：1.31～1.50）。

空气污染造成 CD 患病增加的原因可能是污染物进入肠道后会在高危人群中损伤肠道上皮，促进炎症发生。在肺泡损伤模型动物中，吸入空气污染物可能会增加促炎症因子如 IL-1、IL-12、TNF-α 和 INF-γ 释放，进而造成自身免疫损伤。

（五）阑尾切除术

迄今有大量研究涉及阑尾切除术对于 CD 的影响。大多数研究提示阑尾切除术同未来 CD 的发生有关。但是，许多研究结果并未达到统计学上的显著性，还有一些研究并未除外因为阑尾切除术而诊断的 CD（一些 CD 患者起病时症状类似急性阑尾炎，可能会因为误诊为阑尾炎而接受手术治疗）。Andersson 等在瑞典的一项 IBD 大样本队列研究提示，切除阑尾后 CD 发病率会增加，然而 10 岁前接受阑尾切除术的患者，其 CD 的发病率并未见其增加；因为阑尾穿孔接受手术治疗的患者，假如之后患上 CD，其程度会更重，需要进行小肠切除术的风险升高 2 倍；而因为其他原因接受阑尾切除术的患者，若之后患上 CD，其程度相对较轻。

阑尾切除术增加 CD 发病率的原因尚不明确，可能的机制是阑尾能够维持肠道正常的微生态和肠道黏膜屏障的结构和功能，调节肠道黏膜免疫，从而防止 CD 发生，而切除阑尾则改变了肠道的微生态、肠道黏膜结构和功能，从而增加了发生 CD 的风险。

二、CD 的保护因素

（一）富含膳食纤维的水果和蔬菜

Gilat 最早在 1987 年的研究中发现水果和蔬菜的摄入能够减少 CD 的发病（$OR = 0.65$）。此后，Sakamot 和 Amre 在对能量摄入、年龄、性别和 BMI 进行率的调整后，也发现同一规律。其中，食用水果每天超过 1 次与每周食用水果少于 1 次相比，前者 CD 发病率更低（$OR = 0.2$）；每日食用水果多于 4 次者与每日食用水果少于 1 次者相比，其 CD 发病率更低（$OR = 0.58$）。Amre 等的研究指出，高蔬菜的摄入（> 47 g/d）能够显著降低 CD 的发病率（$OR = 0.69$），高纤维素的摄入（> 22.1 g/d）也能够显著降低 CD 的发病率（$OR = 0.12$）。Ashwin 对 170 776 名受试者进行了长达 26 年的追踪随访，发现受试者平均每日摄入纤维素量超过 24.3 g 时，CD 发病率减少 40%（$OR = 0.59$）。Jason K 的一项系统性综述也支持摄入富含膳食纤维的水果和蔬菜是 CD 发病的保护性因素。

（二）维生素 D

维生素 D 是一种脂溶性维生素，在 CD 发病中常常被忽视。维生素 D 的水平与

CD 的病情和病程有关。维生素 D 缺乏增加 CD 发病风险，加重病情。Jørgensen 发现 CD 的病情严重程度与血清维生素 D 水平呈负相关。Hlavaty 发现 CD 患者在冬季和春季生活质量下降，病情加重，与血清维生素 D 水平季节性变化相关。CD 患者可能因为吸收不良导致维生素 D 缺乏，进而导致骨质疏松。补充维生素 D 可以使 CD 患者的病情向良好的方向发展。Jørgensen 在 CD 患者中每日补充 1 200 IU 维生素 D，3 个月后补充维生素 D 组复发风险为 13%，而对照组复发风险为 29%。Pappa 在儿童 CD 患者中发现摄入较高水平维生素 D 后，血 CRP 和 IL-6 水平更低。Dadaei 发现摄入维生素 D 有降低血清 TNF-α 的作用，但未到达统计学显著性。Pedro 等研究指出，在 IBD 患者中维生素 D 缺乏与住院率、疾病复发、糖皮质激素使用剂量以及升阶梯治疗密切相关。除此以外，其他研究还发现 CD 患者维生素 D 缺乏时，艰难梭菌感染和结肠癌发生风险增加。

第三节　精神心理因素

　　这类危险因素非常复杂，并且相互联系，分析较为困难。研究表明焦虑 / 抑郁与炎症性肠病关系密切。炎症性肠病患者焦虑及抑郁的发病率远高于正常人群（焦虑 19.1% vs 9.6%，抑郁 21.1% vs 13.4%），活动期 IBD 患者焦虑及抑郁的发病率高于缓解期患者。此外，焦虑及抑郁的发生也与 IBD 患者症状的严重度、疾病复发次数、住院率及治疗的医从性密切相关。另一方面，抑郁人群更易患 IBD，抗抑郁治疗可降低该类患者 IBD 的发病率。来自 Ananthakrishnan 的一项前瞻性研究显示，抑郁症患者患克罗恩病的概率较正常人群明显增加。动物实验也得到同样的结果，研究者们反复给小鼠喂食葡聚糖硫酸钠（dextran sulfate sodium，DSS）建立慢性结肠炎模型，再通过嗅球切除或脑室内注射利血平诱导小鼠产生抑郁症，结果发现抑郁可诱导小鼠结肠炎复发，三环类抗抑郁药物可阻断抑郁诱导的小鼠结肠炎的复发。

　　精神心理异常参与 CD 发生和发展的确切机制并不十分明确，目前认为，脑 – 肠轴在 IBD 的发病机制中起关键作用。脑 – 肠轴是指将中枢神经系统与胃肠道联系起来的双向神经 – 内分泌网络（图 3-2），其结构包括：①自主神经系统；②中枢神经系统；③应激系统（下丘脑）– 垂体 – 肾上腺轴；④促肾上腺皮质激素释放因子系统；⑤肠道反应（包括肠道屏障，管腔微生物群和肠道免疫反应）。

　　目前认为精神心理因素主要通过以下途径对 CD 的病程发展产生影响。

　　第一，精神心理异常激活肥大细胞和自主神经系统（图 3-3）。精神应激下，肠黏膜肥大细胞作为脑 – 肠轴的末端效应器，可通过诱导肠道通透性和激活黏膜免疫功能及释放多种递质、细胞因子和趋化因子从而对胃肠生理产生深远影响。另外，

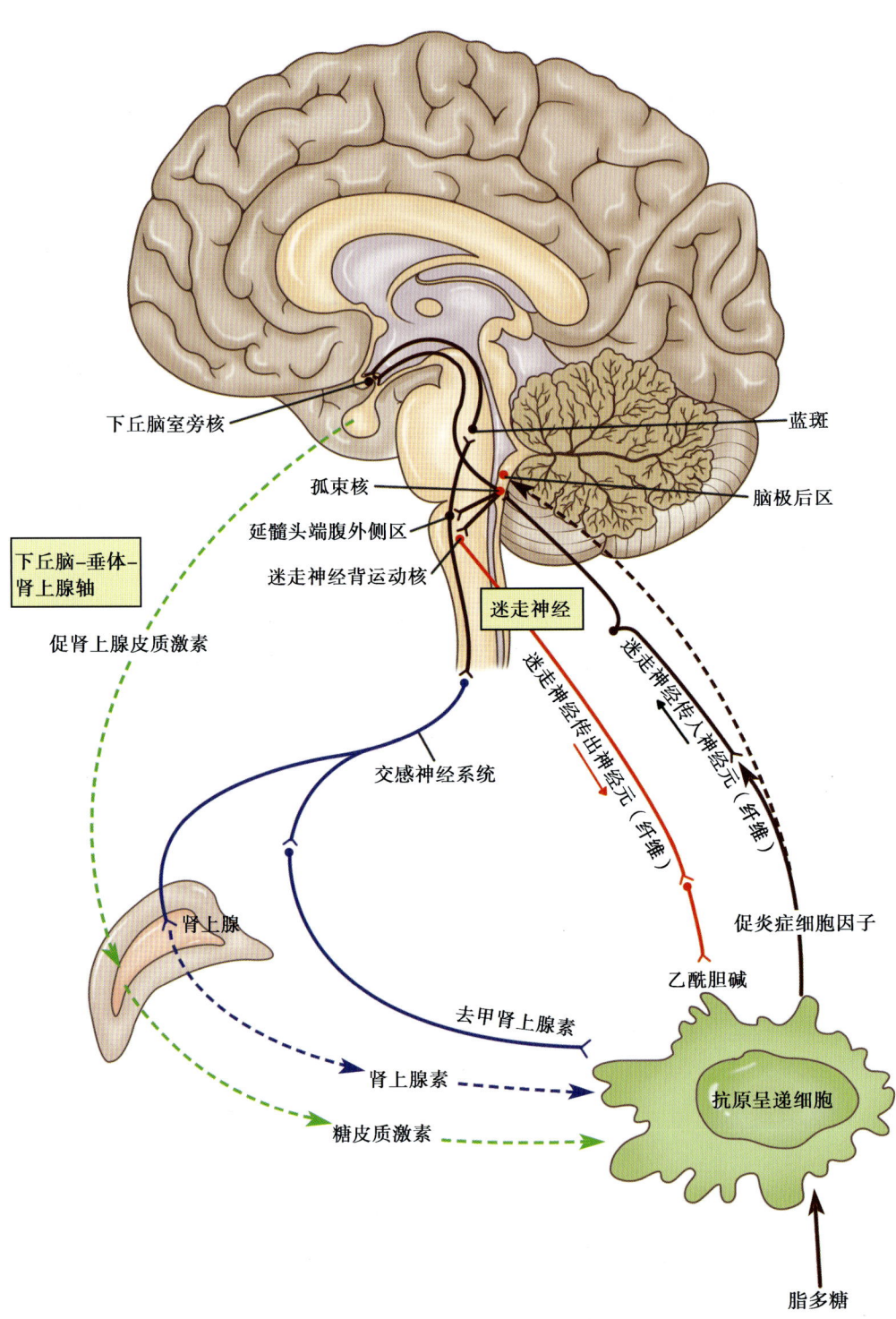

下丘脑室旁核

蓝斑

孤束核

脑极后区

延髓头端腹外侧区

迷走神经背运动核

迷走神经传入神经元（纤维）

迷走神经

迷走神经传出神经元（纤维）

下丘脑–垂体–肾上腺轴

促肾上腺皮质激素

交感神经系统

促炎症细胞因子

肾上腺

乙酰胆碱

去甲肾上腺素

抗原呈递细胞

肾上腺素

糖皮质激素

脂多糖

■ 图 3-2　脑 – 肠轴的解剖图示意图

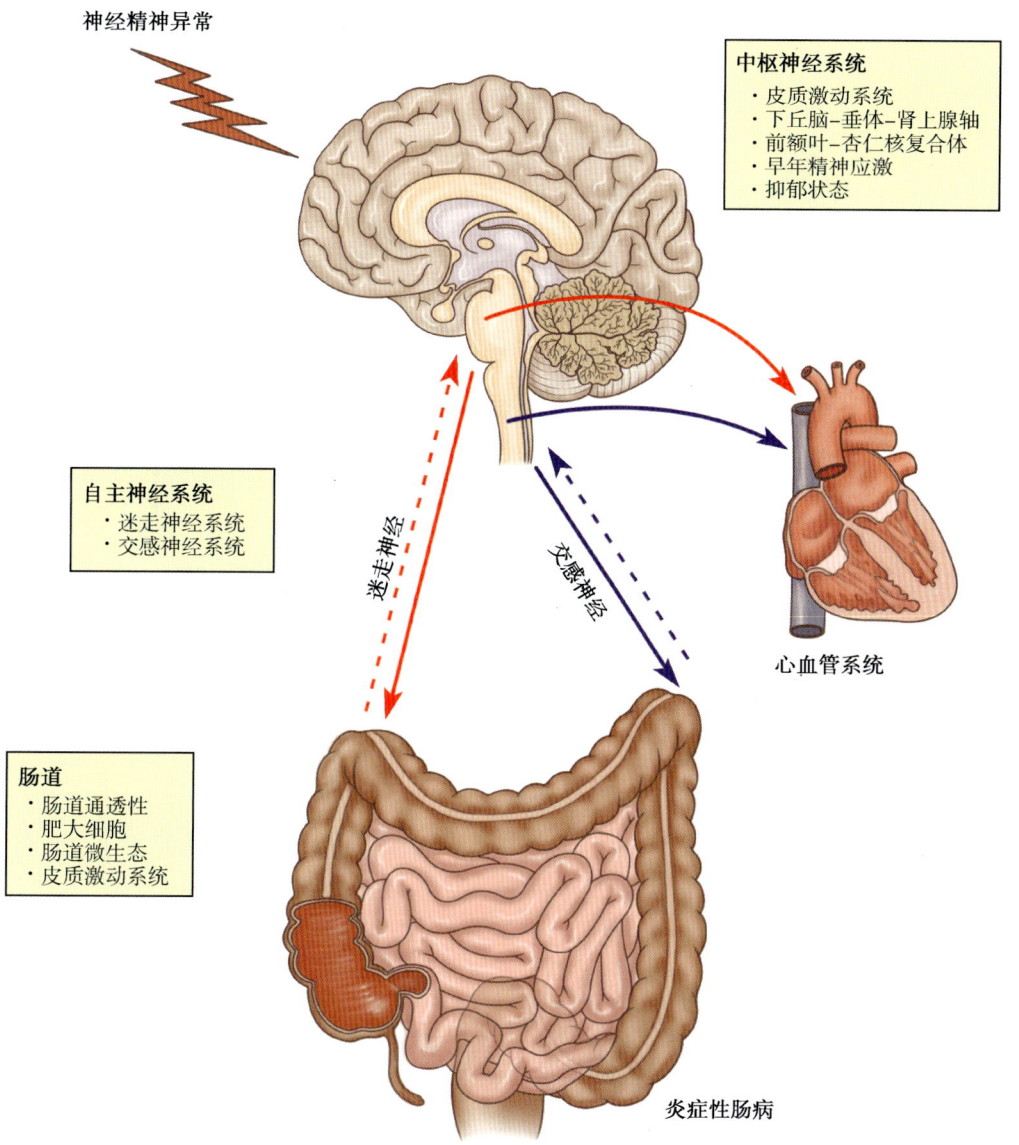

神经精神异常

中枢神经系统
· 皮质激动系统
· 下丘脑–垂体–肾上腺轴
· 前额叶–杏仁核复合体
· 早年精神应激
· 抑郁状态

自主神经系统
· 迷走神经系统
· 交感神经系统

迷走神经

交感神经

心血管系统

肠道
· 肠道通透性
· 肥大细胞
· 肠道微生态
· 皮质激动系统

炎症性肠病

■ 图 3-3　精神心理异常对消化道内环境的影响示意图

精神心理应激还可激活交感神经系统，可释放系列 GCS。GCS 和上述各种神经递质可进一步调节肠黏膜结构和功能，增加肠黏膜的通透性，改变肠道微生态。

第二，精神心身异常抑制迷走神经功能。迷走神经可通过胆碱能信号通路，抑制脂多糖激活的免疫细胞表达包括 TNF-α 在内的多种促炎因子发挥抗炎作用。迷走神经通过调节脾脏的免疫功能，抑制免疫应答（图 3-4）。另有研究显示，迷走神经可增强肠道上皮细胞紧密连接，降低肠壁通透性，减轻肠道炎症。精神心理应激可降低迷走神经功能，增加交感神经和肾上腺髓质功能，促使去甲肾上腺素和肾上腺素水平升高，进而抑制免疫细胞功能，促进肠道炎症的发生。

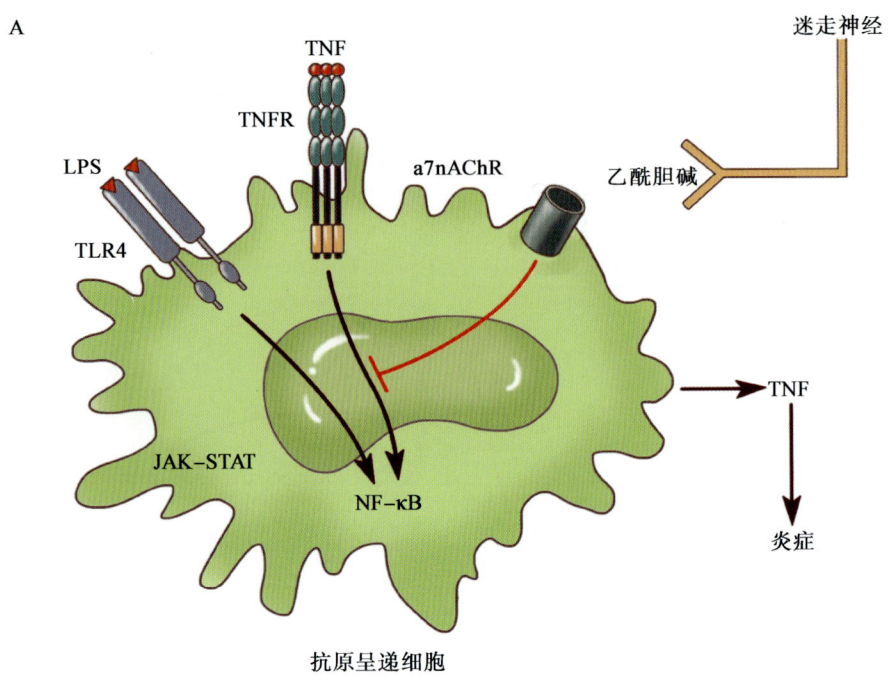

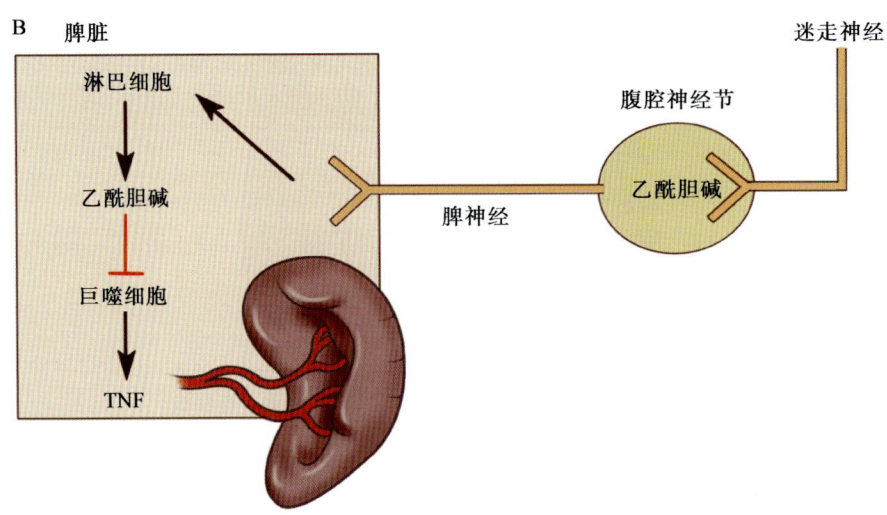

■ 图 3-4　迷走神经的抗炎作用示意图

　　第三，精神心身异常调节前额叶 - 杏仁核复合体活性。前额叶 - 杏仁核复合体活性可影响交感神经功能和下丘脑 - 垂体 - 肾上腺轴（hypothalamic-pituitary-adrenal axis，HPA）活动水平。如前额叶可抑制 HPA 轴负反馈调节，而杏仁核可激活 HPA 轴负反馈调节。另外，前额叶既可通过自主神经和神经内分泌途径调节外周免疫细胞功能，又可通过调节迷走神经功能来抑制副交感神经。研究表明，精神应激可降低前额叶活性，增强杏仁核功能。杏仁核和前额皮质之间的失衡可导致 HPA

轴和自主神经系统（autonomic nervous system，ANS）之间的不平衡，进而产生促炎状态。

第四，精神心身异常抑制下丘脑 – 垂体 – 肾上腺轴活性。下丘脑 – 垂体 – 肾上腺轴活性的降低能够抑制抗炎症因子的产生，促进致炎症因子的产生。

第五，精神心身异常增强外周肾上腺皮质激素系统活性。促肾上腺皮质激素释放因子（corticotropinreleasing factor，CRF）是精神应激状态下的主要神经递质，在调节机体内分泌、自主神经、内脏功能中发生重要作用。CRF 配体和受体广泛表达于胃肠道中，发挥抗炎与促炎的作用。在动物实验中，应激产生的 CRF 通过 CRF 受体依赖机制激活肥大细胞后，通过肥大细胞依赖性释放肿瘤坏死因子和蛋白酶增加大鼠的结肠通透性。后者有利于细菌突破黏膜屏障，产生过激免疫应答。

第六，精神心身异常改变肠道微生态。消化道微生物 – 脑肠轴之间存在双向调节。精神心身应激可激活 SNS，通过释放儿茶酚胺，刺激细菌生长，改变肠道微生态，同时增加肠黏膜通透性，使细菌穿过上皮屏障，从而激活黏膜免疫反应，并刺激次级淋巴器官，激活先天免疫系统。肠道微生态的改变对脑 – 肠轴有反馈调节作用，调节脑起源的神经营养因子，进一步调节免疫细胞活性，诱导过激的免疫应答。

第四节　肠道微生态

CD 的动物实验模型表明肠道微生态在其发病中起着重要的作用。第一次证实肠道微生态参与 CD 发病的临床试验是对 CD 患者的粪便进行转流，患者的症状获得缓解，而术后回肠末端再次暴露于粪便时，炎症则加重。

CD 患者血清中可以查到针对微生物的抗体，如抗酿酒酵母抗体（anti-sacharomyces cerevisiae antibody，ASCA）、抗大肠杆菌外膜孔道 C 抗体（OmpC）及抗荧光假单胞菌 I2 抗体。这些抗体滴度同小肠狭窄、小肠穿孔及外科手术治疗存在正相关。ASCA 存在于 50%~60% 的 CD 患者，其产生的原因并不明确，这些抗体也可能在具有共同抗原簇的其他微生物如白色念珠菌的刺激下产生。

一、CD 患者肠道微生态失衡

基于培养或非基于培养的黏膜和粪便的菌群研究均提示，CD 患者肠道共生细菌的多样性下降，而黏膜相关的细菌数量却有所增加。在活动期，可能是由于炎症的原因，肠道菌群的平衡就会出现改变，并向具有数量优势的菌种倾斜。CD 患者的肠道菌群中抗炎性质的菌群较少，而促进炎症反应的菌群更多。

在正常生理情况下，肠道共生菌和肠免疫细胞可相互作用，并维持免疫平衡状态，保持内环境稳定。例如，肠道内的脆弱拟杆菌外膜囊泡（outer membrane vesicle，OMV）中的多聚糖 A（PSA），可活化树突状细胞（dendritic cell，DC）后诱导肠黏膜组织内 Treg 细胞释放 IL-10 起抗炎作用，这个过程依赖自噬相关蛋白 ATG16L1、NOD2。*ATG16L1/NOD2* 基因缺陷的 CD 患者肠 DC 无法识别 OMV，造成 Treg 细胞分化减少，IL-10 分泌下降。此外，肠道共生菌可通过限制致病菌定植及过度生长来维持肠道固有免疫应答稳定。

数个宏基因组研究提示 CD 患者肠道脆弱拟杆菌门及厚壁菌门数量均有所减少。特别是产生短链脂肪酸（short chain fatty acids，SCFA）的乳杆菌明显减少。而脆弱拟杆菌数量的减少可能对肠道炎症具有促进作用，因为它作为肠道最主要的共生菌具有抗炎作用，能够保护实验动物感染肝螺杆菌感染后不会出现结肠炎。厚壁菌门中的普拉梭菌也具有抗炎作用，其数量在 CD 患者肠道中减少，并与术后复发存在相关性。

肠杆菌属的数量在 CD 患者肠道中增加，尤其是大肠埃希菌，数量的增多出现在黏膜相关菌群而非粪便内的菌群。大肠埃希菌定植于 CD 患者的肠道也是以黏附于肠上皮细胞的菌种为主。甚至有学者提出普拉梭菌 / 大肠埃希菌比例可用来评估 CD 肠道微生态失衡的程度。除此之外，荧光原位杂交显示，30% 的 CD 患者肠道活检标本中，黏膜层被细菌穿透；而在正常人群这一比例仅为 3%，提示 CD 肠道微生态同肠道黏膜存在直接的密切作用。其原因可能为在 CD 正常肠道活检的标本中发现分解黏液的细菌如活泼瘤胃球菌及扭转瘤胃球菌有关。

肠道微生物代谢产物 SCFA 由肠道细菌分解食物纤维产生，在肠道免疫中发挥作用的主要是乙酸、丙酸、丁酸。它们通过结合免疫细胞表面 G 蛋白耦联受体（G protein-coupled receptor，GPCR）41/43/109 调控其分化、增殖及外分泌等功能。例如在 B 细胞内，SCFA 可促乙酰辅酶 A 生成并调节代谢感受器，从而使抗体产生增多，诱导 B 细胞向浆细胞分化。动物实验发现 $Gpr43^{-/-}$ 小鼠肠腔分泌 sIgA 和结合细菌降低，同时肠内 IgA^+ B 细胞降低。乙酸喂养野生型（wild type，WT）小鼠后粪便中 sIgA、肠 IgA^+ B 细胞增多，而喂养 $Gpr43^{-/-}$ 小鼠后无变化，说明 SCFA 乙酸通过 GPR43 诱导肠 B 细胞分泌 sIgA。另一组研究发现，SCFA 诱导肠黏膜组织 $CD4^+$ T 细胞表达 IL-10，而 $Gpr43^{-/-}CD4^+$ T 细胞表达 IL-10 减少，引起结肠炎症反应加重，说明 SCFA 通过 GPR43 调控 T 细胞分化以及促进 IL-10 产生，对结肠炎起保护作用。

CD 肠道微生态失衡可能有多种起源。固有免疫和适应性免疫的调节异常可能会导致微生态失衡。在小鼠中，转录因子 T-bet 参与 Th1 细胞的发育，其缺失后会导致肠道菌群失衡，进而发生结肠炎。这些失衡后的细菌被转移至 T-bet 正常表达的免疫抑制小鼠中，可以导致后者结肠炎的产生。菌群失衡也可能来自于肠黏膜密集分布的噬菌体群，尤其是 CD 的肠黏膜。噬菌体可以直接造成菌群不稳定或者影响菌群表面的模式识别分子表达，从而造成菌群失衡。CD 肠道的菌群失衡也可能来自于肠道致病菌的定植，或者是宿主介导的免疫反应，抑或是两者均有参与。肠道病原体激发了免疫反应，通过炎症破坏了正常菌群形成的肠道黏膜屏障，同时也破坏了肠道黏膜。鼠伤寒杆菌造成的宿主免疫反应改变了肠道菌群的组成，并利于自身的繁殖。除此之外，空肠枸橼酸杆菌和葡聚糖硫酸钠造成结肠炎的对比研究提示空肠枸橼酸菌造成的非炎症性感染改变肠道菌群有限，而葡聚糖硫酸钠造成的炎症反应可以促进肠杆菌繁殖，进一步形成肠道菌群失衡。

二、肠道致病菌在 CD 发病中的作用

基于 Koch 法则，寻找致病菌导致 CD 的研究并没有发现单一致病菌导致的疾病发生。考虑到 CD 是多因素疾病，修正后的 Koch 法则或许适用于带有基因易感性的 CD 患者。越来越多的证据支持在一些 CD 的患者中，疾病的发生是对持续的细胞内机会致病菌感染引起固有免疫应答失调造成的。

（一）副结核鸟分枝杆菌感染

鸟分枝杆菌的亚种——副结核鸟分枝杆菌（mycobacterium avium paratuberculosis，MAP）能够在反刍动物中导致肉芽肿性小肠和结肠炎症，进而导致腹泻和体重下降，提示该细菌可能是导致 CD 的细胞内致病菌。但是，进一步的研究发现 CD 与 MAP 的相关性并不显著。许多研究者试图利用 PCR 在 CD 患者的血液或结肠组织中发现 MAP 的插入序列 IS900 DNA，其结果并不一致。

近期两个研究均提示 MAP 与 *NOD2* 基因突变无关。一项为期两年的前瞻性研究利用三联根治 MAP 治疗（克拉霉素、利福布汀及乙胺丁醇），其结果并未显示根除 MAP 对 CD 可以起到临床缓解的作用。然而，CD 患者肠道内存在 MAP 激活的 Th1 及 Th1/Th17 细胞，提示分枝杆菌在 CD 发病中起到一定的促进作用。MAP 能够在无菌的 $IL-10^{-/-}$ 的小鼠中诱发实验性结肠炎。MAP 虽然在一些情况下并不会导致 CD，但是在细胞内杀伤功能有缺陷的患者（如 *ATG16L1*、*IGRM* 或 *NOD2* 的患者）中可能会导致 CD 的发生。这个理论值得继续研究，因为功能性自噬能够限制细胞内的分枝杆菌如结核杆菌的生长。

（二）肠道胞内菌感染

除了 MAP 外，一些肠杆菌在 CD 发病中可能也起到了促进作用。对肠道耶尔森菌感染的患者进行随访研究，发现其患 CD 的风险较对照更高。利用 PCR 对 CD 患者手术切除标本进行分析，其肠道耶尔森菌或假结核耶尔森菌的 DNA 阳性率为 31%，甚至一些切除的淋巴结内也可以发现耶尔森菌 DNA。然而，另一项研究并未在 CD 标本中监测到耶尔森菌感染。因此，耶尔森菌在 CD 中的发病机制并不明确。*NOD2* 基因突变小鼠感染假结核耶尔森菌风险增加，说明耶尔森菌的暴露和肠道炎

症反应的关系还需要进一步评估。

食源性的细菌感染可能是部分 CD 的起因。免疫细胞化学分析提示，在 CD 患者的组织标本中发现李斯特单胞菌。但是，同耶尔森菌一样，PCR 或是抗原分析并未得出相同的结论。一项丹麦的人群队列研究提示，非伤寒沙门菌及嗜热弯曲菌感染增加 CD 的发生，而且 CD 患者的弯曲菌感染率增加。

一些独立的研究发现 CD 患者中存在侵袭性的大肠埃希菌感染，并且大肠埃希菌常常分布于黏膜内。同共生的大肠埃希菌相比，这类致病的大肠埃希菌获得了特殊的致病因子，进而能够适应新的微生态环境，并导致疾病的发生。CD 患者上皮内的大肠埃希菌同肠上皮细胞紧密黏附，并具有侵袭性。同 CD 紧密联系的大肠埃希菌被命名为黏附侵袭性大肠埃希菌（adherent-invasive *E. coli*，AIEC）。AIEC 可在 36.4% 的 CD 患者回肠组织中检出，而在健康对照中检出率仅有 6%。AIEC 在 CD 患者中的高检出率提示肠道黏膜可能存在某种免疫缺陷来控制感染的扩散，比如帕内特细胞功能缺陷或者相应的抗菌肽分泌的减少。对 AIEC 感染控制的下降还可能源于自噬功能的缺陷，如 *NOD2*、*ATG16L1* 和 *IRGM* 基因的突变。

另一个宿主因素是回肠异常表达癌胚抗原相关细胞黏附因子 6（CEACAM6），这个现象存在于回肠型 CD。AIEC 黏附于 CD 患者回肠上皮细胞的刷状缘，并且与 CEACAM6 的过度表达相关。大多数从 CD 患者回肠分离到的 AIEC 菌株表达突变的 1 型鞭毛，增加了 AIEC 与肠上皮细胞的黏附。CEACAM6 表达的增加还与 AIEC 感染导致的 IFN-γ 或 TNF-α 的刺激有关。这个现象说明 AIEC 能够促进自身在 CD 患者肠道黏膜的定植，并刺激产生炎症因子，放大定植和炎症反应的循环链。转基因 *CEABAC* 小鼠的肠道能够过度表达 CEACAMs，这样的小鼠在感染 AIEC 菌株 LF82 后，较非致病的 K-12 *E. coli* 更多地出现严重的结肠炎，同时，内质网应激反应表达的糖蛋白 Gp96（为外膜转运所必须）在 CD 患者肠黏膜上皮过度表达促进 AIEC 的侵袭。因此，AIEC 细菌可能会在 CD 患者肠上皮细胞内诱发内质网应激，并逐步成为主导。除此之外，复发的回肠型 CD，其淋巴滤泡的表面往往形成糜烂，也与 AIEC 感染有关。AIEC 表达长极化的菌毛，并与 Peyer's 淋巴滤泡相互作用来促进细菌的跨膜移位。有趣的是，在 *NOD2* 基因敲除的小鼠中，其与 Peyer's 淋巴滤泡作用的 AIEC 细菌数更多。

AIEC 同肠上皮细胞的共培养可以介导肠上皮细胞产生 IL-8 及 CCL20，进而介导多核白细胞及树突状细胞的迁移。AIEC 也能够破坏肠上皮细胞极性的细胞膜，使得细菌能够突破肠道屏障而进入肠道上皮。这些实验说明了微生物、肠道细胞屏障与 CD 的发病关系。AIEC 同样也能够在巨噬细胞内存活，并大量分裂繁殖，形成大量吞噬溶酶体样的空泡结构。感染 AIEC 的巨噬细胞能够释放大量 TNF-α，相互融合形成多核巨细胞，并在周围聚集淋巴细胞，形成肉芽肿。*E. coli* 感染形成肉芽肿性反应在动物多见，拳师犬的肉芽肿性结肠炎就发现存在 AIEC 感染。

（三）弯曲菌

对弯曲菌属在 CD 发病因素中的认识相对较新。10 余年来，非空肠弯曲菌在 CD 中的致病机制开始被认识。Zhang 在儿童 CD 患者血清中发现简明弯曲菌（*Campylobacter concisus*）DNA 和 IgG，从肠道活检标本中也能培养出简明弯曲菌。另一项研究发现在 54 例 CD 患者中，34 例粪便简明弯曲菌检测阳性，而 33 例健康对照只有 11 例呈阳性。类似的研究还发现，在 CD 患者标本中，*Campylobacter hominis* 检出率为 13%，解脲弯曲菌（*Campylobacter ureolyticus*）检出率为 9%，纤细弯曲菌（*Campylobacter gracilis*）检出率为 2%，直肠弯曲菌（*Campylobacter rectus*）检出率为 2%。有趣的是，昭和弯曲菌、纤细弯曲菌和直肠弯曲菌仅在 CD 患者标本中能检出。部分 CD 患者的免疫细胞被发现能够识别简要弯曲菌的鞭毛蛋白 B、ATP 合成酶 Fα 亚基和外膜蛋白 18。

弯曲菌促使研究者开始关注急性胃肠炎后发生 CD 的风险。Jess T 发现，感染非伤寒沙门氏菌后第 1 年，CD 的患病风险显著升高（$RR = 6.6$，95% CI：$4.5 \sim 9.8$），$1 \sim 10$ 年患病风险仍然升高（$RR = 1.6$，95% CI：$1.2 \sim 2.2$），10 年后患病风险与对照组持平（$RR = 1.5$，95% CI：$0.8 \sim 2.8$）。同样的，在感染弯曲菌后第 1 年内 CD 患病风险最高（$RR = 5.4$，95% CI：$3.8 \sim 7.7$），$1 \sim 10$ 年后患病风险下降（$RR = 1.6$，95% CI：$1.2 \sim 2.1$），10 年后与对照组持平（$RR = 0.8$，95% CI：$0.3 \sim 2.5$）。

上述证据表明，肠道微生态失衡或者肠道致病菌感染同 CD 关系密切，但目前仍然不清楚肠道微生态失衡是 CD 发生的原因还是 CD 发生的结果，也未能发现导致 CD 的单一致病菌。

遗传易感的宿主其固有免疫杀灭细菌的能力、黏膜屏障功能以及免疫调节均存在缺陷，CD 相关的病原微生物能够在这类患者促进 CD 的发生。因此，除了发现宿主因素之外，还需要识别可能导致 CD 的病原体并去除感染，阻断毒力因子的表达或者改变其生物学行为来治疗 CD。肠道微生态改变的研究、基因表达的研究以及代谢谱的变化都有助于发现 CD 新的发病机制，并且寻找新的治疗方法。

第五节　肠道黏膜免疫

一、固有免疫系统在 CD 中的作用

虽然目前并未发现特殊的病原体能够导致 CD，但已有相当多的证据表明肠道内病原微生物诱发的固有免疫反应失衡是造成 CD 的重要原因。

固有免疫系统是机体阻挡病原微生物入侵的第一道防线，其主要作用是识别感染、激发免疫反应来清除病原体，并激活适应性免疫反应来记忆未来可能再次入侵的病原微生物。病原微生物和共生的肠道菌群识别紊乱就会导致 CD 的发生。

肠道相关的固有免疫细胞包括树突状细胞、巨噬细胞、中性粒细胞及肠上皮细胞。血管内皮细胞对于真正的病原体或者被识别的"病原体"起到募集炎症细胞的作用。

固有免疫的基因多态性是 CD 的核心发病机制，影响 CD 的发病、CD 的并发症（如肿瘤），以及 CD 对药物治疗的应答。

在正常的肠道黏膜，病原微生物的侵袭能够诱发迅速的固有免疫反应，表现为炎症细胞因子的分泌、巨噬细胞的吞噬及中性粒细胞的聚集和浸润，最终清除入侵的病原体。

CD 可能来自于持续的对侵袭黏膜的病原微生物有缺陷的固有免疫反应。Marks 等报道在 CD 患者中发现急性炎症反应的缺陷，作者通过在 CD 患者和健康对照回肠及直肠正常黏膜活检来诱发急性炎症反应，6 h 后再在同一区域进行活检，发现在 CD 患者肠道标本中，IL-8 的水平及中性粒细胞聚集的程度较健康对照有明显下降。该研究提示若发现原发的固有免疫缺陷，可以通过促进或恢复固有免疫来预防或者治疗 CD。

肠道固有免疫系统是对抗肠道病原体的屏障，同时肠道黏膜也要避免对肠道内共生微生物产生过度的免疫反应。

在高浓度的肠道菌群及病原体相关分子模式（PAMP）下，肠道固有免疫需要得到精细的调控。

首先，肠上皮表面是黏膜固有免疫系统的第一道防线，对病原体的识别是固有免疫细胞的重要功能。肠上皮表达选择性的微生物识别受体 Toll 样受体（TLRs）和 NOD 样受体 NLR。在正常状态下，肠上皮细胞同肠腔内的微生物并不起免疫反应，因此能够阻止细菌的侵袭。在单层的肠上皮细胞之下，还有其他固有免疫细胞如巨噬细胞、树突状细胞和 B 淋巴细胞等，它们都表达识别微生物的受体。一旦接收刺激，这些具有抗原递呈功能的固有免疫细胞（APC）立即作出免疫反应。急性炎症反应细胞包括中性粒细胞，会被分泌的趋化因子激活。固有免疫反应的信号会导致树突状细胞的成熟，从而介导适应性免疫的激活。固有免疫反应最后诱导调节 T 淋巴细胞（Treg）来抑制免疫反应，防止免疫应激。肠上皮的损失可能会使固有免疫细胞更多地接触到肠道内的微生物。因此，肠上皮的缺陷可以激活固有免疫系统，从而导致黏膜炎症发生。

黏膜固有免疫系统在病原体入侵后数分钟及数小时内发生应答，而适应性免疫则需要数天后才能逐渐通过基因重排产生应答。固有免疫系统使用基因编码的模式识别受体（PRR）来识别 PAMP。这些模式识别受体包括 TLR、NLRs、清道夫受体和细胞质 RNA 解旋酶家族（RIG-1，MDA5）。一些 PPR 是跨膜蛋白，如 TLR；另一些是细胞质内受体（RIG-1 和 MDA5）。

NOD1 和 NOD2 可以结合细胞内入侵的细菌，含有细胞凋亡蛋白酶集合域（CARD），并激活 NF-κB。

RIG-1 和 MDA5 是 RNA 解旋酶，同样含有 CARD，识别细胞内的 dsRNA，对 RNA 病毒复制作出应答，启动干扰素的合成。同时，RIG-1 和 MDA5 通过线粒体上的衔接分子 IPS-1 来激活 NF-κB 及 IRF3。这些细胞质 RNA 解旋酶表达在人类肠上皮细胞内，抑制病毒的复制，参与了固有免疫反应。这些不同家族的 PRR 识别不同类型的 PAMP。PAMP 有相似的结构域，也参与了微生物重要结构的组成，包括细菌和真菌的细胞壁以及病毒的 dsRNA。

TLR 是 IL-1 超家族的跨膜受体，识别 PAMP。在一些情况下，TLR 识别"损伤相关分子模式"，比如透明质酸，提示 TLR 能够识别自身的和非自身的抗原。

对于 CD 而言，TLR 被广泛地研究。传统上来讲，固有免疫细胞被认为是抗原递呈细胞，如巨噬细胞、树突状细胞及中性粒细胞。近期发现肠上皮细胞和肠上皮间 T 淋巴细胞也表达功能性的 TLR。不同的细胞表达的 TLR 识别不同的 PAMP。目前总共有 13 种 TLR 在哺乳动物中被发现。第一个被发现的是 TLR4，识别脂多糖。其他的 TLR 如 TLR2 单独或同 TLR1 及 TLR6 一起识别肽聚糖和脂阿拉伯甘露聚糖（TLR2）、三酰脂多肽（TLR1/2）、双酰脂多肽和脂磷壁酸（TLR2/6）。

鉴于肠道微生物的多样性，TLR 必须受控于精细的调控，从而抑制不必要的免疫反应。如前所述，固有免疫的遗传缺陷是 CD 的发病原因。对于 PAMP 而言，共生的肠道微生物同病原微生物并没有差异。考虑到肠道微生物的复杂性，TLR 信号的精细调节才能确保不发生不必要的免疫反应。TLR 信号对于维系肠道内环境的稳定具有重要作用。异常的 TLR 信号可能通过促进固有免疫系统对肠道共生微生物的异常识别，从而启动肠道的炎症反应。

几乎所有的 TLR（TLR1-9）都表达于肠上皮细胞，也表达于其他肠道细胞，如肠道上皮的内分泌细胞表达 TLR1、TLR2 及 TLR4。肠道上皮中的内分泌细胞分泌 5-羟色胺、生长抑素、胃动素及胆囊收缩素等神经肽，提示病原体或 PAMP 刺激这些细胞后会导致分泌性或动力性腹泻，从而清除肠道内容物。

TLRs 的信号通路通常存在交互作用，如刺激肠上皮细胞的 TLR5 能够上调 TLR2 和 TLR4 的表达，激活 TLR2 及 TLR4 导致其他 TLR 信号的沉默，这归于 TLR 信号的抑制因子如 Tollip 表达的上调。

（一）TLR 在 CD 中的作用

TLR4 是最早被发现的 TLR，因此，在 IBD 发生中的作用最早受到关注。TLR4

缺陷时（C3H/Hej，*TLR4* 基因敲除小鼠），动物无法识别 LPS，革兰氏阴性细菌导致的败血症往往非常严重并可导致死亡。人类 TLR4 功能缺乏罕见，其信号通路因子如 IRAK4 的突变往往在儿童中造成复发的致命性感染。然而，TLR4 存在功能性的多态性。一项最新的荟萃分析发现 TLR4 的基因多态性 *Asp299Gly* 同 CD 发生相关（$OR = 1.45$）。

采用 PCR 或免疫组织化学染色分析发现，同外周循环多核细胞相比，人类结肠上皮细胞少量表达 TLR4，而小肠上皮细胞表达更多有功能的 TLR4，提示 TLR4 在不同肠段的表达存在差异。免疫组织化学染色提示 CD 肠道黏膜上皮细胞 TLR4 表达上调。CD 患者切除的小肠标本黏膜固有层中的巨噬细胞对 LPS 的刺激反应下降，提示 TLR4 信号的功能性减低，然而 TLR4 在巨噬细胞中的表达却被代偿性上调了。

MD-2 是分泌性的小分子，在介导 TLR4 识别 LPS 中发挥作用。IFN-γ 在肠上皮细胞中调节 MD-2 的表达。考虑到 CD 肠道上皮固有层的淋巴细胞表达 IFN-γ，MD-2 表达同时增加，TLR4 和 MD-2 的表达增加，可能会导致对 LPS 的异常反应，从而引起促炎因子的释放。在动物模型中，右旋糖酐硫酸酯钠介导的结肠炎中肠黏膜上皮细胞 TLR4 及 MD-2 的表达是上调的。

TLR4 在人类的功能研究还局限于细胞系，尤其是从结肠肿瘤延伸的细胞系。大量关于 TLR4 功能的研究来源于动物。*TLR4* 功能缺陷的动物其结肠炎症修复能力下降，原因是 Cox-2 及 PGE$_2$ 的表达下降。鉴于 TLR4 在肠上皮细胞再生中的作用，TLR4 在结肠炎相关的肿瘤组织中表达上调，提示结肠型 CD 中 TLR4 持久的高表达可能与结肠癌的发生相关。

固有免疫信号的缺陷能够保护结肠炎相关的肿瘤发生，而升高的 TLR 信号能够促进炎症及肿瘤的发生。单独免疫球蛋白 IL-1 受体相关分子（SIGIRR）是 TLR 信号的负调节因子。*SIGIRR*$^{-/-}$ 动物在右旋糖酐硫酸酯钠处理后，能够促使结肠炎和结肠肿瘤的发生。在肠上皮细胞中重建了 SIGIRR 表达后，能够减少结肠炎和结肠肿瘤的发生，提示肠上皮 TLR 信号在肿瘤发生中具有重要作用。

TLR4 促炎和促进组织修复的作用在肠道内存在平衡。刚地弓形虫能够在小鼠回肠造成回肠炎，而 *TLR4* 缺陷的小鼠回肠炎的反应较轻。虽然在人造动物模型中，*TLR4* 缺陷导致炎症反应下降，而在自然病原体的感染下，TLR4 对于清除病原体起到了重要作用。

TLR2 同 TLR1 和 TLR6 一起参与了革兰阳性细菌和真菌的识别。另外，它们还能识别致病性沙门菌的菌毛。同 CD 相关的分枝杆菌抗原也能被 TLR2 复合体识别。与外周血单个核细胞相比，TLR2 的表达在肠道里较少。在活动性 CD 患者中，其肠道黏膜固有层巨噬细胞和树突状细胞表达 TLR2 增加。从 CD 患者分离的树突状细胞经过 TLR2 的配体刺激后可以导致 IL-12 及 IL-6 表达增加。至少在体内，TLR2 的表达是受多肽类调控的。在葡聚糖硫酸钠（DSS）诱导的 *TLR2⁻/⁻* 小鼠结肠炎中，出血的程度较野生型小鼠更严重，提示 TLR2 在肠上皮修复方面的作用。

TLR5 是单个鞭毛蛋白的受体。虽然许多细菌具备鞭毛，但只有致病性的细菌会释放单个鞭毛蛋白来激活 TLR5。沙门菌识别肠上皮细胞释放的磷脂，并在其细胞壁上合成单个鞭毛蛋白，提示宿主和肠腔内病原体共同进化使得对抗原的识别达到最大化而对共生细菌的免疫反应最小化。TLR5 表达在极性化的肠上皮细胞的基底膜侧。在炎症下，肠上皮细胞屏障被破坏，鞭毛蛋白得以激活 TLR5。免疫组织化学检查提示，CD 中 TLR5 的表达形式恒定，这种表达形式对于失调的炎症反应具有保护作用，因为鞭毛蛋白通常是在肠上皮细胞的顶部被发现的。CD 患者中也发现存在抗共生细菌 CBir 的抗体。近期的 16s rDNA 研究提示 CBir 是来自于厚壁菌门的毛螺菌。Gewirtz 发现，CD 患者表达更为宽泛的抗鞭毛蛋白抗体，TLR5 的突变可以避免这类抗体的产生。*TLR5* 缺陷小鼠中 25% 会出现自发的 IBD，虽然只是部分小鼠进展为 IBD，但提示了 TLR5 相关的鞭毛蛋白识别机制缺陷也是 CD 的发病机制之一。对于清除或者保留腔内细菌，TLR5 具有重要的识别作用。

TLR7 和 TLR8 识别 sRNA。这类 TLR 识别合成的 RNA 类似物，如咪唑喹啉。TLR7 和 TLR8 在种系发生上是相近的，TLR8 在小鼠中不具有生物活性。它们在肠道中的表达以及功能尚缺乏相关研究。小鼠经 TLR7 或者 TLR8 配体处理能导致肠上皮固有层中髓系的树突状细胞增多。

TLR3 识别 dsRNA，进而识别病毒的 PAMPs。利用合成的多聚核苷酸（模拟 dsRNA）刺激髓系的树突状细胞，可以诱导 IFN-α 表达。TLR3 的信号传导是唯一的，其他 TLRs 使用 MyD88 来启动下游信号传导，而 TLR3 通过 TRIF 启动信号传导，进而激活 IRF3。虽然部分 TRIF 的传导通路同 TLR4 重叠，TLR3 的信号通路在固有免疫调节中具有独特的作用。除此之外，*TLR3* 基因位于 4 号染色体临近 IBD 高危基因区域。*TLR3* 基因在活动性 CD 患者肠上皮细胞表达下降。有趣的是，在使用多聚核苷酸刺激 TLR3 的 DSS 诱导的小鼠结肠炎模型中，结肠炎发生风险下降。这个结果表明，利用合成的 dsRNA 刺激黏膜 TLR3，可作为 CD 的潜在治疗方式。

TLR9 识别细菌甲基化 DNA（CpG）或寡聚脱氧核苷酸（ODNs）。TLR9 表达于肠上皮帕内特细胞，在接受寡聚脱氧核苷酸的刺激后释放颗粒中的抵御素，对抗病原体。有研究提示肠道益生菌在实验性的结肠炎中具有保护作用，其中起保护作用的是细菌 DNA 而非活细菌。TLR9 的信号通路在肠道炎症反应中作用复杂。如之前用 CpG-ODN 模拟细菌 DNA 处理过的小鼠，对于 DSS 诱导的结肠炎有抵抗作用。相反，对于 DSS 诱导结肠炎后，再用 CpG-ODN 治疗结肠炎会加重。*TLR9* 缺陷的小鼠对 DSS 诱导的结肠炎更为敏感，但是在进行过 4 次 DSS 诱导后，又表现为保护作用。这些结果提示 TLR9 在诱导（预防）以及强化（抑制）黏膜炎症方面存在不同的作用。研究者尝试探究了调节 TLR9 信号通路对小鼠实验性结肠炎的缓冲作用能否缓解结肠炎的鼠模型。利用腺病毒的寡核苷酸序列（AV-ODN）来拮抗细菌 DNA 的作用下，在慢性 DSS 诱导的结肠炎 IL-10$^{-/-}$ 或 T 淋巴细胞体内移植小鼠中，可以表现出抑制促炎症因子的表达，促进组织的修复。这个研究提示 TLR9 信号通路可用来治疗 CD，但是需要注意的是 TLR9 可能在 CD 不同的时相上表现出截然不同的作用。

同其他的上皮不同，肠道上皮并不是无菌的。肠道上皮需要维持生理和免疫屏障来对抗肠腔内的细菌。共生细菌同黏膜屏障的相互作用是 CD 发病的重要环节，CD 患者肠道屏障通透性增高，且可能出现在 CD 症状之前。在 CD 一级无症状亲属中，肠道黏膜通透性也是升高的。TLRs 在增强肠道屏障功能上发挥重要作用。在肠上皮细胞中，TLR2 信号通过蛋白激酶 C 及 PI3 激酶来活化紧密连接蛋白 ZO-1，进一步提高黏膜的抗性。在 DSS 诱发的结肠炎模型中，TLR 信号通路的完整对于肠上皮细胞间紧密连接的破坏具有保护作用。肠上皮破坏的修复以及清除黏膜病原微生物具有重要作用，并且 LPS 可以通过 TLRs 诱导细胞产生热激蛋白来对抗辐射损伤。因此，固有免疫系统的缺陷能够导致黏膜屏障功能缺陷，为 CD 的发生提供机会。

肠上皮细胞通过分泌趋化因子及细胞因子参与了黏膜固有层中分泌 IgA 的 B 淋巴细胞的转换和发育。除了经典的 T 淋巴细胞依赖的 B 淋巴细胞系转换，黏膜固有层 B 淋巴细胞能通过非 T 淋巴细胞依赖的途径，分泌非特异性的 IgA2 来控制共生的细菌。相对于全身分布的 IgA1 而言，IgA2 主要分布在远端结肠。细胞因子 A 增殖诱导配体（APRIL）、TNF 家族的 B 淋巴细胞活化因子（BAFF）以及胸腺间质淋巴生成素（TSLP）在其中起到了非常重要的作用。利用 TLR 配体或共生细菌刺激肠上皮细胞，可以促进 APRIL 的表达，提示 TLR 信号通路可以增加黏膜 IgA 的分泌。

抗菌多肽是固有免疫系统另一个控制共生细菌的机制。肠上皮分泌保护素来控制肠隐窝中细菌的生长。防御素是由潘氏细胞（Paneth cells）或肠上皮细胞分泌的抗菌多肽。位于肠隐窝中的潘氏细胞表达多种 TLRs。TLR4 及 TLR2 信号通路的激活可以刺激防御素 β2 的分泌。因此，TLR 可能的作用是通过防御素控制肠道菌群，维持肠道菌群的稳定。TLR 通路的缺陷，可以降低肠黏膜清除上皮细胞表面细菌的能力。事实上，CD 患者肠上皮细菌数量显著增加，即使是在没有明显炎症的黏膜上也是如此。防御素表达的下降也同 CD 的发生有关。防御素 HD-5、HD-6 和防御素 α 在回肠型 CD 中表达下降。除此之外，NOD2 基因的突变也能下调潘氏细胞表达防御素 α。防御素 β 主要集中在结肠，其缺陷可能导致结肠型 CD 发生。

TLR 的表达可能会影响肠道菌群。TLR5$^{-/-}$ 小鼠肠道菌群数量较野生型更多。相比之下，利用变性梯度凝胶电泳（DGGE）和荧光原位杂交（FISH）发现，TLR2 和

TLR4 的缺陷对肠道菌群并没有作用。此外，TLR 还参与了肠道相关淋巴组织的发育。虽然 *MyD88* 或 *TLR4* 缺陷的小鼠肠道较正常小鼠或 *TLR2$^{-/-}$* 小鼠 Peyer 结更小，但这类缺陷在小鼠成年后得以纠正，可能的原因是固有免疫系统有其他补偿机制或者是与肠道微生态的多样性有关。

（二）NODs 在 CD 中的作用

早在 2001 年，两个研究小组同时报道了 *NOD2* 的基因多态性同 CD 的关系。*NOD2* 的亮氨酸重复区域（LLR）提示这个区域可能为模式识别区域。NOD2 表达于单核细胞、巨噬细胞、T 淋巴细胞和 B 淋巴细胞、树突状细胞、帕内特细胞及肠上皮细胞。细菌细胞壁的胞壁酰二肽（MDP）是 NOD2 的配体，MDP 通过 NOD2 激活 NF-κB 并产生促炎因子。肠上皮细胞表达的 NOD2 可以起到保护及抗菌的作用，尤其是沙门菌感染时，NOD2 的表达大大增加。当转入突变的 NOD2 基因后，这个保护作用消失。NOD2 常表达于回肠的潘氏细胞，也能说明 *NOD2* 基因突变同 CD 常见的发病位置相吻合。

Hedl 等对比研究了 CD 患者和健康对照巨噬细胞 NOD2 信号通路，发现 MDP 激活 NOD2 导致 TLR2 及 TLR4 信号通路的抑制，这个作用在 *NOD2* 基因突变的纯合子中消失，TLR 活化的下调可能源于 IRAK-1 的激活。这个结果说明固有免疫存在交叉调节，既能够共同对抗病原体，也能抑制过强的免疫反应。

NOD2 在固有和适应性免疫中的作用在基因工程小鼠中得以证实。如前所述，*NOD2$^{-/-}$* 小鼠并不会自发产生结肠炎，但是其潘氏细胞分泌防御素下降，在感染单胞李斯特菌后会出现播散性感染。携带 CD 相关的 *NOD2* 突变类型 *3020insC* 表现为经 MDP 刺激后 NF-κB 的活化增加，IL-1β 表达也增加。此外，这类小鼠对于 DSS 诱发的结肠炎更为敏感，表达的促炎症因子也更多。NOD2 还参与了 IL-1β 表达的调节。与动物模型相比，携带 *NOD2* 突变基因的 CD 患者，巨噬细胞对于 MDP 刺激后 IL-1β 表达下调，提示为无意义突变。

NODs 的另一作用是协助 TLRs 识别潜在病原体。比如，NOD2 配体 MDP 以及 TLR9 配体 CpG DNA 激活外周血单核细胞，可表现为协同增加的细胞因子的分泌。在携带 *NOD2* 的 CD 患者中，这种协同作用消失。NOD2 和 TLR 信号传导还可以激活树突状细胞分泌 IL-23，并激活 Th17 细胞的分化。虽然大多数研究提示 TLR 信号通路同 NOD2 存在正相关，也有一些研究证实 NOD2 能够抑制 TLR2 的信号通路，*NOD2* 基因缺失同 TLR2 信号通路活化有关。

（三）固有免疫和适应性免疫在 CD 发病中的关系

在 CD 的发生机制中，固有免疫缺陷在树突状细胞、巨噬细胞以及上皮细胞中最先体现，而 T 淋巴细胞和 B 淋巴细胞的活化可能是继发的，以代偿固有免疫功能的缺陷。这种作用一个最有力的证据就是 CD 患者中存在抗共生菌群的抗体如抗酿酒酵母抗体（ASCA）、抗 *E. coli* 抗体（Omp-C）、抗荧光假单胞菌抗体（I2）以及抗梭菌 CBir 抗体。抗 CBir 抗体被证实是小肠受累、内瘘形成及纤维狭窄的独立危险因素。近期也有另一些抗糖链的抗体在 CD 患者中发现。这类患者表达抗昆布核糖的抗体（ALCA）以及壳生物素的抗体（ACCA）。Devlin 等发现 *NOD2* 的突变可以导致抗微生物抗体表达增加，证实了固有免疫的缺陷可以导致对肠腔内菌群异常的免疫反应。

　　肠道黏膜对细菌的清除与固有免疫对共生菌群的耐受以及产生适应性免疫有关。*TLR4* 缺陷或其适配分子 *MyD88* 缺陷小鼠清除黏膜内细菌的能力下降，在 DSS 诱发结肠炎后，细菌更容易移位到肠系膜淋巴结。CD 患者也表现出细菌可移位到更深的黏膜层。细菌对黏膜的侵袭性增加可能是因为固有免疫缺陷如突变或缺陷的 *NOD2* 功能所致，这也是激活适应性免疫反应的一条途径。

　　T 淋巴细胞对肠道共生菌群的异常应答也是 CD 的重要发病机制。黏膜免疫的稳态最终取决于效应 T 淋巴细胞以及调节 T 淋巴细胞间的平衡。效应细胞是从幼稚 T 淋巴细胞分化而来，可分为 3 个不同类型：Th1、Th2、Th17 细胞，这 3 种 T 淋巴细胞分泌不同类型的细胞因子。T 淋巴细胞分化的方向受到树突状细胞的调节，并且是经由 TLRs 信号通路参与调节的。树突状细胞的 TLRs 识别 PAMPs，并递呈抗原，上调共刺激因子及细胞因子的表达，从而刺激抗原特异性的 CD4+ T 淋巴细胞分化、增殖以及存活。黏膜固有层中的树突状细胞，其树突状分支在小肠中连接肠上皮细胞，和末端回肠相比，空肠中这种连接更为丰富。病原体刺激可以增加树突状细胞的突触，肠上皮细胞的 TLR 信号通路也参与了这一过程。

　　IL-12 能够激活 Th1 细胞反应，是 CD 发生的重要机制。近期，在小鼠模型中发现，IL-23 也是 CD 的重要效应细胞因子。IL-23 属于 IL-12 相关细胞因子家族，参与了表达 IL-17 的 Th17 细胞的存活。CD 肠道黏膜中 IL-17 表达上调。IL-23 是一个异源双聚体蛋白，含有 p19 和 p40 亚基。IL-23 和 IL-12 共用 p40 亚基。IL-12 p35/p40 双聚体和 IL-23 p19/p40 双聚体都参与调节固有免疫反应。动物实验表明，p40 启动子的基础活动度主要分布于末端回肠，并且同树突状细胞高表达 IL-23 p19/p40 有关。在无菌的环境下，p40 启动子活性受抑制，提示肠道菌群能激活 IL-23 的表达。因此，IL-23 连接了肠道细菌和 T 淋巴细胞活化。在小鼠结肠炎模型中，IL-23 比 IL-12 更能促进炎症因子的表达。在髓细胞系特异的 *Stat3* 突变的小鼠中发现，p40 的过度表达可以造成慢性的小肠结肠炎。在这个模型中，TLR4 识别肠道微生物组分，并刺激了异常的 IL-12 p40 亚基的表达，从而导致小肠结肠炎的发生。这个数据显示，固有免疫系统识别病原体，并导致适应性免疫反应的发生。

　　其他支持固有免疫缺陷导致适应性免疫异常的证据来自于携带 *TLR4* 突变的 *C3H/HeJBir* 小鼠。在肠道内细菌存在下，出现自发性的结肠炎，该小鼠的 T 淋巴细胞对结肠的细菌抗原存在免疫反应，并且移植给免疫缺陷的小鼠也会导致结肠炎的发生。这个结果说明固有免疫缺陷可以通过活化病理性的 T 淋巴细胞来介导肠道的炎症反应。

多数 TLRs 表达于 CD4$^+$ T 淋巴细胞，提示 TLRs 可能会绕过树突状细胞而直接调节 CD4$^+$ T 淋巴细胞功能。比如 TLR2 就是 CD4$^+$ T 淋巴细胞表面潜在的共刺激分子的受体，在 TCR 受到激活后参与调节 T 淋巴细胞增殖及 IFN-γ 的表达。TLR3 信号可以延长 CD4$^+$ T 淋巴细胞的生存时间。TLR5 和 TLR7 被证实可以在记忆性的 CD4$^+$ T 淋巴细胞中增强 TCR 的刺激作用。这类 TLRs 也可以调节 Tregs 的增殖及抑制功能。小鼠 CD4$^+$CD45RB^{high} 幼稚 T 淋巴细胞表达 TLR2、TLR3、TLR4 及 TLR5。*MyD88$^{-/-}$* 小鼠的 T 淋巴细胞转移到免疫缺陷的小鼠，不会导致结肠炎的发生，其机制也在于 Th17 效应细胞分化的缺陷。因此，固有免疫信号可以通过调节细胞分化来调节适应性免疫。

（四）TCRγδ T 细胞在 CD 发病中的作用

TCRγδ T 细胞属于固有免疫系统，是黏膜感染防御的第一线，还参与了炎症反应、免疫调节和组织修复。TCRγδ T 细胞占有外周血和器官淋巴细胞中的一小部分，主要分布于黏膜。结肠上皮内淋巴细胞约 40% 为 TCRγδ T 细胞。与 TCRαβ T 细胞不同（表 3-2），TCRγδ T 细胞表达 TCRγδ，并不需要抗原递呈细胞或 MHC 分子来识别，而是依赖磷酸化的微生物代谢物或磷酸化抗原来活化，其可塑性强，免疫反应迅速。大部分外周血 TCRγδ T 细胞 CD4 和 CD8 均阴性，50% 肠上皮 TCRγδ T 细胞是 CD8$^+$ T 细胞。

TCRγδ T 细胞根据 TCR 表型可分为两种主要类型：Vδ1$^+$ 和 Vδ2$^+$。Vδ1$^+$ 主要存在于上皮组织，常表达 CD8，可迁移至黏膜面，对于黏膜再生有重要作用。Vδ2$^+$ 主

表 3-2 αβT 细胞和 γδT 细胞区别

αβT 细胞	γδT 细胞
传统 T 细胞	Saito 等于 1984 年发现
适应性免疫	固有免疫
延迟免疫反应（需要抗原加工递呈）	快速免疫反应（不需要抗原加工递呈）
外周血 T 细胞中占 95%	外周血 T 细胞中占 3%～5%，肠道黏膜内淋巴细胞中占 40%
MHC 限制的（CD4$^+$/MHC II；CD8$^+$/MHC I）	非 MHC 限制的（直接识别）
识别抗原递呈细胞加工的短肽	识别非加工的肽，病毒蛋白，脂类等
大部分 CD4$^+$ 或 CD8$^+$	外周血大部分 CD4$^-$ 和 CD8$^-$
TCR 多样性丰富	TCR 多样性有限

要分布在外周血，具有细胞毒性。近期第3种类型，Vδ3⁺在肠道上皮中被发现，占外周血T细胞中的0.2%，对糖脂起免疫反应。TCRγδ T细胞对于被感染细胞或者肿瘤细胞具有细胞毒性，能够通过分泌促炎症因子如IFN-γ或TNF-α，参与免疫活化，调节巨噬细胞和NK细胞的抗感染作用，通过产生免疫抑制因子如TGF-β或IL-10来调节免疫活性。TCRγδ T细胞可作为抗原递呈细胞，将加工后的抗原递呈给TCRαβ T细胞。此外，TCRγδ T细胞可以表达合成结缔组织生长因子，产生胰岛素样生长因子（IGF-1），参与创伤修复。

在结肠炎的动物实验中，TCRγδ T细胞的抗炎作用被证实。Tsuchiya等采用DSS结肠炎模型，发现模型动物肠道黏膜中存在大量的TCRγδ T细胞，通过分泌鳞状细胞生长因子（KGF）来刺激组织修复和控制中性粒细胞浸润。在CD患者中，Giacomelli等发现活动性CD患者外周血中TCRγδ T细胞数量增加。Andreu等却发现，在CD患者中，外周血T细胞数量下降，所有类型的TCRγδ T细胞数量均有下降，尤其是TCRγδ CD8⁺ T细胞。Fukushima等在CD患者肠道黏膜中发现TCRγδ T细胞数量显著下降。CD患者黏膜上皮内淋巴细胞中，TCRγδ T细胞占13%，而对照组为36%。提示CD患者中可能存在TCRγδ T细胞功能缺陷。另一项近期研究发现，CD患者中TCRγδ T细胞表达α4β7聚合物中的β7链和CCR9，控制淋巴细胞向小肠迁移和定植。Kadivar等发现TCRγδ CD8⁺T细胞在活动性CD患者的肠道中减少，与疾病活动度呈负相关，在抗TNF-α（阿达木单抗）治疗后恢复，提示其可能在CD中的保护作用，而其功能缺陷可能是致病因素。

（五）中性粒细胞在CD发病中的作用

中性粒细胞作为固有免疫重要的组成部分，在肠道炎症发生的早期就参与了炎症免疫反应。它可被黏附分子、趋化分子快速募集，到达炎症部位。激活的中性粒细胞通过吞噬作用、脱颗粒作用以及释放活性氧（ROS）、髓过氧化物酶（MPO）、中性粒外细胞诱捕网（NETs）、钙卫蛋白等途径杀灭病原菌。近期的研究发现，清除了中性粒细胞的小鼠会出现更严重的结肠炎。IBD患者外周血及组织中CD177⁺中性粒细胞比例升高，而CD177⁺中性粒细胞有更强的抗炎活性。说明中性粒细胞在结肠炎发生时可能起保护作用。但中性粒细胞也可分泌大量细胞因子参与炎症免疫反应。如在CD患者中，中性粒细胞是组织内TNF-α的主要来源，TNF-α与局部炎症细胞活化，脱颗粒及上皮损伤有关。而体外使用抗TNF-α单克隆抗体（英夫利西单抗）刺激中性粒细胞，可抑制IBD患者中性粒细胞的促炎症活性。因而中性粒细胞在肠道免疫中的调控精密且复杂，对其机制的深入研究将是今后IBD基础研究的重要组成部分。

（六）固有免疫在基因缺陷以及肠道菌群免疫异常中的作用机制

某种刺激性事件能够在遗传易感的患者中诱发CD，肠道微生物或者病原体的感染是可能的诱发因素。病原体的感染可能会增加 CD 的发病风险，尤其是感染后的第一年。抗肠道菌群的抗体也普遍存在，但是，目前并不清楚肠道菌群如何诱发肠道炎症反应。

如前所述，肠道微生态失衡或者肠道中特殊的菌群可能参与了 CD 的启动。同 CD 稀少的非洲乡下相比较，CD 发病较高的区域，人群肠道中拟杆菌数量较高，而双歧杆菌数量较少。虽然某些细菌可以抑制炎症反应，但是在黏膜损伤后免疫系统清除或者耐受腔内细菌的机制是受到黏膜免疫调控的。

同 UC 相比，基因缺陷在 CD 中的作用更大。如前所述，将近 1/3 的西方 CD 患者携带 3 种 *NOD2/CARD15* 突变基因的一种。突变基因的纯合型比杂合型患 CD 的风险提高 40 倍。携带 *NOD2/CARD15* 突变基因的表型是起病年轻、回肠受累以及纤维炎性狭窄。虽然 *NOD2* 基因突变并不增加成人 CD 患者的手术风险，但携带该基因的儿童 CD 患者自起病至第一次手术的时间缩短。然而，在中国人、日本人、韩国人及美国黑人中，并未发现 *NOD2* 同 CD 相关。因此，应该还有其他缺陷基因参与固有免疫识别。这类基因的多态性可能导致结合细菌配体的能力下降，并因此改变了 NF-κB 的激活，进而导致促炎症因子表达的异常。

NF-κB 1 基因编码 NF-κB p105/p50 异构体，其基因家族中的多态性是 CD 的独立危险因素。有趣的是，同 *NOD2/CARD15* 突变类似，突变的 *NF-κB 1* 基因的启动子活性较低，提示固有免疫功能的缺陷在 CD 起病中的作用。NF-κB 基因缺陷的小鼠对致病菌导致的结肠炎高度敏感，提示 NF-κB 的反应能够抑制结肠炎的形成。

TLR 突变基因也是 CD 的致病因素。两个常见的共分离的 *TLR4* 细胞外段错义突变（*Asp299Gly* 及 *Thr399lle*）能够导致对吸入的 LPS 反应下降。*TLR4* 中 *Asp299Gly* 突变在比利时的一项队列研究中同 CD 发生有关，但这个突变基因在苏格兰及爱尔兰人中并未发现其相关性。在希腊人群中，*TLR4* 及 *NOD2* 突变基因同时存在，CD 患病率增加。一项最近的荟萃分析关注了 *Asp299Gly* 及 *Thr399lle* 突变基因，研究发现仅 *Asp299Gly* 同 CD 发生有关（*OR* = 1.45）。在 *TLR1*、*TLR2* 及 *TLR6* 突变型中，CD 累及肠道的范围会更广。在德国人中，*TLR9* 的启动子多态性 –1237C 同 CD 发病相关。在 *NOD2* 突变的患者中，*NOD2* 同 *TLR9* 的协同作用消失，提示固有免疫相关基因的多态性在 CD 中可能重叠存在。

IBD-5 相关有机物转运基因（*OCTN*）的突变可导致对细菌入侵时固有免疫相关基因启动子无法激活。*OCTN* 启动子 G207C 突变在杂合子中，CD 发病风险提高 2 ~ 2.5 倍，而在纯合子中，发病风险增加 4 倍。果蝇盘状大同源域（*DLG5*）编码细胞折叠蛋白，参与维持上皮稳定性，调控细胞生长。有趣的是，DLG5 参与了重要分子的转运或是毒素的排出（SCL 和 MDR1）。人类多重耐药基因 1（*MDR1*）产物 P-糖蛋白在小肠上皮高表达，P-糖蛋白因此参与抵抗肠道细菌。*MDR1* 缺陷的小鼠在肠道细菌存在下，出现自发性结肠炎。*C3435T* 和 *Ala893* 基因多态性导致蛋白表达下降，增加 CD 发病风险。

如前所述，IL-23 受体和自噬相关基因的多态性同 CD 发病相关。IL-23 受体多态性能够保护 CD 的发生和进展，但是具体的机制仍不明确。IL-23/IL-17 信号通路同其他蛋白的相互作用可能参与了这个保护作用。自噬相关基因如 *ATG16L1* 及 *IRGM* 对于胞内细菌的清除具有重要作用，尤其是分枝杆菌。因此，自噬作用的缺陷与 NOD2 通路类似，可以导致固有免疫缺陷。

最开始并不明确这类基因突变为何会导致缺陷的固有免疫对肠道共生菌产生免疫反应。近期遗传学的进展揭示了这类基因的功能，对 CD 的发生机制有着更为深入的理解。然而，由于 CD 的发生并不是单因素，存在的挑战就是明确功能性基因之间的相互作用以及基因和环境的相互作用。

综上所述，胃肠道固有免疫系统是独特的，因为肠道存在多种异己的微生物。通过更好地理解固有免疫系统对共生细菌的反应，我们能够将 CD 的治疗靶向化。在这方面，动物研究提供了充足的信息。在过去 10 年内，出现了多种 IBD 模型，这些模型通过转基因或者基因敲除技术而具有特定的基因型，对肠腔内共生细菌产生免疫反应而产生慢性炎症。

虽然抗 TNF-α 单抗类药物改善了 CD 患者的生活质量，但是存在失应答风险，并非完全因为产生了抗抗体，也由于产生炎症的机制出现了改变。其他治疗 CD 的生物蛋白类药物也有类似的现象。可以想象，如果 CD 潜在的病理机制在于固有免疫系统，仅抑制 TNF 或其他促进炎症细胞因子的作用有限，改变 TLR 信号通路可以改善 CD 患者的肠道炎症，同时也能抑制结肠炎相关的肿瘤发生。

二、适应性免疫系统在 CD 中的作用

细胞因子和趋化因子网络与消化系统炎症反应关系密切，因为肠道是免疫系统和外界抗原隔离的屏障，在隔离屏障中，细胞因子起到了重要作用。细胞因子控制肠道炎症的直接证据是 *TGF-β* 或 *IL-10* 基因缺陷的小鼠会出现自发性的结肠炎，而促炎症细胞因子 TNF-α 的单克隆抗体治疗在控制 CD 进展和复发上获得重大成功。细胞因子这个领域逐渐获得了更多的关注。但是，TNF-α 单克隆抗体仅具有 50% 的有效率，并且可能会逐渐出现失应答，其原因并不明确，可能因为 CD 是一类异质性疾病，除了产生抗 TNF-α 抗体之外，同时其炎症反应可能并不仅仅依赖 TNF-α。同样，TNF-α 单克隆抗体失应答还可能与 TNF-α 单克隆抗体治疗导致免疫系统活化了另一条组织损伤途径有关。

由于细胞因子网络极其复杂，因此，难以推测针对哪种细胞因子的治疗对于患者是最有效的。动物实验可以从传统意义上来评估最优化的治疗方案，然而针对动

物模型的治疗方法过于冗繁，并且可能存在发表偏差，比如结果阴性的治疗方案没有发表，或者动物实验中的阳性结果可能并不会为患者带来帮助。更重要的是，在 2,4,6- 三硝基苯磺酸（TNBS）结肠炎小鼠模型中，难以明确细胞因子 IL-2、IL-6、IL-12、IL-16、IL-17、IL-21、IFN-γ、TNF-α、MIF、脂肪连接素、瘦素或者其他细胞因子中哪些对于 CD 的发生是真正重要的。

除此之外，CD 发生是否需要所有细胞因子参与？或者各个细胞因子的作用孰轻孰重？是否抗 TNF 效果较抗 IL-12 更为有效？事实上，目前并没有答案，因为动物模型的证据远多于人类的研究证据。

（一）CD4⁺ T 淋巴细胞在 CD 中的作用

CD4⁺ T 淋巴细胞在 CD 肠道炎症中具有重要的免疫作用，其在炎性组织中的存活受到细胞因子的调控。在 CD 的肠道炎性组织中，有较多活化的 CD4⁺ T 淋巴细胞浸润。CD4⁺ T 淋巴细胞在炎症肠道内聚集也是肠道内炎性微环境产生的趋化因子造成的。有证据表明，在 CD 中，黏膜中 CD4⁺ T 淋巴细胞的细胞周期增加。同正常人肠道 CD4⁺ T 淋巴细胞相比，CD 患者肠道 CD4⁺ T 淋巴细胞更多地表达磷酸化的 Rb 蛋白，促进细胞进入 S 期；更少地表达磷酸化的 p53，减少对细胞增殖的抑制；并且对细胞凋亡存在抵抗。CD4⁺ T 淋巴细胞的这些改变可能同细胞因子的激活有关。在动物模型中，拮抗 IL-6 可以增加凋亡，从而抑制黏膜炎症反应发生。通过通用的 γ 链受体亚基介导的信号通路的细胞因子如 IL-2、IL-4、IL-9、IL-13、IL-15 及 IL-21 能够调节黏膜 T 淋巴细胞存活，也解释了为何阻滞这类细胞因子能够在结肠炎模型中起到治疗作用。然而，不管背后的分子机制如何，在 CD 中，T 淋巴细胞对细胞凋亡存在抵抗，并且促进 CD4⁺ T 淋巴细胞凋亡的临床药物试验发现可以有效地诱导 CD 的缓解。

（二）TGF-β 在肠道中的免疫调节作用

TGF-β1 缺陷的小鼠存在广泛的小肠和结肠炎症，并且在出生后不久死亡。因此，TGF-β 是重要的肠道炎症负性调节因子。肠道内有相当多的细胞分泌 TGF-β，尤其是 Treg 细胞，参与炎症的预防，包括实验性结肠炎。在 CD 的肠道内，TGF-β 在炎性肠道组织中高度表达，作用于 TGF 特异的 T 淋巴细胞。在动物实验中，肠道淋巴组织中的 Th3 细胞介导了这一调节反应，但是在 CD 患者中并未被证实。

（三）Smad 信号传导

TGF-β1 信号传导起始于配体依赖性的跨膜丝氨酸和苏氨酸激酶复合体，包括 Ⅰ 型（TGF-β1 RI）及 Ⅱ 型（TGF-β1 RII）受体。结合 TGF-β1 后，RII 亚基被自发的磷酸化激活，进一步磷酸化激活 RI 亚基。TGF-β1 信号从细胞膜传导至细胞核需要一系列 Smad 蛋白的参与。Smad 蛋白的命名来源于线虫蛋白 Sma 和果蝇蛋白 Mad（mothers against decapentalegic）的原始形式。到目前为止，共发现有 9 组不同的

Smad 基因分布于 3 个不同的功能区域，包括：信号传导受体激活的 Smad1、2、3、5、8 和 9；1 个单一的公共配体 Smad4；抑制性的 Smad6 和 7。活化的 TGF-β1 RI 亚基直接磷酸化 Smad2 和 3 羧基末端 SSXS 的苏氨酸。Smad2 和 Smad3 被活化后通过 Smad4 的介导传导至细胞核，Smad 蛋白组成的复合体参与目标基因的转录调控，抑制了 Smad3 的作用，从而降低了细胞对 TGF-β1 的反应。*Smad3* 基因突变的小鼠表现出 T 淋巴细胞弥漫性浸润及胃肠道壁内脓肿形成，提示 Smad 3 参与 TGF-β1 介导的抗炎及免疫抑制作用，并在其中起重要的调解作用。抑制性的 Smad7 结合于配体激活的 TGF-β1 RI，影响 Smad2/3 的磷酸化。上调 Smad7 的表达可以抑制 TGF-β1 的信号传导。

（四）Smad 信号传导在 CD 中的作用

CD 患者肠道 Smad 信号传导存在缺陷。在 CD 肠道组织中和分离的黏膜 T 淋巴细胞中，Smad7 过度表达，Smad3 磷酸化水平降低。从 CD 患者肠道分离细胞利用反义的 Smad7 寡肽可以降低 Smad7 的表达，进而提高对外源性 TGF-β1 的反应性。TGF-β1 不能抑制 CD 患者肠道分离的黏膜固有层单个核细胞表达促炎因子。但是，利用反义 Smad7 寡肽可以恢复 TGF-β1 的信号通路并抑制细胞因子的表达。此外，在 CD 患者的肠道炎性黏膜组织中，抑制 Smad7 同样恢复磷酸化 Smad3，降低促炎因子的分泌。

在正常肠道中，TGF-β1 是 TNF-α 诱导 NF-κB 活化的潜在抑制因子。但是，在炎性肠道黏膜中，这个抑制作用消失，这同 Smad7 过度表达有关。利用反义寡肽，也能恢复 TGF-β1 对 NF-κB 的抑制作用。

因为 Smad7 在 TGF-β1 免疫调节中起到重要作用，因此，理解 Smad7 在 CD 发病中的调节作用有可能帮助设计新的治疗靶点。

细胞系的研究提示活化 NF-κB（比如 TNF-α 和 IL-1β）及 Stat1（如 IFN-γ 及 IL-7）信号通路能提高 Smad7 的表达。因此，在 CD 患者肠道中 Smad7 表达上调最初被认为是这两种信号通路持续激活的结果。然而，在 CD 肠上皮固有层单个核细胞（LPMC）中，抑制 IFN-γ/Stat 1 或 TNF-α/NF-κB 的活性，Smad7 的表达保持不变。TGF-β1 本身可以迅速诱导 Smad7 的强烈表达，形成 TGF-β1/Smad 信号通路负反馈。但是，TGF-β1 并不是 CD 中 Smad7 表达升高的原因，并且在高水平 Smad7 表达下，Smad3 的表达受到抑制。此外，定量研究发现，在 CD 及健康对照的肠道中 Smad7 RNA 水平并没有差别，因此，Smad 7 的调控更多处于转录后水平。

Smad7 的一个重要转录后调控机制就是对蛋白酶的抵抗。Smad7 的稳定性是其赖氨酸残基的乙酰化或泛素化平衡的结果。赖氨酸残基的乙酰化可以拮抗泛素化，从而抵抗蛋白酶的降解。体外和体内研究发现，在健康对照中 Smad7 泛素化及降解受到调控。此外，蛋白酶活性抑制剂在健康对照 LPMC 中能提高 Smad7 的表达，提示在正常肠道中 Smad7 泛素化后被蛋白酶降解，而 CD 肠道中这一过程被抑制。

在 CD 肠道中，Smad7 被高度乙酰化。转录共同激活因子 p300 同 Smad7 相互作用，促进了赖氨酸残基的乙酰化。p300 在 CD 肠道组织中存在高表达，p300 同 Smad7 被认为是功能相关的，因为利用 p300 反义 RNA 在 CD 肠道 LPMC 中沉默 p300 表达后，Smad7 乙酰化程度降低，表达下降。因此，p300 介导的 Smad7 乙酰化与 CD 肠道中 Smad7 蛋白高表达有关，控制 CD 肠道中 p300 的表达可以起到控制 TGF-β1 信号通路，从而限制肠道炎症活动。

Smad7 蛋白也受到其他分子的调控，如 Smurf1、Smurf2、Arkadia 及 Jun 活化域结合蛋白 1（Jab1）-COP9 信号通路均能增加 Smad7 的泛素化。然而，这些分子在肠道水平调控 Smad7 表达的具体机制尚未明确。

利用 p300 抑制剂治疗 CD 是合理的。抑制 p300 能够降低 Smad7 乙酰化水平，增加其降解率，从而增加 TGF-β 对炎症反应的抑制作用。合成的 p300 抑制剂的作用尚未在 CD 患者证实。姜黄素药理上能够抑制淋巴细胞增殖、抑制 NF-κB 活性，在低剂量时能够抑制 p300。在小鼠 TNBS 结肠炎模型中，p300 抑制剂具有保护作用。一个小型开放性的临床试验证实口服姜黄素胶囊对 CD 及 UC 具有治疗作用，并且能够维持缓解。这个作用可能是姜黄素抑制 Smad7 乙酰化介导的。

（五）IL-21 对于 Th1 细胞活化的作用

在 CD 肠道炎症反应中，T 淋巴细胞的持续存活、细胞因子的持续产生造成了肠道的炎症。通常来说，IL-12 或 IL-23 能够刺激 Th1 细胞对炎症的反应。除了其他细胞因子，如 IL-2、IL-6、IL-15 及 IL-18 外，IL-21 也参与了 Th1 对炎症刺激的反应。

IL-21 由活化的 CD4$^+$T 淋巴细胞及 NKT 淋巴细胞产生，其受体是异构二聚体，由 IL-21R 及通用 γ 链组成。IL-21 能够增强 CD4$^+$ 和 CD8$^+$T 淋巴细胞的增殖，调控其细胞因子分泌，促进 B 淋巴细胞向浆细胞分化，增强 NK 细胞杀伤活性。同其他经由通用 γ 链作用的细胞因子类似，IL-21 激活 JAK 家族蛋白酪氨酸激酶 JAK1 及 JAK3，并活化中间传导分子，激活转录因子 Stat1、Stat3、Stat4 和 Stat5。

在 CD 患者炎症性肠道活检标本中发现 IL-21 过度表达，其中，浸润肠道的 CD4$^+$ T 淋巴细胞是产生 IL-21 的主要来源。外源性抗原刺激产生的 IL-12 能够刺激 IL-21 的产生，利用抗体封闭 CD 肠道培养的 LPMC 表达的 IL-21 活性，能够进一步降低 p-Stat4、T-bet 及 IFN-γ 的表达。这些结果都提示，在 CD 中 IL-21 可能参与了免疫的正反馈，维持和扩大 Th1 细胞的免疫反应。

（六）IL-21 控制肠道上皮细胞产生 T 淋巴细胞趋化因子 MIP-3α

肠道上皮细胞在炎症的放大和维持中发挥了重要作用。肠道上皮细胞产生细胞因子，调节黏膜淋巴细胞的生存及活性。肠道上皮细胞同样产生趋化因子，来募集循环中的炎症细胞，同时，肠道上皮细胞也受到炎症细胞释放的细胞因子的反馈性影响。

在 CD 患者中，结肠上皮细胞 IL-21R 以及通用 γ 链表达增加。IL-21R 也在结肠上皮细胞系中表达，这些细胞系在离体状态下，经 IL-21 刺激后趋化因子巨噬细胞炎性蛋白 MIP-3α 表达增加。在 CD 患者肠道上皮细胞中，MIP-3α 表达增加，并且参与黏膜募集表达 α4β7 的 T 淋巴细胞。体外 T 淋巴细胞迁徙实验提示 MIP-3α 参与 IL-21 介导的淋巴细胞趋化及迁徙。利用抗 MIP-3α 抗体，可以减弱 IL-21 条件培养基刺激下的结肠细胞趋化 CD3$^+$T 淋巴细胞的能力。拮抗 CD 患者肠道黏膜培养细胞分泌的内源性 IL-21 可以降低 MIP-3α 表达，抑制淋巴细胞的趋化。对于结肠上皮细胞表达 MIP-3α 信号通路的研究提示，IL-21 通过激活 ERK1/2 激酶来调控 MIP-3α 表达，拮抗 ERK1/2 激酶抑制了 MIP-3α 表达。IL-21 的上述作用提示，在 CD 肠道黏膜中，免疫细胞和非免疫细胞存在相互作用。

（七）IL-21 促进肠道成纤维细胞表达基质金属蛋白酶

CD 的肠道炎症反应可能会导致并发症发生，如出血、穿孔及瘘管。同时，持久存在的炎症反应可能导致损伤修复机制失调，进而导致过度的纤维沉积及纤维性狭窄发生。黏膜固有层的肌成纤维细胞和成纤维细胞参与了这一病理反应。这类细胞分泌胶原、促纤维因子以及在促炎症细胞因子作用下，分泌大量的基质金属蛋白酶（MMPs）。MMPs 属于中性内肽酶，能够降解多种细胞外基质成分。这类酶通常以无活性的酶原形式产生，在细胞外基质中激活，受到组织特异性抑制因子（TIMPs）的调控。MMPs 和 TIMPs 的平衡被打破，见于 CD 的组织损伤及黏膜重构。在体外，T 淋巴细胞和巨噬细胞分泌细胞因子，能够刺激成纤维细胞产生 MMP 及胶原，提示这是一种炎症反应的过程。

肠道成纤维细胞表达 IL-21R，这类细胞在受到 IL-21 刺激后分泌大量的 MMP-1、-2、-3 及 -9，但是并不分泌 TIMPs。中和内源性的 IL-21 能显著降低 CD 肠道分离的 LPMC 悬液对成纤维细胞分泌 MMP 的诱导作用。IL-21 在转录和翻译水平并不增加 MMP 的表达，而是促进细胞对 MMP 的分泌。

IL-21R 对肠道成纤维细胞的促进作用还处于推测阶段，然而 TNF-α 及 IL-1β 能够增加成纤维细胞表达 IL-21R，提示 IL-21 信号通路在炎症反应中被强化。IL-21 及 TNF-α 可能存在协同作用。

虽然在 CD 患者肠道标本中 IL-21 存在高表达，但是 IL-21 在肠道纤维狭窄中的作用仍然未知。在其他一些炎性纤维化的模型研究中发现 IL-21 在炎性纤维化中可能存在一定的作用。如 IL-21R 基因缺失的小鼠，在感染曼氏血吸虫后，肝纤维化较野生型减少 50%，利用可溶性 IL-21R 融合蛋白中和 IL-21R 信号通路，同样可以减少野生型小鼠感染曼氏血吸虫后的肝纤维化程度。

（八）Th17 细胞连接了 TGF-β 及 IL-21 的作用

IL-17 在数十年前被发现有数个异构体（IL-17A-F）。有证据表明，具有促炎作用的 CD4$^+$ T 细胞更倾向于分泌 IL-17，并且这类细胞参与了多种自身免疫病的发生，而且也有证据提示这类细胞参与了肠道炎症反应。如在 CD 中，IL-17 和产生 IL-17 的 T 淋巴细胞增加。IL-17R 基因敲除小鼠对 TNBS 诱导的结肠炎具有保护作用，IL-17R 融合蛋白能够减弱 TNBS 诱发的小鼠结肠炎。

激活 Th17 的细胞因子种类多样。在小鼠中，TGF-β1 能够诱导幼稚 CD4$^+$ T 淋巴细胞向 FoxP3$^+$ Treg 细胞分化，进而 IL-6 能够诱导细胞转化为促炎的 Th17 细胞。IL-6 也能够直接刺激细胞产生 IL-21，通过 T 淋巴细胞自分泌调节，形成 Th17 细胞。*IL-21* 缺陷的小鼠无法产生 Th17 细胞。维 A 酸在小鼠中也起到促进 Th17 细胞生成的作用，这和人不同，因为人的 TGF-β 抑制 Th17 细胞的产生，并且其产生过程更依赖于 IL-23 及 IL-1β。进一步的研究需要证实 IL-17 和 Th17 细胞在 CD 肠道中的作用，以及探讨 IL-17 和 Th17 细胞是否能作为新的治疗靶点。

在人类 CD4$^+$ T 淋巴细胞中，IL-21 能够拮抗 TGF-β 介导的 Treg 细胞分化，即使在 TGF-β 存在下，IL-21 也能够直接诱导 Th17 的分化。这一研究结果提示 IL-21 在肠道免疫中的另一作用，以及 TGF-β 的免疫抑制作用机制（诱导 Treg 细胞生成）。

综上所述，肠道炎症的产生是为了清除感染的病原体。在清除病原体之前，促炎性反应被上调，而抗炎反应受到抑制。因此，恰当的策略在于识别维持过激炎症反应的重要分子，阻断其作用，恢复黏膜免疫稳态。

三、细胞因子和趋化因子在 CD 中的作用

消化道包含了机体最大数量的免疫细胞，同时也是最大的微生物库。肠道微生物同黏膜免疫细胞间的作用失调是 CD 的一个发病机制，但是黏膜免疫中复杂的调控网络维持着免疫反应或是免疫耐受间的平衡，即肠道免疫稳态。

免疫耐受是维持肠道免疫稳态的关键因素，打破了免疫稳态后将发生 IBD，包括 CD。免疫反应的调节对于维持肠道内环境稳态至关重要，其依赖于细胞间直接或间接的交流。免疫细胞间非直接接触的交流依赖于细胞因子和趋化因子。这类小分子为多种免疫或非免疫细胞分泌，能向多种细胞传递信号。在 CD 中，研究细胞因子和趋化因子能够提供免疫调节异常的整体观念，同时也为 CD 的治疗提供靶点。

细胞因子是一大类小分子的糖蛋白，结合特异性的受体。这类蛋白通过旁分泌或自分泌的方式进行作用，极少通过全身作用。趋化因子是细胞因子的一个亚家族，能够募集循环白细胞并刺激其迁移到特定的组织。细胞因子参与了基础免疫过程，包括淋巴器官发生以及免疫细胞分化、发育和定位。

基于其生物化学作用，细胞因子包括 9 个家族：促血细胞生成素（1 型细胞因

子）、干扰素（2 型细胞因子）、IL-12、IL-17、IL-10、TNF、IL-1、TGF-β 及趋化因子。趋化因子又被分为 4 组：C、CC、CXC 及 CX3C 家族。

（一）促炎症性细胞因子

如前所述，肠道免疫稳态可被视为促炎症反应和抗炎反应之间的平衡。这类免疫反应非常复杂，并且存在相互作用。在 CD 中存在 Th1 细胞因子的异常，而 UC 中存在 Th2 细胞因子的异常。Th17 也参与 IBD 的发病。本部分主要讨论 CD 相关的细胞因子。

1. Th1 细胞因子

（1）IL-12

IL-12 是由 p40 和 p35 亚基形成的二元异构体。IL-12 和另一种新发现的属于 IL-12 家族的细胞因子 IL-23 共用 p40 亚基。在微生物的刺激作用下，由抗原递呈细胞分泌 IL-12，包括单核细胞、巨噬细胞及树突状细胞。IL-12 结合于 IL-12R，IL-12R 包含 β1 及 β2 亚基。IL-12 受体的活化能够促进 NK 细胞及 T 淋巴细胞产生 IFN-γ 以及 TNF-α。IL-12 也是 Th1 细胞的代表性细胞因子，同时能够诱导 IFN-γ 的产生。

IL-12 在数个 IBD 模型中表达增加，比如 DSS 诱导的结肠炎、Cαi2 缺陷小鼠、*IL-2* 缺陷小鼠、*TNF* 缺陷小鼠及 *IL-10* 缺陷小鼠。在缺陷小鼠中，腹腔注射三硝基苯 – 钥孔虫戚血蓝蛋白（TNP-KLH）可以诱发结肠炎，但是，若同时注射抗 p40 的抗体可以阻断这一过程。与此类似，抗 p40 抗体也能够阻断 TNBS 及 DSS 诱发的结肠炎或者是肝螺杆菌感染 *IL-10* 缺陷小鼠造成结肠炎。抗 p40 抗体也能够阻断移植 *Tgε26* 骨髓的小鼠发生结肠炎。*TNF* 缺陷小鼠因为在 *TNF* 基因中特异性地删除富含 AU 区域导致 TNF 过度表达，在 *IL-12p40* 缺陷的环境下生长，不会形成结肠炎。因为 p40 为 IL-12 及 IL-23 所共有，一些阻断后的效应可能反馈性地阻断 IL-23 的作用，需要将各自特异性的亚基如 p35 及 p19 作为靶点进行研究。

IL-12 受体信号通路激活 STAT4，是 Th1 反应的重要环节。为了明确 STAT4 在诱导结肠炎发生中的作用，Simpson 等将 *STAT4* 缺陷的小鼠骨髓转移至野生型 *Tgε26* 小鼠，发现其发生结肠炎的风险更低。因为 IL-23 信号通路的传导也是通过激活 STAT4 执行。但 IL-12 依赖的 STAT4 信号途径的具体作用机制仍然不明确。

在 CD 中，早期的研究发现 IL-12 在肠道中高表达。基于临床前试验的结果，有两个临床研究利用抗 IL-12 p40 单抗治疗 CD 的结果发布。在接受抗 IL-12 p40 单抗治疗的患者组中，其临床缓解率更高，提示抗 IL-12 p40 单抗治疗可能有效。

（2）IL-18

IL-18 是 IL-1 家族中的细胞因子（也被称为 IL-1-F4）。IL-18 以无活性前体产生，需要天门冬氨酸酶 –1 来激活。天门冬氨酸酶 –1 也是以酶原形式产生（pro-caspase-1），通过 LPS 刺激的 TLR4 信号通路及 Fas-FasL 通路来激活其表达。

IL-18 由一系列细胞分泌，包括巨噬细胞、树突状细胞及肠上皮细胞。IL-18 受体与 LTR 及 IL-1R 类似。有研究表明，IL-18 既能激活固有免疫系统也能激活适应性免疫系统。IL-18 最初被发现是 IFN-γ 诱导因子（IGIF）。事实上，IL-18 和 IL-12 存在协同作用，刺激 T 淋巴细胞产生 IFN-γ，这个作用是非 TCR 依赖的。因为 IL-18 还能促进 IL-1β、TNF-α 及 IL-2 分泌，从而进一步刺激 IFN-γ 产生，所以 IL-18 被认为是 Th1 刺激因子。

近年发现 IL-18 还能刺激嗜碱性粒细胞及肥大细胞，进而促进 Th2 反应。IL-18 还能作用于 NK 细胞及 CD8$^+$T 淋巴细胞，增加其细胞毒性作用，并且通过 B 淋巴细胞来促进 IFN-γ 及 IgG2a 的产生。IL-18 还能抑制 IgE 的产生。

在 CD 中，也有证据表明 IL-18 参与 CD 的发生和发展。将 CD4$^+$CD62L$^+$ T 淋巴细胞转移至 SCID 小鼠可以复制结肠炎模型，并发现肠上皮细胞表达 IL-18 增加。在结肠炎的动物模型中，结肠镜下注入表达 IL-18 反义 mRNA 腺病毒可以降低黏膜 IL-18 的产生，并促进内镜黏膜愈合和组织学评分的改善，这个发现与黏膜 IFN-γ 表达下降也存在相关性。在小鼠 TNBS 诱导的结肠炎模型中，IL-18 表达增加。因为 IL-18 主要由巨噬细胞产生，利用抗 Mac1 抗体及核糖体抑制因子皂草素阻断巨噬细胞功能，同抗 IL-18 单抗一样，能够改善动物模型中体重下降、促进黏膜修复及降低 IFN-γ 的产生。这个发现也能解释在 *IL-18* 基因缺陷小鼠对 TNBS 诱发结肠炎具有抵抗作用。IL-18 结合蛋白（IL-18bp.Fc）对于 DSS 诱导的结肠炎模型同样具有保护作用（C57BL/6）。

IL-18 的致病作用还体现在同时向小鼠注射 IL-18 及 IL-12 会导致体重下降、腹泻、出血性结肠炎、脾大、脂肪肝及胸腺萎缩。IL-18 和 IL-12 存在协同作用，因为单独注射其中一种细胞因子则不会出现如上变化。

在 CD 患者中，IL-18 在固有层中表达水平增加。利用 IL-18 反义寡核苷酸处理 CD 患者肠道分离的固有层单核细胞（LPMCs），其 INF-γ 产生下降。目前还没有公开发表的关于中和 IL-18 治疗 CD 的临床研究。

（3）INF-γ

INF-γ 是第 2 类干扰素家族成员，主要由 Th1 细胞和 NK 细胞分泌，是潜在的巨噬细胞活化因子，有助于清除细胞内的病原体。IFN-γ 可以诱导 B 淋巴细胞转换为 IgG2a 分泌。一旦同其受体结合，IFN-γ 激活 STAT1，诱导转录因子 T-bet 表达，促进 Th1 细胞分化。IFN-γ 还能通过抑制转录因子 GATA-3（Th2 调节因子）以及抑制 IL-4 信号通路来拮抗 Th2 分化。

在 Th1 相关小鼠结肠炎模型中，IFN-γ 表达增加。然后在某些情况下，IFN-γ 表达增加和 Th2 细胞因子同时存在，比如 *TCR-α* 缺陷的小鼠、*WASP* 缺陷小鼠及 DSS

灌胃制造的结肠炎模型。

中和 IFN-γ 可以阻断小鼠结肠炎的进展。抗 IFN-γ 抗体可以保护 CD45RB 抑制小鼠、IL-10 缺陷小鼠、急性 DSS 结肠炎小鼠、抗 CD40 治疗的 *RAG-1* 缺陷小鼠出现结肠炎。TNF 缺陷小鼠在 *IFN* 缺陷的环境下喂养可以阻断结肠炎的进展。

IFN-γ 和 IL-12 存在直接关系。在小鼠 IBD 模型中，中和 IL-12 后 IFN-γ 水平降低。中和 IL-12 的作用效应并非总是因为阻断了 T 淋巴细胞特异的 IFN-γ 分泌，比如虽然中和了 SCID 或 *Tgε26* 小鼠模型的 IL-12，在利用 *IFN-γ* 缺陷的 T 淋巴细胞进行免疫重建后，还是出现持续的消耗性疾病。在 SCID 移植模型中，可能的原因是非 T 淋巴细胞分泌的 IFN-γ，而利用抗体中和 IFN-γ 后可以阻断结肠炎的进展。

在 CD 患者中，结肠活检标本 IFN-γ 表达增加，而 UC 活检标本 IFN-γ 水平正常。有趣的是，早期 CD 肠道组织中 IL-4 表达增加，而 IFN-γ 水平正常。在慢性 CD 肠道组织中 IL-4 表达正常，而 IFN-γ 表达增加。目前一篇公开发表的人源化抗 IFN-γ 单抗（Fontolizumab）的随机对照研究，Fontolizumab 耐受性良好。虽然接受 1 次注射后 28 d 时给药组和安慰剂组反应没有统计学差异，但接受第 2 次注射后，疗效存在显著差异。

（4）TNF-α

TNF-α（也叫恶液质素）最先是在感染性休克导致肿瘤坏死中发现的，是一个分子量为 26kDa 的跨膜蛋白，具有一个跨膜的末端肽链，接受金属蛋白酶 -TNF-α 转换酶的切割后变成分子量为 17kDa 的三聚体可溶蛋白。TNF-α 作用于两个不同的受体：1 型 TNF-α 受体（p55）和 2 型 TNF-α 受体（p75）。TNF-α 主要是由巨噬细胞及淋巴细胞产生，同时也由其他多种细胞产生。TNF-α 激活巨噬细胞，增强其吞噬能力及产生氧自由基的能力。TNF-α 还能诱导细胞凋亡及 T 淋巴细胞增殖，造成体重下降和骨质吸收。TNF-α 作用于肠上皮细胞，促进分泌 TNF-α 及 IL-8，上调 IgA 转移体 pIgR 表达。TNF-α 还能妨碍肠上皮细胞增殖，抑制肠上皮细胞表达组织修复的多肽，并且通过慢性刺激导致细胞死亡。

在多个 IBD 小鼠模型中，TNF-α 表达上调。TNF-α 在调控肠道免疫稳态中的重要作用在于删除 *TNF-α* 基因 3'UTR 区域 AU 富集区域可以出现类似 CD 的回肠炎。删除的这段序列可以导致 mRNA 稳定性增加，TNF-α 表达增加。在这个模型中，髓系细胞及 T 淋巴细胞均参与发病，因为条件性删除任何一种细胞内的 AU 富集区域均可导致回肠炎发生。

TNF-α 致病作用还体现在 Samp1/Yit 小鼠及 CD40 激动剂处理的 *RAG-1* 基因缺陷小鼠中。利用抗 TNF-α 单抗中和 TNF-α，可以显著减少结肠炎的发生。TNF-α 信号通路中 TNFR1 可能起了较重要作用，因为利用抗 CD3ε 处理的 *TNFR1* 基因缺陷的小鼠，也可以减少结肠炎的发生。另一方面，*TNFR1/RAG-2* 基因缺陷的小鼠较

RAG 基因缺陷小鼠利用 DSS 诱导后更易形成结肠炎。这些缺陷在移植野生型小鼠骨髓后得以纠正，提示骨髓来源的细胞中 TNF 信号传导途径可能对 DSS 诱导的结肠炎具有保护作用。有多个研究提示在 CD 患者肠道中 TNF-α 表达增加，而在 UC 中不明确，因为既有发现表达增加，也有发现表达水平正常。Targan 等的研究证实了抗 TNF-α 单抗在 CD 中的治疗作用，随后又有一系列的临床研究证实其有效性。

目前有 3 种美国 FDA 批准商业化的 TNF-α 单抗制剂用于 CD 治疗：IFX（Infliximab，人鼠嵌合抗体，静脉使用，第一个被证实对 CD 有效的制剂）；Adalimumab（ADM，完全人源化的抗体）以及 Certolizumab（Peg 化的抗 TNF-α 的 Fab 片段）。后两种制剂都需要皮下注射，和 IFX 一样，在 CD 的诱导缓解和维持治疗中均被证实有效。这些制剂耐受性良好，是目前 CD 最主要的生物治疗药物。

（5）IL-2

IL-2 最开始在 T 淋巴细胞生长因子中被发现，由 T 淋巴细胞分泌，作用 T 淋巴细胞受体，进而促进增殖及向效应 T 淋巴细胞功能分化。其他种类的细胞如树突状细胞、NK 细胞及 NKT 淋巴细胞也产生 IL-2，但是其生物相关性并不明确。IL-2 信号通过 IL-2R 作用。IL-2R 包括 3 个亚基，IL-2Rα（CD25）、IL-2Rβ（CD122）及共用 γ 链。IL-2 结合 IL-2R 后回募集 JAK3 至共用 γ 链、JAK1 至 IL-2Rβ 以及 Shc 后传导信号。

虽然 T 淋巴细胞的体外增殖是 IL-2 依赖的，但是在体内 IL-2 及 IL-2R 信号通路对于 T 淋巴细胞的存活是非必需的，然而对自体的耐受却是重要的。敲除 *IL-2Rα* 及 *IL-2Rβ* 基因均可以导致淋巴增殖性疾病以及自身免疫病。在这类自身免疫病的小鼠模型中，一部分是因为自然状态下调节性 Treg 细胞（nTreg 细胞）。这类细胞表达 IL-2Rα（CD25）以及翼状 / 叉头转录因子 Foxp3。IL-2 在体内调节 nTreg 细胞的生长和竞争性适应以及在体外调节其免疫抑制功能。将野生型 CD4$^+$CD25$^+$ 细胞转移至 *IL-2Rα* 缺陷小鼠可以缓解自身免疫病，提示 nTreg 细胞功能缺陷是导致这类小鼠自身免疫性疾病的原因。

IL-2 及 *IL-2Rα* 缺陷小鼠均可能导致严重的结肠炎，其 Th1 相关的促炎症因子如 IL-1β、IL-6、TNF-α、IFN-γ 以及抗炎细胞因子 IL-10 表达均有增加。肠上皮细胞在进展为结肠炎之前被发现 TGF-β、IL-15 及 CD14 表达增加。CD4$^+$ T 淋巴细胞是 *IL-2* 缺陷小鼠进展为结肠炎所必需的，而 *IL-2/MHC-II* 双重缺陷的小鼠反而免于结肠炎。*IL-2* 缺陷小鼠在 *PKC-θ* 缺陷的环境下喂养，其 CD4$^+$ T 淋巴细胞活化程度下降，从而免于进展为结肠炎。肠道菌群是进展为结肠炎所必需的，*IL-2* 缺陷小鼠在无菌环境下生长，并未进展为结肠炎。然而，通过 MyD88 介导的 TLR 信号通路对于结肠炎诱导并非必需。

许多研究发现，CD 患者结肠 IL-2 mRNA 表达上升，而 UC 表达水平无差异。

另一项两例的病例报道也支持 IL-2 在 CD 中的致病作用，即向 CD 患者注射 IL-2 治疗时反而加重了症状。目前没有发表的文献支持利用抗 IL-2 抗体能够治疗 CD。

（6）IL-1β

IL-1β 同时被认为是内源性致热源，是主要发热反应介导因子。这个促炎症因子主要是由巨噬细胞及单核细胞分泌，同时也能由其他免疫细胞如 B 和 T 淋巴细胞分泌。IL-1β 的转录可被 TLR、TNF-α 及 IL-1β 信号通路激活。IL-1β 最初以非活性的 35kDa 的前体（pro-IL-1β）合成，而后被天门冬氨酶-1（caspase-1，也被称为 IL-1β 转换酶 ICE）切割变为具有活性的 17 kDa 的蛋白。天门冬氨酶-1 最初是非活性的前体（pro-caspase-1），其活化依赖于一种巨大蛋白复合物（NALP3 炎症蛋白组）的切割。

IL-1 受体有两种：IL-1RI（激活细胞）以及 IL-1RII（负性调控 IL-1 信号通路）。IL-R1I 在结合其配体 IL-1RAcP（IL-1R 连接蛋白）后，形成异二聚体，进而募集其他的介导分子如 MyD88、IRAK、TRAF6，并激活 NF-κB、AP-1、JNK 以及 MAPK 信号通路。IL-1β 能够诱导血管内皮细胞分泌 IL-6，进而刺激肝脏产生各种急性炎症蛋白，如 C 反应蛋白（C-reaction protein，CRP）。IL-1β 直接或间接通过 IL-6 作用于骨髓，刺激中性粒细胞以及血小板的迁徙，亦可在肠道中促进白细胞结合于血管内皮。

第一个证实 IL-1β 在 IBD 中的作用是在兔免疫复合物结肠炎模型中。在这个模型中，向兔结肠内灌入甲醛后注射免疫复合物（人类白蛋白及兔血清）造成结肠炎模型，随着结肠炎的进展，IL-1β 水平也随之上升。重要的是，在注射 IL-1 受体拮抗剂 IL-1RA 后，结肠炎的进展受抑制。在一系列 Th1 结肠炎小鼠模型以及 *TCR-α* 缺陷小鼠模型中，IL-1β 表达均升高。在正常小鼠中，注射 IL-1β 后可以在肠道诱导 IL-1β 及 IL-6 表达。利用抗 IL-1β 抗体及重组小鼠 IL-1R 可以拮抗 IL-1β 功能，对 DSS 结肠炎模型小鼠具有保护作用。

Siegmund 等利用 DSS 刺激 *ICE* 缺陷小鼠，惊喜的是即使在慢性 DSS 暴露下，结肠炎也无法形成。这个保护作用同样见于利用 IL-1RA 及 ICE 拮抗剂 pralnacasan 的 DSS 结肠炎模型。在 *TCR-α* 缺陷小鼠结肠炎模型中，抗 IL-1β 抗体可以减少黏膜 T 淋巴细胞浸润及上皮细胞增生。

最近发现 *ATG16L1* 基因，一种同自噬有关的 CD 基因，与 IL-1β 合成有关。*ATG16L1* 基因缺陷的小鼠利用 LPS 刺激后高表达 ICE 以及 IL-1β。IL-1β 表达上调增加了 DSS 诱导结肠炎的风险，提示细胞因子在 Th1 介导的结肠炎起了重要作用。同样，利用 NOD2 配体胞壁酸二肽刺激携带 CD 缺陷基因 *NOD2 2939iC* 的小鼠，其巨噬细胞表达 IL-1β 上调。同 *ATG16L1* 基因缺陷小鼠一样，*NOD2*（2939iC）基因缺陷小鼠也对 DSS 诱导的结肠炎易感。

在 CD 患者病变肠道中，IL-1β 表达上调，提示 IL-1β 可能是重要的致病因子。IL-1β 的分泌局限在病变肠道的黏膜固有层免疫细胞。从 CD 患者分离的巨噬细胞发现 *ICE* 基因表达增加，同 IL-1β 表达平行。刺激从 CD 患者分离的外周血巨噬细胞，其 IL-1β 分泌增加，尤其是在疾病的活动期。CD 患者血清 IL-1RA 水平升高，同疾病的活动度相平行，在 CD 患者病变肠道中 IL-1RA 和 IL-1 平衡失调，在复发的 CD 患者粪便中，IL-1β 水平升高。

虽然 IL-1β 在 CD 致病作用中研究较多，但是目前没有公开发表的中和 IL-1β 治疗 CD 文献。然而，有一例个案报道提示注射 IL-1RA 类似物 Anakinra 后 CD 加重。在其他自身免疫病中（包括类风湿性关节炎、痛风和 Muckle-Wells 综合征），利用 IL-1β 拮抗剂治疗获得良好应答。因此，需要更多的研究来探讨 IL-1β 在 CD 中的作用及其机制。

（7）IL-6

IL-6 由单核细胞、巨噬细胞、中性粒细胞、Th1、Th17 及 B 淋巴细胞分泌。IL-6 参与了急性炎症反应，并且刺激肝脏产生急性期蛋白。IL-6 能够诱导浆细胞分化，并且是骨髓细胞的增殖因子。

IL-6 结合于其受体 IL-6R 的一条 80kDa 配体结合链，也称作 CD126。IL-6R 还有一条 130kDa 的信号传导链 gp130。IL-6R 表达于肝细胞、中性粒细胞、单核巨噬细胞以及部分淋巴细胞。相比之下，gp130 表达广泛，同其他细胞因子受体也有交叉。通过 IL-6R-gp130 复合物传导的信号激活 JAK/STAT3。除此之外，IL-6R 还以可溶性分子形式存在，这种可溶性分子来于 *IL-6R* 基因表达产物的剪切以及 IL-6R 细胞外部分的蛋白酶切割。这类分子又叫 sIL-6R，同 IL-6R 类似，但是缺乏跨膜区域，能够结合 IL-6 并激活表达 gp130 的细胞。同样也存在可溶性的 gp130（sgp130），为 IL-6 的自然拮抗因子，同其细胞膜的异构体相竞争。

在过去的几年，IL-6 被发现参与 Th17 细胞的生成。小鼠的研究提示 IL-6 在体外与 TGF-β 协同，诱导 Th17 细胞的分化。除此之外，TGF-β 还能单独促进转录因子 Foxp3 的表达，并产生可诱导的 Treg（iTregs）。有趣的是，人类 Th17 和 Treg 细胞的诱导分化同小鼠不同。在人类，IL-1β 和 IL-6 协同刺激 Th17 分化，而且这一过程被 TGF-β 拮抗。

IL-6 相关的免疫信号异常在多种自身免疫性疾病中被发现，包括 CD。在炎症反应早期，IL-6 由中性粒细胞分泌，并通过趋化因子（CXCL1、-5、-6、-8 和 CCL2、-8 及 CX3CL1）及黏附因子（ICAM-1、VCAM-1 及 CD62L）刺激单核 - 巨噬细胞并募集淋巴细胞。IL-6 及 sIL-6R 信号传导调节 T 淋巴细胞及中性粒细胞凋亡。*IL-6* 基因缺陷小鼠的中性粒细胞对凋亡抵抗，并且组织中有更多的中性粒细胞和淋巴细胞浸润。

虽然 IL-6 促进中性粒细胞凋亡，但是促进 T 淋巴细胞生存。体外实验表明 IL-6 能够维持 Bcl-2 的表达及 T 淋巴细胞存活。因为 IL-6 参与早期中性粒细胞浸润以及后期的单核 - 淋巴细胞募集之间的转换，IL-6 在固有免疫及适应性免疫起到了桥梁作用。

在多种免疫相关小鼠结肠炎模型中，IL-6 表达水平升高。*IL-6* 基因缺陷小鼠在接受 DSS 刺激后，结肠炎发生受到抑制。通过抗 IL-6 抗体或可溶性 gp130-Fc 融合蛋白中和 IL-6，可以在 CD45RB^{high} 移植小鼠模型、TNBS 结肠炎模型以及 *IL-10* 基因缺陷小鼠模型中预防结肠炎的发生。

IL-6 还可以调节 Th2 相关的炎症反应。将 *TCRα* 基因缺陷小鼠放置于 IL-6 缺乏的环境下喂养，其结肠上皮细胞增殖减慢，NF-κB 活化减少，2 型 TNFR 低表达。然而，IL-6R 激活 STAT3 对于肠道炎症具有保护作用。敲除 *STAT3* 基因后，可以自发形成小肠结肠炎。相反，STAT3 还有促进炎症作用，STAT3 过度表达的小鼠对于 DSS 诱导的结肠炎模型更易感。这类涉及 IL-6 的研究存在争议，因为 STAT3 还被其他细胞因子信号通路如 IL-23 所共用。

在 CD 患者肠道中，IL-6 表达上调；CD 患者血清 IL-6 水平较 UC 高。相反，IL-6R 在 CD 肠道 LPMCs 中表达降低，但 STAT3 表达水平却升高。在 CD 中，这个矛盾可以用 sIL-6R 表达上调解释，并且进一步活化 STAT3 的表达。IL-6 和 IL-6R 血清浓度同疾病活动度有关。非活动期 CD 的 IL-6 及 IL-6R 表达降低，sgp130 表达上调。重要的是，CD 患者肠道固有层分离的 T 淋巴细胞对凋亡抵抗，如果阻滞 IL-6 信号传导，可启动凋亡。这个发现提示 IL-6 在发病中起着重要作用。

中和 IL-6 的临床试验在一些类风湿关节炎及 CD 中取得成功。在一项安慰剂对照的前瞻性研究中，注射抗 IL-6R 抗体可以成功地诱导 CD 缓解及维持缓解。

（8）TNF-α 类似因子 1（TL1A）

TL1A 在筛查血管内皮细胞 TNF-α 类似因子时被发现。TL1A 是一个膜结合蛋白，其经过处理后也能形成可溶性蛋白。最初的试验提示 TL1A 的表达仅仅局限于血管内皮细胞，后来发现肾脏及前列腺也有表达。TL1A 的表达受到 TNF-α 及 IL-1α 的激活调控。

TL1A 结合死亡受体 3（DR3）以及 TNF 受体 6（TR6），进一步激活 NF-κB 信号通路。在活化的 T 淋巴细胞中，跨膜 DR3 表达增加。TL1A 为 CD11c^{high}/MHC II$^+$ 细胞高表达，但是同样高表达于 CD11c^{low}/MHC II$^+$ 细胞，提示肠道树突状细胞可能是 TL1A 的主要来源。当 LPMCs 受到 IL-12 及 IL-23 刺激时，TL1A 的刺激可以促进 IFN-γ 及 IL-17 的表达。人类外周血分离的单个核细胞及单个核细胞来源的树突状细胞的 FCγR 受到刺激后，TL1A 表达上调，但是受到 TLR 激动剂刺激后，TL1A 表达不变。TL1A 刺激时，活化的 T 淋巴细胞对 IL-2 反应性增加，并分泌大量的 INF-γ

及 GM-CSF。TL1A 与 IL-12 及 IL-18 协同诱导 DR3 表达，并刺激 CD4$^+$、CD8$^+$ 及 NK 细胞分泌 INF-γ。TL1A 和 IL-2 及 IL-12 能共同促进记忆 CD4$^+$CD45$^+$RB^{low} T 淋巴细胞增殖。TL1A 的靶细胞倾向于表达 CCR9 的肠道 T 淋巴细胞，在接受 TL1A 刺激后分泌 IFN-γ。

TL1A 和 DR3 都在 TNF 小鼠、Samp1YIT 小鼠、DSS 肠炎模型小鼠以及 Gαi2 缺陷小鼠模型发炎的回肠表达增高。利用抗 TL1A 抗体处理 DSS 结肠炎模型小鼠，可减少结肠炎的发生。同样的实验结果也在 Gαi2 缺陷小鼠模型中得到证实。在 CD 患者中，不管是受累及肠道还是非受累及肠道，均有 TL1A 表达。虽然早期的研究并未发现 TL1A 表达于免疫细胞中，从 CD 患者肠道中分离的 LPMCs 存在 TL1A 高表达。在活动性炎症肠道组织中表达较非活动性炎症肠道组织表达更高。DR3 也在 CD 患者肠道中分离的 LPMCs 中存在高表达，利用 TL1A 刺激后同样能分泌 IFN-γ。关于中和 TL1A 的作用的临床试验还未有公开发表文献。

2. Th17 细胞因子

（1）IL-23

IL-23 是一个异二聚体，包括一个独特的 p19 亚基及一个同 IL-12 共享的 p40 亚基。IL-23 主要是由活化的树突状细胞分泌，并且诱导记忆性 T 淋巴细胞扩增。IL-23 的刺激促进 IL-17A 及 IL-17F 的分泌，能够诱导幼稚细胞分化为 Th17 细胞。在体外，人类和小鼠不同。在小鼠中，联合 TGF-β 及 IL-6 能够促进 Th17 细胞的分化、维持及扩增；而在人类中，需要联合 IL-1β 及 IL-6 信号。体内试验提示，IL-23R 基因缺陷小鼠，其 Th17 细胞的终末分化受到抑制，提示 IL-23 参与了 Th17 的终末分化。IL-23 受体 IL-23R 也是一个异二聚体，由同 IL-12R 共用的亚基 IL-12Rβ1 及独特的可被诱导产生的亚基 IL-23Rα 构成。IL-23 信号传导激活 STAT3 和 STAT4，而这个 2 个转录因子也由 IL-6 和 IL-12 激活。

IL-23 对于免疫的稳定性非常重要。表达 p19 的转基因小鼠能够抑制多个器官的免疫反应包括肠道。IL-23 在肠道起着生理作用，位于回肠末端的树突状细胞存在 IL-23 的基础分泌。其中一个可能的作用是保护机体免受细胞外细菌的侵犯。IL-23 基因缺陷小鼠对于一些细胞外细菌如鼠柠檬酸杆菌及肺炎克雷伯杆菌易感。

在肝螺杆菌感染的 RAG-2 基因缺陷小鼠中，Hue 等发现 IL-12p35 及 IL-23p19 表达增加。IL-23p19 表达升高的同时，独特的亚基 IL-12p35 表达水平也相应增高。利用抗 p19 抗体中和 IL-23p19 功能，可以抑制肝螺杆菌感染的 RAG-2 基因缺陷小鼠分泌炎性细胞因子及结肠炎的发生。在 CD45$^+$RB^{high} 移植模型中，p19/RAG-2 及 p40/RAG-2 双基因缺陷小鼠均可免于结肠炎的发生，而 p35/RAG-2 双基因缺陷小鼠未观察到这一现象。双基因缺陷的保护作用在移植野生型的 CD4$^+$CD45$^+$RB^{high} 细胞后，保护作用消失。

在 *IL-10* 基因缺陷小鼠中，结肠炎的进展依赖于 IL-23 而非 IL-12。*IL-10/p19* 双基因缺陷小鼠可以避免结肠炎的发生，而 *IL-10/p35* 双基因缺陷小鼠却未观察到保护作用。在 *IL-10* 基因缺陷小鼠中注入 IL-23 可加重结肠炎。*IL-10/p19* 双基因缺陷小鼠对于结肠炎的保护作用并不依赖于 IFN-γ 分泌的减少，相反，IFN-γ 的分泌较 *IL-10* 单基因缺陷小鼠分泌更多。

在 C3H/HeJBir IBD 小鼠模型中，向 C3H/HeSnJ SCID 小鼠移植盲肠细菌特异性抗原（CBA）特异性的 C3H/HeJBir（C3Bir）CD4⁺ T 淋巴细胞，可以诱发结肠炎。利用这个模型，Elson 等发现在移植 CBA 特异的 T 淋巴细胞后，IL-12、IL-23、IL-17 及 IFN-γ 表达增加。在体外利用 CBA 刺激的抗原递呈细胞与 CBA 特异的 T 淋巴细胞共同培养，发现是 IL-23 而不是 IL-12 刺激 IL-17 产生。

为了研究 IL-23/IL-17 细胞因子轴在结肠炎发生中的作用，在向 SCID 小鼠移植 CD4⁺T 淋巴细胞同时注入抗 IL-23p19 抗体，可避免结肠炎的发生，同时，促炎症细胞因子分泌降低。在同样的模型中，抗 IL-23p19 抗体可以诱导结肠炎缓解。

抗 CD40 激动型抗体处理的 *RAG-1* 基因缺陷小鼠可自发产生严重的系统炎症反应和肠道炎症反应以及 IL-12p40 和 IL-23p19 高水平表达。有趣的是，p19 控制肠道炎症而 p35 控制系统性炎症。利用抗 CD40 激动型抗体处理的 *p35/RAG-2* 双基因缺陷小鼠仅能产生严重的结肠炎，而血清细胞因子水平（如 TNF-α、MCP-1 及 IL-6）正常，且并未出现消耗性症状。然而，利用抗 CD40 激动型抗体处理的 *p19/RAG-2* 双基因缺陷小鼠，未能诱导结肠炎的产生，而是出现体重下降及血清细胞因子水平增加。同预期一样，*p40/RAG-2* 双基因缺陷小鼠利用抗 CD40 激动型抗体刺激后并未发生结肠黏膜和系统的炎症反应。另外一项研究评估了抗 IL-23R 抗体在 DSS 结肠炎模型中的治疗作用，发现中和 IL-23R 在 DSS 急性暴露后并不具有保护作用，但是可以降低促炎症因子的分泌，降低结肠炎严重程度。

从 CD 患者肠道分离的 LPMCs 分泌高水平的 IL-23 和 IL-12。体外利用抗 IL-12p40 抗体可以减少 IL-23 和 IL-12 的产生，但是仍然无法分辨抗 IL-12p40 抗体的作用是依赖于 IL-12 还是 IL-23。GWAS 研究提示 *IL-23R* 的基因多态性以及下游信号分子如 *JAK2* 及 *STAT3* 突变是 CD 的高危因素。目前尚无公开发布的研究来证实中和 IL-23 在 CD 中的治疗作用。

（2）IL-17

IL-17 家族有 6 种分子：IL-17A、IL-17B、IL-17C、IL-17D、IL-17E 及 IL-17F。在经典研究中所指的 IL-17 是 IL-17A。IL-17A 结合 IL-17AR 并传导信号。

IL-17 由 Th17 细胞、CD8⁺T 细胞、NK 细胞、γδT 淋巴细胞及中性粒细胞分泌。IL-17 的表达是由 Th17 特异的转录因子 RORγt 诱导。Th17 细胞同时分泌 IL-17F，在 IL-17 家族中同 IL-17A 同源性最强。IL-17D 及 IL-17E 也被称为 IL-27 及 IL-25。

有趣的是，10% 的肠道黏膜固有层淋巴细胞表达 RORγt，提示 Th17 细胞在正常肠道中起着生理性作用。注射抗 IL-17A 单抗，DSS 结肠炎模型小鼠更容易进展为结肠炎。IL-17 也能增加黏膜屏障功能，体外用 IL-17 处理后，肠上皮细胞之间紧密连接增加。

IL-17 及 Th17 细胞在 IBD 小鼠模型中被分离，但是其具体作用还需要进一步研究。Hue 等发现结肠感染肝螺杆菌的 *RAG-2* 基因缺陷小鼠 IL-17 表达增加，抗 p19 抗体治疗可以降低结肠炎严重程度，并且降低 IL-17 表达。CD4⁺CD45RB^high T 淋巴细胞移植重建的 *RAG-2* 基因缺陷小鼠的结肠炎同 IL-17 的高表达有关，在 *IL-23* 缺陷情况下，IL-17 表达受到抑制。有趣的是，产生 IL-17 的细胞仍然可在 CD45RB^high T 淋巴细胞移植重建的 *p40/RAG-2*、*p35/RAG-2* 及 *p19/RAG-2* 双基因缺陷小鼠中产生，提示 IL-17 的表达并不完全依赖 IL-23。

在 *RAG-2* 以及 *p35/RAG-2* 基因缺陷小鼠中仍然可以发现较多 IFN-γ/IL-17 双阳性细胞。在 *IL-10* 基因缺陷小鼠中，IL-17 在结肠内表达增加，抗 IL-17 抗体对结肠炎的保护作用较小，除非同时阻滞 IL-6。在 C3H/HeJBir IBD 小鼠模型中，移植 CBA 特异的 Th17 细胞至 C3H/HeSnJ SCID 小鼠模型，可以成功地复制出结肠炎模型，但是 IL-17 在这个结肠炎模型中的作用并不明确，因为 Th17 还产生其他促炎症因子，如 IL-6、IL-1β、TNF-α、IL-21 及 IL-22，参与结肠炎的发生。CD 患者受累肠道可分离出 IL-17 和 Th17 细胞。在另一项研究中，受累肠道较非受累肠道 IL-17F 转录更活跃。

CD 患者受累肠道还存在大量的 IFN-γ/IL-17 双阳性细胞。这类细胞（被称作 Th1/Th17）同时具备 Th1 及 Th17 细胞的功能，因为它们表达 T-bet、RORγt、IL-12Rβ2 以及 IL-23R。Th17 和 Th1/Th17 细胞表达 CCR6，但只有 Th17 细胞对 CCL20（CCR6 配体）存在反应。Th1/Th17 细胞在受到 IL-12 刺激后能够降低 RORγt 的表达，提高 T-bet 表达，导致 IFN-γ 分泌增加。这些数据提示 Th1 和 Th17 细胞存在相当程度的重叠。目前尚未有公开发表的通过中和 IL-17 治疗 CD 的相关研究。

（二）抗炎细胞因子

1. IL-10

IL-10 最先被发现由 Th2 细胞分泌，能拮抗 Th1 细胞分泌的促炎症因子。除了 Th2 细胞外，Th1 细胞、B 淋巴细胞、肥大细胞、嗜酸性粒细胞、巨噬细胞、树突状细胞以及其他类型的 T 淋巴细胞如 CD8⁺T 淋巴细胞、CD4⁺CD25⁺Foxp3⁺ Treg 细胞和 Tr1 细胞均可以分泌 IL-10。

IL-10 具有免疫抑制作用，能够抑制抗原递呈细胞如巨噬细胞和树突状细胞。IL-10 可以增强 B 淋巴细胞表达 MHC-Ⅱ类分子，促进 IgA 分泌以及强化 CD8⁺T 和 NK 细胞的细胞毒性。IL-10 结合其同源的受体（IFN 受体家族），包括 IL-10R1（结合配体）以及 IL-10R2（信号传导）。在结合了 IL-10 后，IL-10R 激活酪氨酸激酶 JAK1 和 JAK2 以及 Tyk2，进一步活化 STAT3、STAT1 以及 STAT5。

IL-10 在维持肠道免疫稳态中起了重要作用。*IL-10* 基因缺陷小鼠能够出现自发的结肠炎，这一过程同 Tr1 细胞（产 IL-10 调节 T 淋巴细胞）的缺失有关，同时也依赖于细菌信号。MyD88 依赖的信号传导对于结肠炎的发生也是重要的，因为 *IL-10/MyD88* 双基因缺陷小鼠不会出现结肠炎。Tr1 细胞可以通过在体外利用 IL-10 刺激幼稚多克隆 T 淋巴细胞分化产生。Tr1 细胞可以抑制 SCID 小鼠移植 CD45RB^{high} 细胞后发生结肠炎，这种作用是 IL-10 特异性的，因为注射重组的 IL-10 也可以阻止移植后结肠炎的发生。*IL-10* 基因缺陷的 CD45RB^{low}CD4$^+$ T 细胞不能阻止移植 CD45RB^{high}CD4$^+$ T 细胞后发生结肠炎。

IL-10 的作用同样也在其他 Th1 结肠炎模型中被证实，如 *IL-2* 基因缺陷小鼠及 *C3H/Hej* 小鼠。这些实验模型中结肠 IL-10 分泌增加，提示 IL-10 参与了肠道的免疫调节。但是，Tr1 细胞是否在其中起到保护作用仍然不明确。在正常生理条件下，结肠黏膜固有层约有 1/3 的 CD4$^+$ 细胞产生 IL-10，具有免疫抑制作用。但是，这些细胞是否为外周分化形成（如细菌信号刺激）或是来自胸腺仍然未知。

虽然在小肠黏膜固有层可以发现 Foxp3$^-$ 及 Foxp3$^+$ 产生 IL-10 的 CD4$^+$ 细胞，结肠黏膜固有层发现的 CD4$^+$IL-10$^+$ 细胞均表达 Foxp3。其他关于信号传导的研究证实 IL-10 对于 IBD 具有保护作用。巨噬细胞 *STAT3* 基因缺陷小鼠可以出现自发性结肠炎，对于 IL-10 的治疗无应答，导致 Th1 细胞反应失调，并产生大量促炎症因子。

除了 T 淋巴细胞来源的 IL-10，产生 IL-10 的 B 淋巴细胞在 *TCR-α* 基因缺陷小鼠中也起着保护作用。Mizoguchi 等报道 MHC-I 类样分子 CD1d 在 *TCR-α* 基因缺陷小鼠的受累结肠分离的 B 淋巴细胞中表达上调。*TCR-α/CD1d* 双基因缺陷小鼠对结肠炎更为易感。*TCR-α* 基因缺陷小鼠中分离的 CD1d$^+$B 淋巴细胞能够产生 IL-10，移植至 *TCR-α/Igμ* 双基因缺陷小鼠（缺乏 B 淋巴细胞）后，可以避免结肠炎的发生。这个作用在注入抗 IL-10 抗体后消失，提示 IL-10 参与了保护作用。而移植 *TCR-α/CD1d* 双基因缺陷小鼠的 B 淋巴细胞至 *TCR-α/Igμ* 双基因缺陷小鼠后并未出现保护作用。

因为 IL-10 对结肠炎具有保护作用，IL-10 对 CD 具有潜在的治疗作用。在 TNBS 结肠炎模型小鼠中，注射编码 IL-10 的腺病毒可以显著降低结肠炎的严重程度。有趣的是，口服产 IL-10 的肠道益生菌株（乳酸杆菌）也能减少 *IL-10* 基因缺陷小鼠产生结肠炎的严重程度。

在 CD 患者中，矛盾的是受累肠道 IL-10 的表达上调。一些研究提示在 CD 患者中输入重组的 IL-10 可以起到诱导缓解的作用。进一步的研究发现利用基因工程制造的分泌 IL-10 的口服乳酸杆菌，在 I 期临床药物试验中被证实对 CD 安全有效。

2. TGF-β

TGF-β 是一类细胞因子，包括 TGF-β1、TGF-β2 及 TGF-β3，参与细胞分裂、生长、移动以及细胞外基质的产生。TGF-β 参与了许多生理过程，包括胚胎发育、组织重建、伤口愈合以及免疫调节。

TGF-β 由 T 淋巴细胞、B 淋巴细胞、NK 细胞、树突状细胞、巨噬细胞、肥大细胞、中性粒细胞以及其他非免疫细胞产生。在正常肠道中，TGF-β 含量较高，参与上皮细胞分化及 IgA 抗体转换。通过服用髓磷脂蛋白可以诱导产生 TGF-β1 的 T 淋巴细胞克隆。这类细胞也被称为 Th3 细胞。

TGF-β 参与了肠道的免疫稳态调节。Gorelik 等发现结肠炎模型小鼠中 T 淋巴细胞 TGF-β 受体表达增加。在 *IL-2* 基因缺陷小鼠中，应用抗 TGF-β1 抗体可使结肠炎加重。肠道上皮表达负性突变的 TGF-βII 型受体的小鼠，对于 DSS 造成结肠炎更为易感。这些实验提示分泌 TGF-β1 的上皮细胞及适应性免疫细胞均参与了免疫调节。

因为 Th3 细胞并没有特异的细胞标记，一类实验试图证实 Th3 和 CD4$^+$CD25$^+$Foxp3$^+$ Treg 细胞是否存在重叠。在 CD45RB^{high}CD4$^+$ T 细胞移植 SCID 小鼠结肠炎模型中，移植来自 *TGF-β* 基因缺陷小鼠的 CD4$^+$CD25$^+$ 细胞对于结肠炎并不具有保护作用。在同样的模型中，移植 CD4$^+$CD45RB^{low} 细胞的保护作用在使用抗 TGF-β 中和抗体后消失。体外实验证实，TGF-β 可以在外周诱导 CD4$^+$Foxp3$^+$ 细胞分化，而 TGF-β 和 IL-6 协同诱导 Th17 细胞分化。在肠道固有层中，TGF-β 通过表达整合素 α4β7（CD103）的树突状细胞诱导 Foxp3 的表达。在 *CD103* 基因缺陷 SCID 结肠炎模型小鼠中，移植野生型 CD4$^+$CD25$^+$ 细胞不能控制结肠炎发生。CD103$^+$ 树突状细胞可以诱导 CD4$^+$ 细胞表达肠道归巢趋化因子受体 CCR9。维生素 A 代谢物维甲酸同 TGF-β 协同诱导外周 T 淋巴细胞表达 Foxp3，并抑制 Th17 细胞分化。

在活动性 CD 患者肠道中，TGF-β 表达增加。虽然 CD 患者肠道黏膜表达 TGF-β 增加，但是，肠道上皮细胞特异性的 TGF-β 的表达同健康对照无差异。同样，肠道 TGF-βI 型和 II 型受体的表达也增高。早期纤维化时，成纤维细胞表达这两种受体增加，而晚期纤维化时，这两种受体表达消失。CD 患者狭窄肠道表达 TGF-β1 也增加。

TGF-β1 下游信号通路也参与 CD 的发生。Smad7 和 TGF-β1 下游抑制信号分子在 CD 患者肠道标本中表达增加，同时 Smad3 的磷酸化下降。通过反义 RNA 抑制 Smad7 作用后，Smad3 磷酸化程度下降，从而抑制促炎症因子如 TNF-α 及 IFN-γ 分泌。

目前还没有公开发表的临床试验证实 TGF-β1 在 CD 的治疗作用。

3. IL-22

IL-22 属于 IL-10 细胞因子家族，由 Th17 细胞分泌，进而激活 NK 细胞、NK T 淋巴细胞、CD8$^+$T 淋巴细胞及 γδT 淋巴细胞。IL-22 通过异二聚体的受体 IL-22R1 以及 IL-10R2 来激活 STAT3。IL-22 能够刺激肝脏产生急性期蛋白及淀粉样物质。在消化道，小肠及结肠表达 IL-22R1。肠上皮细胞对 IL-22 的刺激存在反应。IL-22 在 T 淋巴细胞介导的小鼠肝炎模型中存在保护作用，而在银屑病中则起到促进炎症的作用。

目前在 IBD 领域有两项相关研究。Sugimoto 等发现在 *TCR-α* 基因缺陷小鼠模型中，野生型 CD4$^+$CD45RB^{high} 细胞移植到 SCID 小鼠模型以及 DSS 小鼠模型中，受累结肠 IL-22 表达增高。利用局部基因转移系统，将 IL-22 注射在 *TCR-α* 基因缺陷小鼠发炎结肠中，可以诱导结肠炎缓解，并诱导黏液相关蛋白表达上调。利用抗 IL-22 抗体可以在 DSS 小鼠中加重结肠炎，并导致体重下降。在 *RAG-2* 基因缺陷小鼠中移植野生型 CD4$^+$CD45RB^{high} 细胞后 IL-22 表达上调。而在 *IL-22/RAG-2* 双基因缺陷小鼠移植野生型 CD4$^+$CD45RB^{high} 细胞后结肠炎反而加重。因为在 *RAG-2* 基因缺陷小鼠中 NK 细胞是 IL-22 唯一的来源，而在这个模型中 NK 细胞趋化因子 CXCL9、CXCL10 以及 CXCL11 表达增加，同组织学中 NK 细胞的聚集相吻合。*IL-22* 基因缺陷小鼠对于 DSS 诱发的结肠炎易感，提示 IL-22 对于小鼠结肠炎具有保护作用。

IL-22 在 CD 患者中的作用未知。在 CD 患者受累肠道中，IL-22 存在高表达。IL-22 由 CD4$^+$T 淋巴细胞分泌，并诱导炎症因子的基因转录。这个作用需要依赖 NF-κB 以及 MAPK 信号通路，当 IL-17 或 IL-19 存在时，这个作用被强化。IL-22 的血清水平与 CD 的活动度相关。在携带突变 *IL-23R* 基因的 CD 患者中，IL-22 的血清水平升高。而体外以抗 TNF-α 单克隆抗体刺激 CD 患者外周血 CD4$^+$ T 细胞，可增加 IL-22 分泌，促进上皮修复。

4. IL-11

IL-11 是一个多向性的细胞因子，由骨髓的间质细胞分泌，刺激血小板、B 淋巴细胞以及髓系细胞的分化及增殖。IL-11 具有抗炎作用，活化的单核 - 巨噬细胞在暴露于 IL-11 时，其 IL-12p35 及 IL-12p40 表达下降。IL-11 还能上调 Th2 细胞因子，抑制 Th1 细胞因子（如 IFN-γ）分泌。注射重组的 IL-11 能够抑制 T 淋巴细胞介导的小鼠肝炎模型的进展。在肠道中，IL-11R 表达于肠上皮细胞，受到配体激活后影响肠上皮的修复。

在 TNBS 结肠炎及 *HLA-B27* 基因缺陷小鼠模型以及 *HLA-B27* 基因移植模型中，注射重组 IL-11 有助于炎症缓解。在后一个模型中，基因分析发现，结肠炎的缓解同 IFN-γ、TNF-α、IL-1β 及 IL-12p40 RNA 表达下调有关。

在人类，注射重组 IL-11 可以缓解一系列自身免疫病。rIL-11 在银屑病皮肤病损中，可以降低促炎症因子 iNOS、IFN-γ、IL-8、IL-12、TNF-α 以及 IL-1β 的表达。两项独立的临床研究评估了 rIL-11 在 CD 中的治疗作用。在第一项随机对照研究中，每周皮下注射 $15\ \mu g\ kg^{-1}$ 的 rIL-11 可以安全地诱导缓解轻度至中度 CD。在第二项随机对照研究中，rIL-11 的作用逊于泼尼松。

5. IL-35

IL-35 是细胞因子 IL-12 家族的新成员，由 IL-12p35 及 EB 病毒诱导的基因表达物 3（EBI-3）构成异二聚体。IL-35 仅由 Foxp3[+] 调节 T 淋巴细胞分泌。*EBI-3* 及 *IL-12p35* 基因缺陷的 Treg 细胞在体外无法抑制 T 淋巴细胞分裂，并且在移植了野生型 T 淋巴细胞的 *RAG-2* 基因缺陷小鼠结肠炎模型中不具备保护作用。重组的 IL-35 在体外可以抑制 T 淋巴细胞分裂，利用逆转录病毒转移 IL-35 基因至效应 T 淋巴细胞后，可以起到抑制免疫的功能。

在 CD 患者的受累肠道中，IL-12p35 表达增加。目前还没有研究在 CD 患者中评估 EBI-3 及 IL-35 的作用。

（三）趋化因子

趋化因子是一类分子量为 8～12 kDa 的小分子细胞因子，能够募集及促进循环中白细胞的迁移，在调节淋巴组织的分化方面具有重要作用。趋化因子可以是组成性分泌，也可以是炎症反应所诱导。目前共有约 50 种已知的趋化因子及 20 种已知的受体。一种趋化因子可以作用于数个不同的受体，而一种受体可能结合数个不同的趋化因子。

趋化因子因其半胱氨酸残基不同而分为 4 类：包含 2 个邻近半胱氨酸的 CC 家族；夹杂一个其他氨基酸的 CXC 家族；夹杂 3 个其他氨基酸的 CX3C 家族；只含有 1 个半胱氨酸残基的 C 家族。

趋化因子的分泌由氧自由基及钙离子内流所诱导，这一过程由钙离子通道 TRPM2 所介导。趋化因子受体是 G 蛋白耦联受体，激活后促进钙离子内流，并活化数个下游信号通路如 PI3 激酶通路。

1. 趋化因子 CC 家族

（1）CCL2（MCP-1）及 CCR2

CCR2 和其配体 MCP-1、-2、-3 及 -4 参与了单核细胞、树突状细胞以及记忆 T 淋巴细胞的募集。在肠道中，MCP-1 由肠上皮细胞分泌。肠道 MCP-1 的表达受到 Th2 细胞因子 IL-4、IL-13 及 IL-10 的刺激而下调，受 Th1 细胞因子 TNF-α 及 IFN-γ 的刺激而上调。MCP-1 参与了结肠炎的发生。在小鼠结肠壁注射编码 MCP-1 的腺病毒可以导致肠壁胶原沉积及纤维化，上调 TGF-β 的表达。*MCP-1* 基因缺陷的小鼠对半抗原诱导的结肠炎存在抵抗，并且炎症因子 IL-1β、IL-12p40 及 IFN-γ

的表达下调。*CCR2* 基因缺陷小鼠接受 DSS 刺激后，结肠炎组织学评分更低，黏膜溃疡更少。细胞因子受体拮抗剂 TAK-779 拮抗 CCR2、CCR5 以及 CXCR3 作用，能够保护 DSS 诱导的结肠炎，提示 CCR2 参与肠道炎症细胞的募集。CCR2 及其配体对于肠道炎症反应是必需的。

在 CD 患者肠道中，MCP-1、MCP-2 及 MCP-3 表达上调，CCR2$^+$CD4$^+$T 淋巴细胞被发现募集至 CD 患者的小肠。

（2）CCL3（MIP-1α）、CCL4（MIP-1β）、CCL5（RANTES）及 CCR5

CCR5 和其配体参与 T 淋巴细胞和单核细胞的募集。CCR5 在 HIV 感染中被广泛研究，是 HIV 进入巨噬细胞的共受体。

在 TNBS 小鼠结肠炎模型中，CCL3 表达上调，同大量中性粒细胞浸润存在正相关，并且这一过程可以被 CCL3 中和抗体所中和。在注入 CCL3 后，TNBS 结肠炎加重，结肠内浸润细胞数增加，TNF-α 及 IFN-γ 表达上调。

同样，TNF-α 及 IFN-γ 可以诱导 CCL5 表达，其受体 CCR1 及 CCR5 在小鼠 TNBS 模型中表达也相应增加，并且受累肠道出现大量的单核 – 巨噬细胞聚集。利用 CCR1 及 CCR5 拮抗剂可以抑制结肠炎的发生。在 *MDR1α* 基因缺陷小鼠中，CCL5 表达同 MIP-2/CXCL2、KC/CXCL1、MIP-1α/CCL3、MCP-1/CCL2 增高一致。*CCR5* 缺陷小鼠能抵抗 DSS 诱发的结肠炎，其 CD4$^+$ T 淋巴细胞和 NK 细胞浸润增加，但 Th2 细胞因子 IL-4、IL-5 及 IL-10 表达增加。

CCL4 及 CCL5 在 CD 患者受累肠道中表达增加。有趣的是，CD 患者肠道的非干酪样肉芽肿表达 CCL5，四周围绕表达 CCR5 及 CXCR3 的 CD4$^+$T 淋巴细胞，这个现象在 CD 患者未受累肠道及健康对照组的淋巴滤泡中均未发现。

（3）CCL20（MIP-3α）及 CCR6

CCL20 介导 T 淋巴细胞、B 淋巴细胞及树突状细胞的迁移。在肠道中，CCL20 由肠道上皮细胞分泌，TNF-α、IL-1α 或肠道内病原体可以刺激其表达。在人类 CD 患者中，受累肠道表达 CCL20 蛋白及 mRNA 增加。

CCR6 基因缺陷小鼠对 DDS 诱发的结肠炎抵抗，而对 TNBS 诱发的结肠炎易感。另一方面，中和 CCL20 可以缓解 TNBS 诱发的结肠炎。因此，虽然 CCR6 对于 TNBS 结肠炎模型具有保护作用，但其配体仍然具有促炎症作用。CCR6 的保护作用可能在于其在固有免疫反应中的作用，因为 *CCR6* 基因缺陷小鼠对于 DSS 诱发的结肠炎易感。

活体显微分析提示阻断 T 淋巴细胞和 B 淋巴细胞的 CCR6 可以降低 T 淋巴细胞和 B 淋巴细胞对黏膜和黏膜下微血管的黏附作用。利用 *CCR6-GFP* 转基因小鼠，Salazar-Gonzalez 等发现 Peyer's 淋巴结中的树突状细胞大部分表达 CCR6，并进一步证实了这类细胞被募集到上皮固有层，且在暴露鼠伤寒杆菌后激活病原特异性的

CD4$^+$T 淋巴细胞。

CCR6 可以调节 Th17 细胞肠道募集。*CCR6* 基因缺陷的 T 淋巴细胞无法募集 Th17 细胞，移植至 SCID 小鼠后可以促进结肠炎的生产，其受累肠道 Th1 细胞增多，而 Th17 以及 Foxp3$^+$ T 淋巴细胞减少。TGF-β 可以诱导 CCR6 的表达，而 IL-2 却能抑制其表达。

（4）CCL25（胸腺表达的趋化因子，TECK）及 CCR9

胸腺及小肠上皮细胞组成性表达 CCL25，而结肠上皮细胞不表达 CCL25。与 CCL25 结合的 CCR9 表达于 T 淋巴细胞及 IgA$^+$ 浆细胞。CCR9 还被肠系膜淋巴结整合素 α4β7$^+$T 淋巴细胞选择性表达。在体内中和 CCL25 后，小肠抗原递呈 T 淋巴细胞的募集减少。在小肠中，CCR9 被 TCRαβ 及 TCRγδ CD8αα$^+$ 上皮内淋巴细胞所表达，这类细胞对 CCL25 作出迁移应答。*CCR9* 基因缺陷小鼠 γδ 上皮内淋巴细胞数量显著减少。注入抗 CCL25 抗体后，TCRαβ 及 TCRγδ CD8αα$^+$ 肠道上皮内淋巴细胞数下降，提示 CCL25$^-$CCR9 是这类细胞募集所必需。

黏膜相关淋巴组织及 Peyer 小结的树突状细胞可以诱导 T 淋巴细胞表达 CCR9 及 α4β7 整合素，这一过程也被维生素 A 代谢物维 A 酸所诱导。具有归巢能力的树突状细胞表达整合素 αE（CD103）。这类细胞可能来自上皮固有层，因为 *CCR7* 基因缺陷小鼠，在上皮固有层中数量保留，而黏膜层中数量下降。在维持肠道免疫平衡中，CD103$^+$ 树突状细胞起着重要的免疫耐受作用。CD4$^+$CD25$^+$ Treg 细胞并不能阻止 *CD103/RAG-2* 双基因缺陷小鼠移植后 CD4$^+$CD45RB^{high} 细胞后出现结肠炎。进一步研究提示 TGF-β 以及维甲酸可以通过 CD103$^+$ 树突状细胞诱导 Foxp3$^+$ 细胞生成。CD103$^+$ 树突状细胞可以诱导 T 淋巴细胞表达 CCR9，并诱导 Foxp3$^+$T 淋巴细胞生成。

在 CD 患者受累小肠中，CCR9$^+$T 淋巴细胞数量减少，而循环血 CCR9$^+$T 淋巴细胞数量增加。这类细胞呈现活化状态，并且能够分泌大量的促炎症细胞因子 IFN-γ 及 IL-17。加入 TL1a 可以增加促炎症细胞因子的分泌。这些研究都支持 CCR9$^+$T 淋巴细胞参与了 CD 发生，但是其作用是致病还是保护仍然不明确。

2. 趋化因子 CXC 家族

（1）CXCL5（ENA-78）及 CXCR2

CXCL5 又称上皮细胞起源的中性粒细胞活化肽 -78（ENA-78），是潜在的中性粒细胞趋化因子，由肠道上皮细胞受到 LPS 及促炎症细胞因子 IL-1β 和 TNF-α 刺激后分泌。ENA-78 同 CXCL-8 序列同源。同 ENA-78 一样，CXCL-8 也能结合 CXCR2。ENA-78 存在于 CD 患者受累结肠中。

（2）CXCL8

CXCL8 又称 IL-8，也是中性粒细胞趋化因子，由巨噬细胞、成纤维细胞、上皮细胞、肝细胞以及内皮细胞分泌。同 ENA-78 一样，上皮细胞受 IL-1β 和 TNF-α 刺激后分泌 IL-8。胞壁酸二肽刺激 NOD2 后也能促进 IL-8 表达，而在 CD 致病基因 *NOD2 Leu1007fsinsC* 突变中，该诱导作用丧失。

在 CD 患者受累肠道中，IL-8 的表达上调，并且同组织学严重程度呈正相关。从 CD 患者肠道分离的 PBMCs 表达 IL-8 下降。

（3）CXCL12（SDF-1）及 CXCR4

CXCL12 和其受体 CXCR4 组织表达广泛，在胚胎发育阶段参与原始细胞的迁移。CXCL12$^-$ 和 CXCR4$^-$ 小鼠在胚胎发育时死亡。CXCR4 还被认为是 HIV 进入 T 淋巴细胞的辅助因子，同样也参与了肿瘤转移及血细胞生成。

在小肠中，CXCL12 由肠上皮细胞及微血管内皮表达，同时表达其受体 CXCR4，提示存在旁分泌或者自分泌刺激。在 DSS 结肠炎模型的晚期，CXCL12 表达增加，并且似乎由邻近内皮细胞的网状细胞分泌，其增多程度与 CD4$^+$ 及 CD8$^+$ T 淋巴细胞平行。CXCL12/CXCR4 信号途径似乎参与了结肠炎的起始阶段，因为 CXCR4 拮抗剂 TF14016 可以减缓结肠炎的发生。有趣的是，使用 CXCR4 拮抗剂可以降低黏膜淋巴细胞分泌促炎症因子，但是并不影响 IL-10 表达或者 Foxp3$^+$ T 淋巴细胞募集。在 *IL-10* 基因缺陷小鼠中，也能观察到拮抗 CXCR4 的作用。在 CD 患者受累肠道中 CXCR4 表达未见增高。

（4）CX3CL1 和 CX3CR1

CX3CL1 是 CX3C 趋化因子家族，以 I 型跨膜蛋白的结构合成，也可以通过蛋白酶切割产生可溶性分子。CX3CL1 由内皮细胞和肠上皮细胞分泌，IL-1β 刺激可以增加其表达，并促使从细胞膜上分离。在回肠末端，树突状细胞的突触可以直接延伸至上皮细胞，并采集肠腔内的抗原。采用 CX3CR1-GFP 转基因技术，Niess 等证明了 CX3CR1$^{GFP/+}$ 小鼠末端回肠多数上皮固有层树突状细胞表达 GFP 及 CX3CR1，并且能够采集肠腔内抗原。重要的是，CX3CR1 对于这类树突状细胞的生成具有重要作用，因为不表达 CX3CR1 的小鼠黏膜固有层树突状细胞显著减少，导致吞噬共生菌或致病性细菌能力下降，进一步导致免疫应答失调。

在活动性 CD 患者受累肠道中，CX3CL1 表达增加。一项研究提示 CD 患者受累肠道的微血管内皮细胞表达 CX3CL1，并且受到 TNF-α 及 IFNγ 刺激的调节。在活动性 CD 患者中分离的循环 T 淋巴细胞和上皮固有层分离的 T 淋巴细胞均含有更多 CX3CR1$^+$ 细胞。CX3CL1-CX3CR1 信号通路可以通过刺激 β1 整合素表达来诱导白细胞吸附。

综上所述，在 CD 发病过程中，参与的细胞因子和趋化因子非常复杂且具有较大的异质性。细胞因子和趋化因子的表达受到多种因素影响，包括病程、疾病活动度以及治疗方式。细胞因子和趋化因子均有多样作用，它们具有促炎和抗炎作用，能影响肠道屏障的完整性，影响固有免疫及适应性免疫反应。因为这些因子参与了诸多重要的免疫反应，故可以作为未来药物的重要靶点。

随着对 CD 发生和发展机制的深入了解，细胞因子和趋化因子的芯片分析变得可能。因此，细胞因子和趋化因子之间存在相互作用，作用于其中一种细胞因子可能会对其他细胞因子作用造成影响。抗 TNF-α 单抗的治疗证实了以细胞因子为靶点的治疗是可行、安全而且有效的。以其他细胞因子和趋化因子靶点研发新一代生物药物，将可能为 CD 提供新的有效的治疗方法。

（任渝棠　刘占举　张燕　杨逸　李明松）

<h1 align="center">主要参考文献</h1>

［1］ Kaplan G G，Hubbard J，Korzenik J. The inflammatory bowel diseases and ambient air pollution：a novel association [J]. Am J Gastroenterol，2010，105（11）：2412-2419.

［2］ Hou J K，Abraham B，El-Serag H. Dietary intake and risk of developing inflammatory bowel disease：a systematic review of the literature [J]. Am J Gastroenterol，2011，106（4）：563-573.

［3］ Boeing H，Bechthold A，Bub A，et al. Critical review：vegetables and fruit in the prevention of chronic diseases [J]. Eur J Nutr，2012，51（6）：637-663.

［4］ Albenberg L G，Lewis J D，Wu G D. Food and the gut microbiota in inflammatory bowel diseases：a critical connection [J]. Curr Opin Gastroenterol，2012，28（4）：314-320.

［5］ Jostins L，Ripke S，Weersma R K，et al. Host-microbe interactions have shaped the genetic architecture of inflammatory bowel disease [J]. Nature，2012，491（7422）：119-124.

［6］ Bruno L B，Charles N B. Brain-gut interactions in inflammatory bowel disease [J]. Gastroenterology，2013，144（1）：36-49.

［7］ Ananthakrishnan A N. Environmental risk factors for inflammatory bowel disease [J]. Gastroenterol Hepatol，2013，9（6）：367-374.

［8］ Hrnčířová L，Krejsek J，Šplíchal I，et al. Crohn's disease：a role of gut microbiota and NOD2 gene polymorphisms in disease pathogenesis [J]. Acta Medica，2014，57（3）：89-96.

［9］ Owyang C，Wu G D. The gut microbiome in health and disease [J]. Gastroenterology，2014，146（6）：1433-1436.

［10］ Albenberg L G，Wu G D. Diet and the intestinal microbiome：associations，functions，and implications for health and disease [J]. Gastroenterology，2014，146（6）：1564-1572.

［11］ Tsuboi K，Nishitani M，Takakura A，et al. Autophagy protects against colitis by the maintenance of normal gut microflora and secretion of mucus [J]. J Biol Chem，2015，290（33）：20511-20526.

［12］ Lunney P C，Kariyawasam V C，Wang R R，et al. Smoking prevalence and its influence on disease course and surgery in Crohn's disease and ulcerative colitis [J]. Aliment Pharmacol Ther，2015，42（1）：61-70.

［13］ Grigoras C A，Ziakas P D，Jayamani E，et al. ATG16L1 and IL23R variants and genetic susceptibility to crohn's disease：mode of inheritance based on meta-analysis of genetic association studies [J]. Inflamm Bowel Dis 2015，21（4）：768–776.

［14］Chu H，Khosravi A，Kusumawardhani I P，et al. Gene–microbiota interactions contribute to the pathogenesis of inflammatory bowel disease [J]. Science，2016，352（6289）：1116–1120.

［15］Koh A，De Vadder F，Kovatcheva-Datchary P，et al. Fromdietary fiber to host physiology：short-chain fatty acids as key bacterial metabolites [J]. Cell，2016，165（6）：1332–1345.

［16］Kim M，Qie Y，Park J，et al. Gut microbial metabolites fuel host antibody responses [J]. Cell Host Microbe，2016，20（2）：202–214.

［17］Wu W，Sun M，Chen F，et al. Microbiota metabolite short–chain fatty acid acetate promotes intestinal IgA response to microbiota which is mediated by GPR43 [J]. Mucosal Immunol，2017，10（4）：946–956.

［18］Sartor R B，Wu G D. Roles for intestinal bacteria，viruses，and fungi in pathogenesis of inflammatory bowel diseases and therapeutic approaches [J]. Gastroenterology，2017，152（2）：327–339.

［19］Huang H，Fang M，Jostins L，et al. Fine-mapping inflammatory bowel disease loci to single-variant resolution [J]. Nature，2017，547（7662）：173–178

［20］Gomollón F，Dignass A，Annese V，et al. 3rd European evidence-based consensus on the diagnosis and management of Crohn's disease 2016：part 1：diagnosis and medical management [J]. J Crohns Colitis，2017，11（1）：3–25.

［21］Mirkov M U，Verstockt B，Cleynen I. Genetics of inflammatory bowel disease：beyond NOD2 [J]. Lancet Gastroenterol Hepatol，2017，2（3）：224–234.

［22］Forbes A，Escher J，Hébuterne X，et al. ESPEN guideline：clinical nutrition in inflammatory bowel disease [J]. Clin Nutr，2017，36（2）：321–347.

［23］Maaser C，Langholz E，Gordon H，et al. European Crohn's and Colitis Organisation Topical Review on environmental factors in IBD [J]. J Crohns Colitis，2017，11（8）：905–920.

［24］Rapozo D C，Bernardazzi C，de Souza H S，et al. Diet and microbiota in inflammatory bowel disease：the gut in disharmony [J]. World J Gastroenterol，2017，23（12）：2124–2140.

［25］Kmieć Z，Cyman M，Ślebioda T J，et al. Cells of the innate and adaptive immunity and their interactions in inflammatory bowel disease [J]. Adv Med Sci，2017，62（1）：1–16.

［26］Choy M C，Visvanathan K，De Cruz P，et al. An overview of the innate and adaptive immune system in inflammatory bowel disease [J]. Inflamm Bowel Dis，2017，23（1）：2–13.

［27］Al Nabhani Z，Montcuquet N，Roy M，et al. Complementary roles of NOD2 in hematopoietic and nonhematopoietic cells in preventing gut barrier dysfunction dependent on MLCK activity [J]. Inflamm Bowel Dis，2017，23（7）：1109–1119.

［28］Spalinger M R，Lang S，Gottier C，et al. PTPN22 regulates NLRP3– mediated IL1B secretion in an autophagy-dependent manner [J]. Autophagy，2017，13（9）：1590–1601.

［29］de Lange K M，Montsianas L，Lee JC，et al. Genome-wide association study implicates immune activation of multiple integrin genes in inflammatory bowel disease [J]. Nat Genet，2017，49（2）：

256–261.

［30］ Ortizo R, Lee S Y, Nguyen T, et al. Exposure to oral contraceptives increases the risk for development of inflammatory bowel disease: a meta-analysis of case-controlled and cohort studies [J]. Eur J Gastroenterol Hepatol, 2017, 29（9）: 1064–1070.

［31］ Momozawa Y, Dmitrieva J, Théâtre E, et al. IBD risk loci are enriched in multigenic regulatory modules encompassing putative causative genes [J]. Nat Commun, 2018, 9（1）: 2427.

［32］ Sun M, Hao T, Li X, et al. Direct observation of selective autophagy induction in cells and tissues by self-assembled chiral nanodevice [J]. Nat Commun, 2018, 9（1）: 4494.

［33］ Yang H, Wang W, Romano K A, et al. A common antimicrobial additive increases colonic inflammation and colitis-associated colon tumorigenesis in mice [J]. Sci Transl Med, 2018, 10（443）: 4116.

［34］ Fang L, Pang Z, Shu W, et al. Anti–TNF therapy induces CD4[+] T cell production of IL–22 and promotes epithelial repairs in patients with Crohn's disease [J]. Inflamm Bowel Dis, 2018, 24（8）: 1733–1744.

［35］ Zhou G, Yu L, Fang L, et al. CD177 neutrophils as functionally activated neutrophils negatively regulate IBD [J]. Gut, 2018, 67（6）: 1052–1063.

［36］ Zhang C, Shu W, Zhou G, et al. Anti–TNF therapy suppresses proinflammatory activities of mucosal neutrophils in inflammatory bowel disease [J]. Mediators Inflamm, 2018, 2018（1）: 3021863.

［37］ Lindoso L, Mondal K, Venkateswaran S, et al. The effect of early-life environmental exposures on disease phenotype and clinical course of Crohn's disease in children [J]. Am J Gastroenterol, 2018, 113（10）: 1524–1529.

［38］ Furey T S, Sethupathy P, Shehzad S Z. Redefining the IBDs using genome-scale molecular phenotyping [J]. Nat Rev Gastroenterol Hepatol, 2019, 16（5）: 296–311.

［39］ Danese S, Argollo M, Le Berre C, et al. JAK selectivity for inflammatory bowel disease treatment: does it clinically matter? [J] Gut, 2019, 68（10）: 1893–1899.

［40］ Chen L, Sun M, Wu W, et al. Microbiota metabolite butyrate differentially regulates Th1 and Th17 cells differentiation and function in induction of colitis [J]. Inflamm Bowel Dis, 2019, 25（9）: 1450–1461.

［41］ Baradaran Ghavami S, Kabiri F, Nourian M, et al. Association between variants of the autophagy related gene ATG16L1 in inflammatory bowel diseases and clinical statues [J]. Gastroenterol Hepatol Bed Bench, 2019, 12（Suppl1）: 94–100.

［42］ López–Muñoz P, Beltran B, Saez-Gonzalez E, et al. Influence of vitamin D deficiency on inflammatory markers and clinical disease activity in IBD patients [J]. Nutrients, 2019, 11（5）: 1059.

［43］ Lloyd–Price J, Arze C, Ananthakrishnan A N, et al. Multi-omics of the gut microbial ecosystem in inflammatory bowel diseases [J]. Nature, 2019, 569（7758）: 655–662.

［44］ Piovani D, Danese S, Peyrin-Biroulet L, et al. Environmental risk factors for inflammatory bowel diseases：an umbrella review of meta-analyses [J]. Gastroenterology，2019，157（3）：647–659.

［45］Graham D B，Xavier R J. Pathway paradigms revealed from the genetics of inflammatory bowel disease [J]. Nature，2020，578（7796）：527–539.

［46］Bischoff S C，Escher J，Hébuterne X，et al. ESPEN practical guideline：clinical nutrition in inflammatory bowel disease [J]. Clin Nutr，2020，39（3）：632–653.

第四章

病理检查

CD 是一种发病原因不明的慢性炎症性疾病，可发生于消化道任何部位，但以末段回肠和右半结肠多见，病变呈节段性分布，累及肠壁全层。CD 的形态学改变复杂多样，但所有改变均缺乏特异性，没有一种改变恒定出现，也没有任何单一改变的出现可确定或排除 CD 的诊断。因此，目前国际上对 CD 病理诊断无金标准，诊断需要综合临床表现、内镜所见、组织学改变、影像学改变等资料。本章分别介绍内镜下活检标本及手术切除标本的病理形态学特点及诊断中应该注意的问题。

第一节　内镜下活检标本

CD 的病理改变复杂多样，但这些改变均缺乏特异性，而 CD 的基本病理过程是透壁性炎症，累及肠壁全层，内镜下活检标本仅能观察到黏膜层和浅表黏膜下层的形态，无法观察到 CD 全部的病理改变，故 CD 内镜下活检标本的病理诊断往往难度较大。

一、内镜下活检标本诊断要求临床医生和病理医生充分合作

要提高内镜下活检标本诊断 CD 的准确性，对临床医师和病理科医师都提出了较高的要求。临床医师和病理科医师应相互沟通，充分交流合作。

（一）病理科医师应通过消化病理亚专科培训，增强对 IBD 组织学诊断及鉴别诊断的认识

IBD 组织学形态多样，与消化道其他非肿瘤性病变的形态具有重叠性，不同的病变可有或多或少相似的组织学形态，没有特殊染色或免疫组化可帮助诊断 IBD，因此病理科医师对病变形态的认识与理解对于疾病诊断非常重要，需要通过消化病理亚专科培训，掌握病变的本质，理解病变发生过程中形态的变化，判断病变的主次、先后顺序，才能准确诊断疾病。

（二）病理科医师应了解相关的临床资料，多与临床医师交流

非肿瘤性疾病的形态改变往往没有特异性，病程不同阶段、药物作用下可能影响疾病形态，若单从病理学改变来作出诊断，而完全不考虑临床情况，诊断很可能与真实情况相距甚远，病理诊断需要密切结合临床。

对于胃肠道内镜下活检的非肿瘤性疾病标本，临床医师已不能满足于得到"黏膜慢性炎，未见肿瘤"的病理报告，而希望从活检组织中获取更多的信息为临床诊断、治疗提供依据。故病理科医师应多与临床医师相互交流，一方面了解不同疾病的临床特点，参考临床、内镜、影像学等特征综合分析，另一方面需要了解不同病程、药物等因素对病变形态的影响，学会从临床角度出发，才能提高IBD病理诊断准确性，提供更为丰富的信息为临床所用。

（三）内镜医师应规范内镜下取材标准，为病理科医师提供充足组织

内镜下标本取材对病理诊断有至关重要的作用，取材不恰当，往往影响病理诊断的准确性。标本完全为溃疡或肉芽组织、标本体积太小、钳取标本过浅等情况都会导致送检组织完全没有诊断价值，无法提供任何有用信息。消化道非肿瘤性病变组织学形态虽多无特异性改变，但病变程度和范围各有特点，单部位活检提供信息有限，往往很难明确诊断，充分的活检常可提供有价值的诊断和鉴别诊断信息。建议初诊患者进行规范的系统性活检，多段多点取材，病理科医师方能全面观察、评估病变分布特征，最大程度地发挥病理的诊断作用。因此，内镜医生应统一内镜下取材规范，包括病变的取材部位、数量、深度等。药物可能影响病变组织学形态，经治疗后病变形态可能变得不典型，建议初诊患者在治疗前进行活检。

例1：女，25岁，反复腹泻半月余。

第一次肠镜行乙状结肠黏膜活检，病理示活动性慢性结肠炎伴肉芽肿形成，CD与肠结核相鉴别（图4-1A）。（活检仅取自一个部位，仅一块活检组织，见活动性慢

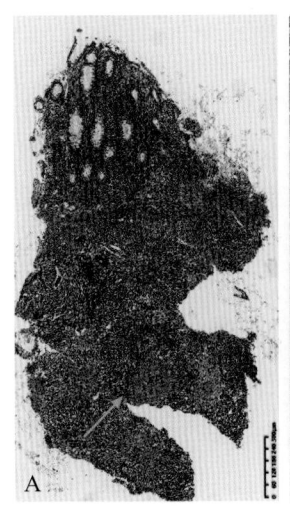
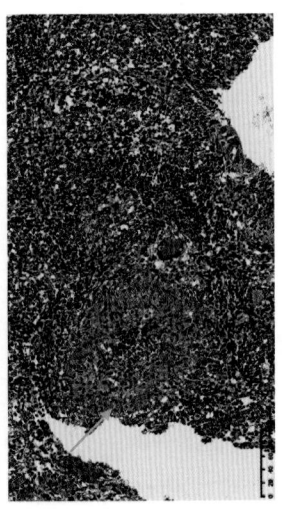

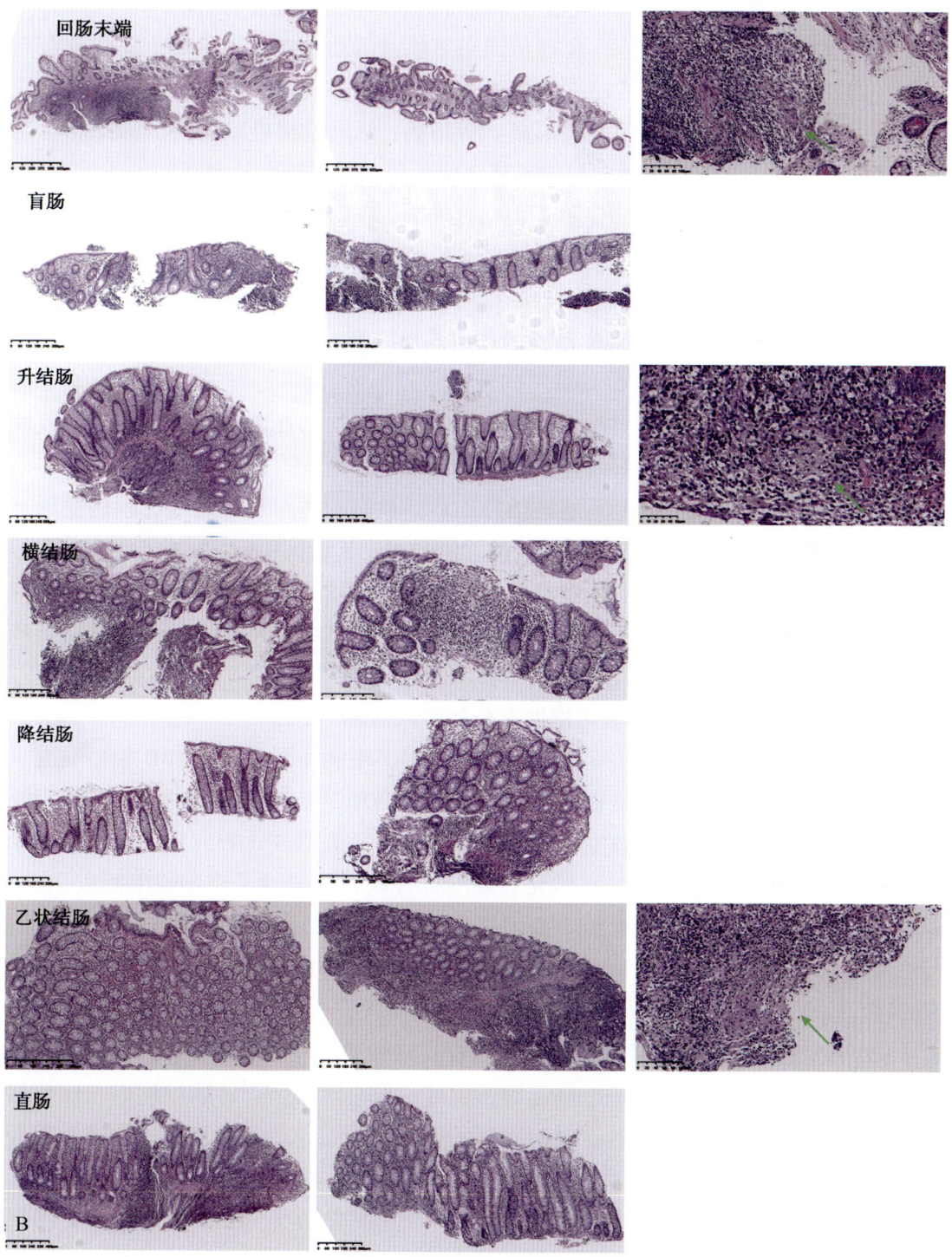

■ **图 4-1 系统性活检对病理诊断的价值**

第一次肠镜单部位活检，病理示活动性慢性结肠炎伴肉芽肿形成，无法鉴别CD与肠结核（A）。第二次肠镜系统性活检，病理示多部位慢性肠炎，多部位炎症分布不均匀，伴肉芽肿形成，符合CD（B）

性肠炎伴肉芽肿形成，无法判断炎症分布特征，CD 与肠结核都有可能。）

第二次行肠镜系统性活检，病理示回肠末段：活动性慢性小肠炎，病变分布不均匀，肉芽肿形成。盲肠：活动性结肠炎，病变分布不均匀。升结肠：活动性慢性结肠炎，病变分布不均匀，肉芽肿形成。横结肠：活动性慢性结肠炎。降结肠：活动性慢性结肠炎，病变分布不均匀。乙状结肠：活动性结肠炎，肉芽肿形成。直肠：活动性慢性直肠炎。综合各部位形态，病变符合 CD（图 4-1B）。（系统性活检可全面了解病变分布范围，显示病变呈累及多部位的活动性慢性肠炎，多部位可见炎症分布不均匀，伴肉芽肿形成，符合 CD 形态学改变，可排除肠结核。）

（四）临床医师应明确病理学活检的作用与局限性

CD 形态学改变在不同部位具有不同特点，表现轻重不一，并非每一例标本都能观察到典型的形态学特征而明确诊断。取材标本不合格往往影响病理诊断的有效性和准确性，故不能强求每一例内镜下活检都能明确诊断。有些病例病变不典型，单次活检可能很难明确诊断，但是通过治疗前后活检组织的对比，通过比较病变形态有无改善而判断治疗是否有效，可间接为诊断和鉴别诊断提供支持或排除线索。

病理活检可为临床提供明确信息的是：有无异型增生、有无肿瘤存在。有些特殊感染，可通过特殊染色、免疫组化等技术检测病原体，如抗酸染色可显示结核杆菌，免疫组织化学染色可显示巨细胞病毒（CMV）感染等。

（五）临床医生应为病理医生提供充分的临床信息

由于非肿瘤性疾病病理改变的非特异性，很多疾病在形态上与 IBD 相似或有重叠，在没有充分的临床和内镜资料的情况下会给病理诊断带来极大的困难。病程处于不同阶段，病变形态会有改变。初诊患者活检，一般病变比较有特征性，易于诊断。药物治疗可使病变修复、正常化，病变往往缺乏特异性，病理诊断难度更大。因此，临床医师应在标本送检单中提供充足的临床信息，包括临床病史、内镜下所见、初步考虑的诊断和鉴别诊断疾病、治疗经过及对治疗的反应等，以供病理科医师参考。

（六）定期临床病理影像多学科讨论对提高诊断准确性非常重要

临床信息是诊断的基础，但缺乏形态学这一最直接的证据；病理形态是疾病最直观的改变，但由于内镜下活检仅能取到肠壁浅表组织，故观察局限；影像学检查如 CTE、MRE 等，可全面观察小肠、结肠肠壁病变情况，也可观察肠系膜淋巴结、血管等病变，却无法提供病变直接形态改变。上述 3 个方面的信息相互结合，各自发挥优势，可全面提供病变信息，显著提高诊断准确性。IBD 的诊疗需要多学科专家团队合作，由消化内科、胃肠外科、病理科、影像科等学科医师组成，诊断需要综合临床病史、实验室检查、内镜表现、组织学改变和影像学改变等多方面信息。多学科讨论会使各专业的医师相互交流、相互理解，促进各学科的发展。

二、内镜下活检标本取材及处理的要求

为明确诊断而做的活检，应在药物治疗开始前进行，药物可引起形态学改变，从而影响诊断的准确性。活检标本取材的部位、数量、大小、深度等对病理诊断至关重要，取材不佳的标本往往无法提供有效的形态学信息，因此，内镜下活检取材及组织处理需要有统一规范。

（一）活检部位和数量

CD 形态学改变具有跳跃性的特点，内镜下活检需要多段、多点黏膜取材，才能充分提供病变信息，提高诊断效率。单一部位取材，或只在病变处取材，都不能显示病变分布的特点。

初诊病例应进行规范的系统性黏膜活检，包括回肠末段、盲肠、升结肠、横结肠、降结肠、乙状结肠、直肠。CD 可能出现上消化道改变，建议上消化道也进行系统性活检，包括食管、胃体、胃窦、十二指肠。每个活检部位取材既要包括肉眼可见的病变部位，也要包括病变周围黏膜。内镜所见正常肠段也应随机取材，有时可取到对诊断有帮助的早期病变组织。随访病例可适当减少取材数量。术后怀疑复发病例，应在吻合口取材。

（二）取材组织的要求

组织学评估主要依据是黏膜隐窝分布及形态、固有层炎症细胞数量及分布，因此活检取材组织应为黏膜全层，最好达表浅黏膜下层。活检组织过小或仅仅在黏膜表面取材，常常无法提供有价值的诊断信息。

在溃疡处取材，应注意取溃疡旁黏膜组织，而避免完全在溃疡底部取材，溃疡底组织学为炎性肉芽组织，对疾病诊断不具有特异性。

案例，女，34 岁，发现回肠末端溃疡 1 年余，两次肠镜均见回肠末段多发溃疡。第一次活检仅见黏膜全层，未见黏膜下层，未见肉芽肿，病理无法诊断肠结核（图 4-2A）。第二次活检取材达黏膜下层，病理可见数个体积较大的肉芽肿，形态符合肠结核（图 4-2B）。

（三）活检标本的处理

取出活检组织后，应立刻放入标本瓶中，不同部位取的组织应分开标本瓶，注明取材部位。标本瓶中应预先装有足够量的 10% 中性缓冲甲醛固定液。

组织包埋应注意方向性，病理技术员包埋时应细心观察组织方向，包埋方向与黏膜肌层方向垂直，片状活检组织应竖立包埋，使切片中黏膜呈正确方向，可观察黏膜全层结构。包埋方向不正确，不利于隐窝结构的评估，也会损失黏膜基底部的形态特征，尤其是基底浆细胞增多与帕内特细胞化生（图 4-3）。连续切片 4~6 片，或多个组织平面切片，有利于观察某些细微病变的识别，例如有时腺体或血管边缘

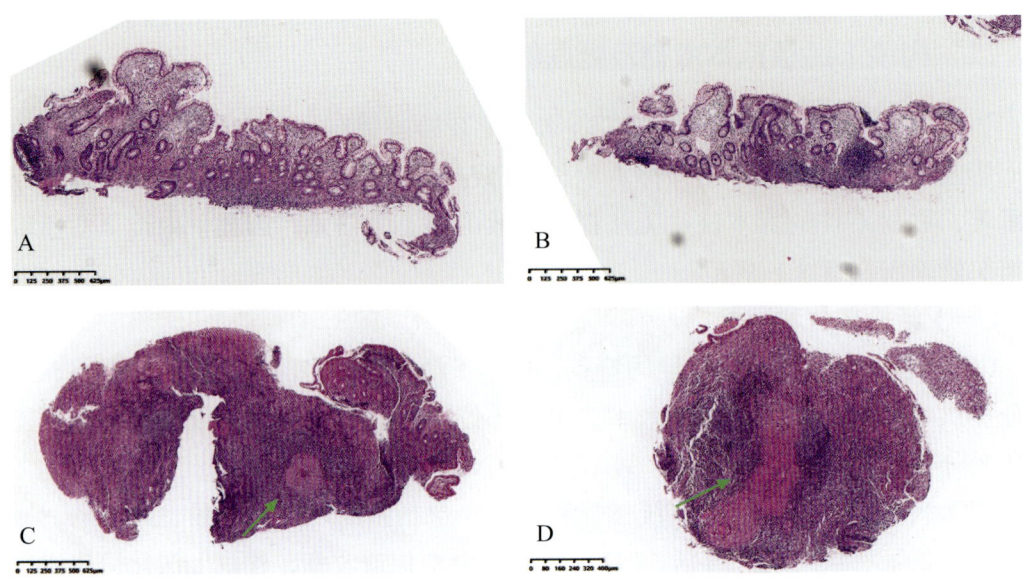

■ **图4-2** 肠镜活检取材深度对病理的影响
第一次活检见黏膜层，呈慢性小肠炎，未见黏膜下层，未见肉芽肿，病理无法诊断肠结核（A、B）。
第二次活检取材达黏膜下层，溃疡底部可见体积较大的肉芽肿，符合肠结核（C、D）

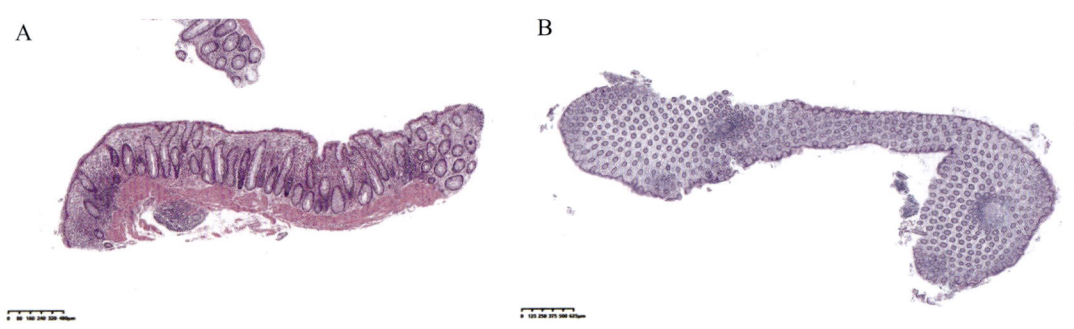

■ **图4-3** 组织包埋注意黏膜方向
正确包埋组织切片观察黏膜全层结构（A），包埋方向不正确，仅见黏膜表面组织，无法观察黏
膜基底部（B）

形态上为小团胞浆红染的细胞聚集，难以与肉芽肿相鉴别，连续切片可在不同平面
观察，明确是否为真正的肉芽肿。隐窝溶解性肉芽肿是由于隐窝破裂引起肉芽肿反
应，不能作为诊断CD的证据，连续切片可帮助辨认破裂隐窝。

三、活检标本诊断步骤

CD病理改变多样化，需要全面观察组织各种结构的改变，建议建立一套系统性
诊断步骤，逐个结构进行观察，才不会遗漏任何重要的信息。系统性诊断步骤应包

括观察表面上皮及隐窝的改变、黏膜固有层的改变、黏膜肌层及黏膜下层的改变等（表 4-1）。提示慢性病变的改变包括隐窝结构的改变、基底浆细胞增生和帕内特细胞化生或幽门腺化生等。

表 4-1　内镜下活检组织诊断的系统性观察

系统性观察内容
黏膜结构改变
隐窝方向（有无分支变形）
隐窝长度（有无隐窝延长）
隐窝基底到黏膜肌层的距离（有无隐窝缩短）
隐窝间的距离（有无隐窝缺失）
小肠黏膜绒毛有无变短变平
结肠黏膜表面有无绒毛化
帕内特细胞化生或幽门腺化生
黏蛋白含量（杯状细胞数量）
神经内分泌细胞增生
炎症改变
炎症细胞有无增多
慢性炎症细胞分布（弥漫性/局灶性）
中性粒细胞浸润（上皮内/隐窝腔内/固有层）
上皮内有无淋巴细胞增多
有无大量嗜酸性粒细胞浸润
肉芽肿：肉芽肿部位、数量、大小，有无多核巨细胞、坏死
有无特殊病原体感染
黏膜下层
纤维化

四、CD 内镜下活检标本的形态特征

CD 是肠道透壁性炎症，病理改变累及肠壁全层，而黏膜活检仅能显示黏膜层及表浅黏膜下层的形态改变，主要特征为黏膜慢性肠炎呈局灶性、斑片状分布特征及肉芽肿形成，结合临床、内镜及影像学改变，进行综合判断。

（一）斑片状或局灶性炎症细胞浸润

炎症细胞浸润不均一性是 CD 最常见的形态学改变，指黏膜固有层浸润炎症细胞密度不均一，且不局限于表浅固有层。节段性炎症（segmental inflammation）指炎

症分布不连续性，不同部位炎症细胞数量不等。斑片状炎症（patch inflammation）指在背景炎症细胞数量不同程度增加的基础上，局部炎症细胞数量明显增多。局灶性炎症（focal inflammation）指在正常炎症细胞密度的背景下，局灶炎症细胞数量增多（图4-4）。应该注意的是，正常淋巴滤泡，特别是原始滤泡，不应被认为是斑片状或局灶性炎症。炎症细胞浸润的分布评估包括不同部位之间、同一活检部位不同组织之间及同一活检组织内的比较。多段、多点活检可全面评估炎症分布的不均一性，对鉴别CD和UC有重要意义。

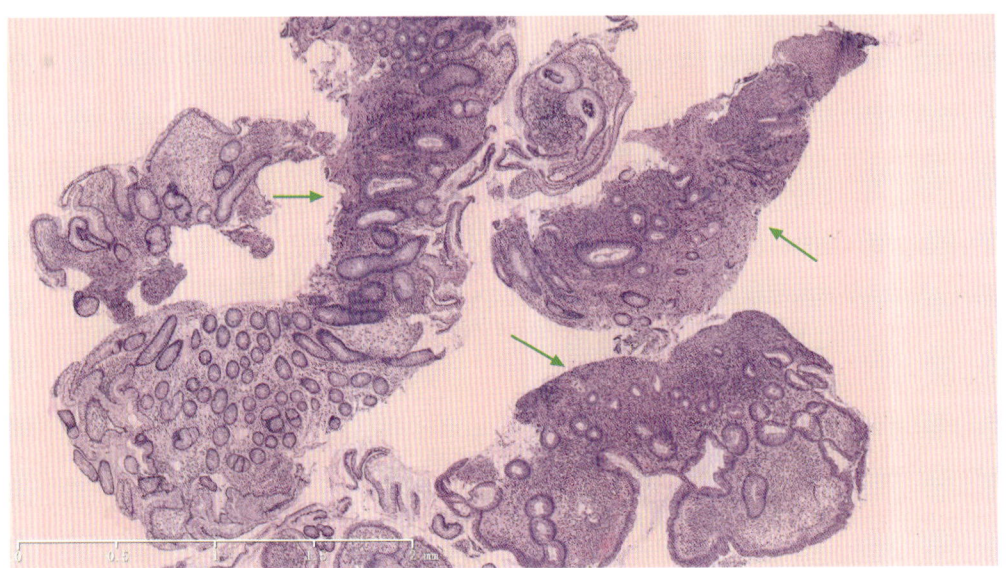

■ 图4-4　局灶性炎症
临床诊断为CD，内镜活检标本病理学检查见黏膜固有层炎症细胞分布不均，呈斑片状炎症，小肠绒毛增粗变短

　　浸润的炎症细胞主要为淋巴细胞和浆细胞等慢性炎症细胞，浸润细胞密度下重上轻，以黏膜层底部和黏膜下层为重，伴或不伴中性粒细胞浸润。黏膜下层炎症细胞浸润比黏膜层更为密集，形成不成比例的黏膜下层炎症细胞浸润（disproportionate submucosal inflammation）（图4-5）。肠表面上皮下嗜酸性粒细胞和组织细胞增多是CD最早出现但非特异性的改变。

（二）慢性肠炎

　　慢性肠炎指黏膜固有层大量淋巴细胞、浆细胞浸润，同时黏膜结构异常，出现隐窝结构改变、幽门腺化生或帕内特细胞化生、基底浆细胞增多、炎性息肉等，在小肠可表现为绒毛变短变平、幽门腺化生等。

　　慢性肠炎不等同于"黏膜慢性炎"，慢性肠炎一般指长期慢性炎症或慢性损伤的

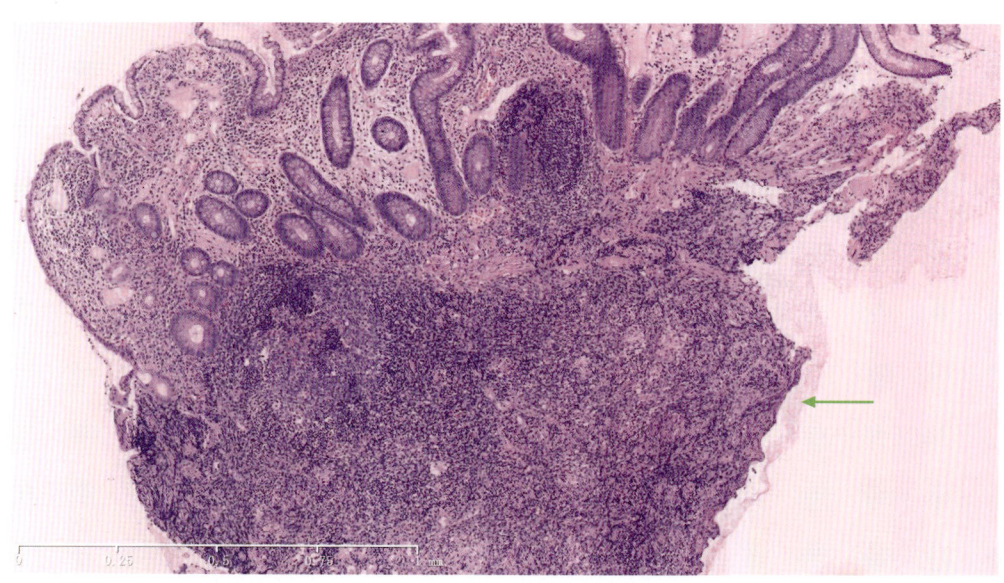

■ 图4-5 不成比例黏膜下层炎症细胞浸润
临床诊断为CD，内镜活检标本病理学检查见不成比例的黏膜下层炎症细胞浸润，黏膜下层炎症细胞浸润比黏膜层更为密集

基础上，出现黏膜结构改变。慢性肠炎可见于炎症性肠病、慢性感染性肠炎、慢性缺血、药物损伤等。识别慢性肠炎，注意慢性肠炎的范围、程度，对炎症性肠病的诊断及鉴别诊断具有重要作用。

（1）隐窝结构改变

隐窝结构改变包括隐窝分支、隐窝扭曲变形、隐窝延长、隐窝缩短和隐窝缺失等。在包埋方向良好的黏膜活检组织中出现两个以上的分支隐窝可认为异常。隐窝分支指隐窝分成两个或多个分支。隐窝变形指隐窝非平行排列，大小不等或囊状扩张。隐窝延长指与周围正常黏膜隐窝相比，隐窝长度明显加长。隐窝缩短指隐窝长度变短，底部不与黏膜肌层相贴，伴或不伴基底浆细胞增多。隐窝缺失指隐窝数量减少，隐窝之间距离显著增宽，超过一个隐窝宽度。

CD的隐窝结构改变多呈局灶性分布，在局灶性或斑片状炎症基础上超过10%的隐窝出现上述异常改变（图4-6）。新发或治疗后病例，隐窝形态可无明显改变。但应该注意的是正常直肠黏膜可出现少量不规则或缩短的隐窝，另外，淋巴滤泡旁的隐窝出现轻度结构改变，不能作为评估隐窝结构的可靠依据。

隐窝结构改变，出现隐窝扩张、分支，是黏膜慢性损伤的表现，是反复黏膜损伤与隐窝无效修复的结果。在急性自限性肠炎，隐窝基底干细胞未受破坏，依托原有间质框架，使损伤的隐窝得以完全修复，形成基本正常的新的黏膜。然而IBD等慢性病变过程中，炎症不断损伤隐窝，修复过程被反复中断，新生的隐窝出现不规

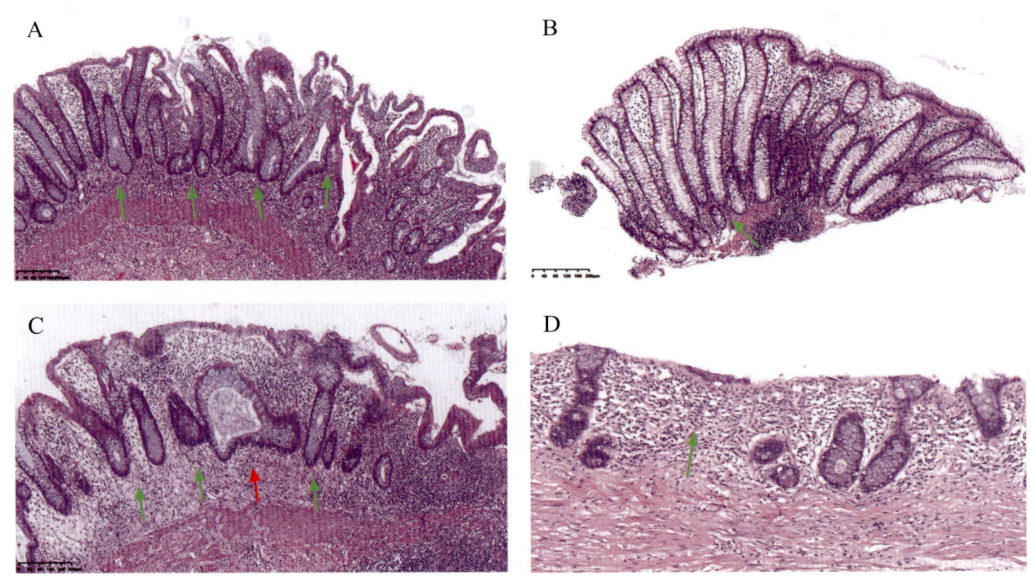

■ 图 4-6　隐窝结构改变

内镜活检标本病理学检查隐窝结构改变。图 A 为隐窝分支，图 B 为隐窝延长，图 C 为隐窝缩短（绿色箭头）、隐窝变形（红色箭头），图 D 为隐窝缺失

则形态。有些隐窝永久性失修复，导致隐窝缺失，在固有层留下空隙。

（2）化生

化生包括幽门腺化生与帕内特细胞化生。

幽门腺化生是 CD 重要的形态学特征，最常见于小肠 CD，也可见于结肠 CD。幽门腺化生指隐窝修复过程中，被富含中性黏液的腺体替代所形成。腺体细胞类似幽门腺或 Brunner 腺体，与 Brunner 腺体不同的是，化生的幽门腺一般不延伸至黏膜肌层以下。化生幽门腺多在溃疡边缘黏膜内，呈单个腺体或簇状聚集，一般比幽门腺或 Brunner 腺分布稀疏。腺上皮呈柱状，胞质透亮，含不清楚的中性黏蛋白颗粒，细胞核呈卵圆形或圆形，位于细胞基底（图 4-7）。幽门腺化生提示黏膜慢性损伤，常与黏膜溃疡和修复有关。有学者提出，在恰当的临床背景下，回肠末段幽门腺化生是 CD 小肠炎特有的变化。

结肠黏膜可出现帕内特细胞化生，出现于左半结肠更有意义。小肠则表现为帕内特细胞数量增多。

（3）小肠绒毛变短变平

小肠绒毛增粗变短或萎缩变平（图 4-7），最常见于回肠，是由于 CD 不断损伤绒毛及隐窝，导致绒毛修复过程被反复中断，无法完全修复，提示病变的慢性损伤过程。

（三）肉芽肿

肉芽肿是形态学上诊断 CD 的重要条件，指 5 个以上上皮样组织细胞聚集形成

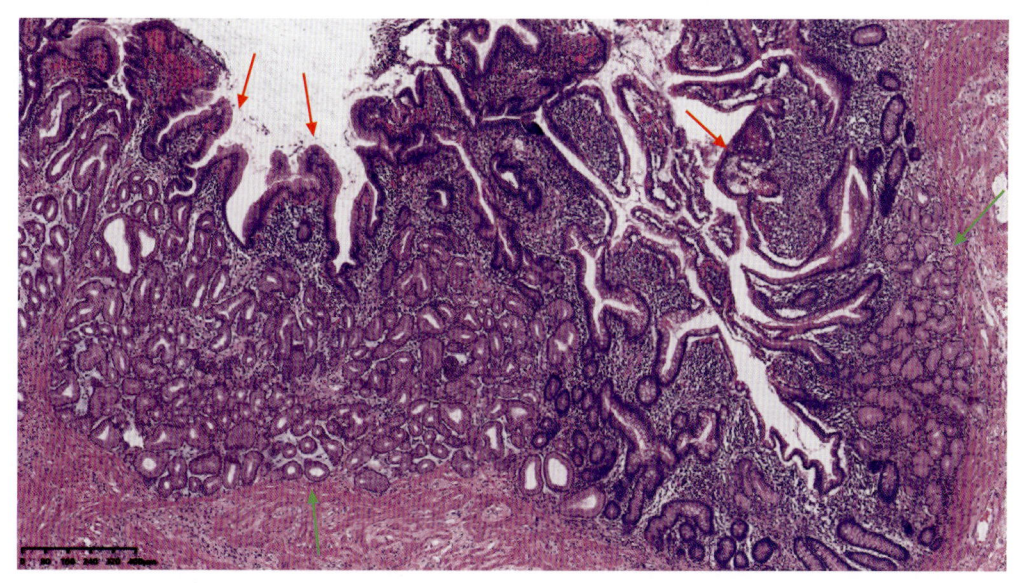

图 4-7 幽门腺化生，小肠绒毛增粗变短

临床诊断为CD，内镜活检标本病理学检查见回肠黏膜幽门腺化生（黑色箭头），小肠绒毛增粗变短（红色箭头）

的结节，一般边界不清，中央多无坏死灶或核碎片。肉芽肿可位于黏膜层与黏膜下层，以前者多见。肉芽肿体积一般较小，直径多在 0.4 mm 以下，极少数病例可见直径超过 1 mm 的肉芽肿。数量少，一块活检组织中很少超过两个肉芽肿。极少融合。构成肉芽肿的上皮样组织细胞一般排列较疏松，胞浆丰富、淡染，核多呈椭圆形或短梭形，核膜薄而不光滑，稍扭曲，核染色质细，含 1~2 个小核仁（图 4-8A）。肉芽肿周边可围绕小淋巴细胞呈袖套状。仅有数个上皮样组织细胞的肉芽肿称为微肉芽肿（microgranuloma）（图 4-8B），体积非常小，很容易忽略，需要仔细观察。偶可见单独出现的多核巨细胞，但并非特征性改变。肉芽肿出现与 CD 活动性没有相

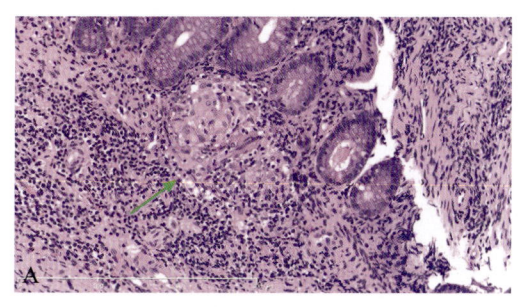
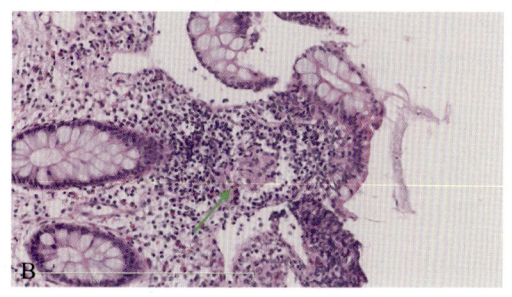

■ **图 4-8 肉芽肿**

临床诊断为CD，内镜活检标本病理学检查见肉芽肿，由排列较疏松的上皮样组织细胞构成的结节（A），微肉芽肿仅有数个上皮样组织细胞构成的肉芽肿，体积很小，容易遗漏（B）

关性，也不影响术后复发率。

活检组织中肉芽肿的检出率文献报道差异很大，结肠镜活检标本检出率为15%～36%。笔者回顾52例临床诊断CD的活检病例，其中67%的病例检出肉芽肿。内镜医师取材的数量与准确性、多切面观察、病理科医师识别肉芽肿形态的敏感性等都影响肉芽肿的检出率。

值得注意的是，隐窝炎症引起隐窝破裂、黏液外溢形成反应性肉芽肿，称为隐窝溶解性肉芽肿（cryptolytic granuloma）（图4-9）。该肉芽肿包绕隐窝破裂处，其内常可见异物巨细胞。这种肉芽肿并非CD特征性改变，可出现于任何引起隐窝破坏的情况，不能作为诊断CD的证据。尤其溃疡性结肠炎伴隐窝溶解性肉芽肿，不应误诊为CD。溃疡或脓肿灶内的异物肉芽肿、化脓性肉芽肿均不能作为诊断CD的特征性肉芽肿。

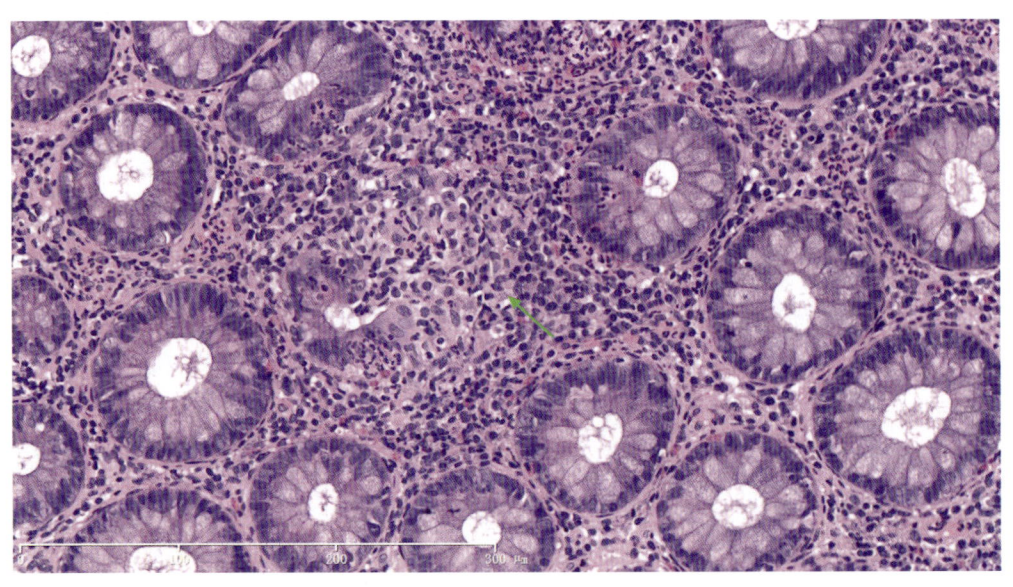

■ 图4-9　隐窝溶解性肉芽肿
内镜活检标本病理学检查见隐窝溶解性肉芽肿，隐窝破裂，黏液外溢形成反应性肉芽肿，包绕隐窝破裂处

（四）溃疡

溃疡可位于小肠和结直肠，包括阿弗他溃疡和裂隙状溃疡。阿弗他溃疡（aphthous ulcer）又称为口疮样溃疡，部位浅表，贴近集合淋巴小结，是CD的早期特点，甚至在炎症细胞浸润黏膜固有层之前出现。肠上皮M细胞接受抗原刺激，引起其下方淋巴滤泡增生，同时肉芽肿形成，继而形成浅表溃疡。

随着病变发展，溃疡逐渐增大。最终溃疡表面可由单层立方修复上皮被覆，溃疡灶内隐窝数量减少，发生于小肠的溃疡修复后绒毛变平，失去正常的绒毛结构。

五、病变活动性

UC 已经建立内镜下活检标本评估疾病活动性的评分标准，但 CD 尚无明确的评估方法。形态学上病变活动性的指标是中性粒细胞浸润引起上皮破坏，形成隐窝炎、隐窝脓肿或黏膜上皮糜烂。黏膜固有层中性粒细胞浸润一般不作为组织学上病变活动性判断的标准。CD 病变节段性分布，可能造成取样误差，影响活动性评估的准确性。活检组织中未见活动性证据，不代表患者没有活动性病变。CD 内镜下活检标本评估 CD 活动性应从回肠到结肠多段多点取材，方能提供充分的活动性信息。但目前从组织学角度研究 CD 活动性的资料非常有限，对其应用价值临床专家暂无统一的意见。

六、病程与药物治疗对组织学形态的影响

新发 IBD 各种形态学改变出现有先后不同。局灶性基底浆细胞增多最早出现，在发病 15 d 内出现，随着病程变得广泛。早期 CD 可表现为累及肠道多个部位的局灶性增强性炎症，部分病例同时累及上下消化道。隐窝结构改变一般在发病 15 d 后出现。一般发病 6 周后，慢性病变的各种表现均可在组织学上出现。病变进展，表现为多部位活动性慢性肠炎，炎症分布不均匀。严重病变表现为明显的慢性肠炎，小肠绒毛变短变平，隐窝分支，幽门腺化生等。严重的活动性病变，黏膜病变发展为糜烂或溃疡。

药物治疗对 IBD 的影响与病程、病变初期的炎症细胞浸润密度等有关。病程长或治疗后基底浆细胞增多会消失，但隐窝形态改变一般会持续存在。帕内特细胞化生常发生于长期病变。长期应用泼尼松尼、柳氮磺吡啶和 6-MP 治疗后肉芽肿可消失。环孢素可引起异型增生。

七、内镜下活检标本诊断策略

CD 的形态多样，病程的不同阶段可能具有不同的形态，药物治疗会影响病变形态，因此，CD 内镜下活检的诊断、取材应该在治疗之前，进行规范的系统性黏膜活检，全面结合临床、内镜、影像学表现，进行综合分析与判断。

CD 炎症分布呈局灶性和不均匀性，多点、多部位活检可评估病变分布特征，而单部位活检提供信息有限，往往难以通过单部位活检明确诊断。影像学可全面观察全消化道肠壁病变分布、肠系膜血管及淋巴结病变，对于病变分布具有非常重要的提示作用，是活检诊断中不可忽视的参考依据。

合适的临床背景下，多部位慢性肠炎，炎症分布不均，小肉芽肿形成，支持 CD

诊断。上、下消化道同时累及多部位的局灶性炎症，支持早期 CD 诊断。如果仅有肉芽肿出现，而不伴黏膜结构改变，诊断 CD 应该谨慎，必须特别注意排除肉芽肿形成的感染性肠炎，例如肠结核、肠真菌感染等。无肉芽肿形成，仅见慢性肠炎改变，需要充分的临床、影像资料，进行综合分析，对于临床或影像学表现不典型的病例，例如老年人，病程较短，病变范围较局限时，诊断尤其需要慎重。

八、鉴别诊断

（一）UC

UC 病变呈连续性分布，炎症以左半结肠为主。多部位多节段黏膜活检，有助于病理科医师观察炎症的分布及程度，对鉴别诊断有帮助。UC 炎症细胞弥漫性浸润黏膜全层，黏膜隐窝广泛变形、分枝、萎缩，活动期可见广泛的隐窝炎及隐窝脓肿（图 4-10）。UC 一般不会出现肉芽肿，但偶见隐窝破裂性肉芽肿，需注意观察隐窝破裂性肉芽肿位于破裂隐窝旁，中间可见中性粒细胞或嗜酸性粒细胞浸润。斑片状炎症细胞浸润可出现于活动性 UC 的缓解期和儿童 UC 患者，鉴别诊断时应该注意。UC 与 CD 的形态学区别见表 4-2。

UC 多无回肠末段病变，当回肠末段活检提示炎症性病变，应注意结合内镜所见病变范围进行诊断。若结肠病变局限于近端结肠，明确的慢性活动性回肠炎症，提示为 CD。若全结肠炎，活动性病变延伸至盲肠，回肠末段炎症可能提示为倒灌性回肠炎，尤其在没有肉芽肿及慢性黏膜损伤证据的情况下。倒灌性回肠炎常累及回

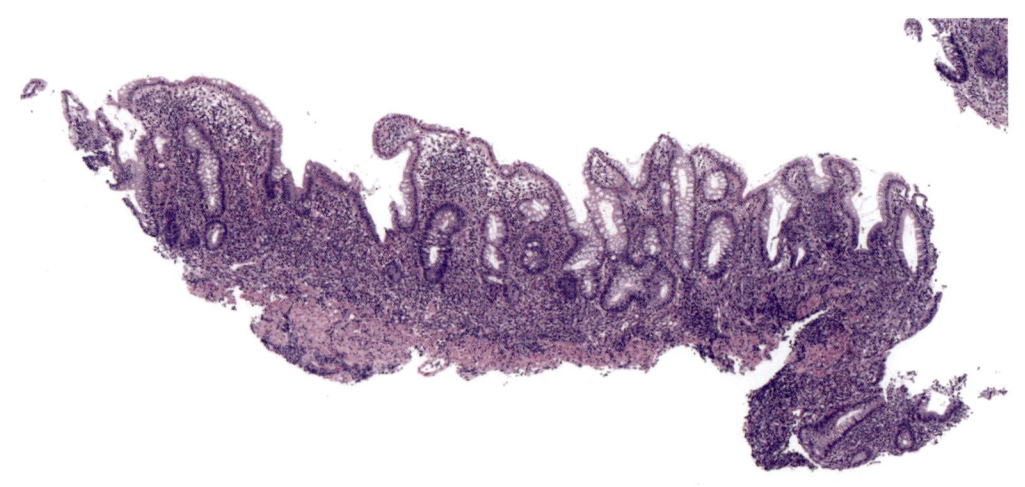

■ 图 4-10　溃疡性结肠炎
临床诊断为 UC，内镜活检标本病理学检查见黏膜全层弥漫性炎症细胞浸润，隐窝广泛分支变形

表4-2 内镜下活检标本 CD 与 UC 形态学的区别

	CD	UC
固有层慢性炎症细胞浸润	局灶性	弥漫性
回肠病变	常见	少见
隐窝结构改变	局灶性	弥漫性
隐窝炎、隐窝脓肿	局灶性	常见
黏蛋白减少（杯状细胞减少）	少见	明显
肉芽肿	可见	无，隐窝溶解性肉芽肿除外
帕内特细胞化生	少见	可见
幽门腺化生	可见	少见

肠末段距回盲瓣 5 cm 内，偶尔重症病例可至 10 cm。当回肠末段出现慢性黏膜损伤证据，例如深溃疡、幽门腺化生及肉芽肿等，即使有全结肠炎症，仍应考虑 CD 的诊断。

（二）肠结核

CD 和肠结核的特征性病理改变都是形成肉芽肿，两者在临床和病理学上常常需要鉴别。肺结核证据、结核菌素纯蛋白衍化物（purified protein derivative，PPD）皮试强阳性等临床表现支持结核。肠结核病变多局限于回盲部，内镜下呈环形溃疡。影像学可见肠系膜淋巴结环形强化。肠结核的肉芽肿往往数量多，体积大，直径多超过 0.4 mm，常融合呈巨大肉芽肿。肉芽肿边界清楚，类上皮细胞排列密集，胞质较红，常可见 Langhans 巨细胞（图 4-11）。可伴有干酪样坏死。若仅有肉芽肿形成，黏膜没有慢性肠炎改变，尤应考虑肠结核的可能性。肠结核肉芽肿多位于黏膜下层，若取材仅取到黏膜层，有可能见不到肉芽肿，而影响诊断准确性。

抗酸染色对诊断肠结核有重要作用，结核杆菌呈紫红色杆状（图 4-12），但肠结核标本中的阳性检测率低，抗酸染色阴性不能作为排除肠结核的依据。抗酸染色阳性时，阳性菌数量也常常很少，需要非常仔细地观察。结核 PCR 检测有助于诊断。

（三）肠白塞病

临床出现口腔、生殖器和眼部溃疡。很少累及结肠，常在回盲部见单个或多个边界清楚的深溃疡。组织学特征为淋巴细胞性血管炎，多位于浆膜下层或黏膜下层较深处。实际工作中，内镜下活检标本很少真正见到血管炎，故大多数情况下不能通过活检明确肠白塞病的诊断。由于肠白塞病往往有体积较大的溃疡，活检组织在溃疡底肉芽组织中常可见中性粒细胞浸润血管壁，这是肉芽组织内常见的改变，注意不能作为血管炎的证据。急性缺血时，溃疡旁黏膜呈缺血改变，活检可提示病变与缺血相关，可排除 CD。慢性病变，溃疡旁黏膜呈慢性肠炎改变，尤其是单部位取材

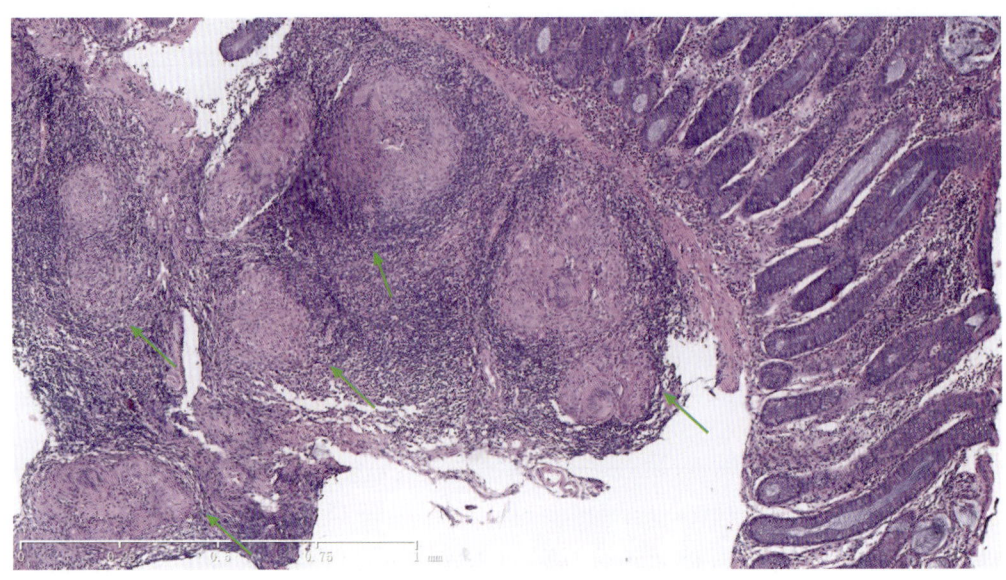

■ 图 4–11　结核性肉芽肿

临床诊断肠结核，内镜活检标本见肉芽肿数量多、体积大、常融合，可见Langhans巨细胞

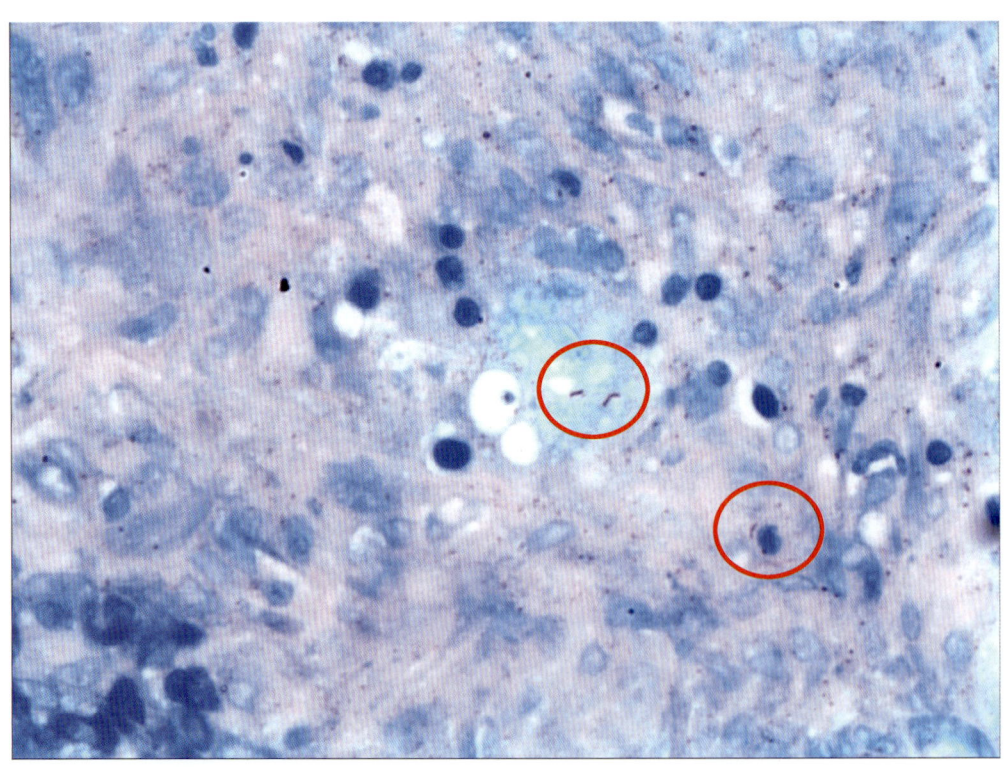

■ 图 4–12　抗酸染色阳性

临床诊断为肠结核，内镜活检标本抗酸染色阳性，显示为紫红色杆状

时，很难与 CD 相鉴别。肠白塞病没有肉芽肿形成，若有肉芽肿，则不支持肠白塞病。

（四）感染性肠炎

急性感染性肠炎常需与新发 CD 相鉴别，临床和内镜下表现常有相似，可见阿弗他溃疡，组织学上衣原体、假结核耶尔森菌、沙门菌、弯曲杆菌等均可出现肉芽肿。急性感染性肠炎临床上表现为病程短，常 < 1 个月，腹泻，便中带血，治疗后无复发。活检显示为急性肠炎改变，黏膜固有层炎症细胞浸润主要位于上 2/3，伴水肿、出血，中性粒细胞数量明显多于淋巴细胞、浆细胞，无基底浆细胞增多及黏膜隐窝结构改变等慢性肠炎的形态改变。

（五）淋巴瘤

CD 的临床表现和内镜表现有时与淋巴瘤相似，必须依靠组织学活检确定有无淋巴瘤。回结肠最常见的 T/NK 细胞性淋巴瘤是结外鼻型 NK/T 细胞性淋巴瘤，最常见的 B 细胞性淋巴瘤为弥漫大 B 细胞淋巴瘤。淋巴瘤多表现为反复高热，肠道出现肿物或深大溃疡。组织学肠黏膜结构破坏，大量异性细胞弥漫浸润，细胞多形性明显，核一般较大，染色质深，核分裂像易见（图 4-13）。可伴灶性坏死。免疫组化可鉴别。

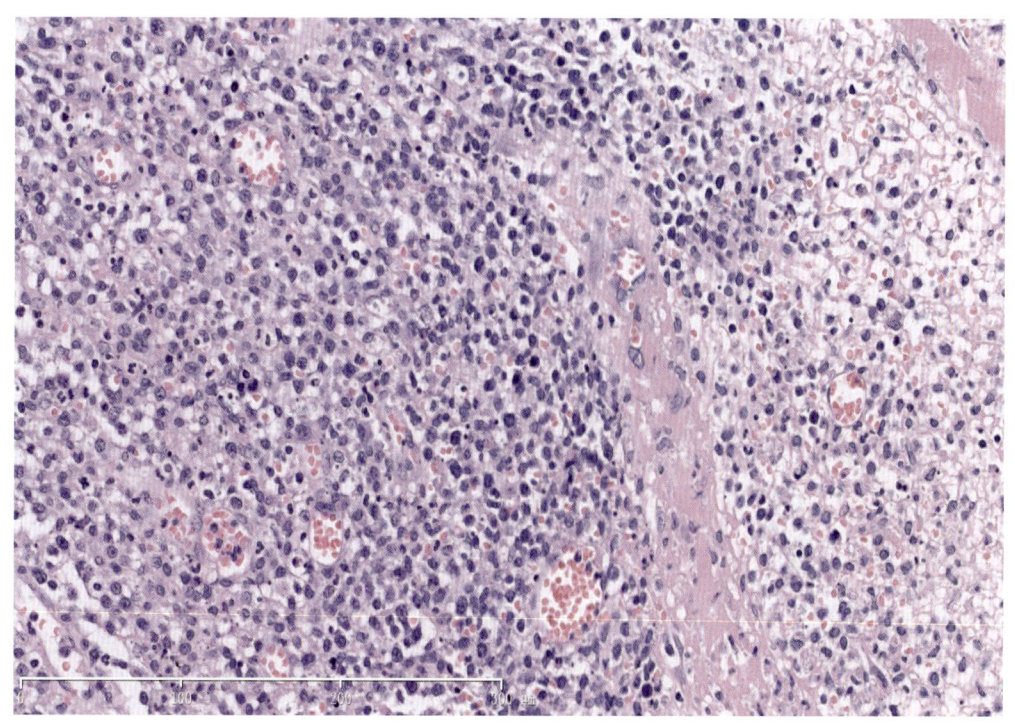

■ 图 4-13 肠道淋巴瘤

临床诊断为肠道淋巴瘤，内镜活检标本病理学诊断为结外鼻型NK/T细胞性淋巴瘤，大量异型淋巴样细胞浸润

第二节　手术切除标本

手术切除标本的大体检查与取材对于全面认识病变非常重要，充分、全面的取材是组织学认识病变核心特征的基础，通过综合分析组织学改变的主次关系，才能进行准确的诊断和鉴别诊断。

一、大体标本检查与取材方法

辨认小肠及结肠，分别测量小肠及结肠的长度、管径，寻找阑尾，并测量其长度、管径。观察肠壁浆膜面是否光滑。小肠沿肠系膜对侧缘剪开，结肠沿前结肠带剪开。观察各肠段黏膜形态改变、连续性或节段性，是否有溃疡、颗粒状等特殊改变。测量肠壁厚度，有无肠管狭窄，记录肠壁最厚、最薄处，狭窄段长度及肠管内径。观察肠壁有无瘘管、脓肿形成，测量其直径。观察有无脂肪包绕，记录其范围。

CD 的大体取材必须充分、全面，才能观察病变的节段性变化，故取材不应只取肉眼可见病变处，而应在送检标本全部肠段有规律地取材观察。建议每隔 3～5 cm 规律取材，切面与肠管长轴垂直，取材注意取肠壁全层，包括肠系膜脂肪血管组织。此外，肉眼可见的改变，如黏膜面的溃疡、息肉、瘘管、脓肿等，也应取材。肉眼正常处进行连续取材，有时可在显微镜下观察到对诊断有价值的节段性病变及早期病变。肠系膜淋巴结、系膜血管、手术切缘、回盲瓣、阑尾也应取材。

二、大体形态

CD 可累及胃肠道任何一段，包括从口腔到肛门的全部消化道，但最常累及末端回肠及右半结肠。根据病变部位，CD 分为小肠型、结肠型和回结肠型。结肠 CD 可单独发生，也可与其他部位 CD 同时存在。结肠 CD 有 3 种主要表现形式：全结肠炎、局限性结肠炎及局限于直肠的病变。约 75% 结肠 CD 在病程任何阶段伴有肛周病变，包括皮赘、深溃疡、肛裂、肛瘘、脓肿、窦道盲端、狭窄等。肛周病变可能在肠道病变之前出现。

（一）病变节段性分布

肠管炎症呈节段性分布，病变肠段具有跳跃性（skip lesion），病变肠段之间为正常肠段，两者之间分界清楚，病变黏膜充血、水肿、糜烂及溃疡。但是手术切除标本多仅为病变肠段，肉眼一般观察不到节段性病变的特征。

（二）溃疡

CD 黏膜面最早期的改变是阿弗他溃疡的形成，其下方为增生的淋巴滤泡。阿弗他溃疡在结肠较容易观察，在小肠黏膜表面绒毛可能影响观察。溃疡增大，相互融合，形成匍行或线状溃疡，最终可融合形成深而狭长的纵形溃疡（图4-14）。纵行溃疡是CD的特征性改变。溃疡间的黏膜水肿，相对隆起，被深溃疡分隔，形成鹅卵石样外观。纵形溃疡修复后，留下铁轨样瘢痕，瘢痕收缩可引起组织下陷。

（三）肠壁增厚、肠管狭窄

长期慢性病程，肠壁广泛纤维化，明显增厚、僵硬，成为叠加在其他表现上最为显著的形态改变（图4-15）。纤维化延伸至周围组织，使肠管与周围组织或器官粘连。

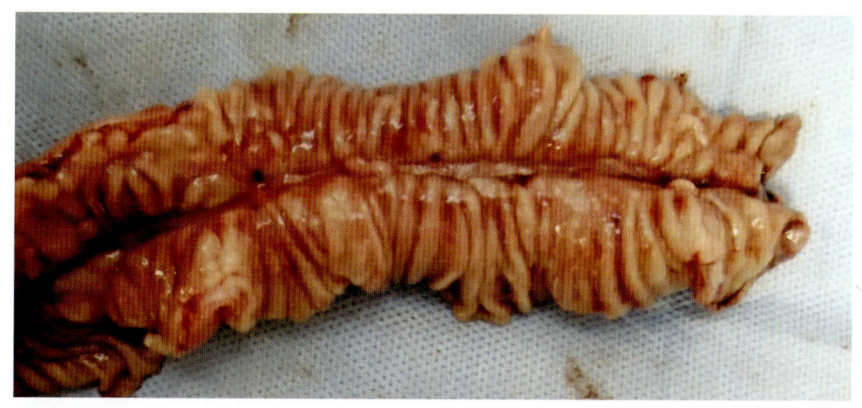

■ 图4-14 纵行溃疡
临床诊断为CD，手术切除标本大体标本检查病变肠段黏膜可见纵行溃疡

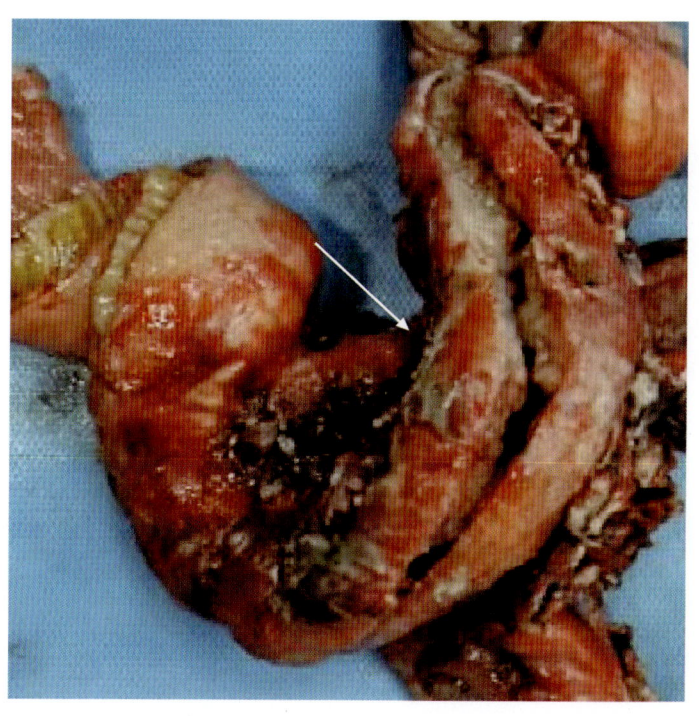

■ 图4-15 肠壁增厚
临床诊断为CD，手术切除标本大体标本检查病变肠段肠壁显著增厚，肠腔狭窄

肠壁纤维化明显增厚、僵硬，可引起肠腔狭窄，常见于回肠末端近回盲瓣处，可引起部分性、间断性肠梗阻。狭窄可发生于多段肠段，节段性狭窄与节段性扩张间隔出现。

（四）瘘管形成

瘘管形成是 CD 较常见的一种改变，常见于回肠或回盲部，偶可见于结肠。多由于裂隙状溃疡穿透肠壁而引起。瘘管旁可形成脓肿。由于炎症穿透肠壁的过程缓慢，炎性肠管相互粘连、包裹，故穿孔发生率较低，一般不会发生于结肠。

（五）炎性息肉和假息肉

黏膜表面可见炎性息肉和假息肉。炎性息肉为被覆肠上皮的炎性肉芽组织增生形成的突起。假息肉指溃疡间残留的黏膜岛。这些息肉状改变可发生于任何肠段，以横结肠和脾曲最多见。直径数毫米至数厘米，可为黏膜面小突起，或狭长带蒂息肉，或巨大分叶状肿物。丝状息肉病（filiform polyposis）是一种罕见的炎性息肉病，多见于 UC 和 CD，由大量绒毛状息肉密集排列构成，长度 2~3 cm，伴炎症和水肿。可见结肠各处，但一般不发生于直肠。

（六）浆膜面改变

浆膜面可有炎性渗出物被覆，后期纤维化，与周围组织粘连，可在肠管周围形成巨大炎性包块，类似结肠癌。回肠表面可见脂肪组织沿肠系膜延伸，包裹肠管，形成脂肪包绕，称为爬行脂肪（creeping fat），对诊断 CD 具有很高的预测价值（图 4-16），这种改变偶可见于结肠。

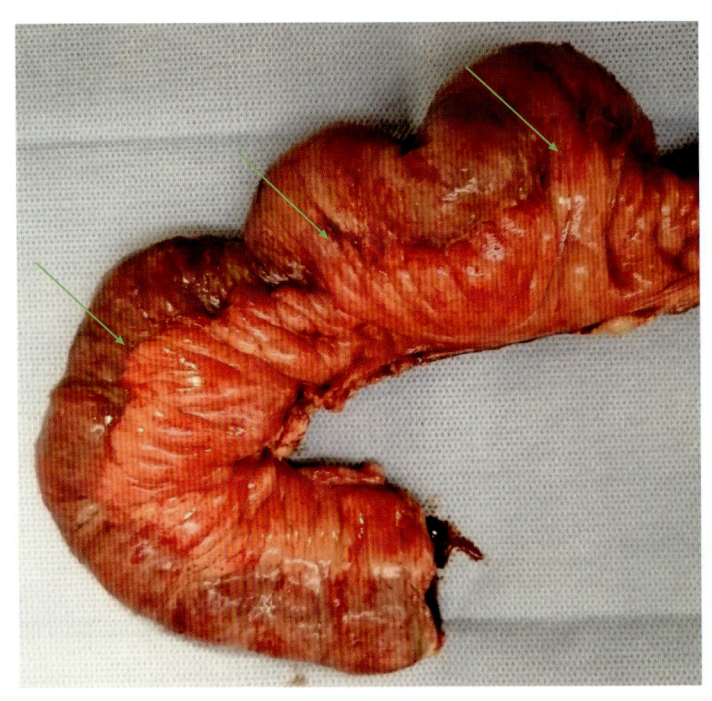

■ 图 4-16　爬行脂肪
临床诊断为 CD，手术切除标本大体标本检查病变肠段表面脂肪组织增生，包绕肠管

三、组织学形态

CD 的特征性改变最早由 Crohn 和 Ginsberg 于 1932 年发表的文章中描述，改变包括不规则分布的阿弗他溃疡、结节状淋巴滤泡增生、不规则肌层增生、黏膜下层神经组织增生及结构疏松的肉芽肿，这些特征在 CD 中或多或少地以不同组合方式出现。

（一）透壁性炎症

病变肠段炎症细胞浸润肠壁全层（图 4-17）。炎症细胞以淋巴细胞、浆细胞为主。黏膜下层和浆膜层可见炎症细胞在血管、淋巴管周围浸润。疾病早期黏膜下层间质水肿，疾病后期广泛纤维化。活动性 CD 可伴有局灶性隐窝炎及隐窝脓肿。

正常情况下淋巴滤泡位于回肠黏膜层和黏膜下层交界处。CD 淋巴滤泡增生，伴或不伴生发中心形成，可见于肠壁全层，多位于黏膜下层、浆膜层，亦可见于黏膜层和固有肌层，甚至深达浆膜脂肪组织中，可见多个淋巴滤泡呈串珠状增生。

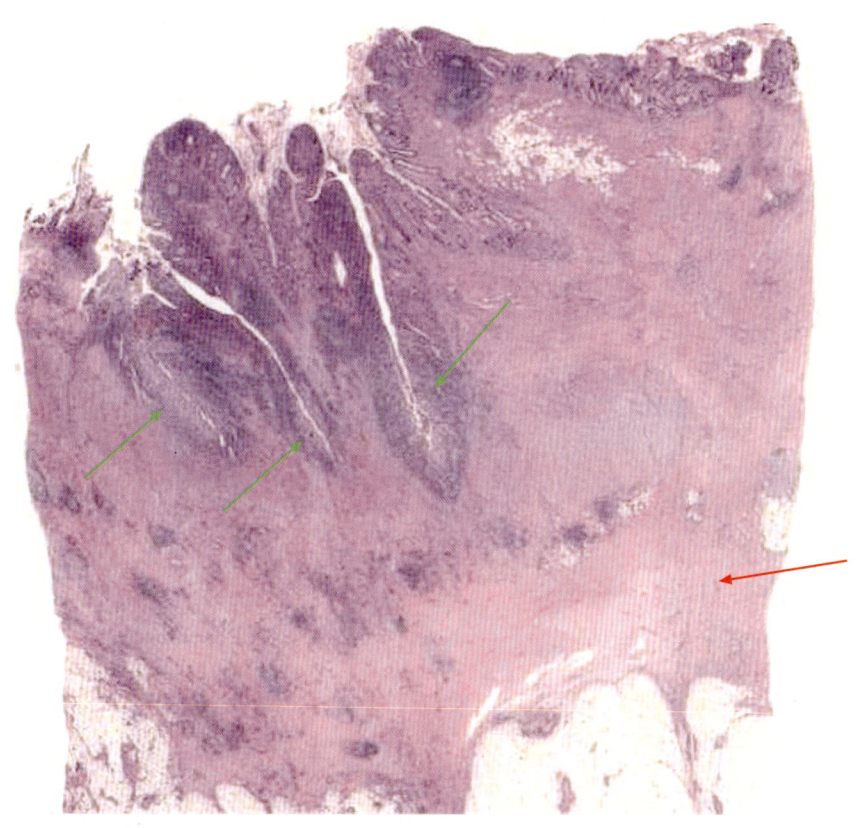

■ 图 4-17　透壁性炎症和裂隙状溃疡
临床诊断为 CD，手术切除标本病理学检查见炎症细胞浸润肠壁全层，溃疡呈裂隙状（绿色箭头），肠壁纤维组织增生（红色箭头）

（二）溃疡

肠壁常见溃疡形成，早期呈阿弗他溃疡，表面为小而局限的溃疡，其下方为增生的淋巴滤泡。随病变发展，溃疡增大、融合，肠黏膜缺损，被肉芽组织取代。

CD 溃疡可沿肠黏膜走行，也可向肠壁深层走行，形成特征性的裂隙状溃疡。裂隙状溃疡深而狭长，边界清楚，呈刀切状，与肠管长轴呈一定角度伸入肠壁深层（图 4-17）。溃疡表面为炎性渗出物，溃疡底为肉芽组织，伴组织细胞增生。溃疡修复后表面可由单层立方上皮被覆，细胞核较肠上皮稍增大，胞质嗜酸性。有时由于切片造成的组织裂开，不应误认为裂隙状溃疡，其表面无炎性渗出物或修复上皮被覆。裂隙状溃疡穿透肠壁，引起粘连、瘘管、脓肿及肠周炎性假瘤的形成（图 4-22）。

（三）慢性肠炎

黏膜可见广泛的慢性肠炎改变，黏膜固有层大量淋巴细胞、浆细胞浸润，小肠绒毛增粗、变短，甚至变平，回肠末端常见幽门腺化生（图 4-18），结肠可见隐窝分支、隐窝缩短等（图 4-19）。

常可见活动性改变，隐窝炎、隐窝脓肿多成散在或局灶性分布，数量不多。

（四）肉芽肿

肉芽肿可见于肠壁各层，体积较小，数量较少，需要仔细寻找。肠旁淋巴结内也可见肉芽肿。治疗后病例，肉芽肿数量可能很少，或仅见散在多核巨细胞（图 4-20），甚至不见肉芽肿。若切除标本中可见数量较多的肉芽肿，应注意与肠结核相鉴别。

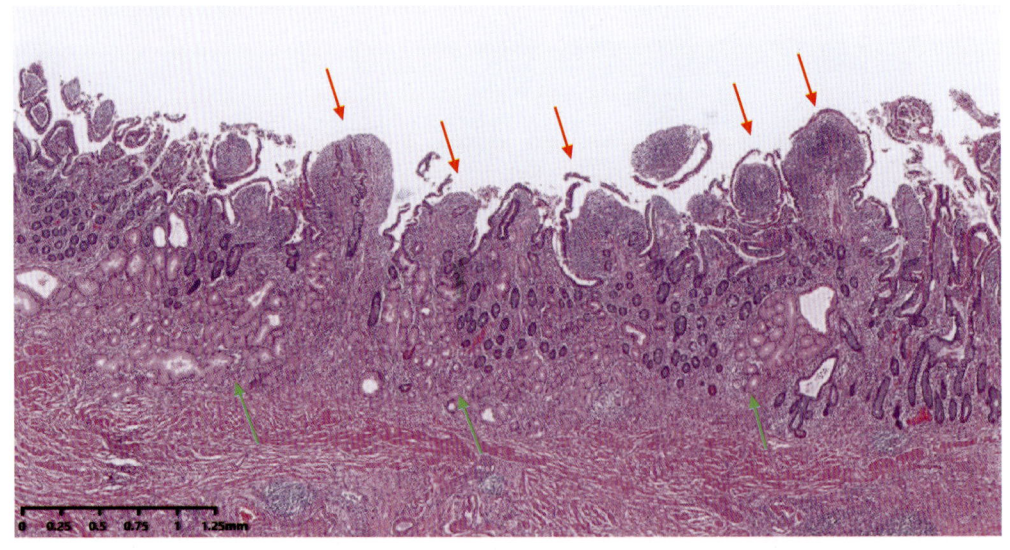

■ 图 4-18　慢性小肠炎
临床诊断为 CD，手术切除标本病理学检查见小肠绒毛增粗、变短（红色箭头），幽门腺化生（绿色箭头），固有层大量慢性炎症细胞浸润

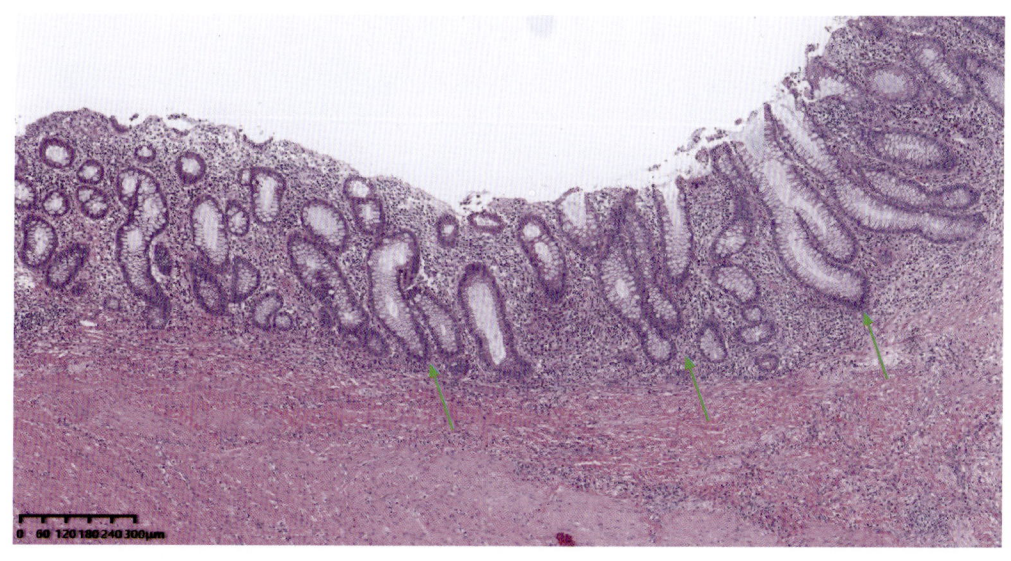

■ **图4-19** 慢性结肠炎

临床诊断为CD,手术切除标本病理学检查见结肠黏膜隐窝分支,固有层大量慢性炎症细胞浸润

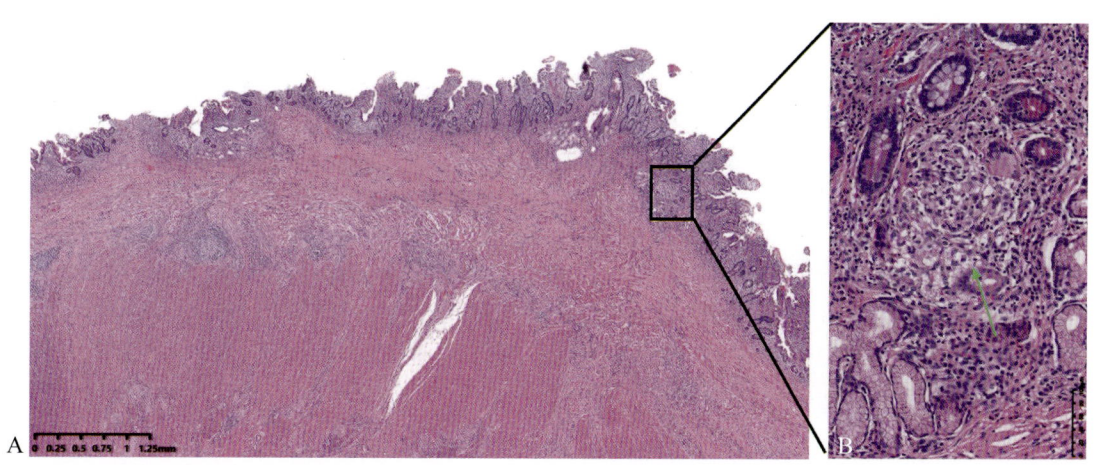

■ **图4-20** 肉芽肿

临床诊断为CD,手术切除标本病理学检查见黏膜广泛慢性肠炎,肠壁广泛纤维化,可见个别小肉芽肿(图A方框内,图B箭头所指)

(五)炎性息肉和假息肉

炎性息肉是炎症刺激引起黏膜增生构成,呈指状突起,可为黏膜组织呈息肉状增生(图4-21),或炎性肉芽组织伴不同程度的炎症细胞浸润,表面可被覆修复性上皮。假息肉实际上为残留的黏膜岛,被深溃疡分隔而成,由黏膜及黏膜下层组织构成,可见组织水肿、纤维化、黏膜肌层增生。

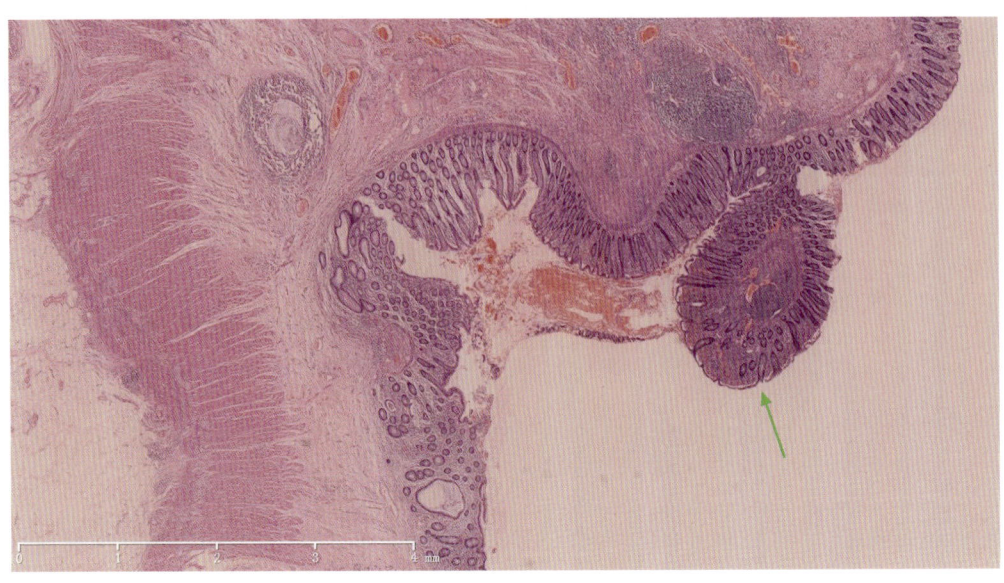

■ 图 4-21　炎性息肉
临床诊断为CD，手术切除标本病理学检查见黏膜增生，呈息肉状突起

（六）肠壁纤维化

肠壁纤维组织增生及胶原化以黏膜下层、浆膜下层最为显著，是肠壁增厚、肠腔狭窄的主要原因之一。黏膜下层常显著增宽，纤维化可沿血管、淋巴管延伸至浆膜层和肠旁组织（图4-22），可同时引起硬化性淋巴管炎、闭塞性静脉内膜炎和动脉内膜炎。

（七）肌层增生

固有肌层及黏膜肌层均可出现不同程度的增生，固有肌层增厚是肠壁增厚、肠腔狭窄的主要原因之一。较深的溃疡修复后，增生的黏膜肌层与固有肌层可融合，黏膜下层消失（图4-23）。

（八）神经组织增生

CD常伴自主神经丛增生，神经束体积增大，有时呈丛状神经瘤样增生，增生的神经束内可见神经节细胞数量增多，可见于黏膜层、黏膜下层及肌层（图4-24）。增生的神经组织可伴淋巴细胞、浆细胞等慢

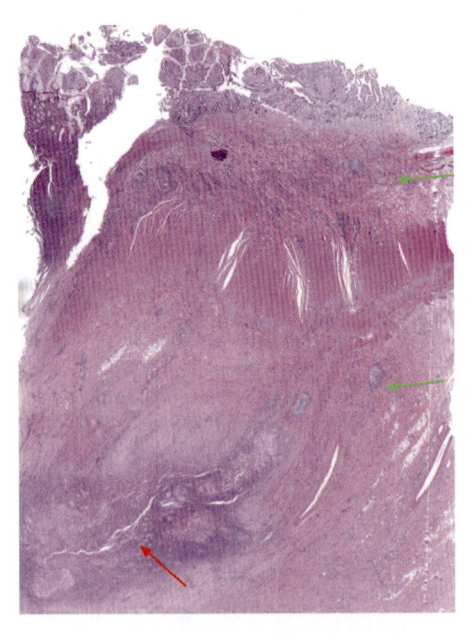

■ 图 4-22　肠壁纤维组织增生和肠壁脓肿
临床诊断为CD，手术切除标本病理学检查见黏膜下层和浆膜下层纤维组织显著增生（绿色箭头），肠壁脓肿形成（红色箭头）

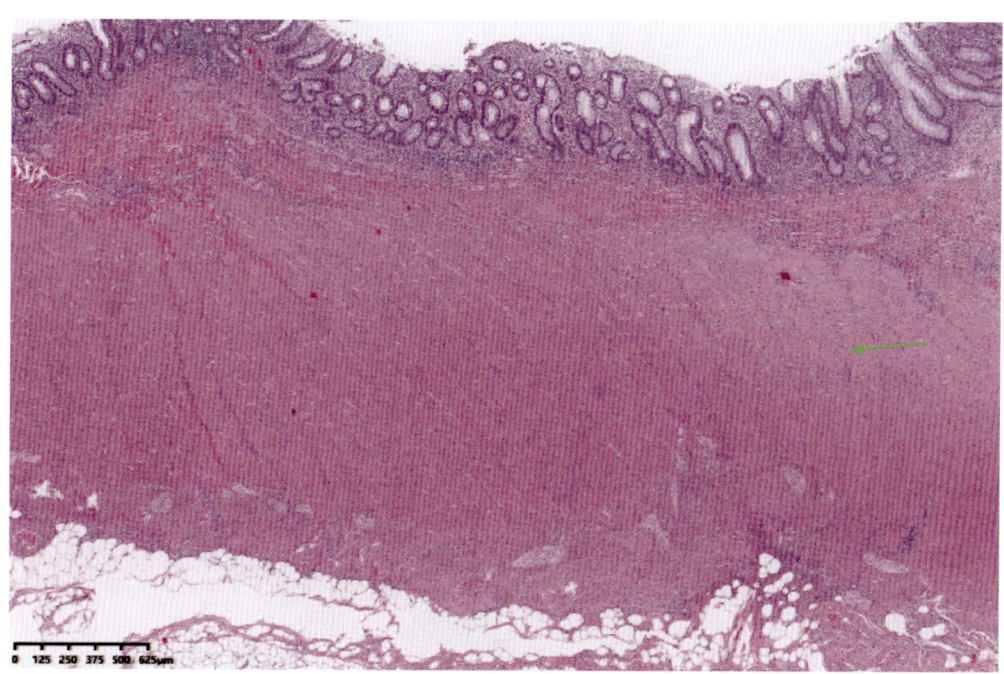

■ 图 4-23　肠壁肌层增生

临床诊断为CD，手术切除标本病理学检查见固有肌层增厚，与黏膜肌层融合，黏膜下层消失

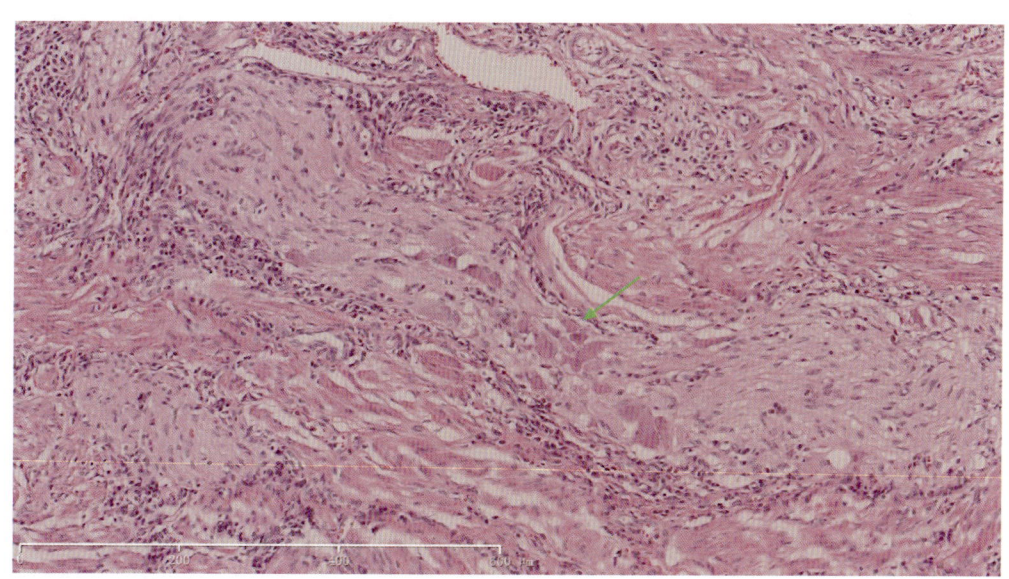

■ 图 4-24　神经组织增生

临床诊断为CD，手术切除标本病理学检查见神经组织增生，神经束体积增大，神经节细胞数量增多

性炎症细胞浸润，形成神经周围炎。

（九）血管改变

CD 可伴局部血管改变，主要为退行性或炎症性改变，约 5% 的 CD 患者出现闭塞性动脉内膜炎、慢性静脉炎及其他血管病变。闭塞性改变包括内膜增生、内膜下纤维化、中层平滑肌增生、中层纤维化及外膜纤维化等改变，均不伴炎症细胞浸润（图 4-25）。血管退行性改变可为血管黏液样变性或钙化，造成血管腔狭窄。静脉改变常为血管壁纤维组织或平滑肌的增生，造成不规则增厚、硬化，病变的血管周围可见炎症细胞浸润和肉芽肿形成。

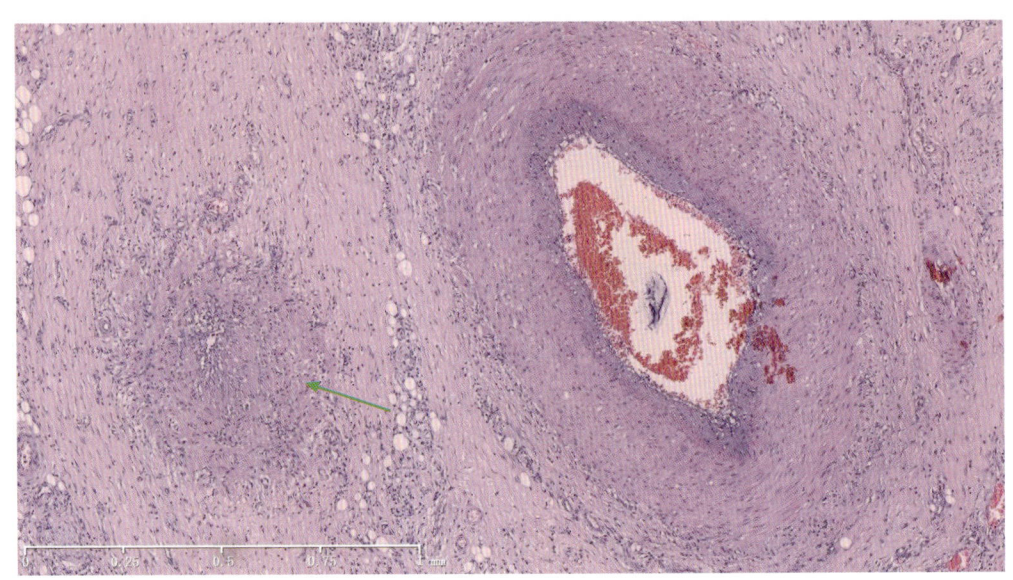

■ 图 4-25 血管改变
临床诊断为CD，手术切除标本病理学检查见血管平滑肌增生，形成闭塞性改变

（十）淋巴管扩张

黏膜下层淋巴管扩张是 CD 常见的形态改变，常伴间质水肿、淋巴滤泡增生（图 4-26），但病变后期则被广泛纤维化取代。

CD 组织学改变复杂多样，其核心是节段性、透壁性慢性炎症，透壁性炎症引起肠壁全层的炎症相关改变，黏膜隐窝及腺体破坏，同时纤维组织增生、肌层增生等（图 4-27）。

手术切除标本可以全面显示肠壁各层的改变，可观察到多种 CD 的改变。手术切除标本中对诊断 CD 最具有辨识性的大体特点是回肠病变、裂隙状溃疡、脂肪包绕和肠壁增厚，最有辨识性的组织学特征是透壁性炎症、范围较广的慢性肠炎、体积小而数量少的肉芽肿和肠壁广泛纤维组织增生。

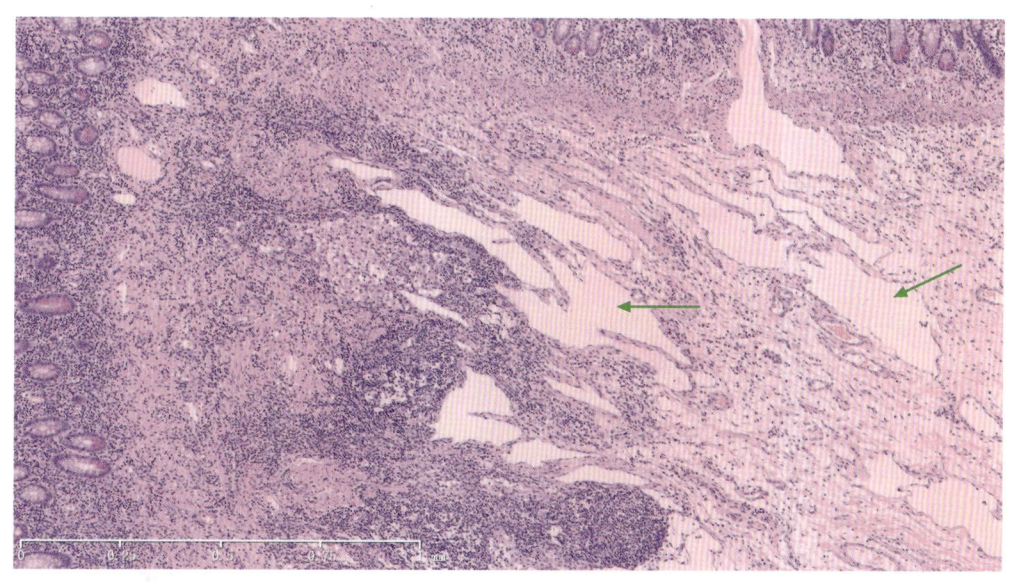

■ 图 4-26　淋巴管扩张
临床诊断为 CD，手术切除标本病理学检查见黏膜下层淋巴管扩张，间质水肿

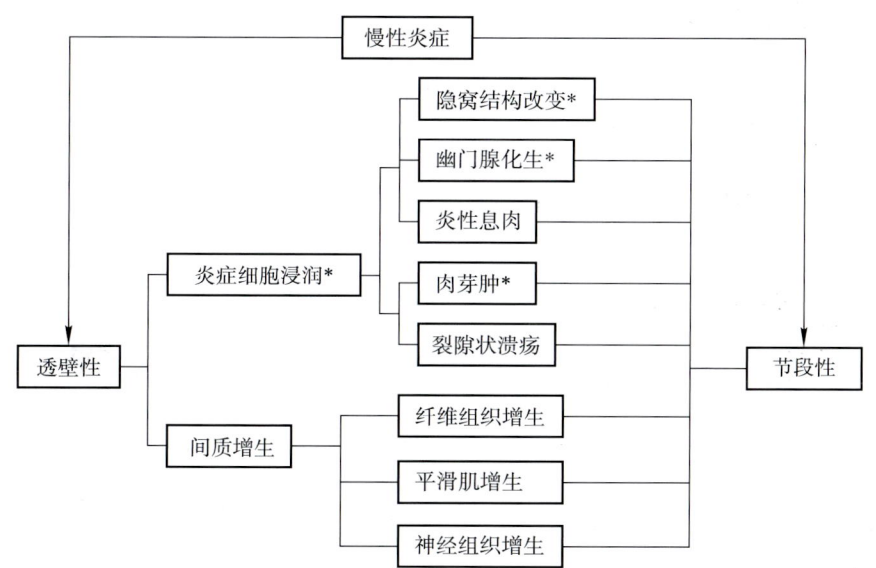

■ 图 4-27　CD 组织学形态特征。* 为内镜下活检标本中对诊断有帮助的特点

四、鉴别诊断

（一）UC

UC 病变主要局限于黏膜层，呈弥漫性分布、程度严重的慢性肠炎，固有肌层、浆膜层一般不受累（图 4-28）。手术切除标本 CD 与 UC 形态学的区别见表 4-3。严

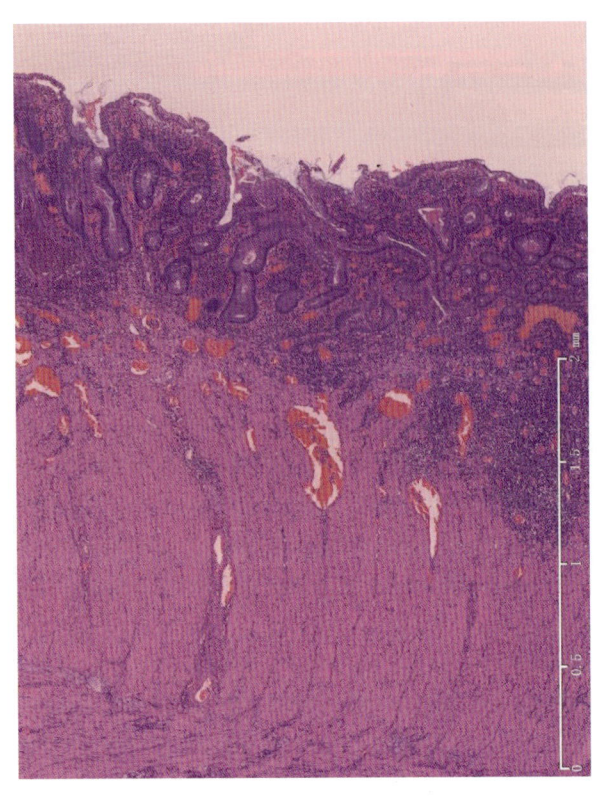

■ 图 4-28　溃疡性结肠炎
临床诊断为 UC，手术切除标本病理学检
查见黏膜全层弥漫性炎症细胞浸润，隐窝
广泛结构改变

重 CD 可表现为弥漫性炎症，需要与 UC 相鉴别。前者手术标本常可见深溃疡，或透壁性炎症，肠壁神经丛增生、浆膜脂肪包绕。

表 4-3　手术切除标本 CD 与 UC 形态学的区别

特征	CD	UC
大体形态		
部位	全胃肠道，常累及回肠，右半结肠多于左半结肠	多见于结直肠，回肠少见
病变分布	节段性	连续性
溃疡	纵行溃疡	表浅溃疡
黏膜萎缩	少见	明显
肠管狭窄	可见	少见
肠壁厚度	增厚	正常
脂肪包绕肠管	可见	无
瘘管	可见	少见
组织学形态		
肠壁炎症深度	透壁性	表浅

特征	CD	UC
隐窝结构改变	局灶性	弥漫性
隐窝脓肿	局灶性	常见
黏蛋白减少（杯状细胞减少）	少见	明显
肉芽肿	可见	无，隐窝溶解性肉芽肿除外
淋巴滤泡增生	透壁性	主要位于黏膜层、黏膜下层
帕内特细胞化生	少见	可见
幽门腺化生	可见	少见
纤维化	常见	少见
神经组织增生	常见	少见
固有肌层增生	常见	无

（二）肠结核

肠结核好发于回盲部，典型溃疡常呈环形。组织学上肠壁各层可见大量肉芽肿形成，体积大，直径多超过 1 mm，常融合呈巨大肉芽肿。肉芽肿边界清楚，类上皮细胞排列密集，胞质较红，常可见 Langhans 巨细胞。大肉芽肿常伴干酪样坏死（图 4-29）。肠结核肠系膜淋巴结也可见多量肉芽肿伴干酪样坏死。抗酸染色可显示结核杆菌。

肠结核肉芽肿周边的肠壁可见慢性肠炎、纤维化等改变，这些改变均以肉芽肿为中心，远离肉芽肿肠壁则为正常。而 CD 肠壁慢性肠炎、纤维化等改变范围比较广，肉芽肿数量少而体积小，肠壁病变并不以肉芽肿为中心。

（三）肠白塞病

肠白塞病常见局限于回盲部单个或多个边界清楚的深溃疡，患者常伴口腔溃疡、

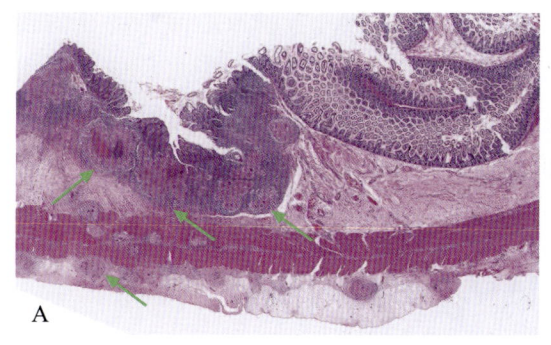
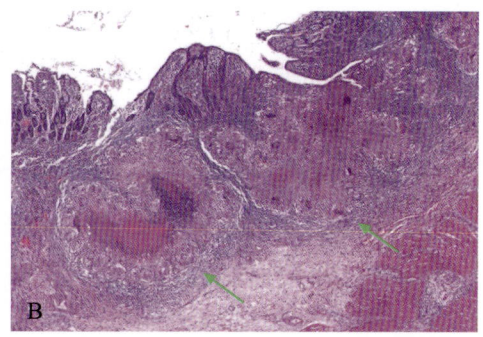

■ 图 4-29 肠结核
临床诊断为 TB，手术切除标本病理学检查肠壁可见大量肉芽肿形成（A），肉芽肿中央坏死（B）

外阴溃疡。组织学改变是累及静脉或动脉的淋巴细胞性血管炎为特征的慢性炎症性病变。血管炎常位于黏膜下或浆膜下层，动脉或静脉壁及其周围以淋巴细胞浸润为主。慢性期可见孤立静脉血管全部或部分闭锁。较深的溃疡底部可出现透壁性炎症、纤维化等改变，溃疡旁黏膜可见慢性肠炎，但病变较局限。肠白塞病没有肉芽肿形成。

（四）肠道血管病

肠壁动脉或静脉病变，如动脉纤维平滑肌结构不良、肠道淋巴细胞静脉炎、特发性肠系膜静脉肌内膜增生等，导致受累区域黏膜慢性供血不良，常有单节段或多节段慢性肠炎、溃疡形成、肠壁纤维化等改变，与 CD 非常相似。但血管病变引起的这些肠壁病变多局限于溃疡旁，远离溃疡肠壁则不会出现这些形态学改变。这类血管疾病一般无肉芽肿。诊断这些血管病的关键是仔细观察肠壁和肠系膜动脉、静脉形态，是否有异常的血管改变。

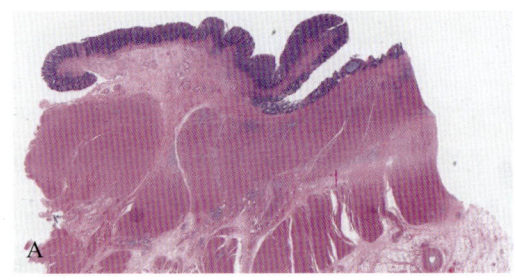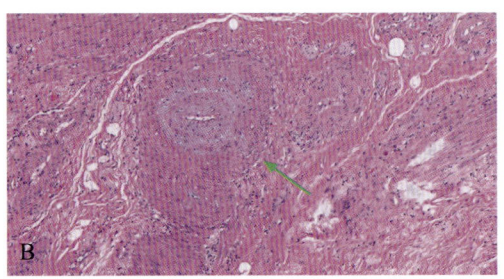

■ **图 4-30** 动脉纤维平滑肌结构不良
手术切除标本病理学检查肠壁显著增厚（A），浆膜下层动脉壁纤维平滑肌增生，管壁狭窄（B）

（五）肠憩室相关节段性肠炎

肠憩室相关节段性肠炎（segmental colitis associated with diverticulosis，SCAD）是局限于憩室所在肠段的慢性炎症，大体标本观察憩室结构对诊断非常重要，炎症累及憩室所在的黏膜及邻近黏膜。几乎只发生在乙状结肠，直肠及近端结肠在内镜下及组织学上均正常。确切发病机制不明，可能是对憩室的不确定炎症反应。可出现类似 CD 的多种改变，如脂肪包绕肠管、裂隙状溃疡、肉芽肿、透壁性淋巴滤泡增生等。病史及病变累及部位对鉴别诊断非常重要。

第三节　消化道不同部位克罗恩病的形态学特点

CD 可发生于消化道任何部位，但以末段回肠和右半结肠多见，早期病变表现为累及多部位的局灶性炎症，单部位活检均不具有特异性，需结合多部位病变综合分析才能诊断。病变发展则表现为末段回肠和右半结肠为重的节段性肠壁炎症及肠壁增厚。

一、食管

食管 CD 相当罕见。当 CD 累及食管时，食管黏膜表现为溃疡、红斑、糜烂或狭窄，有时可形成瘘管。组织学表现为黏膜局灶性慢性活动性炎症，淋巴细胞及中性粒细胞浸润，可伴嗜酸性粒细胞浸润，鳞状上皮细胞间水肿（海绵水肿）、糜烂或溃疡。若活检取到黏膜固有层，可见肉芽肿。黏膜固有层可见大量淋巴细胞，鳞状上皮与间质交界处可见淋巴细胞呈带状浸润。

由于食管 CD 的形态改变常常是非特异性的，往往需要排除其他常见疾病，如感染性病变、反流性食管炎等。

二、胃

约 75% 的 CD 患者伴不同程度的胃病变，早期常表现为局灶增强性胃炎（focally enhanced gastritis，FEG），在大致正常的黏膜背景下，出现多灶性慢性炎症，淋巴细胞、浆细胞、组织细胞等炎症细胞围绕单个或数个腺体，严重病变可表现为中性粒细胞破坏腺体。胃窦多见，多累及腺体的颈部和底部。长期病变可引起局灶性腺体缺失，伴内分泌细胞增生。诊断困难的疑诊 CD 病例做胃黏膜活检可能对诊断有帮助，肉芽肿或局灶性活动性胃炎支持 CD。

当以活动性炎症为主要表现时，需要与幽门螺杆菌胃炎相鉴别，后者为慢性活动性感染，黏膜表浅部带状浆细胞浸润，伴活动性炎症，炎症很少累及胃黏膜腺体底部。仔细观察，可在胃小凹内见幽门螺杆菌。当活动性炎症浸润腺体底部时，应警惕有无 CD 的可能性。

三、十二指肠

十二指肠 CD 最常累及部位是 Treitz 韧带近端，表现为慢性活动性炎症伴局灶性腺体破坏，可见肉芽肿形成（图 4-31）。然而大多数病例，十二指肠 CD 的黏膜改变都是非特异性的，可表现为类似消化性炎症的局灶性胃小凹化生，也可表现为灶性上皮内淋巴细胞浸润伴绒毛变短、萎缩。

四、空肠与回肠

CD 可累及小肠的任何节段，最常见的累及部位是回肠末段 15～20 cm 处。小肠 CD 常表现为多灶性肠管粘连、肠壁增厚及肠腔狭窄，并引起肠梗阻。有些病例发生自发性小肠穿孔及腹膜炎。

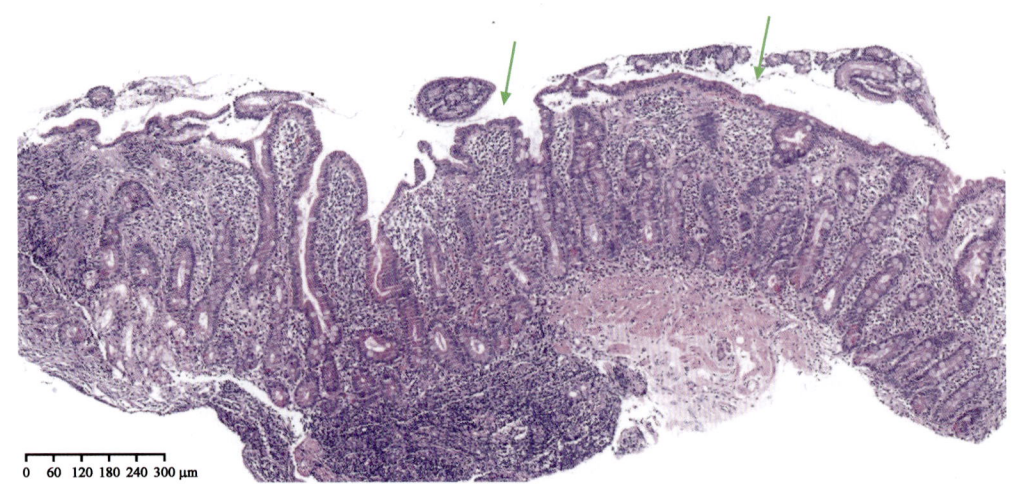

■ 图 4-31　慢性十二指肠炎
临床诊断为 CD，内镜内镜活检标本病理学检查绒毛变平，固有层大量炎症细胞浸润

组织学上，早期黏膜病变包括绒毛局灶性缺失或萎缩，黏膜表面及隐窝上皮局灶性中性粒细胞浸润，黏膜糜烂或溃疡。长期病变黏膜结构改变更为显著，伴活动性炎症、肉芽肿形成及幽门腺化生。

小肠 CD 手术切除标本可见单个或多个溃疡，局灶或广泛幽门腺化生，黏膜可见炎性息肉或假息肉，伴裂隙状溃疡。肠壁局灶性纤维化增厚，伴神经束或神经丛增生。

五、结肠

结肠 CD 可为回结肠型 CD 的一部分，也可为独立的 CD。最常累及部位为回盲部。常表现为多灶性不规则分布的溃疡，隐窝变形、隐窝缺失，肉芽肿形成，炎性息肉，伴不同程度的活动性炎症。同一部位活检组织中，可见隐窝不规则病灶被正常黏膜所分隔。广泛而严重的活动性病变，手术标本可见平行的线状或匍行性溃疡与水肿、增生的残存黏膜交替，形成鹅卵石样改变。肠壁内脓肿、瘘管较小肠 CD 少见。

治疗有效的患者，结肠病变较轻，表现为局灶性、多灶性分布的炎症，隐窝变形、帕内特细胞化生等黏膜慢性损伤改变变得不明显，伴或不伴活动性改变，如隐窝炎、隐窝脓肿、糜烂、溃疡等。

六、肛门及肛周

CD 患者常见肛门及肛周病变，包括肛周溃疡、肛瘘、脓肿、肛门狭窄等。与其他肛周病变相比，CD 的肛周病变常为深部肛周脓肿和复杂型肛瘘。肛门或肛周黏膜表现为局灶性或弥漫性慢性活动性炎症，偶见肉芽肿形成。

第四节　异型增生与癌变

CD 患者发展为结直肠癌和小肠癌的危险性较对照人群高，危险因素包括发病早、病程长和全结肠受累。异型增生是癌前病变，具有潜在癌变可能性。腺体异型增生提示病变可能与腺癌有关，或可能发展为腺癌。异型增生越严重，发展到浸润癌的可能性越大。

异型增生（dysplasia），即上皮内瘤变，是指组织学上有明确的肿瘤性上皮，不伴间质浸润，是癌变危险性最可靠的表现。异型增生可分为不确定性异型增生（indefinite for dysplasia）、低级别异型增生（low-grade dysplasia）和高级别异型增生（high-grade dysplasia）。不确定性异型增生，指形态上难以鉴别活动性病变引起的是反应性改变还是真正的异型增生，需建议临床在治疗活动性病变（6个月内）后复查。

异型增生包括组织结构异常和细胞形态异常。组织结构异常指黏膜层增厚，隐窝密集，增大、变长及形状改变，形成广泛的上皮簇。表面上皮和隐窝被覆上皮变成高柱状，可伴黏液分泌，但黏液位于高柱状上皮内，而不是杯状细胞内。细胞层次增多，失去极向，细胞核增大。核染色质深，核拥挤、重叠。核分裂像可位于隐窝上部，甚至位于表面。

低级别异型增生细胞核类似腺瘤的细胞核，呈长杆状。高级别异型增生结构异常更显著，可呈筛状。细胞核位于细胞的上半部，完全失去极向，细胞层次更多，细胞核大，多形性，以圆形或卵圆形为主，核仁明显。不建议使用"原位癌"做诊断。在低级别异型增生为主的病变中至少出现3个隐窝形态改变符合高级别异型增生，方能将异型增生级别提高到高级别。

异型增生在内镜下形态包括息肉状、非息肉状和内镜下不可见三种类型。息肉状异型增生指突起于黏膜面≥2.5 mm的有蒂或无蒂病变。非息肉状异型增生指突起于黏膜面<2.5 mm、变平或凹陷性病变，可表现为大片天鹅绒样斑片、不规则斑块、不规则隆起或结节、疣状病变、大的宽基无蒂息肉样病变或局灶性狭窄等多种形态。内镜下不可见异型增生是指内镜下没有可见病变，仅通过组织学检查发现异型增生的病变。

文献曾报道一些少见的非肠型异型增生，但这些异型增生的生物学行为尚缺乏可靠的研究数据，有待进一步研究明确。黏液性异型增生（mucious dysplasia）常呈绒毛状结构，细胞富含黏液，细胞核位于基底部，体积小、核深染。锯齿状异型增生（serrated dysplasia）隐窝表面呈锯齿状形态，细胞胞质呈嗜酸性，细胞核增大、拥挤，类似于传统锯齿状腺瘤，部分病变类似于无蒂锯齿状病变，一般不会出现高级别异型增生的细胞形态。若出现锯齿状病变，而没有发现异型增生，需进一步取材寻找异型增生病灶。当进一步活检没有发现异型增生，仍应提示临床短期内复查，以免遗漏异型增生或浸润癌。隐窝异型增生（crypt dysplasia）异型细胞仅局限于隐窝底部，不累及隐窝表面上皮，表面成熟现象存在。隐窝异型增生需要与炎症造成的隐窝再生相鉴别，在溃疡或严重的炎症病变旁不用轻易诊断隐窝异型增生。

p53 突变是 IBD 相关结直肠癌发生过程中的重要因素，p53 过表达可见于 33% ~ 67% 异型增生病例，表现为强阳性表达，阳性细胞从隐窝底部延伸至隐窝表面。α 甲酰辅酶 A 消旋酶（AMACR）表达对 IBD 伴异型增生敏感性和特异性都很高。同时表达 p53 和 AMACR 的可疑异型增生与低级别异型增生病例容易发展为高级别异型增生和腺癌。增殖指数（Ki-67）可协助鉴别腺上皮异型增生和再生。再生性腺体 Ki-67 阳性细胞主要位于隐窝底部，增生区稍扩大；异型增生腺体 Ki-67 阳性细胞数量在隐窝底部与表面相似，没有梯度变化。总的来说，从形态学改变判断异型增生仍然是目前确定 CD 癌变危险性最重要的方法。免疫组化在难以确定是否为异型增生的情况下，可以起辅助作用。例如，重度炎症的黏膜组织疑有异型增生，而p53 呈弥漫性强阳性，则提示异型增生可能性大。

CD 伴异型增生的腺体形态与散发性腺瘤非常相似，但由于两者临床处理完全不同，必须将两者区别开。患者年龄、部位及病变形态等特点可帮助鉴别诊断。CD 伴异型增生发病多小于 50 岁，异型增生区域边界不清，位于炎性病灶内，黏膜扁平或隆起，腺体大小、形态不规则，固有层炎症细胞较多，黏膜表面常见正常腺体与异型增生腺体混杂（图 4-32）。散性腺瘤发病年龄较大，常在 60 岁以上，黏膜呈息肉状突起，病变边界清，腺体形态一致，固有层炎症细胞数量不多。

CD 患者发展为癌的危险性较对照人群高 10 ~ 20 倍，CD 癌变率约为 4.8%。危险因素包括发病早、病程长和全结肠受累。癌变可发生于大肠（70%）、小肠（25%）和肛门（5%）等部位。大体形态上肿瘤可多发，多为扁平状，边界不清，质硬，触摸比肉眼看更容易感觉到肿瘤。组织学类型常见腺癌，也可为小细胞癌和神经内分泌肿瘤等。腺癌以管状腺癌、低分化癌和黏液腺癌多见。肛周瘘管可发生腺癌，肛门可发生鳞状细胞癌。

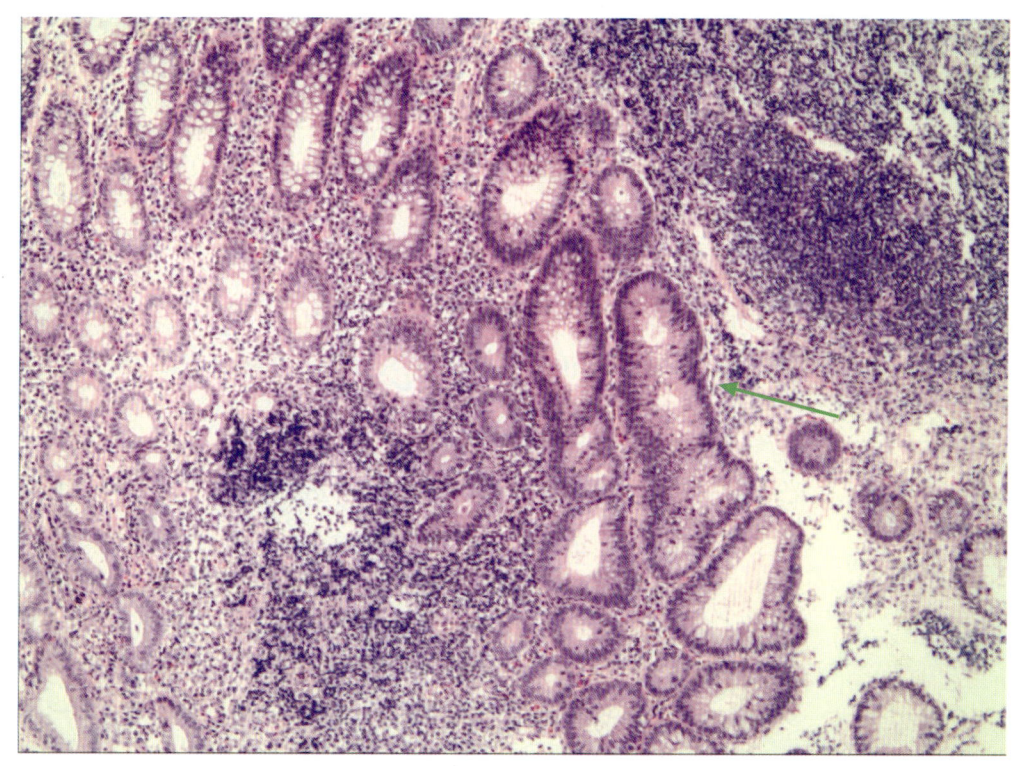

■ 图 4-32　低级别异型增生

临床诊断为CD，内镜下活检标本病理学检查见结肠黏膜低级别异型增生，固有层炎症细胞较多，正常腺体与异型增生腺体混杂

第五节　克罗恩病肠外表现的特点

一、口腔病变

约49%的CD患者有口腔水疱和阿弗他溃疡，常与肠道病变同时存在，偶为CD首发症状。表现为结节状病变，质韧。活检见慢性炎症细胞浸润，肉芽组织形成，伴非干酪样肉芽肿，周围淋巴细胞围绕。

二、肠外表现

相当部分CD患者伴有一个或多个肠外表现，包括骨关节系统、肝胆系统、皮肤、口腔、眼、血管、泌尿生殖道、肺及血液系统等全身多系统多器官病变。常见肠外病变的病理形态详见表4-4。

表 4-4　常见 CD 肠外病变的组织学形态

肠外病变	组织学形态
关节炎	滑膜活检显示非特异性滑膜炎伴滑膜细胞缺失和炎症细胞浸润
脂肪肝	大泡型肝脂肪变性，弥漫性、小叶中心性、门管周围性分布
胆管周围炎	胆管周围广泛慢性炎症细胞浸润，后期伴胆管周纤维化
胆管癌	肝外胆管常见，腺癌，多为多中心性
淀粉样变	淀粉样物质沉积于肝、肾
结节性红斑	隆起性红色或紫红色压痛结节，组织学为血管内皮细胞坏死，血栓形成，溃疡
坏疽性脓皮病	单发或多发深溃疡，中央坏死，周围皮肤呈紫红色。组织学为非特异性坏死、化脓、血管炎伴纤维素性坏死，可伴肉芽肿，多量中性粒细胞浸润
退伍军人脓皮病	环形脓疱疹，组织学为假上皮瘤样增生，表皮内脓肿
皮肤 CD	皮下结节、斑块，伴或不伴溃疡，苔藓状丘疹，组织学为真皮或皮下非干酪性肉芽肿
口腔溃疡	复发性阿弗他溃疡
外阴 CD	肉芽肿伴溃疡、瘘管，鲍恩病

其他：

胆管结石，胰腺炎；弥漫性唇及颊部肿胀，口腔前庭及磨牙后硬化性息肉样皮赘样病变，下唇硬化性裂隙状溃疡；会厌炎，杓会厌皱褶炎；葡萄膜炎，结膜炎，虹膜炎，白内障，角膜边缘溃疡；血栓栓塞，结节性多动脉炎，高安氏动脉炎，巨细胞动脉炎，大血管病伴动脉瘤形成；泌尿道结石，输尿管梗阻，梗阻性肾积水；肺血管炎，局限性肺间质纤维化，肺尖纤维化，慢性化脓性支气管炎；缺铁性贫血，巨细胞贫血；外周神经病，心包炎，甲状腺功能亢进等

第六节　不确定性结肠炎和炎症性肠病不能分类

对于没有明确诊断的慢性结肠炎患者，诊断用词很混乱，包括不确定性结肠炎（indeterminate colitis）、未确定结肠炎（uncertain colitis）、炎症性肠病不能分类（inflammatory bowel disease unclassified）、非特指性慢性特发性炎症性肠病（chronic idiopathic inflammatory bowel disease, not otherwise specified）等。

不确定性结肠炎使用最为广泛，主要用于手术切除标本，但对这一名称一直没有统一的定义，尽管普遍认为用于确定 IBD，但无法确定是 CD 抑或 UC 的情况，但组织学界定却不统一。2005 年蒙特利尔世界胃肠病学会议建议确立统一的定义来界定"不确定性结肠炎（indeterminate colitis，IC）"，该建议得到 IBD 国际组织及欧洲 CD 及结肠炎组织 / 欧洲病理学会的支持。IC 用于描述在手术切除标本中无法明确 UC 或 CD 的病变。IC 病例大多表现为急性暴发性肠炎，由于病情进展迅速，广泛黏

膜坏死，加上激素治疗，掩盖 UC 或 CD 的典型特征而导致明确诊断困难。IC 的大体形态特点为广泛溃疡，累及横结肠及右半结肠，通常为弥漫性病变（远端结肠较轻）。镜下形态特点为广泛溃疡，与正常黏膜间边界清楚，多发 V 形溃疡不伴周围炎症。重叠性特征包括严重的黏膜和肠壁受累，裂隙状溃疡达固有肌层，节段性病变。病理学上诊断 IC 应该基于重叠性特征的出现或缺乏明确的诊断性特征，IC 并不是真正的阳性诊断。有相当多诊断为 IC 的病例，在补充完整临床、内镜、影像学资料后，都能得出明确诊断。

IC 目前的定义基于结肠切除标本，在充分观察肠壁全层病变的基础上仍不能确定是 CD 抑或 UC，故不适用于内镜下活检标本。目前也没有明确的内镜下活检标本诊断 IC 的标准。大多内镜下活检无法确定 CD 或 UC 的病例，在随后的手术切除标本中都能确诊。而对于临床病史支持 IBD 的慢性结肠炎患者，大体和（或）内镜下活检无法确定是 CD 抑或 UC，可用"炎症性肠病不能分类（inflammatory bowel disease unclassified，IBDU）"，这一名称首先诊断是 IBD，但无法进一步分为 CD 或 UC。IBDU 是在充分的临床、内镜资料，多段多点黏膜活检，适当的影像学检查均无法确切分类的情况下应用。对于不能确定是否为 IBD 的病例，则不应该使用这个名称。同时应该明确，并没有一种介于 CD 和 UC 之间的疾病类型，故不能使用如"介于 CD 和 UC 之间的中间类型"这种杜撰的病名。

IC 和 IBDU 都是暂时性诊断，多见于儿童，也可见于成人 UC 自然病程中或在治疗后出现。流行病学研究表明大部分诊断不明确的病例表现都与 UC 相似。

第七节　炎症性肠病病理报告模式

理想的病理报告应包含病变范围、程度、活动性等资料，确定病变类型，确定有无并发症。建议建立标准化的病理报告模板（表 4-5 至表 4-7），不易遗漏观察点，也便于将来大宗病例研究时资料的整理。

表 4-5 IBD 肠镜活检组织病理报告模板

1. 回肠末段

慢性肠炎：□无　□有

　　固有层慢性炎症细胞增多：□无　□有

　　固有层炎症细胞浸润模式：□局灶性　□弥漫性

　　结构改变：□无　□隐窝分支　□隐窝延长　□隐窝缺失　□隐窝缩短　□小肠绒毛变短、变平（□局灶性　□弥漫性）

　　化生：□无　□幽门腺化生

续表

　　息肉：□无　　□炎性息肉

活动性炎：□无　　□散在隐窝炎　　□明显隐窝炎　　□隐窝脓肿　　□糜烂　　□溃疡

肉芽肿：□无　　□有

　　位置：□黏膜层　　□黏膜下层

　　数量：□单个　　□多个

　　最大直径：　　mm

　　坏死：□无　　□有

　　抗酸染色：□未做　　□阴性　　□阳性

异型增生：□无　　□低级别异型增生　　□高级别异型增生　　□不确定性异型增生

2. 盲肠 / 升结肠 / 横结肠 / 降结肠 / 乙状结肠 / 直肠

慢性肠炎：□无　　□有

　　固有层慢性炎症细胞增多：□无　　□有

　　固有层炎症细胞浸润模式：□局灶性　　□弥漫性

　　结构改变：□无　　□隐窝分支　　□隐窝延长　　□隐窝缺失　　□隐窝缩短　　□基底淋巴浆细胞增

多　□结肠表面绒毛化

　　化生：□无　　□帕内特细胞化生（脾曲以后）

　　息肉：□无　　□炎性息肉

活动性炎：□无　　□散在隐窝炎　　□明显隐窝炎　　□隐窝脓肿　　□糜烂　　□溃疡

肉芽肿：□无　　□有

　　位置：□黏膜层　　□黏膜下层

　　数量：□单个　　□多个

　　最大直径：　　mm

　　坏死：□无　　□有

　　抗酸染色：□未做　　□阴性　　□阳性

异型增生：□无　　□低级别异型增生　　□高级别异型增生　　□不确定性异型增生

备注：

表 4-6　IBD 胃镜活检组织病理报告模板

1. 食管：□未见明确异常　　□糜烂性食管炎　　□上皮内淋巴细胞增多　　□交界性淋巴细胞浸润
□其他

炎症分布：□局灶性　　□弥漫性

活动性：□上皮内　　□固有层

肉芽肿：□无　　□有

　　位置：□黏膜层　　□黏膜下层

　　数量：□单个　　□多个

　　最大直径：　　mm

　　抗酸染色：□阴性　　□阳性

续表

2. 胃体：□未见明确异常　□局灶增强性胃炎　□非活动性胃炎　□慢性活动性幽门螺杆菌胃炎　□其他

炎症分布：□局灶性　□弥漫性

活动性：□无　□上皮内　□固有层

腺体破坏：□无　□个别　□多灶　□弥漫

肠上皮化生：□无　□少量　□大量

萎缩：□无　□有

幽门螺杆菌：□无　□少量　□大量

肉芽肿：□无　□有

　　位置：□黏膜层　□黏膜下层

　　数量：□单个　□多个

　　最大直径：　　mm

　　抗酸染色：□阴性　□阳性

3. 胃窦：□未见明确异常　□局灶增强性胃炎　□非活动性胃炎　□慢性活动性幽门螺杆菌胃炎　□其他

炎症分布：□局灶性　□弥漫性

活动性：□无　□上皮内　□固有层

腺体破坏：□无　□个别　□多灶　□弥漫

肠上皮化生：□无　□少量　□大量

萎缩：□无　□有

幽门螺杆菌：□无　□少量　□大量

肉芽肿：□无　□有

　　位置：□黏膜层　□黏膜下层

　　数量：□单个　□多个

　　最大直径：　　mm

　　抗酸染色：□阴性　□阳性

4. 十二指肠：□未见明确异常　□活动性慢性十二指肠炎　□慢性十二指肠炎　□其他

炎症分布：□局灶性　□弥漫性

绒毛变短、变平：□无　□有

上皮内淋巴细胞增多：□无　□有

活动性炎：□无　□散在隐窝炎　□明显隐窝炎　□糜烂　□溃疡

肉芽肿：□无　□有

　　位置：□黏膜层　□黏膜下层

　　数量：□单个　□多个

　　最大直径：　　mm

　　抗酸染色：□阴性　□阳性

备注：

表 4-7　IBD 手术切除标本病理报告模板

大体描述：

送检肠管长　cm，其中小肠长　cm，管径　cm；结肠长　cm，管径　cm；阑尾长　cm，管径　cm

溃疡：□无　　□纵行溃疡（长　cm）　□不规则溃疡（　cm×　cm）　□环形溃疡

溃疡数量：□单个　　□多个

息肉：□无　　□有

铺路石改变：□无　　□有

肠腔狭窄：□无　　□有

肠穿孔：□无　　□有

肠粘连：□无　　□有

肠壁脂肪包绕：□无　　□有

显微镜下描述：

肠壁：

活动性炎症：□无　　□隐窝炎　　□隐窝脓肿　　□糜烂　　□溃疡　　□裂隙状溃疡　　□脓肿（□肠壁　□浆膜下层）

固有层慢性炎症细胞增多：□无　　□有

炎症分布模式：□无法判断　　□节段性　　□连续性

结构改变：□无　　□隐窝分支　　□异常隐窝形状　　□隐窝缺失　　□隐窝缩短　　□隐窝延长　　□基底浆细胞增多　　□结肠表面绒毛化　　□小肠绒毛变短、变平

化生：□无　　□幽门腺化生　　□帕内特细胞化生

息肉 / 假息肉：□无　　□炎性息肉　　□假息肉

透壁性炎症：□无　　□有

淋巴滤泡串珠：□无　　□有（□黏膜下层　　□浆膜下层）

纤维组织增生：□无　　□有（□黏膜下层　　□浆膜下层）

神经组织增生：□无　　□有（□黏膜下层　　□固有肌层　　□浆膜下层）

肌层增生：□无　　□黏膜肌层增厚　　□固有肌层增厚　　□固有肌层与黏膜肌层融合

肉芽肿：□无　　□有（最大直径：　mm）

位置：□黏膜层　　□黏膜下层　　□固有肌层　　□浆膜下层

数量：□少量　　□多量

最大直径：　mm

坏死：□无　　□有

抗酸染色：□未做　　□阴性　　□阳性

异型增生：□无　　□低级别　　□高级别　　□不确定性

切缘：□未见明显病变　　□慢性肠炎　　□透壁性炎　　□肠壁纤维组织增生　　□肉芽肿

阑尾：□未见明显病变　　□慢性阑尾炎　　□可见肉芽肿（最大直径：　mm）□未送检　　□其他

续表

肠系膜血管及肠壁血管：□未见明显病变　□血管壁增厚，管腔狭窄（□个别血管　□多量血管）　□血管炎　□未见肠系膜血管　□其他
淋巴结：□未见肉芽肿　□可见肉芽肿（最大直径：　　mm）　□未送检
备注：

（叶子茵）

主要参考文献

［1］Köklü S，Yüksel O，Onur I，et al. Ileocolonic involvement in Behcet's disease：endoscopic and histological evaluation [J]. Digestion，2010，81（4）：214-217.

［2］Dolak W，Maresch J，Kainberger F，et al. Fibromuscular dysplasia mimicking Crohn's disease over a period of 23 years [J]. J Crohns Colitis，2012，6（3）：354-357.

［3］Feakins R M. Inflammatory bowel disease biopsies：updated British society of gastroenterology reporting guidelines [J]. J Clin Pathol，2013，66（12）：1005-1026.

［4］Collins P D. Strategies for detecting colon cancer and dysplasia in patients with inflammatory bowel disease [J]. Inflamm Bowel Dis，2013，19（4）：860-863.

［5］Magro F，Langner C，Driessen A，et al. European consensus on the histopathology of inflammatory bowel disease [J]. J Crohns Colitis，2013，7（10）：827-851.

［6］Langner C，Magro F，Driessen A，et al. The histopathological approach to inflammatory bowel disease：a practice guide [J]. Virchows Arch，2014，464（5）：511-527.

［7］Xiao M S. Color atlas and synopsis：gastrointestinal pathology [M]. New York：McGraw-Hill，2015.

［8］Robert D O，John R G，Goldblum O. Surgical pathology of the GI tract，liver，biliary tract and pancreas [M]. 3rd ed. Philadelphia：Saunders，2015.

［9］Gomollón F，Dignass A，Annese V，et al. 3rd European evidence-based consensus on the diagnosis and management of Crohn's disease 2016：part 1：diagnosis and medical management [J]. J Crohns Colitis，2017，11（1）：3-25.

［10］Sturm A，Maase C，Calabrese E，et al. ECCO-ESGAR guideline for diagnostic assessment in IBD part 2：IBD scores and general principles and technical aspects [J]. J Crohns Colitis，2019，13（3）：273-284.

［11］Maaser C，Sturm A，Stephan R，et al. ECCO-ESGAR guideline for diagnostic assessment in IBD part 1：initial diagnosis，monitoring of known IBD，detection of complications [J]. J Crohns Colitis，2019，13（2）：144-164.

第五章

内镜检查

第一节 概 述

CD 的主要病变为消化道慢性透壁性炎症，可发生于整个消化道的任何部位，初检以回肠末端和盲肠最多见，病变呈跳跃性、节段性分布，同一肠段可同时出现不同时期的疾病表现，且常伴有狭窄和穿透性病变。因此，为明确诊断及制订合理的治疗方案，必须全面了解全消化道病变的部位、严重程度及有无并发症。

结肠镜检查和黏膜组织活检是 CD 诊断的首选检查，结肠镜检查通常应达回肠末端。早期 CD 内镜下表现为阿弗他溃疡，随着疾病进展，溃疡可逐渐增大加深，彼此融合形成纵行溃疡。CD 病变内镜下多为节段性，病变间黏膜可完全正常。其他典型内镜下表现为卵石征、肠壁增厚伴不同程度狭窄、团簇样息肉增生等。直肠受累和肛周病变也不少见。必须强调，无论结肠镜检查结果如何（确诊 CD 或疑诊CD），均需行上消化道和中消化道内镜检查，以便为诊断、鉴别诊断及疾病评估提供更多证据。

小肠胶囊内镜（small bowel capsule endoscopy，SBCE）检查对发现小肠黏膜病变敏感，但对一些轻微病变的诊断缺乏特异性，且有发生滞留的危险。该检查主要适用于疑诊 CD 但结肠镜及小肠放射影像学检查阴性者，阳性结果仍然需要结合其他检查结果来明确诊断，SBCE 检查阴性也不能完全排除 CD。

气囊辅助式小肠镜（balloon assisted enteroscopy，BAE）可在直视下观察病变、取组织活检和进行内镜下治疗，但为侵入性检查，有发生并发症的风险，主要适用于其他检查（如 SBCE 或放射影像学）发现小肠病变或尽管上述检查阴性而临床高度怀疑小肠病变需进行确认及鉴别者，或已确诊 CD 需要小肠镜检查进行治疗者。

部分 CD 病变可累及食管、胃和十二指肠，但单独累及上消化道者较少见。原则上胃镜检查应列为 CD 的常规检查，尤其是有上消化道症状、儿童和 IBD 类型待定者。

超声内镜能够获得消化道管壁全层的厚度、连续性及层间分界等信息，并进一步探查管壁外的网膜、系膜淋巴结、窦道、瘘管和脓肿等病变，有助于 CD 诊断和鉴别诊断。超声内镜结合消化内镜下的染色、放大，可提高消化内镜对 CD 诊断的准确率。

此外，消化内镜在 CD 治疗后疗效的评估和随访、CD 并发的出血和狭窄等病变的治疗、肠道癌变的监测和治疗等方面都能发挥重要作用。因此，消化内镜不仅是 CD 最重要的诊断方法，同时也是 CD 不可或缺的治疗和随访手段。

内镜是 CD 诊断、鉴别诊断、随访和监测的重要内容，但是仅仅内镜检查是不够的，还需要更系统性的检查，如影像学检查，尤其 CT 肠道显影等影像学检查能够清晰、准确地显示消化道管壁以及管壁外网膜系膜和淋巴结的变化，是消化道内镜检查不可或缺的补充和完善，两者不能替代，缺一不可。

第二节 结 肠 镜

结肠镜检查能直观地对结直肠与末段回肠黏膜进行观察，并能于镜下钳取肠黏膜组织进行组织病理学检查。许多情况下，因相关症状疑诊 CD 的患者接受结肠镜检查后可获得初步诊断，再配合其他检查而确立诊断。因此，临床上所有疑诊的 CD 患者均应首先接受结肠镜检查。同时，结肠镜还可对已确诊并开始治疗的 CD 患者进行随访及对病程较长的 CD 患者可能发生的癌变进行监测。此外，结肠镜还可以对 CD 的并发症进行内镜下治疗。

一、注意事项

（一）肠道准备

彻底、有效的肠道清洁将有利于结肠镜的检查过程及效果，并能清楚地对病变进行细致的观察，也更有利于放大内镜、色素内镜与超声内镜的操作。如无梗阻、穿孔等禁忌，饮食控制配合口服清肠剂是行之有效的结肠镜检查前肠道清洁方法。

口服清肠剂前确保胃排空是理想肠道清洁的关键环节之一，建议患者在内镜检查前 1 d 开始低纤维饮食，以提高肠道准备的清洁度。但对于饮食限制的时间不建议超过内镜检查前 24 h。

清肠剂首选聚乙二醇电解质液。聚乙二醇作为容积性泻剂，通过大量排空消化液来清洗肠道，不会导致水和电解质平衡紊乱。在内镜检查前 4~6 h，服用聚乙二醇等渗溶液 2 L 左右，每 10~15 min 服用 250~300 mL，1~2 h 服完。如有严重腹胀或不适，可放慢服用速度或暂停服用，待症状消除后再继续服用，直至排出清水样便。对于无法耐受一次性大剂量聚乙二醇清肠的患者，可考虑分次服用的方法，即 1 L 聚乙二醇等渗溶液在肠道检查前 1 d 晚上 9 时服用，1 L 聚乙二醇等渗溶液在肠道检查当天提前 4～6 h 服用。有研究表明，分次服用能提高肠道准备质量，并增强患者的依从性，值得推荐。对于不能获得充分肠道清洁的患者，可以考虑清洁灌肠或再次进行加强的肠道准备。

对于病情严重的 CD 患者，应注意评估清肠过程对病情的影响以及患者的耐受性，适当把握清肠的程度，以免因过度强调肠道清洁而加重病情，确实存在或不能排除狭窄或穿透性病变时应尤其加以重视，避免引起巨结肠、肠梗阻和穿孔等并发症。

对于病情严重者，可不行常规肠道清洁，仅做简单灌肠后即行结肠镜检查。病情特别严重时，可用影像学检查代替结肠镜检查，待病情改善后再择机完成全结肠及末段回肠的结肠镜检查。

（二）内镜医生的选择

CD 患者的结肠镜检查应由有内镜经验丰富具有 CD 临床诊疗经验的高年资医师操作，最好能由相对固定的医师进行检查。这样做不仅能保证结肠镜检查的安全性，也能确保内镜诊断的准确性和一致性。

CD 患者结肠镜检查的安全性必须得到高度重视，因为活动期 CD 一旦在结肠镜操作过程甚至在清肠阶段出现肠穿孔，通常无法进行一期穿孔肠段切除及肠吻合术，只能一期造口，然后再择期行二期甚至三期造口还纳。如果勉强行一期肠道段切除和肠吻合术，出现吻合口瘘的风险很大，一旦出现吻合口瘘，后果很严重。

（三）术前准备及术中操作

结肠镜检查前应慎用麻醉剂、镇静剂及解痉剂，以免诱发肠梗阻和中毒性巨结肠。

由于 CD 病变的节段性分布、全层性病变、易于穿透与狭窄等特点，肠道管壁脆弱，结肠镜检查时操作应轻柔细致，避免过多注气和粗暴操作，避免翻转倒镜观察。

原则上，对于可疑的 CD 患者，结肠镜检查应进入回肠末端。当肠道病变严重时，可仅进镜至直肠和邻近的乙状结肠。遇到明显狭窄、肠段固定而插镜困难时，应慎重评估继续进镜的风险与效益，不应过分追求全结肠或回肠末段的检查终点，以免增加肠穿孔等并发症的发生。如结肠镜检查无法完成，可通过诸如 CT、CTE、MR、MRE 或 X 线钡灌肠造影等其他影像学检查进行观察。

结肠镜检查可观察到大肠及回肠末段跳跃性、节段性分布的溃疡性病变，可见纵行溃疡与卵石征，CD 反复发作或病程较长时可见狭窄与炎性息肉等改变。部分病例回盲病变明显，回盲瓣可因炎症出现水肿和溃疡或因纤维化而狭窄，导致结肠镜无法进入回肠末段进行观察。

（四）活检及标本处理

所有因疑诊 CD 而接受结肠镜检查的患者均应同时接受活检。

对初次 CD 诊断患者，为建立可靠的诊断，应同时对病变肠段和正常肠段进行活检，而不是单纯的直肠活检或病变肠段活检。国内外指南均推荐必须至少在回肠末端、升结肠、横结肠、降结肠、乙状结肠和直肠等六个部位进行活检，每个部位至少钳取两块组织。这是一种盲目活检，出现肠穿孔和出血的风险较大，目前临床初检时多采用此方法。在内科治疗后结肠镜随访性检查时，病变典型部位取 2～3 块肠黏膜组织活检即可确立诊断。外科术后随访性结肠镜检查时，当怀疑疾病再发时须行新的回肠末端活检。已行回肠 J 形贮袋肛管吻合术的患者，疑诊 CD 复发时须行输入肠段活检。

对于病程较长的 CD 患者，在行结肠镜检查对肠道癌变筛查及监测时，多部位活检也是必要的，同时还应结合染色和放大内镜进行检查。

每个活检标本应标明活检的部位，并应将标本装入不同的器皿、多孔板或醋酸酯片。样本固定前用滤纸确定方向（黏膜下层朝下）可更好地评估结构的异常。诊断阳性率随观察切片数目的增加而升高。所有组织标本应立即浸泡于甲醛缓冲液或其他固定液中，再行转运。当病变较轻或局限时，建议每个标本进行多个切片观察。

不同部位的活检标本应单独装瓶送检，分别标注部位，并附上详细的内镜资料和临床资料（包括年龄、疾病持续时间、治疗方案和疗程），从而有利于病理科医师进行诊断和鉴别诊断。

长病程 CD 患者应及时并定期接受结肠镜筛查，才能早期发现结直肠癌和癌前病变。然而，与普通人群相比，IBD 患者筛查结直肠癌，尤其是早期癌难度较大，主要原因在于 IBD 患者癌前病变的形态大多扁平（Ⅱa 型或侧向生长型），加上背景黏膜有不同程度的水肿、充血、糜烂和瘢痕改变，内镜医师须具有一定的技术和经验才能识别，否则容易漏诊。传统内镜由于分辨率有限，医师无法观察黏膜细节，只能依靠多点随机活检等效率较低的手段检测异型增生，但这种多部位和多点的随机活检具有对患者的损伤大、内镜医师和病理科医师工作量大、准确性较差等缺点，具有较大的盲目性。目前的主流观点是，运用高分辨内镜并进行染色、放大内镜和超声内镜技术，首先发现并定点观察可疑病变部位，判断异常后再进行靶向活检。靶向活检具有准确、高效和损伤小的特点，值得推广和普及。

二、CD 肠镜检查的特征表现

CD 在结肠镜下的特征性表现为节段性病变、纵行溃疡和卵石样外观。病变呈节段性分布，病变肠段之间可见黏膜基本正常的肠段，同一肠段黏膜病变内可见黏膜基本正常的区域。肠镜检查时，多数患者病变主要位于回肠末端和右半结肠，亦有患者表现为回肠末端及全结肠病变，直肠少有受累。结肠镜下的染色及放大内镜在CD的诊断和鉴别诊断中有重要意义。

（一）溃疡

CD早期内镜检查可见散在分布的白色、表浅、针尖样的微小圆形溃疡，周围有发红的充血轮环绕，微小溃疡间的黏膜正常。这些微小溃疡进而发展为不规则分布的口疮样溃疡，又称为阿弗他样溃疡。阿弗他样溃疡进一步聚集、扩展成星状分布。星状溃疡继续变大、变深可呈圆形或卵圆形状，表面覆盖白色苔，边界清楚，溃疡周围黏膜可呈轻度充血或正常（图5-1）。最后，溃疡可变得大而深凹，成为匐形性溃疡，进而溃疡相互融合，并沿肠管纵轴走行而形成CD特征性的纵行溃疡。纵行溃疡长度可达数厘米至20 cm不等，多数较宽，部分较窄而可呈线状溃疡改变。纵行溃疡周围可见其他形状溃疡病变，也可见正常的肠黏膜（图5-2）。但大部分CD肠道溃疡形态不规则（图5-3，图5-4）。

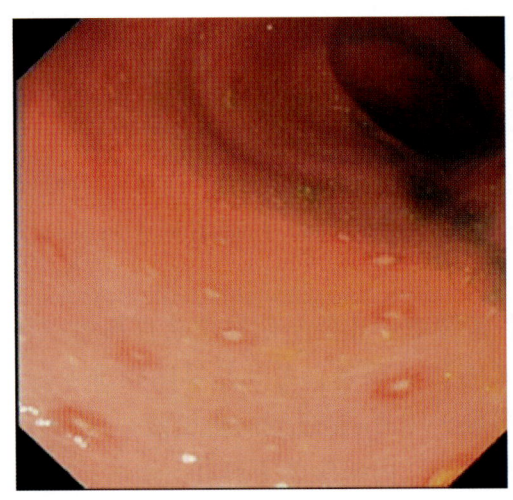 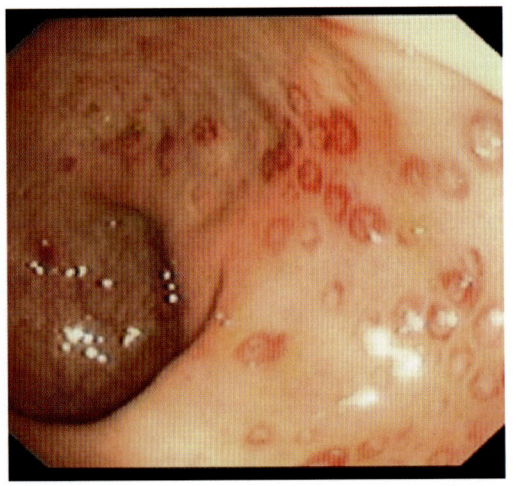

■ **图 5-1** 阿弗他样溃疡
临床诊断CD，结肠镜检查见直肠和乙状结肠黏膜散在阿弗他样溃疡

（二）卵石样外观

卵石样外观为CD溃疡病变之间的肠黏膜增生、肿胀和低平隆起所致，呈现大小不等的结节状改变，顶面较圆钝，形似卵石（图5-5）。

（三）炎性息肉

炎性息肉表现为散在分布的、顶面较尖锐的隆起性病变，可见于溃疡边缘或卵石征之间（图5-6）。

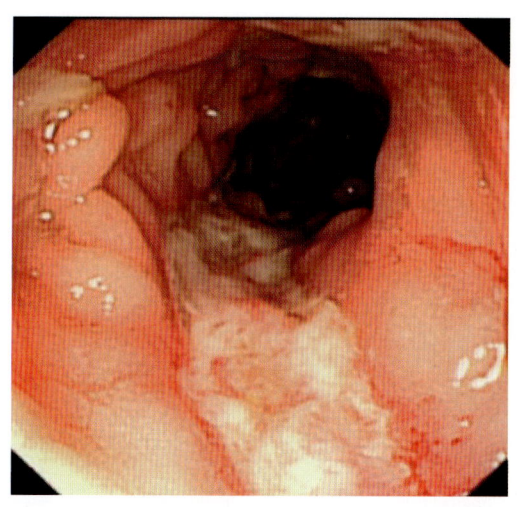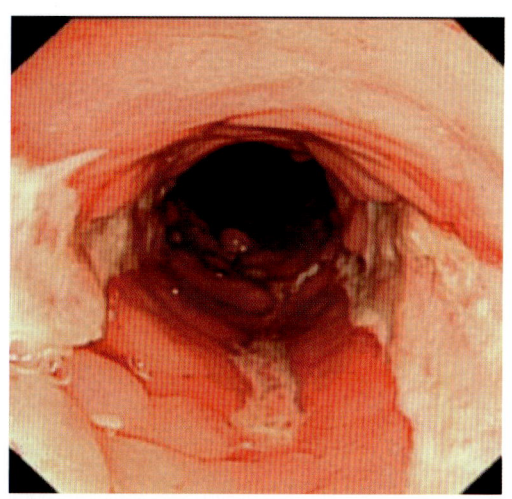

■ 图 5-2　纵行溃疡

临床诊断CD，结肠镜检查见升结肠及横结肠节段性纵行深溃疡

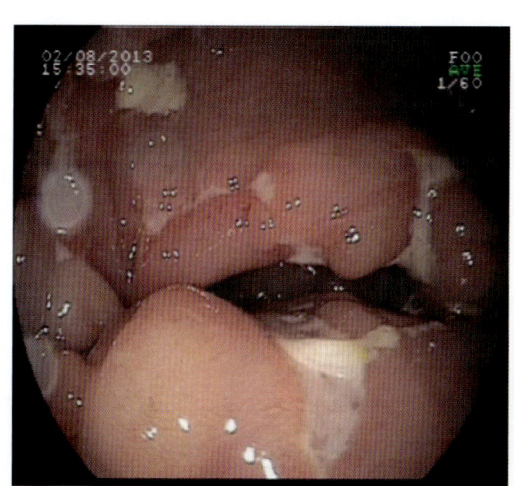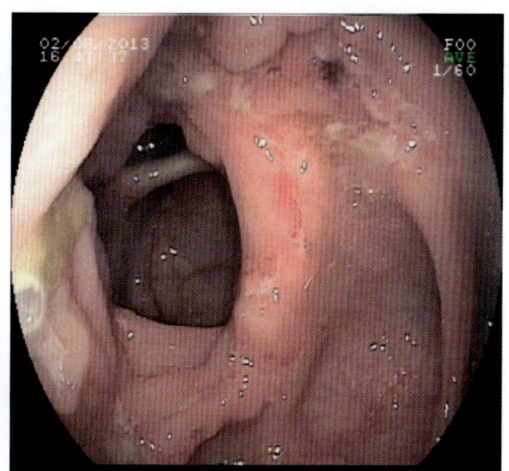

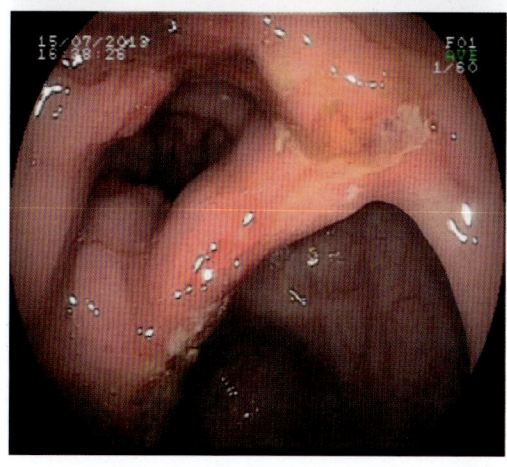

■ 图 5-3　回盲部病变

临床诊断为CD，结肠镜检查见回盲部溃疡，伴回盲瓣变形及狭窄

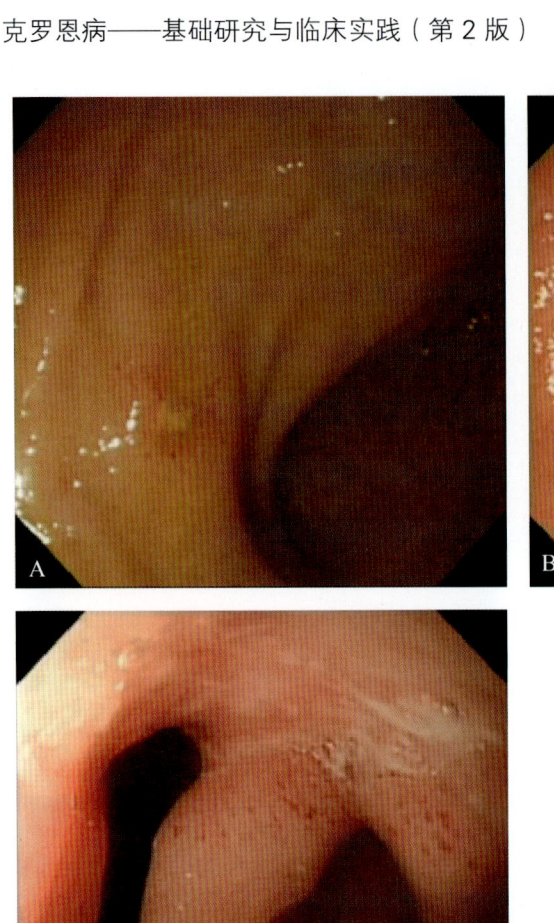

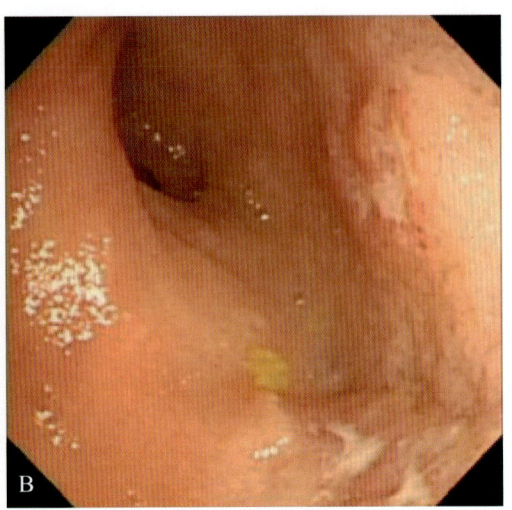

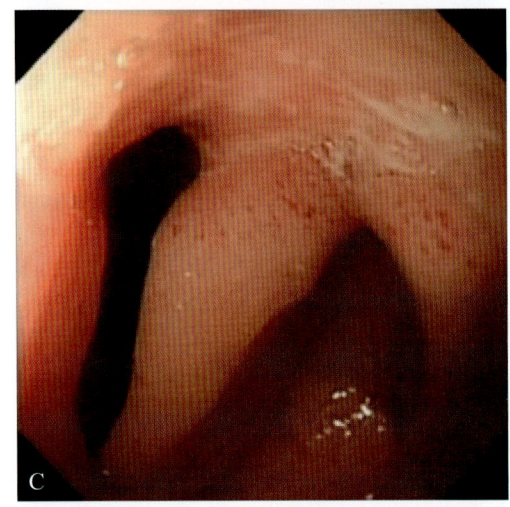

■ 图 5-4 　回肠末端及回盲瓣病变

临床诊断均为CD，结肠镜检查见回肠末端不规则溃疡（A、B），回盲瓣溃疡、变形及狭窄（C）

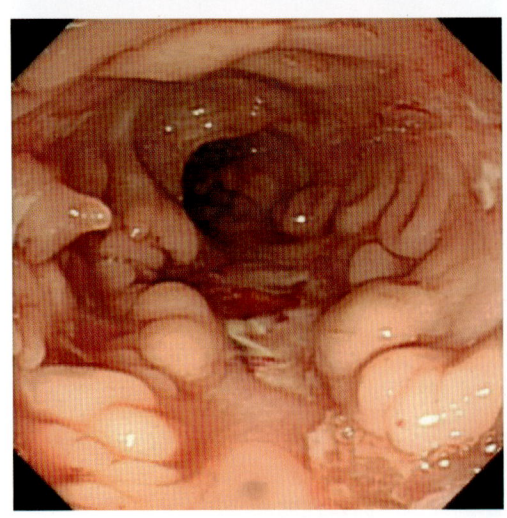

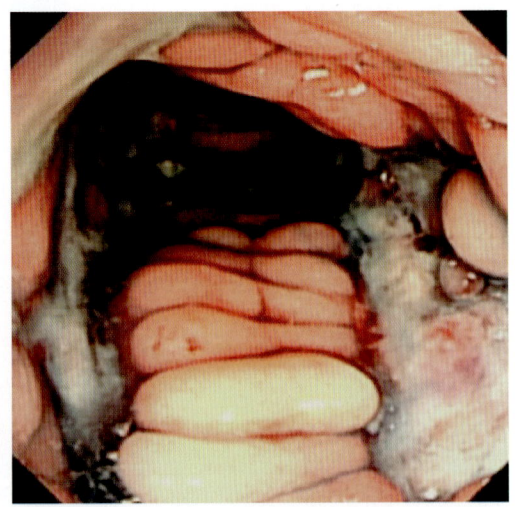

■ 图 5-5 　纵行溃疡及卵石征

临床诊断CD，结肠镜检查见结肠纵行溃疡及卵石征

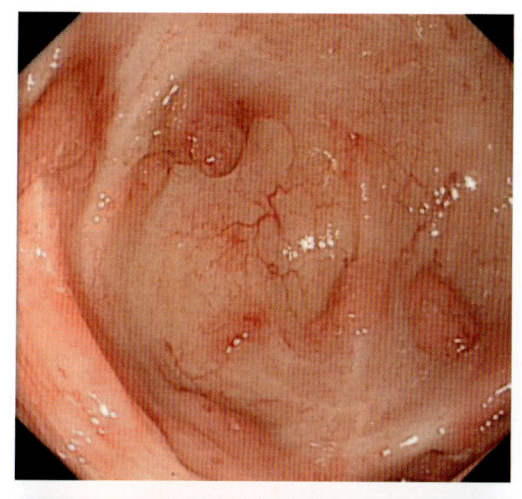
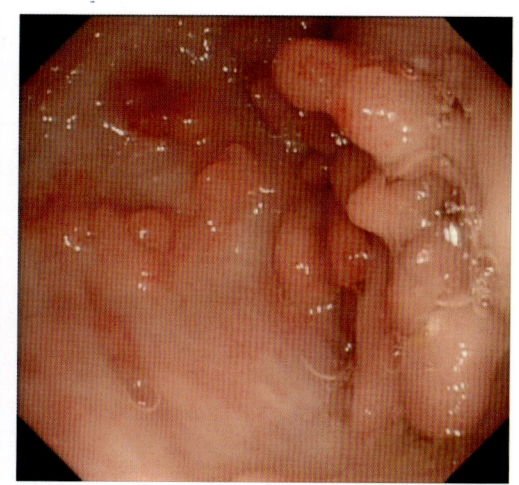
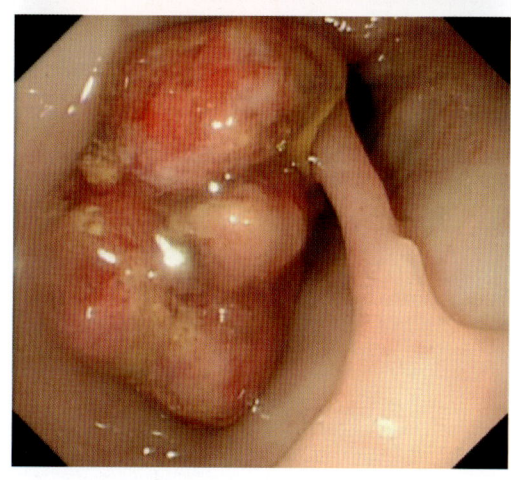

■ 图 5-6 炎性息肉

临床诊断CD，结肠镜检查见结肠大量炎性息肉，部分炎性息肉表面糜烂、溃疡及活动性出血

（四）黏膜桥

匍行性溃疡愈合过程中的黏膜炎性愈合和再上皮化可形成各种桥状的黏膜桥改变，部分簇状聚集可呈网状或蜂窝状改变（图5-7，图5-8）。

（五）肠腔狭窄

肠腔狭窄在CD中较为常见，小肠CD比结肠型CD的狭窄性病变更为常见。CD的狭窄多为环状狭窄，呈多发性、节段性分布，少有长管状狭窄（图5-9，图5-10）。狭窄可为病变肠段肿胀、黏膜肌痉挛、肠壁肌性肥厚及广泛纤维增生性瘢痕等多种原因所致，并应注意少数病程较长的CD患者肠道狭窄可由癌变所致。肠镜检查时应注意应用染色、放大及超声内镜技术进行鉴别，必要时对狭窄部位及其边缘进行多处活检以助诊断。肠腔狭窄呈偏心性、狭窄缘僵硬、狭窄部结节感等，多提示为恶性病变。

（六）肠瘘和肛瘘

肠瘘和肛瘘为CD常见的临床表现，结肠镜检查前的肛门指检应留意有无瘘管，

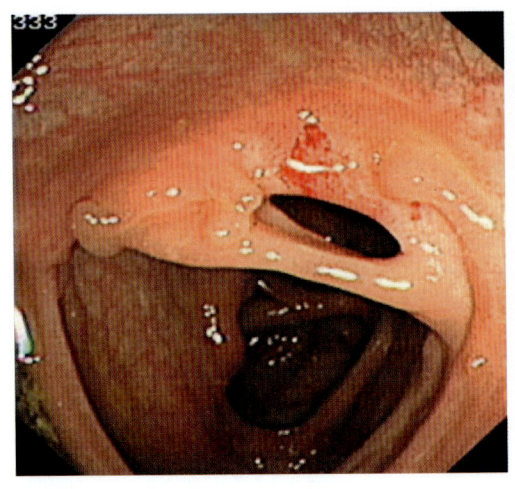
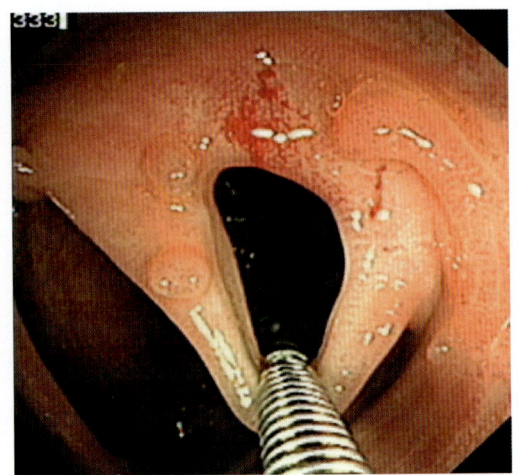

■ **图5-7** 黏膜桥和炎性息肉
临床诊断CD，结肠镜见黏膜桥和炎性息肉

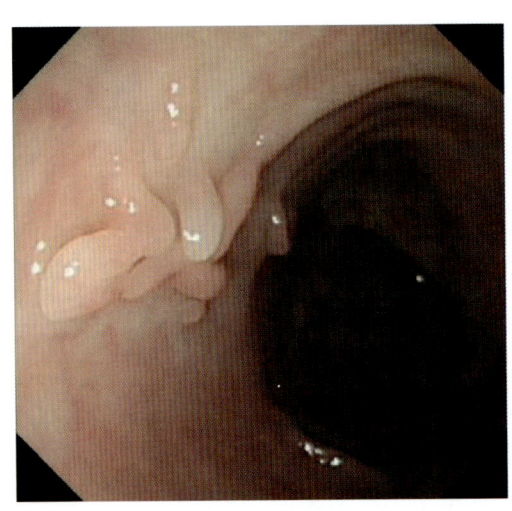
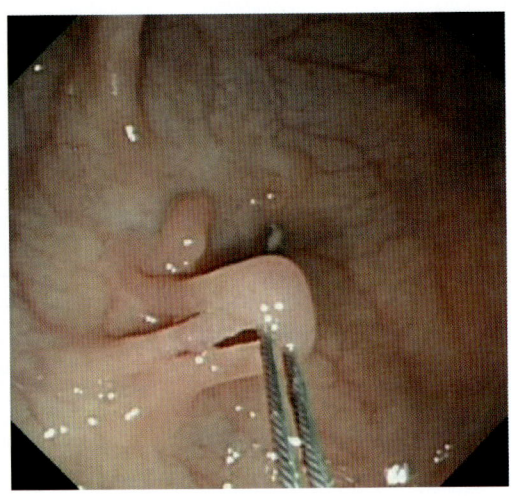

■ **图5-8** 炎性息肉和黏膜桥
临床诊断CD，结肠镜见炎性息肉和黏膜桥

并注意观察肛周有无脓肿、瘘口等病变（图5-11，图5-12）。部分情况下结肠镜检查可见瘘管的内瘘口。

三、染色内镜、放大内镜

近20年来，染色和放大技术的应用使得消化内镜对消化道疾病的诊断和治疗发生了革命性变化：诊断和治疗更加准确、简捷，损伤小，痛苦少，花费小，恢复快。

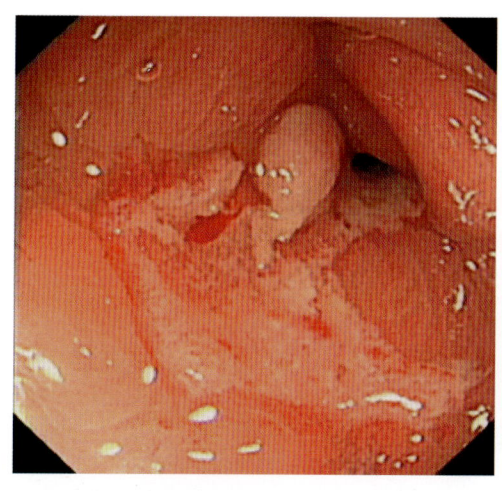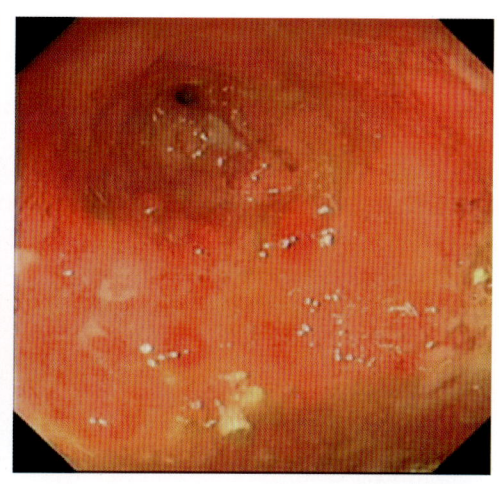

■ 图 5-9　结肠狭窄
临床诊断CD，结肠镜检见结肠狭窄

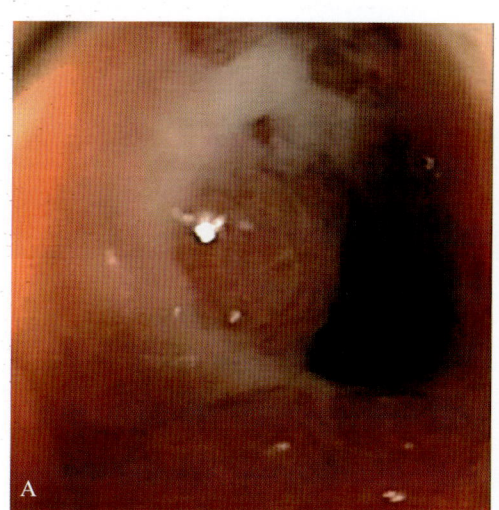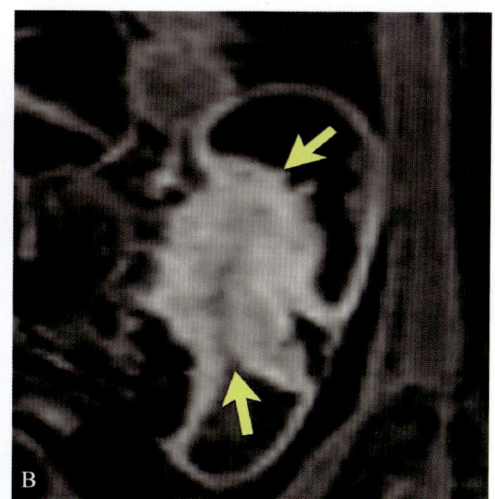

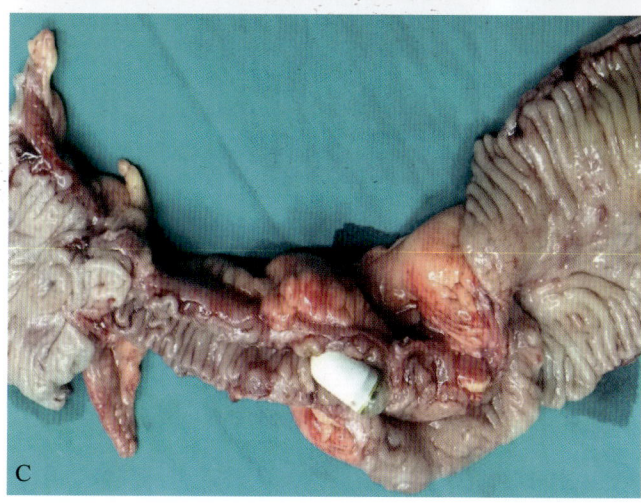

■ 图 5-10　肠腔狭窄
临床诊断为CD，结肠镜
（A）、腹部CT（B）及手术切
除标本（C）均见肠腔狭窄

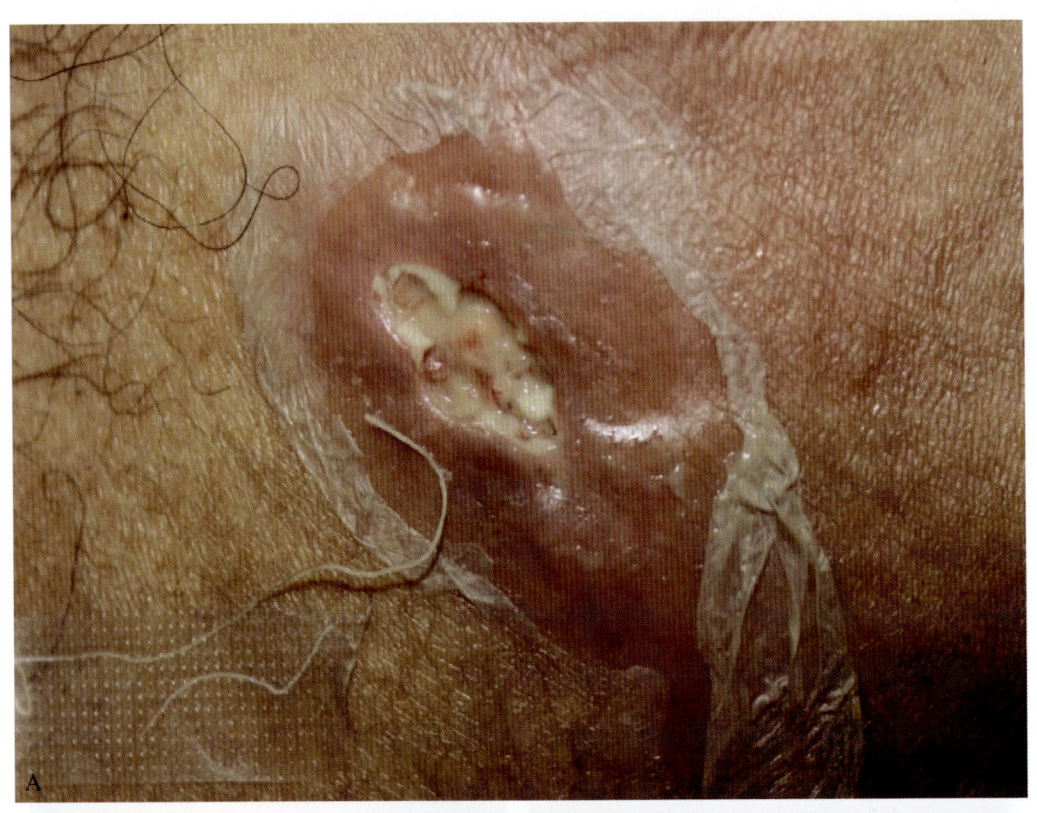

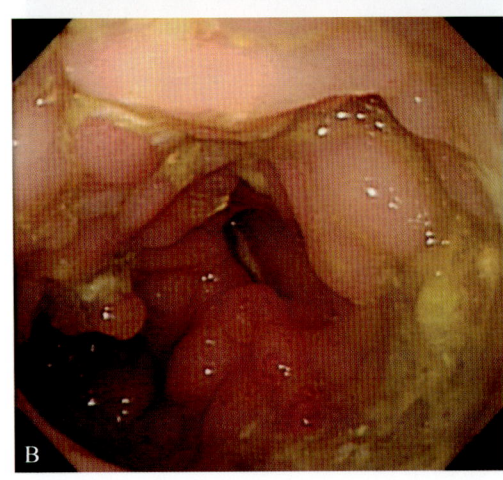

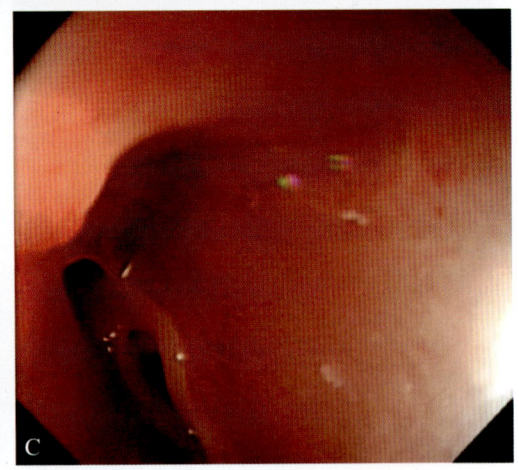

■ 图 5-11　肠皮瘘

临床诊断为CD。右下腹壁见肠皮瘘（A）；常规结肠镜检查，送达回肠末端。回肠末端及全结肠见弥漫性溃疡、瘢痕及炎性息肉（B）；盲肠近回盲瓣处可见一瘘管内口，有脓液流出（C）；在导丝引导下以造影导管插入瘘管（D）；注入造影剂后，可见一4 cm×8 cm脓腔（E）

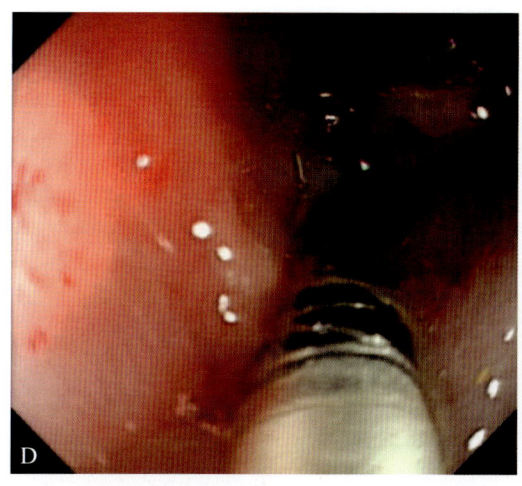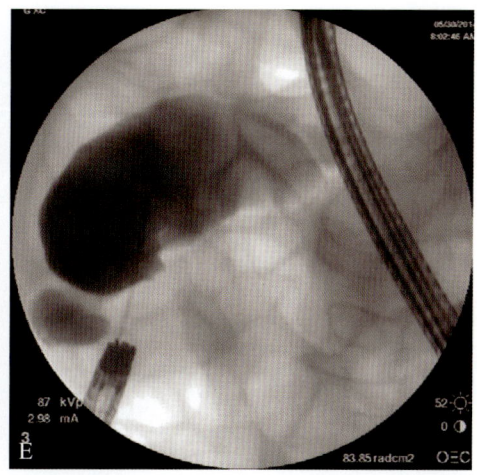

■ 图 5-11　肠皮瘘（续）

（一）染色内镜

目前应用于 CD 的消化内镜下的染色包括化学染色和电子染色。

1. 化学染色

化学染色是使用特殊的化学染色剂对消化道黏膜进行染色，使得黏膜结构更加清晰，病变部位更加突出。结合消化内镜的放大功能，可详细观察消化道黏膜的隐窝和腺管开口，对黏膜早期病变的诊断价值明显优于普通内镜。结肠镜染色及放大观察时，结直肠黏膜腺管开口分型，即 pit pattern 分型，从正常到进展期癌症分为 5型（图 5-13）。通常 CD 患者肠道黏膜 pit 分型为 Ⅱ 型，但当继发黏膜癌变时，病变处黏膜腺管开口。需要指出的是，由于长期慢性炎症对黏膜的影响，根据腺管开口形态对病变分类的工藤（Kudo）分型法并不完全适合判断 IBD 相关性异型增生，活检是必需的。

化学染色的基本方法有对比法、着色法、反应法和荧光法。常用的染色剂包括亚甲蓝、结晶紫、靛胭脂。其中，靛胭脂在消化道黏膜的染色中应用更加广泛，对UC 和 CD 的诊断有重要价值。

为获得良好的化学染色效果，应注意以下几点：充分的消化道准备，尽可能保持消化道清洁；在喷洒化学染色剂之前应使用含蛋白分解酶的除泡剂冲洗可疑病变部位；选择合适浓度的化学染色剂；在合适的时间内进行观察。

2. 电子染色

目前常用于 CD 的电子染色包括窄带成像技术（narrow band imaging，NBI）和可扩展电子分光色彩强调技术（flexible spectral imaging color enhancement，FICE）等。

（1）NBI 是利用特殊的光学滤镜，将组成白光的蓝、绿、红 3 个波段过滤，形成带宽较小的 3 个窄波段，其中间波长分别为 500 nm、445 nm 和 415 nm。由于消

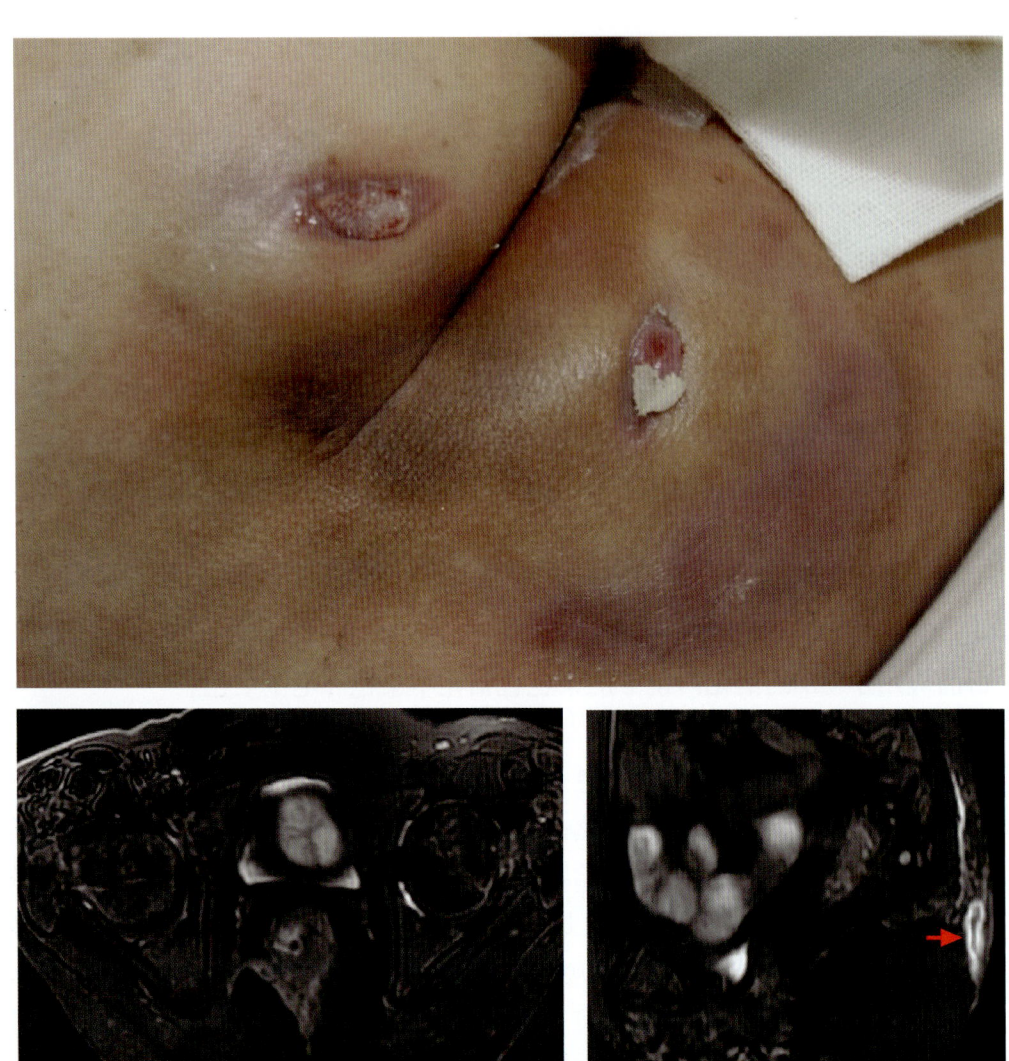

■ 图 5-12 肛周瘘管

临床诊断 CD。臀部见肛周瘘管开口，盆腔 MRI 见高位复杂肛瘘

化道黏膜上毛细血管内的血红蛋白拥有很强的吸收窄波光的能力，通过血红蛋白的强吸收和黏膜表面的强反射形成的鲜明对比，展现血管形态和黏膜清晰结构。其中，415 nm 波长能够清晰地显示黏膜表层血管为茶色；540 nm 波长能够清晰显示黏膜下血管为青色。

NBI 常与放大内镜联合应用，不仅能够清晰观察黏膜表面细微结构，而且能够清晰观察黏膜及黏膜下层毛细血管网，有利于对消化道早期病变的性质和浸润深度进行定性观察和分析，在 CD 的诊断和鉴别诊断中有重要价值。NBI 可强化黏膜及黏

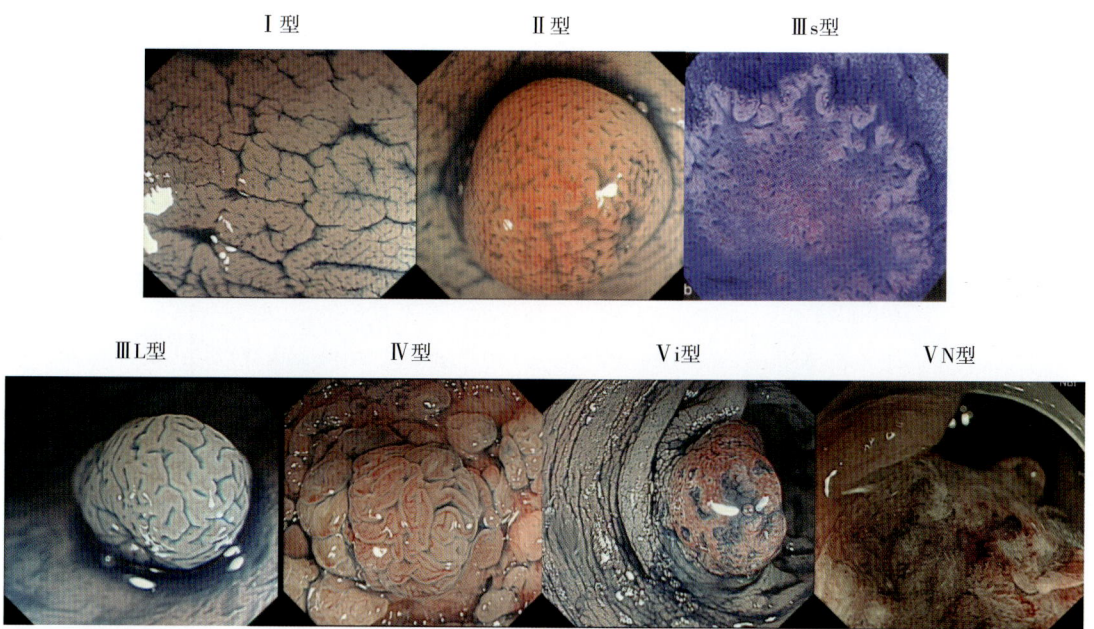

■ 图 5-13 结肠镜化学染色及放大后病变表面 pit 分型图例

膜下层毛细血管形态（capillary pattern，CP）及黏膜表面结构，Sano CP 分类以此将肠道黏膜从正常到进展期癌症依次分为 CPⅠ、CPⅡ、CPⅢA 和 CPⅢB（图 5-14）。通常 CD 患者肠道黏膜 NBI 观察 CP 分型为 CPⅡ型，若已发生癌变，则其 NBI 的 CP 分型可为 CPⅢA 或 CPⅢB。

（2）FICE

FICE 原来是 Fuji Intelligent Color Enhancement 的缩写，即富士能智能色彩增强技术，通过模拟色素内镜，可以再现黏膜表层细微结构及毛细血管走向。2008 年，FICE 更名为 Flexible spectral Imaging Color Enhancement，意为可扩展电子分光色彩增强技术。

FICE 技术是利用光谱分析技术原理，将普通内镜图像经处理、分析产生一幅特定、单一波长的分光图像。这种分光图像的单一波长被赋予红色（R）、绿色（G）或蓝色（B）。不同组合的 RGB 分光图像再经处理还原而产生 FICE 的特定图像，呈现出不同的颜色和不同层次的深度，有利于观察黏膜表层结构和毛细血管形态结构，增强黏膜表面血管及其他结构的可见度，体现黏膜表面微细变化，更有利于判断病变性质（图 5-15，图 5-16）。联合放大内镜技术可更清晰地显示腺管开口形态和毛细血管结构，更有助于提高病变诊断的准确性，包括病变性质的初步确定和病变深度的初步判断。FICE 模式下肿瘤性血管较非肿瘤性血管颜色更深、更粗大，伴有血管扭曲变形、结构紊乱和血管网破坏等。

根据血管及黏膜腺管结构情况，FICE 分为 A 型、B 型、C1/C2 型和 C3 型。

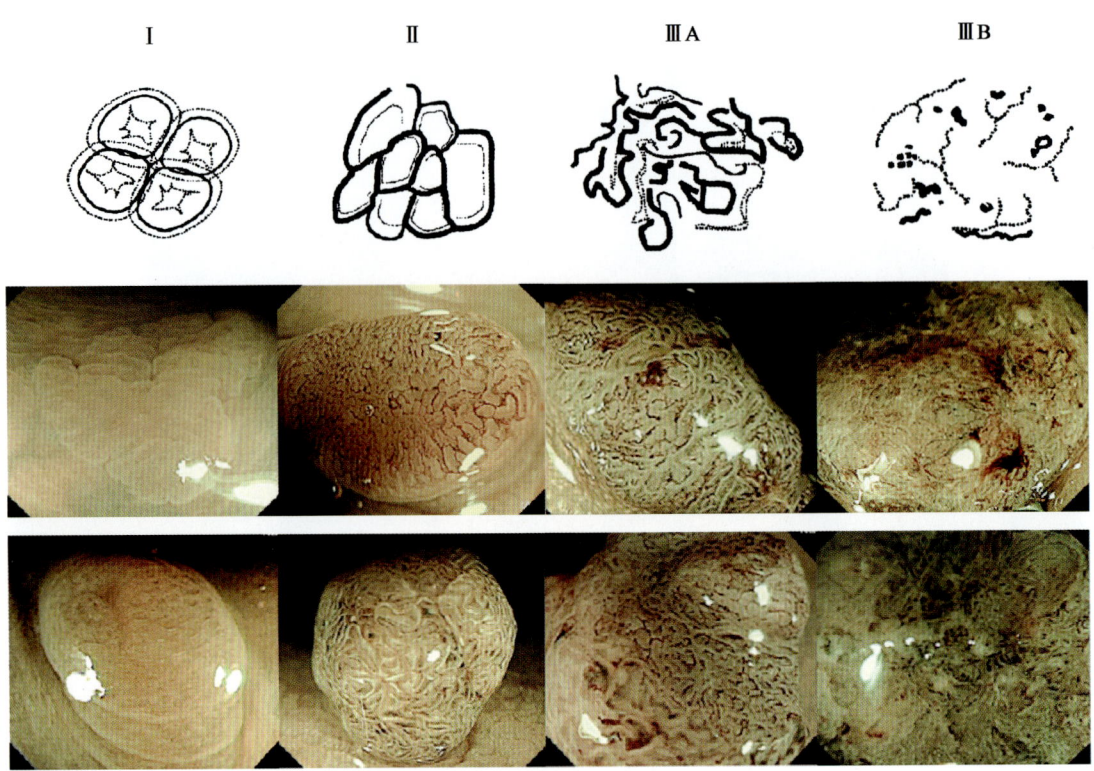

■ 图 5-14　Sano 结直肠病灶内镜 NBI 示意图及实例对照

A 型没有血管，表面腺管呈圆点状结构，正常黏膜或炎症。

B 型见棒状或乳头状血管，表面腺管呈ⅢL、Ⅲs或Ⅳ结构，为腺瘤。

C1/C2 型见血管扩张、扭曲，表面腺管呈 Vi 结构，为黏膜内癌。

C3 型见血管扩张或无血管，表面腺管呈 Vn 结构，为浸润期癌。

（二）放大内镜

随着光学和电子技术的进步，不仅能对消化内镜所见进行放大，而且已经实现了数字化和可变焦，操作灵活、简捷。目前放大内镜的放大倍数可达 100 倍以上，能够对消化道黏膜表面细微结构进行详细观察，与染色内镜联合应用，对 CD 有更好的诊断和鉴别诊断价值。

四、内镜下活检标本的组织病理学诊断价值

内镜下活检由于取材深度有限，难以获得对 CD 具有足够诊断价值的组织，因此，内镜下活检的诊断价值有限。国内外早期指南均认为应该对末段回肠至直肠间黏膜进行系列活检，即不仅对不同类型和程度的病变进行活检，还需对病变部位上、下方外观相对正常的部位钳取组织同时送检，为病理学检查提供具有代表性的活检组织，有助于诊断与鉴别诊断。但有学者认为，如此大规模的活检所造成的穿孔和

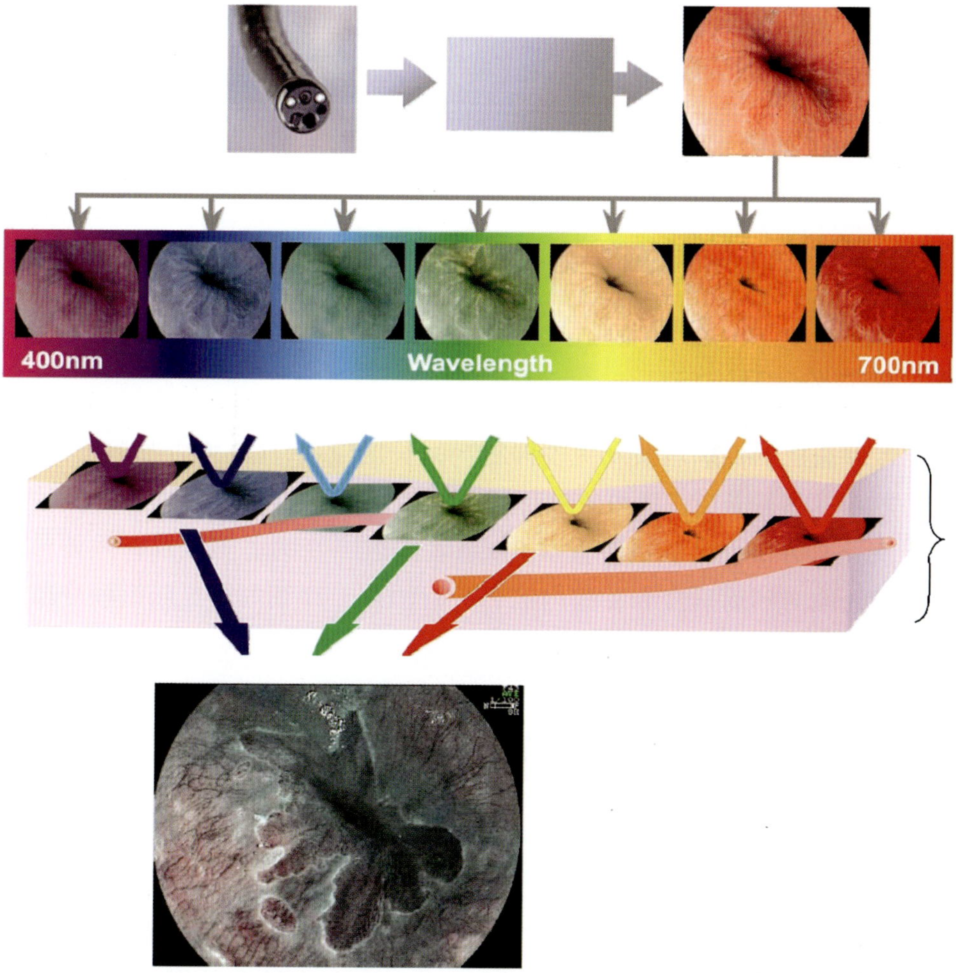

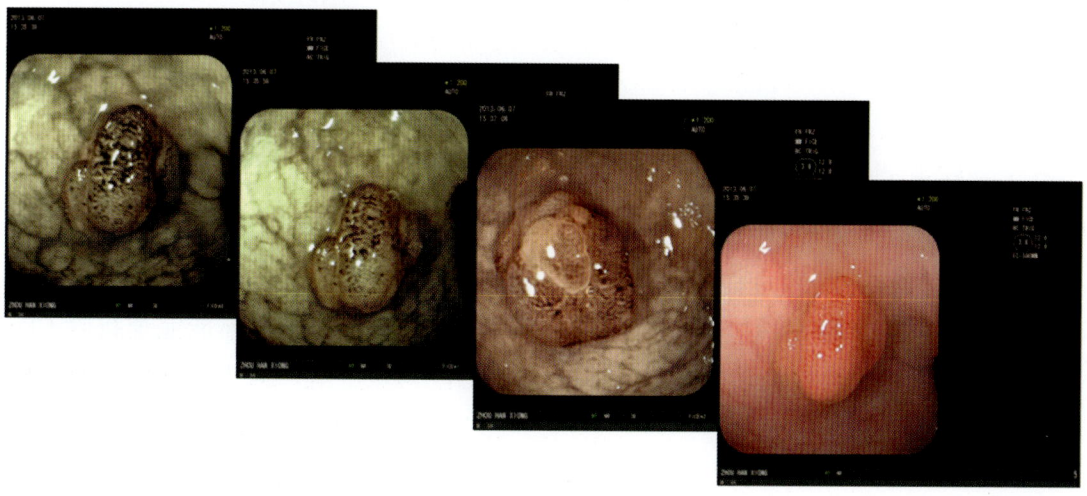

■ 图 5-15 FICE 工作原理示意图

■ 图 5-16 不同波长组合时的 FICE 图像

出血等并发症及其所获诊断价值不相称。目前，仅推荐对初诊患者或诊断尚不明确疑诊 CD 患者进行系列活检。

五、结肠镜随访

结肠镜检查除有助于 CD 的诊断和鉴别诊断外，对于已确诊并开始治疗的 CD 随访（包括判断 CD 患者对治疗的应答、病情监测和转归）也具有重要意义。相关内容详见 CD 的随访章节。

六、癌变监测及治疗

由于慢性炎症的长期刺激及免疫抑制剂的长期应用，CD 患者肠道可发生癌变。因此，必须对病程较长的 CD 患者进行肠道癌变监测。由于目前尚缺乏其他更简捷有效的癌变监测方法，结肠镜检查对 CD 患者肠道癌变的监测尚具有重要价值。此外，结肠镜还能对癌前病变和黏膜内癌变进行治疗。详细内容见肠道癌变监测及治疗章节。

第三节　克罗恩病的胶囊内镜检查

一、概述

CD 可累及全消化道，其中有半数会累及小肠，因此，为明确 CD 诊断和鉴别诊断，小肠检查是必要的。SBCE 和小肠镜均为检查小肠有无病变的最直观方式。SBCE 检查还具有无创、无痛、简便及安全等特点，可在患者无痛苦的情况下观察整个小肠黏膜病变，对小肠黏膜病变的诊断具有重要价值，因此，SBCE 检查已经成为CD 小肠检查的一线选择。

二、适应证

由于胶囊内镜有滞留体内的风险，因此，要熟练掌握胶囊内镜检查的适应证和禁忌证，避免盲目过度检查对 CD 患者具有重要意义。

原则上，所有疑诊的 CD 患者，都有 SBCE 检查的适应证。以小肠病变为主的CD 还可用胶囊内镜来评估疗效。但应注意，若检查阴性时，并不能完全排除 CD，还需要结合影像学检查结果来综合分析。

三、禁忌证

CD 容易出现狭窄和穿透性病变。在有狭窄和穿透性病变的情况下，贸然进行胶囊内镜检查及其检查前的肠道准备都是有风险的，包括胶囊滞留、诱发或加重狭窄和穿透性病变。因此，肠道狭窄和穿透性病变是 SBCE 检查的禁忌证。在进行检查前，一定要通过影像学检查确认有无消化道狭窄和穿透性病变。

四、注意事项

（一）肠道准备

良好的肠道准备对小肠进行清晰的观察及减少病变漏诊有重要意义。SBCE 检查前的肠道准备与结肠镜检查前的肠道准备有相似之处。饮食控制配合口服清肠剂是行之有效的清洁方法。

对于病情较重的病例，尤其是可能有狭窄和穿透性病变时，应注意评估清肠过程对病情的影响，适当把握清肠的程度，以免因过度强调清肠而加重病情。

（二）操作者的资质

由于胶囊内镜图像是在肠腔未充盈的状态下摄取的，同时，不充分的肠道准备及黏液气泡等杂质均会影响图像的质量，因此，某些小的不典型的病变容易遗漏，而且 CD 的病变在小肠通常无明显特异性，漏诊率较高。因此，应由经验丰富的医师阅读和审核图像。操作医师须掌握正常的小肠图像并能识别肠道微小病变，避免遗漏有诊断价值的病灶。

（三）准确把握适应证及禁忌证

在行 SBCE 检查前，准确把握适应证和禁忌证，在确认有适应证和无禁忌证的前提下方可检查。有肠道准备障碍的 CD 患者均不宜行胶囊内镜检查。

若胶囊在食管和胃内滞留时，可用胃镜配合内镜辅助设施（如圈套器）将其送入胃或十二指肠。CD 患者发生胶囊滞留的部位主要在小肠，主要原因是黏膜充血水肿引起的可逆性狭窄和纤维化后引起的器质性狭窄。可逆性狭窄经过内科治疗后肠腔炎症性肿胀和变形可逐渐缓解，肠腔狭窄也随之缓解，胶囊可自行排出。因此，这类胶囊滞留通常为一过性的，无须手术治疗。未及时排出时，若不引起肠梗阻，可以继续观察，观察的时间可为几周至几个月，甚至 1 年以上。器质性狭窄内科治疗通常无法缓解，此时，多可引起患者出现肠梗阻症状，尤其是急性完全性肠梗阻，需要内镜甚至需要手术取出滞留的胶囊。胶囊滞留也可能发生于有明显穿透性病变的 CD 患者，包括通过明显的瘘口进入胸腔、腹腔以及腹部空腔脏器如膀胱、子宫等。一旦出现这种情况，只能通过外科手术取出。因此，在已知或可疑 CD 患者进行胶囊内镜检查前，一定要仔细询问病史并行常规影像学检查，除外消化道狭窄或者穿透性病变。

五、病变特点

SBCE 检查镜下特征包括散在糜烂、充血水肿、口疮样溃疡（图 5-17），严重的

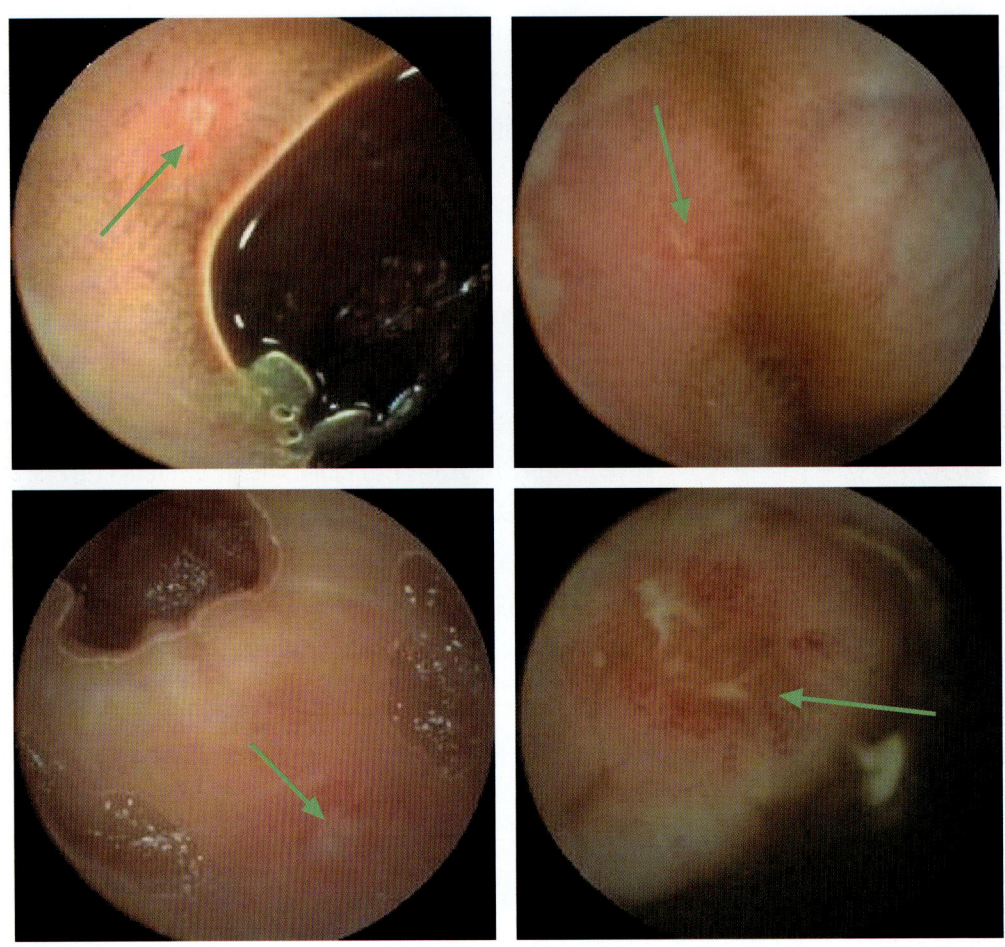

■ 图 5-17　肠道炎症
临床诊断为 CD，胶囊内镜检查见小肠及盲肠散在不规则糜烂及溃疡

病变包括线性、星形、片状或地图样、环形或纵行溃疡（图 5-18）及溃疡相关性狭窄或缩窄。病变复发时可见小肠绒毛缺失、黏膜结节样增生或炎性息肉（图 5-19）。部分溃疡周边黏膜见淋巴管扩张，病变多呈跳跃性或节段性分布。

　　目前国内外尚缺乏统一 CD 的 SBCE 诊断标准。2006 年，De Bona 等将 SBCE 镜下表现分为 3 类：4 处及以上糜烂、溃疡或结节病变为确诊；1～3 处糜烂、溃疡或结节病变为可疑；否则为非特异性病变或正常。2008 年，Lewis 提出胶囊内镜评分指数（capsule endoscopy scoring index，CESI），即 Lewis 评分（表 5-1），是目前应用相对普遍的一种评分方法。该评分主要根据胶囊内镜下绒毛水肿、溃疡和狭窄这 3 种情况进行小肠黏膜病变的评估。当 CESI ≤ 135 时，提示正常或无临床意义的小肠黏膜炎症；当 135 < CESI < 790 时，提示轻度黏膜炎症；而当 CESI ≥ 790 时，则提示中到重度黏膜炎症改变。该计分标准为统一定量评估小肠黏膜炎症改

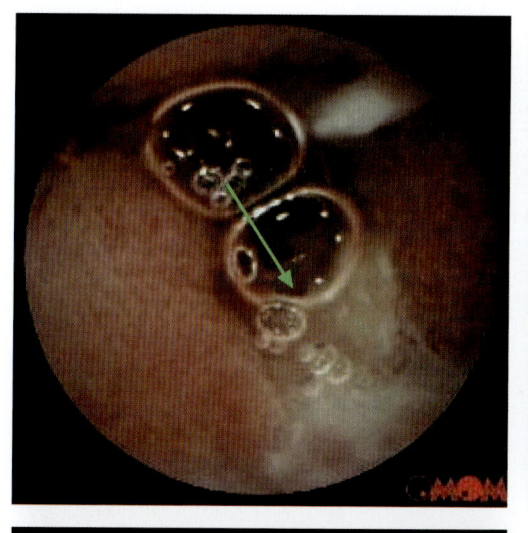
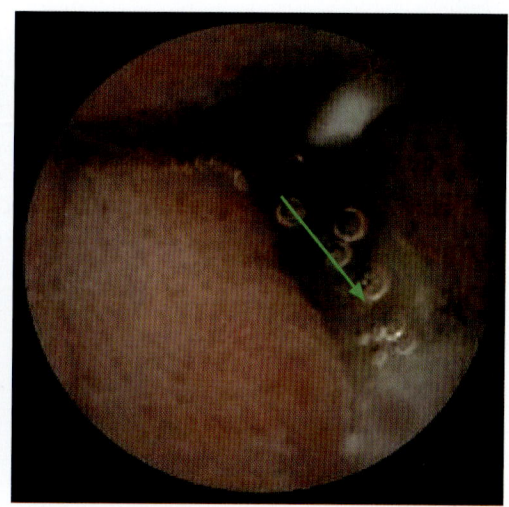
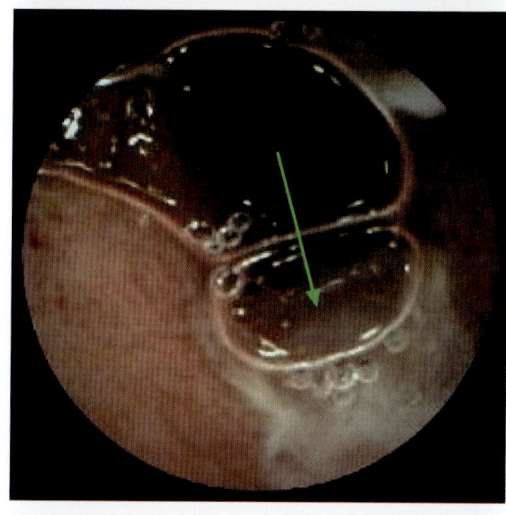

■ 图5-18　小肠溃疡
临床诊断为CD，胶囊内镜检查见小肠纵行深大溃疡

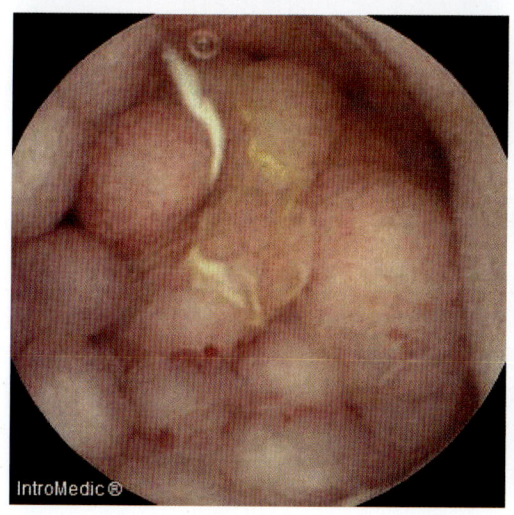
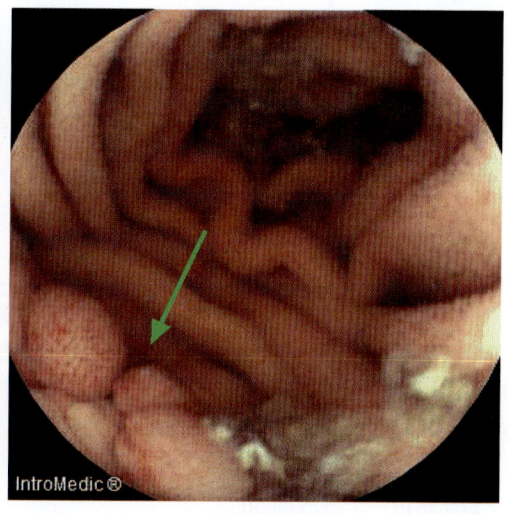

■ 图5-19　炎性息肉
临床诊断为CD，胶囊内镜检查见小肠大量炎性息肉

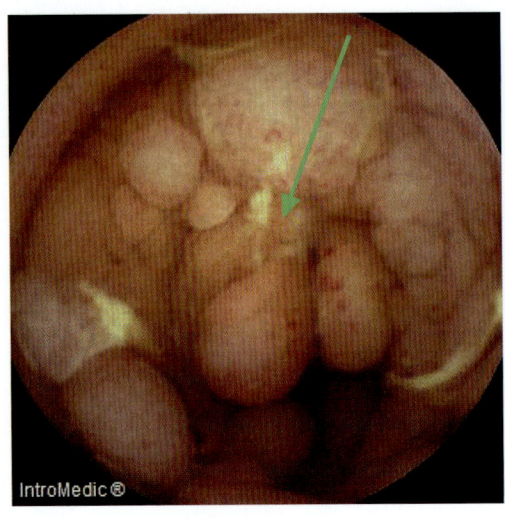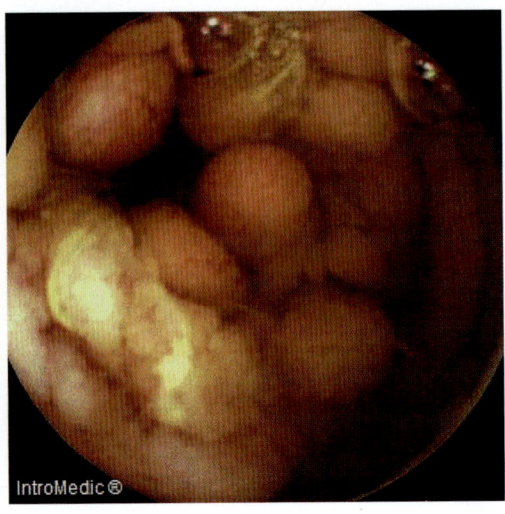

■ 图 5-19　炎性息肉（续）

变提供了可能，但是计分方法烦琐，对于胶囊内镜未能通过全部小肠的病例具有一定的局限性，目前该评分系统已经整合到以色列 Given Imaging 公司出产的 SBCE 检查阅片系统，为简化诊断步骤、提高阅片效率提供可能。

表 5-1　Lewis 胶囊内镜评分系统 △

损害表现	数目		长度 *		分布类型	
绒毛表现	正常	-0	短段	-8	单发	-1
	水肿	-1	长段	-12	散在	-14
			整个肠段	-20	弥散	-17
溃疡 **	无	-0	短段	-5	占周径 < 1/4	-9
	单发	-3				
	少数	-5	长段	-10	占周径 1/4 ~ 1/2	-12
	多发	-10	整个肠段	-15	占周径 > 1/2	-18
狭窄 ***	无	-0	未形成溃疡	-2	胶囊内镜可以通过	-7
	单发	-14	形成溃疡	-24	胶囊内镜无法通过	-10
	多发	-20				

　△ 本评分将整个小肠人为分成三等分，以一个等分为一个肠段，对绒毛表现和溃疡进行评分，选最严重肠段作为最后评分标准，对狭窄则进行全小肠评估。最后以如下公式进行计算：总分 =［水肿 × 长度 × 分布类型得分 + 溃疡 × 长度 × 分布类型得分］（最严重的一个肠段）+ 狭窄得分 × 是否形成溃疡得分 × 内镜能否通过得分（全小肠评估）。

　* 长度：短段：病变累计达一个肠段的 10%；长段：病变累计达一个肠段的 11% ~ 50%；整个肠段：病变累计超过一个肠段的 50%。

　** 溃疡：在形态上分为环形、纵形和不规则形。大小以占肠腔周径的比例计算。

　*** 狭窄：以全小肠发生狭窄的数目、有无溃疡以及胶囊内镜可否通过为标准。

六、SBCE 检查的局限性

CD 常伴有肠腔狭窄或穿透性病变，消化道憩室也可能同时存在，这些都可能导致胶囊滞留。Cheifetz 等研究发现，在已经确诊的 CD 患者中，胶囊滞留的发生率可高达 13%，而在可疑 CD 患者中，胶囊滞留的发生率仅 1.6%，提示 CD 患者胶囊滞留率明显升高。

国外新近推出的探路胶囊在疑有狭窄或梗阻的患者中有一定作用，但是探路胶囊的解体时间差别较大，而且其本身也会导致急性梗阻并需要急诊内镜或手术治疗。目前应用有限。

七、SBCE 检查在 CD 诊疗过程中的应用前景

对于临床医师及研究者来说，胶囊内镜的问世为 CD 的诊治带来了便利。值得一提的是，近年来强调的黏膜愈合（mucosa healing，MH）及深度缓解（deep remission，DR）是评价 CD 治疗效果的客观指标及最终目标，已取代临床缓解。黏膜愈合目前尚无公认的内镜标准，部分研究以克罗恩病内镜严重度指数（Crohn's disease endoscopic index of severity，CDEIS）为标准，但该标准步骤烦琐、耗时长。因此，目前大多数研究以溃疡消失、黏膜愈合为标准。但是，无论哪种标准，都需要直接观察肠道黏膜的情况，而 SBCE 检查在观察黏膜病变上明显优于影像学检查，也优于侵入性的小肠镜检查。因此，尽管目前仍缺乏相关的数据，相信在不久的将来，其重要性将被越来越多的学者认可，从而具有良好的应用前景。

目前，许多国家的研究人员纷纷开始了对智能小肠胶囊的微型诊疗系统的研究开发工作，如由日本龙谷大学与大阪医科大学共同开发的能体外操控的 SBCE，推动着 SBCE 检查手段朝着微型化、智能化及多功能化的方向发展。随着科技的进步，类似机器人的内镜将不仅能诊断，还可对肠道病变进行修复与治疗。相信不久的将来，胶囊内镜可能在 CD 这一慢性疾病的诊断和治疗领域取得更大的进展。

第四节　克罗恩病的小肠镜检查

由于小肠镜不仅能够对全小肠进行直视观察，而且能够进行活检和必要的治疗，因此，小肠镜在 CD 的诊断和治疗中具有重要价值。基于小肠镜检查的风险及费用，选择小肠镜检查前应对其风险与获益做出慎重评估，合理选用。通常可优先考虑胶囊内镜检查。

对 CD 而言，不强求全小肠的小肠镜检查。可综合临床情况，仅选择经肛或经

口插入小肠镜检查，并高度警惕检查过程中的损伤与穿孔等风险，以安全为第一考虑要素。

小肠镜检查的注意事项基本同结肠镜检查。但是，小肠镜检查的操作难度更大，危险性更高。因此，小肠镜检查应由小肠镜操作经验丰富且有CD临床诊疗经验的高年资医师来完成。

典型的CD小肠镜下表现为以回肠末段病变为多发部位的跳跃性、节段性分布的溃疡性病变（图5-20），可见纵向溃疡与卵石征外观病变区域，慢性病变可见狭窄与炎性息肉等（图5-21、5-22、5-23）。CD小肠溃疡出血也不少见（图5-24）。

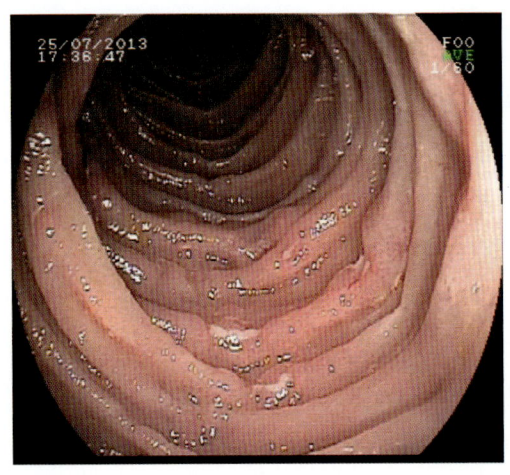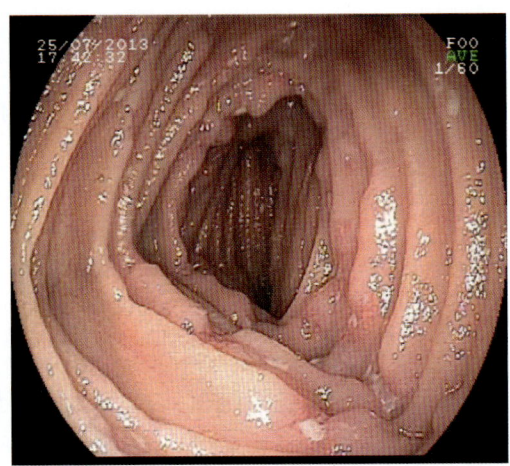

■ **图 5-20** 回肠溃疡
临床诊断CD（复发型，回结肠型，活动期，重度），小肠镜见回肠散在溃疡

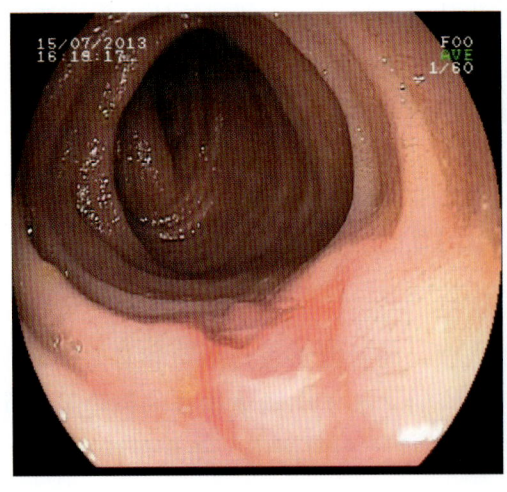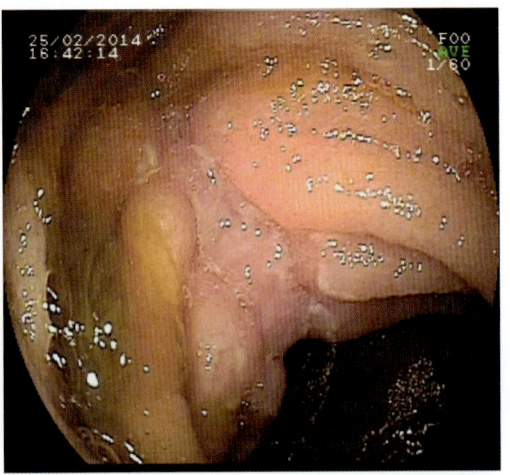

■ **图 5-21** 空肠溃疡
临床诊断均为CD，小肠镜检查见空肠节段性纵行溃疡

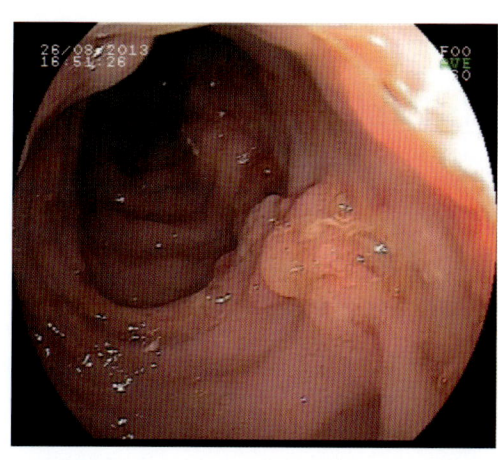
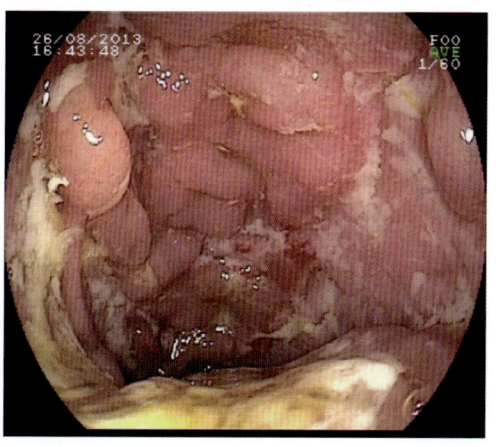

■ 图 5-22　回肠溃疡及炎性息肉

临床诊断为CD，小肠镜检查见回肠节段性分布的纵行溃疡、炎性息肉及卵石征

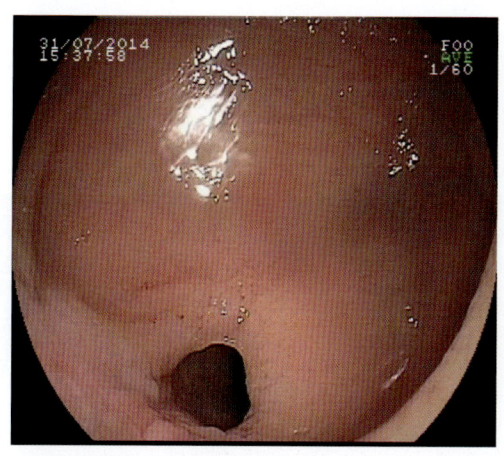
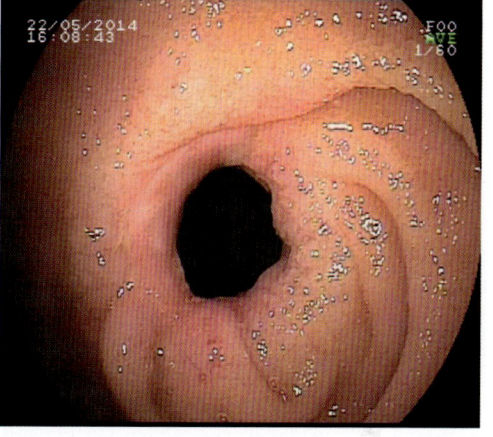

■ 图 5-23　小肠狭窄

临床诊断为CD，小肠镜检查见回肠溃疡及肠腔狭窄

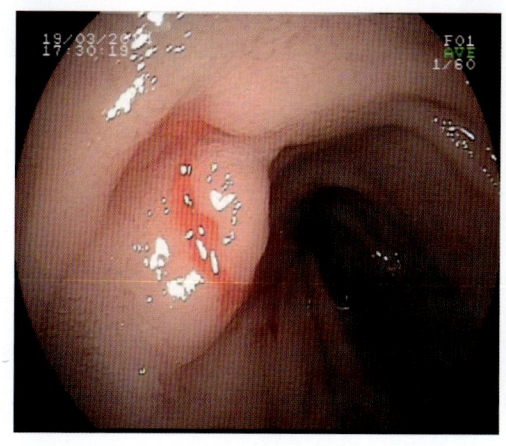
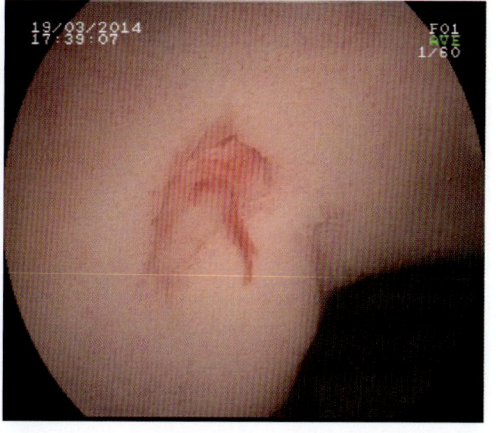

■ 图 5-24　空肠溃疡及出血

临床诊断为CD，小肠镜检查见空肠节段性溃疡及活动性出血

第五节 克罗恩病的上消化道内镜检查

虽然2018年美国胃肠病学会克罗恩病临床指南提出应仅在存在上消化道症状和体征的CD患者中进行上消化道内镜检查，但是，目前上消化道CD可能被低估，大多数成人CD的研究表明，上消化道CD的发生率为0.3%～5%。在这类患者中，只有约37%有症状，但其实仅累及上消化道的CD并不少见。因此，仍推荐胃镜检查作为初诊CD常规检查项目，有上消化道症状时更应该及时行胃镜检查。提示CD的上消化道内镜特征包括黏膜结节、溃疡（口疮样和纵行）、胃窦增厚和十二指肠狭窄。

一、食管CD的内镜表现特点

病变可累及食管全程，以食管中段多见，可表现为单发或多发溃疡，溃疡形态常不规则，可伴有食管黏膜结节状增生，病变间可见正常食管黏膜（图5-25）。食

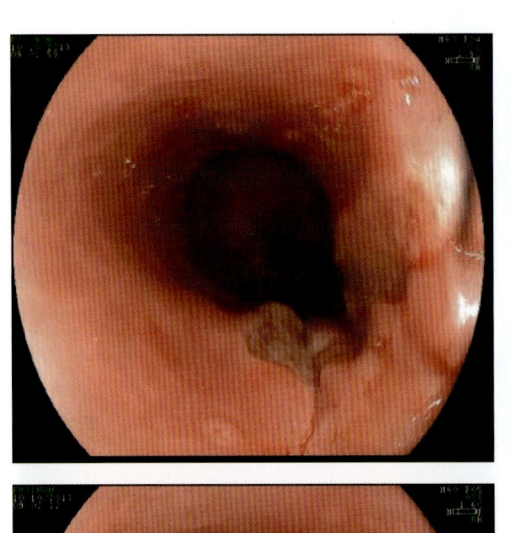
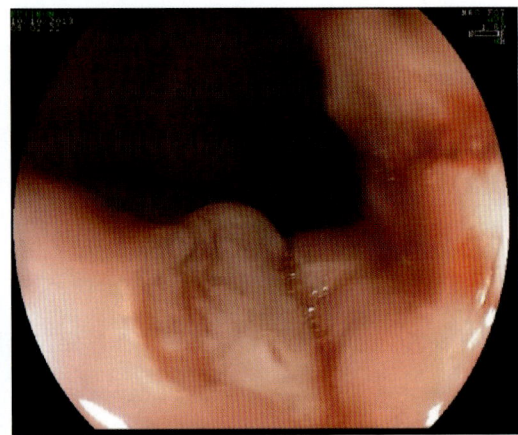
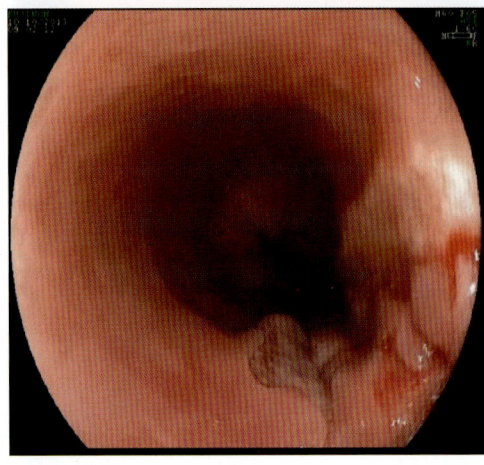

■ 图 5-25 食管溃疡
临床诊断为食管CD，胃镜检查见食管中段纵行深大溃疡，蠕动好

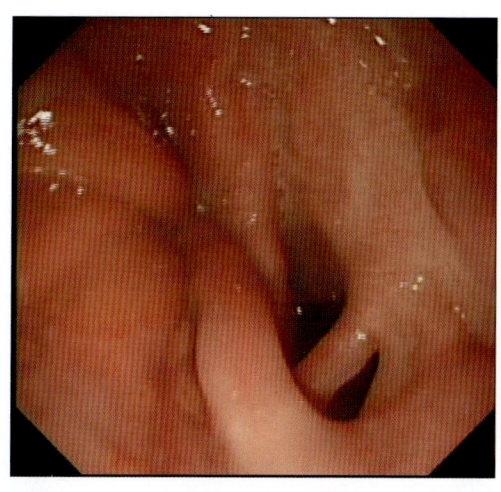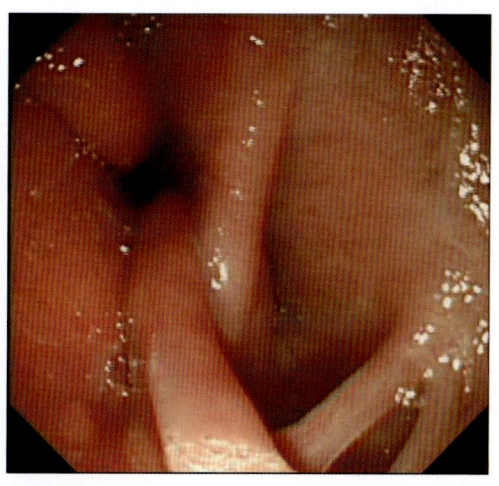

■ 图 5-26　食管黏膜桥及狭窄

临床诊断 CD，累及上消化道，胃镜检查见食管下段瘢痕及黏膜桥，伴狭窄，蠕动好

管 CD 反复发作时可伴发食管狭窄、炎性息肉及黏膜桥形成（图 5-26）。由于病变缺乏特异性，单纯表现为食管溃疡的 CD 诊断困难，超声内镜检查及黏膜活检有重要的诊断和鉴别诊断价值。

二、胃 CD 的内镜表现特点

常表现为溃疡，胃镜下特征与消化性溃疡相似，但按消化性溃疡治疗无效，病情反复发作时可伴发胃窦及幽门狭窄、炎性息肉及穿透性病变（图 5-27，图 5-28）。

三、十二指肠 CD 的内镜表现特点

可有类似于典型小肠 CD 的跳跃性、节段性分布的溃疡性病变，但多无特征性（图 5-29）。病情反复发作时可伴发十二指肠狭窄、炎性息肉及穿透性病变（图 5-30～图 5-32）。

第六节　克罗恩病的超声内镜检查

一、概述

内镜超声（endoscopic ultrasonography，EUS）是经内镜（胃镜、结肠镜、腹腔镜、支气管镜等）导入超声探头、或将超声发射装置固定于内镜前端，在内镜直视下对消化管管壁或邻近脏器进行扫描的一种检查及治疗方式。超声内镜具备内镜和

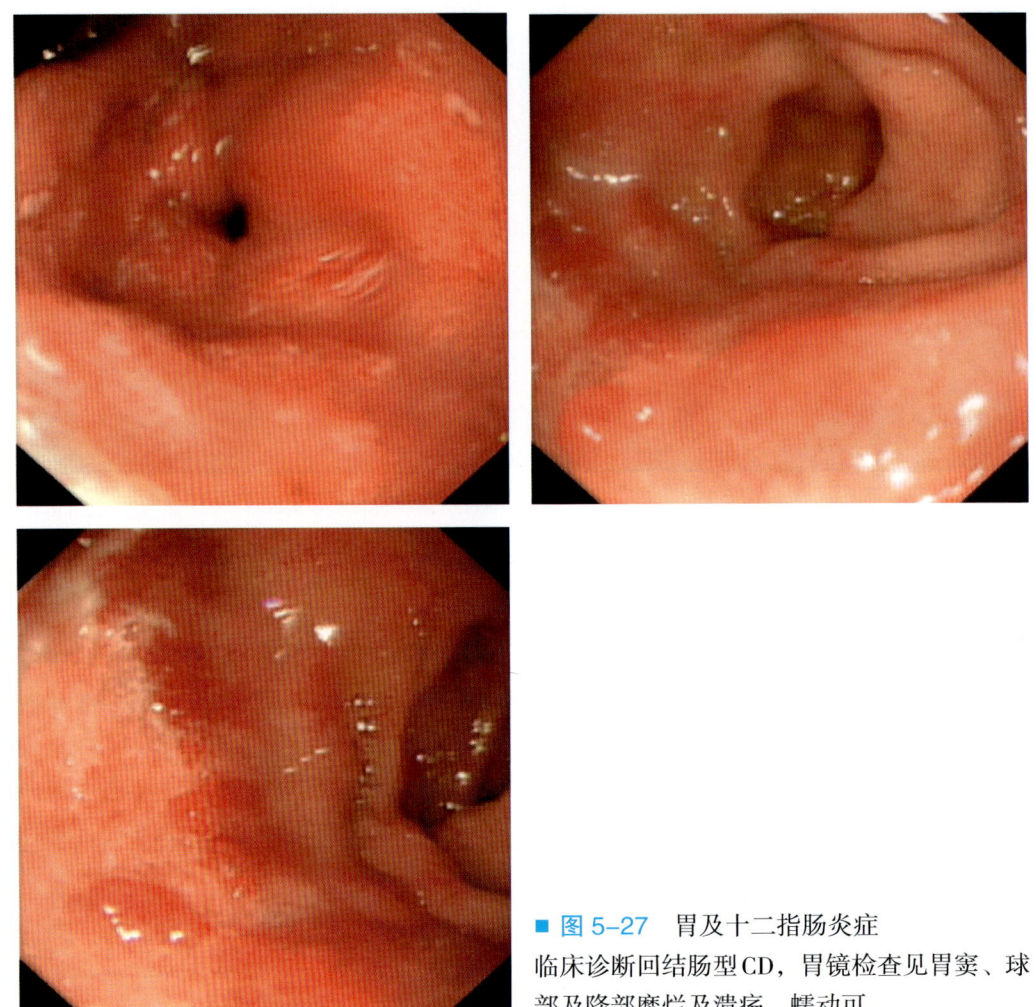

■ 图 5-27　胃及十二指肠炎症
临床诊断回结肠型 CD，胃镜检查见胃窦、球部及降部糜烂及溃疡，蠕动可

超声双重功能，既可通过内镜直接观察黏膜表面的病变形态，通过活检孔对靶组织进行活检及细胞学检查，又可进行超声扫描，获得消化管管壁黏膜以下各层次及周围邻近脏器的超声图像。有效避免了腹壁脂肪、肠腔空气的干扰。对判断消化道管壁厚度、层间分界、病变的深度、起源层次、有无邻近脏器的侵犯以及周围有无肿大淋巴结等准确率较高，也使我们对消化系肿瘤进行正确的术前分期成为可能，对制订治疗方案、评估预后和治疗效果等提供了方便。依靠高分辨率的超声探头，EUS 检查时可以得到类似低倍镜下病理的超声图像。针对消化管壁黏膜下肿瘤的诊断方面，EUS 可清楚地显示其存在部位、大小、起源、深度及性质，对黏膜下肿瘤具有独特的诊断和鉴别诊断价值；外压性隆起性病变可观察到完整的消化道管壁五层回声结构。此外，对胰腺、胆总管末端和胆囊病变的扫描图像比体外超声检查更为清晰。

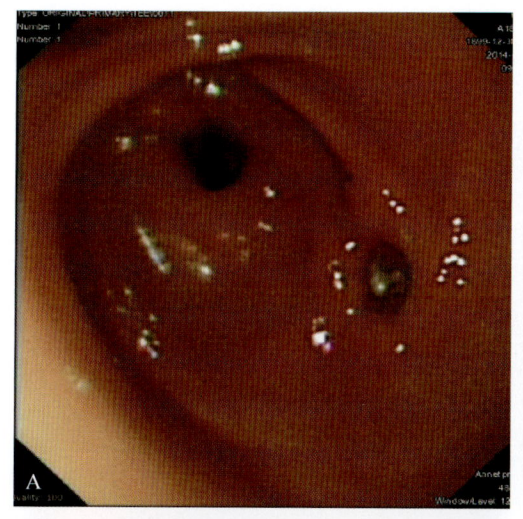
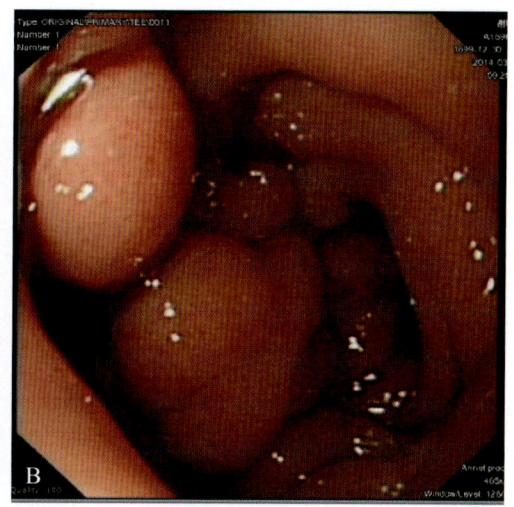
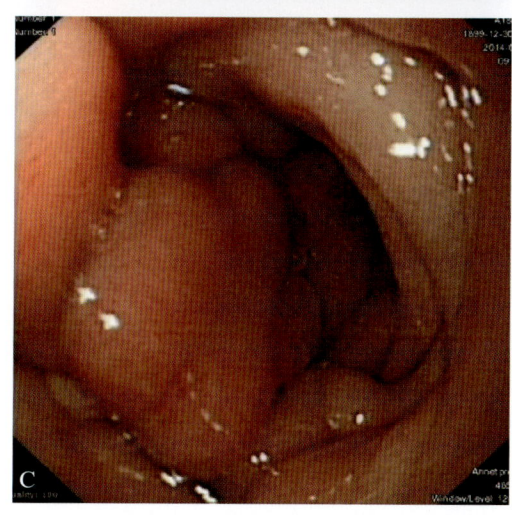

■ 图 5-28　胃及十二指肠病变

临床诊断为上消化道CD，胃镜检查见胃窦溃疡及幽门变形（A）；十二指肠球部呈铺路石样改变，未见明显溃疡（B、C）

20世纪90年代初凸面线阵型超声内镜的诞生，使EUS引导下细针穿刺细胞学检查（EUS guided fine-needle aspiration，EUS-FNA），能够获得黏膜层外目标组织的细胞学及组织学病理学标本，对疾病具有确诊价值，之后超声内镜引导下的各种穿刺治疗也应运而生，实现了使EUS从诊断性技术向治疗性技术的突破，EUS进入了微创治疗疾病的介入技术时代，极大地扩大了超声内镜的应用范围。

目前内镜检查成为CD常规检查手段，但常规内镜仅对病变消化道的黏膜进行检查。EUS在IBD的诊断及鉴别诊断中，能够清晰地显示胃肠道层次结构改变、各层次厚度、层间分界情况、病变深度等，是"简化的活病理"，可探查肠道及肛周组织，发现肠道周围肿大淋巴结，其彩色多普勒功能可用来探查病灶及周围血供情况。本节简要介绍EUS在IBD中的应用。

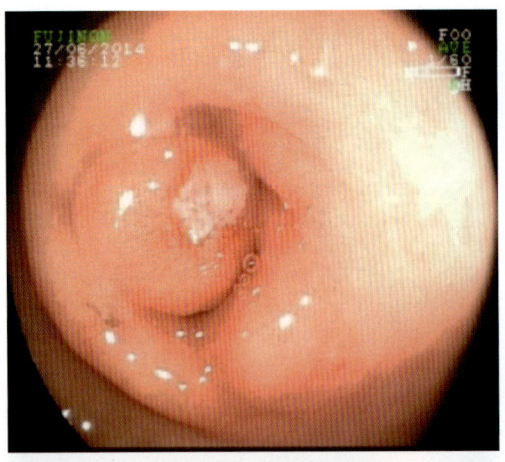
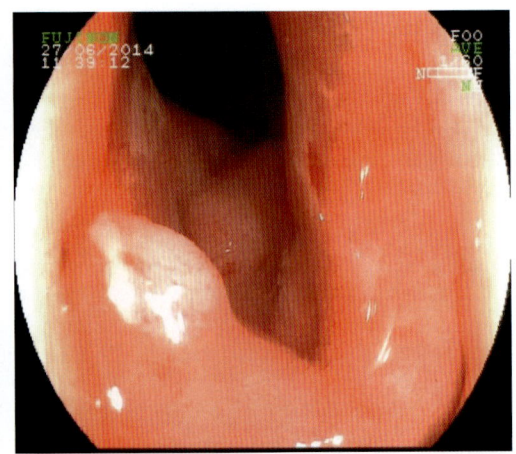
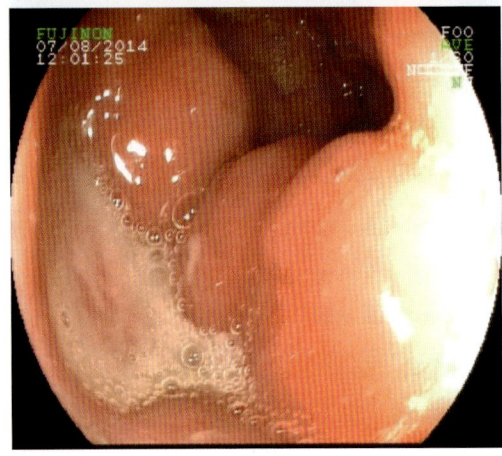

■ 图 5-29　胃及十二指肠溃疡

临床诊断为回结肠型 CD，胃镜检查见胃窦及十二指肠球部溃疡

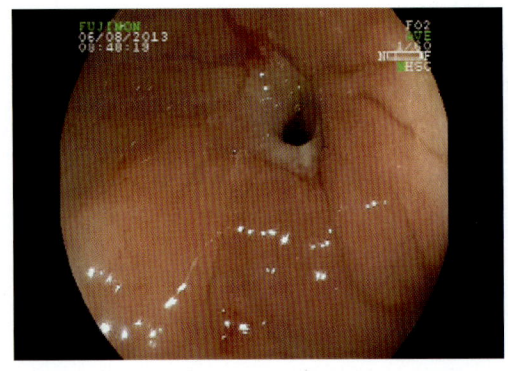
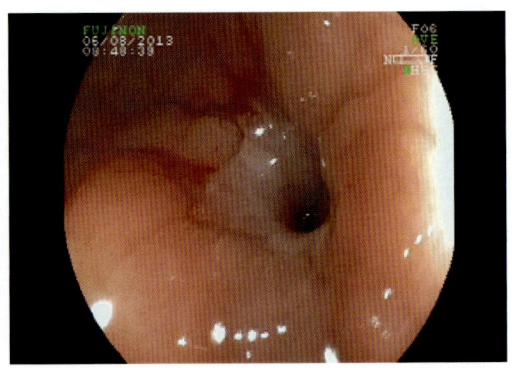

■ 图 5-30　十二指肠溃疡并狭窄

临床诊断为回结肠型 CD，累及上消化道，胃镜见十二指肠球部和降部交界处环周溃疡，肠腔狭窄，胃镜无法通过

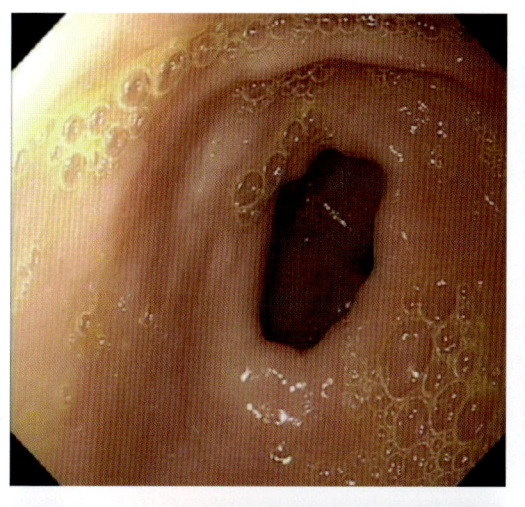
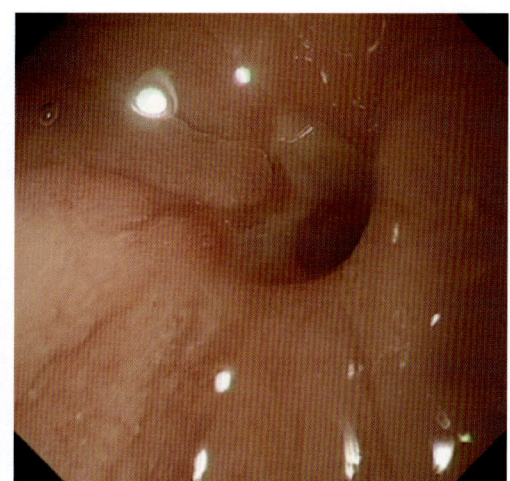

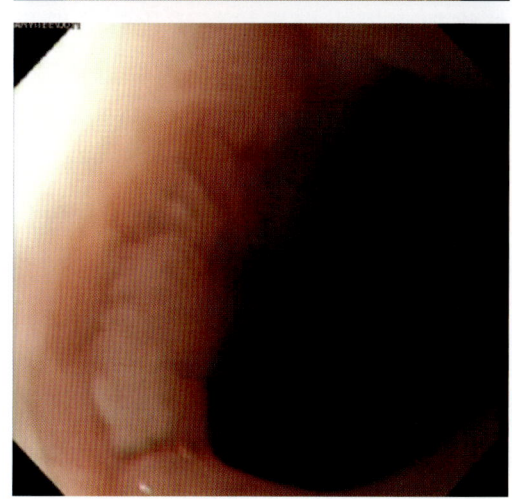

■ 图 5-31　十二指肠溃疡并狭窄

上述患者经激素和PPI标准化治疗3个月后，复查胃镜见十二指肠球降交界处一环形溃疡较前好转，肠腔仍狭窄，但胃镜可通过

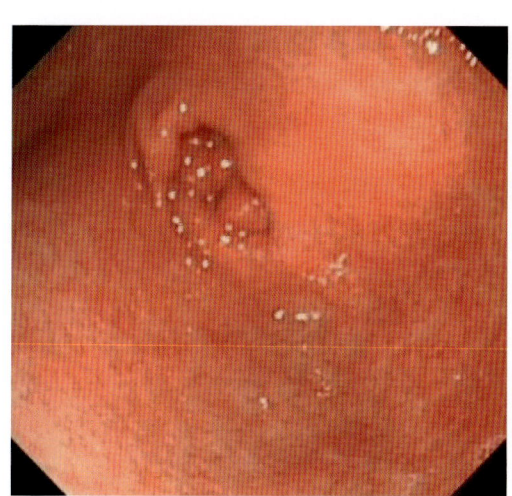
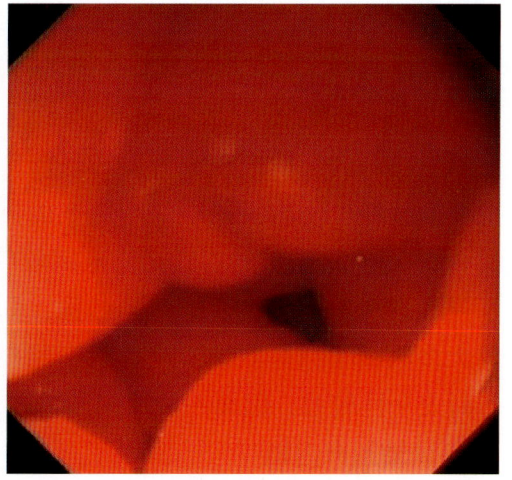

■ 图 5-32　球部狭窄

临床诊断为结肠型CD，累及上消化道，胃镜检查见球部瘢痕性狭窄

（一）超声内镜的基本原理

超声探头将一定频率的电脉冲信号转换成声波脉冲向体内发射，声波在人体内传播，遇到各种组织时产生反射、散射、绕射等物理现象，其中反射、散射回来的声波被探头接收并转换成电信号，经前级放大，信号处理后由显示器显示图形，即可获得超声仪上组织器官的图像。

超声波在人体内的传递与组织密度有关。不同物质对超声波的吸收也不同。空气和骨组织对超声波的吸收系数（12～13 dB/cm）很大，而水的吸收系数（0.002 dB/cm）则很小。超声波在空气中传递不良并被吸收，不能得到超声反射图像，超声内镜浸于水或其他介质中才能获得清晰的图像，所以在含气的器官中必须充以水或其他介质。在超声探头周围套以橡胶水囊，充以无气水后，贴紧黏膜层也可避免气体的干扰，获得清晰的图像。另外将超声探头直接接触消化管管壁进行扫描，亦能避免气体干扰，但这种方式往往只能显示如胆胰等消化道邻近器官/组织的影像，消化管管壁本身的层次结构则由于距离超声探头太近，不易对焦而显示不清。

超声图像的清晰度与频率密切相关，频率的高低与分辨率成正比。据报道，20 MHz 的探头，可分辨相距仅 0.2 mm 的两个点。但超声频率越高，穿透力越差，探查深度越浅。5 MHz、7.5 MHz、12 MHz 及 25 MHz 频率的探头探查深度分别约为15 cm、10 cm、5 cm 及 1 cm。20 MHz 的超声波不能穿透和显示增厚的胃肠道管壁。超声内镜放入消化管管腔后既缩短了超声探头与靶器官间的距离，又降低了对超声穿透深度的要求，因而可以使用比一般体外超声更高的频率，获得更高分辨率的图像。

（二）仪器的类型及性能

根据超声扫描方向与超声内镜长轴的相互关系，超声内镜大体可分为两类，即横轴超声内镜和纵轴超声内镜。

1. 横轴超声内镜

横轴超声内镜扫描探头为旋转环形，扫描面积与内镜长轴垂直。它是利用直流电机驱动旋转位于内镜顶端的超声换能器或声学反射镜，从而获得与内镜长轴相垂直的 360° 超声扫描图像。其扫描范围较广，应用辐射式扫描，显示环周图像，更容易学习和理解超声内镜学的解剖结构，同时可以迅速对肠道大片区域进行扫描。但目前大多数横轴扫描器械及设备尚不能在穿刺时完整显示穿刺针，穿刺取材及治疗操作时安全性较差，因而一般只用于诊断。

2. 纵轴超声内镜

纵轴超声内镜扫描探头为线阵扫描型，扫描方向与内镜长轴相平行。它是利用一组沿内镜长轴方向排列的换能器、电子触发进行线型扫描。其扫描的范围有限

（90°～120°，某些型号可达 180°），因扫描面积呈扇形，也称为扇形扫描超声内镜（扇扫），需依靠检查者转动内镜方向连续显示病变。从总体观察及解剖定位、图像理解难易程度来看，纵轴扫描不及横轴扫描，需连续扫查、缓慢转动方可完整成像。在进行穿刺时，扫描方向与穿刺道平行，可以清楚显示针道，便于监视及追踪穿刺针。此外，与多普勒信号相结合，可显示血管及血流信号，适用于超声内镜下介入及治疗技术。

另一种形式的腔内超声检查为微型超声探头（miniprobe ultrasonography，m-EUS）检查。可以通过常规内镜活检管道送入消化道腔内，在直视下对病变进行探查。灵活进退探头以捕捉病变部位，在内镜确认病变部位的同时即可进行超声探查，灵活方便，而且微型超声探头容易通过内镜不能通过的病变狭窄部位，对狭窄性病变、恶性病灶的浸润深度和壁外病变的诊断很有帮助。目前已有的产品外径为1.7～3.2 mm，扫描类型有旋转型及线阵型，频率范围为 7.5～30 MHz。高频微型探头以很高的分辨率观察肠壁结构，对较小病变或平坦性病变，例如早期癌或其他表浅型壁内病变的诊断性评估有价值，同时可提示这类病变是否能行内镜治疗，因而临床更加广泛地应用于消化道黏膜和黏膜下病变的检查。

DPR（同步双切面扫描功能）兼容的 UM-DP12-25R 及 UM-DP20-25R 超声探头连接 MAJ-935 驱动器，能同时显示环形及线形互相对应的影像，并重建三维超声影像，提供高分辨率影像的病变球面观，令超声图像更容易理解及更准确地评估病变的起源和侵害范围。然而，m-EUS 也存在着频率高、穿透浅、对大的肿瘤及壁外病变的评估困难、极易损坏、成本高等问题。

针对炎症性肠病来讲，消化道内镜超声检查常用的仪器有超声结肠镜及微型超声探头。超声结肠镜检查方式及手段经不断改进，性能及灵活性已接近普通结肠镜，对结肠疾病的诊断能力已达到上消化道 EUS 的水平。旋转式扇形扫描超声内镜因其操作简单、旋转扫描能清晰显示消化管壁层次，以及高低不同的可切换频率，适合不同性质及大小的病变，而且针对直肠及肛周疾病可进行 EUS 引导的穿刺活检也成为目前临床应用较为广泛的选择。

（三）超声内镜的操作方法

1. 操作前准备

检查前 15～30 min 可肌内注射解痉灵（20 mg）或山莨菪碱（654-2，10～20 mg）等解痉剂，以避免肠蠕动造成的干扰，另可予镇静药（地西泮 5～10 mg 或多美康 3～5 mg）静脉注射。对于比较紧张的患者给予快速短效麻醉剂异丙酚（Propofol），以 2.5 mg/kg 于 20～50 s 静脉注射，患者意识消失后开始检查。后者一般要求在麻醉专科医师的配合下，患者行心电监护并需建立静脉通路，需要时患者可给予面罩吸氧。其他术前肠道准备及注意事项同普通胃镜、结肠镜检查。

2. 扫描方式

（1）直接接触扫描法

内镜顶端的超声探头直接接触管壁黏膜进行扫描。直接法观察时，管壁本身的层次和结构则由于距离超声探头太近、焦点不合而显示不清。通常仅适用于不宜注水的位置，如食管近入口处，因注水时容易引起误吸，临床上多采用直接接触扫描法进行扫描。

（2）水囊法

于内镜顶端超声探头周围固定一个橡皮囊，通过内镜的固定管道孔注入脱气水 3 ~ 5 mL，使水囊紧贴肠壁黏膜扫描。

（3）水浸法

亦称脱气水充盈法，通过内镜的固定管道向肠腔内注入脱气水 200 ~ 300 mL，超声探头完全浸入水中后再扫描。水囊法及充盈法更能清晰地观察到肠壁各层结构和周围脏器的影像，更普遍应用于临床。

3. 检查技术

内镜插入方法，与普通胃镜及结肠镜相同。超声肠镜扫查病变时，应注入脱气水、抽尽空气，和 / 或将橡皮水囊内充入一定量脱气水，探头插入足够深度后，实施超声扫描。为获得最佳的 EUS 图像，必须将病灶完全浸入脱气水中，此时可根据病灶的位置调整患者的体位。另外，尽可能把换能器保持与病灶平行，使结肠各层得到良好的聚焦。水囊有助于换能器与肠壁保持适当距离，能与肠壁保持垂直而得到最清晰的影像。

检查时，应注意观察肠壁各层结构的回声层，全层厚度、各层增厚或破坏情况、边界连续性及清晰与否、病灶的边缘等均为观察内容。如肠腔狭窄，水囊起不到把换能器与病灶适当隔开的作用，病灶在焦点范围以内，此时所得影像往往不清晰。此外，勿将结肠半月瓣当作病变，应重复轻度进镜及退镜动作，仔细观察。

对正常肠腔周围结构的识别有助于确定方位：于直肠部可见前列腺、精囊、膀胱、子宫；结肠脾曲部可见脾脏、左肾及胃底体部；横结肠上方可见胃，后方可见胰；结肠肝曲部可见肝脏、胆囊；升结肠后方可见右肾。男性的前列腺及精囊和女性的阴道及膀胱为较易识别的界线及结构。一般将前列腺或阴道在屏幕上定在 6 点钟位置，依此来迅速地确定病变的方位。对可疑部位可重复检查。检查完毕应将水囊抽空后再退出。

（四）正常肠壁的声像图

正常结肠壁断层结构与食管、胃壁大体相同。超声检查图像有高 - 低 - 高 - 低 - 高 5 个回声环（图 5-33）。为更清晰地显示肠壁结构，多数机构采用超声微探头对结直肠管壁进行扫查，采用横轴或纵轴超声对结直肠周围器官进行扫查。从腔

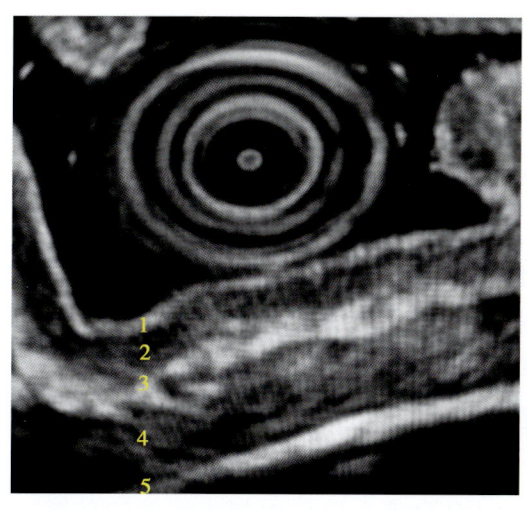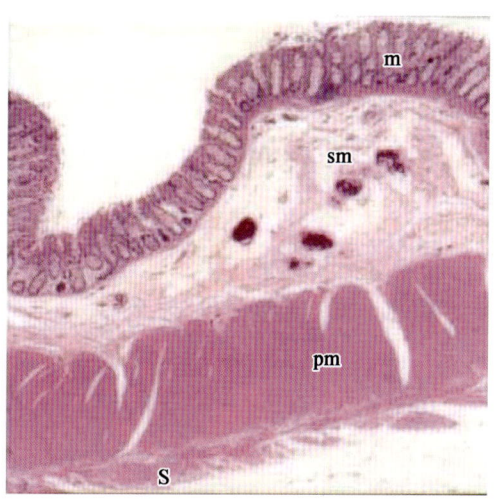

■ 图 5-33　正常大肠壁 EUS 及组织学图像

从腔内侧始，第 1、2 层为界面与黏膜层（m），第 3 层为黏膜下层（sm），第 4 层为固有肌层（pm），第 5 层为浆膜下及浆膜层（s）

内向腔外的超声扫查，管壁可见以下 5 层。

第 1 层高回声环，为黏膜界面及浅表的黏膜。

第 2 层低回声环，相当于黏膜层（mucosa，m）。

第 3 层高回声环，相当于黏膜下层（submucosa，sm）。

第 4 层低回声环，相当于固有肌层（muscularis propria，pm），频率较高的超声微探头可在固有肌层扫查图像中显示另一条较薄的高回声带而将其分为两部分，它们分别与内环肌、外纵肌及两者之间的结缔组织相对应。此时可显示肠壁为 7 层结构。

第 5 层强回声环，相当于浆膜下层（subserosa，ss）、浆膜层（serosa，s）及界面回声。

在管壁各层中以第 3 层高回声带即黏膜下层（sm）在超声图像上最清晰，最易于识别，将此层称为中央回声层，作为管壁层次的定位标志。在回盲瓣的黏膜下层超声内镜图像呈肥厚状。结肠第 5 层的厚度随着浆膜下脂肪的多少而变化。正常结肠壁厚 2~3 mm，而直肠因固有肌层较发达，故第 4 层可能较厚，使直肠肠壁总厚度超过 3 mm，可达 4 mm。直肠向下至肛门区，肌层形态发生变化，呈单层低回声，至内括约肌处，因环形肌发达使此层变宽而骤然中止。值得重视的是，管壁厚薄与层次易受探头压力的影响，扫查务必轻巧、灵活，否则容易使图像出现伪像，影响判断。

小肠腔内超声的正常图像与常规胃肠壁影像略有不同。除上述 5 层结构外，小肠壁肠腔面另可见一弱高回声略呈稀疏状的小肠绒毛结构回声层，高度约 0.5 mm，为小肠绒毛层（villus layer），故小肠壁共分为 6 层结构，其全层厚度为 1.5~2 mm。

空肠的肠壁全层厚度为 1.7 ~ 1.8 mm，绒毛层厚度为 0.5 ~ 0.6 mm，而回肠壁全层厚度则为 2.1 ~ 2.2 mm，绒毛层为 0.2 ~ 0.3 mm。

二、CD 的超声诊断及鉴别

EUS 检查可进一步了解 CD 患者肠壁炎症累及的深度和纤维化程度的改变，有助于本病的诊断和鉴别诊断，并对预后的判断和治疗方案选择有一定的临床指导意义。据报道，EUS 诊断 CD 的敏感度、特异度、阳性预测值、阴性预测值分别为 85.7%、97.3%、88.9%、92.4%，总准确率为 95%。南方医科大学南方医院内镜中心对 436 例内镜下疑似 CD 患者行超声内镜（EUS）检查的一组研究表明，EUS 诊断 CD 的敏感度、特异度和准确率分别为 87.5%、87.8% 和 87.6%。

对 CD 病理特点的认识能够提高我们对 CD 患者肠壁层次超声图像的理解。CD 的主要病理组织学特征为透壁性炎症、裂隙状溃疡、微小肉芽肿、纤维组织增生等。水肿、淋巴管及血管扩张、淋巴细胞聚集及纤维组织增生等致使黏膜下层高度增厚。活动期 CD 炎症细胞浸润肠壁各层，肠浆膜面充血、水肿，纤维组织增生，常和邻近肠袢或脏器粘连，病变严重时，肠壁溃疡可穿孔引起局部脓肿，或穿透至其他肠段、器官、腹壁而形成内瘘或外瘘。可有较广泛的肛管、肛周感染、脓肿及肛瘘形成，其发生率高达 22% ~ 54%，且 16% 的病例为首发症状。少数病例病变只限于肛管直肠者，并发肛周感染更为常见。

（一）CD 的声像特征

根据 CD 的病理学特点，我们不难理解活动期 CD 超声内镜图像特点：肠道层次尚存在；肠壁增厚、以黏膜下层增厚为主；黏膜下脉管样结构（扩张的血管、淋巴管）；肠道周围淋巴结肿大；窦道、瘘管、脓肿；小肠黏膜层消失。

1. 以黏膜下层增厚为主的肠壁全层增厚

EUS 显示病变处肠壁厚薄不均，第 1、2 层较清楚、通常 1、2 层无明显增厚，第 3、4 层组织增厚，尤以第 3 层增厚最为显著，且第 3 层回声较正常管壁有所减低，而第 4 层可发生高回声化（图 5-34）。溃疡病灶可见肠壁的缺损，缺损的深度与溃疡的深度一致（图 5-35，图 5-36）。铺路石处可见隆起处层次结构清晰，第 1、2 层结构基本正常，第 3 层黏膜下层明显增厚向肠腔内隆起，回声较均匀，第 4 层固有肌层呈不规则增厚（图 5-35B、C），增厚程度多不及第 3 层。炎性息肉可见呈局限性的低回声隆起，内部见点状高回声结构。

研究发现：肠壁厚度在 5.5 mm 以下的 CD 患者，有 91% 处于静止期，故提出肠壁厚度 >5.5 mm 者为 CD 是否处于活动期的临界值；肠壁厚度 >7 mm 的 CD 患者需要在短期内（1 年内）行手术治疗的可能性大于肠壁厚度 <7 mm 者，并提示肠壁已发生纤维化的可能性大；CD 患者的直肠肛管部位，普通内镜下未见明显糜烂溃疡等

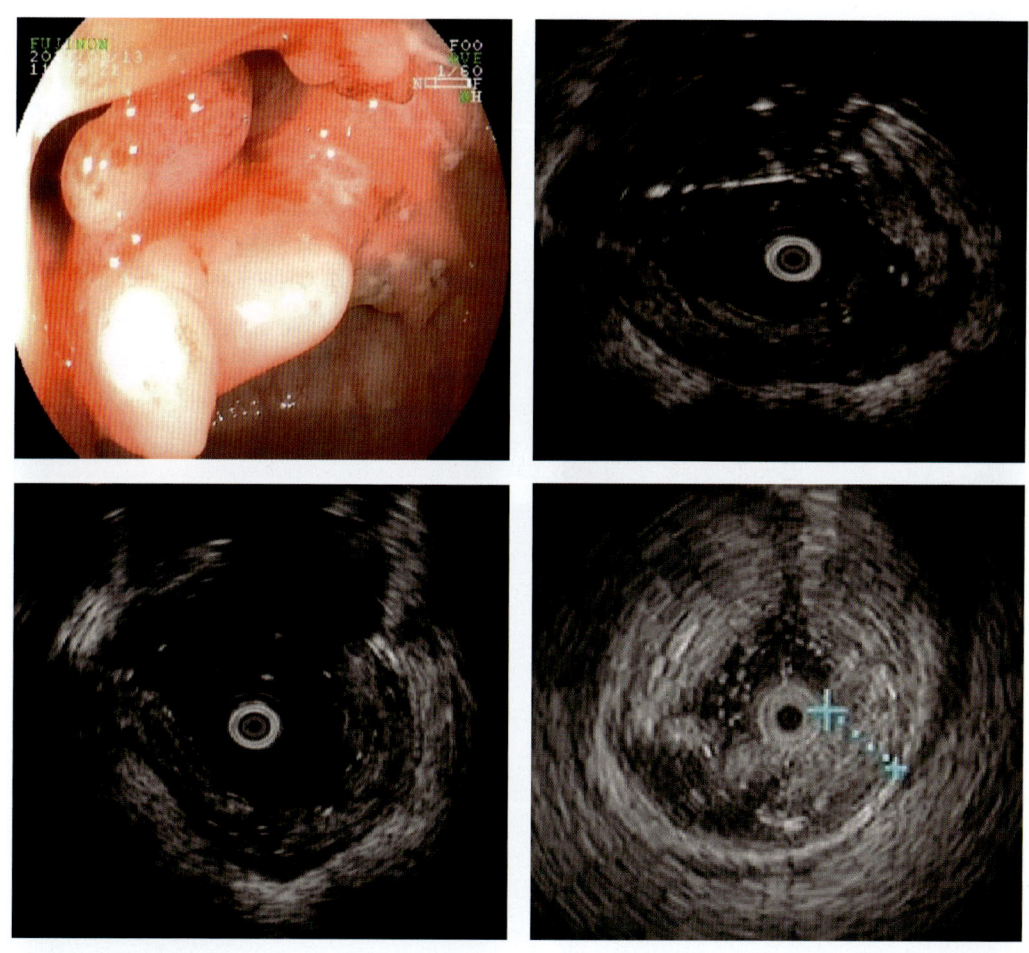

■ 图 5-34　回盲部病变
临床诊断为回结肠型 CD，结肠镜见回盲瓣溃疡及增生性改变，超声肠镜见肠壁层次基本存在，病灶处黏膜及黏膜下层明显增厚

病变，也有 26% 的患者肠壁增厚，且这些患者在治疗有效、炎症消退后复查超声肠镜，肠壁厚度仍高于正常。

超声内镜观察黏膜下层增厚是 CD 在超声内镜下的最主要表现，典型表现为隆起处管壁层次结构清晰，第三层即黏膜下层明显增厚向腔内隆起，回声多较均匀，固有肌层呈不规则增厚。此系管壁炎症引起的一系列改变，包括水肿、淋巴管血管扩张和淋巴细胞聚集，透声性增强导致回声较正常黏膜下层降低。管壁增厚与炎症和纤维化有关。黏膜层增厚的主要原因多为炎性渗出。黏膜下层增厚为炎症细胞浸润、水肿所致。后方固有肌层及浆膜层多数病例增厚不明显或不增厚。若浆膜层增厚并表现为回声增高则提示浆膜层纤维化。

但小部分患者的声像可不表现为黏膜下层明显增厚，例如在病变早期程度较轻时声像表现可与正常肠壁相似，即黏膜下层不增厚并呈正常黏膜下层的高回声；晚

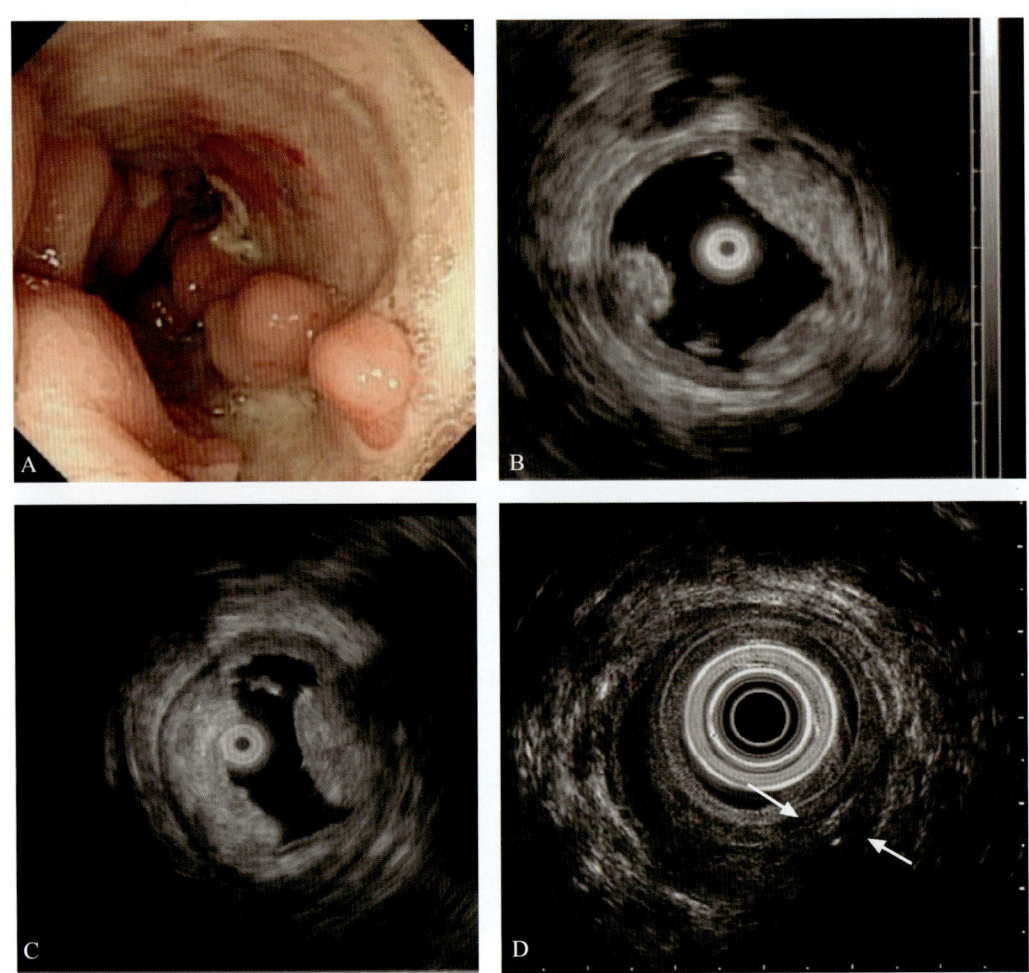

■ 图 5-35　结肠溃疡

临床诊断为结肠型 CD。A. 内镜下见 CD 巨大纵行溃疡及铺路石改变。B、C. EUS 示 CD 病变处肠管管壁增厚，尤以黏膜下层明显；溃疡处管壁缺损；铺路石处管壁亦为黏膜下层增厚凸向管腔。D. 肛门部瘘管形成，低回声管腔内见点、珠状高回声气体影

期病变严重时黏膜下层可因炎症加重导致全层呈较低回声或因肠壁纤维化严重而呈高回声、管壁层次消失。部分早期病变可出现黏膜层增厚，考虑与炎性渗出有关，或可因超声扫描部位内镜下表现有炎性息肉形成导致黏膜层增厚较黏膜下层明显，但于相邻部位无息肉处扫描时仍以黏膜下层增厚为主。如于实际检查过程中探及以上不典型声像，则易将 CD 误诊为普通炎症导致的溃疡、淋巴瘤、肠结核等，故在结肠镜检查中拟诊为上述疾病且久治不愈者，须考虑 CD 的可能，并嘱患者定期复查结肠镜。

　　在临床实际操作中，年资较浅的超声内镜医师可能将裸露的黏膜下层误判为前三层融合或将裸露的固有肌层误判为肠壁全层融合，导致将 CD 误诊为淋巴瘤或癌

等其他易造成管壁层次破坏的疾病。其原因如下：①行超声内镜检查的医师未对超声内镜下管壁层次结构表现缺乏清晰认识；②病变表面增生或炎性分泌物较多，加之高频率探头穿透力较差，无法清楚显示黏膜下层之后的结构，导致对层次判断失误。故在进行溃疡面的扫描时，应进行多部位检查，病变处管腔应尽量冲洗干净，保证扫查部位清洁透声，同时注意扫查溃疡或增生等病变周围内镜下改变不明显的部位，可清晰显示完整的各层结构，较好地避免了层次误判。

小肠腔内超声 CD 影像特征表现为：小肠壁层次存在、分层模糊、表面绒毛层消失伴浅溃疡，肠壁全层增厚，可达 6 ~ 7 mm。超声下肠壁厚度可作为超声下筛查早期大肠 CD 的线索，且可作为患者的炎症严重程度及预后的提示指标。

2. 黏膜下层脉管样结构

黏膜下层的扩张脉管是 CD 较具特异性的声像学表现（图 5-34，图 5-36，图 5-38）。有研究通过显微血管造影的方法发现 CD 患者存在黏膜下层的扩张脉管，且获标本病理证实。对活动期 CD 行超声内镜检查，在黏膜下层可见扩张的脉管样结构。后对治疗有效并已转为静止期者复查超声内镜，却未在黏膜下层探及扩张的脉管。也有少数 CD 病例经治疗后内镜复查时见溃疡已经愈合，但超声内镜检查时显示肠壁仍然增厚，黏膜下层扩张脉管仍然存在。黏膜下层存在扩张脉管在 UC 中亦可探及，但两者表现略有不同。目前对该征象在 CD 诊断及鉴别诊断、治疗及随访过程中的价值等研究尚不充分。

3. 消化道周围淋巴结肿大

超声内镜可探及管壁外肿大淋巴结及瘘管、脓肿等并发症，但使用高频率探头时应注意因穿透力限制对管壁外声像显示不佳的情况，换用低频率探头可清晰显示肠外病变。

有研究报道超声内镜检查肠外淋巴结数临界点为 1.6，即探及 2 个以上淋巴结时诊断为 UC 的可能性大；但对于诊断明确的 CD，若超声内镜探及 2 个以上淋巴结则可判断其为活动期。探及肠外淋巴结时需与恶性肿瘤淋巴结转移相鉴别。肿大淋巴结的性质判断对鉴别肠道病变是否为肿瘤性，以及对肿瘤性疾病的准确分期有着十分重要的意义。CD 的肿大淋巴结多为反应性肿大，形状多呈椭圆形，回声稍低，直径一般小于 1 cm，有时可扫及淋巴结门结构。淋巴瘤的肠外肿大淋巴结多见，可因炎症反应引起，也可以因肿瘤转移引起。典型转移性淋巴结声像可总结为以下 3 点：①类圆形，尤其是短径 > 10 mm 者；②边界清晰，内部可见非均质回声斑点；③回声较接近固有肌层的低回声。但仅凭声像仍然难以判断淋巴结良恶性，仍需手术病理或穿刺标本确诊。

4. 窦道、瘘管和脓肿

若超声内镜探查结果中具备上述管壁层次改变，并探及瘘管、窦道和脓肿，则

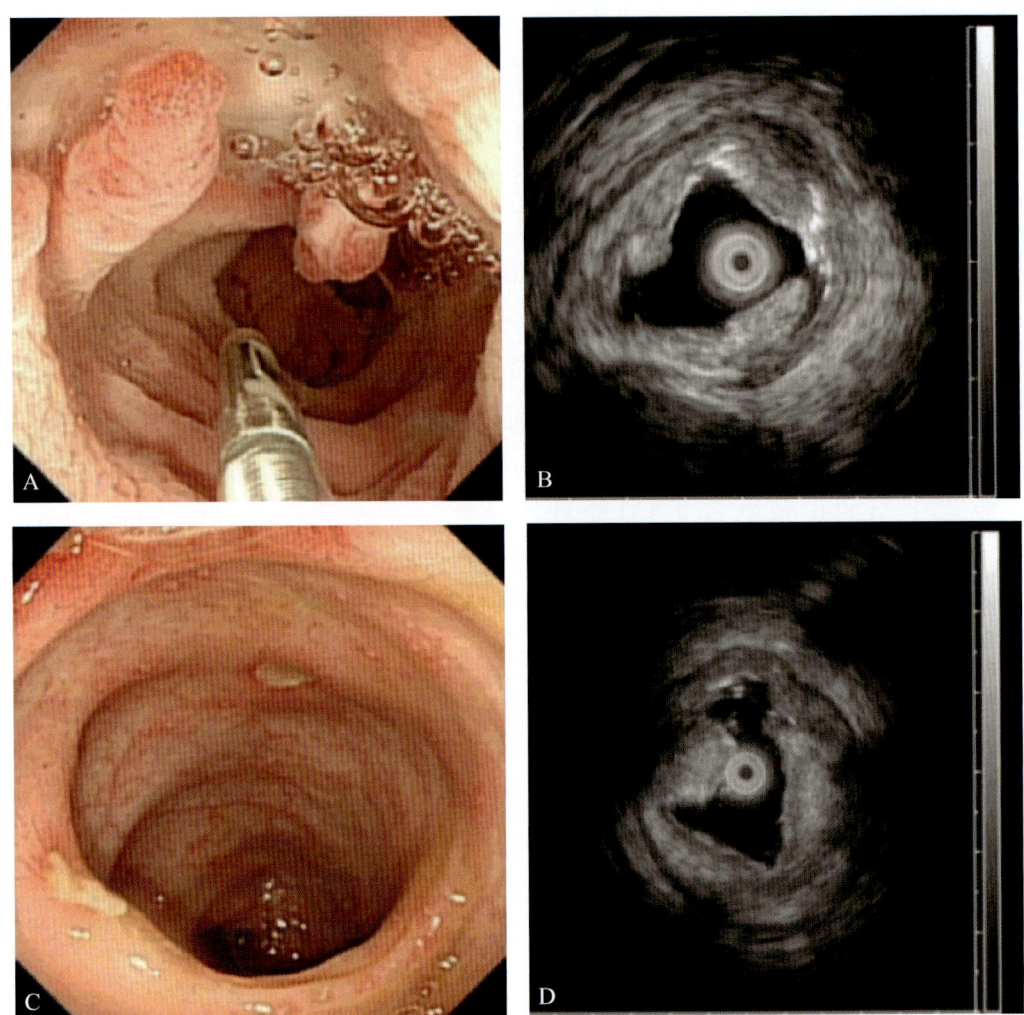

■ 图 5-36　结肠溃疡及息肉

临床诊断为结肠型CD。A. 结肠镜下见CD炎性息肉；B. EUS示CD病变处肠管管壁增厚，尤以黏膜下层明显，炎性息肉处黏膜及黏膜下层增厚突向管腔；C. 结肠镜下见溃疡；D. EUS示CD溃疡处管壁缺损

更加提示 CD 的可能性大。窦道及瘘管在超声内镜下表现为与管腔相通的低回声条状区域，内部可夹杂气体或组织坏死碎片产生的高回声光点。

　　EUS 能清晰显示肛管直肠周围的病变，正常肛门内括约肌为均质的低回声图像，CD 患者肛门内括约肌显示为不均质的低回声结构。瘘管显示为低回声的管道状结构从肛门内括约肌伸入到脓肿腔内，管腔内可见点、珠状高回声气体影；肛周脓肿为一低回声区，可见坏死碎片漂浮于腔中（图 5-37）。EUS 亦有助于发现腹腔内的脓肿及瘘管。

　　CD 所致瘘管多为复杂型瘘管，多表现为高位（包括高位括约肌内瘘管、高位经

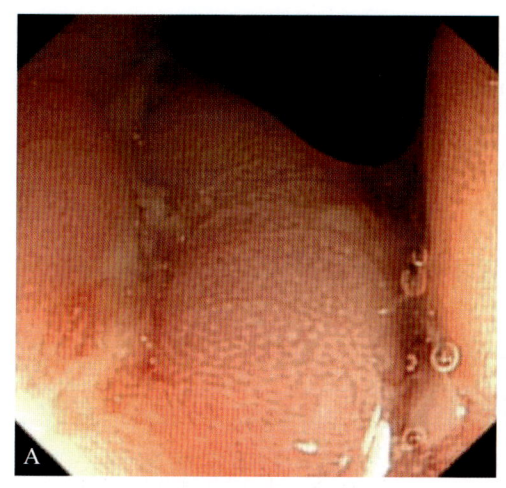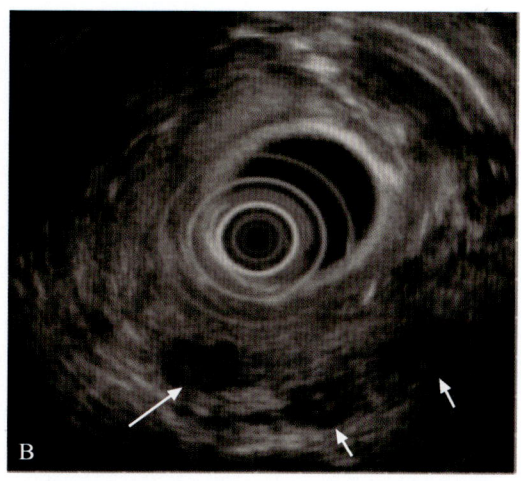

■ 图 5-37　肛周病变

临床诊断为结肠型 CD 伴肛周脓肿。A. 结肠镜下见肛周多发纵行溃疡，溃疡之间黏膜粗糙肿胀；B. EUS 见肛周管壁外见 3 处不均匀低回声（箭头），边界不规则，考虑肛周脓肿形成

括约肌瘘管、括约肌外瘘管及括约肌上瘘管）、有多个外口、可有压痛感或脓性波动感，并可发现直肠子宫颈瘘、肛门直肠狭窄、直肠炎症活动的证据。

　　近年来随着 3D 超声内镜的发展，使瘘管探查更为直观容易，且可对瘘管成因进行鉴别，尤其是与隐腺型（cryptoglandlar）瘘管相鉴别。Gunnarsson 等在研究中使用 3 条标准描述所探及的瘘管，分别为：①存在分支；②内径 > 3 mm；③内含点状高回声影。如所探及瘘管满足上述 2 个或 2 个以上标准，多为 CD 所致；只满足一条或不满足则多属于隐腺型瘘管。Michael 等报道使用超声内镜监测 CD 肛瘘患者的挂线治疗效果，能更准确地判断拆线时机，提高疗效，提示超声内镜可为挂线患者提供影像依据，同时亦可判断非生物治疗（挂线疗法）是否有效，以及是否有必要改变治疗方式，如加用 IFX 治疗等。

　　脓肿多继发于窦道及瘘管，其声像表现为：管壁外低或无回声的团块状区域，一般直径大于 2 cm，腔壁不规则，内有气体或组织坏死碎片产生的高回声光点，后方可见回声增强。脓肿可与管壁外炎性肿物相混淆，开启多普勒功能后可鉴别。在超声多普勒下炎性肿块内部可见血流彩色信号，脓肿内部则呈低或无信号，外周可见彩色血流信号。

　　EUS 显示直肠壁增厚、脓肿、瘘管和不均质的肛门括约肌，对 CD 肠黏膜病变特征诊断效率高于常规结肠镜检查；EUS 对直肠、肛周脓肿的检出率亦明显高于 CT 检查。南方医院报道超声内镜对 CD 的诊断符合率为 87.6%，与之前国内报道的普通肠镜 CD 诊断符合率 66.7% 及国外报道的 75.8%（不包含病理活检）相比明显升高。目前尚未见国外超声肠镜对 CD 管壁层次判别的相关临床数据。另外，超声内镜对窦道、瘘管、脓肿等肠外并发症探查敏感性高，可为外科治疗提供有价值的信息。

5. CD 上消化道超声内镜表现

CD 累及食管及胃并不少见，但其超声内镜表现却缺乏诊断标准及特征性征象（图 5-38 ~ 图 5-40）。行超声胃镜检查时常伴有胃蠕动，同一部位管壁全层及各层厚度随蠕动而动态变化幅度较大不易观察和测量，且胃部则因腹壁脂肪、胃腔内空气干扰等原因难以取得满意效果。

（二）CD 的超声鉴别诊断

内镜下易与 CD 相混淆的疾病有淋巴瘤（内镜分型为溃疡型）、结核（食管、结肠）及不典型 UC，部分感染性肠炎也易与早期 CD 混淆。上述疾病黏膜表现均为无特异性的多发溃疡，但超声内镜表现与 CD 有较大差异，使用超声内镜可较容易鉴别。

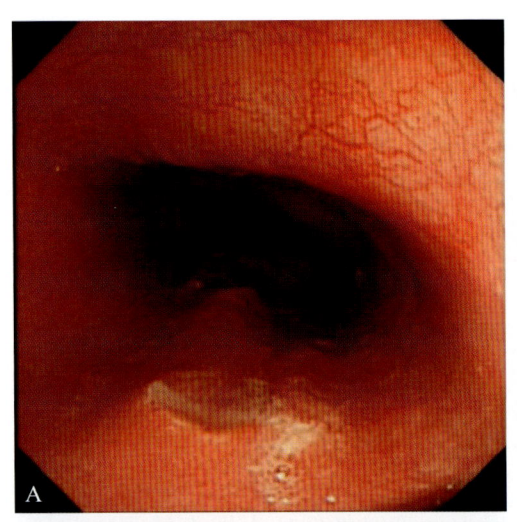
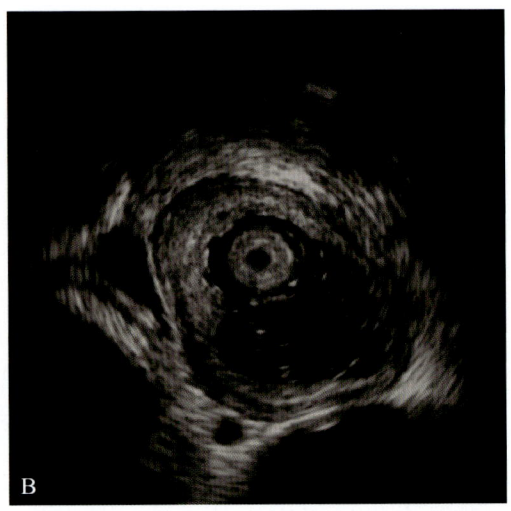
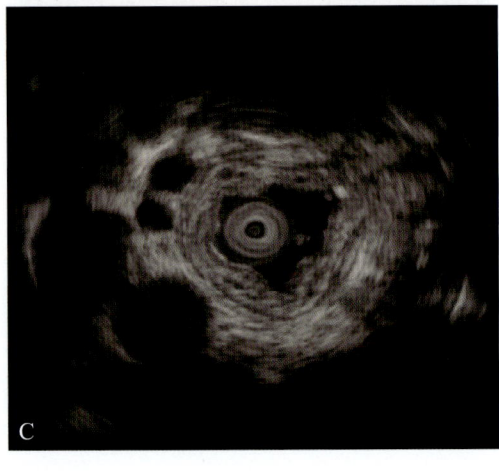

■ 图 5-38　食管溃疡（一）

临床诊断为食管CD，胃镜检见食管壁见多发溃疡，边缘清晰，上覆白苔；B. EUS见食管病变处管壁层次结构清晰可辨，全层管壁增厚，以黏膜下层增厚为主；黏膜下层内亦可见多发扩张脉管样结构

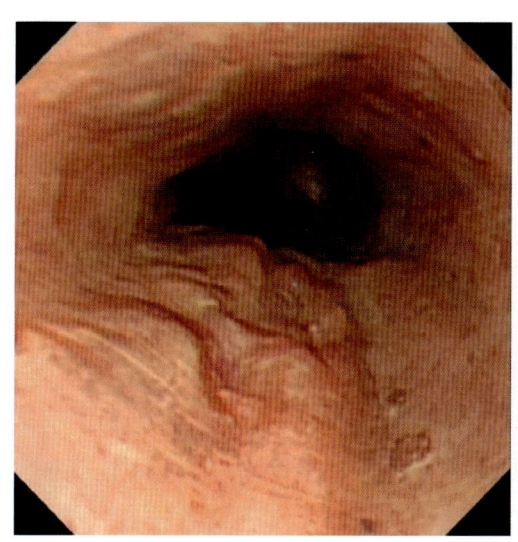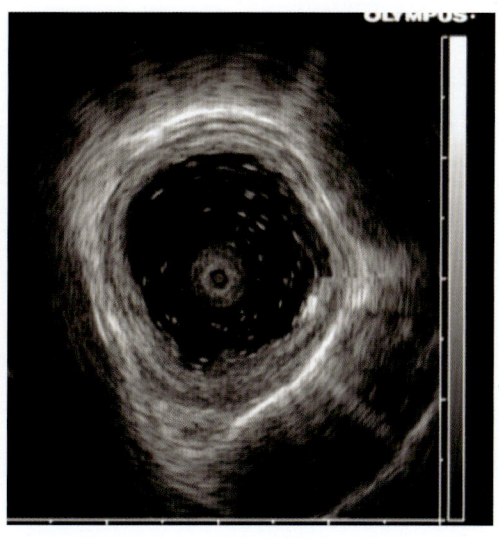

■ 图 5-39 食管溃疡(二)

临床诊断食管CD,胃镜检查见食管中段纵行溃疡,超声胃镜见病变处黏膜及黏膜下层明显增厚,溃疡处黏膜层局部缺失

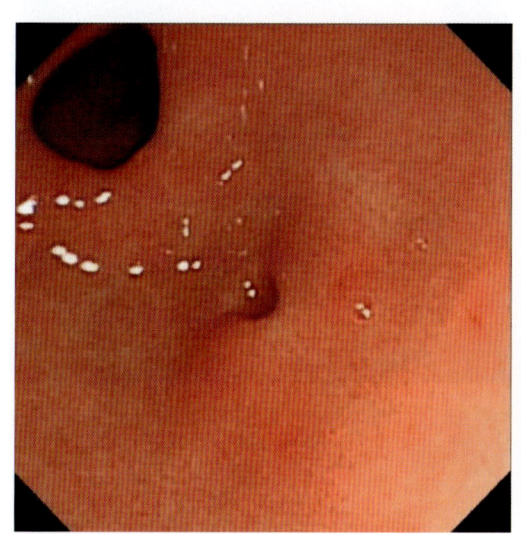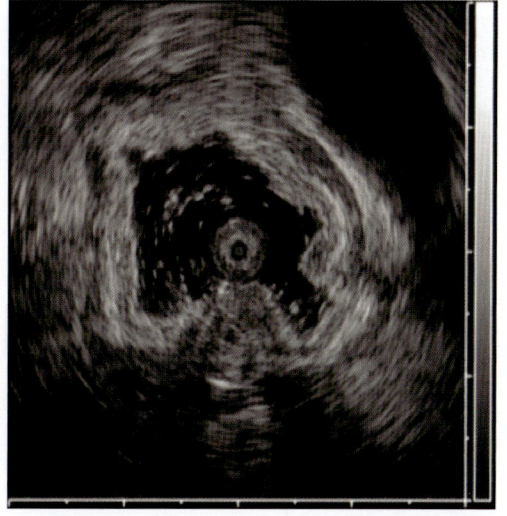

■ 图 5-40 胃瘘

临床确诊为CD,胃镜见胃窦大弯侧一凹陷性病变,表面光滑,超声胃镜见病灶处黏膜及黏膜下层明显增厚,胃壁层次存在,局部可见增生性改变。

1. 肠道淋巴瘤

结直肠淋巴瘤的超声内镜下表现主要为:病变处管壁环形增厚形成肿块,层次消失而无法判断增厚层次,病变回声呈均质弥漫低回声;腹腔或腹膜后多可探及淋巴结肿大或融合成块。与CD最大的区别点在于:淋巴瘤主要病变回声较CD明显减低，管壁层次结构消失，且管壁增厚更明显（图5-41，图5-42）。

2. 肠结核

肠结核的超声内镜下表现主要为：各层次间界线清晰可辨，病变处管壁黏膜层、固有肌层增厚，黏膜下层或可变窄、模糊。与CD的主要鉴别点为消化道结核的黏膜下层因瘢痕形成而变窄、固有肌层增厚，CD声像图表现为黏膜下层明显增厚（图5-43）。

3. UC

UC的超声内镜下表现主要为：肠壁层次结构大多清晰可辨；肠壁呈连续、对称、均匀增厚；多以黏膜层及黏膜下层增厚为主，部分病例可见该二层融合（图5-44）。相比之下，CD肠壁多为不均匀、不对称、节段性增厚，且CD肠壁黏膜层多增厚不如黏膜下层明显；如前所述UC探及管壁外肿大淋巴结数较CD为多，另

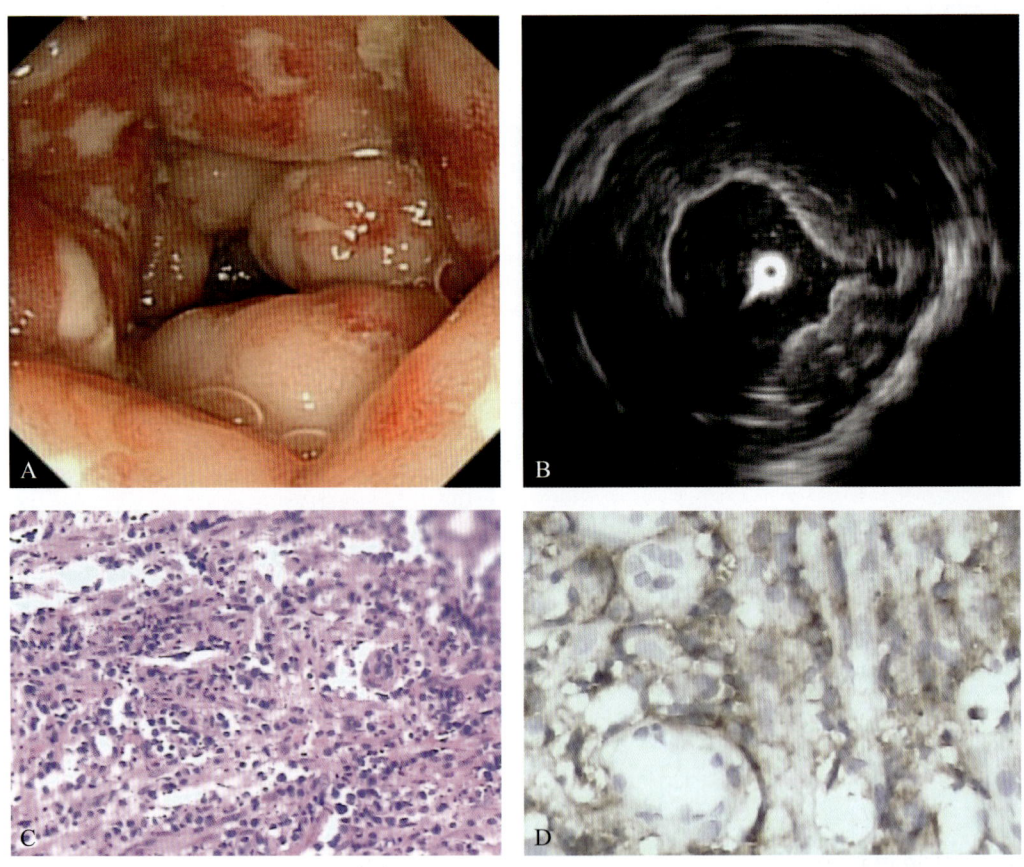

■ 图5-41　盲肠淋巴瘤

结肠镜下见盲肠溃疡（A）；EUS见肠壁的环形增厚或形成肿块，呈典型均质的弥漫性低回声，透声性较好，伴肠壁正常层次结构的破坏（B）；病理学及免疫组织化学检查结果为B淋巴细胞型淋巴瘤（C、D）

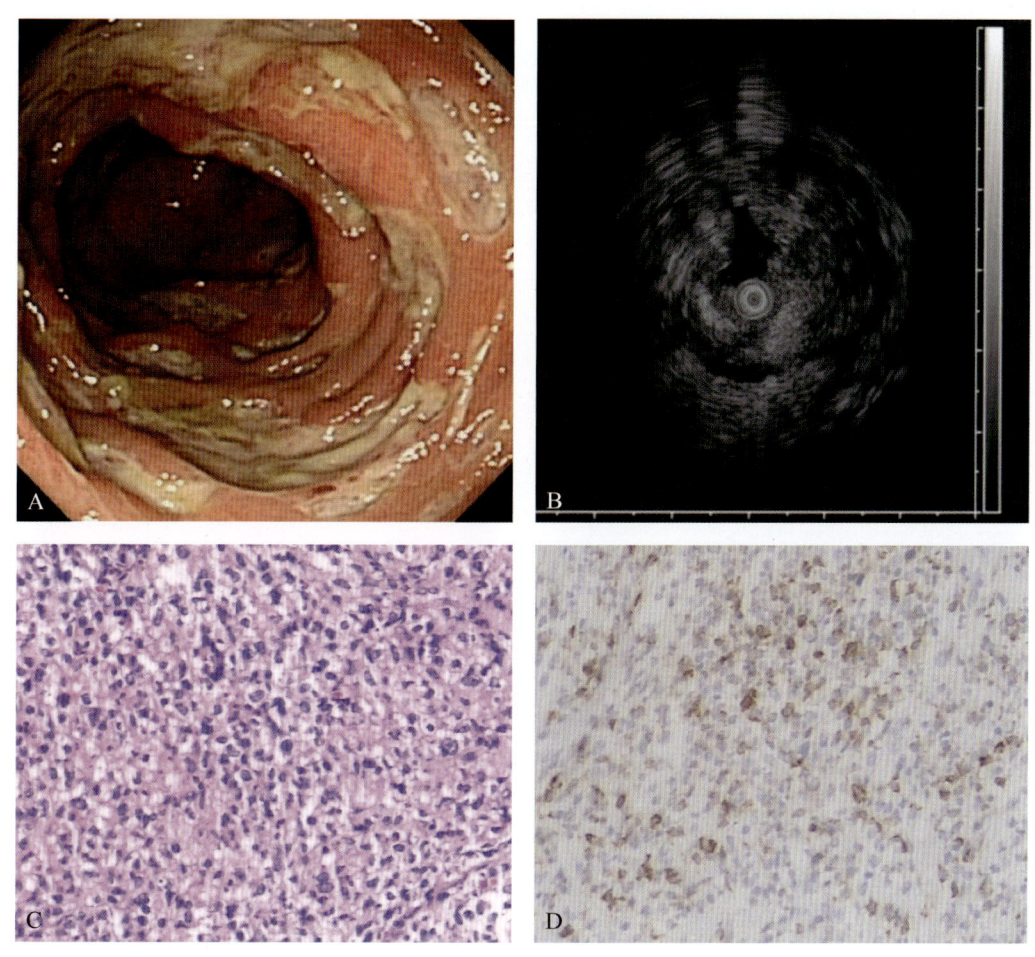

■ 图 5-42　升结肠淋巴瘤

结肠镜检查见升结肠多发溃疡（A），EUS见肠壁的环形增厚或形成肿块，呈典型均质的弥漫性低回声，透声性较好，伴肠壁正常层次结构的破坏（B），病理学及免疫组织化学检查结果为T淋巴细胞型淋巴瘤（C、D）

外静止期 UC 黏膜下层内未探及扩张脉管结构，而 CD 可探及。对于肠道局部隆起性病变，鉴别其为黏膜下层增厚抑或息肉的形成，超声内镜有重要价值。

4. 感染性肠炎

感染性肠炎的超声内镜下表现主要为：肠壁层次结构清晰完整，可见黏膜层轻度增厚，管壁外偶可探及淋巴结肿大。相较感染性肠炎，CD 肠壁层次结构模糊，以黏膜下层增厚为主。

（三）CD 合并肠道癌变的超声内镜随访及评估

结肠受累的 CD 患者，结直肠癌的风险增加。风险因素包括疾病持续时间、结肠受累程度、原发性硬化性胆管炎、结肠直肠癌家族史、持续结肠炎症的严重程度。

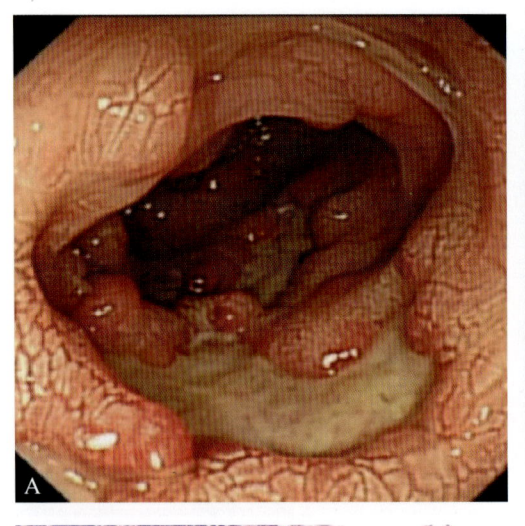

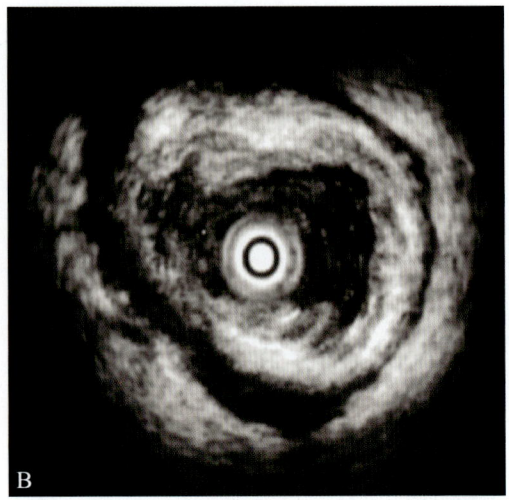

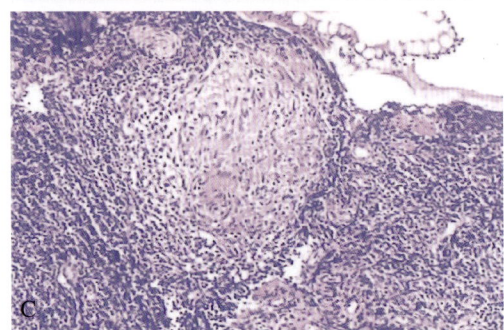

■ 图 5-43　肠结核

结肠镜检查见升结肠溃疡（A），EUS 见肠壁黏膜层缺损，黏膜下层变窄、固有肌层增厚，黏膜下层回声减弱，管壁层次结构仍可分辨（B），病理学检查见镜检取材的肉芽肿，并可见多核巨细胞（C）

因此对高危 CD 患者行内镜检查及随访时应尤其注意癌变的发生。IBD 癌变可表现为扁平或结节状，通常以低分化、印戒细胞癌为主。但在炎症背景基础上的癌变，尤其早期癌不易发现，常规内镜难与肠壁炎性增生或肉芽肿样改变相鉴别，特别是黏膜下浸润性癌，内镜容易遗漏。

有文献指出，不典型增生相关性病变或肿瘤与黏膜相异常的部位为 EUS 的探查指征，从而对癌变进行监测。EUS 可以观察到肠壁层次结构改变、局部异常回声，在发现肿瘤的同时对肠壁浸润深度、壁外肿大淋巴结进行探查，早期诊断 IBD 相关结直肠癌。EUS-FNA 对黏膜下浸润性癌或可疑的肠壁外淋巴结进行穿刺，有助于诊断及鉴别诊断。

三、EUS 辅助技术在 CD 的应用

超声内镜下的对比增强技术、弹性成像及超声造影技术等，均可应用于 IBD 的 EUS 诊断过程，提高 EUS 对 IBD 的诊断效率。其中，对比增强及超声造影技术主要通过肠壁血管的数量、血管丰富程度等，在活动期及随访过程中判断疾病活动度。弹性成像技术区分炎性、纤维性狭窄，区分炎性、肿瘤性肿块。

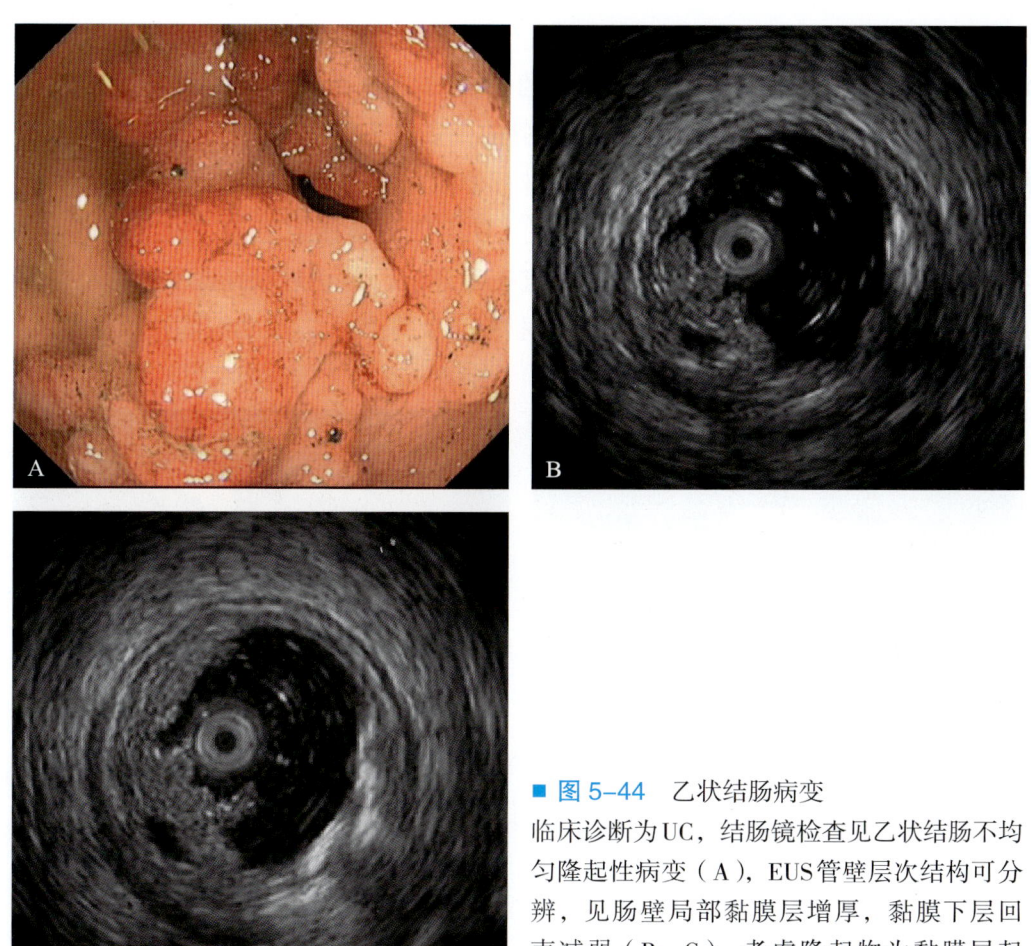

■ 图 5-44 乙状结肠病变

临床诊断为 UC，结肠镜检查见乙状结肠不均匀隆起性病变（A），EUS 管壁层次结构可分辨，见肠壁局部黏膜层增厚，黏膜下层回声减弱（B、C），考虑隆起物为黏膜层起源的假息肉形成

四、EUS 对于 CD 治疗的价值

治疗过程中，EUS 引导下对结直肠及肛门周围脓肿进行穿刺被认为是一种安全、有效的治疗方法。且有报道指出 EUS 可对瘘管深部愈合情况、引流停止时间点等进行有效评估。治疗期间通过 EUS 对 CD 患者瘘管活动度进行监测，可提高瘘管愈合率，从而避免病变肠段被切除。2018 年美国胃肠病学会克罗恩病临床指南指出，超声内镜检查对肛周纤维化病变的诊断准确率超过 90%，连续超声内镜检查可用于指导肛周克罗恩病患者的治疗。

有报道指出，药物治疗无效而需要手术治疗的患者，炎症累及固有肌层的比例明显高于药物治疗有效者，因此，理论上可通过 EUS 判断固有肌层受累情况选择适合外科手术的患者。而且，EUS 能够区分英夫利昔单抗治疗前能够获益于外科手术的患者，声像学的改善也可作为肛瘘患者停用 IFX 单抗治疗的标准。

　　超声内镜亦可用于对某些 CD 的治疗。有报道用线阵式超声内镜指引对 1 例 CD 乙状结肠切除术并回肠造瘘术引起的吻合口完全性肠梗阻进行梗阻定位、再通并对梗阻处进行球囊扩张取得成功。目前，新型超声内镜已出现直视超声探头（图 5-45），可在直视状态下对肠道组织进行诊治。直视超声内镜更符合内镜医师操作习惯，降低手术难度。有文献报道，对 CD 出现的肠梗阻患者，内镜镜身不能通过狭窄段，在直视 EUS 引导下穿刺针穿过梗阻部位，到达近端结肠腔，之后注水充盈肠腔。导丝置入后撤出穿刺针，行球囊扩张、支架置入，成功解除梗阻。

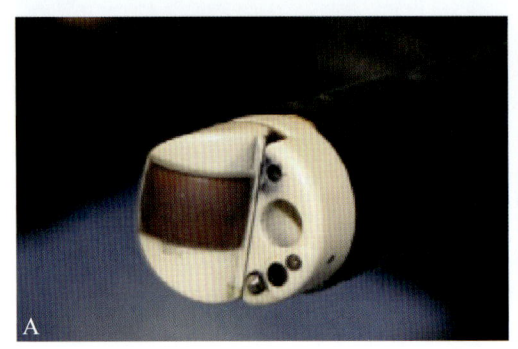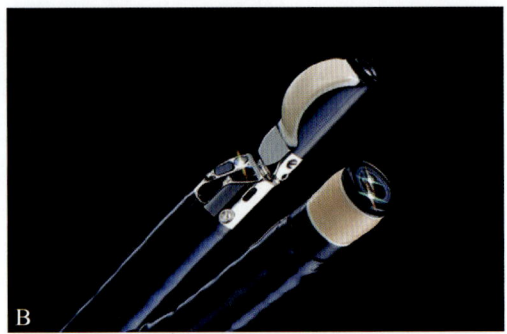

■ 图 5-45　直视超声内镜及目前超声内镜
A. 直视超声内镜头端；B. 目前常用横轴（环扫）及纵轴（扇扫）超声内镜头端

五、EUS 的临床价值及应用前景

　　EUS 应用于 CD 的经验虽然较少，但现有的资料仍然表明 EUS 能够清晰显示管壁的层次结构及肠壁全层等情况，EUS 显示管壁的第 1~5 层均有炎变及黏膜下层的高度增厚；同时，EUS 能够清晰地显示腹腔、直肠肛周的脓肿、瘘管及肛门括约肌的改变，有助于本病的诊断及鉴别诊断。

　　直肠肛周病变在 CD 有较高的发生率，且 16% 的病例可能为首发症状。晚期的脓肿和瘘管处理十分困难，对这些病变的早期发现和治疗可明显改善其临床治疗结果，且敏感的检测手段可能改善对肛周的临床处理。以前，对该病变的检测主要依靠内镜、盆腔 CT、气钡造影和瘘管造影等。目前，EUS 因能清晰显示直肠肛周区域的细微结构，为肛周病变最简单、最敏感的诊断技术，明显提高了此类病变的检出率。与瘘管造影相比，EUS 能够更清晰地显示 IBD 肛周并发症范围、形态，感染风险小、患者不适感轻、辐射少，无并发症。与 CT 对比，EUS 对肛周瘘管及盆底肌炎症性浸润的诊断优于 CT，但 EUS 无法探查直肠周围系膜和脂肪组织的炎症浸润，故对该方面 CT 的诊断优于 EUS。与 MRI 相比，EUS 诊断肛周脓肿尤其对于复杂瘘管的准确率更优。推荐结合以上 2~3 种检查方法最为准确。

EUS 的优势还在于可在内镜检查的同时完成 IBD 肛周并发症的探查，患者依从性好。而且，EUS 引导下脓肿穿刺引流术、狭窄扩张术则对本病有治疗意义，以及对内外科治疗的辅助作用，相信不久 EUS 在 CD 的诊治过程中会起到更多的作用。

（李惠 刘小伟 朱薇 张强 邢慧）

主要参考文献

［1］Bernstein C N，Fried M，Krabshuis J H，et al. World gastroenterology organization practice guidelines for the diagnosis and management of IBD in 2010 [J]. Inflamm Bowel Dis，2010，16（1）：112-124.

［2］Rosen M J，Moulton D E，Koyama T，et al. Endoscopic ultrasound to guide the combined medical and surgical management of pediatric perianal Crohn's disease [J]. Inflamm Bowel Dis，2010，16（3）：461-468.

［3］Doherty G A，Moss A C，Cheifetz A S. Capsule endoscopy for small-bowel evaluation in Crohn's disease [J]. Gastrointest Endosc，2011，74（1）：167-175.

［4］Blom J，Nyström P O，Gunnarsson U，et al. Endoanal ultrasonography may distinguish Crohn's anal fistulae [J]. Tech Coloproctol，2011，15（3）：327-330.

［5］Siddiqui M R，Ashrafian H，Tozer P，et al. A diagnostic accuracy meta-analysis of endoanal ultrasound and MR for perianal fistula assessment [J]. Dis Colon Rectum，2012，55（5）：576-585.

［6］Magro F，Langner C，Driessen A，et al. European consensus on the histopathology of inflammatory bowel disease [J]. J Crohn's Colitis，2013，7（10）：827-851.

［7］Annese V，Daperno M，Rutter M D，et al. European evidence based consensus for endoscopy in inflammatory bowel disease [J]. J Crohn's Colitis，2013，7（12）：982-1018.

［8］Neumann H，Fry L C，Neurath M F. Review article on current applications and future concepts of capsule endoscopy [J]. Digestion，2013，87（2）：91-99.

［9］杜奕奇，汪鹏，王邦茂，等.中国消化内镜诊疗相关肠道准备指南（草案）[J]. 胃肠病学，2014，19（6）：354-356.

［10］中华医学会消化内镜学分会消化系早癌内镜诊断与治疗协作组，中华医学会消化病学分会消化道肿瘤协作组，中华医学会消化内镜学分会肠道学组，等.中国早期结直肠癌及癌前病变筛查与诊治共识意见（2014 年 11 月·重庆）[J]. 中华内科杂志，2015，54（4）：375-389.

［11］Laine L，Kaltenbach T，Barkun A，et al. SCENIC international consensus statement on surveillance and management of dysplasia in inflammatory bowel disease [J]. Gastroenterology，2015，148（3）：639-651.

［12］吴东，李景南，钱家鸣.炎症性肠病患者结直肠癌前病变的内镜诊治——美国炎症性肠病不典型增生监测与管理国际专家共识解读 [J]. 中国实用内科杂志，2016，36（3）：195-198.

［13］Gomollón F，Dignass A，Annese V，et al. European evidence-based consensus on the diagnosis and management of Crohn's disease 2016：part 1：diagnosis and medical management [J]. J Crohn's Colitis，2017，11（1）：3–25.

［14］Gionchetti P，Dignass A，Danese S，et al. European evidence-based consensus on the diagnosis and management of Crohn's disease 2016：part 2：surgical management and special situations [J]. J Crohn's Colitis，2017，11（2）：135–149.

［15］吴开春，梁洁，冉志华，等 . 炎症性肠病诊断与治疗的共识意见（2018 年 · 北京）[J]. 中国实用内科杂志，2018，38（9）：796–813.

［16］Lichtenstein G R，Loftus E V，Isaacs K L. ACG clinical guideline：management of Crohn's disease in adults [J]. Am J Gastroenterol，2018，113（4）：481–517.

［17］Orlando S，Fraquelli M，Coletta M. et al. Ultrasound elasticity imaging predicts therapeutic outcomes of patients with crohn's disease treated with anti-tumour necrosis factor antibodies [J]. J Crohn's Colitis，2018，12（1）：63–70.

第六章

影像学检查

第一节 概　　述

随着 CT、MRI、超声、PET/CT 和 PET/MR 等设备的改进，新的影像学检查技术和方法也在不断创新和发展。医学影像学已经从单一的形态诊断发展成集形态、功能和代谢改变于一体的多模态综合诊断体系。一些新的成像技术如 CT 小肠成像（CT enterography，CTE）和 MR 小肠成像（MR enterography，MRE）开始越来越多地应用于临床。

近年来，CD 在我国的发病率呈逐年上升趋势，影像学检查在 CD 的诊断、鉴别诊断及疗效评估监测方面扮演着重要角色。目前 CD 常用的影像学检查方法主要有CTE、MRE、超声、X 线钡剂造影及腹部 X 线平片等。2012 年中国炎症性肠病诊断与治疗的共识意见认为 CTE/MRE 是迄今评估小肠炎性病变的标准影像学检查，有条件的单位应将此检查列为 CD 诊断的常规检查。

影像学检查可以准确、客观地评估 CD 的病变部位、范围、活动度、严重程度及有无并发症，因而对 CD 的诊断、治疗、预后评估具有重要意义。对疑诊 CD 患者，影像学检查可以对疾病部位、范围、活动度进行准确判断，结合临床实验室及内镜检查，可以与肠结核等容易与其混淆的疾病相鉴别。对确诊的 CD 患者，影像学检查可以指导治疗、监测疗效、评估肠道损伤程度。如果合并肛周病变，影像学检查如肛管 MR 或肛门超声可以判定肛瘘类型、有无脓肿等，从而指导临床制订下一步的治疗措施。而对于疑诊 UC 或内镜下病变不连续的患者，影像学检查通过对小肠进行评估，可以达到与 CD 以及其他疾病相鉴别的目的。

各种影像学检查方法均有各自的优势及不足，因此应针对不同的人群、病情的严重程度以及是否存在并发症等，合理选择不同的影像学检查方法。

影像学检查对 CD 的诊断、鉴别诊断、随访和监测具有重要的价值，是肠道溃疡性病变内镜检查强有力的补充和完善，影像学检查和消化内镜检查在 CD 的诊断和鉴别诊断中不能相互替代，缺一不可。

一、超声

腹部 B 超是一种简便易行的影像学检查方法，包括体表超声和直肠腔内超声（endorectal utrasound，EUS）。其具有无电离辐射、经济、便捷等优点，并且患者的耐受度好，使用造影增强的腹部超声和多普勒超声可以增加敏感度和特异性，一般可在回盲部、乙状结肠、升结肠、降结肠等获得良好的图像。CD 的超声表现多样，但主要指标为肠壁增厚（图 6-1），此外也可以发现诸如肠间瘘等肠外并发症。除此之外，超声还可以辅助进行相关介入操作，如 CD 腹腔脓肿置管引流等。

但是，超声检查的应用也具有一定的局限性，主要是探头视野小以至于无法完全呈现肠道病变情况、对操作者经验依赖性较大、有腹腔脓肿或肠皮肤瘘等腹部急症时不宜采用等；腔内超声对肛管层次结构显示得非常清晰，是诊断 CD 肛瘘较常用的方法，但是其图像视野较小，对于位置较深的瘘管或脓肿检出率低，由于是侵入性检查，对于耐受性较差的患者不适用，同时由于探头的压迫可造成假阴性结果。

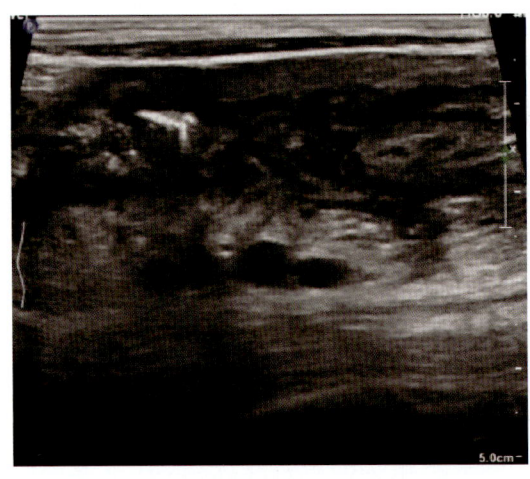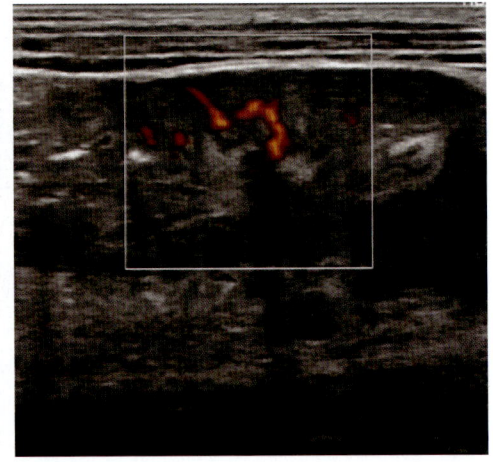

■ 图 6-1　临床诊断为 CD，超声显示增厚的肠壁及其血供情况

二、X 线

腹部 X 线平片对 CD 的诊断价值不大，其主要价值在于对 CD 并发急腹症的筛查，如肠梗阻、肠穿孔和胶囊内镜嵌顿等（图 6-2）。消化道造影包括钡剂灌肠和小肠钡剂造影，方法简单易行、价格低廉，并且可显示肠壁黏膜面的改变，对肠腔狭窄无法继续进镜者仍有诊断价值。但其敏感性较低，不能显示黏膜下层及肠腔以外的病变，目前已被 CTE 或 MRE 代替，但对无条件行 CTE 检查的单位则仍是小肠病

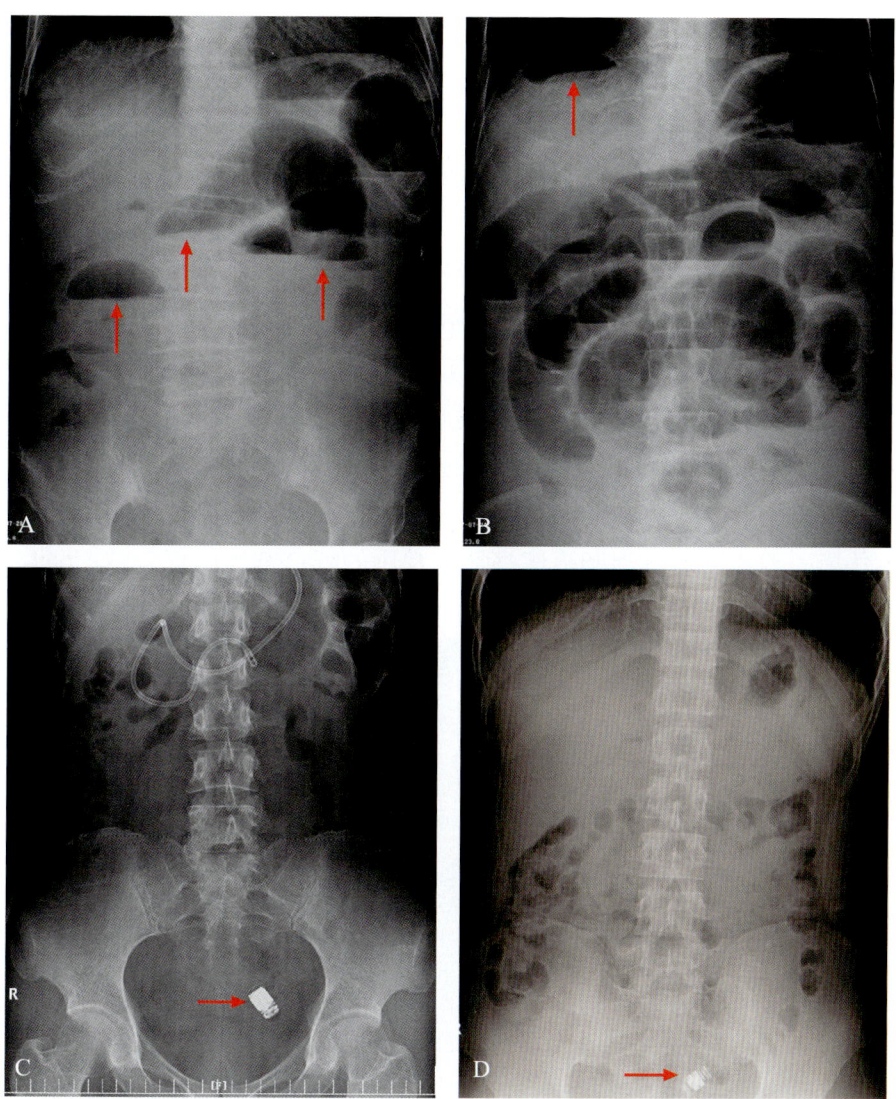

■ 图 6-2　**肠道狭窄和穿透性病变**

临床诊断为CD的不同患者腹平片。A. 肠梗阻：中上腹多段小肠积气扩张并多发液气平面；B. 腹腔肠管积气扩张，右膈下见弧形游离气体，提示肠穿孔；C、D. 两名不同患者的腹平片见高密度胶囊内镜位于盆腔内，定位约在第6组小肠肠腔内

变检查的重要技术。该检查对肠腔狭窄的动态观察可与 CTE/MRE 互补，必要时可两种检查方法同用。X 线造影所见为多发性、跳跃性病变，病变处可见黏膜皱襞不规则增厚变形、裂隙状溃疡及溃疡与正常肠壁之间形成的卵石样改变、假息肉、肠腔狭窄、僵硬，可见瘘管。钡剂灌肠及小肠钡剂造影的另一个缺点在于电离辐射。

　　CT 检查由于其突出优点即具有很高的密度分辨率，而易于检出病灶，特别是能够较早地发现小病灶，因而广泛应用于临床。尤其近年来，随着快速、多层螺旋CT的应用，以及多种后处理软件的开发，使得CT的应用领域不断扩大。多排螺旋CT所采集的图像空间分辨率高，可全方位观察肠腔内、外病变，从而对小肠和结肠病变及腹腔并发症进行准确评估。除此之外，CT引导下还可进行脓肿引流等介入手术。

CTE是近年来应用比较广泛的诊断肠道病变新技术，具有非侵入性、成像质量高、可多平面重建等优势，可同时观察肠腔内以及肠道外的病变，在CD及其并发症的诊断中具有非常重要的意义（图6-3）。在充盈良好的小肠CTE图像上，横断位结合冠状位重建图像可以清晰地显示肠道病变及肠外并发症。检查前需口服阴性对比剂充盈肠道，同时静脉使用对比剂，一般口服所采用的造影剂为2.5%甘露醇溶液，患者于检查前分次饮用1 000～2 000 mL，使远端小肠充分充盈。为了防止肠道蠕动产生伪影，检查前需注射肠道解痉剂，常用的解痉剂为山莨菪碱（654-2）。

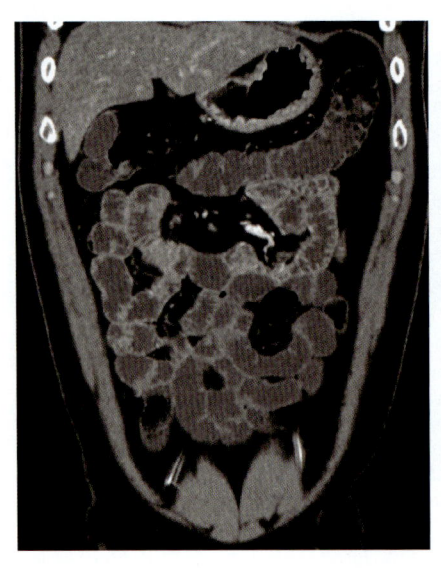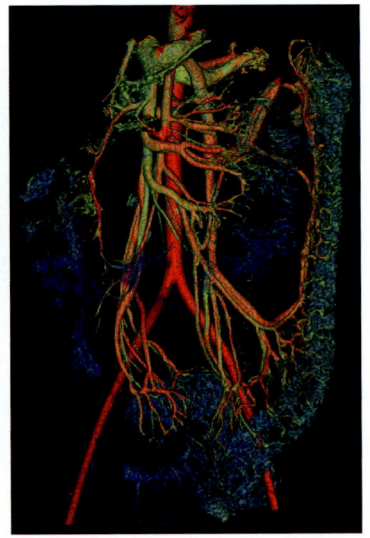

■ 图6-3　正常CTE冠状位及三维重建图像

三、磁共振

磁共振成像（MRI）是获取原子核在强磁场内共振所产生的信号、经过计算机处理重建成像的一种成像技术，其软组织分辨率高，没有放射线，无辐射，是安全、无创的检查方法。MRI常规序列结合增强扫描对肠管黏膜及肠腔外病变显示清晰并可作出较明确的诊断，同时由于MRI为无辐射无创检查，有利于患者多次复查，便于评价病变进程及预后随访。

近年来MRI技术迅速发展，MRI以其多参数、多序列、多方位成像、无辐射和良好的软组织分辨率和获取信息量大等优点，在消化道的应用有了较大的发展。MRI 与 CT 评估 IBD 病变的准确性相当，同样可以对小肠和结肠病变进行准确评估。此外，MRI 对于肛周病变的诊断相对于其他影像学检查具有明显优势。

与 CTE 检查类似，MRE 检查前也需口服对比剂充盈肠道，同时静脉使用对比剂及检查前注射肠道解痉剂。所不同的是，MRE 口服的对比剂包括阳性对比剂、阴性对比剂和双向对比剂，阳性对比剂常见于钆螯合物类的顺磁性物质，其在 T1WI 表现为高信号，也称为"亮腔"技术，可以很好地显示肠壁增厚的情况；阴性对比剂是含有铁氧化物粒子的超顺磁性物质，在 T1WI 和 T2WI 上均表现为低信号，也称为"黑腔"技术，对于肠腔的情况显示较佳；双向对比剂在 MRE 上应用较为广泛，如与 CT 对比剂相似的 2.5% 甘露醇溶液，在 T1WI 为低信号，T2WI 为高信号，增强扫描肠壁的高信号和对比剂的低信号之间的对比对于肠壁增厚具有一定的诊断意义（图 6-4）。

典型的 CD 患者 MRE 上也可表现为肠壁增厚、"靶征""脂肪爬行征"及"梳样征"等，其中增厚的肠壁 T2WI 信号较正常肠壁要高，并且在 DWI 序列上也为高信号，提示存在水肿及炎症，增强扫描常呈分层样明显强化。由于 MRE 较高的软组织分辨率，因此较 CTE 能更清晰地显示黏膜面的溃疡。对于合并肛瘘或其他肛周病变的 CD 患者，需要增加盆腔肛管 MR 扫描以明确肛瘘的类型、内口及有无脓肿等情

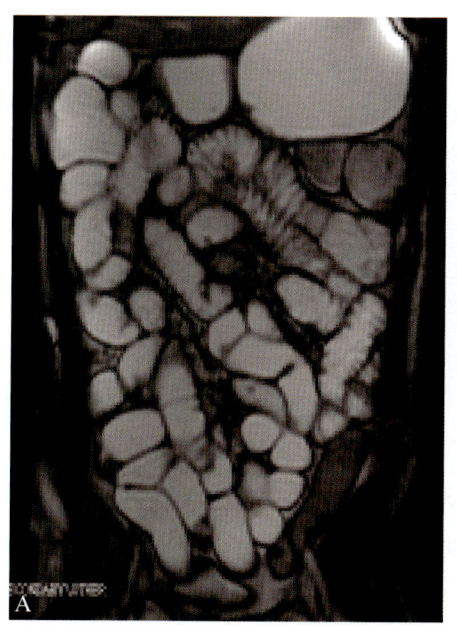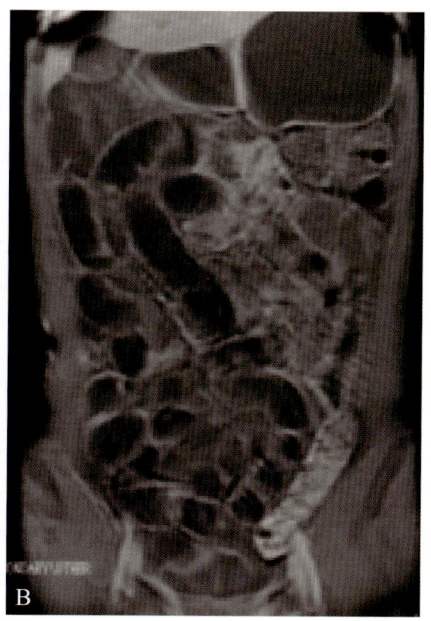

■ 图 6-4　正常腹部 MRE 图像

冠状位 T2WI 显示肠腔内高信号造影剂，即"亮腔"技术（A）；增强扫描肠壁的高信号和对比剂的低信号之间的对比可以清楚地显示肠壁情况（B）

况。MRE 的局限性主要表现在检查时间较长、图像易受肠道蠕动影响等。

对于局限于肠腔内的溃疡，通常肠镜是首选的检查方法，但是肠镜也具有一定的局限性，如不能观察到肠腔外的情况、不能过于频繁检查等。当炎症透壁时，可形成肠-肠瘘、肠-皮肤瘘及腹腔脓肿等多种急症，甚至危及生命，此时肠镜的价值有限；同时，由于 CD 属于终身性疾病，通常活动期与缓解期交替，治疗的主要目的是诱导缓解，因此需要患者进行多次复查以评估临床治疗效果；此外，对于肛管以外的病变，如肛周的炎症反应，肠镜的诊断价值有限。

CT 和 MRI 均可根据肠壁厚度及增强后表现确定病灶累及范围及炎症活动度，与肠壁的水肿及溃疡等表现结合起来可以判断疾病的严重度，CT 较之 MRI 更方便易行且花费时间短，但考虑到放射线暴露的问题，尤其是年轻患者必须长期定期复查，反复 CT 检查可能造成肿瘤风险增加，因此条件允许时也可以行 MRI 检查。

四、PET-CT

PET/CT 对 CD 的诊断价值有限，评估炎症和疾病活动度的特异性较差，并且价格昂贵，目前在炎症性肠病诊断方面应用较少，其诊断 CD 的敏感性和特异性有待于进一步确定。

五、核素扫描

目前较少使用，国外曾有将白细胞闪烁成像用于评估疾病活动度和部位，白细胞显像安全无创，可以判断炎症是否存在及其范围。主要缺点为放射辐射性，其次为较低的敏感性，这一点在患者接受皮质激素治疗时尤为明显。

第二节　克罗恩病基于病变部位的影像学特征

CD 分型目前国内外普遍应用的是维也纳分型的蒙特利尔修订版，其分型的主要依据是病变位置（L1：回肠末端；L2：结肠；L3：回结肠；L4：上消化道）、就诊年龄（A1：< 17 岁；A2：17 ~ 40 岁；A3：> 40 岁）和疾病行为（B1：无狭窄无穿透；B2：狭窄；B3：穿透）；出现肛瘘和肛周脓肿以"p"表示并附加于 B1、B2 或 B3 之后。病变部位在疾病诊断后多可保持稳定，在治疗或进展过程中也会出现不同程度的变化。发生于不同部位的 CD 会引起不同的临床症状，尽管影像学征象大部分相似，但是不同部位的影像学表现仍各有差异。

一、上消化道

虽然 CD 可发生于消化道的任何部位，但好发于回肠末段，较少累及口腔、食管、胃及十二指肠等上消化道，其中胃是上消化道最常受累的器官。

CD 发生于口腔时，患者可无任何症状，也可表现为进食或吞咽疼痛不适，体格检查阳性表现包括颜面及口唇水肿、口腔溃疡、口角炎等，少数可表现为口面部肉芽肿病。CD 发生于食管的概率为 1%～2%，患者多表现为吞咽困难、吞咽疼痛、胸口烧灼感，当并发食管瘘时可引起相应的临床症状。胃部 CD 在上消化道中的发病率较高，但是极少单独累及胃部，患者可表现为恶心、呕吐、上腹疼痛不适及体重下降等等。十二指肠 CD 占全部 CD 患者的比例＜2%，但其常合并局部肠管狭窄或梗阻，患者可有腹痛、腹泻、恶心、呕吐、呕血等症状。

CD 的诊断缺乏金标准，目前国内外共识普遍认为 CD 的确诊需要综合临床表现、内镜学、影像学及病理学改变。对于上消化道 CD 来说，目前最常用的诊断方法是消化内镜检查，包括常规胃镜、胶囊内镜及超声内镜等，其优势是可直观发现病变，并且可多部位取活检病理。影像学检查主要有上消化道钡剂造影、CTE、MRE 等等，典型的 CD 在造影中可见多发性、跳跃性病变，病变处可见纵行溃疡、卵石样改变，此外还可发现肠腔狭窄、僵硬等征象；由于口腔和食管的造影剂充盈很难令人满意，因此 CTE、MRE 对于疑诊口腔或食管 CD 的患者的诊断价值有限。对于胃 CD，典型病变于 CTE/MRE 可见多处胃壁增厚，呈凹凸不平溃疡性改变，增强扫描强化程度高于邻近正常胃壁，病变可呈透壁性，伴或不伴邻近胃周间隙模糊及淋巴结影。十二指肠 CD 于 CTE/MRE 上可表现为节段性肠壁增厚，增强扫描增厚的肠壁可表现为"靶征"，肠周可有"脂肪爬行征"及"梳样征"等典型征象，此外还可并发肠管狭窄或肠瘘改变（图 6-5）。

二、小肠

小肠是 CD 常见的发病部位，尤其是回肠末段（图 6-6）。小肠 CD 典型的 CTE/MRE 征象包括：①肠壁增厚且强化程度高于邻近肠壁，增厚的肠壁黏膜层及浆膜层强化明显，黏膜下层由于水肿而强化减低，多在横断位增强图像上出现，称为"靶征"（图 6-7）；②肠壁外缘系膜供血小血管增多，增强扫描上显示状如梳齿，称为"梳样征"（图 6-8）；③肠壁外缘脂肪间隙模糊、密度增高，呈"脂肪爬行征"；④多伴有肠系膜淋巴结增多、肿大。

三、大肠

大肠也是 CD 的好发部位，尤其是结肠，其影像学特点与小肠病变类似。CTE/

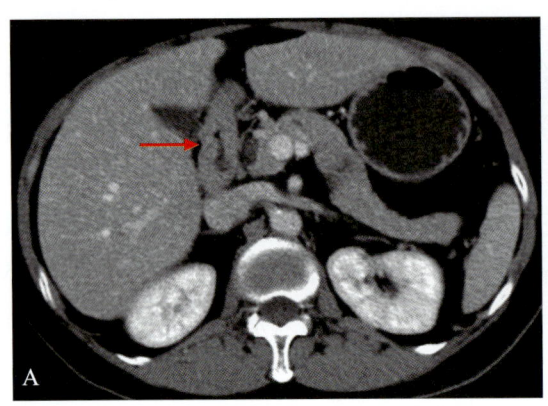
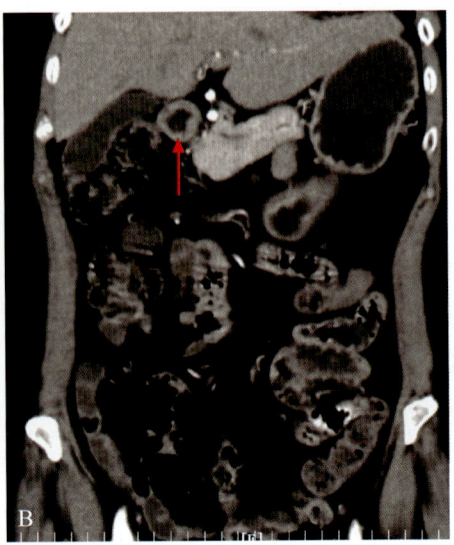

图 6-5 十二指肠病变

临床诊断为CD，CT横断位增强扫描见十二指肠降段肠壁增厚明显，增强扫描强化较明显（A）；冠状位增强扫描见局部肠壁环周增厚，呈"靶征"（B）

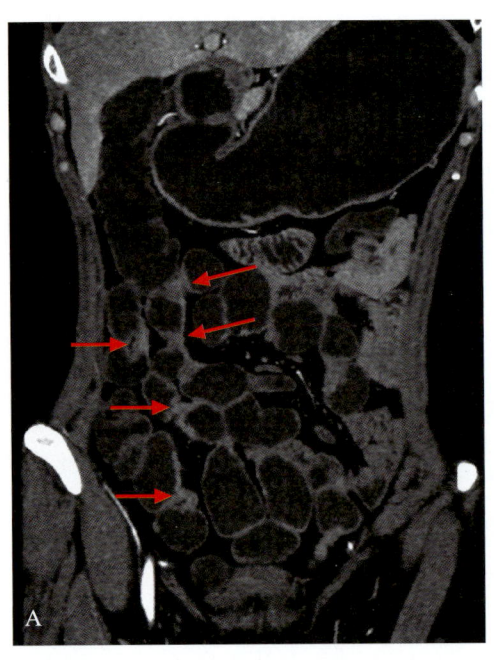
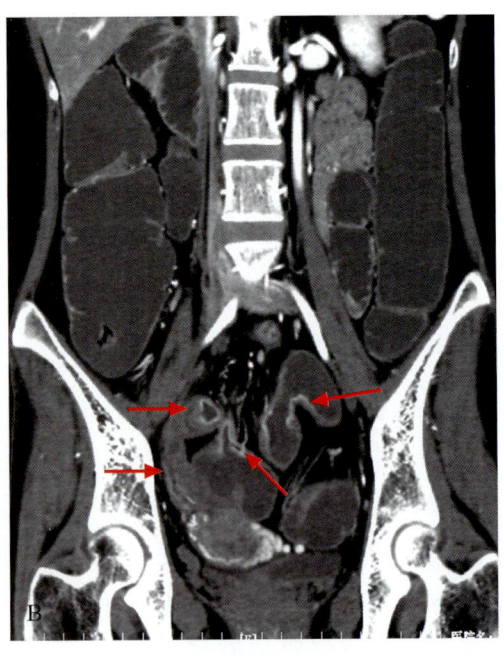

图 6-6 小肠节段性病变（一）

临床诊断为CD。CT冠状位增强扫描见腹腔多节段小肠壁增厚，增强扫描强化程度明显高于临近正常肠壁（A），CT冠状位增强扫描件下腹部小肠多节段肠壁增厚，增强扫描强化程度高于周围正常肠壁组织（B）

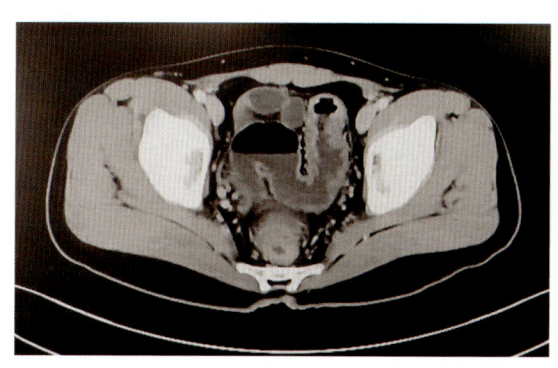

■ 图6-7 小肠节段性病变（二）

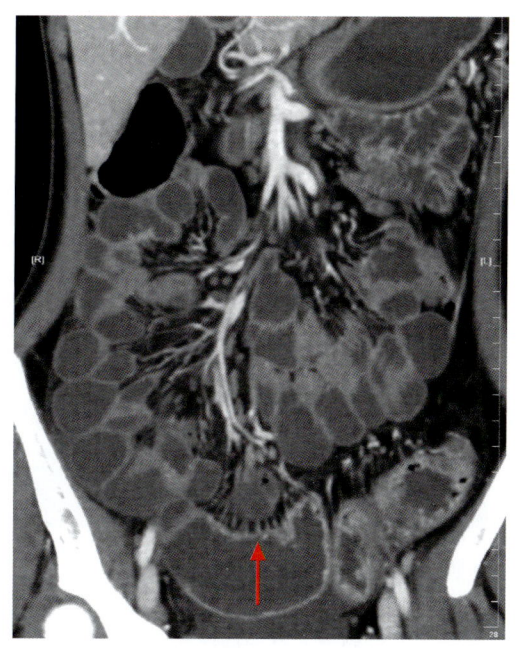

■ 图6-8 小肠节段性病变（三）
临床诊断CD。CT冠状位增强扫描可见下腹约第六组小肠肠壁增厚，肠壁外缘系膜供血小血管增多，呈"梳样征"

MRE 征象包括：①肠壁增厚且强化程度高于邻近肠壁，增厚的肠壁黏膜层及浆膜层强化明显，黏膜下层由于水肿而强化减低，多在横断位增强图像上出现，称为"靶征"（图 6-9）；②肠壁外缘系膜供血小血管增多，增强扫描上显示形如梳齿状，称为"梳样征"（图 6-10）；③肠壁外缘脂肪间隙模糊、密度增高，呈"脂肪爬行征"；④多伴有肠系膜淋巴结增多、肿大。

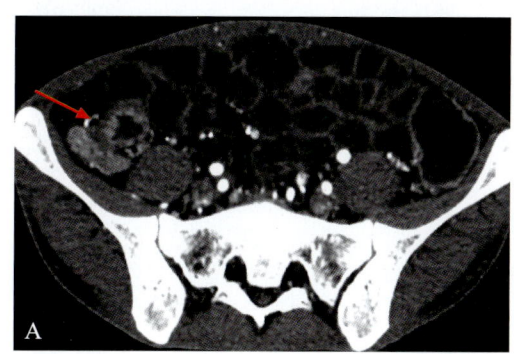

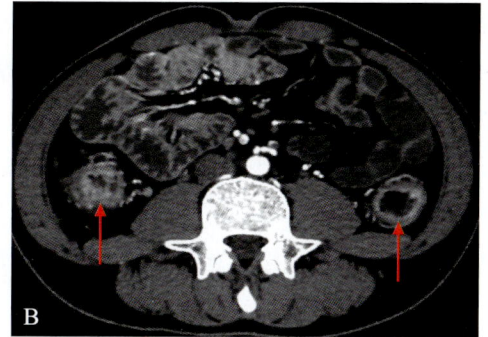

■ 图6-9 肠道节段性病变
临床诊断为CD的两名患者CTE横断位增强图像，升结肠起始端局部肠壁增厚，增强扫描呈"靶征"（A）；升结肠和降结肠两处肠壁增厚，均呈"靶征"（B）

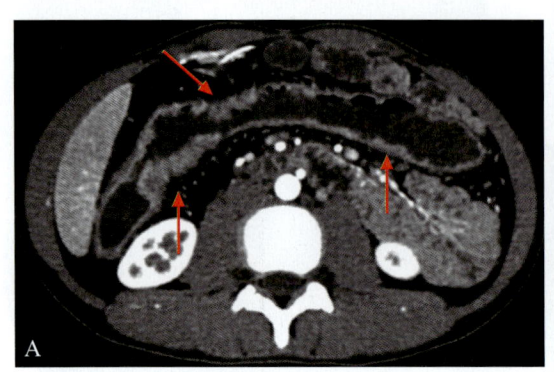
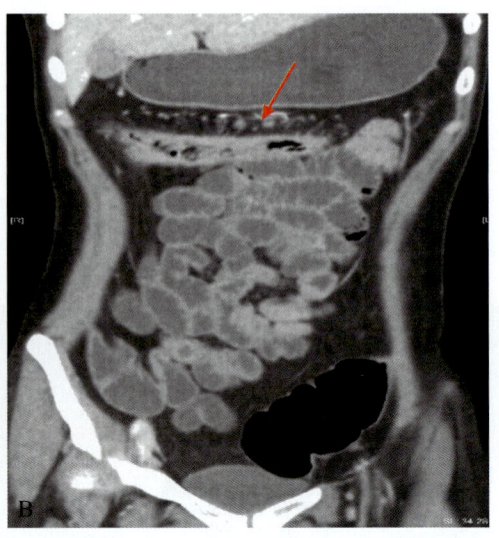

■ 图 6-10　横结肠病变

临床诊断为 CD，CTE 横断位增强扫描见横结肠肠壁不均匀轻度增厚，增强扫描强化明显，周围系膜小血管增多，呈"梳样征"（A）；同一患者 CT 冠状位增强扫描也可见横结肠"梳样征"（B）

四、腹腔

CD 患者由于肠道透壁性炎症，肠系膜脂肪常代偿性增厚，腹腔可见多发肿大淋巴结（图 6-11）。也可发生多种腹腔并发症，如肠瘘、腹腔脓肿等。

由于 CD 为肠壁全层透壁性炎，炎症穿透肠壁深入系膜，产生窦道或与其他器官粘连形成通道时，就会出现肠瘘。瘘管可累及邻近的任何器官，形成肠 - 肠瘘、肠 - 膀胱瘘、肠 - 阴道瘘、肠 - 腹壁瘘等。肠内瘘相对外瘘更加常见，影像学表现为多段肠管纠集、粘连，像花瓣样的改变，称为"星征"（图 6-12）；增强扫描可见病变肠管之间网状连接，较正常肠管强化明显，部分内部可见积液积气影，DWI 呈明显高信号。当肠管与其他脏器间见管道状的连接也可提示为肠 - 内脏瘘。

CD 患者由于肠壁炎症长期、反复刺

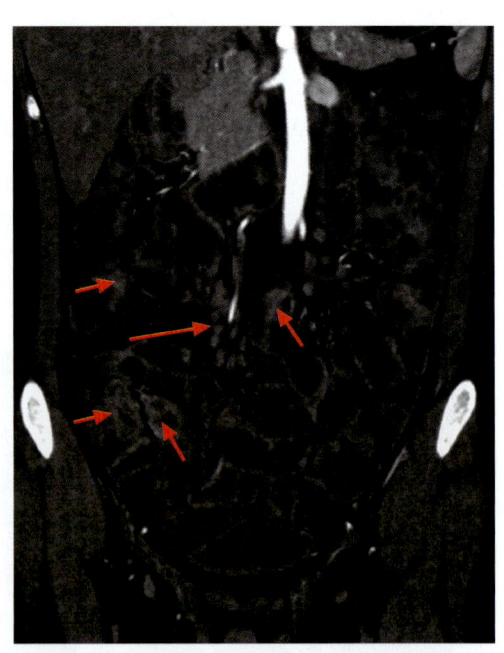

■ 图 6-11　肠道节段性病变和淋巴结肿大

临床诊断为 CD，CTE 冠状位增强扫描见右下腹腔肠管多节段肠壁增厚并强化明显（短箭），腹腔见多发肿大淋巴结影（长箭）

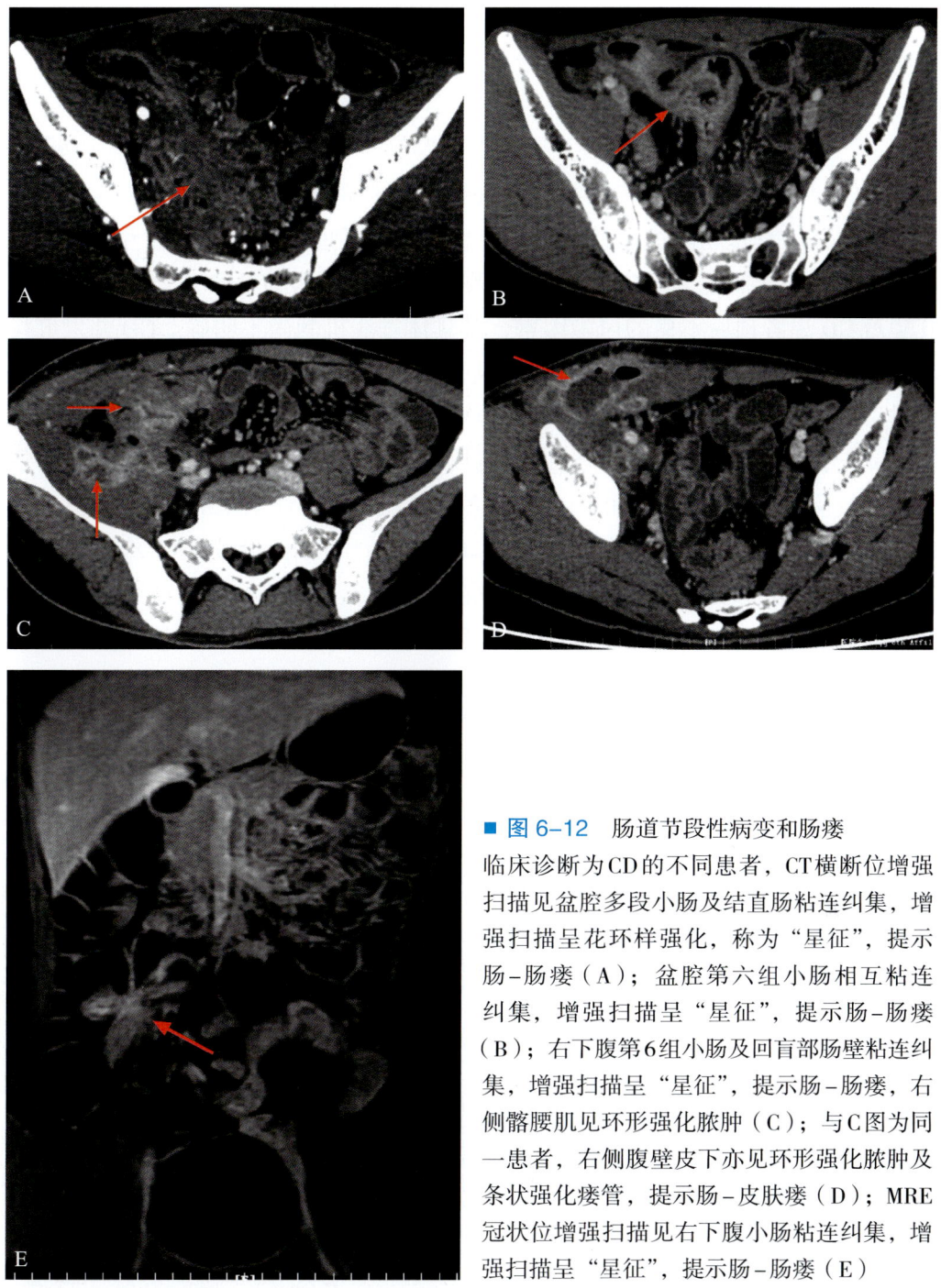

■ **图6-12** 肠道节段性病变和肠瘘

临床诊断为CD的不同患者，CT横断位增强扫描见盆腔多段小肠及结直肠粘连纠集，增强扫描呈花环样强化，称为"星征"，提示肠-肠瘘（A）；盆腔第六组小肠相互粘连纠集，增强扫描呈"星征"，提示肠-肠瘘（B）；右下腹第6组小肠及回盲部肠壁粘连纠集，增强扫描呈"星征"，提示肠-肠瘘，右侧髂腰肌见环形强化脓肿（C）；与C图为同一患者，右侧腹壁皮下亦见环形强化脓肿及条状强化瘘管，提示肠-皮肤瘘（D）；MRE冠状位增强扫描见右下腹小肠粘连纠集，增强扫描呈"星征"，提示肠-肠瘘（E）

激，可引起肠壁细胞外基质成分发生改变，炎症细胞及纤维组织增多，从而并发狭窄。肠梗阻影像上可以看到增厚的肠壁管腔变窄，合并近端肠管扩张。增厚肠壁的性质可以是炎性水肿，也可以是肠壁纤维化，当增厚肠壁 T2WI 呈高信号时，提示为炎性狭窄，而当 T2WI 信号较低时，提示为纤维性狭窄可能。另外，肠壁黏膜层及浆膜层强化，黏膜下层无强化，表现为"靶征"时，提示处于活动性炎症；肠壁全层均匀延迟强化时，提示为肠壁纤维化，这时常需要手术干预。

五、肛周

CD 肛周并发症可分为瘘管性病变和非瘘管性病变，其中瘘管性病变主要包括肛瘘、肛周脓肿以及直肠阴道瘘、直肠膀胱瘘、肛管阴道瘘等；非瘘管性病变包括痔疮、肛裂（多为无痛性）、肛门直肠狭窄等。CD 肛周并发症中以肛瘘最为常见，并且肛瘘是 CD 患者预后不良的风险因素，其具体发病机制尚不明确。CD 并发肛瘘常表现为高位复杂性肛瘘，常合并脓肿形成，内口位置通常较高并且为多个，但是也可表现为单纯性肛瘘或脓肿，CD 肛瘘并非外科手术的绝对适应证，且手术复发率高，给患者带来了沉重负担。有小部分 CD 患者可首先表现为肛瘘而无其他症状。CD 肛瘘分类、诊断及治疗的全球共识指出，需要多学科联合综合评估来确诊 CD 合并肛周瘘管，因此是否合并肛瘘将影响临床医生对 CD 患者治疗方案的制订和实施。

盆腔肛管 MRI 具有极高的软组织分辨率，可以清晰显示盆腔复杂的解剖学结构，可明确病变与肛门括约肌的关系，避免手术造成括约肌失禁，同时可以明确病变累及的范围、程度，因此应作为评估 CD 肛周病变的首选影像学检查方法。盆腔肛管 MR 扫描序列应包括 T1WI、T2WI、T2 脂肪抑制序列、DWI 以及增强序列。典型的肛瘘包括内口、瘘管和外口三部分，其中瘘管可以是一条或多条，典型的瘘管表现为 T2WI 稍高信号，T2 压脂和 DWI 高信号，增强扫描呈明显强化；肛周脓肿及瘘管中含有脓液时，表现为增强扫描呈边缘强化（图 6-13 ~ 图 6-15）。CD 非瘘管性肛周病变根据临床检查及病史通常可作出诊断，影像学检查具有一定的协助诊断作用。其中肛裂好发于肛管后正中线，其本质为溃疡性病变，增强扫描可见较明显强化；内痔表现为肛管直肠黏膜肿胀，增强扫描呈延迟性强化；外痔好发于肛门口，表现为梭形或结节样延迟强化灶（图 6-16）。

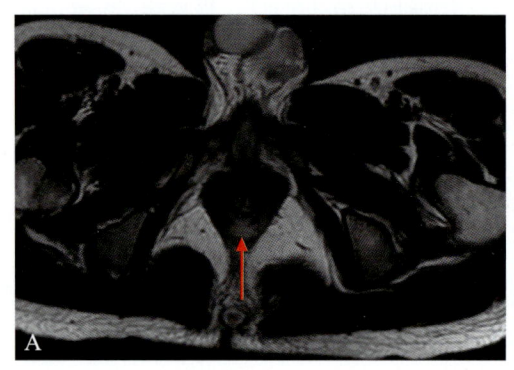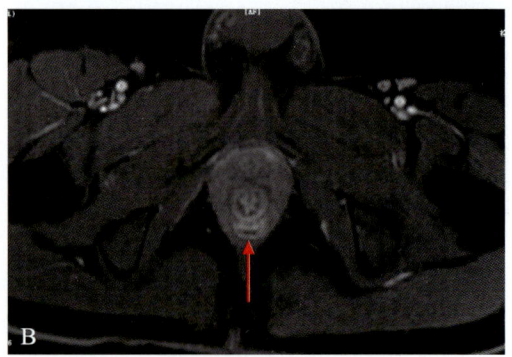

■ 图 6-13　CD 肛周病变。盆腔肛管 MRI 横断位 T2WI 可见肛管后括约肌间隙小片状稍高信号影（A），增强扫描病变呈明显边缘强化，提示为括约肌间隙脓肿（B）

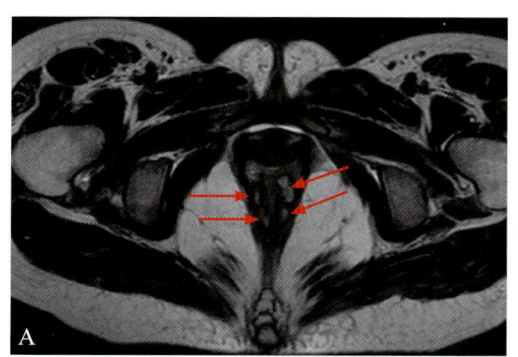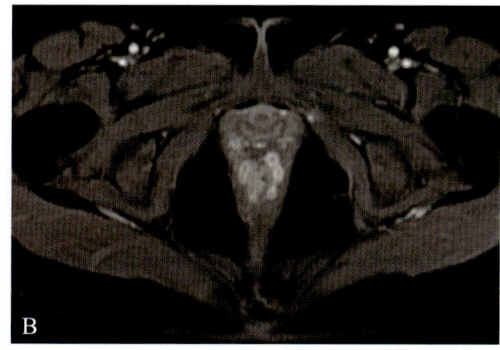

■ 图 6-14 肛周病变（一）

临床诊断为 CD，盆腔肛管 MRI 横断位 T2WI 图像可见肛管四周括约肌间隙多发短条状及小片状稍高信号影（A）；增强扫描见明显强化，提示为复杂性肛瘘，病变内部少许裂隙状无强化影为脓液信号（B）

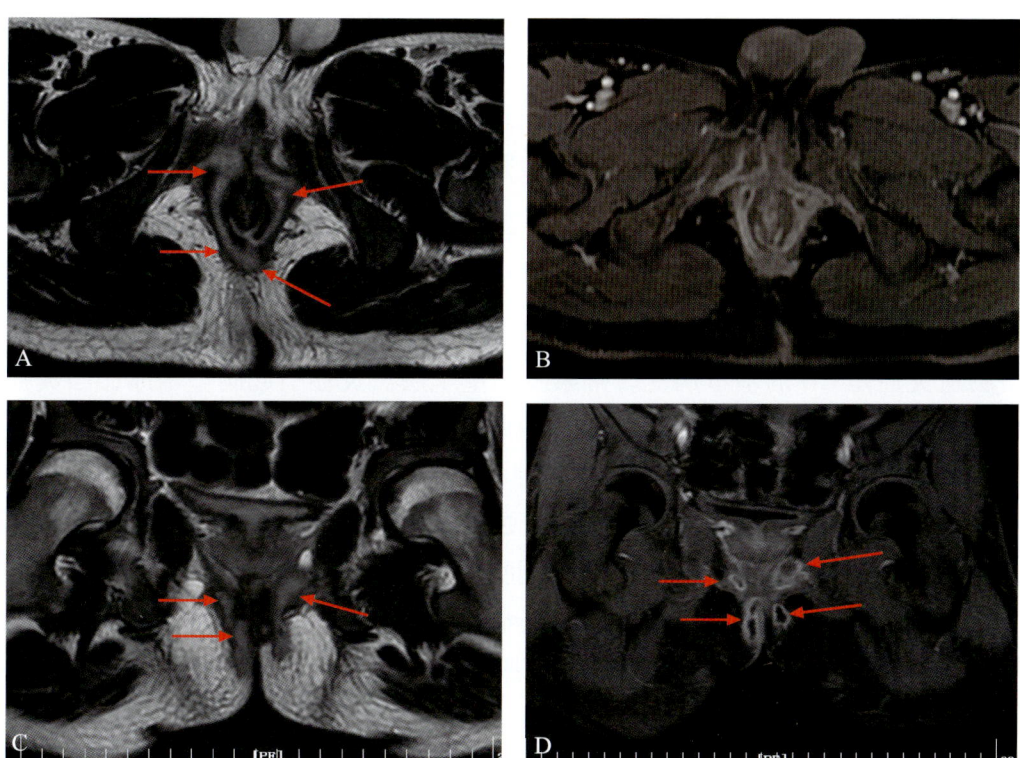

■ 图 6-15 肛周病变（二）

临床诊断为 CD，盆腔肛管 MRI 横断位 T2WI 图像可见肛管环周括约肌间隙内见索条状及小片状稍高信号，同时肛管后方局部黏膜下亦见短条状类似信号（A）；横断位及冠状位增强扫描病变呈明显强化，内见裂隙状无强化脓液信号（B、D）；冠状位 T2WI 图像显示瘘管整体形态，可见瘘管已突破左侧肛提肌，最终诊断为高位复杂性肛瘘（C）

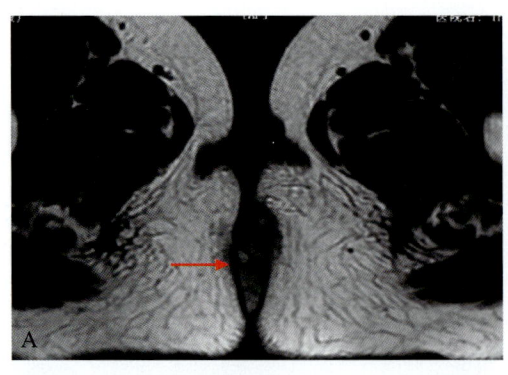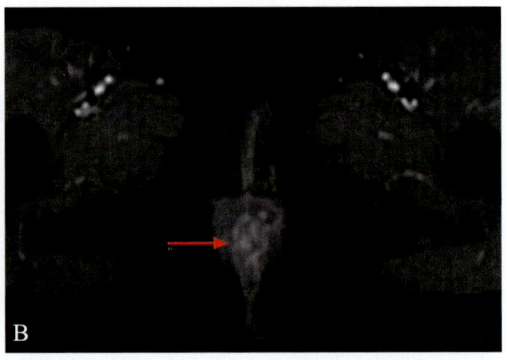

■ 图 6-16　肛周病变（三）

临床诊断为CD，盆腔肛管MRI横断位T2WI图像可见肛门口梭形混杂稍高信号影，边缘尚光整（A）；增强扫描可见强化，提示为外痔（B）

在不伴有直肠狭窄的情况下超声内镜也可作为评价肛管直肠黏膜病变的一种检查方法。直肠腔内超声对于肛管直肠黏膜病变及比较靠近肛管直肠的肛瘘/脓肿具有较高的诊断价值，但是由于其视野有限，对于远离肛管直肠的瘘管如括约肌外型肛瘘或瘘管远端分支的显示价值有限。

第三节　克罗恩病基于病变性质的影像学特征

一、肠道炎症

肠道炎症是CD的基本病变，常累及肠壁全层。炎症引起肠壁增厚，当炎症处于轻中度时，常表现为肠系膜侧偏心性增厚；当炎症透壁时，炎性渗出可引起肠周脂肪间隙增厚，甚至导致腹腔瘘管及脓肿的形成。炎症可引起肠壁水肿增厚。反复的炎症也可引起肠壁纤维化，导致肠管僵硬及管腔狭窄，狭窄段可长短不一。肠系膜由于炎性水肿及增厚、纤维化，从而与肠周脂肪粘连，通常可引起肠管之间相互粘连。

典型CD患者的CTE图像上，肠道炎症表现为节段性肠壁增厚，增厚的肠壁黏膜层及浆膜层强化明显，黏膜下层由于水肿而强化减低，从而表现为"靶征"；透壁性炎症累及周围系膜时，形成渗出，表现为肠系膜脂肪密度增高，边缘模糊，增强后可见强化，称为"脂肪爬行征"（fat stranding）；炎症导致病变肠段周围肠系膜动脉末梢小血管增多增粗，形如梳子，称为"梳样征"（comb sign）；同时CTE也可以清楚地显示腹腔脓肿、肠间瘘、肠皮瘘等并发症的位置及范围。CT检查的主要缺点为放射辐射，不适用于年轻患者以及多次治疗后的随访复查，另外一个局限性因素为软组织分辨率不够高。

CTE/MRE 可清楚显示大部分肠道的炎症，主要表现为肠壁局限性增厚，增强扫描强化程度高于周围正常肠壁组织（图 6-17）。当发生肠管粘连、肠 – 肠瘘时，粘连纠集的肠管可于增强扫描呈"花瓣样"改变，即"星征"（图 6-18）。

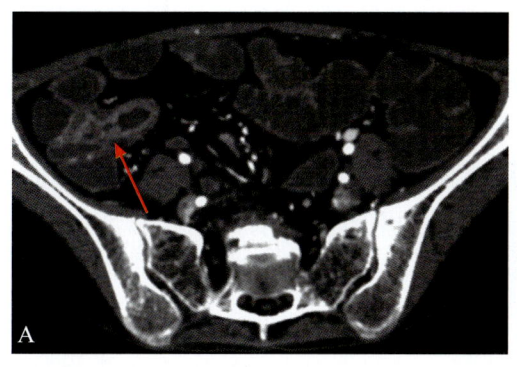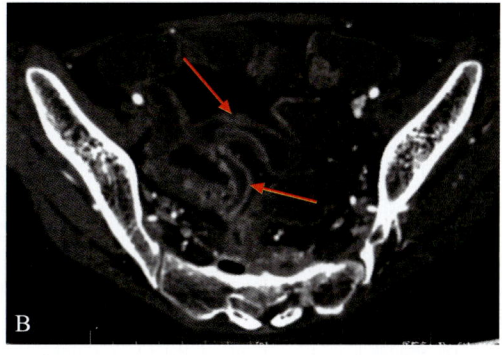

■ **图 6-17**　回盲部病变
临床诊断为 CD，CTE 横断位增强扫描可见回盲部及临近回肠末段局部肠壁增厚，增强扫描强化明显（A），盆腔第六组小肠亦可见节段性肠壁增厚并强化明显（B）

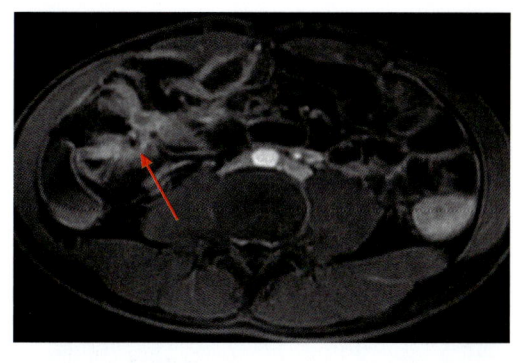

■ **图 6-18**　肠瘘及肠粘连
临床诊断为 CD，盆腔 MRI 横断位 T2WI 图像可见右下腹小肠相互粘连纠集，增强扫描呈花环样强化，即"星征"

二、肠道狭窄

肠道狭窄是指持续存在的局限性狭窄，并且伴有近端肠管的扩张。狭窄可分为炎症性狭窄、纤维性狭窄和肿瘤性狭窄等，导致狭窄的原因不同，其治疗措施也有所不同，因此对狭窄的鉴别具有十分重要的临床意义。判断狭窄的依据是持续存在的局限性狭窄，可造成近端肠腔的扩张。回结肠镜可用于判断结肠和远端回肠的梗阻，并能取得病理组织以便于组织学诊断。

腹部平片可确定有无小肠梗阻，但对判断病因无效，此时需进行腹部 B 超、MRI 和 CT 检查，所有这些手段都优于既往的钡剂造影检查。CT 和 MRI 在判断小肠病灶方面的敏感性和特异性相似。比较灌肠造影和口服造影剂在小肠 CT 和 MRI 中的应用发现其检查效果相似，灌肠造影对小肠扩张度好，但在检出梗阻性病灶方面效果总体与口服法相似，灌肠造影可能更有助于发现低度梗阻的病灶。造影可见狭窄段钡剂呈线状，其肠管浆膜面呈颗粒状改变。

腹部B超有助于在术前检出小肠严重狭窄导致梗阻近侧段的肠道扩张，但是依赖于操作者的经验。

鉴别炎性狭窄和纤维性狭窄对于治疗方案的制订非常重要，但目前的检查方法对此仍有缺陷，CT可以根据肠壁厚度、肠壁强化程度、梳状征、肿大淋巴结等判断狭窄部位的炎症活动度，以外科手术标本为标准，已有多篇文献报道得出关于炎性狭窄和纤维性狭窄的不同结论，研究发现用增强MRI可以区别轻中度及重度的纤维化，其敏感性为94%，特异性为89%，造影增强的腹部超声对判断狭窄部位的活动度也有一定的价值。

（一）炎症性狭窄

CD肠道病变处于活动期时常发生肠腔狭窄，这种情况下的狭窄绝大部分为炎症性狭窄，随着临床治疗策略的实施，逐渐由炎症性狭窄向纤维性狭窄过渡。CT具有一定的诊断价值，但仅能判断狭窄的存在和严重程度。MRI对炎症性狭窄具有一定的诊断价值，增厚的肠壁表现为长T1稍长T2信号，DWI为高信号，增强扫描可见强化（图6-19）。

（二）纤维性狭窄

当CD肠道病变处于缓解期时伴发的狭窄多为纤维性狭窄，引起较严重的结肠

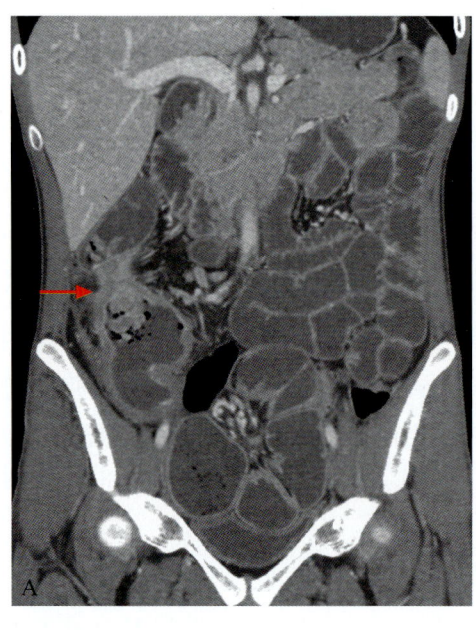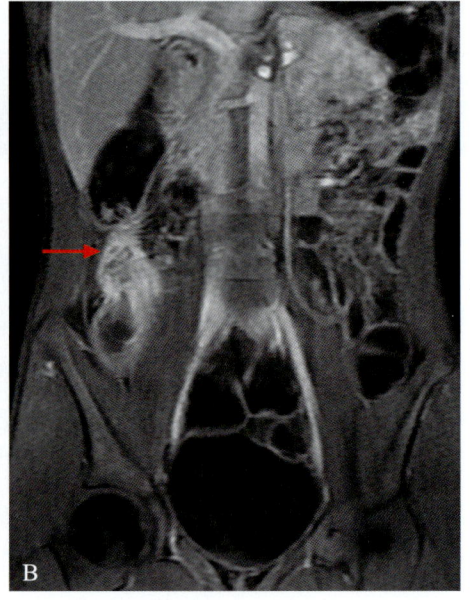

■ 图6-19 肠狭窄
临床诊断为CD，CTE冠状位增强扫描见升结肠中段局部肠壁增厚并管腔狭窄（A）；
同一患者补做MRE后，冠状位增强扫描可见同样的征象（B）

梗阻时常需要外科手术干预。纤维性狭窄应用结肠镜多可明确诊断，CT 诊断价值不大，仅能判断狭窄的存在和严重程度。MRI 对纤维性狭窄具有一定的诊断价值，表现为常规序列呈等低信号，增强扫描可见强化。

（三）肿瘤性狭窄

CD 极少发生恶性变，当发现受累肠壁呈肿块样增厚、管腔狭窄并周围系膜多发肿大淋巴结征象时，需排除肿瘤性狭窄的可能。

三、腹部窦道和瘘管

（一）窦道

窦道是指组织坏死后形成的盲性管道。对于窦道的影像学评价，多选择 CTE/MRE，表现为腹腔局限性的盲性管状稍高密度 / 长 T1 稍长 T2 信号，DWI 为高信号，增强扫描可见明显强化，内含脓液时可见窦道内部裂隙状无强化影。

（二）瘘管

腹部瘘管有内瘘和外瘘之分，内瘘通常是指肠 – 肠瘘、肠 – 膀胱瘘管等；外瘘主要有肠 – 皮肤瘘、肠 – 阴道瘘等。发生内瘘时，患者多伴局部腹膜炎症状，此时影像学检查应选择 CTE/MRE 来对腹部情况进行综合评估；发生外瘘时，患者多伴有相应的临床症状，如直肠阴道瘘患者可发现阴道排气排便，常规影像学检查包括 CTE/MRE 均较难判断是否存在瘘以及瘘口的位置和大小，此时可经直肠或阴道灌入阳性对比剂后再进行扫描，多可获得满意的图像和诊断（图 6–20）。

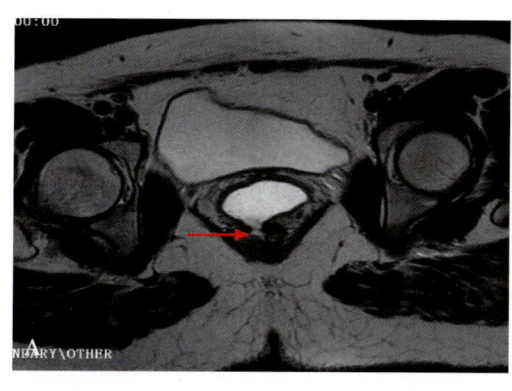
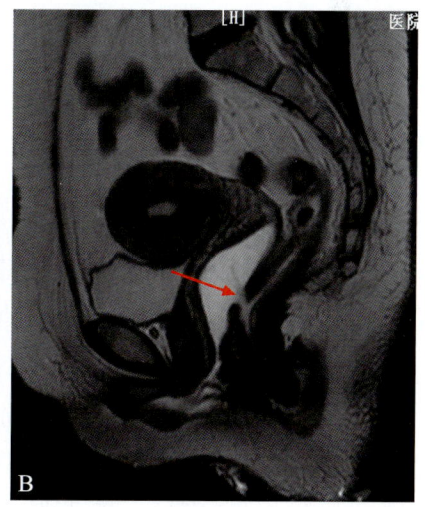

■ 图 6–20　直肠 – 阴道瘘
临床诊断为CD，怀疑直肠阴道瘘，于阴道内注入适量阳性对比剂，行盆腔MR扫描，横断位T2WI可见阴道后壁局部对比剂流入直肠，瘘口清晰可见（A）；矢状位T2WI可明确瘘口位置（B）

四、腹腔脓肿

腹腔脓肿往往和肠瘘共同发生，脓肿可以发生在腹部的任何位置，包括腹腔、腹膜后、膈下、肠壁内、腹壁内等。临床怀疑腹腔脓肿的患者应行 CTE/MRE 检查，可以明确腹腔脓肿是否存在及其明确位置，为临床下一步治疗方案的实施提供必要的帮助。当腹部 CTE/MRE 见到类圆形包块，周围系膜见炎性渗出，内部为液性成分，增强见边缘环壁强化，可作出脓肿的诊断（图 6-21）。

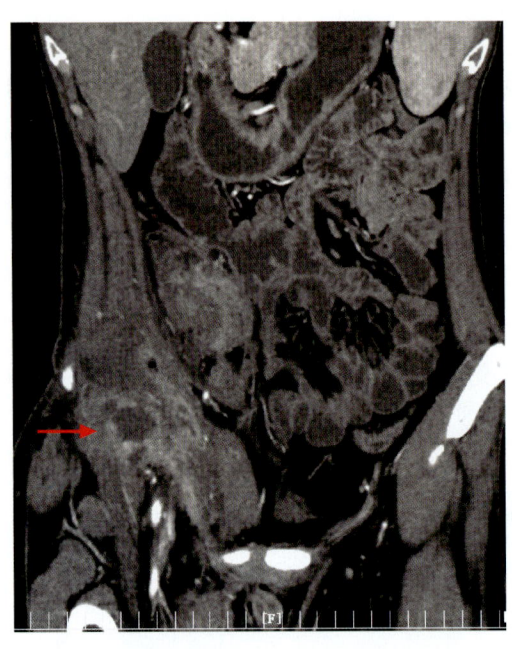

■ 图 6-21　肠瘘及腹腔脓肿
临床诊断为 CD，CTE 冠状位增强扫描可见右下腹壁类圆形环形强化影，内部为低密度，提示为腹壁下脓肿，病变邻近右下腹腔可见索条状强化瘘管影

五、肛周病变

（一）窦道

窦道是指组织坏死后形成的盲性管道，肛周窦道在 CD 患者中并不少见，可以位于肛管黏膜下、括约肌间隙、坐骨直肠窝或肛周皮下。窦道可进一步发展为肛瘘，因此，当肛周窦道存在时也需要临床采取治疗措施。针对肛周窦道通常采取内科治疗方式，当原发肠道 CD 缓解后，肛周窦道也可发生愈合、瘢痕化。

影像学检查方面首选肛管 MRI 诊断肛周窦道，窦道的 MRI 表现与肛瘘类似，平扫可见条索管状长 T2 信号，T2 脂肪抑制序列和 DWI 均呈高信号，增强扫描可见较明显的强化，内含脓液时可表现为环状强化（图 6-22）。

（二）瘘管

肛瘘是 CD 的常见并发症，其发生率与原发 CD 的范围有关，病变越靠近左半结

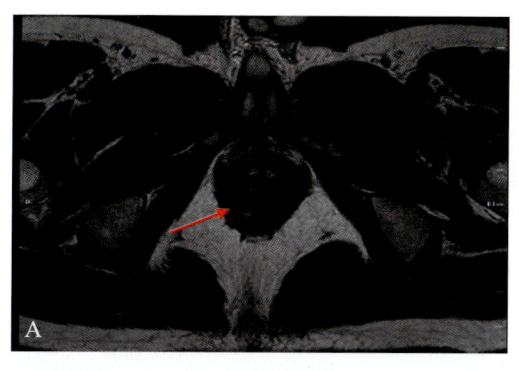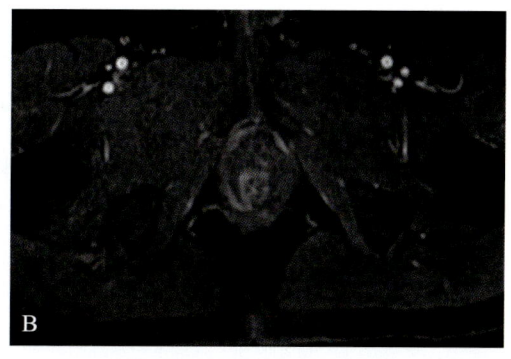

■ **图 6-22** 肛周窦道和瘘管

临床诊断为 CD，盆腔肛管 MRI 检查可见横断位 T2WI 见肛管右后方截石位 6 到 9 点钟方向索条状高信号瘘管影，内口可见位于截石位 6 点钟方向（A）；增强扫描瘘管明显强化，诊断为内盲瘘（B）

肠，越容易并发肛瘘，直肠受累时肛瘘发生率可高达 92%，同时有 5%～10% 的患者首先表现为肛瘘而无其他症状。

CD 肛瘘的常用影像学检查方法有以下几种：①瘘管造影（fistulography）。包括 X 线瘘管造影和 CT 瘘管造影，前者已基本不用，后者由于软组织分辨率差以及电离辐射等原因，其应用也很局限，主要适用于临床怀疑合并直肠膀胱瘘或直肠阴道瘘等患者。②超声检查。包括体表超声和腔内超声，前者对诊断肛瘘的意义不大，后者对肛管层次结构的显示非常清晰，是较常用的检查方法，其诊断及分型的准确率可高达 87%，检测内口的诊断准确性为 62.5%～94%，但是其图像视野较小，对于位置较深的瘘管或脓肿检出率低，并且由于是侵入性检查，对于耐受性较差的患者不适用，同时由于探头的压迫可造成假阴性的结果。③ MRI 检查。包括体表相控阵线圈 MRI 和腔内线圈 MRI 两种，腔内线圈 MRI 的优劣势与腔内超声相似。体表线圈 MRI 视野大，图像软组织分辨率高，可全方位多平面成像，对 CD 肛瘘诊断的敏感性和特异性分别为 100% 和 86%，在 CD 肛瘘术前检查、复查、疗效监测等方面均具有优势。

CD 肛瘘治疗主要包括外科手术和内科治疗，方案的选择要根据 CD 受累肠段、并发症、临床表现及肛瘘的分型等情况，对患者进行综合评价后提出，有学者认为 CD 肛瘘需要多学科联合治疗。

（三）脓肿

脓肿是 CD 的常见并发症，可分为腹腔脓肿和肛周脓肿两部分，患者大多合并有发热、疼痛的急性症状，因此多需要外科手术处理。

肛周脓肿可位于肛管黏膜及黏膜下层、括约肌间隙、坐骨直肠窝以及骨盆直肠间隙等。首选盆腔肛管 MRI 检查，可见脓肿呈片状长 T1 长 T2 信号，形态多呈类圆形或片状，DWI 为高信号，增强扫描呈明显边缘强化（图 6-23）。

六、中毒性巨结肠和中毒性结肠炎

尚未见 CD 并发中毒性巨结肠和中毒性结肠炎的报道。

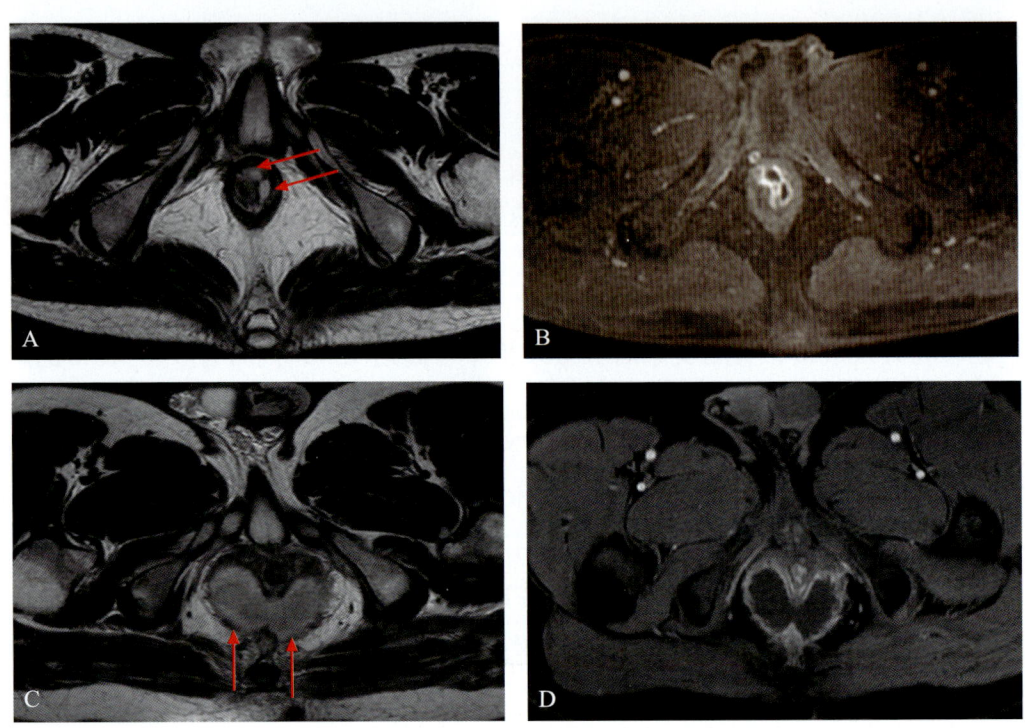

■ 图 6-23　肛周脓肿
临床诊断为 CD，横断位 T2WI 见肛管左侧及左前方黏膜下两个小片状高信号影，增强扫描呈明显边缘强化，提示为黏膜下脓肿（A、B）；横断位 T2WI 见肛管后方截石位 3 到 9 点钟方向括约肌间隙马蹄形稍高信号影包绕肛管，增强扫描呈明显边缘强化，提示为括约肌间隙后马蹄形脓肿（C、D）

第四节　克罗恩病肠外病变的评估

一、骨和关节

CD 好发于消化道系统，此外，还可以发生骨关节系统、神经系统、眼部、皮肤、肺部、肝胆系统等多种并发症。其中骨和关节系统并发症相对少见，以强直性脊柱炎为主，也可以表现为类风湿关节炎或骨质疏松等。

二、肝胆疾病

CD 发生于肝胆系统的并发症较少见，可表现为原发性硬化性胆管炎、脂肪肝和肝硬化等。脂肪肝和胆系结石在常规 CT 和 MRI 均可明确诊断（图 6-24），通过常规处理并发症，患者多可获得满意的疗效。如果肝脏酶升高，在能排除药物所致肝功能异常的基础上应考虑是否合并原发性硬化性胆管炎。CT 和 MRI 能安全、无创地显示胆管及整个胆管系统，显示胆管主干的增厚（是向心性的，抑或是不对称的），观察硬化性胆管炎并发症（门静脉高压、肝硬化及合并肿瘤）的发生。ERCP 是胆管成像的金标准，但具有潜在的手术并发症发生风险（出血、胰腺炎、胆管炎等），应严格掌握适应证。MRCP 具有无创性等优点，对胆管病变的诊断敏感性和特异性与 ERCP 相当。

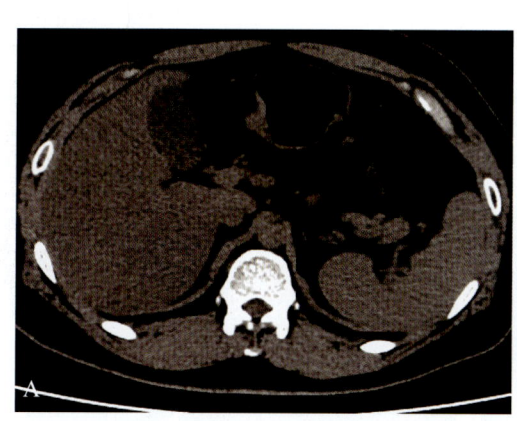
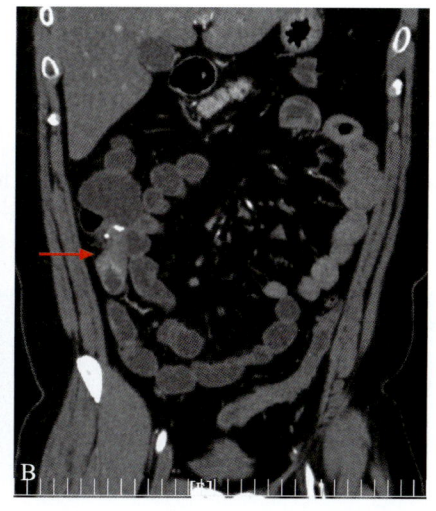

■ 图 6-24　脂肪肝及肠道病变
临床诊断为 CD，CTE 横断位平扫见肝脏实质密度普遍减低，低于同层面脾脏密度，提示为脂肪肝（A）；冠状位增强扫描见右下腹回肠末段局部肠壁增厚并管腔稍狭窄（B）

第五节　克罗恩病疗效的评估

一、炎症

CD 为慢性病程，活动期与静止期常交替存在，治疗的目的通常是诱导缓解。目前临床上普遍采用 CD 活动指数（CDAI）得分及内镜评分来评价 CD 患者的疾病活动程度，其中 CDAI 是根据腹痛、腹泻等 8 个变量，通过 1 周的观察计分，乘以相应的权重，最终得到总分，CDAI < 150 分为缓解期，≥150 分为活动期；150~220分为轻度，221~450 分为中度、> 450 分为重度。内镜评分则是将肠段分为回肠、右半结肠、横结肠、左半结肠和直肠，然后分别根据溃疡大小、面积、受累肠段面积、狭窄等计算得分，最后相加得到总分。当疾病由活动期进入静止期后，受累及的肠壁溃疡愈合、瘢痕化，CT 表现为病变肠壁强化程度减低（图 6-25）；MRI 上病变 T2WI 信号及 DWI 较前减低、增强扫描强化程度较前减低等。

二、狭窄

CD 患者肠道炎性病变常发生管腔狭窄，当狭窄主要是炎症性质时，临床多采用保守治疗加观察的治疗方法，当狭窄引起较严重的梗阻或经保守治疗后形成纤维性狭窄时，多需外科手术治疗。CTE/MRE 虽然无法明确鉴别炎性狭窄和纤维性狭窄，但是可以确定狭窄的位置及肠梗阻的程度，仍然具有一定的价值。

三、窦道和瘘管

CD 患者发生腹腔窦道和瘘管时，大多需要外科手术进行干预，CTE/MRE 的作用在于术前评估窦道和瘘管的位置及周围炎症反应程度、术后评估局部手术效果（图 6-26）。

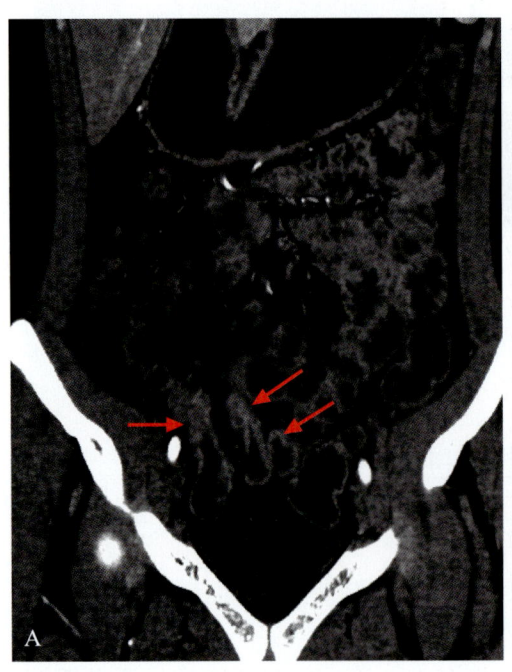
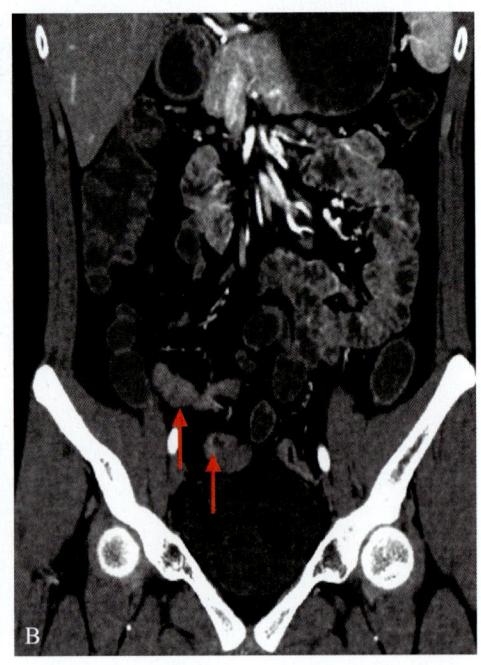

■ 图 6-25　小肠节段性病变
临床诊断为 CD，CTE 冠状位增强扫描可见下腹多节段小肠肠壁增厚，增强扫描强化明显（A）；内科治疗后复查，可见受累肠管较前明显好转，部分小肠管腔拟见稍变窄（B）

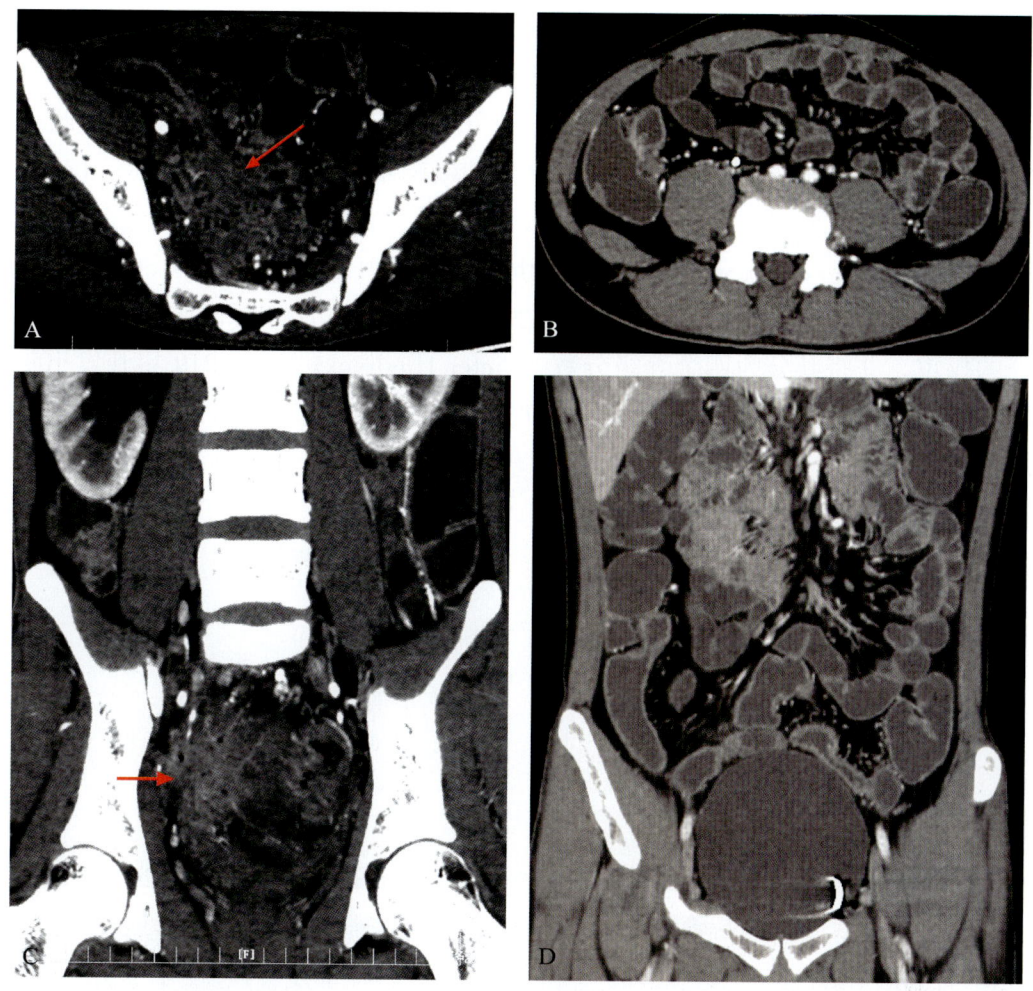

■ 图6-26 CD肠瘘

临床诊断为CD，CTE增强扫描见横断位及冠状位见盆腔多组小肠与直肠粘连纠集，增强扫描呈花环状强化，提示肠-肠瘘（A、C）；患者行受累肠管切除术后复查，原肠瘘情况现未见明确显示，周围炎症较前明显好转，提示手术效果良好（B、D）

四、腹腔脓肿

CD患者发生腹腔脓肿时，大多需要外科手术进行干预，CTE及MRE的作用在于术前评估脓肿的位置及周围炎症反应程度、术后评估手术效果。

五、肛周病变

CD肛周病变的治疗分为外科治疗和内科治疗。CD肛瘘分类、诊断及治疗的全球共识指出，在内科治疗过程中，除了原发肠道病变缓解外，肛周瘘管也可出现瘢痕化和愈合。

当疾病由活动期进入静止期后，受累及的肠壁溃疡愈合、肛周的瘘管也逐渐闭合及瘢痕化，表现在 MRI 上则为病变 T2WI 信号较前明显减低、瘘管较前缩小或消失，可由高位瘘管转变为低位等（图 6-27），Van Assche 根据这些特异性改变于 2003 年提出了 MRI 评分标准，用来评价 CD 肛瘘患者经英夫利昔单抗（infliximab，IFX）治疗后肛周病变的活动性改变。此评分系统分值为 0～22 分，分数越高，表示 CD 肛瘘的炎性反应越强。Karin Horsthuis 等于 2011 年对 Van Assche 评分进行了修改，增加了瘘管强化程度及周围炎性水肿两项，同时将瘘管强化程度赋予了较高的权重，并将其分为四个等级分数。Pieter Hindryckx 等于 2019 年开发出一套新的 CD 肛瘘评分系统，即 MAGNIFI-CD 系统，使得对 CD 肛瘘评估的方式越来越多元化。

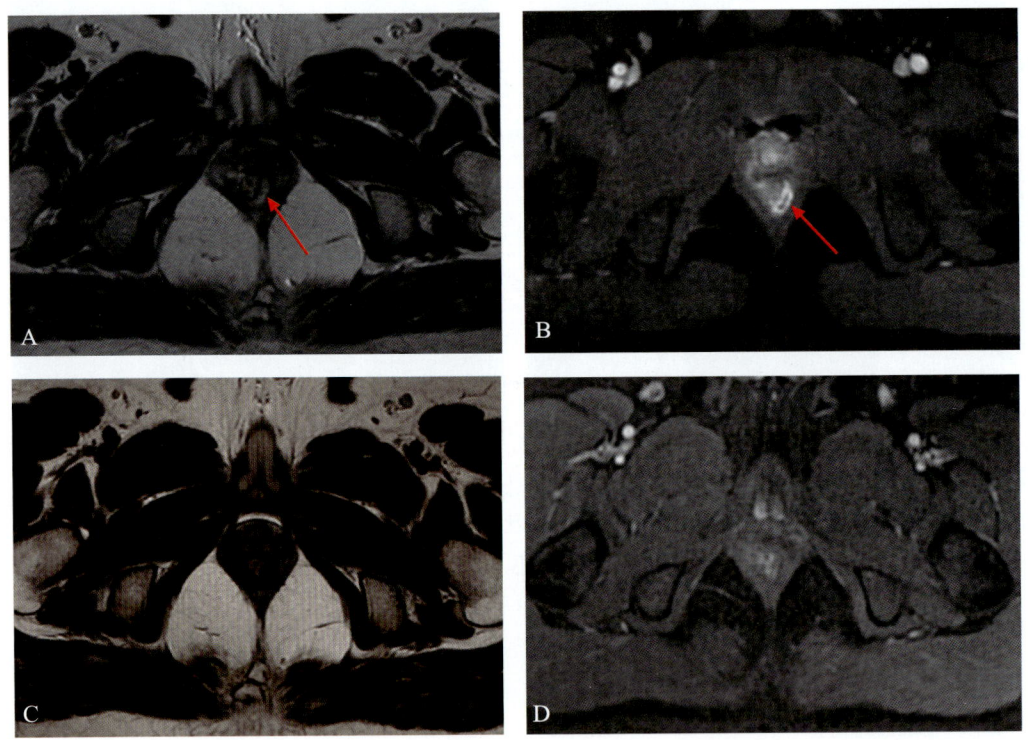

■ 图 6-27　肛周脓肿

临床诊断为 CD，行盆腔肛管 MRI 检查，横断位 T2WI 可见肛管左后截石位 2～6 点钟方向黏膜下小片状高信号影，增强扫描呈明显边缘强化，提示为黏膜下小脓肿（A、B）；经内科保守治疗后复查，原黏膜下小脓肿现未见明确显示，提示脓肿愈合、瘢痕化（C、D）

第六节　在克罗恩病急症中的应用

一、穿孔

穿孔在 CD 肠道病变中并不少见，肠道穿孔后肠液及肠腔内容物溢出至腹腔可引起周围腹膜炎改变。与周围肠管粘连后可继发形成肠 – 肠瘘或肠 – 膀胱瘘等。

腹部平片是评价肠穿孔最常用的影像学检查方法，当膈下发现游离气体时支持肠穿孔的诊断。但是，CD 早期肠穿孔或穿孔部位较小时，游离气体多聚集于穿孔肠管周围，此时腹部平片常表现为阴性。CT 及 MRI 可以对穿孔部位和周围腹膜炎严重程度进行准确评价，因此在肠穿孔的诊断中具有较高的价值（图 6-28）。

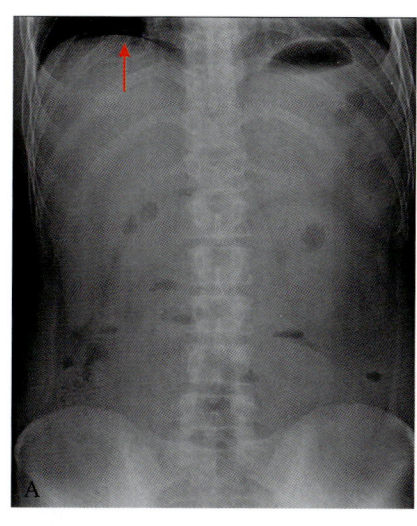
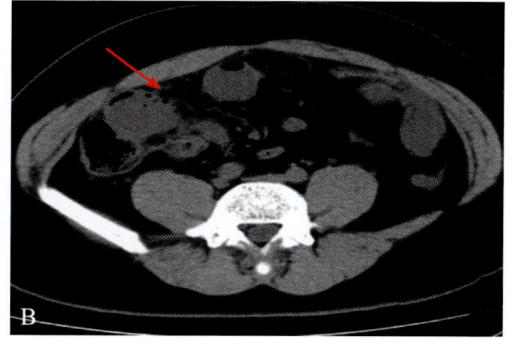

■ 图 6-28　肠穿孔
临床诊断为 CD，腹平片见右膈下游离气体，腹腔散在积气，提示肠穿孔（A）；腹部 CT 平扫横断位见右下腹回肠远端局部肠壁外缘薄弱并游离积气，周围系膜间隙模糊，提示此处为穿孔部位（B）

二、肠梗阻

肠梗阻是 CD 常见并发症，多继发于肠管狭窄，从而引起近端肠管积气扩张。小肠梗阻相对于结肠梗阻更常见，尤其好发于回盲部。腹部 X 线平片是首选的影像学检查方法，其典型表现为立位片多发气液平面，呈阶梯状排列，但是腹部平片很难对梗阻部位进行精确定位。CTE/MRE 可准确评估梗阻的存在及梗阻部位，可为临床提供更多的信息（图 6-29）。

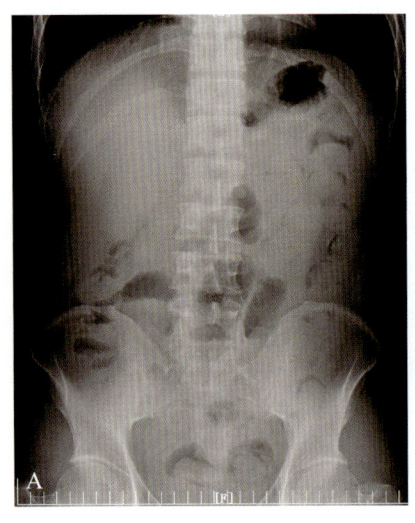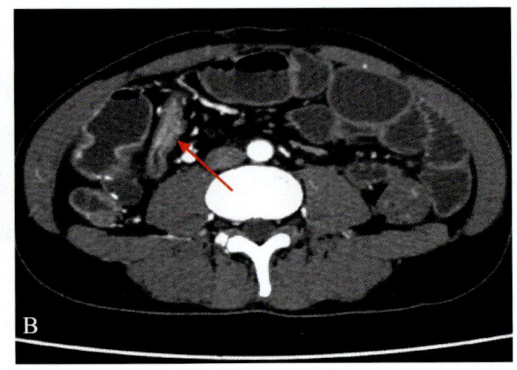

■ 图 6-29　肠梗阻

临床诊断为 CD，腹平片见下腹部多段小肠积气扩张，并见多个液气平，呈阶梯样排列，提示低位小肠梗阻（A）；腹部 CT 增强横断位见狭窄肠段位于右下腹约回肠远端，增强扫描强化明显（B）

三、出血

CD 合并消化道出血并不少见，是患者住院的常见原因之一。临床上现多采用内镜检查来应对消化道出血，内镜不仅可以明确出血部位及原因，而且可以用于止血治疗。影像学检查较难发现消化道出血部位，大多数情况下仅能出现消化道内血性液体积聚的征象，当出血量少时，此征象亦不明显。

第七节　克罗恩病其他特殊情况的应用

CD 患者行手术治疗比较常见，然而术后复发率较高，因此术后复发对临床是一个非常重要的挑战，处理较为棘手，患者的负担亦明显加重。内镜下 Rurgeert 评分是评估术后复发的金标准，然而内镜不能评估全层病变，对于吻合口狭窄患者及合并腹腔脓肿、瘘管等情况，内镜价值有限。CT、MR 和肠道超声均可用于 CD 回盲部切除术后复发的评估，与内镜复查起到互补的作用。CT 小肠成像不仅可以准确评估术后复发，而且可以判断腹腔有无脓肿、瘘管并发症，对于吻合口狭窄、内镜无法通过的患者，还可以评估狭窄近端肠管，与肠镜起到互补的作用。

第八节　放射辐射问题

对于儿童和青少年来说，反复多次的放射学检查如 CT、X 线会增加放射线相关肿瘤的发生风险。CD 是无法治愈的终身性疾病，放射辐射问题应引起足够的重视。有研究表明，IBD 患者接受具有潜在毒性的放射辐射（累积剂量 ≥ 50 mSv）的比例约为 8.8%，其中 CD 患者比例约为 11.1%，UC 约为 2%。与高辐射剂量相关的危险因素包括手术、激素使用、确诊年龄 < 17 岁、上消化道病变、穿透性病变、使用 IFX 等。为减少放射辐射，临床实践中，对于年轻患者，如果有合适的替代检查手段，应尽量减少 CT 等的应用。此外，低剂量 CT 的应用也是解决方案之一。

（周智洋　刘得超　毛仁）

主要参考文献

［1］Rimola J，Ordas I，Rodriguez S，et al. Magnetic resonance imaging for evaluation of Crohn's disease：validation of parameters of severity and quantitative index of activity [J]. Inflamm Bowel Dis，2011，17（8）：1759–1768.

［2］Horsthuis K，Ziech M L，Bipat S，et al. Evaluation of an MRI–based score of disease activity in perianal fistulizing disease [J]. Clin Imaging，2011，35（5）：360–365.

［3］Hidalgo L H，Moreno E A，Arranz J C，et al. Magnetic resonance enterography：review of the technique for the study of Crohn's disease [J]. Radiologia，2011，53（5）：421–433.

［4］Ilangovan R，Burling D，George A，et al. CT enterography：review of technique and practical tips [J]. Br J Radiol，2012，85（1015）：876–886.

［5］中华医学会消化病学分会炎症性肠病学组，胡品津 . 炎症性肠病诊断与治疗的共识意见（2012 年·广州）[J]. 中华内科杂志，2012，51（10）：818–831.

［6］Macarini L，Stoppino L P，Centola A，et al. Assessment of activity of Crohn's disease of the ileum and large bowel：proposal for a new multiparameter MR enterography score [J]. Rodiol Med，2013，118（2）：181–195.

［7］Yacoub J H，Obara P，Oto A. Evolving role of MRI in Crohn's disease [J]. J Magn Reson Imaging，2013，37（6）：1277–1289.

［8］Krisztina B G，Bemelman W，Michael A K，et al. A global consensus on the classification，diagnosis and multidisciplinary treatment of perianal fistulizing Crohn's disease [J]. Gut，2014，63（9）：1381–1392.

［9］Ordás I，Rimola J，Rodríguez S，et al. Accuracy of magnetic resonance enterography in assessing response to therapy and mucosal healing in patients with Crohn's disease [J]. Gastroenterology，2014，

146（2）：374-382.

［10］ Lo Re G，Cappello M，Tudisca C，et al. CT enterography as a powerful tool for the evaluation of inflammatory activity in Crohn's disease：relationship of CT findings with CDAI and acute-phase reactants [J]. Radiol Med，2014，119（9）：658-666.

［11］ Dambha F，Tanner J，Carroll N. Diagnostic imaging in Crohn's disease：what is the new gold standard? [J]. Best Pract Res Clin Gastroenterol，2014，28（3）：421-436.

［12］ Smolinski S，George M，Dredar A，et al. Magnetic resonance enterography in evaluation and management of children with Crohn's disease [J]. Semin Ultrasound CT MR，2014，35（4）：331-348.

［13］ 李文儒，袁芬，周智洋. CD 肛瘘的影像学诊断 [J]. 中华胃肠外科杂志，2014，17（3）：215-218.

［14］ 周智洋，刘得超. 肛管和肛周疾病的 MRI 诊断 [J]. 磁共振成像，2015，6（11）：868-875.

［15］ Naganuma M，Hisamatsu T，Kanai T，et al. Magnetic resonance enterography of Crohn's disease [J]. Expert Rev Gastroenterol Hepatol，2015，9（1）：37-45.

［16］ 周杰，刘得超，周智洋. CD 外科并发症的影像学特征 [J]. 中华消化外科杂志，2016，15（12）：1205-1213.

［17］ 刘得超，林杨皓，曹务腾，等，回结肠 CD 并发肛瘘的 CT 小肠造影分析 [J]. 中国医学影像技术，2017，33（7）：38-42.

［18］ Hong Z，Ren J，Li Y，et al. Delayed diagnosis is associated with early and emergency need for first Crohn's disease-related intestinal surgery [J]. Med Sci Monit，2017，23：4841-4846.

［19］ Lee D，Koo J S，Choe J W，et al. Diagnostic delay in inflammatory bowel disease increases the risk of intestinal surgery [J]. World J Gastroenterol，2017，23（35）：6474-6481.

［20］ Yoon H M，Suh C H，Kim J R，et al. Diagnostic performance of magnetic resonance enterography for detection of active inflammation in children and adolescents with inflammatory bowel disease [J]. JAMA Pediatrics，2017，171（12）：1208-1216.

［21］ Hindryckx P，Jairath V，Zou G Y，et al. Development and validation a magnetic resonance index for assessing fistulas in patients with Crohn's disease [J]. Gastroenterology，2019，157（5）：1233-1244.

第二部分

克罗恩病的
实验室检查及临床表现

第七章
实验室检查

CD 是一种可累及全消化道的慢性炎性肉芽肿性疾病，近年来发病率呈逐渐升高的趋势，但目前 CD 的诊断尚无金标准，主要通过病史、临床表现、内镜检查、组织病理学、影像学、实验室检查，甚至是随访等来综合分析。

近年来，为了提高 CD 的诊断和鉴别诊断效率以及获得可以评价疾病活动度和预后评估的直观指标，同时为了避免侵入性检查（如内镜）增加患者的经济负担和痛苦，越来越多的学者关注到血清学、免疫学及生化指标等实验室检查。

本章主要阐述 CD 的血液学检查、免疫学检查、粪便检查等实验室检查的研究进展和意义，以期在 CD 的诊断、鉴别诊断、病情判断、治疗方案的制订、疗效评估和判断预后等方面提供依据。

第一节　血　常　规

血常规检查是目前临床最常用的实验室检测项目之一，现代的全自动血细胞分析仪能直接换算出红细胞（red blood cell，RBC）、血红蛋白（hemoglobin，Hb）、红细胞压积（hematocrit，HCT）、红细胞体积分布宽度（red cell distribution width，RDW）、白细胞（white blood cell，WBC）、中性粒细胞（neutrophil，N）、血小板计数（platelet，PLT）、平均血小板体积（meanplatelet volume，MPV）等值。国外有研究提示血常规检查的多项指标，如 N、HB、RDW、PLT、MPV 等均与炎症性肠病（inflammatory bowel disease，IBD）的疾病活动度有关，国内也有相关报道。CD 患者的血常规指标有如下特点。

一、红细胞系

（一）红细胞数下降，Hb 可出现降低
贫血和血小板增多是 CD 患者全血细胞计数最常见的改变。有研究显示有 20%

左右的 CD 患者可合并有贫血，其中缺铁性贫血可高达 69.6%，贫血可能与胃肠道急、慢性失血、铁摄入与丢失的负平衡、维生素 B 和叶酸缺乏、药物不良反应、炎性因子、溶血等因素有关。

（二）活动期 CD 患者 RDW 升高

RDW 是反映红细胞体积异质性的参数，在诊断缺铁性贫血方面具有较高敏感度。同时 RDW 也是评价营养状态的一个重要指标，炎症活动期营养缺乏可导致红细胞形成障碍，进而导致红细胞形态大小不一，导致 RDW 增高。Yesil 等研究发现与健康对照组相比，IBD 患者中 RDW 增高，在疾病活动期上升更为显著。当以 14% 为临界点时，RDW 监测 CD 的活动度的敏感性为 79%，特异性为 93%，故 RDW 有可能作为明确 CD 活动期的一项评价指标。

二、白细胞系

（一）白细胞计数

缓解期及轻度活动期 CD 患者白细胞计数多正常，中、重度患者可有明显升高，多以中性粒细胞升高为主。CD 患者白细胞计数升高可能与炎症活动有关，也可能与继发性感染相关，此外，全身应用糖皮质激素也使白细胞计数升高。CD 患者在急性活动期有时可在增多的中性粒细胞中出现中毒颗粒。白细胞计数的另一个重要意义在于对用药的监测价值。骨髓抑制是免疫抑制剂的常见副作用之一，因此，在用药期间需对血常规尤其是白细胞水平进行密切监测，具体检测方案见相应章节。

（二）嗜酸性粒细胞比例

此外，与 CD 鉴别诊断有关的白细胞指标是嗜酸性粒细胞比例，嗜酸性胃肠炎酸性粒细胞比例高达 15% ~ 70%，CD 患者通常比例正常。因此，嗜酸性粒细胞比例对 CD 患者的鉴别诊断有一定的价值。

三、血小板系

CD 患者可出现血小板外形、密度、大小、数量等方面的异常改变，以及 MPV 下降等改变。

（一）血小板计数

反应性血小板增多（reactive thrombocytosis，RT）常见于失血、急性或慢性炎症性疾病、恶性肿瘤和缺铁等情况，长期使用激素也可导致反应性血小板增多。在活动性 IBD 患者中也常出现反应性血小板增多（血小板 > 45×10^9/L）。1968 年，Morowitz 等首次报道在临床评估中应注意排除长期应用糖皮质激素或因其他部位的失血及缺铁性贫血引起的血小板计数的升高。对于血小板明显升高的 IBD 患者应考虑采取抗凝治疗。CD 活动期 PLT 数量可达到 400×10^9/L 以上，并与疾病活动度呈正相关。需要注意的是，部分患者合并缺铁性贫血时血小板不同程度反应性升高。

（二）平均血小板体积

CD 患者可见 MPV 下降，并与血小板增加、活化有关。同时，MPV 水平与病情严重程度和病变累及范围有明显关系，可有效区别 CD 患者和健康对照者，但在活动期和非活动期 CD 中，其差别并不显著。

第二节　凝 血 功 能

IBD 患者血液常呈高凝状态，并有发生血栓等并发症的可能，提示微血栓的形成可能是 CD 的重要发病机制之一。CD 患者除了有血小板计数变化外，还可能有如下凝血因素异常。

一、凝血因子ⅩⅢ

凝血因子ⅩⅢ是由两对不同肽链共价结合的糖蛋白组成，是血栓形成过程中的最后一个凝血因子，其功能在于使纤维蛋白稳定，并促使血栓与血液中蛋白质和血细胞连接以及促使血凝块附着于血管壁。越来越多的证据显示，凝血反应中的一些成分和慢性炎症的产生及伤口愈合有关，而凝血因子ⅩⅢ可以通过非酶信号传导系统和细胞外基质成分及细胞受体系统交互作用来影响伤口愈合。涉及凝血激活的慢性炎症状态已被证实可以导致血浆凝血因子ⅩⅢ水平降低。在 IBD 患者血浆中，凝血因子ⅩⅢ水平亦降低。同时，在 CD 和溃疡性结肠炎（ulcerative colitis，UC）患者中均发现血浆凝血因子ⅩⅢ（pⅩⅢ）水平和活动性与疾病活动度相关。

二、血管性假血友病因子

血管性假血友病因子（von willebrand factor，vWF）是一种同凝血因子Ⅷ、血小板 GPIb 等结合参与凝血及止血的大分子糖蛋白，在 IBD 活动期患者较常人升高。

三、血小板激活因子

血小板激活因子（platelet activating factor，PAF）是由膜磷脂衍生的一种酰基酯，可由多种炎症细胞产生，参与包括过敏反应和炎症反应在内的多种病理反应。近年来研究显示，血小板活化后可释放出多种炎症介质，如血小板活化因子（PAF）、12- 羟二十烷四烯醇酸（12- HETE）、转化生长因子 β（TGFβ）、氧自由基等，促使其他炎症细胞聚集、趋化，或者通过调节其他炎症细胞活性，参与 IBD 肠黏膜的炎症反应。相应炎症因子可激活中性粒细胞释放大量 PAF，后者进入肠系膜血液循环，可延长或促进血小板活化。致敏的血小板接触适当抗原可使其表面的 IgE 受体活化产生自由基，氧自由基不仅能造成细胞毒性损伤，还可作为促进血小板活化的介质，从而形成恶性循环，导致肠黏膜的病理损伤。

粪便 PAF 有助于鉴别 IBD 和非 IBD。Hocke M 等研究表明在健康对照组患者的粪便样品中未检测到 PAF，而在 CD 患者粪便中 PAF 为（319.2 ± 143.5）pg PAF/g，UC 患者粪便中 PAF 为（824.9 ± 408.7）pg PAF/g，提示 IBD 患者的粪便 PAF 明显升高。而且，粪便中 PAF 水平同内镜指数及肠道炎症水平明显相关。

四、D- 二聚体

D- 二聚体（D-Dimer，DD）是交联纤维蛋白降解后形成的含 r'-r 的特异性降解产物，在高凝状态和血栓形成的病理情况下明显增高，表明体内存在频繁的纤维蛋白降解过程。CD 患者存在肠系膜血管内皮损伤、基底膜胶原暴露及血小板黏附并活化等情况，使机体处于血栓前状态。国内外均有研究证实活动期 CD 患者 D- 二聚体值及 PLT 值显著高于正常值，提示 D- 二聚体的升高和 PLT 增多可反映 CD 患者活动期处于高凝状态，易形成血栓。

五、纤维蛋白肽 A

纤维蛋白肽 A（fibrinopepide-A，FPA）是在凝血酶作用下，纤维蛋白原 α 链的精 -16 和甘 -17 之间的肽链裂解，释放出由 1~16 个氨基酸组成的纤维蛋白肽 A，是反映体内凝血活性及纤维蛋白最终形成血栓的可靠指标。血浆 FPA 含量增高反映凝血系统激活和凝血酶的生成。Hudson M 等研究发现 CD 患者血浆 FPA 浓度在活动期和缓解期均升高，这表明，在疾病的缓解期也有持续的凝血因子激活。

六、其他

IBD 患者还可见血浆因子 V、Ⅶ、Ⅷ的活性增加、纤维蛋白原升高、凝血酶原片段 1+2（F1+2）升高及抗凝血酶Ⅲ（AT-Ⅲ）降低。

第三节　血　生　化

一、肝、肾功能

IBD 合并肝脏损伤时可出现转氨酶、蛋白质代谢异常。蛋白质代谢异常在一定程度上反映了疾病活动性和严重程度等，其中人血白蛋白可以作为 IBD 患者的营养指标和炎症指标之一。IBD 活动期常出现人血白蛋白下降，可能因 IBD 活动引起患者营养不良或蛋白质从肠道丢失所致。Sarto 等对 IBD 患者研究显示，治疗前人血白蛋白明显下降，经过正规治疗，病情逐渐缓解，前白蛋白的含量也逐渐上升。人血白蛋白的变化可以作为 CD 患者病情活动与缓解的指标之一。

血清球蛋白各组分的改变对判断 IBD 病情变化也有一定的参考价值。据报道，缓解期 α_2 球蛋白升高是病情复发的征兆。活动期 UC 和 CD 患者血清 α_2 球蛋白含量较缓解期明显增高，β、γ 球蛋白在活动期 UC 和 CD 患者中明显降低，可能是这两种球蛋白跨膜（肠壁）过程加快以至于从肠道丢失的原因。

此外，CD 的治疗药物也会对患者的肝、肾功能产生一定影响。因此，在药物治疗过程中需注意定期监测肝、肾功能。

二、电解质及酸碱平衡

IBD 相关的黏膜炎症和随之而来的损伤性分泌及电解质吸收异常是造成 IBD 患者电解质紊乱和酸碱失衡的常见原因。在 CD 患者中，血清钾、钠、钙、镁可低于正常水平。Beeken 等通过评估 63 例 CD 患者中电解质紊乱情况发现有 33% 的患者单独或合并出现低血钠、低血钾、低血钙和低血镁。对 13 例局限于结肠的 CD 患者的粪便离子进行检测发现，与全结肠 UC 相比，其钠和氯的浓度较低，但钾浓度和渗透压较高。与健康对照组相比，CD 和 UC 均可表现为钾分泌增加和钠吸收减少。IBD 患者最常见的电解质紊乱原因是钠和氯的吸收减少和钾异常分泌增加，而钙和镁的减少多由于肠道吸收减少和维生素 D 代谢紊乱所致。直肠结肠切除术后，小肠影像学正常的 CD 患者的肠道钠吸收显著减少，提示血清钠的浓度可作为判断疾病活动度的一个潜在参考指标。

此外，CD 患者还可以出现酸碱失衡。Caprilli 等研究表明病变部位与电解质流失、酸碱平衡之间存在相关性。当病变仅累及小肠时，CD 患者一般不会出现电解质失衡，而当炎症累及回结肠、结肠时，CD 患者可出现轻到中度的代谢性碱中毒。

三、与营养不良有关的检查

营养不良是 IBD 最常见的全身症状之一，其发生率可达 85%。CD 患者常因吸收不良、病理性丢失及治疗药物的影响而发生多方面的营养障碍，CD 合并营养不良发生率高于 UC。除蛋白质能量型营养不良外，CD 患者常存在维生素、矿物质和微量元素等的缺乏。CD 患者维生素水平较 UC 更低，尤其是处在活动期、ESR > 25 mm/h 和人血白蛋白水平 < 30 g/L 时。CD 患者营养元素缺乏如下。

1. 维生素 A（VA）和维生素 E（VE）缺乏

多由于摄入不足或疾病状态下代谢增高所致。

2. 维生素 K（VK）缺乏

CD 患者维生素 K 较正常人显著降低。

3. 维生素 D（VD）缺乏

在冬季尤其显著，且降低水平与疾病活动度相关，其变化影响体内钙水平，并与患者骨质疏松症相关。VD 正常化可降低复发率及 IBD 相关手术的风险，改善生活质量。因此，血清 VD 水平检查在 CD 治疗和疾病活动期评估有一定指导意义。一般来说血清 VD 低于 50 nmol/L 被视为不足，但也有学者建议将标准提高至 75 ~ 80 nmol/L。

4. 必需微量元素缺乏

如铁、锌、锰、铜、硒、铂、碘、铬、钴等，尤其是锌和硒，儿童 CD 患者缺锌现象更普遍。锌缺乏时可使男性患者精子质量降低，硒缺乏时可导致心肌病。

四、晚期氧化蛋白产物

晚期氧化蛋白产物（advanced oxidation protein product，AOPP）是人血白蛋白被自由基和反应性氧系氧化后的产物，它能激发单核细胞和中性粒细胞呼吸暴发，刺激以肿瘤坏死因子（TNF-α）为主的大量促炎症细胞因子合成、释放，促发单核细胞的炎症反应，引起全身微炎症状态，其本身也可能诱导或加重氧化应激和慢性炎症反应。它是反映氧化应激很重要的指标，参与了多种病理生理过程，能够预测疾病的进展。Krzystek 等研究发现同对照组相比，UC 患者中 AOPP 在活动期和非活动期均增高，而在 CD 患者中仅活动期增高。CD 患者中 AOPP 水平同疾病活动度相关，亦被证实与 ESR、白细胞数、血小板计数、IL-6 等相关，并可促进肠纤维化的发生。

第四节　免疫学指标

一、细胞免疫

由活化的免疫细胞（如单核/巨噬细胞、T 细胞、B 细胞、NK 细胞）和某些非免疫细胞（如成纤维细胞、血管内皮细胞等）经刺激后合成或分泌的细胞因子在 IBD 的发病机制中起重要的调节作用。其中白细胞介素家族（IL-1、IL-2、IL-8 等）和肿瘤坏死因子（TNF）在 IBD 发病机制中起促炎作用，它们可诱导中性粒细胞和单核细胞分泌趋化因子，激活白细胞表面的整合素，促进炎症细胞的迁移而引起炎症反应，而 IL-4、IL-10、IL-13 属于抑炎症细胞因子，可通过其自身作用调节 IBD 免疫炎症反应。

有研究表明，活动性 UC 患者的 $CD8^+T$ 细胞较正常或缓解组明显下降，$CD4^+/CD8^+$ 比值上升；而在活动性 CD 患者中，上述变化却与 UC 组呈相反的趋势，说明 UC 和 CD 存在不同的免疫学机制。传统观点认为，CD 是以通过 IL-12/STAT4 和 IFN-γ/STAT1 细胞因子轴介导的 Th1 型反应为主，而 UC 则以 IL-4/IL-13/STAT6 细胞因子轴介导的 Th2 型反应为主。已有研究证实，CD 患者肠组织的 IL-2、IFN-γ、IL-12 及 IL-18 表达水平增高，说明 Th1 细胞被选择性激活，进而促使前炎症因子 TNF-α 和 IL-1β 释放，同时伴有 Th2 型细胞因子 IL-10 和 TGF-β 代偿性分泌增加；而 UC 则是以 Th2 细胞占优势的免疫异常，主要分泌 IL-4、IL5、IL-6、IL-10 及 IL-13。因此，Th1/Th2 比例失衡在 IBD 发病中具有重要意义，且 CD 和 UC 可能存在不同的免疫反应类型。

然而，IBD 的发生并不能完全以经典的 Thl/Th2 极化模型加以解释。近年来发现第三种效应性免疫应答——IL-23/IL-17 轴介导的 Th17 型反应，在 CD 和 UC 中起重要作用，而其他细胞因子包括 TNF-α 和 IL-1β 等主要通过激活 NF-κB、IL-6 和 IL-10，最终激活 STAT3 而发挥效应。在 IBD 患者中，可发现有 IL-17 阳性细胞、$CD4^+CD25^+$ Tregs 细胞明显增加，$CD4^+CD8^+$ 淋巴细胞和 $CD68^+$ 单核细胞明显下降。$CD11c^+CD83^+CD68^+DC-SIGN^+$ 黏膜树突状细胞在 CD 组织样本中明显减少。CD 活动期可见结直肠黏膜中巨噬细胞数量的增加。这些通路中的相关炎症细胞及炎症因子的检测，对于 CD 的炎症活动期诊疗具有一定的指导意义。

二、体液免疫

（一）免疫球蛋白

免疫球蛋白（immunoglobulin）指具有抗体活性的动物蛋白，主要存在于血浆中，也见于其他体液、组织和一些分泌液中，可以分为 IgG、IgA、IgM、IgD、IgE 五类。人血浆内的免疫球蛋白大多数存在于丙种球蛋白（γ-球蛋白）中。IBD 患者活动期，血清中 IgG、IgA 和 IgM 可升高，尤其是血清 IgA 升高反映了肠道黏膜免疫系统活跃。在 IBD 患者中，肠黏膜内浆细胞数量增多，抗体分泌也增加，但和正常人主要分泌 IgA 不同，IBD 患者 IgG 和 IgM 的分泌显著增加，其中 UC 以 IgG1 和 IgG3 增加为主，而 CD 以 IgG2 增加为主。然而，这些抗体正常值范围宽，其升高幅度较小，与临床活动性的关系不确切。因此，免疫球蛋白变化水平对评估 IBD 活动程度的价值有限。

（二）补体和免疫复合物

微量免疫复合物（immune complex）是机体正常免疫反应的结果，是机体处理抗原的生理现象之一，如存在于循环中的免疫复合物 IgG 和补体 C3。研究显示，在某些胃肠疾病中，免疫复合物大量增加或沉淀于病变器官，会给机体带来不良影响。

而某些肠道疾病与补体反应缺陷或过度有关，尤其是免疫复合物沉积时，补体是局部组织损伤机制的重要参与者；免疫复合物和补体在小血管壁黏膜上皮基底层和部分间质呈线状或颗粒状沉积，且 C3 的表达随 IgG 表达的增强而增强，其特征是活动期明显增强，非活动期减弱。研究显示，在 IBD 患者中，病变肠黏膜或黏膜下血管有补体复合物沉积，肠腔灌注液中 C3 和 C4 水平明显高于对照组，且 C4 分泌的增加与疾病活动度相关。另一项研究显示活动期 CD 和 UC 患者肠黏膜 C3mRNA 表达均显著增加。这些数据提示，补体激活成分或其组成的免疫复合物可通过直接致炎或免疫放大作用，导致组织损伤。因此，测定体内补体及免疫复合物水平有助于评估 IBD 患者的疾病活动情况。

（三）细胞因子

细胞因子（cytokines，CK）是一类由细胞产生的、具有调节细胞功能的高活性、多功能的小分子可溶性蛋白质多肽。细胞因子既不属于免疫球蛋白，也不属于激素和神经递质，通过自分泌和旁分泌及细胞因子网络发挥作用，其功能是调控细胞增殖、分化、生长、代谢，从而调节免疫功能和生理功能，并参与病理反应。在 IBD 发生和发展过程中，有众多的细胞因子参与，通过多种不同机制使炎症加重并持续存在，最终造成肠组织慢性损伤。因此，检测细胞因子对评估 IBD 活动有重要意义。在 CD 发生和发展过程中，有重要意义的细胞因子如下。

1. TNF-α 及可溶性受体

肿瘤坏死因子（tumor necrosis factor，TNF）是一种具有多种生物活性的促炎症细胞因子和免疫调节剂，主要由单核 - 巨噬细胞产生，可破坏肠黏膜的屏障作用，增加肠黏膜在固有免疫和获得性免疫中暴露于促炎因子的机会，导致肠黏膜损害。根据其来源不同可分为 TNF-α 和 TNF-β，分别位于人染色体 6q21.1-p22 和 6p23-q12，其编码基因位于 HLA- Ⅲ 区域。在 IBD 患者中可见结直肠黏膜、粪便和外周血中 TNF-α 增加，与内镜下炎症评分高度相关联。同健康对照组相比，TNF-α 在未被炎症累及的 CD 患者的肠黏膜中也可见明显增高，提示其在肠黏膜损伤过程中的重要作用。

关于 TNF-α 在 IBD 中的作用最重要的进展是英夫利西单抗（infliximab，IFX）、阿达木单抗（adalimumab，ADA）等生物治疗药物在临床治疗中取得的成功。IFX 最主要的作用机制是与可溶性和跨膜 TNF-α 结合，以抑制其与 TNF-α 受体（p55/p75）结合，阻断其生物学活性，达到抗炎的效果。外周血 TNF-α 水平与活动性 CD 的炎症程度呈正相关，提示可作为 TNF-α 拮抗剂剂量选择的参照指标。Tsutomu Takeuchi 等评价了 TNF-α 基础水平与 IFX 剂量的相关性，结果显示，对于 TNF-α 低水平组的患者，IFX 三种剂量（3 mg/kg、6 mg/kg 和 10 mg/kg）均能达到满意效果，但对于 TNF-α 高水平组患者，只有 10 mg/kg 的 IFX 能达到满意效果。此外，

IFX 使用期间 CD 患者会有不同程度的 TNF-α 上调，而且上调明显者往往长期疗效较好，但是笔者发现个别上调幅度太高的，反而导致 IFX 失效，即使提高 IFX 剂量或缩短使用间隔也无法改善失效情况。治疗期间 TNF-α 浓度可反映机体对 IFX 的反应性，因此建议在 IFX 使用期间也要关注患者 TNF-α 水平变化。

TNF-α 的两种可溶性受体（sTNFR1 和 sTNFR 2）可激发促炎信号通路。与 UC 和健康对照组相比，CD 患者血清 sTNFR1、sTNFR 2 升高较为明显。Danuta Owczarek 等人认为 sTNFR1 和 sTNFR 2 比 TNF-α 更可靠地反映 IBD 的炎症活动度，甚至认为比常用的 CD 活动指数 CDAI 更有效，并且 sTNFR 2 表达升高与 CD 的并发症相关。

TNF-α 检测可以提供病理生理标志物的存在，且和 IBD 活动性相关。治疗期间 TNF-α 浓度可反映机体对治疗药物的反应性，使用针对 TNF-α 药物治疗时注意关注患者 TNF-α 变化水平及抗抗体浓度等指标并及时调整用药方案。

2. IL-1 及其可溶性受体拮抗剂

白细胞介素 1（interleukin-1，IL-1）是一种单核因子，由单核－巨噬细胞、自然杀伤细胞和 B 淋巴细胞等多种细胞产生，分为 IL-1α 和 IL-1β。IL-1 的受体受可溶性受体激动因子和受体拮抗因子（IL-receptor antagonist，IL-IRA）调控。其中 IL-1α 外周血浓度与 CD 活动度成正比，而 IL-1β 与 UC 活动度成正比。IL-1 的作用由 IL-IRA 控制，IL-IRA 能特异性抑制 T 淋巴细胞表面 IL-1 受体与 IL-1 结合，从而抑制 IL-1 的生物活性。IL-1 和 IL-1RA 之间的平衡决定 IL-1 对炎症过程的调控作用。在 CD 的发病机制中，IL-1 家族发挥了重要作用，IL-1RA/IL-1 比值随着 IBD 活动度增加而下降。最近的一项研究使用噬菌体展示技术从血液单核细胞中分离出短肽（tcp-353），刺激 CD 中单核细胞产生促炎症因子（IL-1β、IL-6 和 TNF-α），这项新技术有可能成为 CD 诊疗的新方法。

3. IL-6 及其受体

白细胞介素 6（interleukin-6，IL-6）可由多种细胞产生，但主要来源于激活的单核－巨噬细胞，除介导炎症反应及增强免疫外，还诱导肝细胞合成急性期蛋白。有研究表明血清 IL-6 可作为 CD 疾病临床活动相关参数。与健康对照组相比，CD 患者的血清 IL-6 明显升高，其中以炎症为主的患者，相较于肠道狭窄或行肠切除的 CD 患者，血清 IL-6 升高更明显。

4. IL-2

白细胞介素 2（interleukin-2，IL-2）主要由 CD4+T 淋巴细胞产生，通过自分泌和旁分泌方式作用于局部靶细胞，显著增强免疫。IL-2 分泌减少导致免疫系统内细胞间网络调节失衡，使局部炎症介质和自由基的释放，引起细胞毒作用。有研究指出，由于 CD 患者存在严重的细胞免疫功能紊乱，与正常组相比，CD 患者血清中的 IL-2 含量明显降低，而 IL-6 和 IL-8 的含量明显升高。分析患者血清中 IL-2、IL-6

和 IL-8 的含量变化，可用于 CD 早期的诊断。

5. IL-12

白细胞介素 12（interleukin-12，IL-12）是一种异二聚体的促炎症细胞因子，可诱导产生 IFN-γ，有利于 Th1 细胞分化，联系固有免疫与适应性免疫。在活动期 CD 肠道黏膜中，IL-12 表达上调，其水平同疾病的活动性相关，而在缓解期 IL-12 mRNA 水平同正常组织无明显区别。

6. IL-17

白细胞介素 17（interleukin-17，IL-17）主要由 Th17 细胞分泌，可增加趋化因子分泌及趋化单核细胞和中性粒细胞致炎症部位，是延迟型免疫反应中的关键介质。通过基因组测序，已知的 IL-17 亚型有 IL-17A、IL-17B、IL-17C、IL-17D、IL-17E（也称为 IL-25）和 IL-17F。Kohayashi 等发现，活动期 IBD 患者结肠黏膜局部及血清中 Th17/IL-17 含量均显著高于正常对照组，同时高于非活动性患者。另外，还发现 CD 患者结肠黏膜局部及血清中 Th17 细胞数是对照组的 20 倍，是非活动性 CD 患者的 4 倍。已有研究证实，在活动期 CD 患者中，IL-17A 的表达增加，并且与疾病的严重程度呈正相关，可对疾病的活动进行预测和判断。在 CD 患者中观察到 IL-17 表达增强，作用于肠的成纤维细胞，诱导的转录因子 NFKBIZ 和促炎性趋化因子 CXCL1 表达，从而活化为成纤维细胞。

7. IL-23

白细胞介素 23（interleukin-23，IL-23）是新近发现的一种细胞因子，主要来源于活化的单核巨噬细胞和 B 淋巴细胞。它具有多种生物学功能，能促进 T 淋巴细胞尤其是 CD_4^+T 淋巴细胞增殖，促进 T 淋巴细胞、抗原提呈细胞产生 IFN-γ 与 IL-12，与自身免疫和炎症反应疾病密切相关。

对 CD 患者结肠组织进行免疫组化检测，发现 IL-12 在 CD 患者肠黏膜中不升高，而 IL-23 在 CD 表达明显升高，提示 IL-23 在 CD 黏膜免疫损伤中发挥一定作用，对 CD 的诊断有一定的参考价值。IL-23p19 在 CD 炎症黏膜中明显升高，其升高的水平与内镜下黏膜病变程度相关。

8. IL-27

白细胞介素 27（interleukin-27，IL-27）是新近发现的一种 IL-6/IL-12 家族的异源二聚体细胞因子，由 IL-12p40 亚单位相关蛋白 IL-27p28 和 IL-12p35 亚单位相关蛋白 EBI3（EBV induced gene 3）组成，研究表明 IL-27p28、*IL-27R* 基因和 IL-27 蛋白在活动期 CD 患者炎症肠黏膜中表达明显上调。

9. IFN-γ

干扰素 γ（Interferon-γ，IFN-γ）主要由 Th1 和 NK 细胞产生，其免疫调节和抑制细胞增殖的作用较强：可促进 Th1 分化，抑制 Th2 的分化；激活巨噬细胞，促进抗原提呈细胞表达 MHC-Ⅱ类抗原，促进 T、B 淋巴细胞分化，激活中性粒细胞、NK 细胞和血管内皮细胞，促进炎症发生；协同 IL-2 诱导淋巴因子活化杀伤细胞（LAK）活性，促进 T 淋巴细胞 IL-2R 表达。Kallel 等发现，与对照组比较，CD 患者黏膜 IFN-γ 表达明显增加，而 UC 患者 IFN-γ 并无明显增加。

10. 血管内皮生长因子

血管内皮生长因子（vascular endothelial growth factor，VEGF）由淋巴、上皮及成纤维细胞分泌，其功能是增强血管通透性和毛细血管增生，在伤口愈合过程中起重要作用。IBD 活动期血清 VEGF 水平显著上升，但缺乏特异性。

三、细胞黏附分子

细胞黏附分子（cell adhesion molecule，CAM）是一类位于细胞膜表面的受体型跨膜糖蛋白，具有通过介导细胞间、细胞与基质间的信号传递以及促进淋巴细胞归巢等作用，参与炎症和免疫反应，发挥各种病理生理作用。细胞黏附分子分为五大类：选择素家族、黏蛋白样家族、整合素家族、免疫球蛋白超家族（IgSF）和钙黏素，此外，还有某些尚未归类的分子，如 CD44、CD36 等亦属于黏附分子。在一些情况下，循环中细胞黏附分子可反映肠道炎症程度，因而可作为 IBD 炎症活动度的指标。目前研究较多的循环中 CAM 包括可溶性细胞间黏附分子 -1（intercellular cell adhesion molecule-1，ICAM-1）、血管细胞黏附分子 -1（vascular cell adhesion molecule-1，sVCAM-1）、可溶性 E- 选择素（soluble E-selectin，sE-selectin）、P- 选择素（P-selectin）和 CD44V6 等。研究表明，在活动性 IBD 患者的肠黏膜中，血管内皮细胞表达 ICAM-1 明显增加，同时伴有吞噬细胞表达淋巴细胞功能相关性抗原 1（lymphocyte function-associated antigen 1，LFA-1）增加，淋巴细胞表达选择素、整合素及免疫球蛋白超家族受体增加，而选择素又能诱导内皮细胞上黏附分子 CD31、CD44 等的表达，这些黏附分子促使炎症细胞移出血管、穿过内皮细胞向炎症部位移行，从而引起和增强黏膜局部炎症。此外，用于 IBD 治疗的糖皮质激素和 5- 氨基水杨酸的作用机制部分与黏附分子的合成与功能有关。

（一）ICAM-1

细胞间黏附分子 -1（intercellular cell adhesion molecule-1，ICAM-1）属于免疫球蛋白超家族。正常肠组织 ICAM-1 通常低水平表达于血管内皮细胞、肠黏膜固有层和淋巴结中的单核巨噬细胞。在 IBD 肠道炎症组织中，ICAM-1 表达和分布明显增加，且与炎症程度密切相关。在 IBD 中，淋巴细胞迁入肠道主要通过淋巴细胞表面表达的 α4β7 整合素（LFA-1）和其特殊的配体，即黏膜血管 CAM-1（MAdCAM-1）。MAdCAM-1 主要在炎症肠道组织的微静脉上皮细胞中表达。这些分子同 NF 一起调控信号传导。

（二）P- 选择素

P- 选择素（P-selectin）是存在于血小板 α 颗粒和内皮细胞分泌颗粒内的一种糖蛋白，是激活的血小板表面表达的特异性中性粒细胞黏附分子，可通过特异性荧光抗体在 IBD 患者的外周静脉血中检出，在 IBD 患者中表达显著升高，可以作为 IBD 的活动性指标之一。测定 P- 选择素对临床 IBD 患者的病情及预后的判断具有指导意义。

（三）sCD40L

CD40 主要表达在 B 淋巴细胞、单核 – 巨噬细胞、树突状细胞和少数成纤维细胞上，而 CD40L 主要表达在其激活的 T 淋巴细胞上。CD40 和 CD40L 在 IBD 患者病变肠壁内、外周血中均有升高，治疗后其水平明显下降。IBD 患者外周血可溶性 CD40L（soluble CD40L，sCD40L）浓度升高反映了血小板表面 CD40L 的表达释放水平，可反映血小板的活化水平和 IBD 的活动情况。

（四）CD64

CD64 即 FcY–I，是 IgG 的 Fc 段受体，属免疫球蛋白超家族的成员。CD64 是一个高亲和力的受体，起连接体液免疫和细胞免疫的桥梁作用。正常情况下 CD64 在外周血中性粒细胞表面低水平表达，当受到细菌细胞壁的 LPS 及细胞因子 G–CSF 和干扰素 γ 等刺激时，CD64 在中性粒细胞表面表达大量增加。在儿童 CD 中，中性粒细胞 CD64 指数升高与黏膜炎症程度和临床复发风险增加相关，可作为 CD 随访监测的指标。

四、自身抗体

尽管 IBD 的发病机制至今尚未阐明，但医学界普遍认为其是环境因素与遗传因素共同作用诱发的免疫功能异常相关性疾病。因此，针对 IBD 相关抗体血清标志物的动态定量测定将有助于 IBD 的临床诊疗。在 IBD 患者的血清中已发现多种相关的血清学标志物，可大致分为自身抗体和抗微生物抗体两大类，临床上多以单独或联合检测的方式将其应用于 IBD 的诊断与鉴别诊断、疾病活动性判断和对预后的预测等（表 7–1）。自身抗体是指针对自身组织、器官、细胞及细胞成分的抗体。与 CD 相关的自身抗体主要是抗胰外分泌腺抗体（pancreatic antibodies，PAB）。

PAB 是针对胰腺腺泡细胞的颗粒膜糖蛋白的靶抗体，STÖCKER 等于 1984 年采用间接免疫荧光法（indirect immunofluorescence，IIF）首次在 IBD 患者胰腺裂解物中检测出 PAB，其中 39% 的 CD 患者 PAB 阳性，而 UC 患者几乎不表达，提示 PAB 对 CD 有一定的特异性。用 IIF 测定 PAB 呈现两种染色类型：一类是以胰腺腺泡内出现水滴状荧光染色为特点，另一类是在胰腺腺泡内出现均匀的斑点样荧光。经研究证实，第 1 类的靶抗原是酶原颗粒膜糖蛋白 2（anti-glycoprotein 2，GP2），第 2 类

表 7-1　IBD 血清学标志物的分类及其在 CD 和 UC 中的应用价值

抗体分类	血清学标志物	应用价值
自身抗体	ANCA	鉴别 CD 和 UC（CD：ANCA-/ASCA+，UC：ANCA+/ASCA-）；ANCA+ 应用于 UC 的诊断
	PAB	特异性高，敏感性低，意义未明确。
	GAB	联合 ANCA 检测可提高 UC 的诊断特异性，有助于 UC 和 CD 的鉴别诊断
抗微生物抗体	ASCA	鉴别 CD 和 UC；ANCA+ 应用于 CD 的诊断
	ALCA	ALCA、ACCA、AMCA 分别同 ASCA 联合检测时均可提高诊断及鉴别诊断 IBD 的特异性和敏感性
	ACCA	
	AMCA	
	Anti-Omp C	多见于 ASCA 阴性 CD 确诊者、肠道穿孔者、需要早期手术者
	I2 抗体	多见于肠道狭窄者、需要早期手术者
	抗 CBirI 抗体	与 CD 的回肠受累以及狭窄、穿孔相关

的靶抗原是 CUB 和带状疱疹透明区样域蛋白 1（CUB and zona pellucida-like domain-containing protein 1，CUZD1）。Prideaux 等研究发现，PAB 在 CD 患者阳性率达 29%，UC 为 10%。Demirsoy 等研究提示 PAB 在诊断 IBD 的敏感性与特异性分别为 19%、93%，阳性及阴性预测值分别为 77%、45%，且 PAB 对于 CD 的诊断优于 UC。所以，当临床高度怀疑 CD，对患者进行 PAB 检测，有利于确诊。综合评判 PAB 与 IBD 相关研究结果表明：PAB 检测对 CD 的特异性较高，但其敏感性太低，因此在 IBD 的临床应用中价值有限。

GP2 通过糖基磷脂酰肌醇（glycosylphosphatidyli-nositol，GPI）固定在胰腺外分泌腺腺泡细胞中的酶原颗粒膜上，是酶原颗粒膜中含量最多的蛋白质，当胰腺受到体液或神经刺激时，随着 GPI 的酶解，GP2 从膜上被释放排入胰导管并最终进入十二指肠，对胰腺的外分泌功能起着重要的作用。此外 GP2 在 Peyer 集结的小肠滤泡相关上皮间的 M 细胞中也有分布，而 M 细胞是肠道黏膜免疫系统的重要组成部分，因此 GP2 可能也参与了肠道黏膜的免疫应答。WERNER 等报道 GP2 能抑制 TNF-α 的表达，下调肠道上皮细胞、黏膜及外周 T 淋巴细胞的活性，而抗 GP2 抗体可能阻碍肠道的这种免疫调节功能，参与了 CD 的发生与发展。抗 GP2 抗体（包括 IgG 和 IgA）在 25% ~ 30% 的 CD 患者血清中检测到，而 UC 患者的阳性率 5% ~ 12%，因此抗 GP2 抗体被认为是 CD 的特异性指标。此外，抗 GP2 抗体阳性还与 CD 年轻发病、回结肠病变，以及肛周缩窄性改变等有关。值得注意的是，抗 GP2-IgA 抗体在乳糜泻活动期的阳性率高达 19.5%，但抗 GP2-IgG 在乳糜泻极少见。*CUZD1* 基因位于染色体 10q26.13，也称为雌二醇调控基因 1（Estrogen-regulated gene1，ERG1）和子宫 – 卵巢特异性基因 44（utero-ovary specific gene，UO-44）。CUZD1 是一种肿瘤标志物，与生殖系统癌症及肺癌有关，包含 CUB 和带状疱疹透明区 2 个结构域。其中，CUB 区可能与胰蛋白酶原的激活和胶原蛋白及层粘连蛋白的分裂相关，而带状疱疹透明区则认为在 IBD 的自身免疫病理生理机制中起重要作用。目前国内外关于抗 CUZDI 抗体的相关研究仍较少。2008 年，Komorowski 实验室率先报道抗 CUZD1 抗体与 CD 相关，作为 CD 与 UC 的鉴别指标，在 CD 中的阳性率为 21.7%～26%，UC 中的阳性率为 10.8%～14.9%。

虽然大部分研究表明抗 GP2 抗体和抗 CUZD1 抗体对 CD 的特异性较高，可能有助于 CD 与 UC 的鉴别诊断，但由于敏感性较低，目前其临床应用仍有限。

五、肠道微生物抗体

抗肠道微生物抗体是指机体对正常肠道细菌胞壁或代谢产物抗原产生的抗体，与 CD 有关的抗体主要是 IgG 和 IgA。正常情况下，这些微生物抗原在肠道中存在，由于肠壁的屏障作用，不会进入循环系统，当某种机制使肠道屏障功能受损时，这些微生物抗原进入体内而产生抗体。

研究认为，CD 患者对肠道微生物抗原的不耐受通常只针对某一具体抗原。目前已经明确的 CD 特异性抗体主要包括抗酿酒酵母抗体（anti-saccaromyces cerevisiae antibodies，ASCA）、抗酵母菌甘露多糖抗体（anti-yeast manna antibody，AYMA）、抗酵母菌壳多糖抗体（anti-Yeast Chitin Antibodies，AYCA）、抗昆布糖抗体（anti-laminari carbohydrate antibodies，ALCA）、抗大肠埃希菌外膜孔道蛋白 C（anti-outer-membrane porin C from E. coli，Anti-OmpC）、抗拟杆菌外膜孔道蛋白 W（anti-outer-membrane porin W from Bacteroides，Anti-OmpW）、抗荧光假单胞菌 I2 抗体（anti-I2）、抗细菌鞭毛蛋白抗体等。

抗微生物抗体及自身抗体作为 IBD 的血清学标志物可早于临床症状出现之前 5 年以上，是重要的早期辅助诊断手段。但是这些抗体在体内较长时间保持稳定，一般不会随着病情发展而变化，不适合作为病情监控指标。

（一）抗多糖抗体

1. ASCA

抗多糖抗体是一类针对微生物（细菌、真菌）细胞壁多糖类抗原决定簇的抗体，其作为 CD 相关的特异性血清学标志物已被绝大部分学者认可，其中最早被认知的当属抗酿酒酵母抗体。ASCA 的抗原是烘焙或啤酒酵母细胞壁主要成分，包括分子量约 200 kDa 的磷酸肽类甘露聚糖（其中含蛋白约 20%），以及少量的壳聚糖。研究显示，ASCA 是 CD 最重要的血清标志物之一，它同时形成 IgA 和 IgG，具有较高的特异性。欧美50%~70% CD患者的ASCA阳性，而UC患者中尚不足10%，对照组与患者一级亲属中有5%~10%抗体滴度升高。笔者比较了国内外多种品牌的ASCA检测试剂，发现在汉族CD患者中，ASCA的阳性率在8%~24%，提示该指标具有显著的人种差异。ASCA阳性还见于乳糜泻患者，欧美乳糜泻患者ASCA阳性率为30%~40%，但汉族乳糜泻患者的阳性率不详。对于抗ASCA抗体阳性的疑似CD患者，排除乳糜泻是必要的。此外，ASCA阳性还与CD回肠及回结肠病变有关，因而需要小肠手术的比例较高。HERSZÉNYI等研究显示，ASCA在CD患者和UC患者中的阳性率分别为50%~80%和5%~15%，而在健康人群中则是1%~7%，认为ASCA对UC和CD的鉴别诊断具有较高的应用价值。

2. AYMA、AYCA

酵母细胞壁的成分继续分解可获得甘露多糖、甘露寡糖、壳多糖和壳寡糖（乙糖苷壳糖）等。随着研究的不断深入，一些新的抗多糖抗体被发现，其中与CD相关的抗体包括抗酵母菌甘露多糖抗体（anti-yeast manna antibody，AYMA）、抗酵母菌壳多糖抗体、抗昆布糖抗体、抗甘露二糖抗体（anti-mannobioside carbohydrate antibodies，AMCA）等。

虽然甘露多糖是组成磷酸肽类甘露聚糖的骨架结构，但两者的抗原表位不同，表现在只有20%左右的CD患者AYMA和ASCA同时阳性。抗甘露二糖抗体是以色列科学家用阵列技术筛选出来的对合成二糖产生的IgG抗体，与AYMA的抗原表位同源，但用于CD检测的灵敏度比AYMA稍差。AYMA存在人种差异，用于欧美白种人CD的阳性率约24%，但用于汉族CD患者的特异性90%时的灵敏度约46%，是灵敏度最高的CD特异性多糖抗体。

AYCA的抗原壳多糖是酵母及其他微生物细胞壁的主要成分，由N-乙酰氨基葡萄糖构成，用于汉族CD的检测灵敏度约24%，特异度90%。壳多糖抗原与乙糖苷壳糖的抗原表位同源，但壳多糖由于糖链较长，AYCA的检测灵敏度比抗乙糖苷壳糖抗体的灵敏度稍高。Florian Rieder等报道，ACCA在CD患者中的阳性率为14.4%，UC中9.1%。

3. ALCA

昆布多糖是海带的主要成分，也存在某些肠道微生物的细胞壁。已报道的抗乙糖苷昆布糖抗体和抗昆布多糖抗体（anti-laminarin，anti-L），两者抗原表位同源。但检测灵敏度存在较大差异，Florian Rieder等报道，ALCA在CD患者中的阳性率为8.5%，而anti-L的阳性率为21.5%，UC中的阳性率为8.9%。但笔者发现我国汉族健康人的阳性率高达16%，存在较高的假阳性率。在CD中，高滴度的ALCA与小肠病变显著相关。

上述多糖抗体通常联合检测，Fermnte等比较了联用ASCA、ALCA、ACCA、

AMCA 和抗 Omp 抗体等血清学标志物来诊断 IBD 的效果，发现联用 ASCA/pANCA 在 CD 和 UC 的鉴别诊断中特异性最高；在区分 IBD 与非 IBD 上，联用 ASCA、pANCA 和 ALCA 效果最好；而 pANCA、ASCA 及其他血清学标志物滴度的升高对于评估 CD 是否需要接受手术治疗也有一定的指导意义。多指标（ASCA、ALCA、ACCA 和 AMCA）水平的增加与疾病行为的复杂性呈显著相关，包括狭窄、瘘管的形成以及是否需要手术治疗。

此外，多糖抗体可用于 ASCA 阴性 CD 患者的进一步分级。根据 Dotan 等研究报道，有 44% 的 ASCA 阴性的 CD 患者 ALCA 和 ACCA 阳性。若 IBD 患者 ALCA、ACCA 和 ASCA 三种多糖抗体中有 1 种以上呈阳性结果，诊断 CD 敏感性为 77.4%，特异性为 90.6%。如联合其中至少 2 种糖抗体，其诊断的特异性可提高到 99.1%。

（二）抗大肠杆菌外膜孔道蛋白 C（OmpC）、抗拟杆菌外膜孔道蛋白 W（OmpW）抗体和抗荧光假单胞菌 I2 抗体

抗 OmpC、抗 OmpW 和抗 I2 三个抗原的 IgA 抗体被证明具有 IBD 高特异性。

OmpC 是大肠埃希菌主要的外膜蛋白，维持着膜的基本形态，具有较强的免疫原性，可增强巨噬细胞对抗原的提呈作用，刺激机体产生体液和细胞免疫，在维持宿主免疫力方面发挥着重要作用。机体抗 OmpC 抗体的产生可导致宿主针对自身肠道菌群抗原的免疫调节紊乱。抗大肠埃希菌外膜孔道蛋白 C（Anti-Omp C）是一种针对大肠埃希菌细胞外膜的孔道蛋白 C 的抗体，分为 IgA 和 IgG 两个亚型，可通过 ELISA 法检测。Kohoutova 报道，CD 患者抗 OmpC 阳性率为 32%，UC 患者的阳性率为 28%。一项儿童和青年 CD 患者的血清学研究结果显示：抗 OmpC 抗体对 CD 和 UC 患者的敏感性都很低，分别为 24% 和 11%。并且，CD 患者抗 OmpC 抗体阳性表达可能预示着合并肠穿孔或瘘管形成，这有利于疾病预后的判断。抗 OmpC 可视为 CD 诊断的辅助指标，特别是对于 ASCA 阴性 CD 患者，若联合 ACCA、ALCA、AMCA 等指标，则临床确诊率可进一步提升。

I2 分离自活动期 CD 患者的黏膜固有层单核细胞，属于转录因子家族，其编码基因的 I2 序列最初发现于荧光假单胞杆菌中，随着研究的深入，发现其广泛存在于各类微生物中，由此研究人员认为微生物 I2 的基因产物可能与 CD 的病理生理特征相关。I2 抗体（Anti-I2）是一种细菌 DNA 片段，最初在假单胞杆菌发现，是细菌转录因子家族的同源物。ZHOU 等的研究发现，抗 I2 IgA 抗体在 CD 患者中的阳性率为 38%~60%，而在 UC 患者中的阳性率仅为 2%~10%，提示该指标对 IBD 可能具有较高的鉴别诊断价值。该研究还显示，抗 I2 抗体阳性的 CD 患者更易出现肠腔狭窄，往往病程更长，严重者需要进行小肠外科手术治疗，提示抗 I2 抗体可作为 CD 的预后评估指标。但 Iltanen S 报道，小儿 IBD 患者抗 OmpW 抗体阳性率高达 46%，抗 I2 抗体阳性率为 43%，其中 CD 患者中抗 OmpW 和抗 I2 的阳性率高达 50% 和

61%。笔者课题组选取发病 3 年以上的 IBD 患者，其中 63 例 CD 和 30 例 UC，CD 组的阳性率为 38%，UC 组的阳性率为 23%，健康人组 50 例全部阴性。但 Dubinsky 等的研究则表明，Anti-I2 在 UC 患者、非 IBD 患者及健康人群中也有较高的阳性率。综上所述，单独测定 Anti-I2 特异性不高，在 CD 诊断中受到限制，建议与其他指标联测测定以期提高诊断效率。

有研究发现抗 OmpW 与年龄存在高度相关性，在健康人血中抗 OmpW 的 IgA 抗体随着年龄增长而上升，甚至比低年龄段的 CD 患者还高。但抗 OmpC 抗体和抗 I2 抗体的确能发现一部分其他血清学指标均阴性的 IBD 患者。

（三）抗细菌鞭毛蛋白抗体

与 CD 相关的细菌鞭毛蛋白主要有 3 种：CBir1、Fla-X、A4-Fla2。

CBir1 最初在小鼠肠道菌群中被发现，能诱导免疫缺陷小鼠发生结肠炎。ELISA 法分析 CD 患者血清学标志物，结果显示 CD 患者血清中抗 CBir1 IgG 反应升高，而在 UC 或其他炎症性胃肠病中较低。抗 CBir1 抗体与 CD 的回肠肛管吻合术后复发和瘘管的形成相关。另外，抗 CBir1 抗体与 CD 回肠受累、狭窄及穿透性病变相关。一般认为抗 CBir1 抗体对 CD 具有较高特异性，欧美 CD 患者 CBir1 抗体阳性率约 50%，UC、健康人的阳性率分别为 6% 和 8%，非特异性肠炎患者为 14%。Anti-Cbir1 可作为 CD 诊断的辅助指标，但需要与其他指标联合检测，提高诊断效率。

美国 Promethues lab 报道了 Fla-X 和 A4-Fla2 两种鞭毛蛋白，两者具有 CD 高度特异性。一项纳入 252 例 CD 患者的研究中，Fla-X 和 A4-Fla2 的阳性率分别为 59% 和 57%，UC 的阳性率均为 6%，但显然两者抗原同源性较高，有 49.5% 的 CD 患者两个指标同时阳性，抗 A4-Fla2 和抗 Fla-X 单阳性的比例分别为 8.1% 和 10%。一项整合了 CBir1 和 Fla-X 两种抗原的研究（标志物命名为 Fl2-Y）显示，对汉族 CD 的检测灵敏度为 45%，而 UC 和健康对照的阳性率只有 5%，进一步验证细菌鞭毛蛋白具有 CD 高度特异性，可作为 CD 与 UC 的鉴别依据。

然而，这三种抗鞭毛蛋白抗体之间的相关关系尚未明确，它们对 IBD 的诊断和鉴别诊断价值还需要进一步证实。

各项血清抗体在 CD 诊断中的敏感性和特异性及其与 CD 表型特征之间的关系见表 7-2 及表 7-3。临床上综合运用血清抗体的联合检测可有效提高 CD 诊断的准确性，并对疾病的活动度、预后的评价和药物的使用方面均有一定的指导意义。现有的血清学检查可用于辅助诊断，但是这些标志物的敏感性有限，目前暂不推荐在患者中常规使用这些检测来协助诊断及确定治疗方案。

表 7-2　CD 和 UC 中单个血清抗体诊断的敏感性和特异性

诊断	血清抗体	敏感性（%）	特异性（%）	PPV（%）	NPV（%）
CD	ASCA*	8 ~ 72	82 ~ 100	87 ~ 95	36 ~ 68
	pANCA	52	91	85	65
	ACCA	9 ~ 21	84 ~ 97	78 ~ 87	24 ~ 52
	ALCA	15 ~ 26	92 ~ 96	78 ~ 90	25 ~ 53
	AMCA	12 ~ 46	82 ~ 97	65 ~ 92	25 ~ 52
	抗 -C	10 ~ 25	90 ~ 98	87 ~ 88	29 ~ 39
	抗 -L	18 ~ 26	93 ~ 97	90 ~ 91	30 ~ 40
	抗 -OmpC	20 ~ 55	81 ~ 88	83	25
	PAB	22 ~ 46	77 ~ 100	69 ~ 100	48 ~ 75
	ASCA+/pANCA−	46 ~ 64	92 ~ 99	86 ~ 97	44 ~ 82
	PAB+/ANCA−	22 ~ 42	98 ~ 100	87 ~ 100	48 ~ 74
	PAB+/ASCA+/pANCA−	16 ~ 34	97 ~ 100	100	66 ~ 72
UC	pANCA	50 ~ 71	75 ~ 98	74 ~ 95	49 ~ 84
	pANCA+/ASCA−	42 ~ 58	81 ~ 100	93 ~ 100	43
	GAB	12* ~ 46	98	75 ~ 93	70 ~ 74
	pANCA 或 GAB+/PAB−	82	98	96	89

*. 在儿科患者中。PPV. 阳性预测值；NPV. 阴性预测值；NR. 未见报道

表 7-3　血清抗体与 CD 表型特征之间的联系

血清类型　疾病特征	多累及小肠	多累及结肠	合并狭窄可能性大	合并穿孔可能性大	外科干预可能性大	早期发病
ASCA（ASCA+/pANCA−）	+		+	+	+	+
pANCA（pANCA+/ASCA−）		+	−	−		
抗 -CBir1	+		+	+		+
抗 -OmpC	+		+	+	+	
抗 -I2			+		+	
AMCA			+	+	+	+
ACCA			+	+	+	
ALCA			+	+	+	
抗 -L			+	+	+	
抗 -C			+	+	+	

第五节 病 原 学

CD 患者由于频繁使用糖皮质激素、免疫抑制剂和生物制剂严重抑制机体免疫及营养不良，容易合并结核杆菌、艰难梭菌、巨细胞病毒、EB 病毒等机会性病原菌感染，给治疗带来难题。另一方面，上述病原菌引起的肠道炎症与 CD 本身的炎症容易混淆，临床上需要有效的鉴别诊断。

一、结核杆菌

结核杆菌又称结核分枝杆菌，研究发现 IBD 应用 TNF-α 抑制剂的患者感染结核的机会增加了至少 2.5 倍，抗 TNF-α 治疗之前筛查排除结核感染作为常规检测项目写入各国 IBD 临床诊疗指南。根据当地流行状况和各国的共识意见，应综合考虑病史、胸部 X 线片、结核菌素皮肤测试、γ-干扰素释放试验等来诊断潜伏的结核病。结核感染检查的金标准是培养加菌种鉴定，但由于培养周期较长，需要 4~8 周，限制了临床应用。临床常用的结核检查方法包括以下 3 种。

（一）结核菌素皮肤试验

结核菌素皮肤试验（tuberculin skin test，TST）亦称芒图试验、PPD 试验，是基于 IV 型变态反应的一种皮肤试验，把旧结核菌素（old tuberculin，OT）或其纯蛋白衍生物在左前臂屈侧作皮内注射，经 48~72 h 后测量皮肤硬结直径，<5 mm 为阴性，5~9 mm 为弱阳性（提示结核菌感染或非结核性分支杆菌感染），10~19 mm 为阳性反应，20 mm 以上或局部发生水疱与坏死者为强阳性反应。机体在感染结核杆菌后产生致敏淋巴细胞，当再次遇到结核抗原时，致敏 T 淋巴细胞受相同抗原再次刺激会释放出多种可溶性淋巴因子，导致血管通透性增加，巨噬细胞在局部集聚，出现红肿硬节的阳性反应。未感染过结核杆菌者注射局部无变态反应发生。TST 主要用来检测机体有无感染过结核杆菌。需要注意的是，TST 不能区别卡介苗接种和结核杆菌自然感染所致的免疫反应，也不能区分非结核分枝杆菌感染和结核菌感染。

（二）结核感染 T 细胞斑点试验

随着基因工程的不断发展，研究人员发现效应 T 细胞被近期暴露的抗原在体外再次刺激后会释放 γ-干扰素。基于这一研究发现，结核感染 T 细胞斑点试验（TB infection T cell spot test，TB-SPOT）是在 TST 基础上发展起来的结核 γ-干扰素释放试验（interferon-gamma release assays，IGRA，包括 QFT 酶联免疫吸附技术（QuantiFERON-TB Gold）和 TB-SPOT），利用结核特异抗原早期抗原靶 6（early secreted antigenic target 6，ESAT-6）及培养滤液蛋白 10（culture filtrate protein 10，

CFP-10），通过酶联免疫斑点技术（enzyme-linked immunospot assay，ELISPOT）检测受试者体内是否存在结核效应 T 淋巴细胞，从而判断目前该受试者是否感染结核杆菌。该技术主要克服了 TST 中 PPD 的特异性问题，所用的抗原刺激物 ESAT-6 和 CFP-10 具有结核分枝杆菌特异性，其编码基因 *RD1* 在卡介苗（BCG）和绝大多数非结核杆菌中是缺失的，并且不含有卡介苗菌株的抗原成分，能较好地避免交叉抗原反应，提高了特异性。

TB-SPOT 的敏感性和特异性较高。美国食品药品监督管理局（food and drug administration，FDA）的临床研究数据显示该技术的特异性、灵敏度分别为 97.1%、95.6%，在我国该技术的特异性、灵敏度分别为 94.1%、95.3%。Pai 等对 726 例结核培养阳性的患者进行 TB-SPOT 的荟萃分析，综合灵敏度为 90%，特异度为 93%。TB-SPOT 对于免疫低下的 HIV 感染者检测灵敏度没有明显影响，仍然可达 90%，但 TST 的灵敏度下降至 72%。多项研究显示 IGRAs 在有卡介苗接种史、活动性肺结核接触者、高危医务人员和儿童肺结核的诊断方面优于 TST。

ESAT-6 和 CFP-10 作为抗原刺激物引起的斑点反应数，活动性结核者比潜伏性结核感染者高 2 倍以上，但不能根据斑点数判断是否结核活动期，因为潜伏期者如果免疫力高，产生的斑点数可能比活动期免疫力低下的患者更高。基于 TB-SPOT 的检测原理，阳性只表示有结核感染史，并不代表结核活动期。是否为活动性结核病，需要根据临床表现及其他检测指标综合判断。此外，TB-SPOT 结果不能作为单独或决定性的诊断结核病的依据。Bakir 等把结核接触儿童根据 TB-SPOT 结果分为阳性组和阴性组，追踪 3 年后，阳性组比阴性组发展为活动性结核的比例高 3.86 倍。对于 TB-SPOT 阳性者，如果在某一时期内斑点数突然显著上升，提示可能处于结核活动期。

需要注意的是，其他情况也可引起 TB-SPOT 试验结果阳性：①自身免疫病引起的机体免疫紊乱；②重症脓毒症患者；③胞内病毒或胞内细菌严重感染时。出现以上情况时，机体 T 淋巴细胞处于高度活化状态，导致 T 淋巴细胞中非特异性 IFN-γ 释放增多。

一般而言，阴性结果提示患者体内不存在针对结核杆菌的特异性效应 T 细胞。但如出现以下情况时，阴性结果并不能排除结核杆菌感染的可能性：①因感染阶段不同（如标本获取时间为细胞免疫发生前）造成的假阴性结果；②少数免疫功能不全时，如 HIV 感染者、肿瘤患者、儿童等；③其他免疫学、实验非正常操作的差异。鉴于我国为结核病高发国家，中华医学会结核病分会建议 PPD 和 IGRAs 均可用于我国潜伏结核感染（latent tuberculosis infection，LTBI）的筛查，对 PPD 阳性者可进一步采用 IGRAs 协助确认；并指出自身免疫病或器官移植患者在接受糖皮质激素或抗 TNF 抑制剂治疗前，应单用 IGRAs 或联合 PPD 筛查 LTBI。因此，IBD 患者使用抗 TNF 单克隆抗体等生物制剂治疗、糖皮质激素、免疫抑制剂等治疗前应注意进行结核等机会性感染筛查，并根据结果决定是否行抗结核治疗并制定治疗方案。

（三）结核分枝杆菌 DNA 检测

包括结核分枝杆菌 DNA 芯片、荧光定量 PCR 及更简便的等温 PCR 扩增 LAMP 技术，具有灵敏度高、检测周期短等优势，通常数小时获得结果。但是，DNA 检测技术不能判断病原体转录活性，不能区分潜伏感染与活动性感染。

二、艰难梭菌

艰难梭菌（clostridium difficile，C-diff）分为产毒菌和无毒菌。产毒艰难梭菌含有 TcdA 或（和）TcdB 基因，分别合成毒素 A 和 B，两种毒素均能引起肠道炎症。艰难梭菌感染（clostridium difficile infection，CDI）常见于长期应用抗生素或免疫抑制剂者。研究表明，大约 31% 的中重度 CD 患者合并 CDI，CDI 合并 IBD 比单纯 IBD 或单纯 CDI 的死亡率高 4 倍。单纯 CDI 者 50% 在内镜下可观察到伪膜，但 CD 合并 CDI 病变表现不典型，较少在肠镜下见到伪膜，增加鉴别诊断的难度。

根据我国 2019 年发布的《中国成人炎症性肠病合并艰难梭菌感染处理共识意见》，以下 IBD 患者应检测艰难梭菌：①所有活动期 IBD 住院患者；②缓解期 IBD 患者出现腹泻，或近期有危险因素暴露（如与 CDI 患者接触、胃肠手术、管饲、肠道准备等）；③有严重结肠炎，但无细菌学证据，需要经验性 CDI 治疗的 IBD 患者；④结肠切除造口术后出现可疑症状者；⑤老年人群、免疫力低下、糖尿病、肾衰竭、营养不良等患者。

CDI 诊断的金标准是粪便培养加毒素鉴定，但艰难梭菌培养条件苛刻而昂贵，仅限于研究机构使用。CDI 检测方法可分为一步法、二步法和三步法。一步法是指 CDPA 体系（The C. difftox plate assay），是在培养基里加入毒素 A/B 的底物，通过底物颜色变化确定产毒菌，这种方法受限于厌氧培养无法推广应用。二步法主要有谷氨酸脱氢酶（glutamate dehydrogenase，GDH）+ 毒素 PCR，以及 GDH+ 毒素酶联免疫（EIAs）。三步法指 GDH+ 毒素 EIAs+ 毒素 PCR。考虑到不同检测方法的特异性、敏感度、费用、时间等因素（见表 7-4），我国推荐使用两步法或三步法进行 CDI 检测。根据 2013 年美国胃肠病学会（American Society of gastroenterology，ACG）颁布的《CDI 诊断、治疗及预防指南》，CDI 实验室诊断有 3 个要点：①腹泻时是重要的质量保证；②艰难梭菌毒素 A 和 B 基因扩增试验（nucleic acid amplification test，NAAT）检测优于酶联免疫（enzyme immunoassay，EIAs）检测，NAAT 可作为诊断 CDI 的标准；③艰难梭菌 GDH 可用于筛查，但确诊需检测毒素 A/B。

（一）谷氨酸脱氢酶

谷氨酸脱氢酶（GDH）是所有艰难梭菌高表达的代谢酶，可用于筛查疑似 CDI

表 7-4 艰难梭菌感染不同诊断方法比较

检测方法	敏感性	特异性	优缺点
毒素 EIAs	低	高	廉价、快速（2 h 内），适用于所有实验室，假阴性高
GDH	高	低	快速（< 1 h），不能区分产毒株和非产毒株，可作为筛选
细胞毒试验	高	高	诊断毒素 B 的金标准，耗时，仅用于实验室研究
PCR	高	低	快速（1 h 内），费用高，应用广泛，假阳性高
厌氧培养	高	低	耗时，不能区分产毒株和非产毒株，成本低，可用于流行病学研究

注：EIAs. 酶联免疫试验；GDH. 谷氨酸脱氢酶；PCR：聚合酶链反应

患者粪便样本中是否存在艰难梭菌。粪便中相对大量的艰难梭菌生长时才会被检测到谷氨酸脱氢酶（GDH）。由于产毒株和不产毒株均可产生 GDH，且与其他梭菌所产生 GDH 同源性高，检测艰难梭菌 GDH 的抗体往往也能识别其他梭菌的 GDH，使得该方法针对 CDI 检测的特异性较低，诊断 CDI 的阳性预期值仅为 50%，但灵敏度高，阴性预期值可达 95% 以上，可作为二步法和三步法中的筛查手段。

EIA 方法检测 GDH 的灵敏度达 85%～95%，特异度达 89%～99%，具有较高的阴性预测值。研究表明，约有 10% 带毒素的艰难梭菌 GDH 检测阴性，但 ACG 的指南中对于 GDH 检测阴性的患者推荐排除 CDI，无须进一步检测，而 GDH 阳性者，建议继续检测毒素 A 和 B。

（二）毒素 A 和毒素 B

毒素 A 和 B 是艰难梭菌的致病因素，前者为肠毒素，能趋化中性粒细胞浸润，引起炎症，可损伤黏膜并改变血管通透性，引起肠液过度分泌，肠腔积液和肠黏膜出血、坏死；后者为细胞毒素，能使肌动蛋白解聚，破坏肠壁细胞骨架，引发肠黏膜细胞凋亡、变性、坏死和脱落，以及伪膜形成。

毒素 A/B 的检测手段主要有酶联免疫法（EIA，包括 ELISA 和免疫层析法）及 NAAT（包括 PCR 和等温扩增 LAMP）。

毒素 ELISA 的检测灵敏度大约为 38%，毒素免疫层析法结合生物素放大系统后，检测灵敏度可提高至 50%。EIAs 不作为独立检测指标使用，与 GDH 组成二步法时，GDH 和 EIAs 均为阳性可诊断 CDI，GDH 和 EIA 均为阴性可排除 CDI，二者结果不一致时需进行细胞培养细胞毒性试验及核酸扩增（NAAT）确证。

毒素基因扩增试验（NAAT）包括聚合酶链反应（PCR）、基因芯片技术及环介导等温扩增技术，灵敏度为 77%～99%，特异度为 94%～100%。以实时聚合酶链反应为基础的技术正被推荐成为检测 CDI 的首选诊断试验。毒素 PCR 的检测灵敏度可达 92%，特异度 94%，但所用荧光定量 PCR 仪较为昂贵。有一种更经济的 PCR 方法是环介导等温扩增技术（Loop-mediated isothermal amplification method，LAMP），仪器小巧经济，适用病原菌定性检测。NAAT 的灵敏度高于一步法、EIAs 和 GDH+EIA 二步法。NAAT 阴性可排除 CDI。但由于 NAAT 方法是基于毒素基因的扩增而非毒素本身，不能鉴别 CDI 和无症状携带者，所以各国指南中强调检测对象是有症状的腹泻患者。由于艰难梭菌是小儿肠道的正常菌，NAAT 方法也不适用于儿科 CDI 诊断。此外，NAAT 无法精确定量，而且在临床症状消失后 1~4 周，粪便中仍然可检测到毒素基因表达，因而不作为感染是否控制的评价指标。

三、巨细胞病毒

巨细胞病毒（cytomegalovirus，CMV）属于疱疹病毒家族成员，是疱疹病毒组的双链 DNA 病毒，在环境中普遍存在，人类是 CMV 的唯一天然宿主，人群普遍易感，一旦感染终身潜伏。IBD 患者 CMV 被激活的机会显著增高，重度 IBD 患者，特别是激素抵抗的患者更容易感染。Gauss A 等报道，CMV 在 CD 中的感染率为 16.0%。最近的一项前瞻性研究表明，CMV 感染与 IBD 患者的不良预后相关。

研究发现，IBD 患者 CMV 激活通常局限于结直肠，较少发生系统性感染，因而检测方法通常取肠道溃疡部位组织进行组织学检测发现病毒包涵体，或用免疫组化方法检测到 CMV-pp65 抗原，或取组织进行 PCR 检测。系统性检测方法，如血清 CMV 抗体及外周血白细胞 CMV 抗原等方法对 IBD 患者肠道 CMV 感染意义不大，血液中的 CMV 多聚酶链反应（PCR）因无公认的诊断阈值，其诊断价值尚存在争议。需要注意的是，组织病理中偶见病毒包涵体并不代表具有临床意义的 CMV 感染，多个病毒包涵体诊断价值更大。

一种无创的粪便 CMV-DNA 检测方法也已获得显著进展，Hans H 等比较了粪便与组织的 CMV-DNA 检测结果，以组织 DNA 结果为标准时，粪便 CMV-DNA 的检测灵敏度为 83%，特异性为 93%，对临床诊断的指导意义相对较大，但目前并未在临床广泛应用。

我国 2017 年制定的《炎症性肠病合并机会性感染专家共识意见》中提及：① CMV-IgM 抗体阳性和（或）CMV pp65 抗原血症（每 150 000 个白细胞中 CMV 阳性细胞数≥1）和（或）血浆 CMV-DNA qPCR 检测阳性，提示 CMV 活动性感染；② CMV 结肠炎的诊断金标准是结肠黏膜组织 HE 染色阳性伴 IHC 染色阳性和（或）结肠黏膜组织 CMV 核酸 qPCR 阳性。

表 7-5　巨细胞病毒感染不同诊断方法比较

检测方法	优缺点
血清特异性抗体检测	包括 IgM 和 IgG。IgM 识别现症感染，但不能确定是否存在 CMV 肠炎，且其多在感染 2~4 周后才相继出现，其早期诊断价值有限；IgG 识别既往感染和潜伏感染，但鉴于 CMV 在普通人群中流行率高，其诊断价值有限
pp65 抗原检测	简单、快速，诊断敏感度、特异度较高，但不能区分潜伏感染和活动性感染，且检测结果受外周血中性粒细胞计数减少的影响
病毒培养	特异度高，敏感度较低，假阴性率高，且方法繁杂、孵育时间长、缺少量化，临床应用较少
CMV DNA qPCR	快速、高敏感度、可定性和定量，并且可以在多种样本（全血、白细胞、支气管灌洗液、粪便和结肠组织）中检测。外周血标本检测临界值较难确定，灵敏性较低；结肠组织标本检测敏感性较高，但临床意义尚不清楚
组织活检	结肠黏膜组织 HE 染色法诊断敏感度低，早期诊断价值有限，但其诊断特异度高；IHC 染色法诊断敏感性和特异性较高，是 CMV 结肠炎诊断的金标准

注：qPCR. 实时荧光定量核酸扩增；HE 染色. 苏木精-伊红染色；IHC 染色. 免疫组化染色

第六节　血清炎性指标

CD 活动期常伴随某些肝脏合成的急性期反应蛋白含量异常，如红细胞沉降率（erythrocyte sedimentation rate，ESR）、C 反应蛋白（C-reactive protein，CRP）、血清降钙素原（serum procalcitonin，PCT）、α_1-抗胰蛋白酶（α1-antitrypsin，α1-AT）、纤维蛋白原（Fibrinogen）和 α_1-巨球蛋白（α1-macroglobulin）等，监测其含量变化对于了解 CD 病情活动性和评价病情严重程度有一定的价值。

一、ESR

红细胞沉降率（erythrocyte sedimentation rate，ESR）是一种经典的炎症反应标志，其升高一般认为与血浆中纤维蛋白原、α_2-球蛋白及丙种球蛋白有关，同时受红细胞大小、形态及数量的影响，因而精确度较低。CD 患者 ESR 升高与炎症活动度呈较好的相关性，在 CD 患者活动期 ESR 有明显升高，但其对于活动期严重程度的判断无明显特异性，且与结肠病变的相关性优于回肠病变。ESR 半衰期长，在临床症状缓解数天后才能下降，因而不能准确、及时地反映疾病的缓解状态。此外，ESR 受年龄、贫血、吸烟、饮酒等诸多因素影响，因此，在判断病情时需综合考虑。

二、CRP

C 反应蛋白（C-reactive protein，CRP）在 1930 年由 Tillet 和 Francis 发现，是机体受到微生物入侵或组织损伤等炎症性刺激时肝细胞合成的急性相蛋白，是炎症的客观指标。CRP 缺少特异性，其升高并不仅见于 IBD，各种病毒和细菌感染、自身免疫性疾病、恶性肿瘤和其他疾病导致组织坏死也可导致 CRP 水平的增加。活动期 IBD 相关的细胞因子（包括 IL-6、TNF-α 和 IL-1β）可刺激肝细胞产生 CRP。CRP 基线水平通常 < 1 mg/L，而在活动期 IBD，其水平范围可增加至 5 ~ 200 mg/L，其情况取决于疾病的严重程度和个体产生 CRP 的能力。

CRP 实验室检测方便可靠，其血浆半衰期短，仅 19 h，血清浓度在 IBD 炎症早期即升高，缓解后迅速下降，故可及时反映患者临床疾病活动性。在 CD 患者体内 CRP 显著升高，而在 UC 患者并不明显，其对 CD 的敏感度达 70% ~ 100%，而对 UC 仅 50% ~ 60%。在 CD 患者中 CRP 水平与临床疾病活动相关，大体上来看，CRP 与标准指标所评价的 CD 疾病活动性相关，是评估疾病活动性的重要参考指标，高水平血清 CRP 提示疾病活动或细菌性并发症。CD 患者血清 CRP 水平与患者临床活动度、ESR、贫血、低蛋白血症及肠镜下活动度、组织炎症活动性显著相关。IBD 患者血清 CRP 或 ESR 水平升高和患者结直肠癌风险增加有关。

此外，CRP 也可以作为一个独立的预测短期和中期临床复发的指标，是指导治疗和随访的重要指标。目前有研究表明，IBD 患者的 CRP 水平在一定程度上可以提示药物治疗反应：① CRP 升高明显的患者对生物制剂（如 IFX）治疗的敏感性较 CRP 较低或正常的患者高；② CRP 水平处于高基线（> 70 mg/L）的患者，其在 IFX 维持治疗的 1 年内获得缓解的可能性大；③ 治疗过程中 CRP 明显升高提示药物减少或对药物失去反应。

因此，CRP 是一种对 IBD 诊断、疾病活动度评价及疗效评估均有指导意义的重要指标。

三、PCT

降钙素原（serum procalcitonin，PCT）是一个由 116 个氨基酸组成的钙稳态激素降钙素的前体，存在于甲状腺 C 细胞和肺内分泌细胞中。PCT 可导致全身性炎症反应和感染性休克的免疫反应。许多研究表明，PCT 是反映脓毒症患者细菌感染及其严重程度的主要标志。作为疾病活动的主要标志，其价值已在慢性炎症和自身免疫病中得到证实，如肺韦格纳肉芽肿病、系统性红斑狼疮及系统性抗中性粒细胞胞质自身抗体相关性血管炎。因此，血清 PCT 水平可能有助于判断 CD 疾病活动度。在 IBD 患者中，PCT 水平在缓解期处于常范围内，但其在活动期明显高于缓解期，与

CDAI 呈明显的相关性，提示其可能作为一项预测 CD 疾病活动的新的标志物。

四、α_1-AT

α_1- 抗胰蛋白酶（α_1-antitrypsin，α_1-AT）是重要的蛋白酶抑制剂，合成后迅速释放入血。其生理功能有：①保护机体正常细胞不受蛋白酶破坏；②清除坏死、衰老的细胞；③控制感染和炎症；④调节细胞生长和增殖。α_1-AT 有抗蛋白水解酶活性，很少被肠道激酶消化，主要以原形的形式从大便中排出，因此理论上 α_1-AT 与白蛋白的内源性肠道丢失相平行。α_1-AT 的测量需要血液样品确定血浆水平，还需要采集 24 h 粪便来确定粪便量和粪便的 α_1-AT 水平。研究显示 CD 病人的粪便 α_1-AT 比对照组升高，与 CD 活动指数呈较好的相关。粪便 α_1-AT 清除率在预测未来 6 个月 CD 复发情况时敏感性为 75%，特异性为 85%，50% 的阳性预测值和 94% 的阴性预测值，可作为 CD 患者远端回肠临床复发进行定期监控的有效指标。另外测定粪便中 α_1-AT 可以诊断肠道蛋白质丢失情况。正常 α_1-AT 清除率 < 24 ml/24 h 时，当患者出现腹泻时，其清除率可 > 56 mL/24 h。当 α_1-AT 清除率大于正常水平时，可诊断 CD 的并发症蛋白丢失性肠病（protein-losing enteropathy，PLE）。

第七节　血 药 浓 度

一、免疫抑制剂

治疗 CD 的免疫抑制剂包括硫唑嘌呤（azathioprine，AZA）或 6- 巯嘌呤（6-mercaptopurine，6-MP）、甲氨蝶呤（methotrexate，MTX）、环孢素（cyspin，CsA）等。目前在国内最常用的是 AZA。AZA 存在量效关系，剂量不足时会影响疗效，增加剂量会增加药物不良反应风险，但需要注意的是，大多数免疫抑制剂对 IBD 的治疗阈与安全阈比较接近，容易发生不良反应。因此，监测血药浓度对提高疗效、降低耐药或药物抵抗及毒副作用意义重大。

从药物代谢途径看，AZA 和 6-MP 为无活性的前体药物，须经体内代谢转变为 6- 硫鸟嘌呤核苷酸（6-thioguanine nucleotides，6-TGNs）才能发挥疗效，硫嘌呤甲基转移酶（thiopurine methyltransferase，TPMT）是在代谢过程中决定 6 -TGNs 的关键酶，其催化 AZA/6-MP 生成无活性的甲基化（methylation）6-MMP 而失活，酶活性下降使 AZA/6-MP 甲基化失活降低，从而使 AZA/6-MP 生成活性代谢产物 6-TGNs 增加。因此，根据欧洲克罗恩病和结肠炎协会（European Crohn's and Colitis Organisation，ECCO）第三版共识意见，AZA/6-MP 用药前推荐检测 TPMT 的基因型或酶活性，对基因变异或低、中酶活性者慎用或减少 AZA/6-MP 剂量。2019 年英国胃肠病学会（British Society of gastroenterology，BSG）制定的《成人炎症性肠病管理共识指南》亦建议所有考虑接受嘌呤类药物治疗的 IBD 患者都评估 TPMT 状态，TPMT 活性低的患者应避免使用嘌呤类药物，TPMT 活性中等者嘌呤类药物的用量应降至 50%。目前检测 MPMT 主要通过聚合酶链反应（PCR）检测等位基因位点 460（G460A）和 719（A719G）来检测 MPMT 基因型，放射化学分析法或色谱技术计算每小时每毫升红细胞生成多少毫摩尔的 6-MMP 来表示 MPMT 活性。

尽管如此，对于 TPMT 检查仍需要注意两点：① TPMT 检测只能预测嘌呤类药物的早期血液学毒性的可能性，且目前的筛查方案尚不能排除未来出现嘌呤类药物生化毒性的可能性。因此，BSG 建议使用 AZA/6-MP 治疗后注意定期进行血常规、肝肾功能等检测以加强血液学和生化毒性监测。② *TPMT* 存在基因多态性，其活性与其基因型存在高度相关性，*TPMT* 野生型甲基化活性最强（占 88%），杂合性等位基因缺失者中等甲基化活性（占 11%），纯合性等位基因缺失者 TPMT 甲基化活性最弱（占 0.3%）。预测骨髓抑制的特异性高，但敏感性低（尤其在汉族人群）。据报道，亚洲人 *TPMT* 基因突变没有西方国家普遍，并且优势突变位点也不同，杂合性 2/3A 突变罕见，但杂合性 3C 位点突变高发。鉴于我国 *TPMT* 基因纯合子突变而使该酶活性缺失的发生率小于 0.3%，用药前检测 *TMPT* 基因的多态性普遍认为不够经济而未推广使用。

研究认为，红细胞内的 6-TGNs 和 6-MMP 比血清中的代谢物具有更确定的临床意义。研究发现 6-TGN 的血药浓度与 CD 的疗效高度相关，多数报道有效血药浓度范围为 $234 \sim 450$ pmol/8×10^8 RBC，450 pmol/8×10^8 RBC 以上浓度时发生骨髓毒性及肝结节性增生等副作用的机会显著增加，同时对于 CD 的治疗效果并未随血药浓度升高而有相应提高。红细胞内 6-MMP 的浓度一般低于 5700 pmol/8×10^8 RBC，高于此浓度提示 TMPT 酶活性严重下降，并容易发生药物性肝损伤。尽管 6-TGN 或 6-MMP 的有效浓度暂无统一标准，但联合监测这两项指标可用于判断患者依从性、嘌呤类药物出现不良反应或无效的原因等。因此，2018 年中华医学会炎症肠病学组颁布的《炎症性肠病诊断与治疗的共识意见（2018 年·北京）》建议有条件的单位行 6-TGNs 药物浓度测定指导调整剂量。6-TGNs 和 6-MMP 检测的金标准是液相色谱法。

如前所述，西方人群 *TPMP* 基因的突变频率为 10%，而亚洲人群该位点的突变频率仅为 2% ~ 3%，因此 TPMP 对于预测亚洲人群服用 AZA 出现不良反应的预测效能不如西方人群。近来越来越多的研究提示：水解酶超家族中的核苷酸焦磷酸酶 15（nucleoside diphosphate linked moiety X-type motif 15，NUDT15）可能成为评估亚洲人群服用 AZA 发生白细胞减少不良反应率的有效指标。NUDT15 能使巯嘌呤药物的活性代谢物 TGTP、TGDP（即 6-TGNs）脱磷酸，进而防止其掺入 DNA，从而减弱嘌呤类药物的细胞毒性作用，如果 *NUDT15* 的 *Arg139Cys*（*R139C*）发生突变，则无法减弱嘌呤类药物的细胞毒性。由于该基因在亚洲人群的突变频率相对较高，因此随着对 AZA 代谢及作用机制研究的深入，越来越多的研究发现 NUDT15 基因多态性与亚洲人群服用 AZA 出现的不良反应密切相关。近年来亚洲多个国家的多项人群研究显示，NUDT15 是预测嘌呤类药物严重不良反应的良好生物标志物，它比 TPMT 可以更好地预测患者服用 AZA 导致的白细胞减少。基于目前的研究发现：在亚洲人群中 *NUDT15 R139C* 基因突变者服用 AZA 后发生白细胞减少频率远高于未突变的患者。但是，目前相关研究仍有一些不足：① 已有研究主要集中于 IBD 和 ALL 患者，其他同样应用 AZA 治疗的疾病的临床研究数据仍较少；②目前的研究样本量少，多中心的临床研究数据仍较少，尤其以中国人群为研究对象的研究较少。

我国《炎症性肠病诊断与治疗的共识意见（2018·北京）》建议：① *TPMT* 基因型预测骨髓抑制特异性高，但在汉族人群中其灵敏性很低，不作为常规推荐，有条件的单位可以检测此指标，但须认识此局限性；②有条件情况下，推荐进行 *NUDT15* 基因多态性检测，其对预测包括我国在内的亚洲人群使用嘌呤类药物后发生骨髓抑制风险的灵敏性与特异性高；③对嘌呤类药物剂量稳定后 1 个月，或治疗足够疗程后仍处于疾病活动期，或出现可能与嘌呤类药物相关不良反应时，建议行 6-TGNs 浓度测定指导剂量调整。

二、生物制剂

目前在国内用于 CD 的生物制剂主要是英夫利昔单抗（infliximab，IFX）和阿达木单抗（adalimumab，ADM），前者是 1998 年由美国食品药品监督管理局（FDA）批准的生物治疗药物，为嵌合人 - 小鼠 IgG 单克隆抗体，后者为全人源化单克隆抗体。

生物制剂在人体内的半衰期 15～20 d，检测时需取下次治疗前的血清，此时的浓度称为谷浓度（trough conentration，TC），谷浓度是生物制剂血药浓度的国际通用表示方法。临床上采样检测生物制剂的血药浓度和抗生物制剂抗体浓度均采用谷浓度血清。影响生物制剂谷浓度的因素主要包括：①抗抗体产生，其机制可能是抗抗体与生物制剂结合，加快后者清除；②炎症严重程度，与 TNF-α 基础水平正相关，炎症严重时所需生物制剂的剂量因此增大；③血浆白蛋白水平，CD 并发低蛋白血症时，生物制剂的清除加快，血药浓度降低；④疾病类型、肥胖、性别和联合用药等因素。

（一）IFX

英夫利昔单抗（infliximab，IFX）是一种针对肿瘤坏死因子（TNF-α）的嵌合单克隆 IgG 抗体，其分子组成包括 25% 鼠源序列和 75% 人源序列，是最先用于治疗 CD 的抗 TNF-α 单抗。其机制是特异性结合可溶性和膜结合 TNF-α，阻断 TNF-α 与其受体结合，达到治疗的目的。

大多数 CD 患者用 IFX 诱导后获得临床缓解，但 12 个月后 23%～46% 的患者对 IFX 的反应性降低，甚至无效。研究发现这些无效患者 IFX 谷浓度显著下降，并且能检测到抗 IFX 的抗体（anti-IFX antibodies，ATI）。对 IFX 和 ATI 的检测方法包括酶联免疫吸附测定（enzyme-linked immunosorbent assay，ELISA）、放射免疫分析（radioimmunoassay，RIA）、细胞报告基因检测（reporter gene assay，RGA）、酶免疫法（enzyme immunoassay，EIA）等，不同检测方法的特点见表 7-6。

表 7-6 不同检测方法的原理与特点对比

检测方法	原理	优点	缺点
ELISA	利用抗原抗体之间专一性键结之特性检测	敏感性高，应用广泛	只能检测二价或多价抗原，必须固相结合反应；缺乏统一标准
RIA	利用放射性元素标记检测	敏感性高，单一效价结合即可检测	放射性污染
RGA	细胞内特定基因酶表达产物与荧光底物反应，检测其荧光	敏感性高，特异性高，准确性高，细胞水平检测	细胞内源性酶影响
EIA	利用抗原抗体之间专一性键结之特性检测	固相、液相均可反应，利用抗原抗体之间专一性键结之特性检测	反应受环境影响

国外研究显示，IFX 血药浓度与 CD 患者临床应答、肠道黏膜愈合有关，还能预测 CD 术后复发、IBD 缓解后复发时药物疗效。约有 35% 的患者一开始就对 IFX 缺乏反应，称为原发性失应答。研究显示，70% IFX 原发性失应答与代谢过快、血药浓度不足有关。此类患者可以尝试缩短用药间隔或增加药物剂量纠正血药浓度而改善疗效。另有 30% 原发性失应答的患者血药浓度 > 阈值，亦无高滴度 ATI 产生，增加药物浓度可能仍然无法提高疗效，建议换不同作用机制的药物。

Bortlik M 等的研究显示 TC > 3 μg/mL 作为诱导缓解后 IFX 持续反应预测标志物；Vande Casteele N 等的研究显示基于浓度给药的方式并不优于基于临床给药方式，且 TC 维持在 3～7 μg/mL 更有利于临床症状缓解；Ungar B 等研究显示黏膜愈合（mucosal healing，MH）与 IFX 血药浓度显著相关，IFX 6～10 μg/mL 能实现 80%～90% IBD 患者 MH，IFX 存在治疗窗，即超过 8μg/ml 不能对 MH 产生更多获益。

检测 IFX 谷浓度对指导 IBD 患者的临床用药具有重要的临床价值：①合适的谷

浓度是精准治疗的保证；②谷浓度过低是无效的重要因素，可通过缩短间隔或增加剂量来纠正；③谷浓度过高不经济，同时易产生抗抗体。因此，IFX血药浓度要尽量维持在合适的血药浓度范围内，才可以达到最大的成本–效益比，目前公认的血药浓度范围为3～7 μg/mL。

（二）ADM

ADM是完全人源化的抗TNF-α单抗，与TNF-α特异性结合后阻止TNF-α与膜受体的P55/P75结合。ADM在人体内的半衰期15～19 d，与IFX作用机制相同。Karmiris K等报道，约有61.5%的CD患者在IFX失应答后换用ADM获得持续疗效。

ADM的谷浓度检测范围为0.002～23.0 μg/mL，中位数约11.5 μg/mL，但由于ADM定标缺乏统一标准，不同检测方法之间，以及相同检测方法不同制造商产品之间存在差异。

基于目前已有的证据，2017年AGA指南建议维持治疗期ADM目标谷浓度为≥5 μg/mL，ADA≥7.5 μg/mL。该指南还指出，维持期anti-TNF治疗继发失效的患者，如果药物谷浓度低于阈值，提高剂量可能收益更大；如果药物谷浓度高于阈值，转换治疗可能更好。因此，测量生物制剂的谷浓度有利于临床医师更好地制订和调整IBD治疗方案。

第八节　抗　体　检　测

抗生物制剂的抗体检测主要也是免疫学方法，包括ELISA和放射免疫方法，由于不同方法间缺乏换算标准，抗抗体的数值表示方法可以是质量浓度、摩尔浓度、U/mL或抗体滴度。单抗药物的药物浓度检测方法相对成熟，但相应的抗抗体检测则较为复杂：首先，人体对于单抗药物产生的抗体是多样的，难以获得标准抗体来直接定量；其次，目前常采用的桥联ELISA检测方式，难以避免血清中高浓度单抗药物的干扰；再有抗单抗药物抗体的分析包含了筛查试验、确认试验和滴度评价试验，评价方式复杂，因此，目前尚缺乏有效、公认且统一的阈值。

一、抗IFX抗体

IFX是一种人–鼠嵌合抗体，具有免疫源性的主要是Fab高度可变区的鼠源序列，因此抗IFX抗体（anti-IFX antibodies，ATI）也称为人抗嵌合抗体（human anti-chimeric antibodies，HACA）。ATI一方面具有中和IFX的作用，另一方面与IFX结合促进后者被清除，使有效IFX血药浓度降低而影响疗效，引起炎症活动性增加、增加手术风险、影响黏膜愈合。此外，ATI 还与严重 IFX 输液反应有关。尽管之前有研究显示出现 ATI 时可通过增加剂量、缩短治疗周期等方式获得一定改善，但持续 ATI 强阳性仍建议更换生物制剂。

目前检测 IBD 患者 ATI 的方法同检测 IFX，详见本章第七节。未用药健康人血清中 ATI 的浓度一般 < 15 ng/mL，平均浓度约 10 ng/mL，有实验室根据阳性为阴性的 2 ~ 3 倍为依据，提出 ATI 浓度 > 30 ng/mL 即可判断为 ATI 阳性，但是 ATI 轻度阳性对 IFX 的疗效影响不明显，持续 ATI 强阳性才会对 IFX 的疗效产生显著影响，具体数值各实验室报道不一。Niels Vande Casteele 等建议 ATI 浓度 > 8 μg/mL 时换生物制剂。但具体临床操作仍需要结合患者临床疗效等具体情况。

二、抗 ADM 抗体

ADM 虽然是全人源化抗体，但其 Fab 的高度可变区具有异源性，仍然具有免疫源性，抗 ADM 抗体（anti-ADM antibodies，AAA）也称为人抗人抗体（human anti-human antibodies，HAHA）。约 92% 的 CD 随访期谷浓度偏低者伴有不同程度的 HAHA 产生，HAHA 被认为与 ADM 过快清除，以及继发失效过关。未用药健康人血清 AAA 的浓度低于 10 ng/mL，持续用药患者 AAA 可高达 8 μg/mL，AAA 强阳性者可考虑换用其他生物制剂。

需要注意的是，不同商业试剂盒对抗抗体检测结果有差异，有的试剂盒非常敏感，能检测到滴度非常低的抗抗体，临床价值并不大。而且，目前还没有统一的临床相关的抗抗体滴度阈值，也不清楚同时检测到药物和抗抗体时，抗抗体对药效到底有多大影响。

最近的一项研究显示，原发性无应答者的药物水平往往低于应答者，抗抗体的形成可能是治疗后导致原发性无效的一个重要因素。此外，接受抗 TNF 治疗患者出现继发性无效可能是由于免疫介导产生的药物中和抗体所致（也有可能是由其他机制导致的，如非中和、药物清除抗体或非免疫介导）。英国胃肠病学会推荐使用抗 TNF 治疗出现原发性和继发性失应答的患者测定血清药物和抗药物抗体浓度以及时调整治疗方案。

第九节　大 便 检 查

诊断 CD 应首先明确胃肠道炎症是否存在，大便检查是一种最简便的检查，包括大便常规及粪便炎性标志物检查，粪便病原学检查见本章第五节。

一、大便常规

包括一般性状检查、显微镜检查和隐血试验。

（一）一般性状

CD 活动期主要为脓血便，严重时可呈水样。CD 缓解期粪便可成形。

（二）粪便镜检

结肠 CD 活动期患者粪便可见红细胞和白细胞，CD 病变部位局限在结肠以上时粪便镜检可能阴性。

（三）粪便隐血试验

粪便隐血试验（fecal occult blood test，FOBT）是消化道出血性疾病的有效指标，常用于筛查消化道恶性肿瘤。CD 活动期患者由于消化道黏膜损伤炎症，通常持续 FOBT 阳性，并且阳性程度与黏膜出血程度成正比。

二、炎性指标

（一）粪钙卫蛋白

钙卫蛋白（calprotectin，CP）是一种特异性的生物钙结合蛋白，属于 S100 家族，主要存在于中性粒细胞中，单核细胞和反应性巨噬细胞、鳞状上皮细胞等也有少量存在，在血清、体液或粪便中可检测到。CP 约占细胞总蛋白的 5% 及中性粒细胞胞质蛋白的 60%，是一种炎性标志物，具有抑制真菌和细菌的特性，在感染性和炎症性疾病患者中血浆 CP 浓度可升高 5~40 倍。粪钙卫蛋白（fecal calprotectin，FCP）含量约是血浆中的 6 倍，在肠道炎症时，FCP 明显升高。钙卫蛋白具有良好的稳定性，FCP 常温下 7 d 内基本不丢失，在 IBD 等炎性相关疾病中表达升高，不受肠道以外炎症的影响，更能直观反映肠道炎症情况。

常用的 FCP 检测方法包括 ELISA、胶体金免疫层析法、自动定量酶免疫荧光法、免疫比浊法。其中，ELISA 应用较为广泛，这项非侵入性、无创检查方法操作简便，只需 10 g 或 10 ml 腹泻样本即可检测，费用相对较低，经济，比较适合临床推广。

FCP 在 IBD 的鉴别诊断中有重要的应用价值。钙卫蛋白是鉴别 IBD 与肠易激综合征（irritable bowel syndrome，IBS）良好的指标。Fu Y 等研究发现，以 50 μg/g 为 FCP 临界值，鉴别 IBD 与 IBS 的敏感性为 76%，特异性为 93%，阳性预测值为 97%，阴性预测值为 53%，准确性为 69%。一项荟萃分析显示，成人和儿童 CD 患者的钙卫蛋白水平明显高于 IBS 患者。

FCP 在诊断 IBD 中具有较高的灵敏度和特异度，是 IBD 初筛诊断的重要辅助工具。Van Rheenen 等通过荟萃分析发现，在成人中 FCP 诊断 IBD 的汇总灵敏度及特异度分别为 93%、96%。Langhorst 等比较了粪便乳铁蛋白、FCP 以及血 CRP 在 IBD

中的诊断价值，结果显示，FCP 对于 CD 的诊断准确性（81.4%）明显高于其他指标。一项荟萃分析发现，以 50 μg/g 浓度为临界值时，FCP 的诊断敏感性和特异性分别为 89% 和 81%，而以 100 μg/g 浓度为临界值时，FCP 的诊断敏感性和特异性为 98% 和 91%。

FCP 是评估 CD 活动度的良好指标。Schoepfer 等的研究显示 FCP 与内镜分级标准（SES-CD）具有显著相关性，明显优于 CRP、ESR、CDAI 等指标，可以作为反映病情变化的指标，在一定程度上减少内镜检测次数。FCP 与疾病活动程度相关性强，疾病范围越大、黏膜累及程度越深，FCP 越高，其预测内镜下疾病活动的阳性预测值 >90%。此外，FCP 还是唯一能有效区分缓解期、轻度、中度、重度活动期的标志物。

此外，FCP 可作为评估 IBD 患者疗效（黏膜愈合和组织学缓解）的良好预测因子。一项横断面研究结果显示，FCP 评估黏膜愈合的临界值是 171 mg/kg，FCP 与内镜下炎症活动评估密切相关，可有效鉴别患者 MH 情况。另一项多中心队列研究结果显示，组织学炎症与 FCP 水平一致性好，FCP 是组织学缓解的良好预测因子。

FCP 是 CD 复发的良好预测因子。一项大型队列研究发现，无论使用何种治疗药物，治疗降级前 FCP 水平 >100 μg/g，可以高度预测复发风险。此外，治疗降级后对 FCP 水平的持续监测非常有用，>200 μg/g 水平具有很高的阴性预测值，有助于避免复发风险；>400 μg/g 水平具有非常强的复发阳性预测值。在 CD 缓解期 FCP 水平的增加（>50 μg/g）可作为预测 1 年内复发的一个很好的指标；FCP 预测复发敏感性和特异性分别为 90% 和 83%。Wright EK 等研究显示，FCP 对于预测 CD 术后内镜下复发具有重要意义，且对复发后治疗的疗效评估具有重要意义。Garcia-Planella E 等发现，临床症状稳定的术后 CD 患者，FC 与内镜下复发密切相关，且联合 CRP 水平可能成为替代内镜作为术后监测复发的手段。但 FCP 用于 CD 存在局限性，当 CD 局限于小肠等情况使其价值下降。对停药后、维持治疗、手术治疗的 IBD 患者可动态监测 FCP 水平，有利于发现疾病复发倾向。

总之，FCP 对 IBD 的诊断、治疗具有一定的辅助作用，优于传统的炎症标志物，动态监测 FCP 可反映病情变化，减少结肠镜、影像学检查，减轻肠道损伤和经济负担。FCP 的无创性、稳定性、相对肠道特异性的优势有利于 IBD 的管理。各国 CD 临床诊疗指南及我国 CD 专家共识均把 FCP 检测作为推荐项目。

因此，目前钙卫蛋白在 IBD 的诊断、治疗效果和预后评估以及疾病监测过程中具有越来越重要的应用价值，值得在临床推广。

（二）乳铁蛋白

乳铁蛋白（lactoferrin，LF）是一种分子量为 80kDa 的铁结合蛋白，是转铁蛋白家族中的一员，具有广谱抗菌、抗病毒、抗炎、抗氧化、抑制肿瘤和调节机体免疫反应等作用。LF 主要储存在中性粒细胞和肠道内皮细胞中，在细胞凋亡时释放，具有抗蛋白质水解作用，且不受多次冻存的影响，但是在常温下没有 FCP 稳定。可采用酶联免疫吸附试验（ELISA）、胶体金免疫层析法等方法测定 LF 浓度。

粪便乳铁蛋白（fecal lactoferrin，FLF）具有抗菌活性和抗水解特性。在肠道炎症部位，黏膜内白细胞浸润导致粪便乳铁蛋白（fecal lactoferrin，FLF）浓度上升，检测 FLF 能及时反映肠道急性炎症情况，活动期 CD 和 UC 患者 FLF 水平明显增高。

大多数学者认为 FLF 在评估 IBD 活动性方面敏感性和特异性与 FCP 相近，二者联合可以提高准确率。Dai 等研究发现活动期 IBD 患者粪便 FLT 含量显著高于缓解期 IBD、IBS 和感染性肠炎患者。粪便 FLT 在 UC 患者中的敏感性和特异性分别为 92% 和 88%，而在 CD 患者分别为 92% 和 80%。因此，FLT 可作为评价 IBD 患者活动度的指标，是鉴别炎症性和非炎症性肠道疾病的有效方法。

FLF 是预测 IBD 疾病复发和检测治疗效果的主要标志物之一。前瞻性研究表明，通过测定 IBD 患者粪便乳铁蛋白的含量可以预测 IBD 的复发率。粪便乳铁蛋白含量预测 IBD 复发的敏感性为 62%，特异性为 65%，预测 UC 复发的敏感性与特异性分别为 46% 和 61%，CD 中两者的比例分别为 77% 和 68%。FLF 也是一项检测治疗效果的诊断指标，乳铁蛋白浓度降低可作为治疗有效的主要标志。

国内外学者对 FLF 的研究越来越多，大多数学者认可其是鉴别 IBD 与 IBS、评估 IBD 疾病活动性既敏感而又特殊的标志物，将其与钙铁蛋白联合应用价值更大。

（三）促炎反应蛋白 S100A12

S100A12 作为 S100 蛋白家族的另一种巨噬细胞胞质蛋白，与 FC 一样，可以激活 NF-κB 信号转导途径和增加细胞因子释放，在肠道黏膜炎症时促进白细胞聚集方面具有重要作用。S100A12 能够均匀地分布在粪便中，且在室温下可保持稳定长达 7 d，也被证实可以作为 IBD 的生物标志物。作为常见的粪便标志物之一，S100A12 的测定方法同 FCP。

近年来多项研究发现，IBD 患者肠黏膜、血液和粪便中的 S100A12 水平亦明显升高，相比之下，检测粪便中 S100A12 更易被患者所接受，且诊断 IBD 的敏感性和特异性更高。有研究提示粪便中 S100A12 区分 IBD 与 IBS 的灵敏度及特异度分别为 86% 和 96%，区分 IBD 与健康人群的灵敏度及特异度分别为 86% 和 100%。Dabritz 等通过对 61 例 CD 患者及 120 例 UC 患者的研究发现，在诊断后 18 个月内，当粪便 S100A12 基线水平持续 > 0.5 mg/kg 时，该指标可以很好地提示疾病复发；当粪便 S100A12 为 0.43 mg/kg 时，其预测疾病复发（8~12 周）的灵敏度与特异度分别为 70% 和 83%。因此，该指标不仅可以用于 IBD 与 IBS 的鉴别诊断，同时还可以作为早期反映 IBD 复发的一个指标。

尽管 S100A12 具有较好的稳定性和相对高的敏感性和特异性，但在临床上并未得到广泛应用，可能原因是它与被广泛认可的 FCP 相比并没有显示其优越性。

（四）粪便髓过氧物酶

髓过氧物酶（myeloperoxidase，MPO）是中性粒细胞嗜天青颗粒产生的一种重要的过氧化物酶，主要存在于中性粒细胞和单核粒细胞，在宿主免疫防御以及炎症的发生、发展中具有非常重要的作用，可直接影响机体的免疫功能。MPO 含量增高可以反映中性粒细胞在某一组织中的增高，间接反应炎症在组织中的存在。国内有学者认为肠黏膜中 MPO 活性与 IBD 病情活动程度呈正相关，可作为 IBD 病情活动的监测指标。

研究发现，IBD 活动组与非活动组患者 MPO 活性均高于对照组，但 IBD 活动组患者较 IBD 非活动组 MPO 活性有显著提高，提示对于已确诊的 IBD（尤其是 UC）患者，可用 MPO 作为监测病变活动性的指标。但由于粪便髓过氧物酶（fecal myeloperoxidase，FMPO）在粪便中存在时间短以及不稳定，限制了 FMPO 在临床中的使用。目前，MPO 在 IBD 活动性评价、疗效评估方面有一定价值，但是敏感性及特异性均不是很高，不能单独应用于临床。

（五）M2 型丙酮酸激酶

M2 型丙酮酸激酶（M2-pyruvate kinase，M2-PK）是糖酵解途径中的关键酶，可以催化乳酸并生成 ATP，其二聚体形式在代谢旺盛的增殖细胞中大量表达。M2-PK 是结直肠癌的标志，由于 IBD 患者肠道细胞也存在快速更新和分裂现象，故粪便 M2-PK 是 IBD 的一个潜在的生物标志物。

Chung-Fay 等研究发现以 3.7 U/mL 为正常预测值，M2-PK 检测器质性病变的敏感性、特异性和阳性预测值（PPV）分别为 73%、74% 和 89%，提示粪便 M2-PK 可以作为肠道炎症的新的标志物。此外，有研究提示 M2-PK 可反映儿童 IBD 的炎症活动程度，但其效果较 FCP 差。PK-M2 在评估 IBD 活动性方面次于粪便钙卫蛋白、乳铁蛋白，其可作为辅助性指标，提高准确性。但是由于 M2-PK 极不稳定，使得临床上 M2-PK 检测比较困难，从而限制了其在 IBD 中的应用。

第十节 尿液检查

包括尿液颜色、透明度、酸碱度（pH）、红细胞镜检、白细胞镜检、尿蛋白、尿糖、尿酮体、尿胆原、尿胆素等。

蛋白尿是一个炎症非特异性反应指标，在 IBD 患者中常常出现。蛋白尿出现的可能原因是血液中升高的炎症介质，如 IL-1、IL-8 和 TNF-α 等循环到肾脏直接作用于肾脏微血管或引起肾小球炎症改变而引起漏出性蛋白尿。需要与肾脏本身病变引起的蛋白尿相鉴别。

此外，需要注意的是，当 CD 发生穿透性病变、瘘管形成时，肠内容物可能进入尿道，而引起尿路感染的表现。

（王新颖）

主要参考文献

［1］Cannon M J，Schmid D S，Hyde T B. Review of cytomegalovirus seroprevalence and demographic characteristics associated with infection [J]. Rev Med Virol，2010，20（4）：202-213.

［2］Yeşil A，Senateş E，Bayoğlu I V，et al. Red cell distribution width：a novel marker of activity in inflammatory bowel disease [J]. Gut Liver，2011，5（4）：460-467.

［3］Lewis J D. The utility of biomarkers in the diagnosis and therapy of inflammatory bowel disease [J]. Gastroenterology，2011，140（6）：1816-1826.

［4］Takeuchi T，Miyasaka N，Tatsuki Y，et. al. Baseline tumour necrosis factor-alpha levels predict the necessityfor dose escalation of infliximab therapy in patients withrheumatoid arthritis [J]. Ann Rheum Dis，2011，70（7）：1208-1215.

［5］Werner L，Paclik D，Fritz C，et al. Identification of pancreatic glycoprotein 2 as an endogenous immunomodulator of innate and adaptive immune responses [J]. J Immunol，2012，189（6）：2774-2783.

［6］Iskandar H N，Ciorba M A. Biomarkers in inflammatory bowel disease：current practices and recent advances [J]. Transl Res，2012，159（4）：313-325.

［7］Mao R，Xiao Y L，Gao X，et al. Fecal calprotectin in predicting relapse of inflammatory bowel diseases：a meta-analysis of prospective studies [J]. Inflamm Bowel Dis，2012，18（10）：1894-1899.

［8］Reinisch W，Wang Y，Oddens B J，et al. C-reactive protein，an indicator for maintained response or remission to infliximab in patients with Crohn's disease：a post-hoc analysis from ACCENT I [J]. Aliment Pharmacol Ther，2012，35（5）：568-576.

［9］Kiss L S，Papp M，Lovasz B D，et al. High-sensitivity C-reactive protein for identification of disease phenotype，active disease，and clinical relapses in Crohn's disease：a marker for patient classification? [J] Inflamm Bowel Dis，2012，18（9）：1647-1654.

［10］Kuna A T. Serological markers of inflammatory bowel disease [J]. Biochem Med（Zagreb），2013，23（1）：28-42.

［11］Koido S，Ohkusa T，Takakura K，et al. Clinical significance of serum procalcitonin in patients with ulcerative colitis [J]. World J Gastroenterol，2013，19（45）：8335-8341.

［12］Ozturk Z A，Dag M S，Kuyumcu M E，et al. Could platelet indices be new biomarkers for inflammatory bowel diseases? [J] Eur Rev Med Pharmacol Sci，2013，17（3）：334-341.

［13］Soendergaard C，Kvist P H，Seidelin J B，et al. Tissue-regenerating functions of coagulation factor XIII [J]. J Thromb Haemost，2013，11（5）：806–816.

［14］Burri E，Manz M，Schroeder P，et al. Diagnostic yield of endoscopy in patients with abdominal complaints：incremental value of faecal calprotectin on guidelines of appropriateness [J]. BMC Gastroenterology，2014，14（1）：57.

［15］Truta B，Li D X，Mahadevan U，et al. Serologic markers associated with development of Crohn's disease after ileal pouch anal anastomosis for ulcerative colitis [J]. Dig Dis Sci，2014，59（1）：135–145.

［16］Ananthakrishnan A N，Cheng S C，Cai T，et al. Serum inflammatory markers and risk of colorectal cancer in patients with inflammatory bowel diseases [J]. Clin Gastroenterol Hepatol，2014，12（8）：1342–1348.

［17］Filmann N，Rey J，Schneeweiss S，et al. Prevalence of anemia in inflammatory bowel diseases in European countries：a systematic review and individual patient data meta-analysis [J]. Inflamm Bowel Dis，2014，20（5）：936–945.

［18］Yang Z，Clark N，Park K T. Effectiveness and cost-effectiveness of measuring fecal calprotectin in diagnosis of inflammatory bowel disease in adults and children [J]. Clin Gastroenterol Hepatol，2014，12（2）：253–262.

［19］Vande Casteele N，Ferrante M，Van Assche G，et al. Trough concentrations of infliximab guide dosing for patients with inflammatory bowel disease [J]. Gastroenterology，2015，148（7）：1320–1329.

［20］叶院宁，汪芳裕. 粪便生物标志物在炎症性肠病中的应用 [J]. 胃肠病学和肝病学杂志，2015，24（12）：1517–1521.

［21］Zhou G，Song Y，Yang W，et al. ASCA，ANCA，ALCA and many more：are they useful in the diagnosis of inflammatory bowel disease? [J]. Dig Dis，2016，34（1–2）：90–97.

［22］Eder P，Korybalska K，Łykowska-Szuber L，et al. An increase in serum tumour necrosis factor-α during anti-tumour necrosis factor-α therapy for Crohn's disease-a paradox or a predictive index? [J]. Dig Liver Dis，2016，48（10）：1168–1171.

［23］Fernando G，Axel D，Vito A，et al. Third European evidence-based consensus on the diagnosis and management of Crohn's disease 2016：part 1：diagnosis and medical management [J]. J Crohns Colitis，2017，11（1）：3–25.

［24］Fernando M，Paolo G，Rami E，et al. Third European evidence-based consensus on diagnosis and management of ulcerative colitis. part 1：definitions，diagnosis，extra-intestinal manifestations，pregnancy，cancer surveillance，surgery，and ileo-anal pouch disorders [J]. J Crohns Colitis，2017，11（6）：649–670.

［25］Chao K，Wang X，Cao Q，et al. Combined detection of NUDT15 variants could highly predict thiopurine-induced leukopenia in Chinese patients with inflammatory bowel disease：a multicenter analysis [J]. Inflamm Bowel Dis，2017，23（9）：1592–1599.

［26］杨红，冉志华，刘玉兰，等. 炎症性肠病合并机会性感染专家共识意见 [J]. 中国实用内科杂

志，2017，37（04）：303-316.

［27］中华医学会消化病学分会炎症性肠病学组 . 中国炎症性肠病治疗药物监测专家共识意见 [J]，
2018，2（4）：253-259.

［28］中华医学会消化病学分会炎症性肠病学组 . 炎症性肠病诊断与治疗的共识意见（2018
年·北京）[J]. 中华消化杂志，2018，38（5）：292-311.

［29］Christopher A L，Nicholas A K，Tim R，et al. British society of gastroenterology consensus
guidelines on the management of inflammatory bowel disease in adults [J]. Gut，2019，68
（Suppl 3）：1-106.

［30］Anthony B，Wing Y M，Michael J，et al. Fecal calprotectin is a very reliable tool to predict and
monitor the risk of relapse after therapeutic de-escalation in patients with inflammatory bowel disease
[J]. J Crohns Colitis，2019，13（8）：1012-1024.

第八章
临床表现

第一节 概　　述

CD 是一种原因不明的肠道慢性非特异性炎症性疾病，可累及消化道的任何部位，但以末端回肠和右半结肠最为常见。本病和 UC 统称为 IBD。病程多迁延，反复发作，目前尚无法治愈。临床上以腹痛、腹泻、腹块、瘘管形成和肠梗阻为特点，可并发全身及肠外表现。本病在欧美多见，但近年来在我国的发病率逐渐增加。

第二节　消化道表现

一、腹痛

腹痛为本病最常见症状。常位于右下腹或脐周。多为间歇性、痉挛性阵痛伴腹鸣。常有餐后加重，排便或肛门排气后可缓解。腹痛的发生可能与肠道炎症、肠内容物通过炎症和狭窄肠段引起局部肠痉挛有关，亦可由部分或完全性肠梗阻引起，此时多伴有肠梗阻症状。若出现持续性腹痛和明显压痛，提示炎症波及腹膜或腹腔内脓肿形成。突发的全腹剧痛和腹膜刺激征可能系病变肠段急性穿孔诱发腹膜炎所致。

二、腹泻

腹泻也是本病常见症状之一，主要由病变肠段炎症渗出、蠕动增加及继发性吸收不良引起。合并肠间瘘时可因消化及吸收不良加重腹泻。疾病早期腹泻通常呈间歇性，病程后期可转为持续性。粪便多为糊状，一般无肉眼脓血。病变累及远段结肠或直肠肛门者，可有黏液脓血便及里急后重，偶有便鲜血。

三、腹部包块

腹部包块见于10%~20% CD患者，常由于肠粘连、肠壁增厚、肠系膜淋巴结肿大、内瘘或局部脓肿形成所致。多位于右下腹与脐周。固定的腹部包块提示有粘连、有肠外瘘或腹腔脓肿形成。

四、瘘管形成

CD的瘘管因透壁性炎症穿透肠壁全层至肠外组织或器官而成。瘘管形成是CD的临床特征之一，往往作为与溃疡性结肠炎（UC）及其他疾病鉴别的依据。瘘管分为内瘘和外瘘。内瘘可通向其他肠段、肠系膜、膀胱、输尿管、阴道、腹膜后等处。外瘘通向腹壁或肛周皮肤（图8-1）。肠段之间内瘘形成可加重腹泻及营养不良。肠瘘通向的组织与器官因粪便污染可继发感染。外瘘及通向膀胱和阴道的内瘘均可见粪便与气体自皮肤外瘘口或尿路和阴道漏出（图8-2）。

肛瘘发生率高达43%；结肠和直肠被侵犯时，肛瘘的发生率明显增高，并通常表现为复杂性肛瘘（图8-3）。CD患者有多数肛瘘原因不明，其中低位肛瘘可视为与胰源性肛瘘类似；高位复杂性肛瘘与非CD病患者胰源性肛瘘不同，它们有复杂且相互连通的管道，部分瘘管最初表现为单纯性肛瘘。直肠阴道瘘发生率为5.2%~10.0%，以低位瘘多见，85.0%的瘘口位于肛管直肠前侧。极少部分高位直肠阴道瘘的瘘口可通过阴道子宫部，该部分患者通常伴有乙状结肠或小肠CD。

五、肛门周围病变

肛门周围病变包括肛门直肠周围脓肿、窦道、瘘管、肛裂及皮赘等病变，直肠

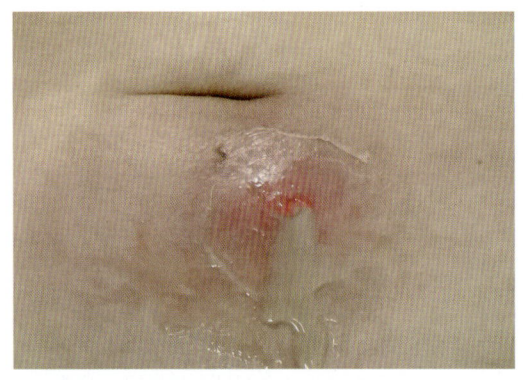

■ **图8-1 肠皮瘘**
临床诊断为克罗恩病伴脐左下肠皮瘘，有肠内容物流出

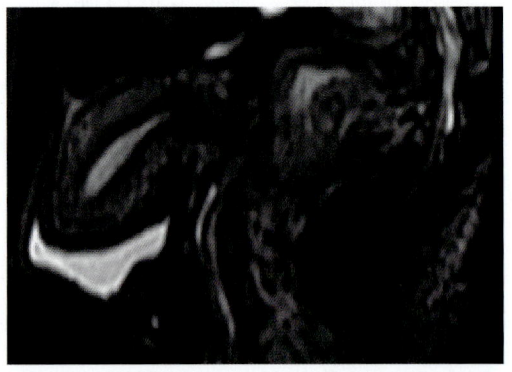

■ **图8-2 肠阴道瘘**
临床诊断为CD，患者主诉阴道排气排便，盆腔MR见直肠-阴道瘘

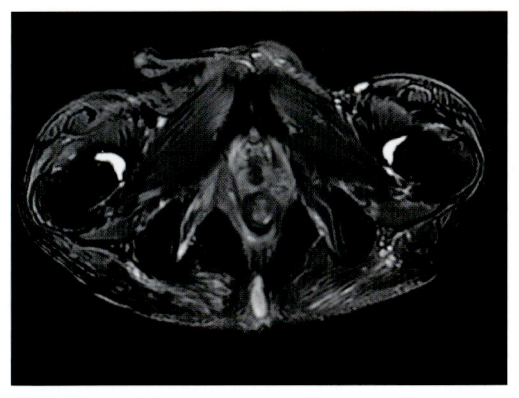

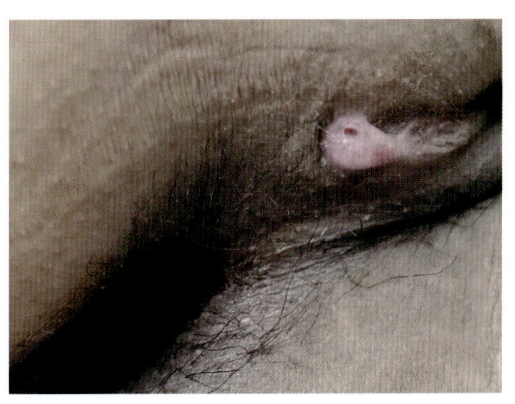

■ 图 8-3 肛瘘
临床诊断为CD，盆腔MR检查见高位复杂肛瘘

■ 图 8-4 肛周瘘管

和邻近结肠受累者多见（图 8-4）。肛门周围病变可为本病首发或主要临床表现。

CD 合并肛裂的发生率为 21%～35%。肛裂通常表现为无痛、基底较宽、边缘潜行，并可扩展到齿状线上方，最终因炎症和瘢痕导致肛管结构纤维化（图 8-5）。41% 肛裂的裂口位于后正中，侧方为 9%～20%，多发肛裂为 32%～33%。与非肠道炎性病导致的肛裂比较，CD 肛裂没有明显的肛管静息压和最大收缩压改变。如出现明显疼痛，表明存在潜在继发感染。

皮赘通常继发于局部淋巴管堵塞导致的淋巴水肿，因其表面皱褶而被称为"象耳状皮赘"（图 8-6）。典型的 CD 皮赘呈蓝紫色，有轻微的触痛，覆盖肛管上皮，常被误诊为血栓外痔。

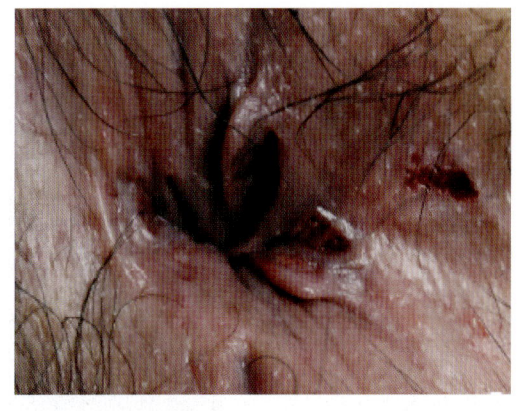

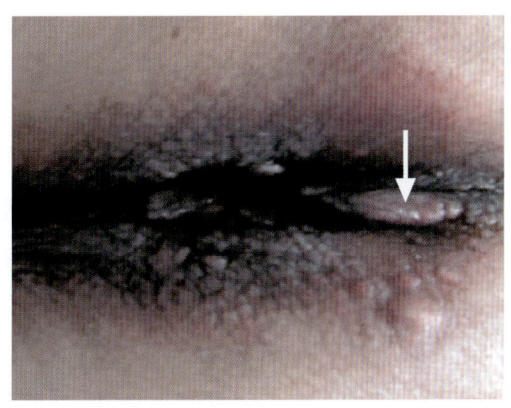

■ 图 8-5 肛裂

■ 图 8-6 象耳状皮赘

第三节　全 身 症 状

CD 的全身表现较多且较明显，其中以发热及营养不良最常见。

一、发热

发热为最常见的全身表现之一，与肠道炎症活动及继发感染有关。炎症活动所致的发热多为间歇性低热，继发感染所致的发热常为中度至高度发热。可伴有寒战，偶为弛张性高热伴毒血症。少数患者以发热为主要症状，甚至较长时间不明原因发热之后才出现消化道症状。

对于有发热的 CD 患者，首先应除外感染性疾病。激素、免疫抑制剂或生物制剂治疗后出现的发热应首先排除继发机会性感染和潜伏感染，尤其是上述药物联合治疗后，出现机会性感染的机会大增。

二、营养障碍

85% 以上的 CD 患者有不同程度的营养不良，需要外科治疗的 CD 患者几乎都存在不同程度的营养不良。营养不良的主要临床表现为消瘦、贫血、低蛋白血症、易感染和维生素缺乏等，青春期前起病的 CD 患者常有生长和发育障碍。

1. 营养不良的原因

CD 患者的营养不良常由下列原因所致。

（1）摄入不足：多种原因所致的食欲减退；进食诱发腹痛、腹泻、梗阻和出血等胃肠道症状，造成患者恐惧进食，从而导致摄入障碍。

（2）吸收减少：肠道病变导致营养吸收障碍。由于小肠吸收营养的作用大于结直肠，回肠的作用大于空肠，当病变主要累及小肠，尤其是空肠时，营养吸收障碍尤其严重。

（3）丢失过多：由于肠黏膜炎症导致丢失的营养物质增加。

（4）过度消耗：活动期或合并感染导致高分解代谢。

（5）药物影响：治疗 CD 的药物影响营养的消化、吸收和机体代谢。

2. 营养不良的后果

营养不良可产生以下严重后果。

（1）抵抗力降低。

（2）并发症和病死率增加。

（3）延长住院时间。

（4）增加治疗成本。

（5）影响儿童和青少年生长发育。

（6）降低生活质量。

第四节　肠 外 表 现

CD可有全身多个系统损害，因而伴有一系列肠外表现。约35%的CD患者伴有肠外表现。某些肠外表现与CD的活动性有关，包括非轴性关节炎、结节性红斑、口腔阿弗他溃疡、巩膜外层炎。其他一些肠外表现与活动性无关，包括葡萄膜炎、轴性关节病和PSC。

一、皮肤病变

CD肠外皮肤表现通常分为3类：① CD特异性病变，皮肤病变与潜在的胃肠病变组织病理学相同；② CD反应性病变，通常伴随潜在的消化道疾病发生，但炎性损伤与胃肠道病变组织病理学不同；③ CD相关性皮肤病变，由人类白细胞抗原或慢性炎症引起的后遗症。CD肠外皮肤病变的诊断主要基于临床特征，并应排除其他特异性皮肤疾病，不典型病变应行皮肤活检。

（一）特异性病变

除了前述的肛门周围病变外，尚包括转移性CD。转移性CD是指扩展到消化道以外的病理性炎症病变，是一种罕见的CD肠外皮肤表现。多见于女性和儿童，常同时伴有肛周病变。转移性病变发生的时间不确定，多数成年人和约1/2的儿童发生于CD初次诊断以后。转移性CD临床表现为紫红色斑块，初起以局部疼痛为主，继而出现结节性溃疡。病理学表现为上皮样肉芽肿，主要发生于四肢或破损的皮肤和生殖器。皮损临床表现容易与其他疾病混淆，活组织病理学检查可以明确诊断。外科治疗肠道病变常不能改善转移性病变，肠外的皮肤病变和肠道病变严重度有时不平行。

1. 外阴CD

外阴CD常表现为外阴和会阴部皮肤肉芽肿，临床较为罕见，多发于年轻女性患者，该表现可能早于胃肠表现数月至数年。外阴CD最初主要表现为外阴或会阴部疼痛，继而出现溃疡或窦道。该类患者结肠受累程度常超过小肠。如果没有胃肠道症状病史，皮肤活组织病理学检查发现上皮样肉芽，可提示诊断为外阴CD（图8-7）。

2. 生殖器淋巴水肿

生殖器皮肤慢性淋巴水肿也是一种罕见的转移性CD表现（图8-8）。年轻患者伴有非感染性的生殖器皮肤肉芽肿和淋巴水肿应考虑CD，可采用病理学检查与结节

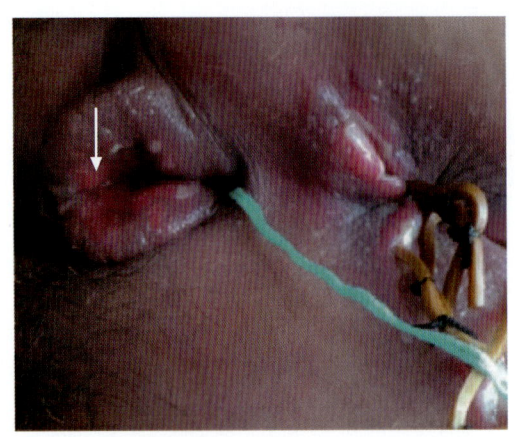

■ 图 8-7　外阴病变

28 岁，女性，大阴唇部水肿、糜烂及溃疡

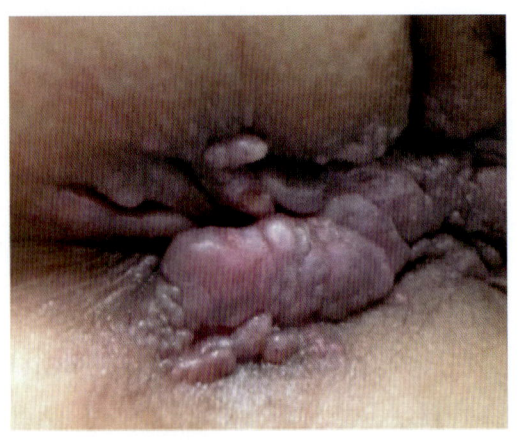

■ 图 8-8　肛周病变

42 岁，男性，反复肛瘘手术病史 20 年，确诊 CD 2 年，肛周及阴囊根部淋巴水肿

病相鉴别。该类患者病变常累及肛门，偶尔伴有口面的肉芽肿病。生殖器肉芽肿性淋巴管炎可能是 CD 的局部损害，与胃肠道症状具有强相关性。转移性 CD 发生外阴部的淋巴回流障碍，有研究者认为该临床症状有可能发展成为淋巴管瘤。

（二）反应性病变

反应性病变属于炎症性改变，通常伴随潜在的消化道疾病发生，分为以下几种。

1. 结节性红斑

结节性红斑是 IBD 患者常见的皮肤表现，症状可随肠道炎症控制后消失，在 IBD 中的发病率为 4.2% ~ 7.5%，女性 CD 患者的发生率比男性高 3 ~ 6 倍，且 CD 患者发生率高于 UC 患者。结节性红斑是对感染、药物或疾病抗原的迟发性超敏反应，涉及皮下脂肪膈膜的脂膜炎。其特征性表现为疼痛、硬化、突起性、质软、红色或紫色的皮下结节，直径 1 ~ 5 cm，通常分布在四肢伸侧表面，特别是胫前区。诱发因素与身体不适、疲劳、关节痛有关。通常在疾病的活动期出现，但与严重程度不一致（图 8-9）。结肠 CD 患者比近端肠道累及的患者更容易发生结节性红斑。

2. 坏疽性脓皮病

坏疽性脓皮病在 CD 中的发病率是 0.6% ~ 2.1%，是进行性免疫调节异常的一种反应性皮肤损害，易发生于结肠型 CD 患者，可在全身多部位发生，最常见于胫前及体表肠瘘口周围，开始表现为单个或多个红斑丘疹，边界清楚，继而皮肤化脓坏死，形成脓疱，皮损愈合通常呈筛状瘢痕（图 8-10）。可在疾病的活动期或静止期出现，组织病理学活检无特异性，但是皮肤活检有助于排除其他疾病。

3. Sweet 综合征

Sweet 综合征在最近才被认为是 IBD 的一种肠外表现，又称急性发热性白细胞

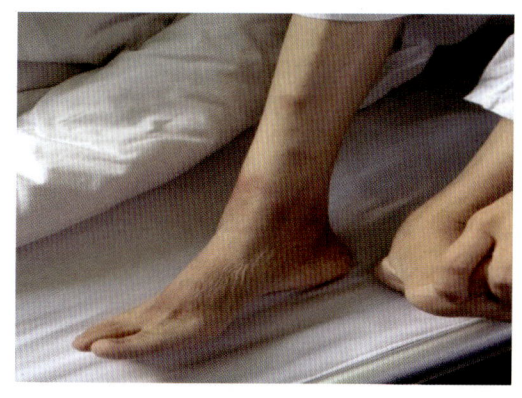
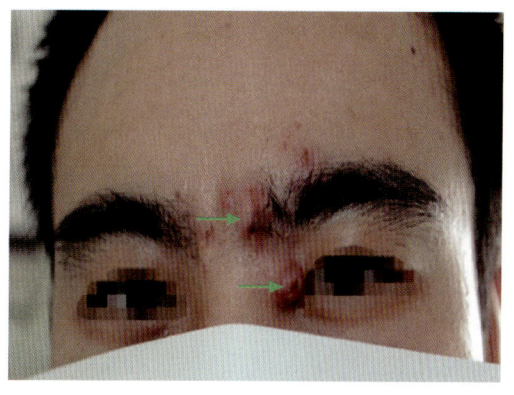

■ 图 8-9 结节性红斑　　　　■ 图 8-10 坏疽性脓皮病

增多性皮肤病，罕见于结肠受累且伴有肛周病变的 CD 患者，预示疾病活动。可能与中性粒细胞活动改变、T 细胞功能紊乱、细胞因子调节异常、过敏反应等相关。其特征性临床表现是分布于上肢、颈部、面部皮肤的炎性红斑及皮疹等，可发展到躯干和下肢，掌趾部位多样性皮损提示有严重的潜在 CD。常见于妇女、结肠受累和合并其他肠外表现的 CD 患者，常反映疾病处于活动状态。Sweet 综合征属于急性中性粒细胞增多性皮肤病，需要与坏疽性脓皮病相鉴别，鉴别要点包括临床表现、病变部位和组织病理学。

4. 抗 TNF 引起的皮肤炎症

免疫调节剂和抗 TNF 可能引起皮肤副作用，如感染、恶性肿瘤、变态反应和反常性炎症。牛皮癣样湿疹、湿疹和干燥症是最常见的皮肤病变类型。

（三）相关性皮肤病变

相关性皮肤病变主要是指 IBD 患者由于厌食、腹泻等引起营养丢失或吸收障碍而发生的皮肤表现。具体包括因维生素 B_2 缺乏导致的表皮坏死症、口腔黏膜炎、脂溢性皮炎等；维生素 B_6 缺乏引起的脂溢性皮炎、口角炎；维生素 B_{12} 缺乏导致的巨幼细胞贫血、口角炎、萎缩性舌炎等；锌缺乏引起的肠病性肢端皮炎、湿疹等。

二、关节及骨骼病变

（一）关节病变

CD 相关的关节病变分为轴性关节病变和非轴性关节病变。

1. 轴性关节病变

轴性关节病变，也称为中央型关节病变，包括骶髂关节炎和强直性脊柱炎。轴性关节病变与 CD 的活动性无关。

近半数的 CD 患者可在影像学上发现骶髂关节炎，其中仅部分患者有慢性炎症性背部疼痛症状（夜间和休息出现疼痛，活动后缓解）。

强直性脊柱炎的临床表现包括慢性炎症性背部疼痛、晨僵、脊柱弯曲受限以及后期的胸廓运动受限。X线上表现为骶髂关节炎、韧带骨刺、骨质增生，最终演变成脊柱关节强直（竹节样脊柱）。CT显示结构异常的敏感性优于普通X线。MRI可于关节破坏之前显示关节炎症，是诊断的金标准。

CD患者中强直性脊柱炎的发生率是4%～10%，其中25%～75%的患者HLA-B27呈阳性。CD合并骶髂关节炎者，仅6%～15%的患者HLA-B27呈阳性。HLA-B27阳性的IBD患者，更容易发生强直性脊柱炎。轴性关节病变与 *CARD15* 基因突变无关。

2. 非轴性关节病变

非轴性关节病变，也称为外周型关节病变，分为Ⅰ型和Ⅱ型。

Ⅰ型是少关节型，累及关节数目小于5个，主要累及较大关节（负重关节，如髋、踝、膝、肘、腕和肩关节）。Ⅰ型关节病变为急性自限性（持续数周）非对称性关节炎（图8-11），见于4%～17%的CD患者。Ⅰ型与疾病活动性相关。

Ⅱ型是多关节型，主要累及手部小关节，累及的关节数目在5个以上，与疾病活动性无关。

非轴性关节病变的临床诊断主要根据关节肿胀和疼痛（滑膜炎）。

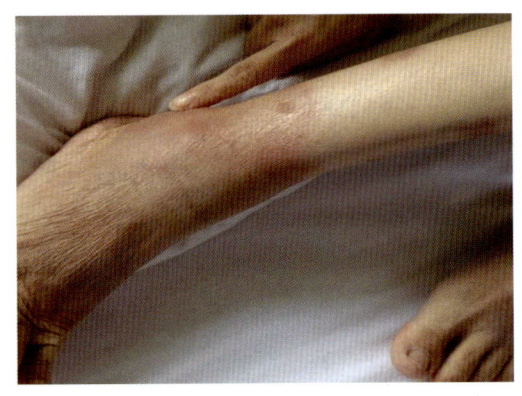

■ **图8-11** 关节炎

临床确诊为CD（复发型，回结肠型，活动期，重度），合并踝关节炎

鉴别诊断包括骨关节炎、类风湿关节炎、关节相关的结缔组织疾病如系统性红斑狼疮等。此外，还需与关节痛、激素相关的骨坏死、IFX相关狼疮样综合征相鉴别。

（二）代谢性骨病

由于CD常有不同程度的营养不良，包括钙和VD摄入不足。同时，部分CD患者长期应用激素治疗，可进一步诱发或加重骨骼损伤。此外，CD患者常有运动和光照不足，影响骨骼代谢。因此，CD患者常有代谢性骨病，表现为骨密度降低和骨质疏松。

三、眼部病变

单纯性表层巩膜炎和前葡萄膜炎是IBD最常见的眼部表现，同时眼干燥症、睑缘炎亦可出现；巩膜炎和中间或后葡萄膜炎（可能威胁视力）的情况非常少见，发生率不到1%；眼部受累的其他罕见原因包括可能继发于血管炎的血管阻塞、前缺血性视神经病变和眼眶炎症。症状一般没有中度或重度的眼痛，可能有畏光、瘙痒、眼部烧灼感、视物模糊和减弱或头痛；但如不加以治疗，也可能发展为永久性视力障碍。

四、口腔、耳和鼻病变

口腔 CD 包括深层溃疡、假性息肉和唇部或颊部肿胀。它通常与会阴疾病有关，并且病程较长。已经有报道描述与 IBD 相关的感觉神经性耳聋，可能与内耳闭塞有关。与 IBD 相关的鼻黏膜病变亦已有报道。Cogan's 综合征是一种罕见的自身免疫病，会导致非梅毒性角膜炎和前庭听觉症状，通常导致耳聋，它与 IBD 相关。

五、肝胆胰病变

CD 最常见的肝脏病是原发性硬化性胆管炎（PSC）。虽然 PSC 更常见于 UC，但也可见于 CD。大部分 PSC 是通过肝功能检查而被发现的。如果血清学检查发现梗阻性黄疸，需要进一步完善 MRI、超声等各种影像学检查，常常可以同时发现胆石症、脂肪肝、胆管周围炎、肝硬化等疾病。如果超声检查未见异常、药物性肝损害基本排除，且反映其他原发性肝病的血清学检查阴性，提示 PSC 的可能性较大。比较常用的检查是 MRCP，可以显示不规则的胆管扩张和狭窄。若 MRCP 正常，可考虑肝活检或诊断性 ERCP。其他可能的肝脏病变包括非酒精性脂肪肝、药物性肝损伤、门静脉血栓、肝淀粉样变性、肉芽肿性肝炎和肝脓肿。

胰腺病变包括急性胰腺炎和慢性胰腺炎。急性胰腺炎通常与胆结石疾病、酒精摄入、自身免疫、药物副作用（尤其是硫唑嘌呤和 6- 巯基嘌呤）和十二指肠 CD 相关。但其腹痛很难与活动性 IBD 引起的腹痛区分开，且在 7% 的 IBD 患者中发现无症状的脂肪酶升高。IBD 中的慢性胰腺炎的特征是存在胰管异常，如主胰管阻塞、严重胰管不规则或扩张或胰管充盈缺损等。约 1/3 的 CD 患者发现了针对胰腺外分泌功能的胰腺自身抗体，这些自身抗体与胰腺外分泌功能不全有关。

六、血液系统表现

血液系统表现包括贫血、血小板减少性紫癜、白细胞增多、血小板增多症等。贫血以缺铁性贫血最常见，还包括巨幼细胞贫血、自身免疫溶血性贫血等。

七、血管性病变

所有 IBD 患者均存在静脉血栓形成（VTE）的风险。部分 IBD 患者死于 VTE。IBD 患者 VTE 的发病率为 1.2% ~ 6.7%，是正常人的 3.5 倍。最常见的是下肢深静脉血栓（DVT）和肺栓塞（PE），其他部位（如脑血管、肝静脉、肠系膜静脉和肾静脉）也可以发生栓塞。VTE 风险与 IBD 活动期的凝血功能改变有关。因此，绝大多数 VTE 发生在 IBD 活动期。口服避孕药和长途旅行均可以增加 VTE 风险。

VTE 最常用的诊断方法是血管多普勒超声和静脉造影。肺通气 – 血流灌注成像和多层螺旋 CT 用于诊断 PE。

八、心肺疾病

50% 以上的 IBD 患者可有呼吸道症状，多为轻中度。部分 CD 患者表现为非感染性的间质性肺炎，常与 CD 的活动性相关，多随 CD 的缓解而缓解或者自行消失，抗感染治疗通常无效。

治疗 CD 的药物，如 SASP、5–ASA 及 MTX，也可以导致药物性肺炎。若患者在使用免疫抑制剂或生物制剂期间或之后出现呼吸道症状，应予高度重视，因为患者可能继发了严重的机会性感染，如真菌、结核或病毒感染。结肠手术也可以加重肺部疾病。

CD 相关的心血管疾病，包括心肌炎、心包炎、血管栓塞性病变、心律失常。房室传导阻滞、心脏衰竭、心内膜炎及大动脉炎等，虽然较少见，但是危害性较大，值得高度警惕。CD 相关的心血管疾病可能与免疫损伤相关，某些治疗 CD 的药物也可能加重 CD 相关的心血疾病。IBD 相关的心血管疾病应在心血管专家的指导下进行诊断和治疗。

九、肾脏病变

由于 CD 本身是机体免疫系统产生过激的免疫应答所致的炎症性损伤，这种过激的免疫应答及其产生的免疫复合物沉积于肾脏，从而损伤肾脏。同时，CD 可合并淀粉样变性，大量淀粉样物质沉积并损伤肾脏，导致急性和慢性肾病的发生。此外，CD 继发的机会性感染也可诱发或加重肾脏病变。CD 相关性肾病的主要临床表现为蛋白尿，可有肾病综合征，其治疗方式以治疗 CD 为主，病情通常随 CD 的缓解而缓解。

十、神经系统病变

周围神经病变很少与 IBD 相关，而中枢神经系统表现却比普通人群更普遍，其原因可能包括静脉窦血栓形成、卒中和中央脱髓鞘。症状可以表现为视力或听力障碍或丧失、眼肌麻痹、头痛、癫痫发作、精神状态改变、血管生成性水肿。

十一、精神心理异常

20% 左右的 IBD 患者有不同程度的精神心理异常，主要表现为焦虑、抑郁，同时也可出现敌对情绪、疑病症状、个性敏感、孤独、生活负性应激事件发生频率高、社会支持度低、心理压力大等。目前，尚不能确定精神心理异常是 IBD 的病因还是结果。多数学者认为，部分患者的精神心理异常可能作为病因参与了 IBD 的发生和发展，另外一部分 IBD 患者的精神心理异常可能是 IBD 的结果。精神心理异常可能通过下丘脑 – 垂体 – 肾上腺轴、下丘脑 – 自主神经系统轴和肠道神经系统并释放炎性细胞因子，从而启动和（或）加重肠道炎症反应，导致肠道黏膜受损以及肠道运动和感觉功能障碍。

<h2 style="text-align:center">第五节　并　发　症</h2>

CD 的并发症发生率较高，多与疾病活动性相关，并与病变部位、临床类型等有关。常见的并发症包括肠梗阻、肠穿孔、消化道大出血。CD 并发症的出现常提示病情严重，预后差。

一、肠梗阻

肠梗阻可由活动性炎症，或由纤维增生及肠粘连所致的肠腔狭窄引起。前者可随炎症消退而缓解，后者通常需要内镜下治疗或外科治疗（图 8-12）。病程较长的

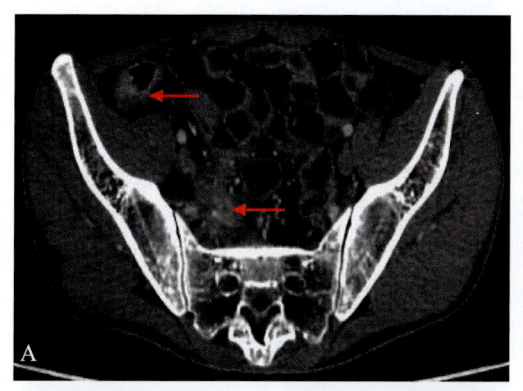
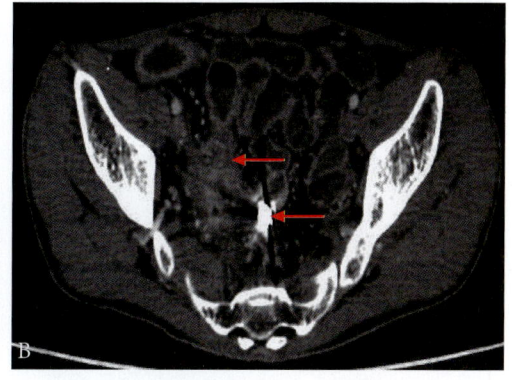
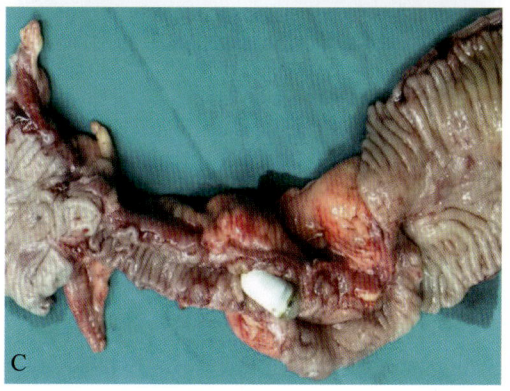

■ 图 8-12　CD 合并肠梗阻
临床诊断为 CD，腹部 CT 检查见肠腔狭窄（A），胶囊内镜检查出现胶囊嵌顿（B），手术切除标本见胶囊嵌顿于肠腔狭窄处

CD 患者可因继发肠道癌变而出现肠腔狭窄，进一步发展至肠梗阻。外科术后的 CD 患者可因术后肠粘连而继发肠梗阻。肠梗阻也可因腹腔感染继发的肠粘连所致。

二、肠穿孔

由于 CD 的病变波及肠道管壁全层，当炎症严重时，可自发肠穿孔，也可由肠道清洁或肠镜检查所致。肠穿孔多为慢性，常伴随腹腔脓肿和炎性包块（图 8-13）。若发生急性穿孔，常导致急性腹膜炎。肠穿孔的出现常提示病情严重，预后不良。

三、消化道大出血

当炎症损伤较大的血管时，可引起消化道大出血。消化道大出血可发生于全消

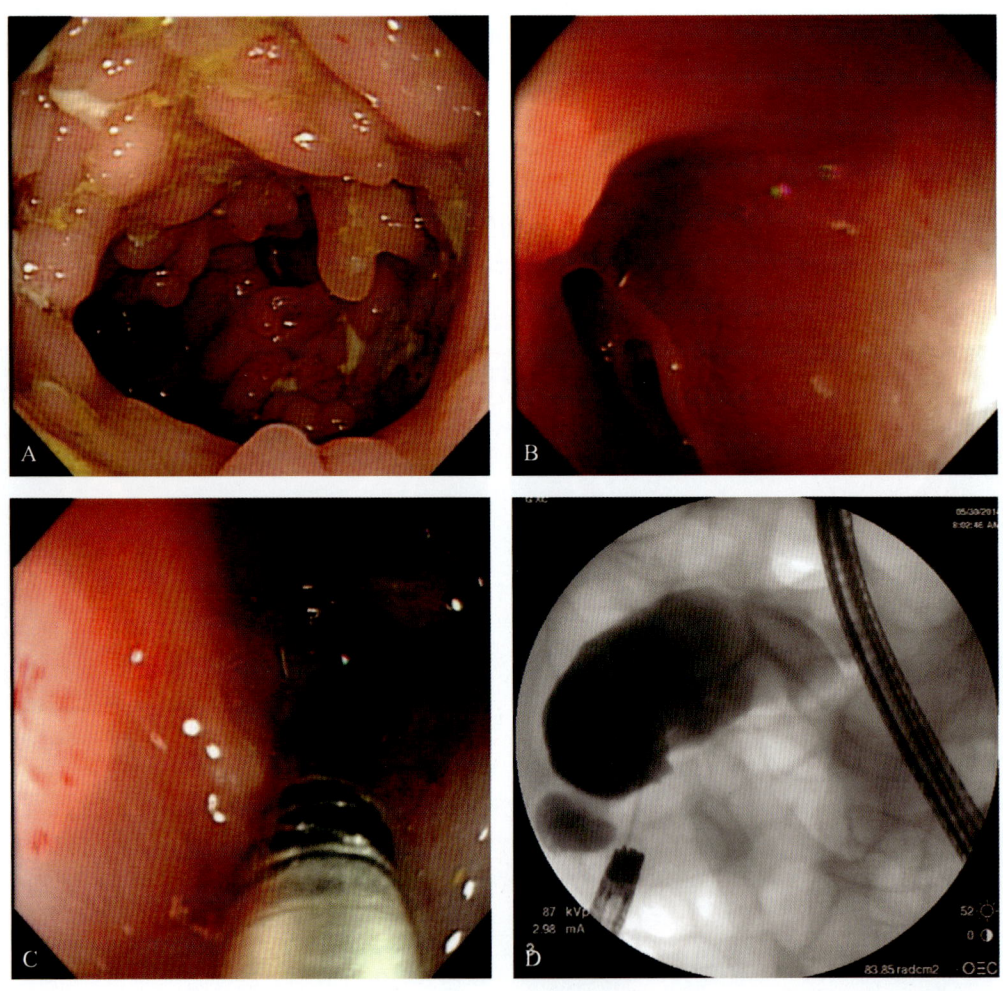

■ 图 8-13　CD 合并肠穿孔
临床诊断为 CD。结肠镜检查见盲肠溃疡及穿孔（A、B），结肠镜下造影见盲肠穿孔并与腹腔脓肿贯通（C、D）

化道的任何部位，严重时可有生命危险。确诊消化道出血首选内镜检查，DSA 也有良好的诊断价值。

四、其他

脂肪肝也较常见，可能与营养不良及毒素作用相关。

由于胆盐的吸收障碍，肠内草酸盐吸收过多，胆结石和泌尿系结石也不少见。

当 CD 病程较长时（通常 8~10 年），由于肠道黏膜慢性炎症的持续刺激，可诱发肠黏膜癌变。CD 合并的肠外癌变也不少见。

第六节　辅 助 检 查

一、实验室检查

虽然 CD 的实验室检查手段较以往明显增多，但是尚未找到一个同时拥有高敏感性及特异性的实验室诊断方法。

（一）血常规

该检查中大部分患者有不同程度的贫血、血小板升高和血象异常。贫血与营养不良、失血、骨髓抑制以及铁、叶酸和维生素 B_{12} 等吸收减少有关。血象异常多与病变活动性、药物治疗及继发感染相关。血小板升高则原因不明，严重时可导致血管栓塞性疾病。

（二）粪便常规

该检查中可见红、白细胞，隐血试验常阳性。大便菌群分析常见菌群失调。

部分患者大便培养可见艰难梭菌生长，但不一定是致病菌，是否合并或继发伪膜性肠炎应结合临床表现和肠镜所见综合考虑。

肠道 CMV 感染也常见，内镜下黏膜活检可有特异性的深大溃疡。

研究证实粪钙卫蛋白和乳铁蛋白可用于诊断急性炎症，近期一项荟萃分析发现 CRP 和（或）钙卫蛋白的轻度升高对于鉴别 IBS 和 IBD 有高达 99% 的阴性预测值。粪钙卫蛋白还有助于判断患者是否需要进行内镜随访，尤其是对儿童患者。但没有任何一项炎性指标在鉴别 UC 及感染性肠病方面有较高的特异性，疑诊为 CD 以及患者病情加重时需行粪便检查以排除其他诊断的可能性或肠道重叠感染艰难梭菌。

新的生物学标记，如粪挥发性有机代谢物可能会在将来用于临床。

（三）血生化

该检查中患者常有不同程度的球蛋白增加和白蛋白降低，血清钾、钠、钙、镁等可不同程度下降。

（四）炎症指标

该检查中，可见患者降钙素原、CRP 及 ESR 等炎症活动性指标有不同程度的升高，并与炎症活动性呈正相关，病情缓解时常有明显下降。其中，降钙素原和 CRP 的敏感性和特异性均较好。CRP 半衰期只有 19 h，其标准化检测水平与 CD 疾病活动度和其他炎症活动度密切相关。

（五）血清学抗体

目前应用的血清学检查可以作为辅助诊断，但即便是准确性最好的检查（如 ASCA 或 ANCA）也不能作为 CD 的常规检查，对 CD 和 UC 的鉴别也没有临床意义，同样的情况也见于抗微生物抗体（如抗 OmpC 和 CBir1）。尽管近期关于 CD 的遗传学研究有很大进展，但目前仍无遗传学检测项目可推荐用于临床。

（1）ANCA：CD 患者可出现一种斑点状的 ANCA（sANCA），UC 患者的 ANCA 则表现为核周的染色（pANCA）。

（2）PAB：20 世纪 60 年代，人们发现 CD 和急性胰腺炎之间可能存在相关性。有资料表明，有 27%～39% 的 CD 患者血清中存在 PAB，而只有 5% 的 UC 患者血清中存在 PAB。虽然 PAB 对 CD 的特异性可能较高，但因为其敏感性太低，临床上单独应用价值有限。

（3）ASCA：是一种针对真菌菌属的抗体。ASCA 被认为是 CD 理想的血清标志物之一，具有较高的特异性，联用 ASCA 和 pANCA 在 CD 和 UC 的鉴别诊断中具有较高的准确性。

（4）粪便中中性粒细胞衍生蛋白：包括 FLF、CaP 和 PMN-e 等实验室指标，可用于 CD 的诊断及病情评估，对判断预后具有很大的潜在价值，但目前尚未应用于临床。

二、影像学检查

消化道造影是诊断本病的重要手段。气钡双重对比造影有助于发现早期病变。小肠病变宜行胃肠钡剂造影，结肠病变可行钡剂灌肠检查。当临床出现肠梗阻时，宜用碘水代替钡剂行造影，以免钡剂在消化道无法排出。

X 线表现上，可见黏膜皱襞粗乱、纵行性溃疡或裂沟、鹅卵石征、炎性息肉、多发性狭窄或肠壁僵硬、瘘管形成等 X 线征象，病变呈节段性分布。由于肠壁增厚，可见填充钡剂的肠袢分离。

腹部超声、CT 和 CTE、MRI 和 MRIE 可显示肠壁增厚、肠腔狭窄、窦道、瘘管及腹腔或盆腔脓肿、包块等（图 8-14～图 8-16）。

同位素炎症定位显像有助于早期诊断 UC 与 CD，特别是能够判断疾病的活动度，评价其对治疗的反应。

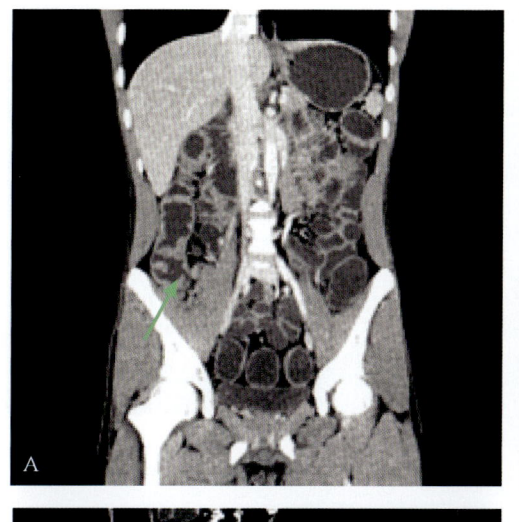
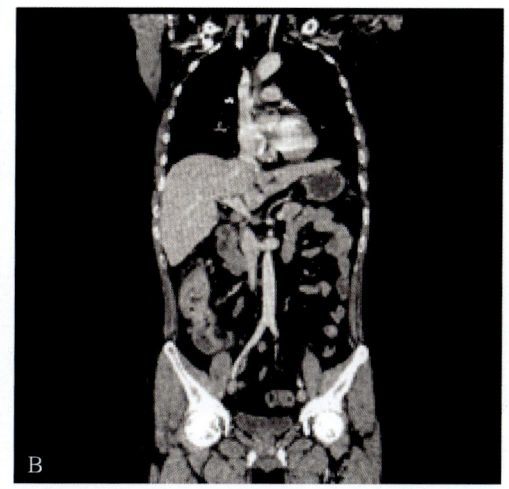
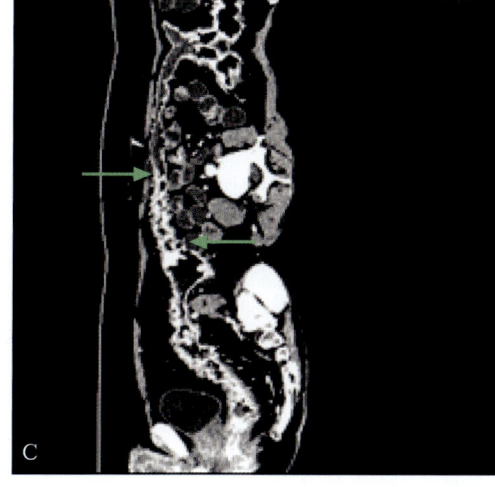

■ 图 8-14　结肠狭窄（一）

临床均诊断为CD，MRI分别见盲肠肠腔狭窄（A）、盲肠及升结肠肠壁增厚和肠腔狭窄（B）及左半结肠和直肠肠壁增厚和肠腔狭窄（C）

　　影像学不仅能够对CD进行诊断和鉴别诊断，而且能够明确病变的范围和严重程度，从而为制订兼具规范化和个性化的治疗方案提供可靠的证据。

三、内镜检查

　　任何疑诊CD的患者，都必须在全消化道内镜检查的基础上完成诊断和鉴别诊断。详细的相关内容及典型消化内镜图片见消化内镜检查章节。

（一）结肠镜检查

　　结肠镜检查（包括染色、放大及超声技术）是CD最常用和最敏感的检查方法，不但可以直接观察肠道病变，而且可以进行黏膜活检。目前国内外指南均建议结肠镜检查不仅应到达末段回肠，而且应行多段多点活检，包括病变部位和非病变部位。

　　活动期CD内镜下最具特征的表现包括黏膜充血、水肿、糜烂、沟槽样纵行溃疡、鹅卵石样改变、炎性息肉及肠腔狭窄、回肠末端受侵等，病变多呈节段性、非

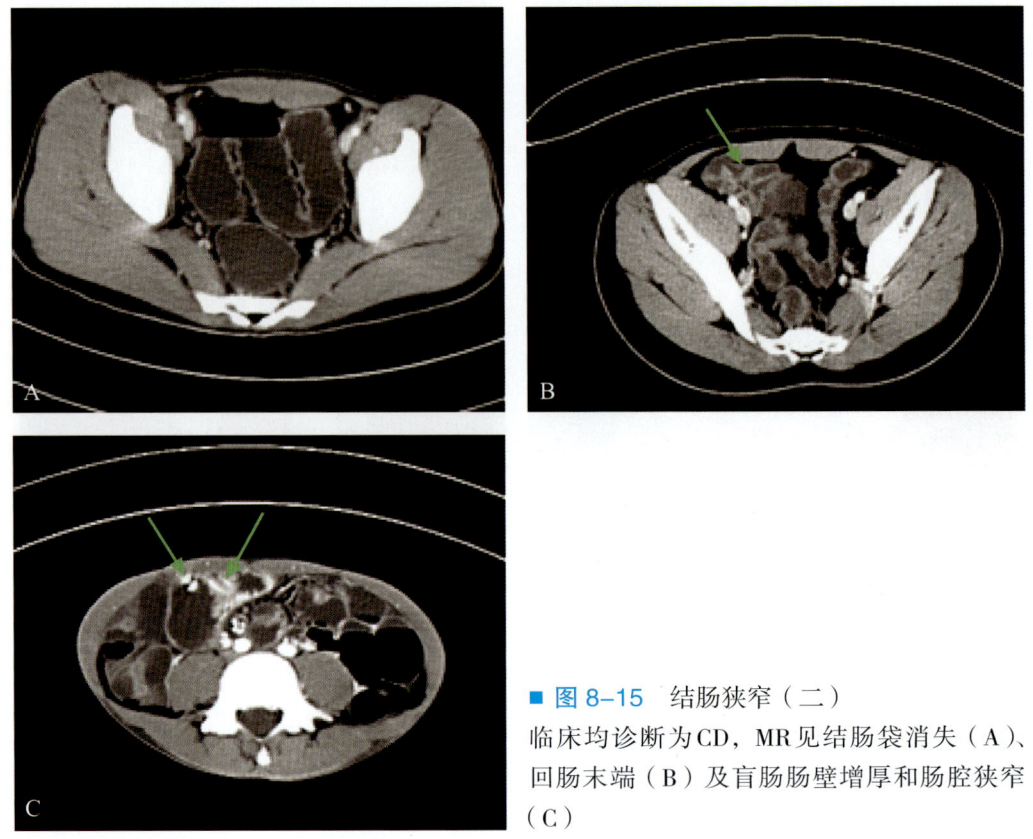

■ 图 8-15　结肠狭窄（二）
临床均诊断为 CD，MR 见结肠袋消失（A）、
回肠末端（B）及盲肠肠壁增厚和肠腔狭窄
（C）

对称性分布，肠道狭窄也是常见的内镜表现。

缓解期 CD 结肠镜下可见肠道黏膜完全正常、炎性息肉或瘢痕形成。

由于 CD 病变累及范围广、为肠壁全层性炎症，CD 的诊断往往需要 X 线与结肠镜检查相互配合。在结肠镜检查直视下观察病变，对该病的早期识别、病变特征的判断、病变范围及严重程度的估计较为准确，且可取活检，但只能观察至回肠末段，遇肠腔狭窄或肠粘连时观察范围会进一步受限。X 线检查可观察全消化道，显示肠壁及肠壁外病变，故可与结肠镜互补，特别适用于确定小肠病变的性质、部位和范围，仍然是目前的常用方法。

（二）小肠胶囊内镜检查

小肠胶囊内镜（small bowel capsule endoscopy，SBCE）检查是通过具有摄影及无线传输功能的胶囊观察传统胃肠镜检查无法企及，以及放射学检查可能遗漏的小肠病变的新技术。SBCE 检查操作方便，痛苦少，对发现小肠黏膜病变敏感性较好，但对一些轻微病变的诊断缺乏特异性，且有发生滞留的危险。

SBCE 检查主要适用于疑诊 CD、结肠镜和小肠放射影像学检查阴性，而且不耐受或不愿行小肠镜检查时。SBCE 检查阴性，倾向于排除 CD；阳性结果则需综合分析。

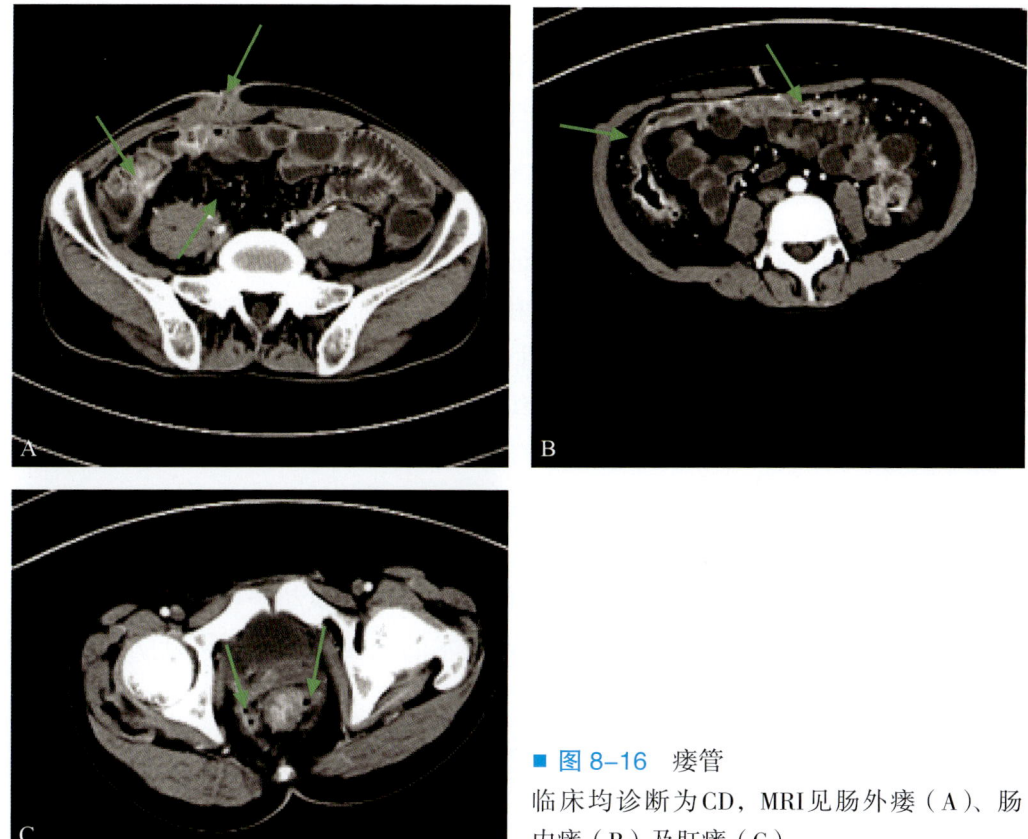

■ 图 8-16　瘘管
临床均诊断为CD，MRI见肠外瘘（A）、肠内瘘（B）及肛瘘（C）

SBCE 检查的禁忌证包括消化道梗阻、狭窄或瘘管、装有起搏器或其他电子医疗器械及吞咽功能异常患者。

（三）小肠镜检查

目前我国常用的小肠镜检查是气囊辅助小肠镜（BAE），如双气囊电子小肠镜（DBE）。该检查可直视观察病变、取活检和进行内镜下治疗。DBE 检查为侵入性检查，有一定并发症的风险。

BAE 检查主要适用于其他检查（如 SBCE 或放射影像学）发现小肠病变或尽管上述检查阴性而临床高度怀疑小肠病变需进行确认和鉴别者，或已确诊的 CD 需 BAE 检查以指导或进行治疗者。

小肠镜下 CD 病变特征与结肠镜所见基本相同。

DBE 检查与 SBCE 检查相比最主要的优势是可以取活检和在检查过程中可以进行一些治疗。DBE 检查比放射学检查在发现小肠病变方面具有更高的敏感性。然而，完整的小肠评估在病变严重时受限，风险比 SBCE 检查要高。但是，DBE 检查在须取组织做病理学检查以及需要进行治疗时是必需的。

（四）胃镜检查

部分 CD 病变可累及食管、胃和十二指肠，但一般很少单独累及。原则上胃镜检查应列为 CD 的常规检查，尤其是有上消化道症状者。

四、病理学检查

临床上无论 CD 内镜表现是否具有特征性，均应行黏膜活检及组织病理学检查，必要时行免疫组织化学检查。活检对诊断和鉴别诊断有重要价值。

CD 典型组织病理学改变是肠壁透壁性炎症及肉芽肿，还可见裂隙状溃疡、局灶性隐窝不规则、黏膜下层及浆膜层纤维组织增生、淋巴管扩张及神经组织增生等。

虽然目前国内外的指南均主张为明确诊断和鉴别诊断，结肠镜检查时应行多段多点活检，包括病变部位和非病变部位，但这种活检具有盲目性，损伤大，易漏诊和误诊。

随着内镜下染色（包括化学染色和电子染色）、放大及超声技术的逐渐普及，越来越多的学者主张在内镜染色、放大及超声技术的全程指导下在可疑病变部位行定点活检。定点活检能够确保活检阳性率高，诊断准确，损伤小。

由于取材的局限性，CD 活检标本的病理学检查常不能反映肠道病变的全貌，因而诊断价值明显低于手术切除标本病理学检查。

详细的相关内容及典型病理学图片见病理学章节。

五、其他检查

CD 常累及小肠，因而常伴有消化吸收不良。同时，部分患者可因小肠病变而作广泛肠切除，可进一步加重小肠消化吸收不良。对于有消化吸收不良的 CD 患者，可行肠吸收功能试验检查，详细评估小肠消化吸收功能。

（王芬　朱薇　张燕　陈雄）

主要参考文献

［1］ Panes J，Bouhnik Y，Reinisch W，et al. Imaging techniques for assessment of inflammatory bowel disease：joint ECCO and ESGAR evidence-based consensus guidelines [J]. J Crohns Colitis，2013，7（7）：556-585.

［2］ Magro F，Langner C，Driessen A，et al. European consensus on the histopathology of inflammatory bowel disease [J]. J Crohns Colitis，2013，7（10）：827-851.

［3］ Annese V，Daperno M，Rutter M D，et al. European evidence based consensus for endoscopy in inflammatory bowel disease [J]. J Crohns Colitis，2013，7（12）：982-1018.

［4］Rahier J F，Magro F，Abreu C，et al. Second European evidence-based consensus on the prevention，diagnosis and management of opportunistic infections in inflammatory bowel disease [J]. J Crohns Colitis，2014，8（6）：443-468.

［5］Nunez E C，Penaranda J M，Alonso M S，et al. Acquired vulvar lymphangioma：a case series with emphasis on expanding clinical contexts [J]. Int J Gynecol Pathol，2014，33（3）：235-240.

［6］Bunker C B，Shim T N. Male genital edema in Crohn's disease [J]. J Am Acad Dermatol，2014，70（2）：385.

［7］Dignass A U，Gasche C，Bettenworth D，et al. European consensus on the diagnosis and management of iron deficiency and anaemia in inflammatory bowel diseases [J]. J Crohns Colitis，2015，9（3）：211-222.

［8］Harbord M，Annese V，Vavricka S R，et al. The first European evidence-based consensus on extra-intestinal manifestations in inflammatory bowel disease [J]. J Crohns Colitis，2016，10（3）：239-254.

［9］Gomollon F，Dignass A，Annese V，et al. 3rd European evidence-based consensus on the diagnosis and management of Crohn's disease 2016：part 1：diagnosis and medical management [J]. J Crohns Colitis，2017，11（1）：3-25.

［10］Gionchetti P，Dignass A，Danese S，et al. 3rd European evidence-based consensus on the diagnosis and management of Crohn's disease 2016：part 2：surgical management and special situations [J]. J Crohns Colitis，2017，11（2）：135-149.

［11］Lichtenstein G R，Loftus E V，Isaacs K L，et al. ACG clinical guideline：management of Crohn's disease in adults [J]. Am J Gastroenterol，2018，113（4）：481-517.

［12］Sturm A，Maaser C，Calabrese E，et al. ECCO-ESGAR guideline for diagnostic assessment in IBD part 2：IBD scores and general principles and technical aspects [J]. J Crohns Colitis，2019，13（3）：273-284.

［13］Maaser C，Sturm A，Vavricka S R，et al. ECCO-ESGAR guideline for diagnostic assessment in IBD part 1：initial diagnosis，monitoring of known IBD，detection of complications [J]. J Crohns Colitis，2019，13（2）：144-164.

［14］Moulton C D，Norton C，Powell N，et al. Depression in inflammatory bowel disease：risk factor，prodrome or extraintestinal manifestation? [J]. Gut，2020，69（3）：609-610.

第三部分

克罗恩病的诊断与鉴别诊断

第九章

诊　断

CD 诊断无金标准，需要结合病史、临床表现、内镜、组织病理学、影像学和实验室检查综合分析。其中，最重要的是排除临床和内镜表现类似的其他肠道溃疡性疾病，包括肠结核和肠道淋巴瘤。

第一节　临床资料

一、病史

详细的病史对 CD 的诊断和鉴别诊断有重要的参考价值。

详细的病史应该高度关注症状初发时各项细节问题，包括起病时的症状、近期的旅行史、食物不耐受、用药史（包括抗生素和 NSAID）。同时，还应详细了解吸烟史、CD 家族史、阑尾手术史及近期胃肠炎感染史等 CD 的高危因素。还应特别问清楚患者患病以来的就诊经历、初期检查结果、治疗方案和对治疗的应答。这些信息对接诊患者后作出正确的处理方案极其重要。

此外，详细的病史还应包括夜间症状及肠外表现（包括口、皮肤、眼睛、关节、肛周病变等）。

二、临床表现

CD 患者以消化道症状为主要表现，包括腹痛、腹泻及肠梗阻，可有腹部包块及瘘管。部分 CD 患者以肛周病变为首发和主要临床表现。部分儿童 CD 患者以生长发育障碍为主要表现。常有肠外病变及全身表现。部分 CD 患者早期无明显或特异的临床表现。当有典型且明显的临床表现时，提示病变可能已导致消化道结构和功能障碍。

（一）肠道表现

1. 腹痛

腹痛是最常见的症状之一，部位以右下腹及脐周多见，也可出现全腹部疼痛。性质多为隐痛、间歇性发作，常表现为痉挛性阵痛伴腹鸣。可于进食后加重，排便或排气后好转。腹痛可能与食物通过病变部位肠道而引起肠道局部痉挛相关。腹痛也可因局部肠道肿块所致不完全性肠梗阻或完全性肠梗阻，此时可出现肠梗阻相关症状。部分患者可以急腹症为首发症状，出现持续性剧烈腹痛，压痛、反跳痛伴腹肌紧张，可能是病变肠段急性穿孔所致。

2. 腹泻

腹泻是 CD 最常见的症状，多数为 2~6 次/日，糊状或水样，一般无肉眼脓血和黏液。但若病变累及远端结肠、肛门直肠，则可出现黏液脓血便并伴有里急后重。40%~50% CD 患者可出现便中带血和（或）黏液，但较 UC 少见。初始多为间歇性发作，病程后期可出现持续性腹泻。主要由病变肠段的炎性渗出、痉挛性蠕动及继发性吸收不良所致。大便不成形超过 6 周有助于鉴别 CD 和感染性腹泻。

3. 腹部包块

10%~20% 的 CD 患者可出现腹部包块，以右下腹和脐周多见，由于肠粘连、肠壁和肠系膜增厚、肠系膜淋巴结肿大、内瘘和腹腔内局部脓肿形成所致。

4. 瘘管

瘘管是 CD 的临床特征之一，多因透壁性炎性病变穿透肠壁全程至肠外组织或器官而成。瘘管可分为内瘘及外瘘，前者可通向其他肠段、肠系膜、膀胱、阴道、输尿管、腹膜后等处，后者通向腹壁和肛周皮肤。肠-肠瘘在 CD 中很常见，最常见的是回肠-回肠瘘和回肠-盲肠瘘。这类瘘管一般不造成跨长段肠道的短路，通常无症状，一般也不需要处理。如果并发脓肿，该类瘘管就会有明显的症状和体征。有症状的肠-肠瘘、肠-膀胱瘘及直肠-阴道瘘大部分通过内科治疗可缓解，部分可能需要手术干预。

5. 肛周病变

肛门直肠周围窦道、瘘管、脓肿、肛裂等也不少见，4%~10% 的患者在确诊 CD 时有肛周瘘管，部分患者甚至以肛周病变为主要或首发表现。肛周病变可引起剧烈的疼痛，通常需要穿刺引流甚至外科切开引流。

（二）全身表现

CD 的全身表现较多，主要包括发热、贫血、乏力、食欲缺乏、营养障碍等，在儿童可表现为生长发育迟缓。

1. 发热

发热多为低热，与肠道炎症活动、组织破坏后毒素吸收有关。继发感染或因瘘致腹腔脓肿或肛周脓肿时，可表现为高热。

2. 贫血

常为轻度至中度贫血，多因继发性肠吸收不良所致，也可与疾病暴发时大量出血相关。

3. 营养障碍

营养障碍为摄入不足、消化吸收障碍、消耗过多、慢性腹泻、炎症及药物所致的纳差等因素所致。常引起消瘦、贫血、低蛋白血症等。儿童可出现生长发育迟缓。

（三）肠外表现

肠外表现常见，高达 35% 的 CD 患者可有肠外受累，部分患者可在消化道症状出现之前就已经有肠外表现。有些肠外表现与 CD 的活动有关，另一些则无关。外周关节炎、结节性红斑、口腔阿弗他溃疡和巩膜外层炎属于前者，而坏疽性脓皮病、葡萄膜炎、中轴关节病和 PSC 则属于后者。骨骼肌肉系统异常是 IBD 常见的肠外表现，当 CD 累及结肠时肠外表现则更加高发，通常一种肠外表现的出现预示其他的肠外表现可能接踵而来。

1. 关节病

患者的主要表现为关节疼痛及肿胀。关节病可分为外周关节病和中轴关节病。

外周关节病又分为 Ⅰ 型和 Ⅱ 型。Ⅰ 型关节病与肠道疾病的活动有关，是少关节型病变，主要影响大关节（主要是负重关节），包括踝、膝、髋、腕，有时也会累及肘、肩关节，通常情况下关节受累数少于 5 个，临床表现为急性、自限性（一般持续数周，持续数月者少见）、非对称性关节疼痛。Ⅱ 型是多关节病变，与 IBD 活动无关，多累及外周小关节。

中轴关节病包括骶髂关节炎和强直性脊柱炎，可出现背痛（夜间痛、休息痛，活动后减轻）、晨僵、脊椎弯曲受限等症状，25% ~ 50% 的 CD 患者会出现孤立的放射性骶髂关节炎。

2. 代谢性骨病

无论男性还是女性 CD 患者，合并骨质疏松非常常见（20% ~ 50%）。CD 患者出现骨质疏松的危险因素主要包括慢性炎症、激素使用、广泛小肠病变或小肠切除、年龄、吸烟、运动减少以及营养不良。

3. 皮肤表现

最常见的皮肤病变为结节性红斑，为隆起的、触痛的、红色或者紫色的，直径 1 ~ 5 cm 的皮下结节。它通常出现在四肢伸肌的表面，特别是胫骨前区，并且总在 CD 活动期出现。结节性红斑的鉴别诊断包括转移的 CD，后者结节可以出现在任何部位，如单个或多个结节、斑、溃疡或紫罗兰丘疹，组织学表现为非干酪样肉芽肿。

坏疽性脓皮病也不少见，常常出现在外伤部位，表现为过敏反应，可以发生在包括外生殖器在内的全身各个部位，以胫骨表面和瘘口附近最为常见，最初多以单个或多个红色斑丘疹或脓疱出现，随着真皮坏死，导致深凹溃疡形成（内含脓性组织）。Sweet's 综合征少见，以触痛、红色的炎性结节或丘疹为特征，常出现在上肢、面部和颈部，最近它才被认识到是 IBD 的一种肠外表现。

4. 血管栓塞性病变

CD 患者因为高凝状态发生血管栓塞的风险会增加，并会对发病率和死亡率产生显著影响。血管栓塞不仅多见于静脉系统，而且也可发生于动脉系统。有临床研究显示，CD 患者中深静脉血栓的发病率为 1.2% ~ 6.7%，较普通门诊患者发生深静脉血栓的相对风险高 1.5 ~ 4.6 倍。血栓栓塞最常见的是下肢深静脉栓塞和肺栓塞，但是罕见的栓塞部位，如脑血管、门静脉、肠系膜血管和视网膜血管栓塞也有报道。栓塞的风险增加的原因还不清楚，有研究认为是炎症的活动导致凝血机制发生了改变，也有研究认为激素的使用导致了血栓风险增加。

5. 心肺及肝胆疾病

CD 患者肺部病变在 CD 肠外表现中并不少见，可由 CD 累及以及治疗 CD 的药物所致。与 CD 相关的肺部病变多以间质性肺炎为主。CD 患者继发性肺部感染也不少见。肝功能异常在 CD 患者中常见，但相关的肝胆管疾病则少见。CD 累及心脏比较罕见。

三、消化内镜检查

无论是否有上消化道症状出现，CD 患者全消化道内镜及活检标本组织病理学检查是必要的。内镜下的染色、放大及超声检查对诊断和鉴别诊断 CD 有重要价值。

内镜下的典型表现为节段性病变、纵行溃疡及鹅卵石样，可有炎性息肉、肠腔狭窄及窦道和瘘管形成。有深大溃疡、黏膜分离现象、或溃疡虽然浅表但范围超过所在肠段的 1/3（如右半结肠、横结肠、左半结肠）时，送达回肠末端的结肠镜检查导致肠穿孔的风险较大，结肠镜检查的深度应该适可而止。

四、病理学检查

病理学检查结果有一定的特征性，具有重要的参考价值，尤其是外科手术标本的病理学检查结果。

CD 典型的组织病理学改变是肠壁透壁性炎症及肉芽肿，还可见裂隙状溃疡、局灶性隐窝不规则、黏膜下层及浆膜层纤维组织增生、淋巴管扩张及神经组织增生等。详细的相关内容见病理学章节。

尽管 CD 的活检标本及手术切除标本的病理学检查结果有助于诊断和鉴别诊断，

但是，由于病变形态多样，而且缺乏特异性，往往不能单纯依靠病理学检查确定诊断。

初次就诊患者的病理标本需要进一步常规完善抗酸染色、结核 DNA-PCR 检测及 EBER 原位杂交等检测排除是否有结核感染或 EB 病毒感染等。

五、影像学检查

影像学检查包括 X 线、CT、PET-CT、MRI、B 超检查以及 CTE 和 MRE。其中，CTE 和 MRE 对肠壁和肠外病变有重要的诊断价值，MRI 和 B 超对肛周病变有重要的诊断价值。由于钡剂造影检查敏感性低，目前已不作为 CD 的常规检查。如果临床怀疑有消化道穿透性病变或者狭窄性病变，应该避免钡剂造影检查，可考虑其他造影剂造影检查。

影像学检查和消化内镜检查是相互补充的，不能够相互替代，两者都是 CD 诊断不可或缺的。CTE 和 MRE 可根据肠壁厚度及增强后表现确定病灶累及范围及炎症活动度，与肠壁的水肿及溃疡等表现结合起来可以判断疾病的严重度。比起 MRE，CTE 更方便易行且花费时间短，但考虑到放射线暴露的问题，尤其是年轻患者必须长期定期复查，反复 CT 检查可能造成肿瘤风险增加，因此，青少年患者应该优先考虑行 MRI 检查。若经济条件不佳，可安排有相应经验的 B 超医师给予患者胃肠道超声检查。

MRI、CT 和腹部 B 超对于小肠梗阻和穿透性病灶的诊断准确率高，有助于鉴别炎症或纤维性为主的狭窄。

小肠 SBCE 对小肠 CD 的阴性预测值较高，小肠 SBCE 对临床高度怀疑 CD 但结肠镜及影像学检查（小肠造影、小肠 CT 或 MRI）均为阴性者适用。如需组织学诊断或进行内镜治疗，可由有经验的医师进行器械辅助的小肠镜操作，治疗包括狭窄扩张、取出滞留的胶囊、内镜止血等。因 CD 患者狭窄和穿透性病变较常见，在给予胶囊检查前，须通过影像学检查排除肠道狭窄和穿透性病变。

常见的影像学异常有消化道管壁缺损及增厚、肠道狭窄、梗阻、窦道和瘘管、腹腔包块、肛周脓肿及窦道和瘘管。详细的相关内容见影像学检查章节。

六、实验室检查

临床血液、生化、免疫学及病原学检查对 CD 的诊断、鉴别诊断和病情评估有重要意义。CD 常见的实验室检查异常包括贫血、低蛋白血症以及 ESR、CRP 和降钙素原等炎性指标增高，其中 CRP 和降钙素原能够更好地反映炎症的严重程度。

粪便 CP 和 LF 在确认肠道炎症性病变中具有良好的特异性和敏感性。针对感染性腹泻的微生物学检查应包括艰难梭菌和 CMV。详细的相关内容见实验室检查章节。

第二节 诊 断 要 点

在排除其他疾病基础上，可按下列要点进行诊断。

（1）具备典型的临床表现者可临床疑诊 CD，同时，应进一步检查，尤其是全消化道内镜检查和影像学检查。

（2）同时具备典型的内镜特征及影像学（小肠造影 CTE 或 MRE）特征者，可临床拟诊 CD。

（3）如再加上活检标本的组织病理学检查结果提示 CD 特征性改变，且能排除肠结核和淋巴瘤等疾病，可临床诊断为 CD。

（4）如有手术切除标本（包括切除肠段和病变附近淋巴结），可根据相应的病理学检查结果确诊 CD。

（5）对无病理确诊的初诊病例，如果临床、内镜及影像学均不典型，可予以对症处理，并随访 3~6 个月，其后根据对治疗的应答和病情变化作出进一步判断，尤其是消化内镜和影像学复查，符合 CD 自然病程者，可确诊为 CD。

（6）如与肠结核混淆不清，临床尚无法排除肠结核者，应按肠结核进行诊断性治疗 3~6 周，然后复查内镜和影像学，根据症状、体征、内镜和影像学检查结果再行诊断和鉴别诊断。

世界卫生组织（WHO）曾提出含 6 个诊断要点的 CD 病理诊断标准（表 9-1），该标准最近再次被 2010 世界胃肠病学组织（WGO）推荐，可供参考。

表 9-1 2010 世界胃肠病学组织（WGO）推荐世界卫生组织推荐的 CD 诊断要点

项目	临床	X 线	内镜	活检	切除标本
①非连续性或节段性改变		+	+		+
②鹅卵石样表现或纵行溃疡		+	+		+
③全腹性炎性反应改变	+（腹块）	+（狭窄）	+（狭窄）		+
④肉芽肿				+	+
⑤裂沟、瘘管	+	+			+
⑥肛门部病变	+			+	+

注：具有①、②、③者为疑诊，再加上④、⑤、⑥三者之一可确诊；具备第④项者，只要加上①、②、③三者之二亦可确诊；应用现代技术 CTE 或 MRE 检查多可清楚显示全壁炎而不必仅局限于发现狭窄

第三节　诊　断　流　程

一、确立诊断

对于疑诊 CD 的患者，应及时行结肠镜检查及在末端回肠及各个结肠节段活检标本的组织病理学检查，寻找 CD 的镜下和组织病理学证据，是建立诊断的第一步。

无论结肠镜检查结果如何，需要进一步行全消化道镜的检查，了解 CD 病变的性质、位置及范围。

影像学检查，尤其是 CTE 或 MRE，在确立 CD 诊断和鉴别诊断中具有重要价值。由于 CD 的病变特点，部分 CD 以肠道黏膜病变为主，管壁及管壁外的病变很轻甚至完全正常，另外一部分 CD 则可能正好相反，肠道黏膜病变很轻甚至完全正常，管壁以及管壁外的病变很重，影像学检查和内镜检查不能够互相替代。如果患者病情很重，为了避免内镜检查所致的穿孔等风险，可考虑优先行影像学检查，甚至以影像学代替内镜检查来了解病情。

血常规、生化及炎症指标的检查对确立诊断和鉴别诊断也有重要价值。

排除感染性疾病如肠结核、肿瘤性疾病如肠道淋巴瘤和其他自身免疫病也是必需的。

二、明确病变部位、范围、严重程度

内镜及放射学检查相结合可确定病变的性质、部位和累及范围，以此为依据，才能制订出最佳治疗方案。

MRE 和 CTE 是一种诊断 CD 肠道受累及渗透性病变具有高度精确性的成像技术。MRE 和 CTE 检查小肠需要经口服造影剂或造影剂灌肠对比来获得足够的扩张。造影剂灌肠比口服造影剂能更好地使小肠扩张，肠腔对比更好。

腹部超声是一种评估肠道炎症的有用的辅助技术。可透过腹部的超声代表另一种非离子技术，而且能发现疾病的活动性，特别适用局限于回肠的 CD。

SBCE 在诊断小肠病变时比 MRI 或 CT 的敏感性要高，特别是发现黏膜表面的病变。SBCE 可作为一线检查用于小肠检查及放射学检查阴性患者。

DBE 比影像学检查和 SBCE 在发现小肠病变方面具有更高的敏感性，在需要取组织做病理学检查及治疗时是必需的。然而，完整的小肠评估在病变严重时受限，风险比 SBCE 要高。

部分患者内镜检查所见肠道黏膜病变很轻甚至基本正常，影像学检查时可见肠道管壁及管壁外的肠系膜病变很严重。另外一部分患者则正好相反，内镜检查所见肠道黏膜病变很严重，影像学检查时可见肠道管壁及管壁外的肠系膜病变很轻。因此，内镜和影像学检查相互补充，不可或缺。

三、确认有无狭窄性病变

CD 合并的肠道狭窄常见，包括炎症性及纤维增生性狭窄。区分炎症性及纤维增生性狭窄对治疗方案的选择非常重要，因为前者可通过内科治疗缓解，而后者必须通过内镜治疗或外科治疗才能缓解或解除。

对于狭窄性病变诊断最可靠的标准是局部的、持久性的狭窄，可通过狭窄前肠道扩张来排除功能性病变。

确诊结肠及末端回肠是否有狭窄首选结肠镜，同时还可以取组织做病理诊断。当病变处内镜不能通过时，放射学检查是必要的。简单的消化道造影可以确定小肠有无梗阻，但是不能确定病因，另行 MRI 或 CT 检查是必要的。

超声有利于发现小肠狭窄前扩张的严重病例。如果结肠镜因为狭窄不能检查，MRE 或 CTE 可用来评估内镜未能发现的肠壁和肠道外病变肠段。

鉴别炎性狭窄和纤维性狭窄对于治疗方案的制订非常重要，但目前的检查方法对此仍有缺陷，CT 可以根据肠壁厚度、肠壁强化程度、梳状征、肿大淋巴结等判断狭窄部位的炎症活动度，以外科手术标本为标准，已有多篇文献报道得出关于炎性狭窄和纤维性狭窄的不同结论，研究发现用增强 MRI 可以区别轻中度及重度的纤维化，其敏感性为 94%，特异性为 89%，造影增强的腹部超声对判断狭窄部位的活动度也有一定的价值。

CD 合并的狭窄不严重时，通常没有肠梗阻，但是，狭窄进一步发展可导致不全性肠梗阻甚至完全性肠梗阻。对于 CD 任何部位的狭窄性病变，都要首先除外肿瘤。

四、确认有无穿透性疾病

CD 合并消化道穿透性疾病常见，包括发生于胸腔、腹腔、盆腔以及肛周的窦道、瘘管和脓肿。

尽管腹部 MRI 和 CT 对该类穿透性并发症的诊断具有高度精确性，但超声仍是最简单易行的诊断方法。

五、确认有无肛周病变

CD 肛周病变包括肛周脓肿、窦道和瘘管。盆腔 MRI 是 CD 肛周病变最有效的诊断技术。超声（包括体表超声和腔内超声）也有重要的诊断价值。肛周病变中最常见、预后最差的是肛瘘，尤其是高位复杂性肛瘘。有关肛瘘的相关内容见肛周病变章节。

六、营养风险筛查和营养不良评估

CD 患者营养不良常见，也存在营养风险。因此，CD 患者应该常规进行营养风险筛查和营养不良评估，从而为下一步包括营养治疗在内的精准的综合性治疗提供坚实的依据。有关营养治疗的相关内容见营养治疗章节。

第四节 疾 病 评 估

一、临床类型

2005 年蒙特利尔会议修订的维也纳分型为目前 CD 分型的国际标准（表 9-2）。

表 9-2　CD 临床类型

确诊年龄（A）		病变部位（L）			疾病行为（B）		
A1	≤16 岁	L1	回肠末端	L1+L4[b]	B1[a]	非狭窄非穿透	B1p[c]
A2	16~40	L2	结肠	L2+L4[b]	B2	狭窄	B2p[c]
A3	>40 岁	L3	回结肠	L3+L4[b]	B3	穿透	B3p[c]
		L4	上消化道				

注：[a]B1 可发展为 B2 或 B3；[b]L4 可与 L1、J2、L3 同时存在；[c]P 为肛周病变，可与 B1、B2、B3 同时存在

病变部位与 CD 的疾病进程和预后相关。目前已经发现了很多风险因素与 CD 更复杂的疾病进程相关，例如发病年龄小、吸烟、上消化道受累、广泛小肠病变、肛周病变、诊断时需要使用激素、体重明显降低、内镜下深溃疡。其中，回肠病变部位和上消化道受累的 CD 具有更高的复杂疾病进展风险，结肠型 CD 患者发生肛周瘘管的风险要比回肠型 CD 和回结肠型 CD 高很多。而肛瘘毫无疑问是发展为复杂性疾病的主要标志，对患者的生活质量影响巨大。

病变部位与 CD 肠道癌变相关。结肠 CD 患者的结直肠癌风险显著增加（$RR=4.5$），但回肠 CD 患者结直肠癌风险与一般人群相当（$RR=1.1$）。结肠病变 CD 患者的恶性肿瘤风险更高，不仅仅是结直肠癌，而且包括小肠恶性肿瘤。

病变部位对 CD 的手术方式也有影响。CD 小肠病变的手术方式包括：节段性切除（病变范围 < 40 cm）；多节段狭窄时首选狭窄成形术；穿透性疾病（脓肿）时临时造口。CD 结肠病变的手术方式包括：肠段切除；结肠次全切；结肠切除术 / 直肠

切除术；功能性回肠造口。CD 结肠病变术后临床复发和二次手术的风险很高（46%和 55%），全结肠切除术后的复发风险低于次全切除手术，因此，需要权衡结肠术后复发和转流性造口之间的获益和风险。

总体来看，小肠病变是 CD 预后不良的风险因素，与复杂疾病进展和手术相关。结肠病变并不代表更温和的疾病进程，外科之后选择更少而且复发风险更高。小肠和结肠 CD 在药物治疗方面没有明显差异，但手术方式有明显区别。结肠手术方式的破坏性更强。

二、疾病活动度

CD 活动指数（CDAI）> 150 定义为活动性病变（表 9-3）。现在更倾向于 CDAI 联合 CRP > 10 mg/L 来评价 CD 的活动度。也有以 Harvey-Bradshaw 指数（HBI）来评估 CD 活动度的（表 9-4）。

表 9-3　Best CDAI 计算法

变量	权重
稀便次数（1 周）	2
腹痛程度（1 周总评，0~3 分）	5
一般情况（1 周总评，0~4 分）	7
肠外表现与并发症（1 项 1 分）	20
阿片类止泻药（0、1 分）	30
腹部包块（可疑 2 分；肯定 5 分）	10
血细胞比容降低值（正常值[a]：男 0.40，女 0.37）	6
100×（1- 体重 / 标准体重）	1

注：血细胞比容正常值按国人标准；总分：各项分值之和，CDAI < 150 分为缓解期，CDAI ≥ 150 分为活动期，150~220 分为轻度，221~450 分为中度，> 450 分为重度。

表 9-4　HBI 计算法

变量	评分
一般情况	0 良好　1 稍差　2 差　3 不良　4 极差
腹痛	0 无　1 轻　2 中　3 重
腹泻	稀便每日 1 次记 1 分
并发症（关节痛、虹膜炎、结节性红斑、坏疽性脓皮病、阿弗他溃疡、裂沟、新瘘管及脓肿等）	每种症状记 1 分

注：< 4 分为缓解期；5~8 分为中度活动期；9 分以上为重度活动期

CD 的临床疾病活动度分为轻度、中度和重度（表 9-5）。

表 9-5　CD 活动度分级

轻度	中度	重度
CDAI 为 150~220	CDAI 为 220~450	CDAI > 450
可步行和日常饮食，体重减轻 < 10%	间歇性呕吐，或体重减轻 > 10%	恶病质（BMI < 18 kg/m²）
没有肠梗阻、发热、脱水、腹部包块或触痛	按轻度治疗无效，可有腹部触痛的包块。没有明显肠梗阻	有肠梗阻或脓肿。经强化治疗后症状持续
CRP 通常高于正常值上限	CRP 高于正常上限	CRP 明显升高

Harvey-Bradshaw 指数（HBI）：该指数简化了 Best CDAI，可以在 1 d 内进行评分，简单易行，与 Best CDAI 相关性显著，可满足临床工作的需要，但主观性较强，准确性及客观性稍低。

三、CD 内镜严重度指标（CDEIS）

CDEIS 基于内镜下的表现，分值为 0~30 分，能直接准确地反映黏膜炎症，便于随访，是目前评估 CD 肠道黏膜炎症的 "金标准"，但该评分依赖内镜医师的主观判断，有一定的局限性。

表 9-6　CD 内镜严重度指标（CDEIS）

	直肠	乙状和左半结肠	横结肠	右半结肠	回肠	合计
深溃疡（是 =12 分，否 =0 分）						合计 1
浅溃疡（是 =6 分，否 =0 分）						合计 2
非溃疡病损肠段表面（cm）						合计 3
溃疡累及的肠段表面（cm）						合计 4

合计 1 + 合计 2 + 合计 3 + 合计 4 = 合计 A
内镜检查的肠段数 = n
合计 A/n = 合计 B
任何肠段发生溃疡性狭窄加 3 分 = C
任何肠段发生非溃疡性狭窄加 3 分 = D
合计 B + C + D = CDEIS

四、应答

应答是指 CD 经过治疗后 CDAI 下降幅度 ≥100。

五、临床缓解

临床缓解是指经过临床治疗后，CDAI < 150，或者 CDAI 下降的幅度≥100。

六、内镜缓解

内镜缓解是指经过治疗后复查内镜见消化性溃疡愈合。内镜缓解和临床缓解有时候不一致。目前认为内镜缓解是 CD 治疗的基本目标。

七、复发

复发是指确诊为 CD 的患者在经过内科治疗取得内镜缓解，其后再次出现症状，内镜检查见消化性溃疡，或者影像学检查见肠道炎症性病变。复发须经实验室检查、影像学或内镜检查证实，同时 CDAI > 150，且比基线升高≥100 点。

八、早期复发

CD 经治疗取得缓解后 3 个月内出现复发称为早期复发。

九、复发的方式

复发的方式包括：不频发型（≤1/ 年）；频发型（≥2/ 年）；持续发作型（活动性 CD 症状持续，无缓解期）。

十、激素抵抗

激素抵抗是指活动期 CD 以足量激素［相当于泼尼松龙用量 1 mg/（kg·d）］治疗时间超过 4 周，疾病仍然活动。

十一、激素依赖

符合下列两项中一项即为激素依赖。

（1）在没有疾病复发的情况下，自开始使用激素算起 3 个月内不能将激素用量减少到相当于泼尼松龙 10 mg/d（或布地奈德 3 mg/d）。

（2）完全停用激素后 3 个月内复发。

必须高度重视的是，在确定激素抵抗或激素依赖前，应仔细排除是否存在感染等并发症或者依从性差。如果存在能够解释激素疗效不佳的原因，则不能视为激素抵抗或激素依赖。

十二、再发

再发是指 CD 患者外科术后再次出现肠道病变及相应的临床表现。

十三、形态学再发

形态学再发是指手术彻底切除肉眼可见的病变后，患者再次出现肠道病变。通常出现在"新"回肠末端和（或）吻合口，可通过内镜、影像学及外科手术发现。

镜下再发：目前根据 Rutgeerts 标准进行评估和分级。

0 级：没有溃疡。

1 级：阿弗他溃疡，少于 5 处。

2 级：阿弗他溃疡，多于 5 处，病损间黏膜正常；或跳过较大的病变区域，或病损局限于回结肠吻合口黏膜（ < 1 cm ）。

3 级：弥散性阿弗他回肠炎，伴有弥漫性黏膜炎症。

4 级：弥散性回肠炎合并较大的溃疡、结节样病变或狭窄。单纯的充血水肿不能单独作为再发的标志。

十四、预后

CD 病程总的趋势是进行性的，病情会逐渐加重，最后出现消化道及消化道外结构和功能的丧失。但 CD 是慢性疾病，尤其是在优化治疗基础上，CD 患者可维持长期的缓解，能像正常人一样生长发育、结婚生育以及学习、工作、生活。

但是，具有下列情形的 CD 患者，通常预后不良。

（1）肛周病变。

（2）回结肠广泛受累，病变范围超过 100 cm。

（3）上消化道受累。

（4）青少年期发病。

（5）初始即需要激素治疗。

预后不良的患者肠梗阻、腹腔脓肿、肠瘘、肠穿孔、消化道大出血、复杂肛瘘、肠切除手术等发生率均较高。

（张虎 朱薇 刘小伟）

主要参考文献

［1］Harbord M，Annese V，Vavricka S，et al. The first European evidence-based consensus on extra-intestinal manifestations in inflammatory bowel disease [J]. J Crohns Colitis，2016，10（3）：

239–254.

[2] Gomollón F，Dignass A，Annese V，et al. 3rd European evidence-based consensus on the diagnosis and management of Crohn's disease 2016：part 1：diagnosis and medical management [J]. J Crohns Colitis，2017，11（1）：3–25.

[3] Gionchetti P，Dignass A，Danese S，et al. 3rd European evidence-based consensus on the diagnosis and management of Crohn's disease 2016：part 2：surgical management and special situations [J]. J Crohns Colitis，2017，11（2）：135–149.

[4] Sturm A，Maase Cr，Calabrese E，et al. ECCO–ESGAR guideline for diagnostic assessment in IBD part 2：IBD scores and general principles and technical aspects [J]. J Crohns Colitis，2019，13（13）：273–284.

[5] Maaser C，Sturm A，Stephan R，et al. ECCO–ESGAR guideline for diagnostic assessment in IBD part 1：initial diagnosis，monitoring of known IBD，detection of complications [J]. J Crohns Colitis，2019，13（2）：144–164.

第十章
鉴别诊断

第一节 概 述

典型 CD 的诊断和鉴别诊断比较容易，但是大多数 CD 并不典型，同时，IBD 的诊断是一种排除性诊断，因此需要与其他有类似表现的疾病相鉴别。其中，肠结核和肠道淋巴瘤与 CD 在临床表现、内镜所见非常相似，很容易误诊，而它们的治疗原则又完全不同，因此一个完整的鉴别诊断是必须且必要的。

第二节 肠 结 核

肠结核（intestinal tuberculosis，ITB）多继发于肠外结核，是最常见的肺外结核病之一，同时也是最难与 CD 相鉴别的一种疾病。二者在临床表现、内镜、病理和影像学表现中均有一定的相似之处，因此鉴别二者需要综合评估（表 10-1）。

表 10-1 CD 与 ITB 的鉴别诊断

	CD	ITB
临床特征		
结核病史	一般无	常有
便血	可见	少见
肠瘘	可见	罕见
腹腔内脓肿	可见	罕见
肛周病变	多见	少见
治疗后复发率	较高	一般无

续表

	CD	ITB
PPD 皮试、T-SPOT	（－）	（＋）
抗结核治疗	无效	有效
病理特征		
肉芽肿	非干酪样坏死、体积小、数目较少	干酪样坏死、体积大、数目多，可相互融合
裂隙样溃疡	可见	少见
黏膜下层	增宽	闭锁，可伴肌层断裂
组织抗酸染色	（－）	（＋）

　　ITB 在消化系统的临床表现常与 CD 相似，都可有腹痛、大便性状改变、腹部肿块、肠梗阻。但是，ITB 多有肠外结核表现，尤其是肺结核病史，有结核中毒症状，如消瘦乏力、午后低热、盗汗等。若有胸腔积液或腹水，也支持肠结核的诊断。而 CD 的肠外表现如口腔溃疡、皮肤结节性红斑以及骨关节病变则在 ITB 中少见。CD 中多见的窦道、瘘管和肛周病变也在 ITB 中罕见。

　　实验室检查方面，PPD 皮试、T 细胞斑点试验（T-SPOT. TB）、结核抗体阳性，渗出性腹水或腹水 ADA 常 ＞40 U/L，这些都支持肠结核的诊断。另外结核分枝杆菌的 PCR 检测和组织培养检测也有助于结核的诊断。不过，也有部分肠结核患者上述检查项目部分阴性甚至全部阴性。而 CD 患者的上述指标则通常为阴性，除非同时存在结核感染。

　　在内镜下，二者均好发于回盲部，但 ITB 镜下的溃疡多为环形且较深，边缘呈鼠咬状，可见回盲瓣变形或固定开放，结肠病灶常少于 4 个。CD 内镜下则多累及末端回肠与邻近右半结肠，病变呈节段性与不对称分布，可有纵行溃疡，溃疡之间黏膜正常或增生呈鹅卵石样改变，可有瘘管和窦道形成，结肠病灶常多于 4 个（图 10-1）。

　　ITB 与 CD 的超声内镜的主要鉴别点为 ITB 的黏膜下层因瘢痕形成而变薄，而 CD 的黏膜下层则明显增厚（图 10-2）。

　　病理组织活检表现，CD 的肉芽肿为非干酪样肉芽肿，一般体积较小（直径多 ＜0.4 mm），边界不清，数量较少，细胞较疏松。而 ITB 活检可见肉芽肿边界清楚，主要分布在黏膜固有层，且数目多、直径大（＞0.4 mm），可相互融合成巨大肉芽肿（图 10-2），常可见 Langerhans 巨细胞，如见典型的干酪样坏死（图 10-3），则强烈提示 ITB。另外，肠结核活检标本抗酸染色可显示结核杆菌。也可做病损黏膜的

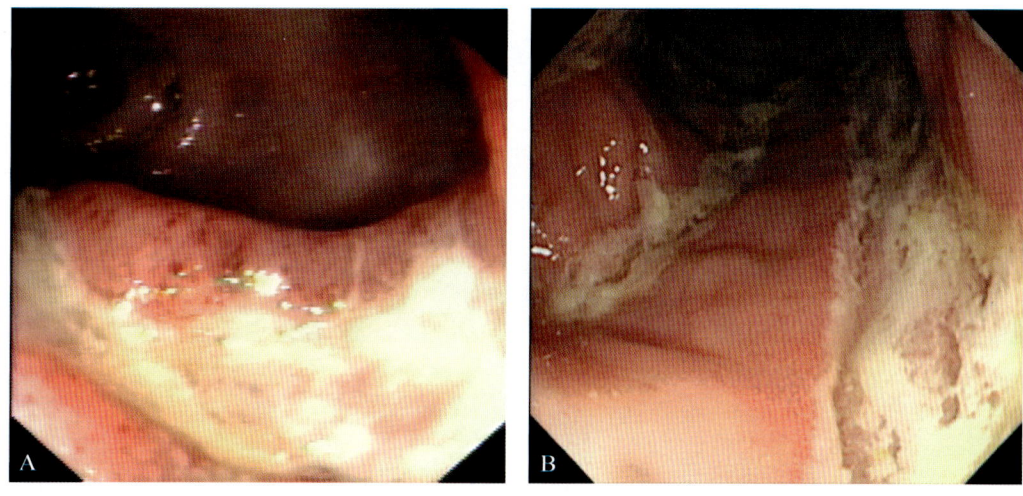

■ 图 10-1 肠道溃疡内镜表现

A. ITB；B. CD

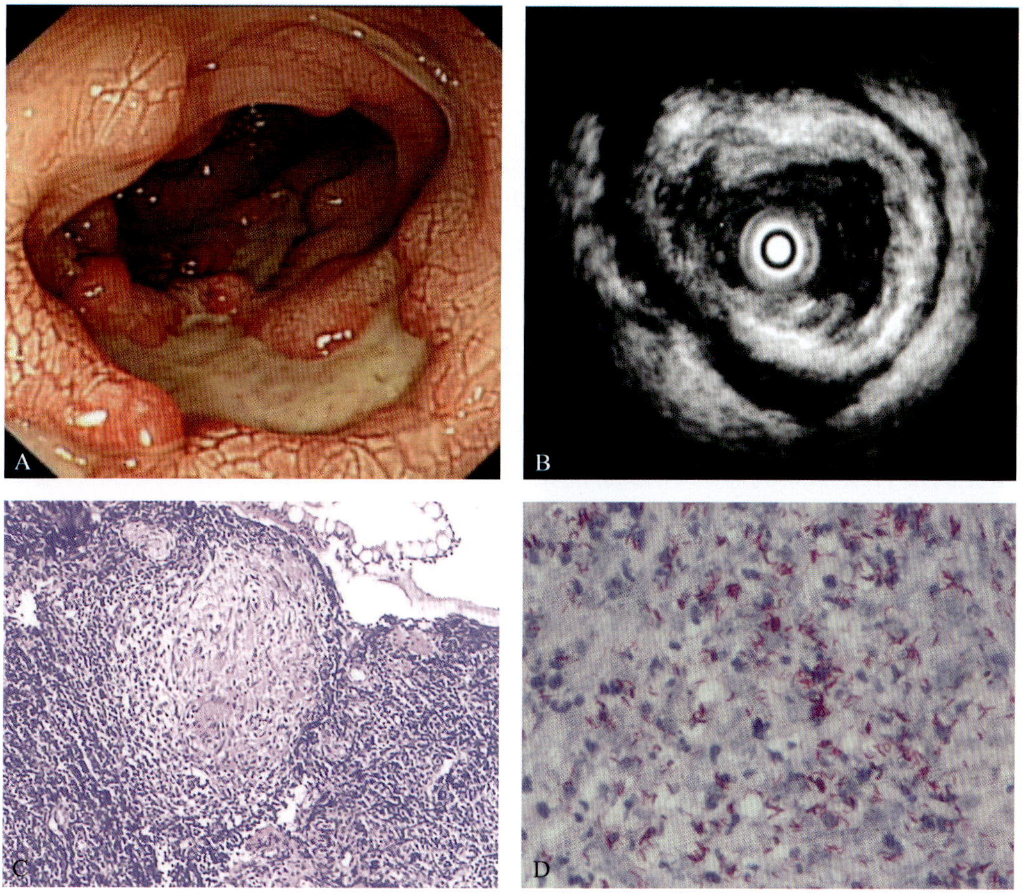

■ 图 10-2 肠道溃疡内镜与病理

结肠镜见回盲部溃疡深大，呈环形分布，周边增殖明显（A）。超声肠镜检查见肠壁增厚，黏膜下层变薄（B），层次可见。病理见巨大肉芽肿（C）。抗酸染色阳性（D）

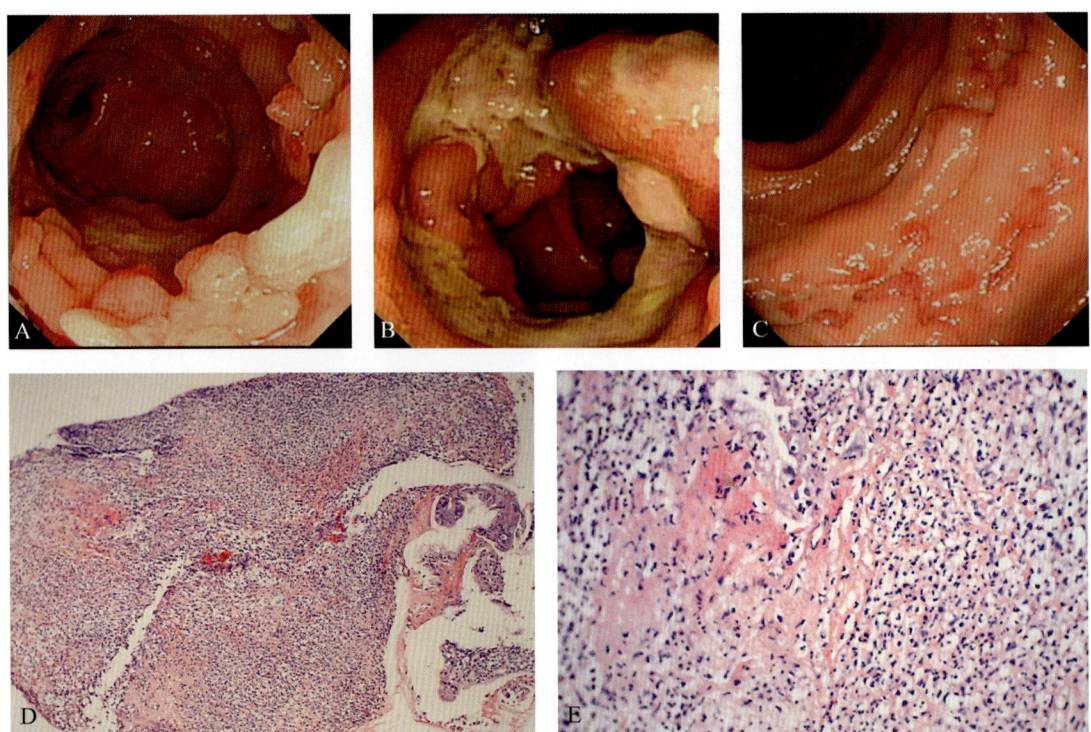

■ 图 10-3　肠道溃疡之肠结核

临床诊断为肠结核。结肠镜检查见盲肠溃疡（A、B、C）。活检标本病理学检查见干酪样坏死（D、E）

TB-DNA 检测，有助于肠 TB 的诊断。

ITB 与 CD 具有相似的表现，但二者的治疗原则与预后截然不同，误诊将带来严重后果，因而明确的鉴别诊断是至关重要的，尤其是在中国、印度等结核病高发区。高度怀疑 ITB 的患者经诊断性正规抗结核治疗 2~3 个月，3 个月后复查肠镜，若见肠道溃疡明显缓解，则支持 ITB 的诊断，应继续抗结核治疗至 2~3 年。若肠镜复查时未见肠道溃疡缓解，甚至加重，则不支持结核的诊断，应进一步评估病情。

当 CD 诊断明确，但并不能排除 ITB 或合并肠外结核时，应在 CD 规范化治疗的同时，予以预防性抗结核治疗，或先以抗结核治疗为主，同时避免应用生物制剂和免疫抑制剂。在治疗 CD 的同时严密观察病情，并于治疗 2~3 个月后再次对病情进行综合评估，以明确诊断。

ITB 及时诊治，预后良好，可根治。但 CD 的预后较差，易反复发作，部分患者终身受累。

第三节 肠道淋巴瘤

原发性肠道淋巴瘤是一种来源于胃肠黏膜下淋巴组织的肠外淋巴瘤，以非霍奇金淋巴瘤为主，多见于成人，很少累及淋巴结。临床表现缺乏特异性，可与 CD 表现相似，有时不易鉴别。

肠道淋巴瘤病程一般进展较快，病情可迅速加重，预后不良，但部分肠道淋巴瘤呈低度恶性变时，进展也慢，可持续多年。而 CD 起病大多隐匿，病程呈慢性反复发作，活动期和缓解期交替出现。

在临床表现方面，二者均可有腹痛、腹泻、消瘦等。肠道淋巴瘤常伴不明原因发热，甚至高热，部分患者可以不明原因高热为首发或主要临床表现。而 CD 也可发热，但通常为低热，多为无菌性炎症所致，继发感染时可有明显发热。另外，肛周病变和瘘管形成作为 CD 较特异的表现，在肠道淋巴瘤中尚未见报道。

实验室检查两者无明显区别，部分肠道淋巴瘤患者可有血象三系明显降低，少部分淋巴瘤患者血 LDH 可明显升高，如呈高度恶性变时，骨髓细胞学检查可发现异型淋巴细胞。

内镜下肠道淋巴瘤表现呈多样性，可分为肿块型、溃疡型和息肉型，内镜下多表现为隆起性病变、单一部位或多灶性受累。有时肠道淋巴瘤也可出现节段性分布的多发溃疡，此时易被误诊为 CD。一般来说，B 细胞性肠淋巴瘤多呈炎症性改变，病变处稍隆起于正常黏膜；T 细胞性肠道淋巴瘤多呈"元宝型"隆起溃疡，而 NK-T 细胞淋巴瘤多呈深大的溃疡（图 10-4），并且进展快，易穿孔，预后极差。活检病理可见异型淋巴细胞浸润，免疫组化染色可协助确诊，EB 病毒检查有助 NK-T 细胞淋巴瘤的诊断。诊断有困难时，应多次取活检，并要尽量取黏膜下组织和较大块的黏膜组织，易于诊断。

超声内镜对肠道淋巴瘤的诊断有重要价值。肠道淋巴瘤的 EUS 声像特征包括：肠壁增厚或形成肿块，呈典型的均质弥漫性低回声；肠壁正常层次结构的破坏；可见腹腔或腹膜后淋巴结肿大或融合成块（图 10-5）。

另外，PET-CT 检查发现有明显的高代谢灶有助于肠道淋巴瘤的诊断，但部分 CD 患者也会有较高代谢灶，应引起关注。

肠道溃疡黏膜活检标本或手术切除病变病理学检查及免疫组织化学染色检查可以确诊肠道淋巴瘤，并能够进行组织学分型（图 10-6）。

内镜下 CD 病变多累及末端回肠与邻近右半结肠，呈节段性和不对称分布，可有纵行溃疡，溃疡之间黏膜正常或增生呈鹅卵石样改变，可伴有瘘管和窦道形成。

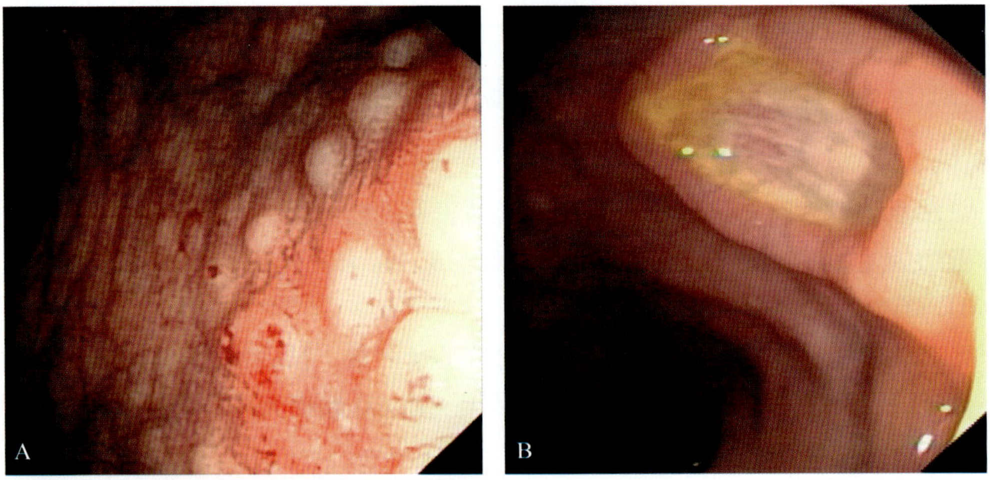

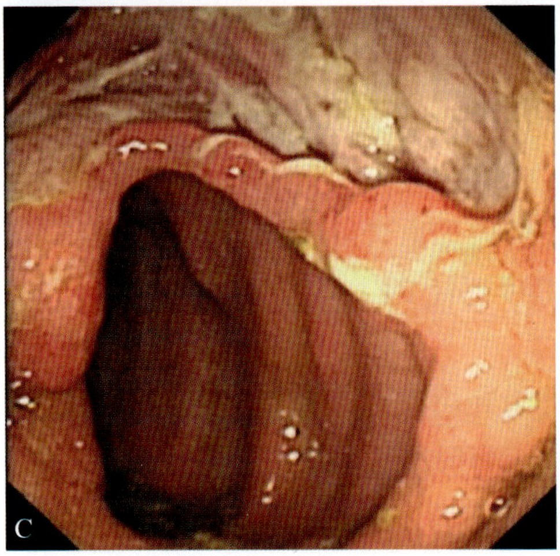

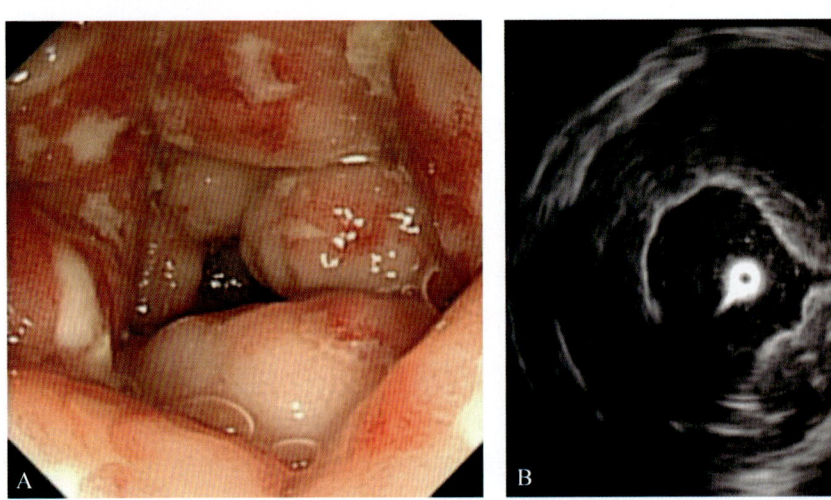

■ 图 10-4　肠道淋巴瘤
A. B 细胞淋巴瘤；B. T 细胞淋巴瘤；
C. NK-T 细胞淋巴瘤

■ 图 10-5　肠道溃疡之肠淋巴瘤
结肠镜检查见升结肠溃疡（A）。超声肠镜检查见升结肠管壁的环形增厚或形成肿块，呈
均质弥漫性低回声，透声性较好，伴肠壁正常层次结构的破坏

病理学特征为非干酪样坏死肉芽肿、淋巴细胞聚集与累及全层的炎症。

　　总体来说，肠道淋巴瘤与 CD 的鉴别需要结合各项指标综合考虑判断（表 10-2），必要时需行手术探查。由于肠道淋巴瘤进展较快，预后不佳，且两种疾病的治疗方案截然不同，因此，早期明确诊断对预后的影响很大。另外，需要警惕的是，目前已有报道 CD 患者长期使用免疫抑制剂和生物制剂治疗时可诱发淋巴瘤，尤其是与 EB 病毒感染相关的淋巴瘤。

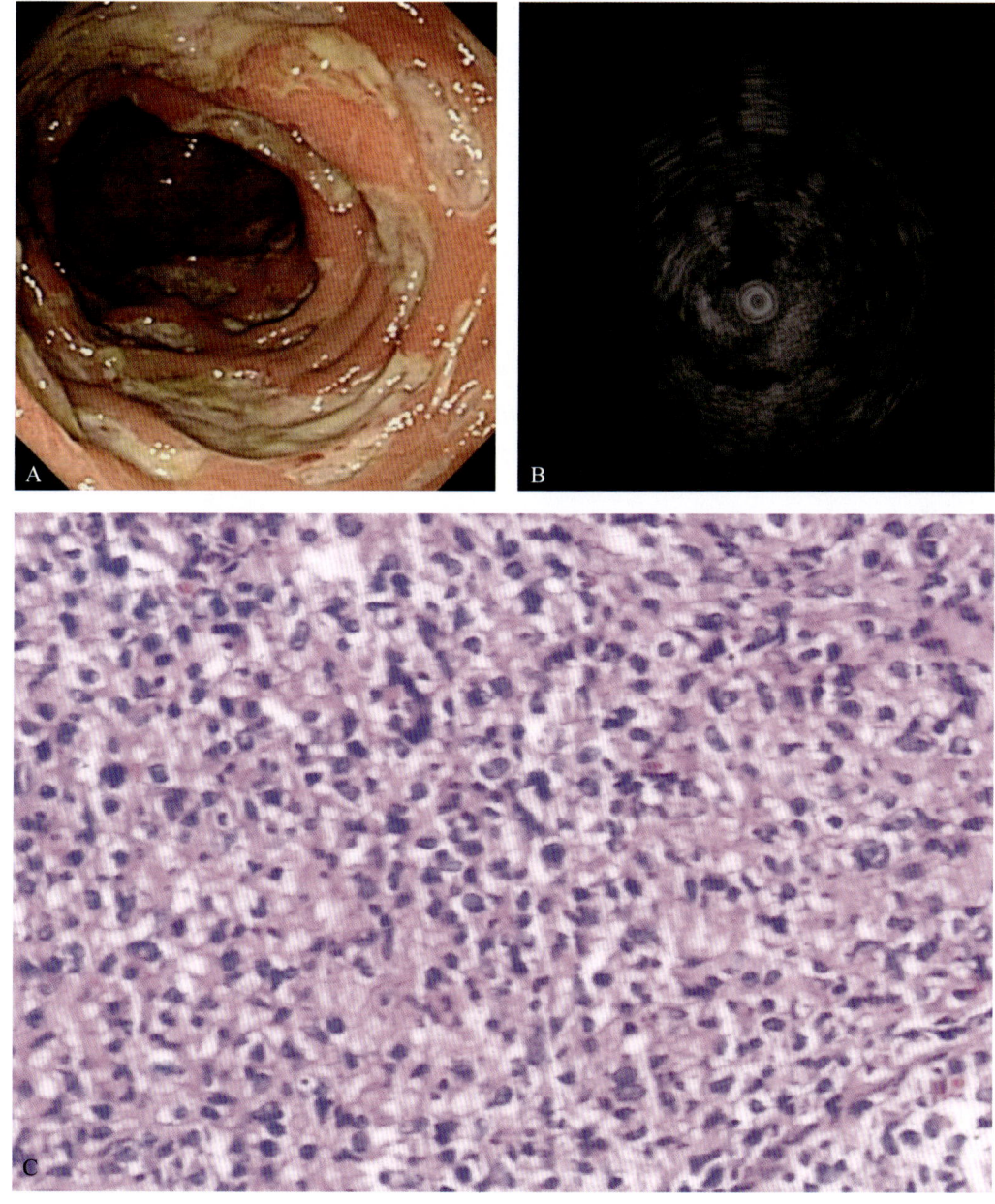

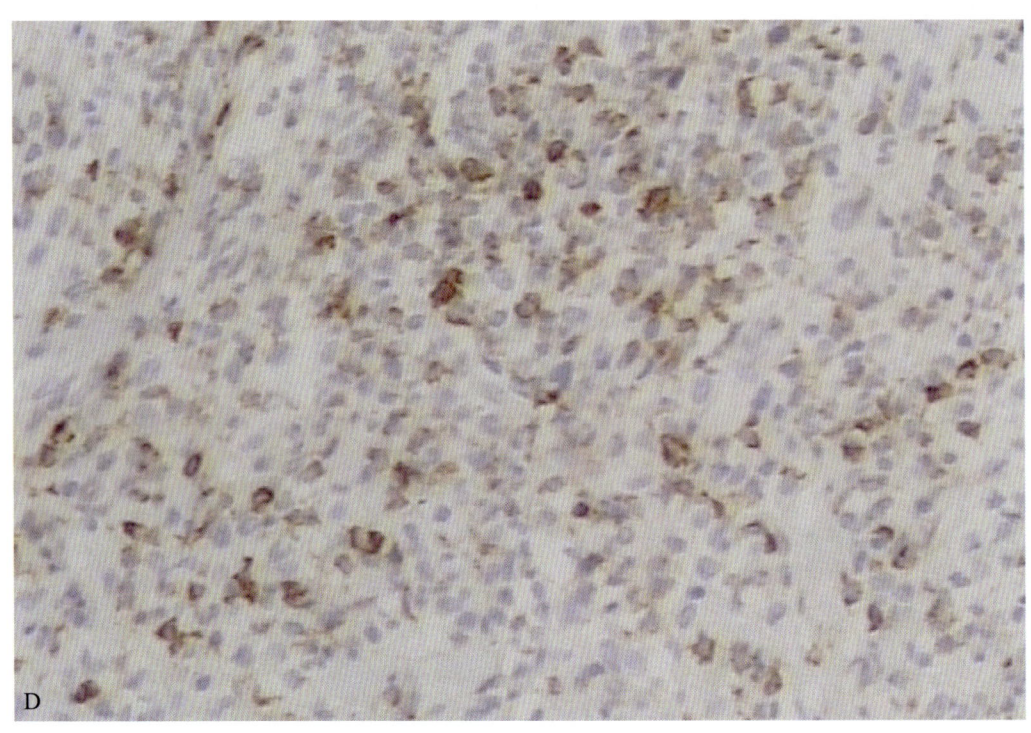

■ 图 10-6　肠道淋巴瘤（病理与内镜）

结肠镜检查见升结肠溃疡（A）。超声肠镜检查见升结肠管壁的环形增厚或形成肿块，呈均质弥漫性低回声，透声性较好，伴肠壁正常层次结构的破坏（B）。常规病理学检查见淋巴瘤样细胞浸润（C）。免疫组织化学染色显示显示 T 细胞性淋巴瘤（D）

表 10-2　CD 与肠道淋巴瘤的鉴别诊断

	CD	肠道淋巴瘤
临床特征		
起病情况	隐匿，较缓	较急，进展较快
发病情况	活动-缓解期交替	持续进行性发展
全身情况	较好	较差
肛周病变及瘘管	可见	尚未见
发热	低热	中、高热
病理特征		
肉芽肿	非干酪样坏死，微小	无
淋巴细胞	可聚集	可见异型淋巴细胞

第四节　肠型白塞病

白塞病，又称白塞综合征（Behçet's syndrome），是一种慢性、全身性、血管炎性疾病，属于风湿病的范畴，可累及全身的大、中、小静脉和动脉，大多数累及小血管，从而出现黏膜和皮肤表现。其经典三联征包括眼部炎症、反复发作的口腔溃疡、生殖器溃疡。白塞病也可累及神经系统、消化系统、皮肤、关节、肺、肾等器官，其中累及肠道的称为肠型白塞病。

在临床症状方面，肠型白塞病可表现为腹痛、腹泻及黏液血便，但通常不及 CD 严重和多见，一般情况常较好，常常伴口腔和外生殖器溃疡，但一般无腹部窦道、瘘管及肛周肉芽性病变。针刺试验常为阳性。

而 CD 的消化道症状通常更为常见且严重，虽也可有口腔溃疡，但通常外生殖器溃疡较少见，而腹部窦道、瘘管及肛周肉芽性病变则多见。

在内镜下，肠型白塞病累及的部位以回盲部最多见，典型表现为在回盲瓣旁的边缘清楚的圆形或类圆形的单个或多发性溃疡，溃疡深大，周边无增殖性反应，溃疡底部大多覆以黄白苔，较平坦，或呈短的宽大的纵行溃疡（图 10-7）。特征性病理改变为闭塞性小血管炎，无肉芽肿形成（图 10-8）。

白塞病目前尚无明确的特征性血清学及生物学指标，仍需在排除其他诊断的基础上，依据临床表现和病理确诊。临床表现不典型的肠型白塞病与 CD 的鉴别诊断相当困难。二者的大致鉴别要点如下（表 10-3）。

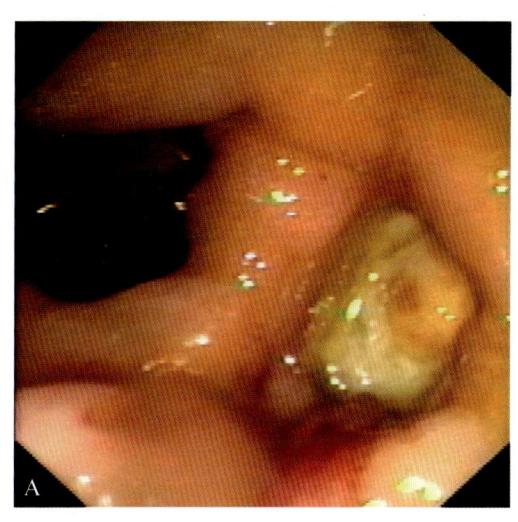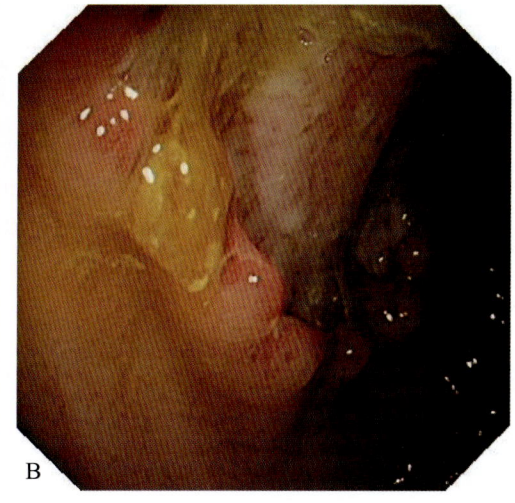

■ 图 10-7　肠型白塞病
A. 穿凿样溃疡；B. 宽的纵行溃疡

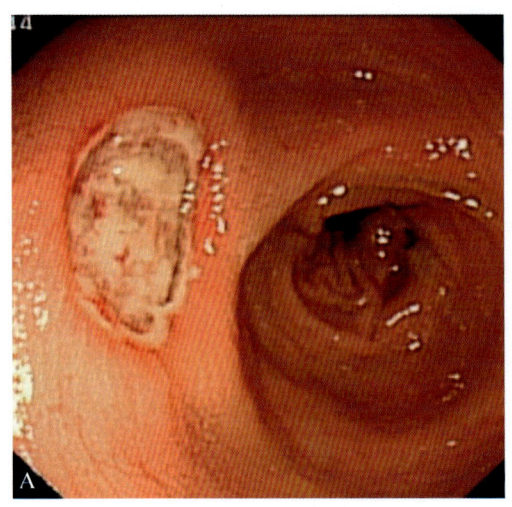 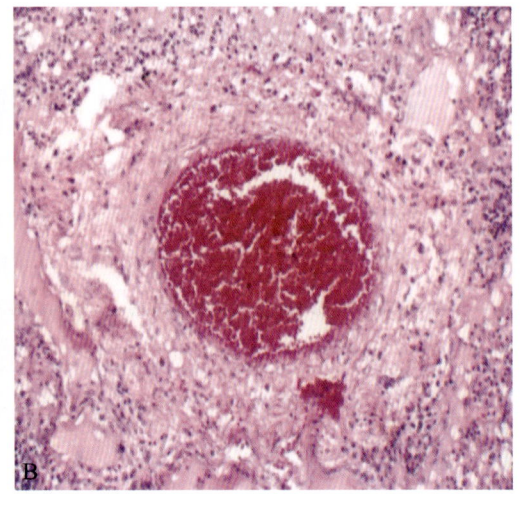

■ 图 10-8 肠白塞病

结肠镜见溃疡多发回盲部，溃疡孤立而深大，溃疡面常覆白苔，周边无明显增殖反应。病理学见中央小动脉栓塞性坏死

肠型白塞病往往达不到白塞病的 3/5 诊断标准：反复口腔溃疡、反复外阴溃疡、眼炎、皮肤病变与针刺试验阳性，往往只有反复口腔溃疡与肠道溃疡。这需要由有经验的内镜医师进行鉴别诊断。

肠型白塞病的治疗与 CD 原则上是一致的，但以糖皮质激素、沙利度胺和硫唑嘌呤治疗反应良好。

两者的预后以肠型白塞病较好些，但都需要长期维持治疗。

表 10-3　CD 与肠型白塞病的鉴别诊断

	CD	肠型白塞病
临床特征		
眼炎、口及生殖器溃疡	相对少见	多见，可同时或相继出现
关节炎	常为中轴关节累及，如骶髂关节炎和强直性脊柱炎；也可累及周围关节	非变形、非对称，常累及四肢大关节，尤其是膝关节
针刺试验	（－）	（＋）
肛周病变及瘘管	相对多见	罕见
病理特征		
肉芽肿	非干酪样坏死，多见	无
血管炎	少见	多见，表现为闭塞性血管炎
溃疡特征	裂隙状溃疡	圆形溃疡，由坏死层、肉芽层和纤维化层三层组成

第五节 溃疡性结肠炎

溃疡性结肠炎（UC）与 CD 同属炎症性肠病，二者的鉴别诊断根据病史、临床表现、影像学、内镜、病理及实验室检查等多方面综合分析常易区分，尤其是内镜和病理学检查有诊断和鉴别诊断价值（表 10-4）。

表 10-4 结肠 CD 与 UC 的鉴别诊断

	结肠 CD	UC
临床特征		
脓血便	少见	常见
肠梗阻	常见	罕见
肠穿孔	常见，多为局限性穿孔	少见，多为中毒性巨结肠扩张穿孔
中毒性巨结肠	罕见	可有
肛周病变及瘘管	多见	罕见
癌变危险性	+	++
内镜特征		
病变部位	消化道的任何部位，以末端回肠和回盲部多见	一般仅结肠，以直肠和乙状结肠受累多见
病变分布	节段性、跳跃性、透壁性	弥漫性、连续性、黏膜及黏膜下层
内镜表现	阿弗他溃疡、纵行溃疡、鹅卵石样改变	弥漫性糜烂，脆性增加，颗粒样改变
病理特征		
肉芽肿	多见，为非干酪样坏死	无
隐窝	正常或局部受损	受损，常见隐窝炎或脓肿
炎症	常累及肠壁全层	以黏膜和黏膜下层为主
杯状细胞	正常或稍减少	明显减少

但是，如果 CD 或 UC 的表现不典型，比如 CD 仅累及结肠，并炎症呈连续性分布，但又存在裂隙状溃疡和鹅卵石样改变，呈中间型 IBD 表现，需要进行鉴别。

一般来说，在临床表现方面，UC 以腹泻和黏液血便多见；而 CD 以腹泻、腹痛、肠梗阻、瘘管和肛周病变多见，且由于小肠受累易导致消瘦、营养不良。实验室指标上，抗酿酒酵母抗体和核周型抗中性粒细胞胞质抗体（perinuclear antineutrophil cytoplasmic antibody，pANCA）对二者的鉴别有一定的参考价值，但国内的病例检测未发现两者有明显的区别。

在内镜下，UC以直肠受累为主，常累及直肠和乙状结肠，可从直肠向结肠近端逐渐逆行累及，表现为弥漫、连续性的病变。而CD可累及消化道的任何部位，以末端回肠和邻近右半结肠多见，呈节段性、跳跃性分布，可有纵行裂隙状或阿弗他溃疡，溃疡之间黏膜正常或增生呈鹅卵石样改变（图10-9），可有瘘管和窦道形成。

病理学方面，UC表现为弥漫性炎症，溃疡浅，多累及黏膜及黏膜下层，常见隐窝脓肿和杯状细胞明显减少，可有炎性息肉形成。而CD则为全层的炎症，溃疡深，可有非干酪样坏死肉芽肿，杯状细胞无明显减少。

两者的治疗原则一致。预后以CD较差。

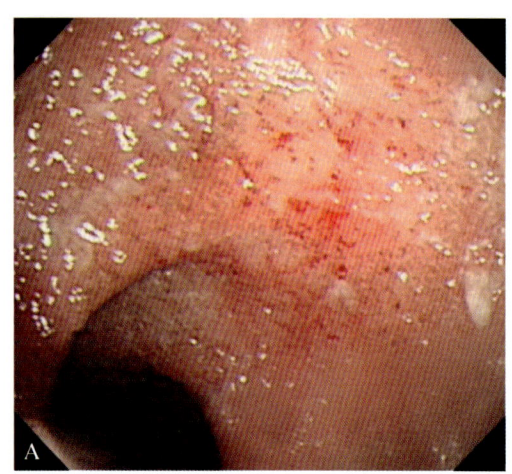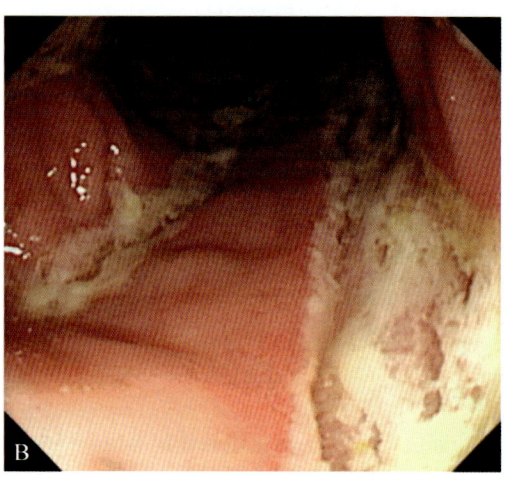

■ 图 10-9　肠道溃疡
A. UC；B. CD

第六节　感染性肠炎

感染性肠炎常由各种细菌感染所致，如志贺菌、肠弯曲菌、沙门菌、大肠埃希菌、耶尔森菌等。常有不洁饮食史或疫区接触史，可为群发或偶发。临床多表现为腹痛、腹泻、黏液脓血便和里急后重，且常有发热及畏寒，血象及CRP常明显升高，ESR可正常或轻度升高，多无贫血，血清免疫球蛋白多正常。大便培养可见致病菌。

部分患者可继发于因基础疾病或药物所致的免疫功能低下而引起的肠道感染，如真菌性肠炎。也有部分患者可继发于长时间应用强力广谱抗生素之后的二重感染，如难辨梭菌性肠炎，其临床表现以腹泻为主，程度和次数不一，轻者大便2~3次/天，停相关抗生素后可自愈；重者有大量水样便，达30次/天，部分患者可排出斑块状伪膜。肠道病变为弥漫性炎症，主要累及直肠、乙状结肠和左半结肠，严重病例内镜检查可见伪膜形成，又称伪膜性肠炎（图 10-10）。95% 的患者粪便行厌氧培养可分离出难辨梭状芽孢杆菌，粪便难辨梭状芽孢杆菌毒素检测阳性。

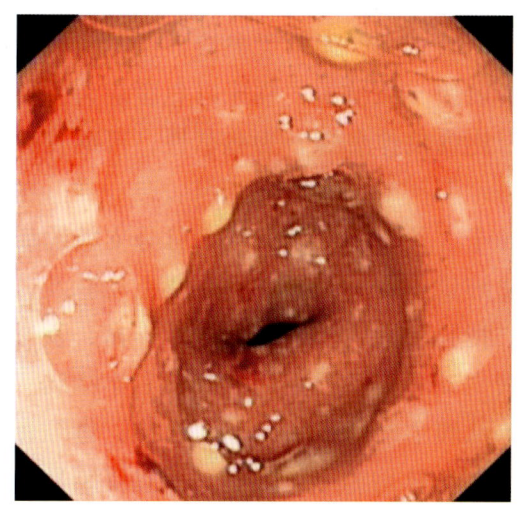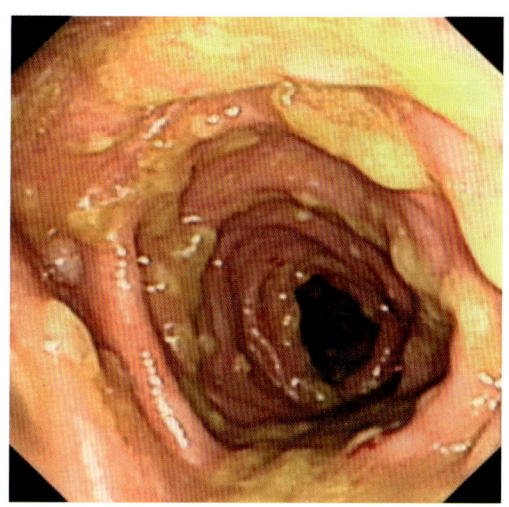

■ **图 10-10** 伪膜性结肠炎

在呼吸道病毒流行季节，较易发生病毒性肠炎，包括 SARS 病毒与新型冠状病毒，也会引起肠道的炎症与溃疡形成。

而 CD 患者也易合并肠道各种感染（细菌、真菌、各种病毒），因此，两者鉴别非常重要。

感染性肠炎在进行结肠镜检查时可见肠道黏膜非特异性充血、水肿、糜烂及溃疡。但经抗感染治疗后可短期（1~2 周）恢复正常。

较轻的感染性肠炎可自愈，较重的感染性肠炎应予抗感染治疗，在合理地应用针对性抗生素后，常可明显恢复。

对于初诊为感染性肠炎的患者，若抗感染治疗无效，应及时复查结肠镜及排除真菌等特殊感染，根据检查结果调整诊断和治疗。

第七节　缺血性结肠炎

缺血性肠病是 20 世纪 60 年代提出的一组具有一定临床病理特点的独立性疾病。该病是由支配肠道的血管狭窄、闭塞或非闭塞性肠系膜动脉缺血等原因导致肠道血管灌注不足而引起的缺血性肠壁损伤，可累及小肠或结肠，但以缺血性结肠炎最为常见。缺血性肠病多发生在 60 岁以上的老年人，常有基础疾病（如高血压、冠心病、糖尿病等）或存在高凝状态。

根据肠缺血的速度与范围、是否发生在慢性肠系膜缺血基础上等因素，缺血性肠病可分为慢性缺血性肠病和急性缺血性肠病。慢性缺血性肠病是由至少 2/3 的主要内脏血管动脉粥样硬化性狭窄所引起的血流下降所致，通常侧支循环已充分形成。典型的三联征是餐后腹痛、体重下降和腹部血管杂音，通常无黏液血便，改善微循环治疗有效。急性缺血性肠病多起病急、进展快、病情重，临床以急腹症为主要表现，出现剧烈腹痛和黏液血便，出血量少，疼痛发作急骤，为痉挛性，可继发脓毒症和休克。

按解剖分类，肠道的血液供应主要来源于 3 条动脉：①腹腔动脉分支的前后胰十二指肠上动脉，向十二指肠提供双重的血液供应，并与胃和肠系膜上动脉及其分支发出的胰十二指肠下动脉汇合，因此十二指肠血液供应的侧支循环丰富，发生缺血性肠病罕见；②肠系膜上动脉，起源于腹主动脉，主要供应小肠、右半结肠、横结肠至脾曲，由于肠系膜上动脉管腔较大，从腹主动脉以锐角斜行分出，体循环中的栓子极易进入该动脉，同时，因其分支的各动脉均为末梢动脉，一旦受阻易形成肠壁局部坏死；③肠系膜下动脉，供应左半结肠及大部分直肠，并有分支与肠系膜上动脉相通形成侧支循环，虽然肠系膜下动脉也以锐角从腹主动脉斜行分出，但其管腔较小，栓子不易进入。静脉回流的情况多与同名动脉伴行。

实验室检查：缺血性肠病患者的凝血功能检查可提示高凝状态，血甘油三酯或胆固醇明显升高。

内镜下，急性缺血性结肠炎可见与肠道血管支配区域相匹配的结肠黏膜出现弥漫性充血水肿、糜烂及溃疡。而直肠由于有双重血管供血，通常不受累及。慢性缺血性肠病内镜下病变肠管呈节段性分布，与正常肠管界线清楚（图 10-11）。病变黏膜呈连续性、非特异性充血水肿和黏膜下出血，形成出血性结节。持续的缺血可造成黏膜坏死、溃疡形成，溃疡呈纵行或不规则形状，表面有黄白色坏死渗出物，严重者可致肠腔狭窄（图 10-12）。

腹部血管多普勒超声及 CTA 或 MRA 检查可见腹部血管栓塞、闭塞或灌注减少，对缺血性结肠炎有重要的诊断价值。DSA 下选择性血管造影可能见到肠系膜上下动脉受累处有狭窄或闭塞。

若急性缺血性肠病诊断成立，应积极治疗原发病、控制急性肠系膜缺血的诱因，同时进行抗凝治疗或溶栓或行血管造影检查及治疗，目标是迅速恢复肠道血流。经治疗后患者病情可迅速缓解，1~2 周后复查结肠镜可见肠黏膜恢复正常。总体预后良好。慢性缺血性肠病主要是进行长期的抗凝治疗，同时，加强肠黏膜的保护性治疗。

值得一提的是，CD 本身虽然有高凝状态，可继发血管栓塞或闭塞，但 CD 继发的血管栓塞或闭塞多发生于双下肢血管，较少累及腹腔血管。

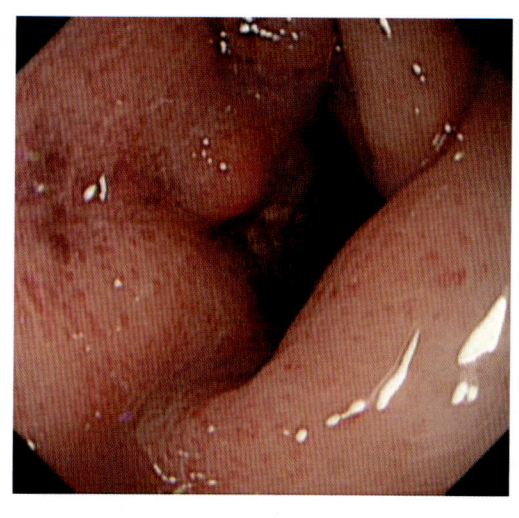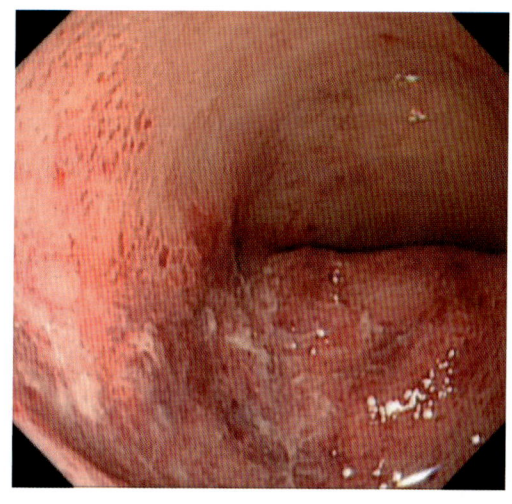

■ 图 10-11 缺血性结肠炎（一）

患者，女，49岁。因腹痛、便血3 d入院。有10年高血压病史。结肠镜检查见降结肠至乙状结肠连续性糜烂及溃疡，病灶主要位于肠系膜对侧。腹部血管多普勒超声及CTA均显示肠系膜下动脉明显狭窄。临床诊断为急性缺血性结肠炎，予溶栓及抗感染治疗1周后患者症状完全缓解。

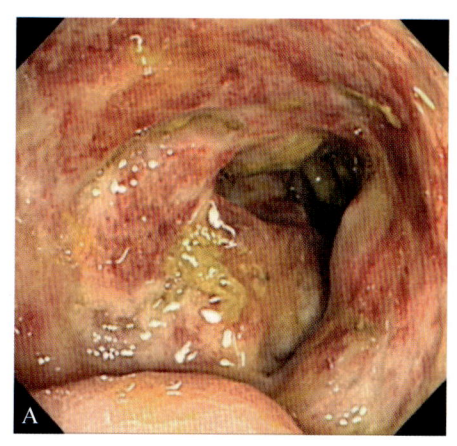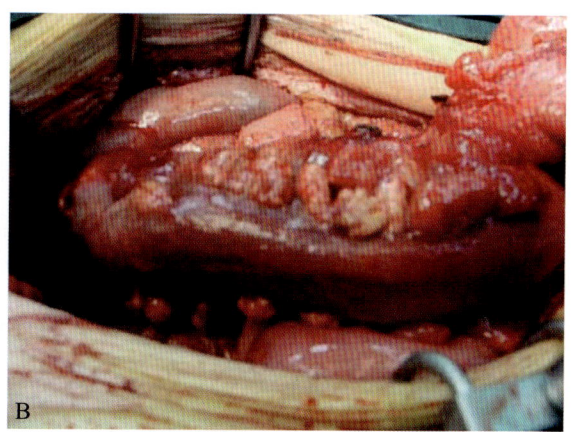

■ 图 10-12 缺血性结肠炎（二）

A. 结肠镜表现；B. 外科手术术中照片

第八节 憩 室 病

　　憩室是指穿过肠道肌层的向外的黏膜囊袋状突起，可发生在胃肠道的任何部位，但以结肠多见，尤其是乙状结肠。憩室在40岁以前人群很少见，但40岁后发病率明显增加。当憩室伴有相关症状时，称为憩室病，当憩室周围肠黏膜呈炎症改变时，称为憩室相关性结肠炎。

憩室本身引起的症状包括腹痛（憩室所在位置）、腹部不适、痉挛、不规则肠蠕动（间断性腹泻或便秘）、腹胀及排气等。部分患者可出现节段性结肠炎，其病理生理机制不明，组织学上类似于炎症性肠病的表现。合并局限性肠炎者可表现为慢性腹泻、腹痛及便血。内镜下可见憩室内黏膜的炎症，表现为红斑、颗粒状及易脆性，可呈弥散性或分布不均。病变局限于憩室所在的肠段，但不累及直肠，这一特点有助于与炎症性肠病相鉴别。

约25%的憩室病患者可出现急性憩室炎、憩室出血、憩室穿孔等并发症。怀疑憩室炎时，CT为主要诊断手段，因CT可发现憩室炎的以下表现：结肠周脂肪的软组织密度、憩室、肠壁增厚、蜂窝织炎或结肠周积液。在非急性期时，结肠镜检查常可明确憩室的存在，但在急性期内镜检查是相对禁忌的，因为肠镜注气过多可增加穿孔的机会。

一般来说，近80%的憩室炎患者，经过抗感染或CT引导下经皮脓肿穿刺等保守治疗，憩室炎及局部的脓肿可获得满意的疗效。而对于穿孔和弥漫性腹膜炎患者，以及内科保守治疗无效而继续恶化者，则需行急诊手术。憩室出血的治疗包括内镜下止血、血管造影治疗及手术切除局部结肠等。没有并发症的憩室病预后良好。

第九节 多发性骨髓瘤合并肠道淀粉样变性

多发性骨髓瘤（multiple myeloma，MM）是恶性克隆性浆细胞病，多见于中老年人，其主要特征为浆细胞单克隆性恶性增殖，同时分泌大量单克隆免疫球蛋白。当免疫球蛋白的轻链与多糖的复合物沉淀于组织器官时，便可形成MM的淀粉样变性。多发性骨髓瘤通常不累及肠道，但若继发肠道淀粉样变性，则可导致肠道损伤及相关症状。这是一种少见病，MM继发淀粉样变性并累及消化道的病例全球迄今共报道不超过10例，中山大学附属第一医院消化科和南方医科大学南方医院消化科在2012年和2013年各发现1例。

MM常以贫血、骨痛、肝、脾、淋巴结肿大及肾脏病变为主要表现。实验室检查可见明显的贫血象，血清球蛋白明显升高（可升高到正常水平的2倍以上），血清蛋白电泳可见λ轻链高表达，尿检可见本周蛋白（Bence-Jones protein，BJP），骨髓穿刺可发现浆细胞数目异常增多≥10%，为形态异常的原始或幼稚浆细胞。影像学检查可见多发性溶骨性穿凿样骨质缺损区或骨质疏松、病理性骨折。

MM继发消化道淀粉样变性时，受累肠道可见溃疡、运动障碍、梗阻、吸收不良、腹泻、出血等症状，严重者可发生穿孔。内镜下表现多样，且为非特异性，可表现为息肉样隆起或结节不平，多发性深浅不一、形态各异的溃疡，出现血肿时有特异性（图 10-13）。黏膜活检及刚果红染色是确诊的重要依据（图 10-14）。淀粉样物质

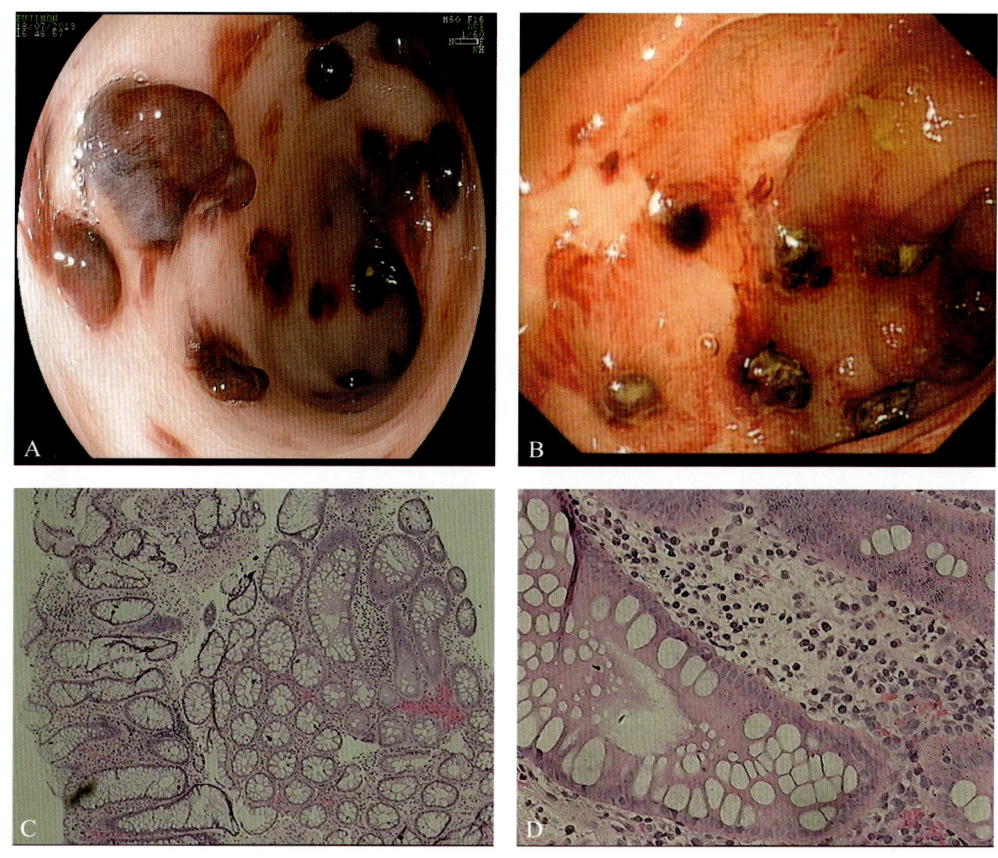

■ **图 10-13** 多发性骨髓瘤合并肠道淀粉样变性

结肠镜检查见肠道多发血肿及溃疡（A、B）。结肠黏膜活检标本刚果红染色阳性（C、D）

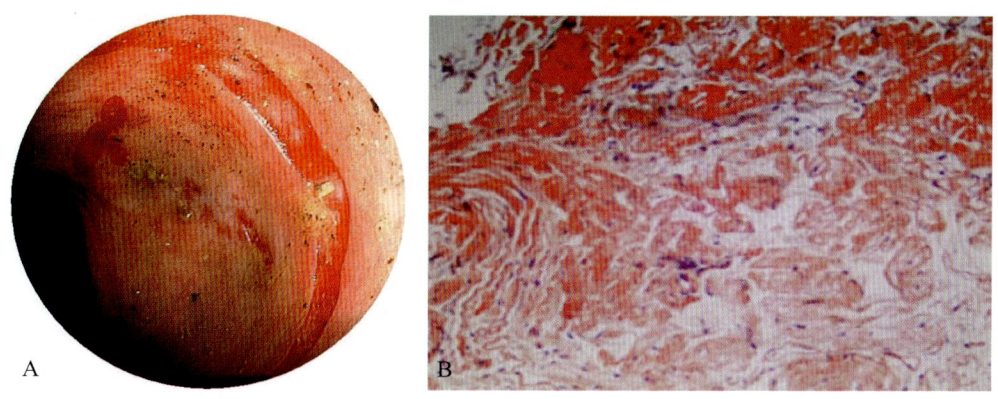

■ **图 10-14** 肠道淀粉样变

A. 结肠镜检查见黏膜溃疡；B. 刚果红染色阳性

刚果红染色阳性，偏光显微镜下具有独特的苹果绿双折光。

MM 继发消化道淀粉样变性的治疗以治疗 MM 为主，肠道病变以对症治疗为主和黏膜保护治疗。本病预后差。

第十节　嗜酸性粒细胞性肠炎

嗜酸性粒细胞性肠炎以往被认为是少见病，随着人们认识的不断加深，现在已成为胃肠道的常见病。主要原因是患者对某些药物或食物过敏、寄生虫感染所致血液中的嗜酸性粒细胞大量浸润至胃肠道组织，造成腹痛、腹泻、黏液便、肠梗阻或腹水等临床表现。部分是由于骨髓中嗜酸性粒细胞异常增多症继发胃肠道组织嗜酸性粒细胞浸润所造成，两者的根本区别是骨髓中是否嗜酸性粒细胞增多。

根据病变的部位嗜酸性粒细胞肠炎可分为局限性和弥漫性两种，按嗜酸性粒细胞的浸润程度可分为黏膜型、肠壁肌型、肠浆膜型与混合型。

嗜酸性粒细胞性肠炎患者的外周血嗜酸性粒细胞可正常或增多，血 IgE 增高，皮肤过敏原检测有阳性发现，血寄生虫抗体检测可阳性，粪便可找到虫卵。

肠镜下见肠道黏膜呈斑片状增厚或呈炎症性改变或隆起肿块，但非连续性，可有糜烂与浅小溃疡，主要的鉴别要点是在肠镜下取肠黏膜做嗜酸性粒细胞直接计数，如明显增多，一般 > 30 个 /（400 HPF），如有腹水，则腹水中也有大量嗜酸性粒细胞，可考虑诊断（图 10-15）。

嗜酸性粒细胞性肠炎的诊断尽管有 Talley 标准及 Leinbach 标准，但仍较笼统，

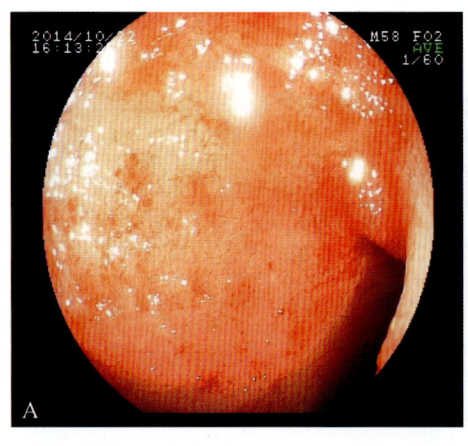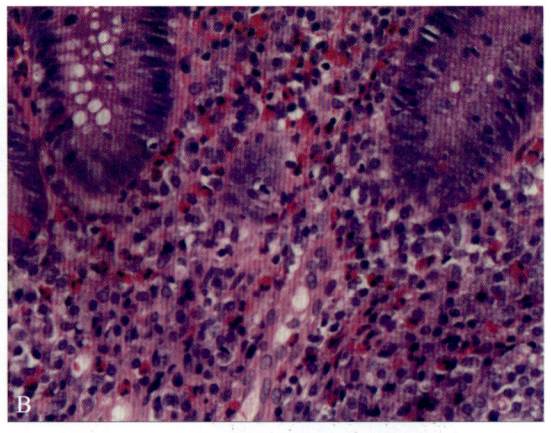

■ 图 10-15　嗜酸性粒细胞性肠炎
结肠镜检查见黏膜溃疡（A）。结肠黏膜活检标本HE染色见较多嗜酸性粒细胞浸润，>50个/（400 HPF）（B）

实际上该病的诊断同 IBD 一样，也需排除性诊断，需要与多种可引起嗜酸性粒细胞浸润的疾病相鉴别。

中山大学孙逸仙纪念医院消化内科根据多年的临床经验建立了一套诊断标准：胃镜取活检的部位：十二指肠降段与胃窦；肠镜取活检的部位：回肠末端、升结肠与横结肠；病理标准：上述活检部位≥2 处，嗜酸性粒细胞直接计数≥30 个 /（400 HPF），并以嗜酸性粒细胞为主，其他炎症细胞较少；并进行过敏原与寄生虫检测，必要时骨髓细胞学检测。

嗜酸性粒细胞性肠炎大部分对糖皮质激素反应良好，如能找到病因者，预后良好，少部分对糖皮质依赖者，需要应用硫唑嘌呤治疗。

第十一节　NSAID 相关性肠病

非类固醇类抗炎药具有良好的解热、镇痛和抗炎作用，早已广泛用于临床，是全球最常用的药物之一。

NSAID 按化学结构可分为以下 3 类。① 酸性：如水杨酸类（阿司匹林等）、吲哚类（吲哚美辛等）、乙酸类（双氯芬酸等）、丙酸类（布洛芬等）、烯醇酸类（美洛昔康等）；② 非酸性：萘丁美酮；③ 昔布类：塞来昔布、罗非昔布等。

NSAID 按对环氧合酶（cyclooxygenase，COX）的抑制作用分为以下 4 类。① COX-1 特异性抑制剂：只抑制 COX-1，不抑制 COX-2，如小剂量阿司匹林；② COX 非特异性抑制剂：对 COX-1 和 COX-2 抑制作用相当，如大剂量阿司匹林、吲哚美辛、双氯芬酸、布洛芬等；③ COX-2 倾向性抑制剂：对 COX-2 的抑制作用比对 COX-1 强 3 ~ 20 倍，如美洛昔康、萘丁美酮、尼美舒利等；④ COX-2 特异性抑制剂：在治疗剂量只抑制 COX-2，不抑制 COX-1，如塞来昔布、罗非昔布等。

NSAID 所致的消化性溃疡病病因非常明确，为服用 NSAID 后，特别是 NSAID 的肠溶制剂或肠道控释剂，引起肠道黏膜发生损伤，出现大小不一、深浅不一、形状各异的溃疡。

NSAID 引起肠道黏膜损伤的高危因素有：① 年龄 60 岁以上；② 既往有消化性溃疡病史，特别是有消化道出血病史者；③ 既往有过 NSAID 引起消化道损伤病史者；④ 需长期应用 NSAID；⑤ 同时服用多种 NSAID；⑥ 需服用大剂量 NSAID；⑦ 合用皮质激素类药物；⑧ 同时合用抗凝药物。

NSAID 引起的消化道黏膜损害包括药物局部损害、全身性作用及消化道微环境（H^+、肠道微生态等）的影响，但主要的发病机制是药物全身性作用：抑制前列腺素（PG）合成，造成 PG 合成不足所致。另外，一氧化氮（NO）产生减少也可能与此有关。

NSAID 局部损害作用：大多数 NSAID 为脂溶性、弱酸性的化合物，尤其是阿司匹林，其高浓度水杨酸产生局部刺激，尤其是 NSAID 的肠溶制剂或肠道控释剂停留于肠道释放高浓度的药物，对局部黏膜刺激而引起损伤。另外，由于控释剂妨碍了药物顺利通过肠道，在特殊部位滞留导致进一步的黏膜损害，表现为肠道上皮细胞损害和上皮细胞的通透性改变，NSAID 引起肠道通透性改变是早期事件，一般不会引起严重的肠道损害。

NSAID 的全身作用：主要是继发于 NSAID 抑制 PG 的合成，PG 的不足导致血液循环障碍，细胞代谢不良，内环境破坏而引起消化道黏膜损害，这仍然是 NSAID 引起肠道黏膜损害的重要机制。

NSAID 引起的消化道损伤的临床表现形式多样，并无特异性。NSAID 对胃黏膜的损伤最为明显，但也可使小肠黏膜受到损伤。病变包括炎症反应、溃疡、出血、肠腔狭窄和穿孔等。临床表现主要有腹痛、腹泻、黑便或便血，穿孔时会有急性腹膜炎的征象。有些患者还可能发生蛋白丢失性肠病。NSAID 诱发小肠出血或穿孔的患者亦多为 60 岁以上的老年妇女。长期应用 NSAID 可引起回肠吸收功能障碍，包括木糖醇和脂肪的吸收障碍，严重者可引起脂肪泻，造成严重的营养不良。

大肠黏膜损伤致结肠炎，临床症状多数在连续服用 NSAID 数天、数月甚至数年后出现，表现为血性腹泻或非血性腹泻、弥漫性腹痛，急性出血和穿孔也可能发生。一般停药后症状会逐渐消失，而再次服用 NSAID，上述症状会再现，甚至死亡。如果整个结肠和直肠为弥漫性黏膜损害，则表现与溃疡性结肠炎相似，如损害为节段性尤其是病变位于右半结肠和回肠末端时极类似 CD。

血液常规检查，可发现缺铁性贫血的表现，蛋白丢失性肠病时可见低蛋白血症。回肠吸收功能障碍可见贫血和低蛋白血症。大便镜检可见红细胞增多，大便隐血试验阳性，回肠吸收功能障碍可见脂肪滴。必要时应进一步检查出凝血功能和 DIC 状况。

NSAID 引起的大肠损伤的患者，结肠镜下除了极少见的横膈膜样狭窄外，并无特异性表现；常见的炎症性表现为黏膜充血、肿胀、糜烂、溃疡、出血灶等，肠镜检查可见升结肠和乙状结肠存在孤立性溃疡的表现。若病变弥漫而广泛则类似于溃疡性结肠炎的镜下表现，若病变呈节段性则类似于克罗恩病的镜下表现（图10-16）。因此，临床上应注意鉴别。

NSAID 引起的消化道损伤的病理改变并无特异性表现，与其他因素所致的黏膜炎症改变相似，所不同的是部分可以是在原有慢性溃疡的基础上加重局部黏膜组织炎症损伤。

胶囊内镜检查在 NSAID 引起的小肠损伤患者中应用是有必要的，特别是怀疑小

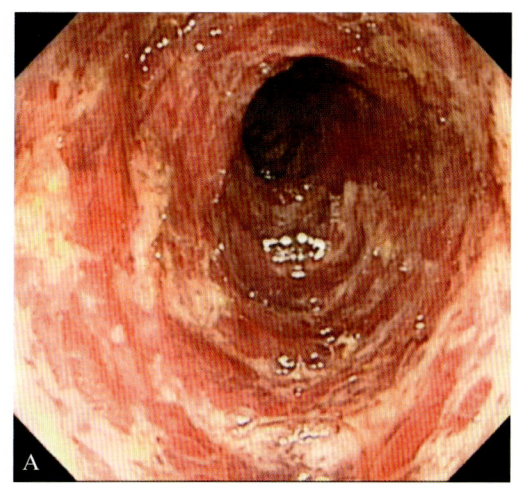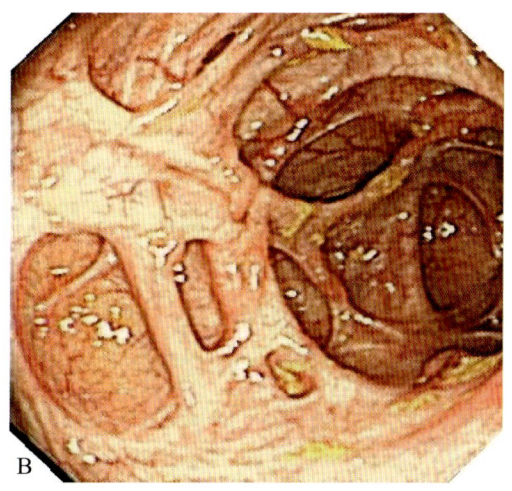

■ 图 10−16　NSAID 相关性肠炎

长期服用阿司匹林致 NSAID 相关性肠炎（A. 炎症改变；B. 溃疡瘢痕形成）

肠出血者，但并无特异性表现。常见的炎症性表现为黏膜充血、肿胀、糜烂、溃疡、出血灶等，需权衡胶囊内镜的自身局限性和可能的并发症。

一旦疑诊 NSAIDs 相关性肠病，原则上应停用 NSAIDs，如果无法停用，则应尽量减少 NSAIDs 用量或选用对胃肠道黏膜损伤较少的 NSAIDs 类制剂。

NSAIDs 引起的胃肠道损害并发症，只要对其认识充分，足够重视，治疗及时，措施得当，多数预后良好。但也有少部分合并严重并发症患者，治疗效果差，预后不良，甚至危及生命。采取适当而有效的预防措施是目前减少 NSAIDs 引起的胃肠道损害并发症最为有效的方法。

第十二节　肿瘤化疗药物相关性肠病

全世界每年死于恶性肿瘤的患者达数百万之多，约占总死亡人数的 25%。随着医学的发展，目前 50% 的肿瘤患者可得到治愈，在现有的治疗手段中，局部治疗（手术切除和放射治疗）可治愈 1/3 的患者。对某些肿瘤，特别是有转移的肿瘤来说，需要药物治疗（化学治疗）来达到治疗的目的。然而，随着抗肿瘤药物的广泛应用，抗肿瘤药物的不良反应也显现出来，抗肿瘤药物所致肠道损伤就是抗肿瘤药物损害的一部分，不同种类的化疗药所致肠道损害的性质不同。

一、肿瘤化疗药物的分类

以往多将肿瘤化疗药物分为烷（烃）化剂、抗代谢药、抗生素、植物药、杂类药和激素等 6 大类，而目前，结合细胞增殖动力学概念可将化疗药分为细胞周期特异性和非特异性药物。周期特异性药物只能杀灭增殖周期中的某期细胞如 S 期或 M 期的细胞，前者主要包括氟尿嘧啶、甲氨蝶呤、阿糖胞苷、羟基脲、替加氟（FT-207）和氟尿嘧啶脱氧核苷等；后者如长春碱类药物（包括 VLB、VCR、和 VDS）和紫杉醇等。周期非特异性药物多能与增殖期细胞和 G_0 期细胞产生 DNA 交叉联结反应，对肿瘤细胞的杀伤力较强，但选择性差，以氮芥、环磷酰胺和丝裂霉素等为代表。周期特异性药物的药效主要有赖于药物作用于肿瘤细胞时间的长短；而周期非特异性药物的疗效则在更大程度上取决于所用药物的血药浓度高低。

从分子水平来看，近年来国内外多主张按其作用机制和作用点将肿瘤化疗药分成下列 8 大类。①直接与 DNA 结合并阻止其复制的药物：包括各种烷化剂、丝裂霉素和博来霉素（即国产的平阳霉素）、丙卡巴肼和达卡巴嗪、酰化剂、顺铂、卡铂和喜树碱及其衍化物。本类药物基本上均属周期非特异性化疗药。②阻止核酸生物合成的药物：这类药物主要影响肿瘤细胞的酶系，使 DNA 和 RNA 的前体物合成受阻，从而抑制 DNA、RNA 合成。它主要包括甲氨蝶呤、5- 氟尿嘧啶、6- 巯基嘌呤、羟基脲和阿糖胞苷等。它们主要作用于 S 期细胞，属抗代谢类化疗药，为周期或时相特异性抗癌药。这些药物在影响肿瘤细胞核酸合成时，对体内快速增殖的更新型细胞也有抑制作用，如骨髓抑制就几乎是它们的共性。③影响转录的化疗药物：此类药物的主要药理作用是插入 DNA 双螺旋与其形成非共价结合，从而干扰 DNA 上的遗传信息转录到 mRNA 上，导致模板功能受到损害、转录受阻。大多抗癌抗生素类药均属于此类，为周期非特异性化疗药。如更生霉素、柔红霉素（正定霉素）、多柔比星、表柔比星、博莱霉素（平阳霉素）等。④影响微管蛋白和有丝分裂的药物：主要包括长春碱类、鬼臼毒素类和紫杉醇类等植物药。⑤影响核糖体功能阻止蛋白质合成的药物：以三尖杉酯碱类植物药为代表，它能抑制蛋白质合成的起始阶段，使核糖体分解并释放出新生肽链，但不能阻止 mRNA 和 tRNA 与核糖体的结合。这类药可使核 DNA 和胞质 RNA 减少、多聚核糖体解聚，并抑制有丝分裂。它对各期细胞都敏感，因此属于周期非特异性化疗药。⑥影响细胞膜的药物：植物凝集素（lectin）中的刀豆素（con A）和植物凝集素（PHA）等可以和细胞膜上的糖蛋白受体结合，从而影响癌细胞的 DNA 合成。其主要作用机制是它们与受体结合时发生重新排列和浓缩等拓扑变化，然后发生凝集反应，阻止肿瘤细胞分裂。在正常细胞中的这种细胞膜受体大多处于隐蔽状态；而肿瘤细胞膜则由于流动性改变而使受体扩散加快，因此易于和这些凝集素结合。维生素 A 包括视黄醇、视黄醛和视黄酸的诱导分化作用，大多认为也与生物膜的通透性和电荷改变等有关。此外，它作为糖基转移酶的载体直接参与膜蛋白及脂质的糖基化反应。膜上的糖蛋白和糖脂分子可作为细胞识别受体和接受细胞增殖和分化信号的重要成分。柔红霉素和多柔比星最敏感的靶点也是细胞的生物膜，它们除对膜有影响外，对线粒体、溶酶体和内质网等细胞器内膜结构也因膜上磷脂结构的激活而有作用。这些蒽环类抗生素还可改变膜的电位及流动性、糖蛋白和糖脂的成分，抑制 ATP 酶，并增强 PHA 与肿瘤细胞的结合，由此可见很多抗肿瘤化疗药的作用机制是综合而多方面的。秋水仙碱、喜树碱（包括羟基喜树碱）等都能改变细胞的膜电荷、降低膜对氨基酸和核苷的转运速度。由于癌细胞摄取外源性核苷对其合成 DNA 和 RNA 十分重要，所以抗癌药对生物膜上转运系统的影响，可能是抑制 DNA 合成的重要环节。⑦诱导细胞凋亡（apoptosis）的药物：如二氧化二砷的主要作用机制可能为促使白血病细胞的凋亡。⑧激素类：主要通过调节内分泌来达到治疗肿瘤的目的，包括雌激素类、抗雌激素类（以他莫昔芬也称三苯氧胺为代表）、黄体激素类、雄激素类、抗雄激素类（氟他胺，flutamide）、肾上腺皮质激素、抗肾上腺皮质激素（包括氯苯二氯乙烷和氨鲁米特）和甲状腺素等。

二、抗肿瘤药物肠道损害

不同种类的抗肿瘤药物引起的肠道损害的表现不同，阿糖胞苷、放线菌素 D、氟尿嘧啶、羟基脲、甲氨蝶呤、硝脲类引起腹泻，甚至血性腹泻；秋水仙碱和甲氨蝶呤可引起轻度脂肪泻；长春新碱、鬼臼乙叉苷等可引起麻痹性肠梗阻和便秘。

抗肿瘤药物抑制肠黏膜上皮细胞的分裂增生，进而影响其修复，造成肠黏膜损伤或术后吻合口溃疡和穿孔。或者是肠道原发性或继发性肿瘤，尤其是肠道淋巴瘤化疗后，肿瘤坏死组织引起穿孔，当某些抗肿瘤药致骨髓抑制，机体免疫力明显下降，中性粒细胞大量减少时，病原体侵入肠黏膜引起蜂窝织炎，常见病原体有念珠菌属、假单胞菌属、梭状芽孢杆菌属、大肠埃希菌属及克雷伯杆菌属等，临床表现为盲肠炎或中性粒细胞肠病；目前认为长春新碱可能渗入自主神经细胞中，干扰微小管蛋白的装配，阻滞递质的囊泡沿神经轴索下移，临床表现为便秘和麻痹性肠梗阻。

大小肠均可出现肠道糜烂、溃疡和穿孔，多发于术后吻合口处或原发于肿瘤的病灶处；可造成 3 种类型的盲肠炎。①局限型：坏死病变局限于盲肠；②弥漫型：坏死病变散布于盲肠及其附近肠腔；③溃疡型：盲肠及其他部位的肠壁有散发溃疡，其溃疡的特点与炎症性肠病的病理特点相似。盲肠壁水肿、充血、糜烂坏死，以至溃疡形成和穿孔，常有病原体浸润，尤其是铜绿假单胞菌；中性粒细胞性肠病可见肠黏膜蜂窝织炎；肛门直肠病变，可见直肠黏膜充血水肿、糜烂、溃疡、直肠周围及肛周脓肿。

不同类型的肠道损伤，其临床表现各具特点。

（1）肠穿孔：腹痛或原有腹痛突然加重，腹部压痛、腹肌紧张、反跳痛。腹部

X线透视可见膈下游离气体。

（2）盲肠炎：盲肠炎多与中性粒细胞减少性肠病变并存，典型表现类似阑尾炎，不同的是本病患者有明显腹痛、腹胀及水样便，钡灌肠显示盲肠僵硬，结肠袋消失、黏膜紊乱和龛影。

（3）中性粒细胞减少性肠病：腹痛多为全腹痛，腹泻以血性腹泻为主，轻者可表现为水样泻，全腹压痛，无明显腹肌紧张及反跳痛。外周血检查提示严重的中性粒细胞减少。

（4）麻痹性肠梗阻：应用长春新碱引起麻痹性肠梗阻发病率为10%，可表现为腹痛、腹胀或便秘。腹部膨隆或见肠型，腹部压痛，肠鸣音减弱或消失，腹透可见气液平面、肠管扩张等。

（5）肛门直肠并发症：本并发症在恶性血液病中的发生率高达84%，约80%的患者发生于化疗的初始阶段。临床表现为大便带血、下坠感、骶部或会阴部痛、发热等。检查可见直肠黏膜糜烂、溃疡，直肠周围及肛周脓肿，肛裂及血栓性外痔。

三、肿瘤化疗药物相关性肠病的检查及治疗

实验室检查：盲肠炎及中性粒细胞减少性肠炎，中性粒细胞明显降低。尚可见各原发性肿瘤的血液学表现。化疗药对骨髓造血功能抑制的血象变化。腹泻伴出血的患者，大便镜检主要是大量红细胞，大便隐血阳性。合并感染者，病原学检查可阳性。

X线透视，肠穿孔患者可发现膈下游离气体，麻痹性肠梗阻时可见液气平面与肠管扩张。盲肠炎患者钡灌肠显示盲肠僵硬、结肠袋消失和龛影。

出现肛门直肠并发症时肠镜检查可见直肠黏膜糜烂、溃疡。盲肠及其他部位的肠壁糜烂、溃疡，其溃疡的特点与炎症性肠病的内镜下特点相似，并有组织坏死。可疑穿孔者禁做内镜检查。

一旦怀疑此病，应停用可疑药物，并积极进行肠黏膜保护剂治疗与对症治疗，预后取决于原发肿瘤的分期。

麻痹性肠梗阻者，采取禁食、胃肠减压、抗感染及支持疗法，6~8 h症状无改善者考虑手术治疗。

中性粒细胞减少性肠炎，以抗感染治疗为主，加强营养支持治疗，可用粒细胞集落刺激因子以提高血白细胞。

有肛门直肠并发症者，给予对症治疗，如坐浴、局部热敷、止痛、使用粪便软化剂及抗感染药物。有脓肿形成时应切开引流。

第十三节　隐源性多灶性溃疡性狭窄性小肠炎

隐源性多灶性溃疡性狭窄性小肠炎（cryptogenic multifocal ulcerous stenosing enteritis，CMUSE）是一种罕见的小肠溃疡性疾病，好发于中青年，18～50 岁占 68.6%，有报道最小发病年龄为 23 月龄，就诊前平均病程 9.9 年（1 个月～48 年）。CMUSE 临床表现酷似小肠型 CD，与其他小肠溃疡性疾病难以区分，误诊率较高，是源于对该病的认识不足。早期诊断或可避免手术。但易复发，且缺少特异性治疗方案，病程迁延反复，严重影响患者的生命质量。CMUSE 的发病率较低，国内仅见个案报道。法国 Debray 等在 1964 年报道了 1 例反复肠梗阻发作、小肠多发溃疡性狭窄、激素治疗有效的病例，并首次以 CMUSE 命名该疾病。北京协和医院在 2011 年报道了中国第 1 例 CMUSE 病例。

CMUSE 的病因和发病机制尚不确定，可能与肠道纤维组织过度产生，胶原降解紊乱，补体 C2 缺乏相关；还有学者认为是一种不典型的血管炎病变，Brook 等提出编码胞质磷脂酶 A2-α 的 PLA2G4A 基因功能缺失性突变可能是 CMUSE 的病因，而 Umeno 等通过对比检测 CMUSE 与 CD 患者的编码前列腺素的转运载体基因 SLCO2A1 基因，发现 12 例 CMUSE 患者中有 11 例患者的该基因发生突变，而 603 例 CD 患者仅 2 例发生变异，由此推测 CMUSE 的发生与 SLCO2AI 基因变异导致其编码前列腺素的转运载体功能受阻有关。Fraile 等报道 CMUSE 与 X- 连锁隐性网状色素障碍有关。因此，CMUSE 的发病机制仍有许多疑问，有待进一步研究。

CMUSE 临床症状缺乏特异性，为慢性病程，易复发，基于小肠多发狭窄、溃疡的组织学改变，其主要表现为肠梗阻（如腹痛、呕吐、腹胀等），溃疡引起的消化道出血（如黑便、缺铁性贫血、低蛋白血症），还有食欲减退、乏力、体重下降等，但较少出现发热，患者 C 反应蛋白大致正常，仅个别轻度升高；部分患者可有水肿、多浆膜腔积液，严重贫血可出现头晕甚至晕厥。个别患者出现蛋白丢失性肠病、营养不良、生长迟缓，还可出现类似结缔组织病的肠外表现。

CMUSE 的影像学检查，包括立位腹平片、全消化道造影、小肠 CTE、MRE 等，可发现肠梗阻、肠壁增厚、肠腔狭窄等病变。但 CMUSE 肠道溃疡表浅，较难通过影像学方法检出，另外，小肠自身的蠕动也增加了影像学准确判断狭窄性病变的难度。

双气囊小肠镜和胶囊内镜技术的发展显著提高了小肠病灶的检出率。CMUSE 内镜下改变有一定的特异性，主要为小肠多发的环形狭窄，浅的环形溃疡形成，狭窄肠段较短（多为 1～2 cm），狭窄之间的距离较紧凑（多为 2～10 cm），且无瘘管形成（图 10-17，图 10-18）。胶囊内镜检查易造成胶囊滞留。

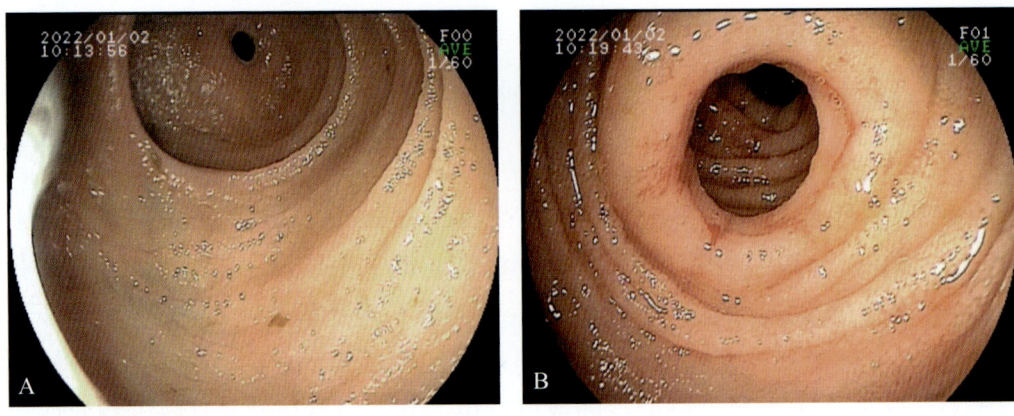

■ 图 10-17　CMUSE（一）

小肠镜检查见环状狭窄（图片由中南大学湘雅二院消化科欧阳春晖提供）

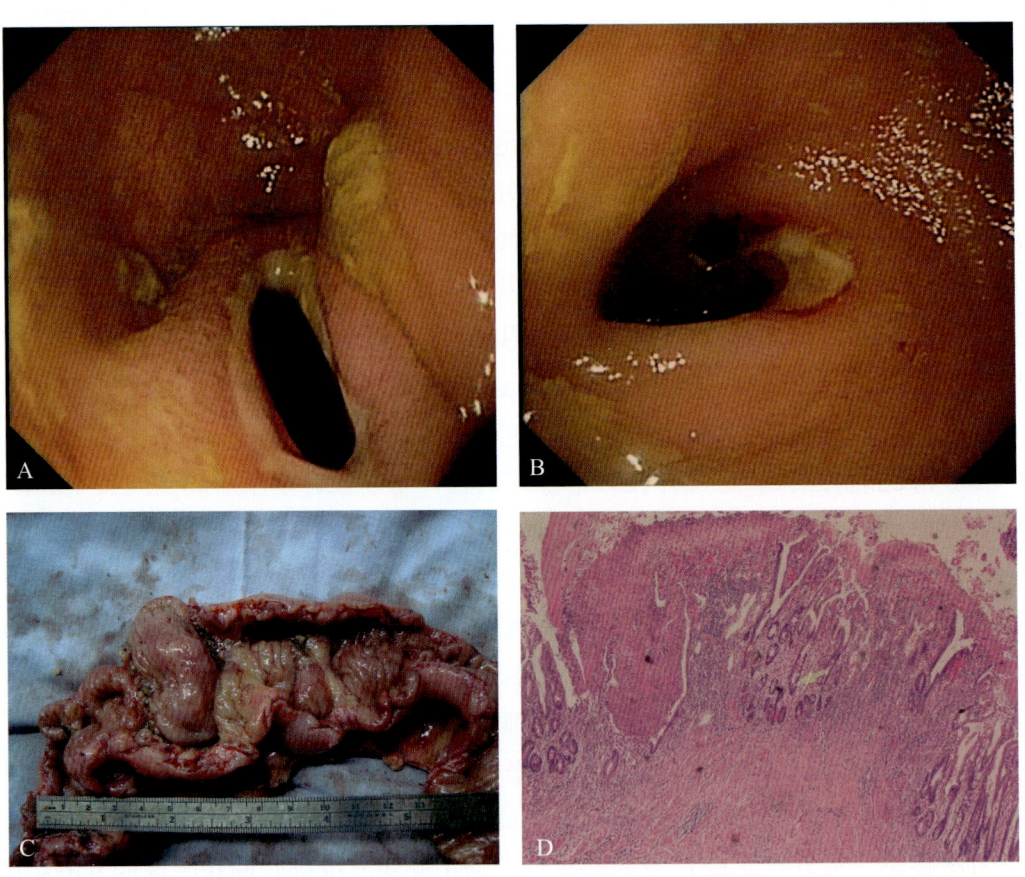

■ 图 10-18　CMUSE（二）

小肠镜见环状狭窄（A，B），手术切除标本见肠管黏膜面可见多处溃疡，肠管呈不均匀扩张、肠壁增厚，伴多处憩室及狭窄环形成，未发现肠管内瘘及穿孔（C）。病理见多灶性慢性溃疡，溃疡累及黏膜及黏膜下层，黏膜下层增厚，无绒毛萎缩、炎性肉芽肿（D）（图片由浙江大学医学院邵逸夫医院消化科曹倩教授提供）

CMUSE 病理表现为小肠多发、短节段、环形狭窄，狭窄处可伴浅溃疡形成；溃疡多呈横行，形态可为环形、圆形、线形或不规则；病灶之间黏膜正常；无透壁溃疡、瘘管或铺路石样改变。组织学表现为局限于黏膜和黏膜下层的浅表溃疡；伴有轻中度非特异性炎性反应，中性粒细胞、少量嗜酸性粒细胞、浆细胞和淋巴细胞浸润，部分有淋巴滤泡形成；纤维化和炎症细胞浸润可达深层组织；部分病例可见小静脉增厚、炎性浸润、血栓形成或静脉内膜炎（图 10-18）。无巨细胞性肉芽肿、绒毛萎缩、隐窝脓肿、淋巴增殖和阿弗他或裂隙样溃疡等表现。

目前 CMUSE 的诊断标准尚未统一，主要依据日本学者 Matsumodo 等提出的诊断标准：①消化道持续隐性失血（肠道病变恢复期及术后除外）；②经病理，影像学及内镜证实病变存在以下特点：溃疡呈环形或线性分布；与周围正常黏膜分界明显；形态为地图形或线形；多发溃疡，病变之间的距离 <4 cm；溃疡深度不超过肌层；溃疡可瘢痕修复。

CMUSE 需与以下疾病进行鉴别诊断。

（1）CD：吴东等认为 CMUSE 的以下特征有助于两者的鉴别。①炎症反应的指标通常不高或轻度升高；②病程长而病变相对较轻，CT 检查仅发现黏膜层强化，肠壁不增厚或轻度增厚，病变距离较紧凑；③病理学检查无肉芽肿形成；④无透壁炎症反应或溃疡，无瘘或脓肿形成；⑤病变较少累及回盲部。

（2）药物性肠病：尤以 NSAID 相关性肠病多见，其与 CMUSE 的病理表现相似。仔细询问用药史是两者鉴别的关键；NSAID 相关肠病停药后可好转，甚至自愈。有临床症状行小肠镜检查时，若发现溃疡有愈合趋势或出现瘢痕溃疡，更支持 NSAID 相关肠病。

（3）淋巴瘤：淋巴瘤累及胃肠道除了表现为肿物、息肉或弥漫性肠道浸润外，亦可表现为肠道溃疡，其确诊依靠组织病理学。

（4）肠结核：可出现肠道溃疡或狭窄。与 CMUSE 相比，肠结核特点包括：①好发于回盲部；②溃疡多为环形，边缘参差不齐，底部渗出物多；③结核活动时 ESR 明显增快；④可伴有淋巴结结核、肺结核等肠外表现。组织病理可发现干酪样坏死性肉芽肿或抗酸染色阳性，血 T-SPOT 及 PPD 试验亦有一定诊断价值。

（5）其他：累及肠道的血管炎亦可出现肠道多发溃疡，如白塞病、结节性多动脉炎、显微镜下多血管炎、Churg-Strauss 综合征、肉芽肿性血管炎、系统性红斑狼疮及伯格病等。①血管炎相关小肠溃疡系缺血所致，因此溃疡较深大，可出现穿孔，多灶狭窄少见；②血管炎为系统性疾病，常有皮肤、关节、肾脏、肺等多系统受累表现。系统性血管炎的自身抗体亦有一定的辅助诊断价值。

此外，CMUSE 还需与以下少见病相鉴别：①操作或手术相关肠道损伤，须有肠道侵入性操作或手术史；②嗜酸性粒细胞性肠炎，可出现肠穿孔，该病外周血嗜酸性粒细胞比例增高，病理可见肠道大量嗜酸性粒细胞浸润；③胶原性口炎性腹泻，可借其组织病理表现与 CMUSE 相鉴别；④小肠绒毛与隐窝萎缩，特殊的上皮下胶原沉着，胶原沉着也可发生于胃或结肠；⑤慢性非肉芽肿性溃疡性空回肠炎，该病的溃疡与 CMUSE 的浅溃疡不同，前者可深达浆膜面，甚至出现穿孔，但较少出现狭窄，对激素治疗无反应；⑥非特异性小肠溃疡，无狭窄性病变，在排除以上所有可引起小肠溃疡性病变的疾病后方可诊断。

CMUSE 的治疗方式包括药物、营养、手术及内镜下治疗。治疗药物首选系统性激素治疗，但多数患者出现激素依赖，少数可能对激素抵抗。目前的报道中，46.4%使用激素，其中 33.3% 在激素减量或减停后病情反复，10.3% 在随访期内未复发，7.7% 抵抗，2.6% 不耐受。激素依赖或抵抗者可考虑联合使用免疫抑制剂如甲氨蝶呤、沙利度胺等，而 5- 氨基水杨酸和硫唑嘌呤对本病无效。De Schepper 报告了 1例使用 IFX 治疗 CMUSE 获得了诱导缓解。肠内或肠外营养以及补铁治疗短期可改善症状，甚至获得黏膜愈合，但随着患者恢复进食，黏膜溃疡、贫血及低蛋白血症容易很快复发。小肠纤维性狭窄以往都是手术切除治疗，近年来内镜下经气囊扩张解除非溃疡性小肠狭窄取得了一定的效果。手术指征包括解除肠梗阻、活动性消化道出血等。术后病理对诊断及鉴别诊断有无可取代的价值。但考虑到手术治疗时患者往往病情已较重，若能提前作出临床诊断并及时施治，能否延缓甚至逆转该病病程，是非常值得探讨的问题。CMUSE 的手术治疗方式主要切除部分狭窄肠管，达到缓解临床症状的目的。

CMUSE 的预后对患者生活质量影响较大，但病死率较低。目前尚无 CMUSE 直接导致死亡的报道。由于该病发病率低，其是否会增加肿瘤及其他疾病发病风险尚无明确统计。

第十四节　其 他 疾 病

其他需要鉴别的疾病还包括肠易激综合征、结肠癌、放射性肠炎、过敏性紫癜、急性阑尾炎或慢性阑尾炎急性发作，以及可以肠道病变为表现的风湿性疾病（如系统性红斑狼疮、原发性血管炎）等。根据基础疾病、临床表现、实验室检查、影像学检查、内镜检查和组织病理学活检结果等各因素综合分析，通常可得以鉴别。最关键的是，需要临床医师在初诊时，首先要有考虑到这些需要鉴别的疾病存在的可能性，并进行相应的检查以得出正确的诊断。当实在无法确诊时，可行诊断性治疗或观察一段时间后复查。这样才能尽量得到正确的诊断结果，从而给予患者合适的诊断与治疗。

（钟英强　唐文　宋杨达　刘思雪　宋铱航）

主要参考文献

［1］Hussey S，Bourke B，Broderick A，et al. Cryptogenie multifocal ulcerous and stenosing enteritisas amanifestationof enterocolic venopathy [J]. J Pediatr Gastroenterol Nutr，2008，47（1）：107-109.

［2］Fraile G，Norman F，Reguero M E，et al. Cryptogenic multifocal ulcerous stenosing enteritis （CMUSE）in a man with a diagnosis of X-linked reticulate pigmentary disorder（PDR）[J]. Scand J Gastroenterol. 2008，43（4）：506-510.

［3］钟英强，黄花荣，陈其奎，等 . 肠道溃疡性疾病 [M]. 北京：人民卫生出版社，2009.

［4］Kohoutová D，Bures J，Tycová V，et al. Severe cryptogenic multifocal ulcerous stenosing enteritis. A report of three cases and review of the literature [J]. Acta Medica（Hradec Kralove），2010，53（1）：25-29.

［5］Chung S H，Jo Y，Ryu S R，et al. Diaphragm disease compared with cryptogenic multifocal ulcerous stenosing enteritis [J]. World J Gastroenterol，2011，17（23）：2873-2876.

［6］舒慧君，严建华，吴东，等 . 隐源性多灶性溃疡性狭窄性小肠病一例 [J]. 中华消化杂志，2011，31（5）：350-352.

［7］De Schepper H，Macken E，Van Marck V，et al. Infliximab induces remission in cryptogenic multifocal ulcerous stenosing enteritis：first case [J]. World J Gastroenterol，2013，19（10）：1661-1664.

［8］Brooke M A，Longhurst H J，Plagnol V，et al. Cryptogenic multifocal ulcerating stenosing enteritis associated with homozygous deletion mutations in cytosolic phospholipase A2-α [J]. Gut，2014，63（1）：96-104.

［9］Sekine K，Nagata N，Shindo T，et al. Combined identifying granuloma and biopsy culture is useful for diagnosing intestinal tuberculosis [J]. Int J Colorectal Dis，2015，30（7）：939-945.

［10］Kopylov U，Vutcovici M，Kezooh A，et al. risk of lymphoma，colorectal and skin cancer in patients with IBD treated with immuno-modulators and biologics：a quebec claims database study [J]. Inflamm Bowel Dis，2015，21（8）：1847-1853.

［11］Cheon J H，Kim W H. An update on the diagnosis，treatment，and prognosis of intestinal Behcet's disease [J]. Curr Opin Rheumatol，2015，27（1）：24-31.

［12］Gomollon F，Dignass A，Annese V，et al. 3rd European evidence-based consensus on the diagnosis and management of Crohn's disease 2016：part 1：diagnosis and medical management [J]. J Crohns Colitis，2017，11（1）：3-25.

［13］吴东，陈丹，刘炜，等 . 隐源性多灶性溃疡性狭窄型小肠炎 10 例临床特点分析 [J]. 中华消化杂志，2017，37（2）：79-83.

［14］陈丹，钱家鸣，吴东 . 隐源性多灶性溃疡性狭窄型小肠炎 [J]. 中华内科杂志，2017，56（8）：621-623.

［15］张萍，孙桦，张烨，等 . 儿童隐源性多灶性溃疡性狭窄性小肠炎 1 例并文献复习 [J]. 中国循证儿科杂志，2018，13（3）：210-214.

［16］钟英强 . 炎症性肠病现代评价体系钟英强 2018 观点 [M]. 北京：科学技术文献出版社，2018.

［17］中华医学会消化病学分会炎症性肠病学组 . 炎症性肠病诊断与治疗的共识意见（2018 年·北京）[J]. 中华消化杂志，2018，38（5）：292-311.

［18］Sturm A，Maase Cr，Calabrese E，et al. ECCO-ESGAR guideline for diagnostic assessment in IBD part 2：IBD scores and general principles and technical aspects [J]. J Crohns Colitis，2019，13（13）：273-284.

［19］Maaser C，Sturm A，Stephan R，et al. ECCO-ESGAR guideline for diagnostic assessment in IBD part 1：initial diagnosis，monitoring of known IBD，detection of complications [J]. J Crohns Colitis，2019，13（2）：144-164.

第四部分

克罗恩病的一般治疗

第十一章
内科治疗

第一节 概　　述

CD 总体进展的趋势是病情反复发作，并逐渐发展到消化道结构和功能障碍，最终可能不得不手术治疗。但是，随着新一代疗效更好、副作用更少的药物不断出现，以及 CD 临床诊治经验的逐渐积累，目前 CD 的临床治疗效果明显优于过去，患者可较长时间维持缓解。

目前 CD 的治疗强调在早期诊断的基础上，实行早期优化治疗方案，即在患者尚未出现消化道结构和功能障碍时就用免疫抑制剂、生物制剂等药物针对 CD 及其并发症开始治疗。此外包括营养治疗和精神心理治疗在内的综合治疗具有重要临床价值，不仅能缓解病情，更重要的是能够提高 CD 患者的生活质量。

CD 的病程分为活动期和缓解期，活动期的诱导缓解治疗和缓解期的维持缓解治疗同样重要。

此外，CD 患者对疾病的认识及对诊疗的依从性对治疗效果和疾病的转归有重要影响。

（陈白莉　李明松）

第二节　对　症　治　疗

CD 的治疗是一个系统工程，极其复杂。除了后面将涉及的针对 CD 本身及 CD 相关并发症的药物治疗、内镜治疗和外科治疗外，对症治疗也是 CD 治疗的重要组成部分，不仅能够缓解症状、能提高患者的生存质量，而且能提高患者对诊断和治疗的依从性。在用药前，首先必须明确患者症状是否为 CD 及其并发症或继发性改变所致。其他因素如胃肠功能障碍和精神心理异常也可能引起 CD 患者腹痛、腹泻等症状的发生。因此，详细询问病史及系统性检查尤为重要。

一、腹痛

腹痛是 CD 的主要症状之一，在确诊之前 80% 的 CD 患者可能出现腹痛。对于腹痛合并上消化道症状（如腹胀、呃逆及反酸）的 CD 患者，可予 PPI 制剂（如泮托拉唑、埃索美拉唑）治疗。对于腹痛合并下消化道不适（如腹泻、里急后重）的 CD 患者，斯巴敏（奥替溴铵）、得舒特（匹维溴铵）及诺仕帕等药物能够降低肠道对不良刺激的敏感性，减缓肠道蠕动，从而缓解腹痛。部分患者的腹痛可能与精神心理异常相关，也需要予以坦度螺酮等药物对症处理。对于感染引起的腹痛，必须抗感染治疗。此外，腹痛如果与 CD 疾病活动有关，应按活动期 CD 治疗；腹痛与胃肠道梗阻有关，应评估是否手术治疗。

二、腹泻

腹泻是 CD 患者主要症状之一。对于 CD 引起的腹泻，治疗原发病既是 CD 治疗最重要的内容，也是缓解腹泻的重要方法。同时，斯巴敏（奥替溴铵）、得舒特（匹维溴铵）及诺仕帕等药物能减缓肠道蠕动，对于减轻腹泻症状、提高患者的依从性也具有重要作用。部分患者的腹泻可能与精神心理异常相关，也需要予以坦度螺酮等药物对症处理。对于感染引起的腹泻，必须抗感染治疗。必要时，可酌情使用抗胆碱能药物或止泻药如地芬诺酯或洛哌丁胺，但应慎用，避免出现肠麻痹、肠梗阻甚至中毒性巨结肠。对肠道切除术后（特别是结肠部分切除）患者，腹泻次数较多时，可酌情予易蒙停对症治疗。

三、贫血

贫血是 CD 患者常见的全身症状之一，会影响 CD 本身的疗效、降低生活质量，也会增加患者的住院频率。尽管在 CD 患者中导致贫血的因素多样，但缺铁性贫血最常见。对 CD 患者贫血的治疗目标是达到正常血红蛋白和铁储备水平。

缺铁性贫血可通过静脉和口服补铁治疗。静脉补充铁剂的指征包括 CD 活动期、既往对口服铁剂不耐受、血红蛋白 < 10 g/dL、需要应用促红细胞生成素的患者。口服铁剂的适应证包括轻度贫血、疾病处于缓解期、既往无口服铁剂不耐受；建议补充成分铁剂量 20~100 mg/d，最多不可超过 100 mg。CD 患者在贫血纠正后应继续随访监测，建议每 3 个月监测 1 次至少 1 年，之后每 6~12 个月监测 1 次。贫血复发提示存在持续的肠道疾病活动，即使已经达到临床缓解且炎症指标正常。缺铁性贫血可预防性治疗，其目标是维持血红蛋白和血清铁蛋白至正常水平。静脉补充铁剂治疗成功后，当血清铁蛋白 < 100 μg/L 或血红蛋白 < 12 g/dL 或 13 g/dL 时，应再次启

用静脉补铁治疗。

对于 CD 患者非缺铁性贫血的治疗，则以补充维生素 B_{12} 及叶酸治疗为主。对于对静脉补充铁剂以及 CD 原发病治疗无应答的贫血患者，应该给予红系造血刺激剂（ESA）治疗。对于症状明显以及具有危险因素的患者，可以考虑输血治疗，建议当血红蛋白 < 7 g/dL 时进行输血治疗。

四、发热

有研究显示，24% 的 CD 患者有发热，并且与肠道炎症活动程度密切相关。发热也是 CD 复发时症状之一。对于出现发热症状的 CD 患者，除了要明确是否疾病再次活动外，还应注意排除潜伏感染被激活以及新出现的机会性感染。

对于 CD 患者发热的治疗，主要是以治疗原发病为主。当发热症状影响睡眠等日常生活时，可予以物理降温。由于 NSAID 是 CD 患者病情复发和加重的诱因之一，CD 患者宜慎用解热镇痛药治疗发热症状。若出现潜伏感染被激活或机会性感染，应根据经验用药或病原体药敏试验结果予相应的抗感染治疗。此外，CD 患者发热的原因还应注意是否合并肠道狭窄或穿透性病变，尤其是腹腔脓肿或肛周脓肿，可做相关的影像学检查明确诊断，并根据具体情况调整治疗方案。

五、乏力

乏力是 CD 患者常见以及严重影响生活质量的症状。有研究显示，80% 的 IBD 患者有乏力症状。尽管乏力症状加重与肠道炎症相关，但仍有很多处于缓解期的患者出现乏力症状。导致 CD 患者乏力的原因有很多，如疾病活动程度、贫血、营养状态、睡眠障碍及心理因素等。对于 CD 患者乏力的治疗主要分非药物治疗及药物治疗两方面。非药物治疗主要包括体育锻炼及社会心理学干预。药物治疗主要是对于患者贫血及营养不良的治疗和对肠道炎症的控制。其他药物仅处于临床研究阶段，如神经兴奋剂（哌醋甲酯）、硫胺素等，这些药物尚未经过大样本临床研究证实对 CD 患者乏力症状有效，需慎用。

六、食欲减退

食欲减退也是 CD 患者常见症状。研究显示，约有 19% 的 CD 患者有食欲减退并且影响生活质量。食欲减退与肠道炎症关系密切，通过对原发病的治疗以及营养治疗，CD 患者的食欲减退症状可以随之改善。此外，治疗 CD 的药物可能出现胃肠道反应，特别是免疫抑制剂（如嘌呤类药物、甲氨蝶呤等），应注意排除。思连康、金双歧等生态制剂能够改善肠道微生态，不仅有利于病情缓解，而且也能促进消化和吸收。泌特肠溶片、得美通等消化酶类制剂也有助于消化和吸收，并对腹胀有治疗作用。

七、消瘦

由于 CD 病变部位多累及小肠，有时甚至可累及整个消化道，而小肠是吸收营养物质的主要部位，故 CD 患者消瘦不仅较为常见，而且多较严重，同时，CD 患者的消瘦症状与疾病活动密切相关。原发病的治疗对于 CD 患者的消瘦至关重要。同时，对于 CD 患者的消瘦，还应该辅以营养治疗。营养治疗的途径包括肠内营养（EN）及肠外营养（PN），两者各有利弊，但应遵循"只要肠道有功能，就用肠道；如果部分肠道有功能，就用这部分肠道；如果部分肠道有部分功能，也要用这部分肠功能"的原则，首选 EN。需要注意的是，EN 供给量低于每日总能量需求的 60% 且持续 3 d 以上时，应补充 PN。

（陈白莉　李明松）

第三节　药　物　治　疗

一、氨基水杨酸

氨基水杨酸类制剂在肠道局部发挥作用，直接作用于肠道病变黏膜，抑制炎症反应，发挥治疗效应。

（一）抗炎机制

氨基水杨酸类制剂确切的抗炎机制不明。研究发现，认为是该类药物的活性成分 -5- 氨基水杨酸（5-ASA）被结肠上皮细胞吸收后激活过氧化物酶体增殖物活化受体（PPAR），促进 PPAR-γ 转录和蛋白质的生成而发挥控制炎症、细胞增殖和凋亡、调节细胞因子产生及抗肿瘤的效应。还有研究发现，5-ASA 通过抑制花生四烯酸的环氧化物酶（COX）和 5- 脂氧合酶代谢途径而减少促炎症因子前列腺素和白三烯的产生和释放，并抑制 IL-1、IL-2 和 TNF-α 表达。另外，5-ASA 还有抗氧化和清除自由基的能力。

现有研究已对氨基水杨酸类药物在 CD 维持缓解治疗中的疗效进行广泛回顾，认为其不具备确切的临床疗效，因此不推荐氨基水杨酸作为 CD 药物诱导缓解后的维持治疗。但众多临床医师仍认为氨基水杨酸类制剂对 CD 有一定的治疗作用。目前比较多的临床医师认为氨基水杨酸类制剂适用于轻度活动期结肠型 CD 的治疗，但对小肠型 CD 及主要累及上消化道的 CD 无效，也不适用于 CD 的维持治疗。

（二）品种及剂型

1. 5-ASA 前体药物

（1）柳氮磺胺吡啶

柳氮磺胺吡啶（salazosulfapyridine，SASP）：是磺胺吡啶和 5-ASA 以偶氮键相结合的产物，口服给药大部分以原形通过小肠，到达结肠后在细菌还原酶的作用下，偶氮键断裂，SASP 裂解为磺胺吡啶和 5-ASA。SASP 的有效抗炎成分是 5-ASA，5-ASA 大部分滞留在结肠内与结肠黏膜直接接触发挥治疗作用，直到随粪便完全排出体外。磺胺吡啶仅起载体作用，大多数 SASP 的不良反应与磺胺吡啶有关。

（2）巴柳氮

巴柳氮（basalazine，Colazide，贝乐司，塞莱得）：是 5-ASA 经偶氮键与 4- 氨基苯甲酰 -B- 氨基丙氨酸连接而成。口服用药后，巴柳氮原形药物可一直到达结肠，在结肠经细菌酶的作用使偶氮键断裂，释放 5-ASA 产生抗炎作用。

（3）奥沙拉嗪

奥沙拉嗪（olsalazine，Dipentum，畅美）：是 2 个 5-ASA 借偶氮键相互连接而构成偶氮二水杨酸。奥沙拉嗪在小肠中不易吸收，进入结肠后在细菌作用下，裂解为 2 分子 5-ASA 发挥治疗作用。奥沙拉嗪具有一定的刺激小肠分泌（主要是重碳酸盐）作用，可使肠内液体负荷增加，软化粪便，甚至有一定的致腹泻作用。因此，奥沙拉嗪宜从低剂量开始，一般以一日 2 g 为限。本品裂解时间集中，血药浓度偏高，胃肠道不良反应较大，因此，有被巴柳氮取代的趋势。

2. 5-ASA 包衣制剂

5-ASA 包衣制剂是在 5-ASA 外包被膜，从而起到定位或定点释放的作用，有助于提高口服制剂的治疗效果，并能减少不良反应。目前主要的包衣制剂有两种：一为时间依赖性缓释包衣制剂，当药物在消化道内前行时随着时间推移不断释放出活性 5-ASA 成分；另一种为 pH 依赖性缓释 / 树脂包衣制剂，在药物到达回肠末端和结肠时，一旦呈碱性，被膜即溶解，释放出 5-ASA。

（1）时间依赖性缓释包衣制剂

颇得斯安（Pentasa）是由乙基纤维素制成包被的 5-ASA 控释微小胶囊剂，服用后在小肠中开始释放 5-ASA，其释放量随着时间的推移和肠道 pH 的升高而增加。服药后 60 min 可在小肠检测到溶解的本品，280 min 时可在结肠检测到，4 h 后血中乙酰化 5-ASA 达到高峰。本品在回肠造口术患者和正常志愿者中均易于耐受，口服后约 50% 释放入小肠，随后被吸收入血并随尿液排出，其余 50% 在结肠随粪便排出，提示其在小肠和结肠中均能达到有效治疗浓度。研究表明，本品对广泛性结肠炎或左半结肠型 UC 的疗效相似。

（2）pH 依赖性缓释 / 树脂包衣制剂

聚丙烯酯树脂可用来包被 5-ASA 以延缓其释放。莎尔福（Salofalk）即是利用聚丙烯酯树脂 Eudragit-L 包裹的 5-ASA 肠溶片。本品在 pH > 6 时释放，口服后在小肠上端开始溶解，但主要在回肠末端和结肠释放。

安萨科（Asacol）是利用 Eudragit-S 包裹 5-ASA，当 pH 升高到 7 以上时崩解并释放 5-ASA。本品在回肠末段开始释放活性药物，但大部分可至结肠再释放。由于肠道通过时间及肠内 pH 的差异，本品个体间生物利用度差异较大，差异介于 15% ~ 30%。

艾迪莎是进口的 5-ASA 缓释颗粒剂，每个颗粒均为包被缓释剂型，由聚甲基丙烯酸酯 Endragit-S 与 Endragit-L 双层包裹 5-ASA，通过两种多聚体的配比，依赖肠道 pH 梯度变化逐步溶解，准确控制释放部位。聚甲基丙烯酸酯在进入小肠后（pH > 5.5）开始溶解，在回肠末端和结肠处（pH > 7）进一步溶解，开始释放 5-ASA，确保 5-ASA 有效药物浓度持续释放至整个结肠和直肠。艾迪莎有独特的超微丸颗粒，能够更广泛地分布于肠管，扩大 5-ASA 与病变黏膜的接触面积，从而更好地发挥局部治疗作用。

3. 灌肠剂及栓剂

直接作用于靠近肛门部的直肠以及乙状结肠的肠道黏膜，对于局限于直肠及乙状结肠的病变效果较好。

（三）适应证

关于氨基水杨酸类制剂对于 CD 的疗效，目前认为可能对回结肠型及结肠型 CD 有一定的疗效，对小肠型及上消化道 CD 则无效，也不宜用作 CD 的维持治疗。美沙拉嗪灌肠治疗作为辅助治疗方案可能对左半结肠型 CD 或储袋炎患者具有一定疗效。

（四）禁忌证

氨基水杨酸类制剂的禁忌证如下：①氨基水杨酸对小肠型及上消化道型 CD 无效；②对水杨酸类药物及本品的赋形剂过敏者禁用；③肝肾功能不全者慎用；④长期服用美沙拉嗪需要定期复查肝肾功能，指标严重异常者应停用；⑤对氨基水杨酸类药物不耐受者；⑥胃和十二指肠溃疡患者禁用。

（五）用法及用量

SASP 的推荐剂量为 3 ~ 6 g/d，分 2 ~ 3 次口服。

巴柳氮的推荐剂量为 4 ~ 6 g/d，分 2 ~ 3 次口服。

奥沙拉嗪的推荐剂量为 2 ~ 4 g/d，分 2 ~ 3 次口服。

艾迪莎、莎尔福和颇得斯安的口服推荐剂量均为 2 ~ 4 g/d，可分 2 ~ 3 次口服或顿服。莎尔福局部使用时：栓剂推荐剂量为 0.5 ~ 1 g/ 次、1 ~ 2 次 / 天；灌肠剂推荐剂量为 1 ~ 2 g/ 次、1 ~ 2 次 / 天。

（六）疗效预测与检测

氨基水杨酸类药物起效时间多为 2~3 d，通常不超过 1 周左右。疗效观测的客观标准以 CDAI 下降 > 100 为有应答，CDAI < 150 为缓解。CRP 或粪便钙卫蛋白有助于监测疾病的活动度。定期重复内镜检查或影像学检查有助于监测疾病进展和演变过程，而且也是最客观的疗效监测指标。

（七）毒副作用

氨基水杨酸制剂最常见的不良反应有头痛、头晕、恶心、上腹痛、腹泻、食欲减退等，这些常跟剂量有关，餐后用药可减轻消化道反应。

SASP 的不良反应主要与磺胺基团有关，不良反应发生率为 10%~45%，不良反应的发生也与剂量有关。

5-ASA 制剂的不良反应相对较少，依从性相对较好。罕见但严重的不良反应包括肾损害（包括间质性肾炎和肾病综合征）、Stevens-Johnson 综合征、胰腺炎、心包炎、肺炎、肝炎、粒细胞缺乏或肺泡炎，其中肝炎、粒细胞缺乏症较常见于 SASP 治疗的患者，而间质性肾炎和胰腺炎则多见于 5-ASA 治疗的患者。长期用药患者可发生 5-ASA 不耐受。

在使用氨基水杨酸制剂时，需向患者解释用药的重要性和持续性，增加患者的依从性，而且需每 3~6 个月监测血肌酐水平及全血细胞计数。若患者既往有肾损害，或使用其他肾毒性药物，需严密监测肾功能。

二、糖皮质激素

糖皮质激素（GCS）为 CD 常用的诱导缓解药物，在 CD 的治疗中仍然具有重要的地位。

（一）进展

GCS 的作用机制为 GCS 扩散入胞浆内，与 GCS 受体［GR，包括热休克蛋白 90（HSP90）、热休克蛋白 70（HSP70）和亲免疫蛋白（IP）等］结合，结合后 GR 构象发生变化，HSP90 和 IP 被解离，形成的 GCS 和 GR 复合物进入细胞核，与 GCS 反应成分（GRE）结合，增加抗炎症细胞因子基因转录；与负性 GCS 反应成分（nGRE）结合，抑制致炎症因子的基因转录，从而产生抗炎作用。因此，GCS 既有抗炎作用，又有致炎作用，宜合理应用。

（二）剂型

1. 人工合成的 GCS 制剂

人工合成的短效或中效 GCS，包括氢化可的松、可的松、泼尼松、泼尼松龙及甲泼尼松龙等，长效 GCS 包括倍他米松及地塞米松等。临床上多应用短效或中效的氢化可的松、甲泼尼松龙静脉给药以及泼尼松、甲泼尼松龙口服给药。泼尼松口服后全身生物可利用度为 50% ~ 80%，泼尼松需要肝脏 11-β 羟基脱氢酶活化为泼尼松龙后发挥作用。

通常氢化可的松 20 mg 与可的松 25 mg、泼尼松 5 mg、甲泼尼松龙 4 mg 及地塞米松 0.75 mg 剂量相当，临床上可根据上述剂量进行换算。

2. 新型 GCS 制剂

随着药理学研究的进展，人们已将 GCS 的全身效应和局部抗炎作用进行了有效分离，并合成了多种具有高度局部活性和肝脏首过效应、低全身反应的新型 GCS，如倍氯米松、替可的松匹伐酯、氟替卡松、布地奈德等。这些新型 GCS 与皮质 GCS 受体具有高度亲和力，局部浓度高，抗炎作用强，吸收后经肝脏首过清除迅速，循环中皮质醇浓度低，全身不良反应少。新型 GCS 局部用制剂，比传统的直肠用制剂疗效明显提高。

（1）布地奈德

布地奈德是目前研究和使用较多的新型 GCS，是一种非卤化的 GCS，大部分经肝脏首过清除，90% 药物被代谢，其全身利用率仅有 10%，对血清皮质醇无影响，与皮质 GCS 受体具有高度亲和力，局部浓度高，抗炎作用强，全身不良反应少。布地奈德缓释胶囊在 pH > 5.5，即药物基本到达回肠及升结肠时，才释放药物成分。此外，布地奈德还有多种局部治疗剂，如灌肠剂、泡沫剂、栓剂、凝胶剂等，因此常用于 IBD 治疗，包括 CD 和 UC。

（2）倍氯米松

倍氯米松最初用于哮喘患者局部吸入治疗，它对全身的影响较小，可能是增加了肝脏"首过"代谢所致。倍氯米松灌肠剂治疗远端 UC，疗效与泼尼松龙相当，但该药不影响患者血清皮质醇水平，不会引起下丘脑 - 垂体 - 肾上腺轴抑制。口服治疗活动性 IBD，治疗有效性类似于 5-ASA。

（3）促肾上腺皮质激素

胃肠外给予外源性促肾上腺皮质激素（ACTH）作为类固醇的替代品，也可用于 IBD 的治疗。ACTH 在肌内注射后吸收迅速，血浆半衰期为 15 min。ACTH 可引起内源性皮质醇及其他肾上腺类固醇的分泌，其疗效与泼尼松或氢化可的松相比孰优尚待验证。ACTH 对以前未用过 GCS 治疗的患者疗效可能较佳。然而，近期用过 GCS 的患者可能对外源性 GCS 反应更好。给予 ACTH 后有发生肾上腺出血的风险，但发生者极少。

（三）适应证

布地奈德为局部作用型 GCS，适用于病变局限在回肠末段、回盲部或升结肠的轻中度 CD 的诱导缓解治疗。全身作用型 GCS 适用于中重度活动性 CD 的诱导缓解。

（四）禁忌证

GCS 的禁忌证如下：①曾患或现患严重精神病和癫痫；②活动性消化性溃疡病；③新近手术、骨折、创伤修复期及角膜溃疡；④肾上腺皮质功能亢进；⑤严重高血压；⑥糖尿病；⑦抗菌药不能控制的感染。

（五）剂量

1. 布地奈德

推荐剂量为 3 mg/ 次、3 次 / 天，口服，一般在 2 ~ 3 个月达到临床缓解后改为 3 mg/ 次、2 次 / 天。延长疗程可延长疗效，但超过 6 ~ 9 个月则再无维持作用，而且副作用较大。

2. 全身作用型 GCS

具体用法为泼尼松 0.75 ~ 1 mg/（kg·d）（其他类型全身作用激素的剂量按相当于上述泼尼松剂量折算，即可的松 25 mg = 氢化可的松 20 mg = 泼尼松 5 mg = 甲泼尼龙 4 mg = 地塞米松 0.75 mg）。应答良好时 2 ~ 3 个月进入缓解期。完全缓解后开始逐步减量，每周减 5 mg，减至 20 mg/d 时减量宜慢，其后每周减 2.5 mg，直至停用。需注意快速减量会导致早期复发。如果足量 GCS 3 个月还没有完全缓解，则提示 CD 对激素抵抗，宜改用其他药物治疗。该药适用于中重度活动性 CD 的诱导缓解。因长期应用 GCS 不良反应较大，不能用于 CD 维持缓解和预防复发。

（六）疗效预测

在 GCS 使用过程中，可能会出现激素依赖或激素抵抗。

1. 激素依赖

是在保证没有疾病活动复发的情况下，自开始使用 GCS 起 3 个月内不能将 GCS 用量减少到相当于泼尼松龙 10 mg/d（或布地奈德 3 mg/d）的剂量，或停用 GCS 后 3 个月内复发。当存在 GCS 依赖时，应改用 IFX 或其他生物制剂治疗。

2. 激素抵抗

是指经相当于泼尼松龙剂量达 1 mg/（kg·d）治疗超过 4 周，疾病仍处于活动期。当存在活动性病变客观依据且对 GCS 抵抗时，应该使用 IFX 或其他生物制剂。

如使用 GCS 疗程可能大于 6 周，建议给予骨保护治疗，但基于大量前瞻性研究，使用 GCS 的患者一般均给予补充钙和维生素 D。

（七）毒副作用

GCS 的不良反应大体分为以下 3 大类。

（1）为诱导缓解而使用超过生理剂量的 GCS 产生的早期不良反应，包括外貌改变（痤疮、满月脸、水肿和皮肤紫纹）、睡眠和情绪紊乱、精神异常、消化不良及糖耐量异常。

（2）长期应用（通常 > 12 周，有时更长）的不良反应，包括白内障、骨质疏松、股骨头坏死、肌病及易发生感染。

（3）撤药反应，包括急性肾上腺功能不全（由于突然停药）、假风湿综合征（肌痛、全身不适和关节疼痛等类似 CD 复发的症状）、颅内压增高。布地奈德的全身不良反应显著少于全身作用 GCS。

三、免疫抑制剂

（一）药理学

CD 治疗常用的免疫抑制剂有嘌呤类药物、甲氨蝶呤（methotrexate，MTX）。其中嘌呤类药物包括硫唑嘌呤（azathioprine，AZA）及 6-巯基嘌呤（6-mercaptopurine，6-MP）。

嘌呤类药物是一类抗代谢药物，包括硫唑嘌呤（AZA）与 6-巯基嘌呤（6-MP）。AZA 一旦吸收，通过非酶作用转化为 6-MP 和巯基咪唑。6-MP 可在肠黏膜中通过黄嘌呤氧化酶（XO）和巯嘌呤甲基转移酶（TPMT）合成非活性的代谢物（如 6-甲基巯嘌呤核苷酸（6-MMP）），减少了嘌呤类药物的全身生物活动度。而 6-MP 发挥作用，需要在次黄嘌呤鸟嘌呤磷酸核糖转移酶（HPRT）的作用下合成第一个活性中间代谢物—巯基单磷酸肌苷（TiMP），该物质可迅速转化成活性成分——硫鸟嘌呤核苷酸（6-TGN），6-TGN 可插入到细胞内的核苷酸里，抑制淋巴细胞增殖而发挥抗炎作用；同时 TiMP 可通过一系列酶的作用转化为 6-巯鸟嘌呤三磷酸腺苷（6-thio-GTP），在淋巴细胞凋亡信号的传导中可能有重要作用。

甲氨蝶呤（MTX）是二氢叶酸的类似物，可抑制叶酸依赖性酶如二氢叶酸还原酶（DHFR），而 DHFR 在嘌呤和嘧啶的合成中具有重要的作用。在相对高剂量时，MTX 可抑制 DNA 合成、抑制增殖及发挥细胞毒性作用。在低剂量时，MTX 可能通过影响细胞内外腺苷的浓度及腺苷对适应性免疫应答的作用或直接影响一系列细胞因子，如增加 IL-10 和 IL-2，抑制中性粒细胞趋化，减少白三烯（LT）B4、TNF-α、IL-6、IL-8 及选择性黏附分子（SAM），进而发挥抗炎作用。

（二）品种及剂型

嘌呤类药物包括 AZA 及 6-MP，均为片剂。MTX 有针剂及片剂两种剂型。

（三）适应证

嘌呤类药物适应证如下：与其他药物联合用于中重度活动期 CD；单独用于缓解期 CD 的维持治疗或 CD 术后维持治疗。

MTX 主要用于 AZA 或 6-MP 不耐受的 CD 患者的诱导和维持治疗。

（四）禁忌证

禁忌证包括严重感染、对免疫抑制剂过敏、严重肝肾功能不全、免疫缺陷、骨髓抑制或造血功能障碍的患者。

（五）用法与用量

1. 嘌呤类药物用法用量

欧美推荐的 AZA 目标剂量范围是 1.5 ~ 2.5 mg/（kg·d），中国医师的经验认为对于亚洲人种剂量宜偏小，如 1 mg/（kg·d）。不过，AZA 存在量效关系，剂量不足则达不到应有的疗效，剂量太大则不良反应风险增加。6-MP 的推荐目标剂量为 0.75 ~ 1.5 mg/（kg·d），与 AZA 的疗效相当。在临床上，一般先使用 AZA，当出现不良反应无法耐受时，可换用 6-MP，部分患者可耐受并表现出良好的临床应答。当 AZA 和 6-MP 均不能被耐受时，可考虑换用 MTX。

嘌呤类药物起效较慢，通常在用药 3 ~ 4 个月后才能达到最大疗效。因此，临床上主要用于激素诱导 CD 缓解后的维持缓解，或 IFX 诱导缓解后的维持缓解，以及术后的维持缓解。嘌呤类药物与 IFX 联合应用较单用 IFX 有更好的疗效。嘌呤类药物通常不单独用于活动期 CD 的治疗。嘌呤类药物疗程一般应不少于 1 年。对长期使用嘌呤类药物维持缓解治疗的患者，当客观炎症表现消失时可考虑结束治疗。

2. MTX 用法用量

MTX 可口服或肠外给药（皮下或肌内注射），但口服给药的生物利用度相对较低。在诱导缓解时，国外推荐 MTX 的剂量为 25 mg/周，肌内或皮下注射；至 3 个月达到临床缓解后，可减量至 15 mg/周，肌内或皮下注射，也可改为口服。疗程可持续 1 年以上。

（六）疗效预测与监测

1. 嘌呤类药物

目前，临床上常用嘌呤类药物的治疗方案有两种：一种是一开始即使用目标剂量，用药中再根据疗效和不良反应进行调整剂量；另一种是从低剂量（如 AZA，50 mg/d）开始逐渐加量，每 2 ~ 4 周调整 1 次剂量，至临床有效或外周血白细胞下降至临界值（4 ~ 5）× 10^9/L，该方案判断药物疗效需时较长，但能减少剂量依赖性不良反应。另外，检测嘌呤类药物的活性代谢成分 6-TGN 浓度也有助于迅速评价药物疗效和监测不良反应。6-TGN 的适宜治疗浓度范围为 235 ~ 450 pmol/（8 × 10^8 RBC），当浓度 < 235 pmol/（8 × 10^8 RBC），且未达到临床应答时，可考虑增加剂量或加用别嘌醇或换用 MTX，此时宜联合测定 6-MMP 浓度有利于优化嘌呤类药物治疗方案：若 6-MMP 较低（< 2 500），则加大嘌呤类药物剂量有助于达到治疗浓度；若 6-MMP 较高（> 5 700），则考虑为药物代谢较快，可加用别嘌醇或换用 MTX。当 6-TGN 浓度 > 450 pmol/（8 × 10^8 RBC）仍无临床应答时，则考虑为有嘌呤类药物抵抗，可考虑换用 MTX。

嘌呤类药物在 CD 缓解期的维持治疗中有效，是维持 CD 缓解最常用的免疫抑制剂。嘌呤类药物的不良反应，尤其是长期应用嘌呤类药物维持缓解治疗时，嘌呤类药物的不良反应更值得关注。嘌呤类药物不良反应不仅常见，而且可以很严重。嘌呤类药物的不良反应以服药 3 个月内常见，尤以 1 个月内最常见，包括过敏反应、肝炎、胰腺炎、骨髓抑制及淋巴瘤等。值得注意的是，骨髓抑制（常表现为白细胞下降或三系下降）可迟发，甚至可发生于停用药物 1 年及以后者。因此，用药期间应全程监测、定期随诊。第 1 个月内每周复查 1 次血常规，第 2～3 个月每 2 周复查 1 次血常规，之后每月复查血常规，半年后血常规检查间隔时间可视情况适当延长，但不能停止。同时，应用嘌呤类药物的前 3 个月宜每月复查肝功能，之后视情况复查，一般每 3 个月甚至半年复查 1 次。出现白细胞下降者可减少嘌呤类药物剂量并适当给予升白药口服，若白细胞恢复正常，可逐渐增加剂量至目标剂量；若仍反复出现白细胞下降，可考虑停用嘌呤类药物。出现肝功能异常者，可适当予以护肝药物治疗，若肝功能恢复正常，可逐渐增加剂量至目标剂量；若仍反复出现肝功能异常甚至逐渐加重，可考虑予停用嘌呤类药物。

由于 TPMT 的活性高低与 6-TGN 的浓度存在负性关联，影响其疗效及不良反应的发生，推荐在使用嘌呤类药物前检查 *TPMT* 基因型，对基因突变者避免使用或减量并在严密监测下使用。*TPMT* 基因型预测骨髓抑制（白细胞减少等）的特异性高，但敏感性低（尤其在汉族人群），也可检测 TPMT 的浓度，在 TPMT 浓度＜5 或大于平均水平时需严密监测嘌呤类药物的不良反应。

2. MTX

国外临床研究证明，肌内注射 MTX 15 mg/ 周对于 CD 缓解治疗有效，至少部分患者使用该药物后 CD 已获得缓解。

使用 MTX 需在第 1 个月时每周监测肝功能，稳定后每 2～3 个月监测 1 次，若丙氨酸转氨酶（ALT）水平升高超过基线水平的 2 倍时，则 MTX 的剂量应减少一半，以避免肝损害。

在第 1 个月时也需要每周监测血常规，稳定后每 2～3 个月监测 1 次。如果白细胞计数（WBC）$< 4 \times 10^9$/L，绝对中性粒细胞计数（ANC）＜1 500/L 或血小板计数（PLT）＜120 000/L，应将 MTX 的剂量减少一半；若 WBC $< 3 \times 10^9$/L，ANC＜1 000/L 或 PLT＜100 000/L，则 MTX 应减少至一半，且要维持两周。

（七）毒副作用

1. 嘌呤类药物

嘌呤类药物的不良反应与药物的代谢产物有关。AZA/6-MP 的不良反应发生率为 10%～35%，有时可很严重。常见的不良反应包括恶心、食欲减退、过敏、胰腺炎、骨髓抑制、肝损害及感染等。在临床试验中，约 10% 的患者因为不良反应而停药。嘌呤类药物可增加患淋巴瘤、非黑色素瘤皮肤癌及宫颈发育不良的风险。

胰腺炎为特异质反应，与药物剂量无关，常在用药第 1 个月发生，停药可好转。

因此 AZA/6-MP 治疗前应了解基础淀粉酶水平，但在临床怀疑为胰腺炎前无须定期监测，目前尚无该药导致慢性胰腺炎的报道。

骨髓抑制是 AZA/6-MP 的严重不良反应，见于 2%~5% 的患者，三系均可累及，但白细胞减少最常见。

AZA/6-MP 导致各种感染的风险增加。严重感染包括 CMV 感染（结肠炎、肝炎等）、肝脓肿、肺炎、脑炎、带状疱疹、感染性静脉炎、病毒性肝炎等，大多发生在白细胞低下患者中。肝毒性和并发肿瘤虽少见但不容忽视，建议定期监测肝功能。

其他不良反应可有皮疹、脱发等，还有色素沉着、暂时性精子减少、关节疼痛、免疫溶血性贫血及血清病的个案报道。

硫嘌呤治疗与非霍奇金淋巴瘤的风险增加相关，并与 EBV 感染相关。最近一项荟萃分析证实了嘌呤类药物治疗的获益超过了研究假定淋巴瘤风险的增加，但在停药后，该风险明显消失。

2. MTX

MTX 的不良反应包括以下几个方面。

（1）胃肠道反应

与叶酸依赖性酶的抑制有关，可表现为恶心、呕吐、腹痛、腹泻、口腔炎甚至食管炎等，可口服补充叶酸以缓解胃肠道反应。由于呕吐反应最常见，前 4~8 周用药前预防性使用昂丹司琼等止吐剂，可有效减少呕吐的发生。

（2）肝毒性

可发展为肝纤维化和肝硬化，特别是在同时存在肝硬化的其他危险因素时。

（3）骨髓抑制

可导致白细胞减少或血小板减少，由于甲氧苄氨嘧啶－磺胺甲噁唑可恶化骨髓抑制，应尽量避免合用这些药物。

（4）感染

上呼吸道感染较常见，临床上一般不严重，较少由疱疹病毒引起。

（5）肺炎

由免疫介导，比较罕见，但可致死，不过 MTX 使用时不需要筛查无症状的患者，但若患者出现持续的咳嗽或其他症状，应立即停用 MTX，并安排胸片和肺功能检查，以排除免疫相关性的肺炎。

（6）致畸性

MTX 具有明显的致畸作用，禁用于妊娠期及哺乳期妇女。用药期间禁止妊娠，万一妊娠则必须人工流产，停药后 3 个月内都应避免妊娠，停药 3 个月后妊娠则是安全的。

（陈白莉　李明松）

四、生物制剂

（一）进展

CD 的发病机制主要是环境因素作用于遗传易感者，诱发免疫紊乱，最终导致不能自限的过激性免疫应答损伤肠道及肠外。其中，炎症细胞因子和化学因子在 CD 的发生和发展中起重要作用，某些炎症介质可能起关键作用。因此，以这些关键细胞因子和化学因子及其受体为靶点，阻断或激活某一特定信号通路，有可能阻止 CD 的发生和发展，从而对 CD 发挥治疗作用。

1. 以 TNF-α 为靶点的生物制剂

TNF-α 是由单核 - 巨噬细胞、树突状细胞等免疫细胞产生的一种具有多种生物学效应的炎症介质。TNF-α 在 CD 患者外周血中表达水平明显增高，在 CD 的发病中起关键作用。因此，中和 TNF-α、阻断 TNF-α 信号通路将对 CD 有治疗作用。

全球首个以 TNF-α 为靶点的生物制剂英夫利昔单抗（Infliximab，IFX，商品名为类克）是一种抗 TNF-α 人鼠嵌合体 IgG1 单克隆抗体，是临床上正式成功用于 IBD 治疗的首个生物制剂，在 CD 的诱导缓解治疗和维持缓解治疗中均有明显疗效。

由于 IFX 在 CD 的治疗上取得了空前的成功，其后，以 TNF-α 和其他关键细胞因子和化学因子及其受体为靶点，开展了一系列的基础和临床研究，逐渐开发了一大批治疗 CD 的生物制剂（表 11-1 至表 11-5）。

完全人源化的抗 TNF-α 单克隆 IgG1 抗体阿达木单抗（Adalimumab，ADA，商品名为修美乐）是紧随 IFX 上市的生物制剂。ADA 为皮下给药型生物制剂，用于中重度 CD 治疗，即使是对 IFX 抵抗或不耐受的 CD 患者，ADA 亦显示出了良好的疗效和安全性。因此，2007 年欧美批准 ADA 用于 CD 治疗。ADA 在中国已经完成Ⅲ期临床试验阶段，预计 2020 年获得许可上市。

表 11-1　以 TNF-α 为靶点的抗 IBD 生物制剂一览表

	英夫利西单抗（IFX）	阿达木单抗（ADA）	赛妥珠单抗（CZP）
制剂类别	抗 TNF-α IgG1 人鼠嵌合型单抗	抗 TNF-α IgG1 人源化单抗	聚乙二醇化 抗 TNF-α Fab 人源化单抗
作用靶点	TNF-α	TNF-α	TNF-α Fab 片段
作用机制	中和 TNF-α，阻断 TNF-α 信号通路，抑制 TNF-α 诱发的炎症反应		
临床应用	在欧美及中国已上市，用于 CD 和 UC 临床治疗	在欧美已上市，用于 CD 和 UC 治疗，2020 年已在中国上市	在欧美已上市，用于 CD 治疗。尚未进入中国

表 11-2 以整合素为靶点的抗 IBD 生物制剂一览表

	那他珠单抗（NTZ）	维得利珠单抗（VDZ）	Etrolizumab
制剂类别	抗 - 整合素 α4 IgG1 人源化单抗	抗 - 整合素 α4β7IgG1 人源化单抗	抗 - 整合素 β7IgG1 人源化单抗
作用靶点	整合素 α4	整合素 α4	整合素 α4
作用机制	通过阻断整合素与其配体相互作用，抑制白细胞迁移及黏附肠黏膜组织		
临床应用	2008 年在欧美上市，但由于不良事件只允许在密切监测下用于成人 CD 和 UC 治疗	2014 年在欧美上市，用于成人 CD 和 UC 治疗。2020 年已在中国上市	Ⅲ期临床试验阶段

表 11-3 以白介素为靶点的抗 IBD 生物制剂一览表

	乌司奴单抗（UST）	Brazikinumab	Etrolizumab
制剂类别	抗 -IL12/23（P40）IgG1 人源化单抗	抗 -IL23（P19）IgG1 人源化单抗	抗 -IL23（P19）IgG1 人源化单抗
作用靶点	IL-12/23	IL-23	IL-23
作用机制	中和 IL-12、IL-23，阻断白介素信号通路，抑制白介素诱发的炎症反应		
临床应用	欧美已批准用于 CD 和 UC 治疗。2020 年已在中国获批上市	Ⅱ期临床试验阶段	Ⅱ期临床试验阶段

另一种抗 TNF-α 单克隆抗体 Golimumab（GLM）也进入临床。GLM 为人源 IgG1 型单抗，对 CD 有良好的疗效和安全性，已于 2012 年被 FDA 批准用于中重度 CD 治疗，用法为皮下注射，100 mg/ 次，每疗程 2 次，间隔 2 周。该药尚未进入中国。

表 11-4 目前已在欧美临床应用的治疗 CD 主要生物制剂一览表

类别	TNF-α 单抗			整合素 α4β7 单抗	IL-12/23 单抗
种类	Infliximab（IFX）	Adalimumab（ADA）	Certolizumab（CTZ）	Vedolizumab（VDZ）	Ustekinumab（UST）
上市年份	1998	2008	2008	2014	2016
适应证	CD，UC	CD，UC	CD	CD，UC	CD，UC
抗体类别	人鼠嵌合	全人源	人源化	人源化	人源化
作用机制	中和 TNF-α，阻断 TNF-α 信号通路，抑制炎症反应			阻断整合素与其配体的结合，抑制淋巴细胞的黏附和迁移	阻断 IL-12、IL-23 信号通路，抑制炎症反应

续表

类别	TNF-α 单抗		整合素 α4β7 单抗	IL-12/23 单抗
用法、用量	静脉滴注 诱导治疗：第0、2、6周，5 mg/kg 维持治疗：每8周1次，5 mg/kg	皮下注射 Adalimumab：第0周160 mg，第2周80 mg，第4周开始每2周40 mg Certolizumab：第0、2周400 mg，第4周开始每4周400 mg	静脉滴注 诱导治疗：第0、2、6周，300 mg 维持治疗：每8周1次，300 mg	静脉滴注、皮下注射 诱导治疗：第0周130 mg；或按照体重计算药物剂量（<55 kg，260 mg；55～85 kg，390 mg；>85 kg，520 mg），静脉滴注 维持治疗：每8周1次，皮下注射90 mg
副作用	机会性感染，包括结核、肿瘤、免疫性病变		鼻咽炎，头痛，关节痛	鼻咽炎，上呼吸道感染，头痛，关节痛

表 11-5　目前正在临床试验阶段的主要抗 IBD 生物制剂一览表

生物制剂	作用机制	结构	应用途径	临床试验	进展
MEDI-2070	抗 IL-23 单抗	人源 IgG	皮下注射、静脉滴注	NCT01714726	临床 IIa 期
AMG 139	抗 IL-23 单抗	人源 mAB	皮下注射、静脉滴注	NCT01258205	临床 II 期
PF-04236921	抗 IL-6 单抗	人源 IgG	皮下注射	NCT01287897	临床 II 期
QAX576	抗 IL-13 单抗	人源 IgG1	静脉滴注	NCT01355614	临床 II 期
AMG-181	抗 α4β7 单抗	人源 IgG	皮下注射	NCT01696396	临床 II 期
GSK-1605786	CCR9 拮抗剂		口服	NCT01277666	临床 III 期
CCX282-B	CCR9 拮抗剂		口服	NCT00306215	临床 III 期
BMS-936557	抗 CXCL-10 单抗	人源 IgG1	IV	NCT01466374	临床 II 期
PF-00547659	抗 MAdcaM1 单抗	人源 IgG2	皮下注射	NCT01276509	临床 II 期
NN8555	抗 NKG2 单抗	人源 IgG1	皮下注射	NCT01203631	临床 II 期
Cx601	人源干细胞	人源干细胞	病灶内注射	NCT01541579	临床 III 期
PDA001	人源干细胞	人源干细胞	IV	NCT01155362	临床 II 期

　　其后面世的以 TNF-α 为靶向的生物制剂是赛妥珠单抗（Certolizumabpegol，CZP）。CZP 是聚乙二醇化抗 TNF-αFab 片段的单克隆抗体，其特点是：半衰期长、生物利用度高；易于渗透到炎症组织；由于没有 Fc 片段，不会产生补体和抗体介导的细胞毒作用；不能透过胎盘屏障。CZP 虽然没有促凋亡效应，但已在临床试验中显示出良好的抗炎作用，2008 年被 FDA 批准用于 CD 的临床治疗。该药尚未进入中国。

　　最近，另一种以 TNF-α 为靶向的口服生物制剂 AVX-470 已经完成临床试验。AVX-470 是一种牛源性抗 TNF-α 多克隆抗体，为肠溶剂型，通过口服在肠道黏膜释放并中和 TNF-α，在局部发挥抗炎作用。临床试验显示 AVX-470 对 CD 有良好的治疗作用。

2. 以整合素为靶点的生物制剂

整合素是一组主要分布于肠道黏膜上皮细胞表面的免疫细胞黏附分子，介导白细胞迁移和黏附，在炎症的发生和发展中起重要作用。阻断整合素信号传导将通过抑制淋巴细胞迁移和黏附而抑制炎症反应。那他珠单抗（Natalizumab，NTZ，Tysabri®）是针对整合素 α4 的人源化单克隆抗体，可抑制淋巴细胞向炎症部位趋化和黏附，2008 年被 FDA 批准用于中重度 CD 的治疗，但因为不良事件只允许在严密监测下使用。维得利珠单抗（Vedolizumab，商品名安吉优）是以整合素 α4β7 为靶点的人重组型 IgG1 单抗，基础和临床研究显示，维得利珠单抗不仅能够有效诱导和维持 CD 缓解，而且诸如严重感染、严重输液反应或恶性肿瘤等的发生率都较低，而且其安全性较高，2014 年 FDA 批准维得利珠单抗用于 CD 诱导缓解和维持治疗。目前维得利珠单抗已经获准在欧美广泛用于成人 CD 和 UC 治疗，我国已经于 2020年上市（表 11-2）。

3. 以白介素为靶点的生物制剂

早期的研究显示，作为致炎症细胞因子，白介素在 IBD 的发生和发展发挥了主要甚至关键作用，提示中和致炎性白介素可能够对 IBD 发挥治疗作用。近年的研究发现，抗白介素 12（IL-12）和（或）IL-23 单抗对 IBD 有明显的治疗作用。以 IL-12/23 的共同亚基 P40 为靶点的乌司奴单抗（Ustekinumab，UST）于 2016 年被欧美批准用于 CD 治疗。UST 已经于 2020 年在中国上市（表 11-3）。

此外，治疗 CD 的生物制剂仿制药也取得了重要进展。2013 年 9 月，全球第一个 IFX 仿制药获得欧盟许可上市，用于 CD 治疗，其疗效和安全性与 IFX 相仿。其他治疗 CD 的生物制剂仿制药也已经进入临床试验阶段。中国自己的 ADA 生物仿制药的研发和产业化也进入了快速发展阶段，目前已经有三家生物医药公司独立研发出 ADA 生物仿制药，并且都已经于 2020 年获准上市。

目前，IFX、ADA、维得利珠单抗和乌司奴单抗均已在中国上市。

（二）品种及剂型

1. IFX

IFX 为第一个获准用于 CD 临床治疗的生物制剂，剂型为静脉滴注针剂，规格为 100 mg/ 支。2021 年 11 月国产英夫利西单抗仿制药亦获批上市。口服剂型尚在临床试验中。

2. ADA

ADA 在欧美国家已获批广泛应用于 CD 治疗，我国 2020 年获批 CD 适应证，包括原研（修美乐）及两种国产仿制药（格乐力和安健宁）。剂型为皮下注射针剂，规格为 40 mg/ 支。

3. UST

UST 于 2016 年被欧美批准用于 CD 治疗，我国于 2020 年获批 CD 适应证。剂型为针剂，包括静脉滴注（规格为 130 mg/ 支）和皮下注射（规格为 90 mg/ 支）两种。

4. VDZ

VDZ 于 2014 年由 FDA 批准用于 CD 诱导缓解和维持治疗。在我国于 2020 年获批成人 CD 适应证。剂型为静脉滴注针剂，规格为 300 mg/ 支。

（三）适应证

1. IFX

（1）IFX 在全球的临床历程

1）1998 年在美国获准用于 CD 诱导缓解治疗。

2）2002 年在美国获准用于 CD 维持缓解治疗。

3）2003 年在美国获准用于 CD 伴瘘管诱导和维持缓解治疗。

4）2005 年在美国获准用于中重度 UC 诱导和维持缓解治疗。

5）2006 年在美国获准用于儿童 CD 诱导和维持缓解治疗。

6）2007 年中国批准用于 CD 治疗。

7）2019 年中国批准用于 UC 治疗。

（2）IFX 适应证

1）中重度 CD。

2）对激素抵抗、激素依赖或激素不耐受的 CD。

3）具有不良预后因素的 CD，如合并瘘、肠外表现、肠切除术后等。

4）频繁复发、难治性 CD。

5）儿童及青少年 CD。

2. ADA 适应证

（1）中重度活动性 CD 成年患者。

（2）IFX 继发失应答的活动性 CD 患者转换治疗。

（3）CD 合并复杂型肛瘘患者的诱导和维持缓解治疗。

（4）合并肠外表现 CD 患者的诱导缓解和维持缓解，包括合并眼部疾病、结节性红斑、坏疽性脓皮病、巩膜炎、葡萄膜炎等。

（5）ADA 诱导缓解的 CD 患者的维持缓解治疗。

3. UST 适应证

（1）对传统治疗药物（糖皮质激素或免疫抑制剂）治疗失败的成年中重度活动性 CD 患者的诱导缓解和维持缓解。

（2）抗 TNF-α 单抗应答不足、失应答或无法耐受的成年中重度活动性 CD 患者的诱导缓解和维持缓解。

（3）确诊时具有两个及以上预后不良高危因素的 CD 患者，或者合并银屑病时，可一线早期使用 UST 治疗。

4. VDZ 适应证

（1）对传统治疗或 TNF-α 抑制剂应答不充分、失应答或不耐受的中重度活动性成年 CD 患者的诱导治疗。

（2）中重度活动性 CD 亦可一线使用 VDZ。

（3）使用 VDZ 成功诱导缓解的 CD 患者推荐继续使用 VDZ 维持缓解。

（四）禁忌证

1. IFX 禁忌证

（1）感染：包括 CD 并发的腹腔脓肿和肛周脓肿在内的活动性感染及慢性感染。要特别注意结核分枝杆菌感染，包括潜伏结核和机会性感染性结核。肝炎病毒、EB 病毒和 HPV 病毒感染也值得关注。总体来看，IFX 与细菌和真菌性感染关系较密切，并不会明显影响病毒性感染。

（2）过去的主张是既往有肿瘤病史或现症恶性肿瘤者均是 IFX 的禁忌证。最新的观点认为，对于根治术后的肿瘤患者，或者已经超过危险期的肿瘤患者，如果病情需要，也可酌情考虑应用 IFX 治疗 CD。

（3）对鼠源蛋白成分过敏。

（4）妊娠晚期。既往认为妊娠晚期不宜用 IFX 治疗，原因是 IFX 可能通过胎盘进入新生儿体内，影响新生儿接种疫苗。最近的研究并不支持这一点。

（5）近 3 个月内接受过活疫苗接种。

（6）充血性心力衰竭。

（7）神经系统脱髓鞘病变。

虽然有学者认为 IFX 可能加重 CD 合并的纤维性狭窄，但是目前证据不足。IFX 使用前应完善相关筛查，确定患者无上述禁忌证。

2. ADA 禁忌证

（1）对于 ADA 或 ADA 制剂中其他成分过敏者。

（2）活动性结核或者其他严重的感染，如败血症和机会感染等。

（3）肿瘤。同 IFX。

（4）中度到重度心力衰竭患者（NYHA 分类 Ⅲ / Ⅳ 级）。

（5）近 3 个月内接受过活疫苗接种。

3. UST 禁忌证

（1）对 UST 任何成分过敏者。

（2）严重活动性感染（如活动性肺结核、活动性乙肝等）者。

4. VDZ 禁忌证

（1）对本品中任何成分过敏者。

（2）活动性感染，包括潜伏性感染和机会性感染，尤其是明显或重度感染。

（五）用法与用量

1. IFX

（1）有适应证、无禁忌证的 CD 患者可一线使用 IFX 治疗进行诱导和维持缓解治疗。IFX 的使用方法为每千克体重 5 mg（初始剂量），缓慢静脉滴注，第 0、2、6 周为诱导缓解；其后每隔 8 周 1 次维持治疗。第 4 次 IFX 治疗前，应系统评估 IFX 疗效并检测 IFX 谷浓度、抗 IFX 抗体浓度和 TNF-α（简称类克三项），并根据相关结果酌情优化 IFX 治疗方案。

（2）因激素依赖、激素抵抗或其他原因不能继续使用 GCS 而改用 IFX 时，GCS 应该立即逐步减量至停药。

（3）IFX 应该从一开始就联合应用免疫抑制剂，IFX 与免疫抑制剂合用具有协同效应，能够提高疗效、减少副作用。临床实践中，考虑到大部分 CD 患者存在不同程度的营养不良，而肠内营养治疗本身能够促进黏膜愈合，宜实施早期优化治疗方案：IFX+AZA+ 肠内营养。早期优化治疗具有起效更快、疗效更好、副作用更少等优点。

（4）对 IFX 诱导缓解的 CD 患者，有条件时可继续使用 IFX 长期维持治疗，无条件时可以使用嘌呤类药物维持治疗。

（5）目前认为，使用 IFX 期间妊娠、妊娠期使用 IFX 及哺乳期使用 IFX 并未发现更多不良事件，总体是安全的。

（6）使用 IFX6 个月内不宜接种活疫苗。

2. ADA

（1）使用方法：首次治疗剂量 160 mg，2 周后 80 mg，以后每 2 周 1 次 40 mg。皮下注射。

（2）注意事项：同 IFX。

3. UST

（1）使用方法：首次 UST 治疗为静脉输注，根据体重计算 UST 剂量：体重 ≤55 kg，剂量为 260 mg；体重为 55~85 kg，剂量为 390 mg；体重 >85 kg，剂量为 520 mg。首次给药后第 8 周 90 mg UST 皮下注射，此作为诱导缓解治疗。以后每 12 周 90 mg UST 皮下注射 1 次作为维持缓解治疗。

（2）注意事项

1）现有数据表明无须联用嘌呤类药物等免疫抑制剂来提高 UST 临床疗效。

2）现有证据表明 UST 安全性较高，在老年人中无须特别调整剂量。

3）妊娠期使用 UST 的风险级别属于 B 级（低风险），哺乳期现有证据较少。

4）对于肿瘤患者而言，相较于 IFX 和 ADA，UST 是相对安全的选择（需行化疗患者禁用）。

5）对于激活潜伏性结核或病毒性肝炎风险较低患者，仍需监测机会性感染。

6）有研究表明，对伴有肠外表现尤其是皮肤病变（银屑病）的活动性 CD 患者 UST 可获较好疗效。

7）目前数据显示 UST 使用不影响疫苗接种。

8）与其他生物制剂或小分子化合物合用目前相关证据不足。

4. VDZ

（1）使用方法：每次 300 mg，在第 0、2 和 6 周静脉输注 1 次，作为诱导缓解治疗，随后每 8 周静脉输注 1 次，作为维持缓解治疗。

（2）注意事项

1）现有数据表明无须联用嘌呤类药物等免疫抑制剂来提高 VDZ 的临床疗效。

2）现有证据表明 VDZ 安全性较高，在老年人中无须特别调整剂量。

3）妊娠期及哺乳期使用 VDZ 现有证据较少。

4）对于肿瘤患者而言，VDZ 是相对安全的选择。

5）对于激活潜伏性结核或病毒性肝炎风险较低，但仍需监测机会性感染。要特别关注与 VDZ 密切相关的进行性多灶性白质脑病（progressive multifocal leukoencephalopathy，PML）。

6）目前有报道 VDZ 治疗可能诱发或加重肠外表现，不推荐应用于合并肠外表现的患者，但相关证据不足，需进一步研究。

7）目前临床显示 VDZ 起效相对较慢，对于炎症负荷重需快速控制炎症风暴，或者出现瘘管、狭窄等并发症的活动期 CD 患者，不宜首选或单用 VDZ。

8）目前数据显示 VDZ 使用不影响疫苗接种。

9）与其他生物制剂或小分子化合物合用目前相关证据不足。

（六）病情评估与疗效预测

1. IFX

（1）病情评估

在临床上，每次使用 IFX 前均需评估患者病情，包括患者的症状和体征、血象、炎症指标、肝肾功能以及肠道溃疡愈合情况。根据病情评估，确认有 IFX 治疗适应证和没有禁忌证后，才能够安全使用 IFX，酌情调整治疗方案。

（2）疗效预测、应答监测和优化治疗

1）疗效预测

IFX 对 CD 疗效的预测应该结合 CD 患者具体病情及使用 IFX 治疗前后患者外周血 TNF-α 浓度以及使用 IFX 后患者外周血 IFX 浓度（尤其是 IFX 谷浓度）和抗 IFX

抗体浓度（ATI）综合考虑。通常具有预后不良因素、TNF-α 浓度较高、IFX 谷浓度较高、ATI 浓度较低、早期开始优化治疗的 CD 患者效果会比较好。

根据国外研究数据，43% 的 CD 患者使用 IFX 治疗后缓解，63% 的患者对 IFX 治疗有应答。使用 IFX 治疗后出现失应答（包括原发性失应答和继发性失应答）及药物不耐受亦较常见。IFX 的治疗成功率与患者的具体病情和治疗方案均有关。

2）应答监测

患者对 IFX 应答的监测应该从 CD 患者的症状和体征、血象和炎症指标以及内镜和影像学三个方面进行评估。同时，监测类克三项也非常重要，因为 IFX 的谷浓度和临床缓解、内镜缓解和避免结肠切除有着明显的关联，而 ATI 可通过中和 IFX 降低 IFX 谷浓度，导致继发性失应答，并可增加输液反应等不良反应。因此，临床上应该于第 4 次 IFX 治疗前常规检测类克三项，并根据患者的临床应答和类克三项结果酌情调整治疗方案。另有研究表明，低浓度的 IFX 也能诱导和维持 CD 缓解。

2020 ECCO 会议报道，IFX 治疗时内脏脂肪指数（VFI）较高的 CD 患者 IFX 药物有效药物浓度维持时间缩短，与 IFX 的疗效呈负相关，与 BMI 相比，可更好地反映 IFX 药物浓度和药物失效的风险。

3）优化治疗

IFX 的治疗需要优化。只有依据患者对 IFX 治疗的应答和类克三项的监测优化 IFX 治疗方案，才能提高疗效、减少不良反应、降低治疗费效比，真正实现个性化治疗。可按下列步骤调整 IFX 用法和用量以及转换其他治疗方案（图 11-1）。

（3）权衡早期优化治疗方案利弊

IFX 的早期优化治疗方案是有益的，包括：快速的应答和缓解；避免应用激素、降低复发率；减少并发症、手术机会和住院率；有利于黏膜快速、深度愈合。但是，早期优化治疗也存在下列不利因素：对于良性病程的 CD 患者可能存在过度治疗；可能增加感染和癌变风险。总体上，早期优化治疗方案利大于弊。

2. ADA

如果应答良好，通常在 ADA 治疗后 2～4 周即有明显疗效，在 8～12 周达到内镜缓解。应在初次使用后的第 12 周左右对 ADA 疗效进行系统性评估（内容同 IFX），确认是否达到内镜缓解。同时监测 ADA 谷浓度、抗 ADA 抗体浓度和 TNF-α 浓度，ADA 有效稳态谷浓度为 4～8 μg/ml。对于判定为原发无应答或继发失应答者，可通过药物浓度测定优化治疗方案，包括增加剂量（80 mg 隔周治疗）或缩短给药间隔（40 mg 每周）。

3. UST

目前还没有基于 UST 血药浓度监测的治疗方案。多数情况下，如果对 UST 应答良好，通常在 UST 治疗后 1～2 周病情就会有明显改善，部分患者可在首次 UST

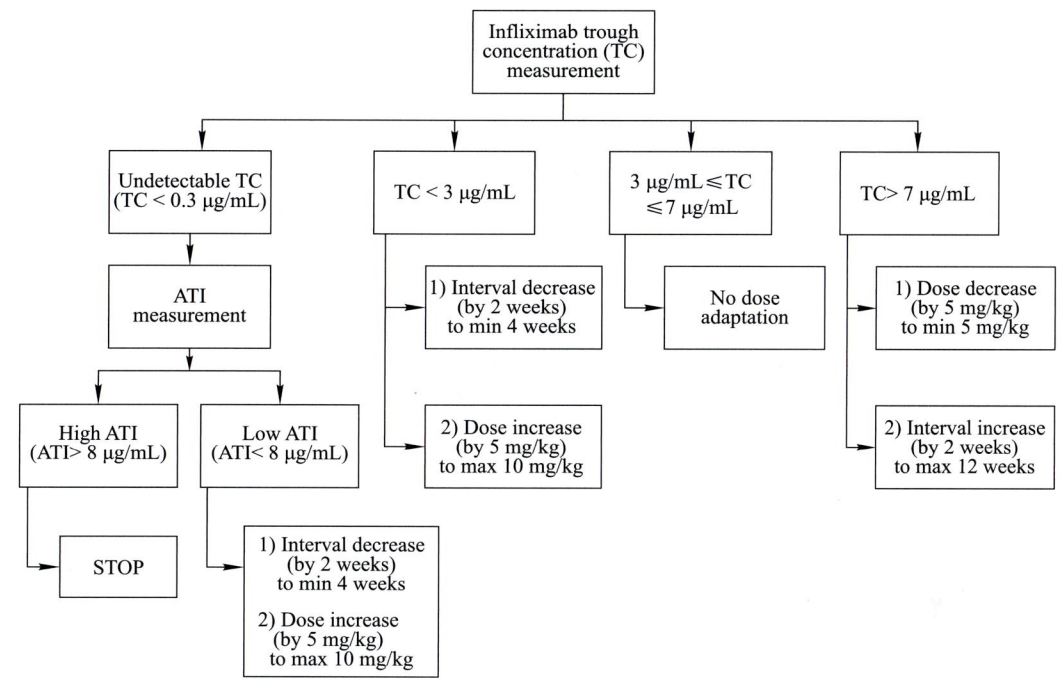

■ 图 11-1　优化 IFX 治疗方案示意图

（资料来源于 *Gastroenterology 2015；148：1320-1329.*）

治疗后 2～4 周甚至 8 周后才显示出明显疗效。判断 UST 原发性失应答的具体时间尚无一致意见。一般认为，应在第二次 UST 治疗前进行系统性评估，最迟在第三次 UST 治疗前进行系统性评估。应答不佳者可将 12 周间隔期缩短至 8～10 周，也有报道将皮下注射调整为静脉注射或可提高疗效。

4. VDZ

如果对 VDZ 应答良好，通常在 VDZ 治疗后 2～4 周病情就会有明显改善。与 IFX 相同，常规于使用第 4 次 VDZ（14 周左右）前进行系统性评估。目前尚未确定合适的 VDZ 有效谷浓度。对于难治性 CD 患者，可考虑予以强化诱导治疗，具体方法如下：在诱导缓解治疗的第 10 周评估患者对 VDZ 的临床应答，如果应答不充分，可在第 10 周增加一次给药以提高疗效，即采用第 0、2、6、10、14 周分别静脉输注一次 VDZ 方案，其后以每 8 周 1 次给药维持缓解治疗。维持缓解治疗期间，对于继发性失应答患者，有研究表明缩短间隔至每 4～6 周 1 次可能提高疗效。

（七）不良反应

1. IFX

（1）急性输液反应：多在药物输注期间和停药 2 h 内发生，包括呼吸急促、胸痛、心悸、面红、头痛、荨麻疹及低血压等。对有急性输液反应史者应在给药前 30 min 先予抗组胺药和（或）GCS（通常予地塞米松 5 mg 肌内注射），可有效预防输注反应。对发生输液反应者暂停给药，监测生命体征，并酌情吸氧，反应一般可在 5～10 min 自行消失，消失后可继续用药，但速度要减慢。

（2）迟发型变态反应（血清病样反应）：多发生在给药后 3～14 d，临床表现为肌肉痛、关节痛、发热、皮肤发红、荨麻疹、瘙痒、面部水肿和四肢水肿等，多可自行消退，必要时可予短期激素治疗（一般口服泼尼松 30 mg/d，连续 3 d）。对有迟发型变态反应史的患者，应于 IFX 使用前 30 min 使用抗过敏药物，其后予 GCS 口服。处理后仍反复发生者应停用 IFX。

（3）自身抗体及药物性红斑狼疮。

（4）感染

IFX 相关的感染包括潜伏感染被激活和新发的机会性感染，可涉及全身所有器官，但以呼吸系统和泌尿系统感染最常见。感染微生物包括病毒、细菌及真菌等。由于我国结核病常见，IFX 治疗时，应特别关注肺结核的发生，宜在 IFX 治疗前后及治疗期间，常规进行胸片、PPD、T-SPOT 检查，必要时行胸部 CT 检查。一旦发现活动性结核感染，应立即停用 IFX，并立即予正规抗结核治疗。IFX 联合嘌呤类免疫抑制剂治疗时，肝炎病毒、巨细胞病毒、EV 病毒和人乳头瘤病毒等与嘌呤类免疫抑制剂应用密切相关的病毒感染也值得高度关注。

（5）癌变

IFX 治疗，尤其是早期优化治疗方案，会增加肠道癌变和肠外癌变风险，尤其是增加淋巴瘤、黑色素瘤、肝癌、宫颈癌和其他恶性肿瘤的风险。详细的相关内容见第二十章。

（6）其他

中重度充血性心力衰竭加重、视神经炎、横贯性脊髓炎、脱髓鞘样综合征、多发性硬化及格林-巴利综合征等。

2. ADA

不良反应总体与 IFX 类似。

3. UST

目前报道 UST 最常见的不良反应（>5%）为鼻咽炎和头痛，其中大多数为轻度，不需终止 UST 治疗。已报告的 UST 最严重的不良反应为严重超敏反应，包括速发过敏反应。

4. VDZ

（1）常见的严重不良事件包括艰难梭菌感染和肺炎。VDZ 的感染发生率与安慰剂相似。最常见的感染类型为鼻咽炎、流感和鼻窦炎。机会性感染占所有不良事件的比例不到 1%，最常报道的是艰难梭菌感染和巨细胞病毒感染，多累及肠道。

目前资料显示，在对合并潜伏性肺结核的 IBD 患者予标准化抗结核治疗的同时予 VDZ 治疗 IBD，未发现可诱发或加重肺结核感染。但在以 VDZ 治疗 IBD 的同时，仍然需要密切监测结核病。

（2）常见的非严重不良事件包括疲劳、关节痛、头痛和恶心。

（3）其他具有特殊临床意义的不良事件，例如输液反应、狼疮样反应、肝胆不良事件和恶性肿瘤，占所有不良事件的比例均 < 1%。

VDZ 的药物输注反应（infusion-related reaction，IRR）发生率约为 4%。最常见的 IRR 有恶心、头痛、瘙痒、头晕、疲劳、发热、荨麻疹和呕吐等，单个不良事件出现率均不超过 1%。大多数为轻度或中度，仅 < 1% 导致 VDZ 治疗中断。多数 IRR 发生于 VDZ 输注期间或输注结束后 1 小时内。对曾发生轻度 IRR 的患者，可在下次输注前预先给予标准治疗［如抗组胺药物、氢化可的松和（或）对乙酰氨基酚］。

（陈白莉　李瑾　李明松）

五、小分子药物

（一）进展

CD 是一种终身性、系统性疾病，一经诊断，患者需要终身接受药物治疗，严重者甚至需要接受手术治疗，对患者的经济及生活质量造成沉重负担。研究显示，CD 患者的 5 年、10 年手术率分别为 33.3% 和 46.6%。用于治疗 CD 的传统药物包括 5-氨基水杨酸、类固醇及免疫抑制剂，虽可改善症状，但不能终止疾病进程，且重症患者疗效往往不理想，不良反应多，导致患者依从性欠佳。另一方面，近年来用于治疗 CD 的生物制剂不断更新，可明显提升患者的临床及内镜缓解率，并改善患者生活质量。但部分患者出现失应答或不耐受，导致目前生物制剂疗效并不完全令人满意。因此临床上亟须新的安全有效的药物以供 IBD 患者选择。

近年来小分子药物在 CD 治疗方面受到越来越多的关注。小分子药物属于低分子量有机化合物（通常 < 500 Da），主要由碳、氮、氧三种元素组成。不同于生物制剂，小分子药物具有以下特点：①可通过口服给药，增加患者依从性；②易透过细胞膜，和血浆蛋白结合迅速，半衰期较短；③无免疫原性，不会诱导患者产生抗体，以免诱发治疗后失应答。但小分子药物也有以下缺点：①可能产生广泛的全身效应和"脱靶"毒性；②与其他药物之间的相互作用可能导致治疗失效。目前被研发用于治疗 CD 的小分子药物主要包括以下 3 类：Janus 激酶抑制剂、S1P 受体调节剂和 Smad7 抑制剂（表 11-10）。

1. Janus 激酶抑制剂

Janus 激酶（Janus kinase，JAK）是一类存在于细胞内的酪氨酸激酶蛋白，包含 JAK1、JAK2、JAK3 和酪氨酸激酶 2（Tyrosine kinase 2，TYK2）。JAK 可激活信号转导子及转录激活子（STAT）因子，转移到细胞核进一步激活或抑制效应基因的传

表 11-10　小分子药物治疗在 CD 中的现状

种类	药物	靶点	临床试验	进展
JAK 抑制剂	Tofacitinib	JAK1，JAK2，JAK3	–	停止　已上市
	Filgotinib	JAK1	NCT02914561 NCT02914600	临床Ⅲ
	Upadacitinib	JAK1	NCT03345836 NCT03345823 NCT03345849	临床Ⅲ
	TD-1473	JAK1，JAK2，JAK3	NCT03635112	临床Ⅱ
	PF-06651600	JAK3	NCT03395184	临床Ⅱ
	PF-06700841	JAK1，TYK2	NCT03395184	临床Ⅱ
	BMS-986165	TYK2	NCT03599622 NCT04877990	临床Ⅱ
	SHR0302	JAK1	NCT03677648	临床Ⅱ
S1P 受体调节剂	Ozanimod	S1P1，S1P5	NCT03440372 NCT03464097 NCT03440385 NCT03467958	临床Ⅲ
	Laquinimod	喹诺酮 -3- 羧基	NCT00737932	临床Ⅱ
	Etrasimod	S1P1，S1P4，S1P5	NCT04173273	临床Ⅱ/Ⅲ
	Amiselimod	S1P1，S1P5	NCT02378688	临床Ⅱ
Smad7 抑制剂	Mongersen	Smad7	NCT02596893	临床Ⅲ
其他	ABX464	MicroRNA-164	NCT03905109	临床Ⅱ
	BT-11	LANCL2	NCT03870334	临床Ⅱ

导。JAK/STAT 信号通路可调节多种细胞（包括 T 细胞、B 细胞、自然杀伤细胞、巨噬细胞和上皮细胞等）的凋亡、增殖、迁移、发育和分化过程，通过细胞因子（如 IL-6、IL-9、IL-10、IL-12/23、IL-22 等）激活炎症反应，改变肠道上皮屏障并促进肠道纤维化，从而参与 IBD 的发生发展。JAK 抑制剂可抑制 STAT 磷酸化，并降低下游多种促炎症细胞因子水平。

　　总体来说，JAK 抑制剂对 IBD 的治疗是有效的。2019 年一项荟萃分析研究了包括 Tofacitinib、Filgotinib 和 Upadacitinib 在内的多种 JAK 抑制剂与安慰剂相比治疗 CD 和 UC 的有效性和安全性，结果表明 JAK 抑制剂可有效诱导 CD 的临床缓解及 UC 的临床、内镜缓解，但同时感染并发症也相应增加。

　　Tofacitinib 是一种泛 JAK 抑制剂，以剂量依赖方式优先抑制 JAK1 和 JAK3，半衰期为 3 h，主要通过肝脏（70%）和肾脏（30%）代谢。2018 年欧洲药品管理局（European Medicines Agency，EMA）和美国食品药品监督管理局（Food & Drug Administration，FDA）批准 Tofacitinib 用于中重度 UC 患者的治疗，从此小分子药物治疗正式进入 IBD 治疗的舞台。目前认为 Tofacitinib 可有效诱导和维持中重度 UC 患者临床及内镜缓解，但对 CD 患者疗效较差，这也说明 JAK 通路可能通过不同的机制参与 UC 及 CD 的发生发展。在一项纳入了 139 例中重度 CD 患者的 Ⅱ 期临床试验（NCT00615199）中，Tofacitinib 各治疗组（1 mg、5 mg、15 mg，qd）临床应答率分别为 38%、58% 和 46%，与安慰剂组（47%）无显著差异；临床缓解率分别为 31%、24%、14%，与安慰剂组（21%）无显著差异。安全性方面，Tofacitinib 各治疗组与安慰剂组之间不良反应及严重不良反应发生率相似，常见不良反应包括恶心、呕吐、腹痛和疾病加重。另外两项 IIb 期临床试验（NCT01393626 和 NCT01393899）结果显示，接受不同剂量 Tofacitinib（5 mg/10 mg，bid）治疗的患者临床缓解率与安慰剂组无显著差异。在其扩展研究中（NCT01470599），将维持治疗第 26 周达到临床缓解的患者纳入 Tofacitinib（5 mg，bid）组，其余患者纳入 Tofacitinib（10 mg，bid）组。治疗第 48 周，5 mg 组及 10 mg 组患者不良反应发生率相似，最常见不良反应为 CD 病情加重（33.9% vs 19.3%），感染率分别为 50% 及 47.7%，停药率分别为 17.7% 及 45.5%。虽然以上关于 Tofacitinib 疗效的结论可能与药物剂量不足及治疗时间过短有关，但其治疗相关的高停药率和感染率仍导致其治疗 CD 的临床试验被全面终止。此外，有研究提出，对一些难治性 CD，Tofacitinib 与生物制剂联用可诱导患者临床及内镜缓解，但尚需更大样本量研究进一步证实。

Filgotinib 是一种选择性 JAK1 抑制剂，对 JAK1 的选择性是 JAK2 的 28 倍。其代谢物半衰期约 23 h，因此可每天用药 1 次。Filgotinib 及其代谢物主要通过肾脏清除。一项随机、双盲、安慰剂对照的 Ⅱ 期临床试验（NCT02048618）共纳入 9 个欧洲国家共 52 个医疗中心的 174 例中重度 CD 患者，分为 Filgotinib 组（200 mg，qd）和安慰剂组。经过 10 周的治疗，Filgotinib 组临床缓解率为 47%，显著高于安慰剂组（23%），且在未接受抗 TNF-α 药物治疗的患者中疗效差异更明显（60% vs 13%）。因此与安慰剂相比，Filgotinib 可有效诱导活动性 CD 患者的临床缓解。但 Filgotinib 在内镜应答和黏膜愈合方面的表现并不尽如人意，与安慰剂组无显著差异。安全性方面，Filgotinib 组与安慰剂组不良反应发生率相似，分别为 75% 和 67%；严重不良反应发生率为 9% 和 4%；Filgotinib 组严重感染率为 3%，而安慰剂组无严重感染的患者。因此，相对于安慰剂，Filgotinib 治疗 CD 的严重不良反应，尤其是严重感染率相对较高。关于 Filgotinib 治疗 CD 的大型 Ⅲ 期临床试验（NCT02914561 和 NCT02914600）正在进行中。此外，Filgotinib 治疗合并肛周瘘管的 CD 患者（NCT03077412）和小肠 CD 患者（NCT03046056）的临床试验已经完成。届时，Filgotinib 治疗 CD 患者的疗效及安全性将被进一步明确。

同 Filgotinib 一样，Upadacitinib 也属于选择性 JAK1 抑制剂，对 JAK1 的选择性是 JAK2 的 74 倍，是 JAK3 的 58 倍。Upadacitinib 半衰期 6 ~ 16 h，通过肝脏（80%）和肾脏（20%）代谢。为研究 Upadacitinib 治疗 CD 的有效性和安全性，一项 II 期临床试验（NCT02365649）纳入了 220 例对免疫抑制剂或抗 TNF-α 药物不耐受或疗效欠佳的 CD 患者，并等比例随机分配至安慰剂组或 Upadacitinib 各治疗组（3 mg、6 mg、12 mg、24 mg，bid 或 24 mg，qd）。经过 16 周的治疗，Upadacitinib 各治疗组的临床缓解率与安慰剂组相比无显著差异；治疗第 12 周或第 16 周，安慰剂组无患者出现内镜缓解，而 Upadacitinib 各治疗组的内镜缓解率分别 10%（$P < 0.1$）、8%（$P < 0.1$）、8%（$P < 0.1$）、22%（$P < 0.01$）和 14%（$P < 0.05$）。关于 Upadacitinib 的安全性，安慰剂组和 Upadacitinib 各组之间的不良反应发生率无显著差异。接受 Upadacitinib 治疗的患者最常见不良反应包括头痛、CD 病情加重、上呼吸道感染、尿路感染和急性胰腺炎等。目前更多关于 Upadacitinib 治疗 CD 疗效和安全性的 II 期和 III 期临床试验正在积极进行中（NCT03345836、NCT03345823、NCT03345849 和 NCT02782663）。

TD-1473 是一种肠道选择性泛 JAK 抑制剂，可减少因全身药物暴露所引起的不良反应。与安慰剂相比，TD-1473 可有效降低 UC 患者临床、内镜及组织病理学疾病活动，且耐受性良好。关于 TD-1473 治疗 CD 的疗效尚不明确，相关 II 期临床试验（NCT03635112）正在招募受试者阶段。

PF-06651600 和 PF-06700841 分别选择性抑制 JAK3 和 JAK1、TYK2。一项 II 期临床试验（NCT03395184）正在招募受试者以探索这两种 JAK 抑制剂治疗 CD 的安全性及疗效，预计将于 2024 年完成。其他用于治疗 CD 的 JAK 抑制剂如 BMS-986165（NCT03599622、NCT04877990）、SHR0302（NCT03677648）的研发亦处于 II 期临床试验的各个阶段。

2. 鞘氨醇 -1- 磷酸抑制剂

鞘氨醇 -1- 磷酸（sphingosine-1 phosphate，S1P）是一种膜来源的溶血磷脂信号分子，与广泛表达的 G 蛋白耦联受体的 5 个亚型（S1PR1-S1PR5）特异性结合，调节细胞分化、迁移与增殖等生物过程，并促进炎症信号转导及免疫细胞聚集。炎症部位 S1P 水平异常增高，抑制 S1P 及其与受体的相互作用可阻止白细胞迁移至炎症黏膜组织中，从而使其成为 IBD 的治疗靶点。在慢性结肠炎小鼠模型中，S1P 受体调节剂已被证实可有效可抑制 TNF-α、IL-12、IFN-γ 等促炎症细胞因子的生成。目前处于研发阶段用于治疗 CD 的 S1P 受体调节剂包括 Ozanimod、Laquinimod、Etrasimod 和 Amiselimod。

Ozanimod 是一种选择性 S1PR1 和 S1PR5 调节剂，目前被评估用于治疗多发性硬化症及 IBD。一项 II 期临床试验（NCT02531113）显示，69 例中重度活动性 CD 患者接受 Ozanimod 治疗后，临床、内镜及病理组织学表现较治疗前明显改善。更多Ⅲ期临床试验（NCT03440372、NCT03464097、NCT03440385 和 NCT03467958）正在进行中，以进一步明确 Ozanimod 治疗中重度活动性 CD 患者的疗效及安全性。

Laquinimod 具有高度口服生物利用度，目前被评估用于治疗 CD、多发性硬化症和狼疮性肾炎等疾病。基础研究表明，在慢性结肠炎模型中，Laquinimod 对抗原提呈细胞和 T 细胞起直接抑制作用，可降低促炎症细胞因子水平。在一项评估 Laquinimod 对中重度活动性 CD 疗效与安全性的Ⅱ期临床研究中（NCT00737932），相比安慰剂组，Laquinimod 组（0.5 mg，qd）患者临床缓解率、临床应答率均显著升高；Laquinimod 各治疗组和安慰剂组的总不良反应发生率相似。未来还需Ⅲ期临床试验进一步明确其治疗 CD 的疗效与安全性。

Etrasimod 是一种靶向 S1PR1、S1PR4 和 S1PR5 的受体调节剂，可有效诱导 UC 患者的临床及内镜缓解。但其治疗 CD 的有效性及安全性尚不明确，目前Ⅱ期及Ⅲ期临床试验（NCT05033340 和 NCT04173273）正在积极开展以探索 Etrasimod 在 CD 中的治疗前景。

同 Ozanimod 一样，Amiselimod 也是一种选择性 S1PR1 和 S1PR5 调节剂，一项Ⅱ期多中心临床试验（NCT02378688）共纳入了 78 例 CD 患者，以评估 Amiselimod 治疗中重度 CD 的安全性及有效性，目前研究已完成，结果尚未公布。

3. 转化生长因子抑制剂

转化生长因子（Transforming growth factor，TGF）β1 缺乏可诱导 CD 发生发展，其负调控因子 Smad7 在 CD 患者肠黏膜中呈过度表达状态。因此，Smad7 可作为阻断肠道炎症的治疗靶点。Mongersen 是 Smad7 mRNA 的反义寡核苷酸链，可被靶向输送至末端回肠以及右半结肠肠腔，特异性结合 Smad7 mRNA 终止其蛋白表达，促进 TGF-β1 表达并减少促炎症细胞因子的产生，起到治疗 CD 的作用。

多项临床试验明确了 Mongersen 治疗 CD 的有效性。在一项Ⅰb 期临床研究（NCT02367183）中，Mongersen 治疗第 12 周，37% 的患者达到内镜缓解；32%、35% 和 48% 的患者分别在治疗第 4、8 和 12 周达到了临床缓解；CDAI 评分也较治疗前均明显下降。另一项双盲、安慰剂对照的Ⅱ期临床试验中（EudraCT NO.2011-002640-27）中，接受 Mongersen（40 mg/160 mg，qd）治疗的患者临床反应率及临床缓解率显著高于安慰剂组。各组之间不良反应发生率相似，说明 Mongersen 是安全可耐受的。另一项Ⅱ期临床试验（NCT02685683）显示，口服 Mongersen 160 mg/d 第 4、8、12 周的临床缓解率分别为 38.9%、55.6% 和 50.0%，临床应答率分别为 72.2%、77.8% 和 77.8%。以上Ⅰ、Ⅱ期临床研究均表明 Mongersen 对 CD 的治疗有效。

然而，在近年一项大型Ⅲ期临床试验中（NCT02596893），接受 Mongersen 和安慰剂治疗的 CD 患者在第 12 周及第 52 周临床缓解率无统计学差异。该结果说明 Mongersen 对 CD 患者的治疗无效，因此研究提前终止。

4. 其他

此外，还有一些其他针对 CD 治疗的小分子药物如 BT-11（NCT03870334）、ABX464（NCT03905109）正处于研发阶段。

目前国内外尚未批准小分子药物用于 CD 的治疗。但随着对 IBD 发病机制研究的深入，未来探索治疗 CD 的小分子药物种类也将更加丰富。目前仍需更多多中心、大样本的临床试验进一步探索各小分子药物治疗 CD 的疗效及安全性，以便将来为 CD 患者提供更多更好的医疗选择。

（二）品种及剂型

目前国内外尚未批准小分子药物用于 CD 的临床治疗。

（李俊蓉　朱良如）

六、抗生素

（一）背景及进展

CD 的发病机制被认为是遗传易感性、环境抗原、宿主免疫应答三者的相互作用。由于外来细菌和宿主细菌均可在肠道增殖，且有研究表明肠道细菌的某些异常可启动肠道黏膜产生过激的免疫应答，导致肠道黏膜炎症，而抗生素可杀灭或抑制致病菌，调节肠道菌群。因此，抗生素被认为对 CD 有治疗作用。一些临床研究也证实了这一点：某些抗生素不仅对合并狭窄和穿透性病变的 CD 有效，对 CD 的诱导缓解和维持缓解也有辅助疗效。

常用的抗生素有环丙沙星、甲硝唑、利福昔明。环丙沙星能显著提高阿达木单抗在肛瘘治疗中的疗效，其他研究也证实了环丙沙星的这一作用。目前已有研究证实甲硝唑在活动性 CD 中的疗效较 SASP 轻度增加。在累及远段小肠或合并与肠皮瘘相关的肛周病变的轻中度成人 CD，环丙沙星联合甲硝唑的疗效较佳，而且可能延迟回肠切除术后复发。同时，甲硝唑也被 FDA 批准用于儿童感染的治疗和 IBD 的慢性治疗。但是，环丙沙星通常不在儿童中使用，这是由于动物实验中发现其对骨骼发育有不良作用。

由于术后复发率高，因此，CD 患者术后需预防复发。研究发现，肠道细菌与肠道黏膜接触可能与 CD 的复发有关，抗生素可能对预防 CD 术后复发有一定的作用。国外报道，一组 60 例手术治疗的 CD 患者，术后随机予 20 mg/（kg·d）甲硝唑或安慰剂治疗，疗程 3 个月，结果发现甲硝唑治疗组患者较安慰剂组患者新的回肠末端内镜下总复发率和严重的复发率更低，提示 CD 患者术后应用甲硝唑可能延缓病情复发。目前认为，甲硝唑在治疗结肠型或回结肠型 CD 有一定的疗效，但其治疗价值、长期疗效、治疗最佳剂量和疗程、长期应用的毒副作用及患者耐受性等方面还有待进一步评价。

与 CD 治疗相关的新一代抗生素近年备受关注。利福昔明主要在肠道发挥作用，全身吸收较少。利福昔明对大肠埃希菌相关的旅行者腹泻有效，在小肠有广谱的抗菌范围，覆盖大多数革兰氏阴性和革兰氏阳性细菌以及厌氧和需氧菌。一项新近的临床研究发现，利福昔明每日 800 mg 缓解中度 CD 较安慰剂有效，口服利福昔明耐受性较好，而且不良反应较少。但是，因为缺乏足够的证据，利福昔明尚未被 FDA 批准用于 IBD 的治疗。硝唑尼特有片剂和混悬液两种类型，FDA 明确指出可用于儿童寄生虫感染导致的腹泻（隐孢子虫、蓝氏贾第鞭毛虫、蠕虫和绦虫等），不良反应较少，有腹痛、腹泻、头痛、头晕。初步的研究显示，在 CD 中，硝唑尼特与安慰剂疗效相似。

（二）品种及剂型

常用的抗生素有环丙沙星、甲硝唑、利福昔明，均为片剂。

（1）环丙沙星：是一种喹诺酮类抗生素，抗菌谱较广。主要针对肠道革兰氏阴性和需氧的革兰氏阳性菌。

（2）甲硝唑：是一种硝基咪唑类抗生素，对革兰阳性和阴性的厌氧菌，包括脆弱类杆菌均有强力的杀菌作用。

（3）利福昔明：是一种利福霉素的衍生物，抗菌活性较广，最大的特点是口服不易被吸收，在肠道内的浓度极高。作为一种相对较新的 IBD 治疗药物，利福昔明受到广泛研究。

（三）适应证

CD 使用抗生素的适应证如下：①合并感染；②合并活动性肛周病变，如肛周脓肿、肛瘘；③围手术期预防性抗感染；④ CD 结肠切除术后储袋炎；⑤ CD 术后预防复发。

（四）禁忌证

对抗生素过敏。其中，有活动性中枢神经系统疾患和血液病患者禁用甲硝唑。

（五）用法与用量

CD 继发感染后，应立即根据经验用药和细菌培养＋药敏试验结果合理地静脉应用广谱抗生素控制继发感染，如硝基咪唑、喹诺酮类、氨苄青霉素或头孢菌素类抗生素等。重症患者推荐短程使用甲硝唑、喹诺酮类制剂。若继发的感染为艰难梭菌所致，可选用甲硝唑和万古霉素。对于严重艰难梭菌感染者，万古霉素疗效优于甲硝唑，建议作为首选。对于急性艰难梭菌感染，建议万古霉素每 6 h 口服 125 mg 治疗。为预防艰难梭菌感染复发，建议万古霉素逐渐减量或间断用药，具体用法为每 3 d 口服 125 ~ 500 mg，持续 2 ~ 3 周。

接受结肠切除术的患者在术前开始予以预防性抗生素治疗，术后无感染的情况下 24 h 内停药。若患者术前即存在感染，或术后出现吻合口瘘、盆腔脓肿、导管相关感染或其他感染，则根据细菌培养和药敏结果，针对性应用抗生素治疗。

常用药物及用量：环丙沙星 0.5 g，bid；甲硝唑 0.4 g，tid；利福昔明 0.2 g，qid。疗程根据感染情况调整，多为 10～14 d，并视情况考虑减停免疫抑制剂。

（六）疗效预测与监测

对于采用早期优化治疗方案的 CD 患者，合并细菌及病毒感染并不少见。通常 IFX 与细菌感染关系更密切，而嘌呤类免疫抑制剂则与病毒性感染关系密切。

对于 IBD 合并的常规特异性感染，可首先根据经验用药选择合适的抗生素，通常就有较好的效果，待药敏试验结果出来后再酌情调整抗生素治疗方案，效果会更好。如果为脓肿类感染，则宜联合脓肿穿刺或切开引流。在抗感染及引流基础上，可以继续原 CD 治疗方案。

对于 IBD 合并艰难梭菌的巨细胞病毒等感染，可分别选择万古霉素和更昔洛韦治疗，通常效果好。在充分抗感染的同时，可以继续原 CD 治疗方案。

对于 IBD 合并的 EB 病毒感染，更昔洛韦等抗感染效果多不好，宜停用免疫抑制剂。

对于 IBD 合并的乙肝病毒感染，虽然抗病毒治疗通常效果较好，但是在病毒滴度较高和肝功能明显异常时，宜停用免疫抑制剂，待病毒滴度和肝功能基本恢复正常时，可恢复原 CD 治疗方案。

（七）毒副作用

常见有胃肠道反应（如恶心、呕吐、食欲减退等），皮疹，瘙痒，过敏反应，头痛，眩晕、黄疸等。长期使用可出现机会感染或假膜性小肠结肠炎。具体请参考各抗生素说明书。

（陈白莉　李明松）

七、生态制剂

（一）背景及进展

大量研究发现，IBD 患者肠道微生态紊乱。但是，迄今尚未发现某一种菌株与 CD 发生和发展间的因果关系，也无法明确肠道微生态紊乱是 IBD 的病因还是结果。同时，大量临床研究显示，益生菌在 IBD 治疗中的疗效也相对令人失望，因为无论益生菌是作为诱导治疗、维持缓解还是术后预防，循证医学都没有发现有强有力的直接证据证明益生菌有效。尽管如此，一些临床医师仍然基于一些不确定的证据认为，适当补充益生菌来恢复或调节肠道总是有益的，至少没有坏处。在肠道微生态这个复杂的微观世界中，对于某一个特定的 CD 患者而言，谁是真正的益生菌？谁又是真正的致病菌？对一个 CD 患者而言是益生菌或致病菌，对另外一个 CD 患者而言也是益生菌或致病菌吗？益生菌和致病菌之间的动态平衡是如何被打破的？如何恢复 CD 患者的益生菌和致病菌之间的动态平衡？这些问题都值得研究。

（二）剂型

目前临床常用的益生菌制剂主要有：双歧杆菌活菌制剂（丽珠肠乐、回春生）、双歧杆菌三联活菌制剂（培菲康、金双歧）、蜡样芽孢杆菌活菌制剂（促菌生）、地衣芽孢杆菌活菌制剂（整肠生）和枯草杆菌和粪球菌二联活菌制剂（美常安）等，都是口服制剂，一些需要低温保存，另外一些则可以常温保存。

（三）适应证

主流观点认为，益生菌可用于 CD 患者的辅助治疗，主要作用在于调节肠道菌群及促进消化和吸收。

（四）禁忌证

暂无明确禁忌证，重度活动期 CD 及严重感染患者不宜使用。

（五）用法与用量

根据每种益生菌制剂的规格，使用剂量不一。

（六）疗效预测与监测

主要根据患者的临床症状观察疗效。也可以通过简单的肠道菌群分析判断肠道菌群是否大致恢复正常以及复杂的宏基因组学和代谢组学准确分析肠道菌群变化。

（七）毒副作用

无明显毒副作用。

（陈白莉　李明松）

八、沙利度胺

（一）背景及进展

沙利度胺为一具有传奇色彩的化学合成药物，最早是作为止吐药物上市的，因很快出现严重的致畸胎作用而被禁用。随后进一步的研究发现，沙利度胺具有抗肿瘤和抗炎功能。目前，沙利度胺的临床药理学作用正在被广泛研究。

沙利度胺抗炎的作用机制涉及多方面：促进 TNF-α 的 mRNA 降解；抑制单核细胞 TNF-α、IL-12 等致炎症因子的生成及诱导单核细胞凋亡；减少 CAM-1、VCAM-1 及 VEGF 的表达；抑制朗格汉斯细胞的抗原表达，进而抑制其抗原呈递，减少 T 淋巴细胞激活。

大量的临床研究显示，沙利度胺在儿童和成年 CD 的诱导缓解和维持治疗中均有良好的治疗效果。近期的研究发现，沙利度胺的类似物——雷那度胺与沙利度胺的疗效相当，但致畸性小。不过也有研究显示，雷那度胺对 CD 的疗效并不明显。

（二）剂型

沙利度胺为片剂或胶囊剂型。

（三）适应证

目前认为，沙利度胺的适应证包括无生育要求的中重度 CD；对激素抵抗、激素依赖或激素不耐受的 CD；具有不良预后的 CD；IFX 过敏或者失应答的 CD；因经济原因不能使用生物制剂。

（四）禁忌证

备孕、孕妇及哺乳期妇女禁用。对沙利度胺过敏者患者禁用。沙利度胺可导致倦怠和嗜睡，从事危险工作者禁用，如驾驶员、机器操纵者等。

（五）用法与用量

沙利度胺治疗免疫性疾病剂量为 25～400 mg/d，青少年为 1.5～2.5 mg/（kg·d），临床应用沙利度胺一般的剂量为 100～200 mg/d，可从小剂量 25 mg/d 起，如无不良反应可逐渐增加剂量到 100～200 mg/d。为避免因倦怠和嗜睡等副作用而影响患者的学习和工作，建议睡前顿服。沙利度胺不仅可用于活动期 CD 的诱导缓解治疗，而且也可用于缓解期 CD 的维持缓解治疗。维持治疗的剂量可等同于或低于诱导治疗剂量。

（六）疗效预测与检测

临床经验表明，沙利度胺具有与 IFX 类似的临床疗效。应答良好时，通常服药后 3～5 d 见显效，2～3 个月即可达到缓解。服药 6 周后进行血清学检测，根据 CRP、ESR 等的结果判断患者的疗效；在服药 2～3 个月后可考虑肠镜检查，了解肠道黏膜愈合情况。

（七）不良反应

沙利度胺的不良反应较多，包括致畸性、外周神经病变、困倦、深静脉血栓形成、情绪失常、白细胞减少、皮肤红斑、腹痛、便秘、口干及脂溢性皮炎等。

沙利度胺的不良反应中致畸作用危害最大，因此，要对患者做好有关沙利度胺安全性的宣传和指导工作，慎重选用沙利度胺。孕妇应禁用沙利度胺。育龄妇女用药前应检查是否怀孕。沙利度胺使用中绝对避免怀孕，不慎怀孕者必须流产。男性 CD 患者应用沙利度胺时的致畸危害与女性 CD 患者的基本相同。

（陈白莉　李明松）

第四节 非药物治疗

一、干细胞治疗

（一）进展

干细胞在治疗 CD 中有广阔的应用前景，干细胞治疗包括间充质干细胞治疗和造血干细胞移植。

间充质干细胞治疗 CD 的具体作用机制不明，可能的机制包括：①可以增强肠道上皮细胞的修复能力；②干细胞可自我更新增殖。在肠上皮屏障被破坏时，隐窝内的干细胞被激活，分裂增殖并产生细胞因子，促进黏膜屏障的修复；③间充质干细胞可能调节肠道免疫，具有免疫抑制能力。可抑制树突状细胞抗原的处理和提呈功能，抑制淋巴细胞的活化。

造血干细胞移植可使免疫系统恢复到初始状态，有助于免疫重建。造血干细胞移植过程为通过大剂量放、化疗或其他免疫抑制预处理，抑制受者体内造血和免疫细胞，然后把自体或来自于异体供者的造血干细胞移植给受体，使受者重建造血和免疫功能，从而达到治疗的目的。移植的造血干细胞来自于自体称为自体干细胞移植，来自于异体供者就称为异基因造血干细胞移植。

异基因造血干细胞移植治疗对于部分婴儿型 IBD 患儿（发病年龄＜2 岁）可以达到治愈的效果，特别是单基因缺陷，且缺陷基因定位于造血细胞的患儿。如 *IL-10RA* 基因突变所致婴儿型 IBD，进行异基因造血干细胞移植是唯一根治手段。全球范围内曾报道了 17 例接受异基因造血干细胞移植治疗患儿，均取得临床缓解。国家儿童医学中心、复旦大学附属儿科医院于 2015 年 7 月完成全国首例脐血干细胞移植治疗 *IL-10RA* 基因缺陷婴儿型 IBD 患者，后续共有 50 余例患儿完成异基因脐血干细胞移植，移植存活的患儿腹泻、发热等症状均消失，复查肠镜提示肠道黏膜愈合，且都有较好的追赶生长，Sanger 测序和蛋白功能验证患儿基因突变点被修复，IL-10 信号通路功能恢复正常。

（二）方法

造血干细胞移植主要分为自体和异体移植两种方式。自体造血干细胞移植的优点是不存在干细胞来源问题和不发生移植排斥反应，因此安全性较好，缺点是移植的是自体的干细胞不能纠正遗传缺陷，对一些基因缺陷导致的极早发型 CD 可能达到长期缓解的效果，但不能根治；而异体造血干细胞移植，能重新建立源于供者的造血和免疫系统，从而纠正患儿存在的先天性遗传性缺陷，实现相关疾病的根治。

但存在移植物抗宿主反应的风险，并因应用免疫抑制剂增加了感染的风险，当HLA相合供体干细胞来源缺乏时，该方法并不适用。间充质干细胞治疗包括注射脂肪来源的异基因间充质干细胞及自体骨髓来源的间充质间质细胞，这些研究结果显示局部注射干细胞有效。

对有单基因缺陷的极早发型CD，异基因造血干细胞移植是一种根治性的治疗方法，但是大多数情况下患儿的原发病都比较重、全身基础条件差，且接受移植年龄偏小的，故移植治疗存有更大风险。针对这种情况，复旦大学附属儿科医院血液移植中心选择减低毒性预处理方案，它较清髓性预处理方案药物剂量更小，对脏器的损害小，输血要求降低，早期感染的风险也相应下降，组织损伤和炎症反应相对轻微，降低GVHD的风险，患儿更易耐受，移植嵌合率在移植8周平均可达95%。

（三）适应证和禁忌证

目前暂时不推荐该疗法作为CD的标准疗法。具体方案应基于多学科讨论后谨慎实施。

（四）用法与用量

目前暂未有商品化的干细胞治疗手段，存在于临床研究试验中的有静脉注射和局部注射两种方法，用量暂无定论。

脐血作为干细胞的来源之一，相比外周血、骨髓两种来源的干细胞，具有配型迅速，获取方便，免疫原性低，GVHD的发生率和程度相对低的优势。脐血中有核细胞计数及HLA匹配程度是决定脐血干细胞移植成功的关键。复旦大学附属儿科医院血液移植中心，对*IL-10RA*基因缺陷CD患儿，HLA基因型至少要求7/10相合，脐血有核细胞计数超过3×10^7/kg。

（五）疗效预测与检测

定期通过血清学检测及肠镜检查查看患者肠道黏膜愈合情况来判断。

（六）不良反应

干细胞移植的不良反应有：①感染，干细胞治疗和移植都存在发生细菌、病毒、真菌和结核等条件致病菌感染的风险；②移植物抗宿主病（GVHD），是异体造血干细胞移植后常见且重要的并发症，常导致宿主的组织器官受损，如肝脏、皮肤、结肠溃疡等；③移植失败，异体造血干细胞移植时可能因移植物被受者排斥而发生植入失败；④预处理相关毒性反应，预处理化疗或放疗存在脏器损害的潜在风险。

（黄瑛　钱晓文）

二、选择性白细胞吸附

（一）进展

CD患者外周血中性粒细胞、单核细胞/巨噬细胞升高，并表现出活化和存活时间延长的特征。对 CD 炎性病变部位的活检标本病理检查发现大量中性粒细胞、巨噬细胞以及其他炎症细胞的浸润。此外，肠黏膜内中性粒细胞浸润与 CD 肠道黏膜炎症、组织损伤程度和临床复发密切相关。因此，选择性白细胞吸附（selective granulocyte and monocyte apheresis，GMA）在 CD 中的应用具备理论基础。目前，GMA 治疗 CD 的临床研究资料远低于 UC，且样本量均偏少，结果也存在很大差异。

日本是最早开展 GMA 治疗 UC 的国家，并取得了很好的效果，但对 GMA 治疗活动期 CD 的研究并不多。2004 年，日比纪文教授发表一篇关于 GMA 治疗活动期 CD 治疗的多中心研究，文章共纳入 21 例 CD 患者，纳入标准为对 5-ASA 联合营养治疗无应答或应答不佳，病情为轻 - 中度活动，且病变范围为结肠型或回结肠型。具体治疗方案为每位患者先进行 5 次 GMA 治疗后，评估其 CDAI 下降的水平，对于 CDAI 下降大于 50，但仍大于 150 的患者，进行另外 5 次 GMA 的治疗。结果显示，11/21（52.4%）例患者对治疗有应答，其中 6 例（28.57%）达到临床缓解，5 例临床症状明显改善，10 例无应答的患者的病情无加重，对应答及无应答组临床资料的比较，未发现两者之间的差异。另外，对治疗前后患者的 CDAI、IOIBD、IBDQ 评分比较发现，GMA 治疗后患者的上述评分均明显下降。但是，治疗前后 CRP 的水平并无变化。对应答组治疗结束后 6 个月的随访观察显示，2 例患者因为症状加重进行了其他治疗，1 例患者在治疗后 3 个月内，其余患者在 5 个月内均出现了临床复发。因此，GMA 对活动期 CD 治疗有较好的临床应答效果，但对于长期维持缓解效果不佳。

美国、加拿大的多中心随机双盲假性对照研究是样本量最大，也是目前唯一一项有对照组的有关 GMA 治疗活动期 CD 的临床研究。研究中，共纳入 235 例活动期 CD 患者，其中 157 例患者随机分到 GMA 治疗组，其余 78 例进入假性对照组，在 9 周内完成 10 次 GMA 治疗，两组间患者临床资料无差异。于治疗后第 12 周进行 CDAI 及生活质量评估。结果显示，GMA 组 28 例（17.8%）达到临床缓解，44 例（28%）有临床应答，假性对照组 15 例（19.2%）达到临床缓解，21 例（26.9%）有临床应答，两组之间在临床缓解率及应答率上并无差异，且对比两组间生活质量评估的评分均未发现差异。

GMA 治疗活动期 CD 的疗效存在较大差异，但是多数临床研究显示，对于药物治疗效果不佳的 CD 患者，GMA 具有一定的效果，尤其是日本的研究。然而，欧美的研究结果相反，是否有地域、人种的差异因素，需要进一步研究。另外，大样本、多中心的对照研究，对 GMA 治疗 CD 的疗效评估必不可少。此外，目前研究提示，GMA 对 CD 的长期维持缓解效果不佳，而且尚未发现对 GMA 治疗效果的相关预测因素，这些领域均有待进一步临床研究。

（二）方法

1. 设备组成

将患者体内部分循环血液引出体外，血液经过吸附性血液净化器 Adacolumn（安德康）之后，白细胞中的部分粒细胞和单核细胞选择性被吸附，净化后的血液再输回到患者体内（图 11-2）。GMA 治疗设备由吸附性血液净化装置、吸附性血液净化器（安德康）以及体外循环血路三部分组成（图 11-3）。Adacolumn 吸附柱为主要功能单位，其中填充直径为 2 mm 的醋酸纤维素小球，作为吸附血液成分的载体（图 11-4）。

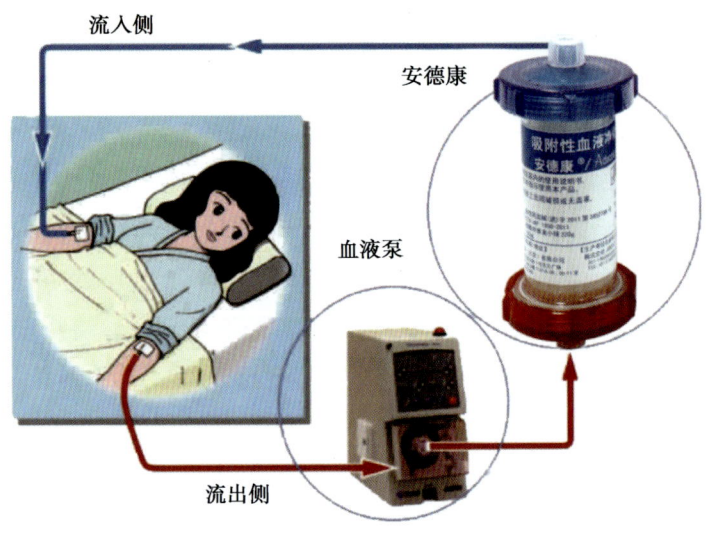

■ 图 11-2　GMA 治疗示意图

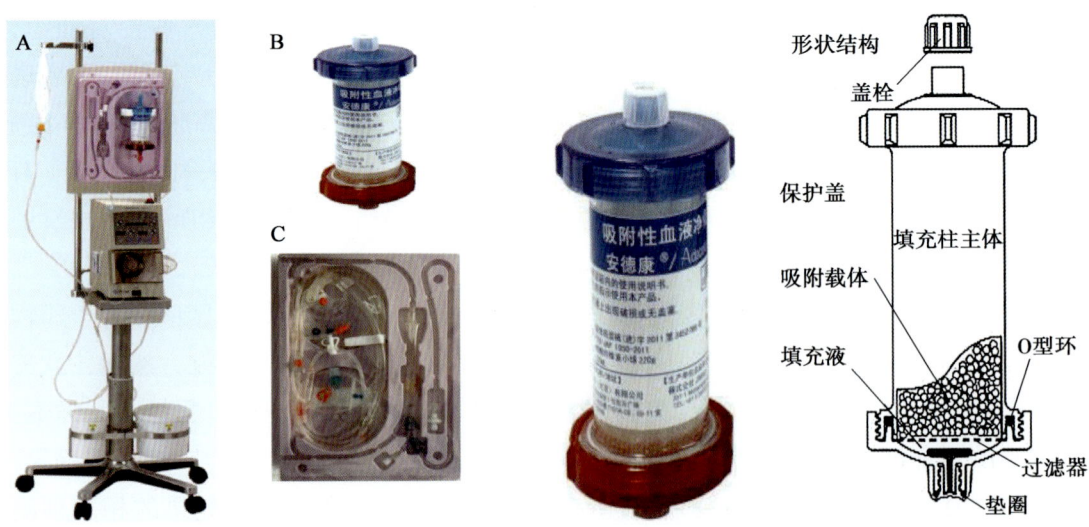

■ 图 11-3　GMA 设备构成　　　　■ 图 11-4　Adacolumn 吸附柱及其示意图

2. 物品准备

吸附性血液净化装置、吸附性血液净化器、配套体外循环血路、输液泵、静脉留置针（18G/20G）2 支、50 ml 注射器 1 支、20 ml 注射器 3 支、5 ml 注射器 1 支、1 ml 注射器 1 支、止血钳、0.9% NS4 袋、肝素 1 支，必要时备延长管 + 三通各 1 支。

3. 操作程序与步骤

（1）评估：评估患者的症状、血压、体重等；评估外周血管条件。

（2）核对：核对姓名、血液净化器、循环血路有效期，备齐用物。

（3）洗手、戴口罩。

（4）吸附治疗前准备：准备机器，开机，机器自检。

（5）检查安装管路并预冲：检查血液吸附器及循环管路有无破损，外包装是否完好，查看有效日期、型号。

（6）遵循无菌原则：按照以下顺序安装管路。

1）安装回路面板和生理盐水。在支架上固定生理盐水及回路面板。将面板上部的孔挂在支架的螺丝上，面板插入吸附性血液净化装置槽内固定。安装引血侧回路（红色）：关闭引血侧回路（红色）的夹子和生理盐水预充管的流量调节器。将生理盐水预充管与装有生理盐水与留置针连接的翼式连接器（血液通路）（红色）挂在架子附带的吊挂上。

2）将泵管安装到血泵里，连接血泵的一端固定到废液筒上。取下引血侧回路（红色）并打开夹子，打开生理盐水预充管的流量调节器。预冲完毕将翼式连接器上的夹子关闭（血液通路）（红色）挂在架子附带的吊挂上。打开准备键，进行泵管生理盐水预冲。

3）安装回血侧回路（蓝色）。取出回血侧回路（蓝色），将回路的一部分安装到气泡传感器上。将与留置针连接的翼式连接器（血液通路）（蓝色）放到废液筒上，打开夹子与连接帽，将其固定支架附带的导管板上。将滴管上方的两个蓝色夹子关闭，再将静脉压检测线与静脉压连接器连接（这时注意不要将导管扭曲、打折）。将吸附器放置于槽内固定，与引血侧管路和回血侧管路连接（红色与红色端连接、蓝色与蓝色端连接）。

4）打开准备键、快进键，排气。将吸附器取下并垂直，双手揉搓（蓝色端向上红色端向下），待气泡至吸附器上端时，用小锤（专用）敲打吸附器上端边缘可见大量气泡排出。大气泡逐渐变小后可用小锤子反面敲打吸附器上端（将气泡与排气处对准）排除小气泡，（最后气泡大小不超过一角钱硬币大小为宜结束排气）。关闭准备键（注意在冲洗和除气泡时不要使生理盐水不足，更换生理盐水时按准备键停止运转血泵）。用止血钳夹闭连接气泡传感器上的回路（蓝色），将滴管上方未连接静脉压监测器一端的蓝色夹子和帽打开，按准备键，当滴管内的液面达到 4/5 时，按准备键停止。关闭蓝色夹子和帽，取下止血钳，滴管内的液面下降少许即可。盐水预冲结束。

5）开始进行肝素预冲管路。取下引血侧回路（红色）并打开夹子，打开肝素预充管的流量调节器。预冲完毕将翼式连接器上的夹子关闭（血液通路）（红色）挂在架子附带的吊挂上（预冲至少 30 s）。预冲连接管，用止血钳将引血侧回路（红色）一部分夹闭，打开连接管上的夹子和连接帽，按准备键进行预冲。预冲结束后按准备键停止，夹闭连接管，取下止血钳。进行回血侧回路（蓝色）肝素预冲，按准备键开始，待肝素液剩余 150 mL 左右，预冲管路结束。（预冲过程中可检查各个管路及血液净化器有无剩余气泡）

6）将回血侧回路与留置针连接的翼式连接器（血液通路）（蓝色）上的夹子及帽关闭，挂于架子附带的吊挂上。关闭引血侧回路（红色）的夹子和肝素预充管的流量调节器。打开静脉压检测线与静脉压连接器连接管路上的蓝色夹子。关闭电源，将废液筒内的液体倒掉。

7）开始 GMA 吸附治疗

① 将机器推至床旁。连接心电监护，测量生命体征，建立双侧静脉通路。

② 打开电源，机器自检。将生理盐水 50 mL+ 肝素 1 500 U 连接至微量泵上，流速调节 20～30 mL/h，将引血侧回路（红色）翼式连接器与回血侧回路（蓝色）翼式连接器与患者的留置针连接。打开留置针与引血侧回路和回血侧回路上的夹子。按引血键开始引血，同时将肝素泵打开泵入。可适当调节流速（20～30 mL/h）。

③ 引血结束按引血键停止，进行回血。同时将肝素泵关闭。将血液净化器上下反转，并放回到支架上。将生理盐水 500 mL 挂于支架上，关闭引血侧回路（红色）夹子，将与留置针连接的引血侧回路的翼式连接器与 20 mL 注射器针头连接，插入生理盐水 500 mL 中，并用胶布妥善固定（引血侧回路的留置针可用生理盐水冲管，备用）。按回血键开始回血，将流速调至 30 mL/h。回血过程中观察静脉压是否增高，气泡传感器有无气泡。血液回收结束时按回血键结束，测量生命体征，拔除留置针。

8）吸附治疗时间为 1 h，返血时间约 0.5 h。

9）治疗结束，关闭电源，整理物品，洗手，做好相关记录。

（三）适应证

不同于 UC，GMA 在治疗 CD 方面尚存在争议。目前，在日本及欧洲国家，GMA 可以用于活动期 CD 的治疗。但是，我国 2018 年炎症性肠病诊疗共识意见并未做相应推荐。相关研究均来自于日本、欧洲及美国。目前已发表的部分研究证实 GMA 在 CD 的有效性，但所有研究均存在样本量过小的问题。因此，有关 GMA 治疗 CD 的有效性仍存在争议。

CD 疾病行为多样，可以表现为炎症、穿透性病变、狭窄及瘘管形成。目前，

GMA 治疗 UC 的研究发现，对于内镜表现为深大溃疡的 UC 患者，GMA 治疗效果不佳。而 CD 可累及肠道全层，表现为纵行、裂隙样溃疡。因而，CD 患者的病变部位、疾病行为及病理改变特点，对 GMA 治疗的效果存在一定影响。

因此，结合目前现有的文献报道，对于 5-ASA 及肠内营养治疗不佳，病变范围为结肠型或回结肠型的轻 - 中度活动期的 CD 患者，以及对激素依赖或抵抗的患者，可以考虑 GMA 治疗。而对于药物治疗效果不佳的重度 CD，病变部位位于上消化道及小肠，肠镜下表现为深大溃疡的活动期 CD 患者，可能对 GMA 治疗反应不佳。

（四）禁忌证

对于 GMA 治疗 CD 的禁忌证同 UC 无明显差别，有严重心脏、肝脏、肾脏疾病、过敏体质、对抗凝剂过敏、严重白细胞和红细胞减少、凝血系统亢进患者不能使用。现有文献报道对血管状态不佳、不能达到治疗血流量要求、孕妇、血白细胞 < 2 000/ul、血红蛋白 < 80 g/L 以及病情需要外科手术干预的活动期 CD 患者均不建议使用 GMA 治疗。

（五）用法与用量

GMA 用于 CD 治疗的初期用法为 1 次 / 周，进行连续 5 周的治疗。后来，在 UC 治疗中的临床研究发现，2 次 / 周的治疗效果明显优于 1 次 / 周。受 GMA 治疗 UC 的启发，日本日比纪文教授对 GMA 治疗活动期 CD 频次进行了一项多中心的随机临床对照研究，每组均接受 10 次 GMA 治疗，一组为 1 次 / 周，另一组为强化治疗组，即 2 次 / 周。结果显示，1 次 / 周组的临床缓解率为 35.6%，强化治疗周组的缓解率为 35.2%，两组间缓解率无差异；但是，强化治疗组达到临床缓解的时间明显缩短；而且，强化治疗组治疗后白细胞及 ESR 较治疗前明显下降，提示强化 GMA 具有更好地改善炎症反应的作用。此外，两者在不良反应的发生上并无差异。因此，对活动期 CD 而言，推荐 GMA 的疗程为 2 次 / 周，5 次为 1 个疗程，共进行 2 个疗程。

（六）疗效预测与检测

虽然 CD 可累及从口到肛周的全消化道，但是好发部位为回肠末端和结肠。然而，高达 65% 的 CD 患者存在小肠受累。CD 疾病行为多样，可以表现为炎症、穿透性病变、狭窄及瘘管形成。目前，GMA 治疗 UC 的研究发现，对于内镜表现为深大溃疡的 UC 患者，GMA 治疗的效果不佳。而 CD 可累及肠道全层，表现为纵行、裂隙样溃疡，因此，CD 患者的病变部位、疾病行为及病理改变特点，对 GMA 治疗的效果存在一定影响。GMA 治疗活动期 CD 的疗效存在较大差异，但是多数临床研究显示，对于药物治疗效果不佳的 CD 患者，GMA 具有一定的效果。对于药物治疗效果不佳的重度 CD，病变部位位于上消化道及小肠，肠镜下表现为深大溃疡的活动期 CD 患者，可能对 GMA 治疗反应不佳。

与 UC 类似，我们通常在患者实施 GMA 治疗 1 疗程（5 周）后进行血常规、ESR、CRP、粪钙卫蛋白、炎症介质（IL-1、IL-6 及 TNF-α）监测和 2 个疗程（10 周）进行肠镜的检测，综合评估疗效。

（七）毒副作用

GMA 不良反应较少且轻微，主要为偏头痛，其次为低热、皮疹、恶心等，严重不良反应罕见。报道表明，GMA 治疗 CD 后主要的不良反应为头痛、头晕（8.1%），发热、胸痛（4.0%），腹痛、腹泻（2%），心律失常（2%），关节痛、肌痛（2%），潮热、低血压（2%），白细胞减少（1%）等。每周两次的强化治疗和每周一次的治疗方案两者比较，不良反应发生率没有统计学差异；没有出现机会感染等严重不良反应事件发生，说明白细胞的清除并不会减弱机体的免疫功能。

（王英德）

三、肠道菌群移植术

（一）进展

肠道菌群移植术（fecal microbiota transplantation，FMT）是将供体的粪便移入受者的肠道以改变其微生物群组成并恢复健康状况。CD 中 FMT 的数据较少，据我们所知，迄今尚未发布随机对照试验结果。孤立病例或小系列病例中报道的结果均为异质性，但在某些情况下，提示 FMT 在 CD 中具有积极作用，但仍需要随机安慰剂对照试验来清楚地了解 FMT 在 CD 中的潜在影响。IBD 中 FMT 的第一个研究数据表明其有积极的作用。然而，其规模和优化方式仍有待解决。只有较大的随机对照研究才能解决这些问题。

（二）方法

在 FMT 之前，粪便物质必须被稀释和均质化，以利于移植。根据许多方案，将新生产的供体粪便（50～300 g）溶于无菌盐水中，优选在获得后 6 h 内使用。几乎所有的粪便制剂都在有氧环境中进行处理。捐赠人排出后，应尽可能快地向受者输入粪便。粪便微生物群落暴露于有氧条件，甚至短暂的可能会对厌氧菌有害，反过来也有利于有氧运动，对 FMT 结果有潜在的后果。大部分肠道中的有益细菌是严格的厌氧菌，因此在厌氧条件下制备移植物可能会产生更好的效果。

最近开发了使用冷冻材料的 FMT，可减少捐助者的数量和频率，筛选和这些技术的成本所带来的障碍。冷冻材料更容易用于患者和医生，并且由于有更大的样品库可供选择，它允许选择最匹配的供体。使用冷冻粪便的供体材料制备的标准化将大大简化 FMT 的临床实践，微生物组学研究强调了储存条件在维持肠道微生物群落完整性中的作用。存储温度（−20℃或 −80℃）干扰 DNA 的保守性，冻融可影响微生物群。Lee C 等进行了第一次随机对照试验，比较复发 CDI 中的新鲜与冷冻 FMT

在功效和安全性方面相似。另一个口服含有冷冻 FMT 的胶囊的非随机研究在 CDI 的功效方面也显示出良好的结果。然而，FMT 在 IBD 中的预期效果与复发 CDI 中看到的效果非常不同，因此 CDI 中看到的结果很可能不能推广到 IBD。目前从一项研究到另一项研究目前有很高的异质性：新鲜与冷冻的粪便；储存在 −20℃ vs −80℃；使用冷冻保存剂等，还需要进一步研究来确定最佳方法并制定标准。发展大便银行将有助于加强同质性。

（三）适应证

众所周知，炎症本身是肠稳态失衡的主要驱动因素，因此，在活动性肠道炎症期间进行 FMT 可能只会产生暂时的作用，因为输注的微生物群体将被受者的炎症状态立即改变。此外，在发炎和可渗透的黏膜上使用大量微生物抗原可能对炎症过程本身产生一些不利影响，并且可能引起潜在的副作用如微生物易位。因此，良好的治疗策略可能是对通过常规治疗获得缓解的患者进行 FMT。

（四）禁忌证

（1）合并有肠道病原体感染。

（2）疾病严重需要住院治疗。

（3）怀孕。

（4）有造瘘口。

（五）用法与用量

移植途径是另一个棘手的问题。与供体粪便制剂一样，对最佳移植途径没有明确的共识。FMT 可以通过上部或下部胃肠道输送。通过上消化道时，使用管经由胃、十二指肠或空肠滴入健康供体粪便的悬浮液，或者口服摄取明胶包被的胶囊或冷冻胶囊。通过下消化道时，FMT 直接通过内窥镜通道进入末端回肠，盲肠或乙状结肠，或使用直肠灌肠。上消化道移植途径可能使 FMT 的活性成分在其达到病变结肠之前无效，相反，在结肠炎患者中，直肠灌肠可能不足以诱导整个结肠中的微生物群的复位。胃液可以破坏细菌，而一些 Firmicutes 需要通过上消化道被激活。较低的胃肠道给药似乎比 CDI 的上消化道给药更好。因此，给药途径的选择取决于被认为重要的微生物和所治疗的疾病。输注的数量也可能是至关重要的。单次给药可能适用于 CDI，但不适用于慢性疾病如 IBD。在 FMT 中可能存在剂量反应，并且输注的方案和数量可能是重要的。虽然微生物群对宿主有影响，但宿主基因和饮食也能修饰微生物群，这表明 FMT 只能在 IBD 中具有瞬时效应。

（六）疗效预测与检测

包括粪便微生物群体检测、临床疗效评估、内镜评估等。

（七）毒副作用

总的不良反应的发生率为 28.5%，经上消化道途径时，常见的不良反应有发热、头痛、乏力、腹痛、腹泻、恶心、呕吐、感染、便秘、上消化道出血、喉部不适等，经下消化道途径时，常见的不良反应有发热、寒战、菌血症、CRP 和 IL-6 短暂升高、大便次数增多、阑尾炎、诺如病毒胃肠炎、便秘、腹痛等。

严重不良反应的发生率为 9.2%，包括上消化道出血、感染、疾病复发、艰难梭菌感染。

（吴坚炯）

第五节 诱导缓解治疗

一、基于病变部位的治疗方案

CD 病变部位与疾病的特点、进程和预后密切相关，因此，应该根据不同病变部位的疾病特点，选择更合理的治疗方案。

（一）回肠型 CD 的治疗方案

由于回肠型 CD 进展较快，出现狭窄和穿透性病变的概率较高，预后较差，回肠型 CD 应该考虑更加积极的治疗，以避免或推迟小肠结构和功能的障碍。

1. 轻度活动性 CD

轻度活动性 CD 首选口服布地奈德（9 mg/d），50% ~ 60% 轻度活动并局限于回肠的 CD 患者在使用布地奈德 8 周后可以诱导缓解。口服美沙拉嗪对回肠型 CD 疗效甚微。不推荐全身性使用抗生素类药物（如甲硝唑、环丙沙星）。另外，单独使用肠内营养治疗不仅疗效欠佳，且耐受性较差。

2. 中度活动性 CD

对中度活动性 CD 可选择口服布地奈德或口服 GCS 治疗，有不良预后时可直接一线选择 IFX、ADA、UST 或 VDZ 治疗。对于既往 GCS 依赖 / 抵抗型或 GCS 不耐受型的患者，应考虑使用 IFX、ADA、UST 或 VDZ 治疗。对于复发次数较少的患者，可继续予 GCS 联合免疫抑制剂治疗方案。对 GCS 和 IFX 以及 ADA 疗效不佳的患者，可选择 UST 或 VDZ 治疗。不推荐单独应用营养治疗、抗生素治疗（除非已形成脓肿合并症）或手术治疗。包括营养治疗在内的综合治疗起效更快、效果更好、副作用更小。部分患者还可考虑以沙利度胺替代 GCS 或生物制剂治疗。

3. 重度活动性 CD

对重度活动性 CD 可一线选择 IFX、ADA、UST、VDZ 或足量 GCS 治疗。IFX 或 GCS 与免疫抑制剂联合应用效果更好。对药物疗效欠佳的患者经多学科讨论后也可以考虑手术治疗。部分复发次数较少的患者可以再次给予 IFX 或口服足量 GCS 治疗。对于 IFX、ADA 或口服足量 GCS 疗效均不佳的患者而言，UST 或 VDZ 是较好的选择。可考虑以沙利度胺替代 GCS 或生物制剂治疗。

（二）结肠型 CD 的治疗方案

结肠型 CD 尤其是累及直肠的结肠型 CD 出现肛周病变病变可能性较大，而且合并肠道癌变的概率也较高，预后较差，对患者生活质量影响较大，应该更积极采用早期优化治疗方案进行系统性治疗，包括一线使用 IFX、ADA、UST 或 VDZ 治疗。对于反复多次使用 GCS 治疗或 GCS 撤除后临床症状复发（不管是否合并应用免疫抑制剂），应及时改用 IFX、ADA、UST 或 VDZ 治疗。对于 IFX 或 ADA 疗效不佳者，UST 或 VDZ 治疗甚至手术治疗是应该考虑的选择。可考虑以沙利度胺替代 GCS 或生物制剂治疗。

（三）回结肠型 CD 的治疗方案

1. 轻度活动性 CD

对轻度活动性 CD 可选择布地奈德口服（9 mg/d）。5-ASA 的作用有限。不宜使用抗生素。某些轻症患者可以不予治疗。

2. 中度活动性 CD

对中度活动性 CD 可选择布地奈德口服（9 mg/d）或 GCS 口服［1 mg/（kg·d）］。可选用嘌呤类药物联合 GCS 治疗，但是 GCS 不应该作为首选。既往激素依赖、激素抵抗或不耐受的 CD 患者，应考虑 IFX、ADA、UST 或 VDZ 治疗。有预后不良因素的患者，宜一线选择 IFX、ADA、UST 或 VDZ 治疗。合并感染时应加用抗生素。联合肠内营养治疗也是应该考虑的。可考虑以沙利度胺替代 GCS 或生物制剂治疗。

3. 重度活动性 CD

对重度活动性 CD 可直接一线选择 IFX、ADA、UST 或 VDZ 治疗。IFX 或 ADA 联合免疫抑制剂疗效可能更好。可选择口服或静脉应用 GCS，联合免疫抑制剂治疗效果更好，但是 GCS 不应该作为首选。合并感染时应加用抗生素。若疗效欠佳，应考虑优化治疗方案甚至手术治疗。包括营养治疗在内的综合治疗有重要意义。

（四）广泛性小肠病变 CD 的治疗方案

存在广泛性小肠病变（> 100 cm）的活动性 CD 常导致营养不良、小肠细菌过度生长、小肠多处狭窄、小肠多发穿孔、多次手术造成短肠综合征（SBS）等严重而复杂的情况。因此，早期即应予积极治疗，尽量避免多次肠切除术。

广泛小肠型病变的 CD 患者应予早期优化治疗方案治疗：IFX（ADA）+AZA+ 肠内营养。若疗效欠佳，应考虑 UST 或 VDZ 治疗甚至手术治疗。可直接一线选择 UST 或者 VDZ 治疗。可考虑以沙利度胺替代生物制剂治疗。

（五）上消化道 CD 的治疗方案

食管、胃及十二指肠 CD 一般预后较差，应尽早考虑早期优化治疗方案：IFX

（ADA）+AZA+ 肠内营养。轻度的食管和胃十二指肠型 CD 仅需使用质子泵抑制剂治疗。较为严重或难治性患者需予 IFX 治疗。若 IFX 或 ADA 疗效欠佳，应考虑 UST 或 VDZ 治疗甚至手术治疗。可直接一线选择 UST 或 VDZ 治疗。对于具有症状的纤维性狭窄患者可给予内镜下扩张术或手术治疗。

二、基于疾病活动度的治疗方案

（一）轻度 CD

SASP 或其他 5-ASA 药物可试用于治疗轻度结肠型 CD，但是疗效尚不确定。甲硝唑或环丙沙星对于合并肛周病变的 CD 是有益的。可使用布地奈德治疗回肠型和（或）右半结肠型 CD。

（二）中度 CD

可考虑口服 GCS+AZA（或 6-MP），但是不宜作为首选。有预后不良因素的患者可直接予 IFX（ADA）+AZA 一线治疗，也可选择 UST 或 VDZ 一线治疗。可考虑以沙利度胺替代 GCS 或生物制剂。

（三）重度 CD

宜一线选择 IFX+AZA+ 肠内营养。也可一线考虑 UST 或 VDZ。考虑口服 GCS+AZA+ 肠内营养，但是不宜作为首选。可考虑以沙利度胺替代 GCS 或生物制剂治疗。药物治疗无效时可考虑手术治疗。

三、基于疾病行为的治疗方案

（一）预后不良型 CD

具有下列情况者预后不良：吸烟；少年期发病；病变广泛；初期需要激素治疗；合并肛周病变。具有两个或两个以上预后不良的 CD 患者应早期使用免疫抑制剂或生物制剂治疗，应用早期优化治疗方案，如内科治疗无效，外科手术治疗应早期考虑。

（二）早期复发型

任何早期复发的患者都应该使用免疫抑制剂治疗，其好处是可减少复发的风险。对于存在中重度活动性的早期复发病例，宜予 IFX 等生物制剂治疗。

（三）激素依赖型 CD

对于激素依赖型 CD 患者，应当使用巯嘌呤，或氨甲蝶呤，或基于 IFX 等生物制剂的方案治疗。手术治疗也应该在讨论之列。

（四）激素抵抗型 CD

如果患者出现明显活动期 GCS 抵抗，需要开始 IFX 等生物制剂治疗，IFX 或 ADA 宜联合嘌呤类药物。同时也需要讨论是否有手术治疗指征。

（陈白莉　李明松）

第六节 重症克罗恩病的治疗

一、概念

CDAI < 150 分为缓解期，CDAI 150～450 分为活动期，CDAI > 450 分为重度CD。重度 CD 伴有全身中毒症状时为重症 CD。

二、诊断

生物学标记物、内镜和影像学检查都是常用的评估方法。生命体征以及外周血白细胞、血红蛋白、血小板、红细胞压积、血浆白蛋白水平等均与 CD 的严重程度有关。最经典和应用最广泛的生物学标志物是 CRP。CRP > 80 mg/L 提示疾病趋向重症发展。有研究发现，降钙素原水平增高与 IBD 活动度相关，降钙素原≥0.14 μg/L提示重症 CD。内镜下见一处以上深大溃疡即需警惕肠穿孔，手术率将大大增加，此方法适合危重情况下的快速病情判断。

CD 合并巨细胞病毒、EB 病毒、艰难梭状杆菌感染等均可能引发疾病重症化，并可能增加手术率和死亡率。排除合并肠道感染有助于临床医师了解重症 CD 抗炎治疗效果欠佳的原因。总之，对于重症 CD 应采取"评估－治疗－再评估－再治疗"的诊疗策略。此外，还需通过体格检查、CTE/MRE、腹部 B 超等确定是否存在腹腔脓肿、肠道狭窄、肠道穿透性病变等并发症，争取早期发现、早期处理。

三、内科治疗

新近主张对重症 CD 采用更加积极治疗方案，尤其是要优先考虑早期优化治疗方案：IFX + AZA + 肠内营养。

（一）GCS

GCS 是重症 CD 的治疗药物之一，通常足量静脉使用甲泼尼龙或氢化可的松。在应用 GCS 的同时，一定要高度关注 GCS 的毒副作用，尤其是及时发现患者的凝血功能异常并及时酌情处理，避免出现因高凝状态导致的血管栓塞性病变。

（二）生物制剂

临床经验表明，对于重症 CD 患者，尤其是具有预后不良因素时，应该优先考虑早期优化治疗方案：IFX（ADA）+ AZA + 肠内营养。可一线使用 UST 或 VDZ 治疗。

（三）支持和对症处理

重症 CD 患者除了严重的肠道病变以及狭窄、穿透性和感染等并发症以外，通常还伴随酸碱平衡和水、电解质紊乱，甚至还可能有凝血功能紊乱，部分中老年CD患者可能还有心肺等基础疾病，这些都会导致重症CD的诊断和治疗更加复杂，甚至相互矛盾。因此，重症CD的诊疗必须基于多学科展开，需要进行系统性检查及综合性治疗。

四、手术治疗

重度CD患者在使用GCS或生物制剂治疗的同时甚至之前就应该基于多学科协作评估有无手术指征，评估有无肠穿孔、肠瘘、大出血、肠梗阻及腹部包块等并发症。绝大多数（75%~85%）重症CD患者最终需要外科手术。适时而恰当的手术可使约72%的患者生命得到拯救，预后良好。延误手术治疗时机，即使最后实施了手术治疗，也会使手术难度和风险增大，预后变差，甚至增加患者的死亡率。手术时，还应该遵循最小损伤原则，尽可能简单、有效地解决关键问题，如一期造口、择期吻合。

五、预后

重症CD患者如果能够基于多学科协作在早期就进行系统性检查和综合性治疗，包括及时妥善的手术治疗，或许能够拯救生命，并且可能愈合良好。如果诊断不及时准确，延误治疗时机，轻则致残，重则死亡，而且死亡率极高。

（陈白莉　朱薇　李明松）

第七节　难治性克罗恩病的治疗

一、概念

目前难治性CD没有统一的定义。早期认为，足量足疗程GCS无法缓解的CD为难治性CD。随后认为，IFX治疗无法缓解的CD为难治性CD。最近认为，新型生物制剂如UST或VDZ无法缓解的CD为难治性CD。因此，难治性CD有时代特点，早期的难治性CD通常能够被更新一代、更有针对性的药物缓解。

二、难治的原因

CD难治的原因包括：诊断不够准确、充分；治疗方案不够合理；患者对治疗方案的依从性差；由于CD发生机制的异质性，一种或几种药物不可能对所有的CD有效；由于CD确切的病因和发生机制不明，未发现更加精准治疗的药物等。实际上，因为诊疗不当所致的难治性 CD 通过调整诊疗方案病情可以得到缓解，并不是真正意义上的难治性 CD。

三、治疗

William J. Sandborn 等将难治性 CD 定义为对 IFX 原发性无应答，或继发性无应答，或因无法接受的不良反应而不能使用 IFX。对 IFX 难治的 CD 患者可选择同类生物制剂如 ADA，也可选择其他作用机制的生物制剂如 UST、VDZ 或小分子药物等治疗。

Keiji Ozeki 等将难治性 CD 定义为传统药物，包括规范性的 IFX 治疗无法诱导和维持缓解的难治性 CD。在 5 个难治性 CD 患者中，联合使用强化 GMA 治疗（每周 2 次）和 ADA 诱导缓解，在第 10 周时，5 个患者同时达到临床缓解和 CRP 正常。因此，他们认为联合使用强化 GMA 和 ADA 诱导缓解是安全有效的治疗策略。Shingo Kato 等也发现强化 GMA 治疗对难治性 CD（IFX+AZA+ 传统 GMA 治疗失败）是有效的。

Richard K. Burt 等在 CDAI > 250 或 CD 严重指数 > 16 的 24 名难治性 CD（对包括 IFX 的传统药物治疗无效）患者中，使用同源非骨髓造血干细胞移植（HSCT）治疗，并随访 5 年以上（其中 18 个患者随访 5 年以上），发现 1 年、2 年、3 年、4 年、5 年的临床无复发率可达 91%、63%、57%、39% 和 19%，5 年以上 CDAI < 150、无激素使用率、无药物使用率可多达 70%、80% 和 60%。

另有研究评估沙利度胺在难治性 CD 的儿童患者中的疗效，在第 1 个月时每天使用 2 mg/kg 的沙利度胺，然后根据患者的应答，增加至 3 mg/kg 或减量至 1 mg/kg，继续减至 0.5 mg/kg。结果发现：所有患者都可耐受沙利度胺治疗，治疗后临床症状明显改善，内镜和肠道组织病理方面也有所改善。

对于依赖 GCS 的 CD 患者，应当联合使用硫嘌呤或氨甲蝶呤，或启动早期优化治疗方案：IFX + AZA + 肠内营养。手术治疗的选项也应该在讨论之列。

免疫调节剂（AZA 或 6-MP 以及 MTX）对于 GCS 依赖的 CD 是有效的。对于病灶局限而且对 GCS 治疗应答较差的患者，病灶切除也是一个选择。一个非常有效的免除 GCS 依赖的方式是尽早实施早期优化治疗。

四、预后

事实上，一部分所谓难治性 CD 是因为诊断和治疗上的不足或不妥造成的，并不是真正的难治性 CD。在系统性检查和综合性治疗后，大部分患者是可治的。真正难治性 CD 患者的病程将会恶性进展，预后不良。但是，随着科技进步，CD 确切的病因和发病机制将逐渐清晰和明确，新一代更安全、更有效的药物将不断产生，相信会给 CD 患者，尤其是难治性 CD 患者带来希望。

（陈白莉　朱薇　李明松）

第八节　早期克罗恩病的治疗

一、早期 CD 的定义

（一）先决条件
根据 Lennard Jones 标准，首先确定 CD 诊断成立。

（二）定义
包括：①疾病持续时间：从诊断之日起病程不超过 18 个月；②治疗：之前和现在均未使用过病情改善药物（主要为免疫调节制剂及生物制剂），可使用过氨基水杨酸制剂及 GCS。

（三）作为诊断的协变量
1. 疾病活动性

疾病活动性包括：①肠镜检查确定疾病活动：在至少一个肠段存在至少 1 个溃疡直径 > 5 mm，SES-CD（CD 简单内镜评分）或 CDEIS（CD 内镜严重程度指数）≥4；②影像学证据证明疾病活动：存在对比增强，影像学检查提示存在溃疡、水肿、肠壁增厚、或任意肠段的 MRAI（MR 疾病活动指数）得分 > 7。

2. 临床特征

CDAI > 150。

3. 肠道损伤

肠道损伤包括：①瘘管；②脓肿；③十二指肠、空肠、回肠、结肠存在狭窄；④有因瘘管、脓肿、狭窄进行手术治疗病史；⑤有进行内镜下球囊扩张治疗肠道狭窄的病史；⑥在 CD 确诊之后出现肛周瘘管及直肠狭窄，在确诊前出现不归纳在内。

4. GCS 应用

既往或现在使用 GCS 治疗。

关于早期 CD 的概念或定义，目前新的主张是：通过系统性检查，在除外其他相关疾病后，出现狭窄或穿透性等功能和结构障碍前就明确诊断的 CD 称为早期 CD，不必拘泥于诊断后 18 个月以内。早期 CD 诊断越早越好。

二、早期 CD 的治疗

早期 CD 的主要治疗策略如下。

（一）升阶梯治疗

诊断明确时开始使用 GCS 治疗，当出现 GCS 依赖、抵抗或 GCS 不耐受，或慢性活动性疾病出现频繁加重，或出现狭窄或穿透性病变（包括肛周病变）时，才开始联合使用嘌呤类免疫抑制剂。

（二）加速升阶梯策略

从诊断明确时即首次使用 GCS+ 嘌呤类免疫抑制剂治疗。

（三）降阶梯策略

从诊断明确时即首次使用 IFX+ 嘌呤类免疫抑制剂治疗。

与升阶梯治疗方案相比，降阶梯治疗更能改善临床结局，包括黏膜愈合，而越来越多的证据显示黏膜愈合可减少并发症的发生风险与手术和住院治疗的需求。Kugatashan 及其同事表明，从早期 CD 的儿童肠道中分离的黏膜 T 细胞具有强烈极化的 Th1 型反应，产生过量的 γ- 干扰素，但随着 CD 的发展，这种情况就消失了，这表明随着疾病的进展，免疫调节过程发生了变化。另一个解释是在 CD 的早期阶段可能没有纤维化。此外，通过早期免疫抑制治疗更易实现黏膜愈合，有更好的预后。在 Benelux 试验中，随访 4 年发现无论何种治疗导致的内镜下缓解均与复发次数减少和反复的 IFX 治疗需求下降有关。挪威流行病学研究表明经过 1 年药物治疗后达到的黏膜愈合可预测随后的疾病活动度和抗炎治疗需求的下降。在 ACCENT 1 研究中，IFX 维持试验也证实了黏膜愈合的重要性，黏膜愈合可显著减少住院和手术干预的需要。此外，在 STORI 试验中，经 IFX 联合硫唑嘌呤治疗缓解的 CD 患者停止了 IFX 治疗，随访发现在停止 IFX 治疗时没有黏膜损伤的患者症状复发的可能性明显降低。

升阶梯治疗和降阶梯治疗均可以达到临床缓解和黏膜愈合的目的。但是，降阶梯治疗在早期 CD 就开始使用 IFX 等生物制剂，能够早期抑制异常的全身或肠道免疫反应，可以使患者避免使用激素带来的骨质疏松、儿童生长发育迟缓、诱发或加重高凝状态及其相关的栓塞性病变、诱发或加重高血压和糖尿病等副作用，从而改善患者病情，提高患者生活质量。

（四）早期优化治疗

目前已经不太主张（至少是淡化了）所谓升阶梯或降阶梯治疗这些概念。基于大量的临床经验，新的主张是：对于已经确诊的 CD，尤其是存在预后不良因素时，宜根据患者的具体病情和对预后的预测，尽可能在 CD 诊断明确后就立即实施早期优化治疗方案，避免贻误治疗的最佳时机，尤其是不能够等到出现狭窄或穿透性病变等结构和功能障碍后再开始优化治疗。

早期优化治疗强调早期是指在 CD 诊断一旦明确后就立即开始治疗，而优化治疗则是指不仅在 CD 诊断刚刚明确时就基于患者病情制订并实施优化治疗方案，而且还包括在治疗过程中基于患者对治疗的应答以及患者药物浓度检测来优化治疗方案。

CD 的早期优化治疗有诸多优点，也存在一些不足，相关内容如下。

1. CD 的早期优化治疗方案的优点

实施早期优化治疗方案可以快速获得临床应答和深度、持续的缓解；可以获得无激素临床缓解，避免长期使用激素的不良反应；持续的缓解最终达到阻止和（或）减缓疾病进展，改善 CD 的自然病程，避免肠道结构的损害和致残，维持更多和更好的肠道结构和功能，提高患者的生活质量；从整个病程来看，有更好的费效比，能减轻 CD 患者以及国家和社会的经济负担，利国利民。

2. 早期优化治疗方案的风险

（1）过度治疗

值得注意的是，有研究显示在 IFX 引入 CD 治疗前，仅 50.8% 的 CD 患者在确诊 20 年后会发展为狭窄或穿通性病变，最终进行手术治疗；另外一半的 CD 患者长期以来仅有炎症活动，不会发展为复杂性 CD；10% ~ 20% 的 CD 患者在没有维持治疗的情况下也能维持缓解。因此，有学者认为，降阶梯治疗方案，尤其是早期优化治疗方案，不宜在所有新诊断的 CD 患者中应用，否则，在那些病程良性进展的患者中存在过度治疗的风险。但问题是，我们如何事前就能确认哪些 CD 患者的病程为良性？而这或许正是需要深入研究的内容之一。

（2）感染

由于早期优化治疗方案是联合应用 IFX 等生物制剂和免疫抑制剂，可能增加感染机会，包括潜伏性感染被激活和机会性感染。因此，早期优化治疗前，必须除外感染性疾病；早期优化治疗期间，应严密监测可能出现的感染；一旦患者出现无法解释的病情复发或加重，应首先除外感染性疾病。若感染诊断明确，应及时予以处理。详见感染章节。

（3）癌变

使用早期优化治疗方案时，对于有应答的 CD 患者而言，毫无疑问，获益是巨大的。但是，早期优化治疗方案需考虑到长期的安全性，尤其是长期联合应用生物制剂和免疫抑制剂时，潜在的安全风险值得进一步研究。除了上述感染风险外，癌变（包括肠道癌变和肠外癌变）也值得高度重视。事实上，已有资料显示，在 IFX 使用过程中，肿瘤发生率有所增加，而 IFX 联合 AZA 治疗更可增加恶性肿瘤，特别是淋巴瘤和肝脾 T 淋巴细胞增生所致淋巴瘤的风险。因此，对于早期优化治疗方案的使用，仍应保持谨慎态度，应向患者及其家属详细说明该治疗方案的利弊，并给予必要的随访和监测。

（4）经济负担

由于工作能力丧失以及诊断和治疗费用巨大，CD 患者及其家庭的经济负担沉重，尤其是实施早期优化治疗方案时，在短期内费用相当高。但是，从 CD 患者长期的病程来看，采用早期优化治疗方案可减少 CD 的复发率、手术率、住院率，患者整个病程中的总花费可能降低。因此，从卫生经济学的角度考虑，早期优化治疗方案更合理，而这也是欧美等发达国家所主张的、国内越来越多的学者也逐渐接受的。

CD 早期治疗即在 CD 诊断后的前 18 个月内，通过使用改善疾病的药物对患者进行早期干预，可以预防长期肠道损伤和随后的残疾。在考虑对 CD 患者使用生物制剂治疗时，仍需考虑风险分层、安全性和医保政策。在治疗过程中，仍然需要根据临床、内镜、影像学和生物学数据进行密切监测。然而，缺乏证据，需要进行前瞻性的疾病改良试验来确定这种方法是否应用于常规临床实践。

三、早期 CD 的预后

早期 CD 如果能够得到早期优化治疗，通常应答更快、缓解更彻底、预后较好。

（陈白莉　李明松）

第九节　肠外表现的治疗

一、骨骼病变

伴有代谢性骨病的患者，应鼓励患者戒烟和运动锻炼。如果 T 评分 < -1.5，则应使用钙和维生素 D 治疗。

骨密度降低的患者在使用激素时，应同时补充钙剂（$100 \sim 500$ mg/d）和维生素 D 制剂（$800 \sim 1\ 000$ IU/d），可以有效增加骨密度。尽管服用钙剂和维生素 D 可以改善类固醇激素引起的骨质疏松和绝经后妇女的骨质疏松，但其预防骨折的作用尚未得到证实。

慢性活动性 CD 患者应该早期使用 IFX，避免使用激素时间过长或病变持续活动。

合并骨折的患者应服用二磷酸盐药物。二磷酸盐药物可以有效预防绝经后妇女和服用 GCS 患者的骨折，但尚未在年轻、绝经前期的 CD 患者中得到证实。仅骨密度降低，不推荐使用二磷酸盐药物。骨密度降低同时合并其他危险因素的患者才推荐使用二磷酸盐药物。

绝经后妇女常规使用雌激素替代疗法的副作用较大，因此，不宜使用。雄激素水平较低的男性患者注射雄激素有效。

二、关节病变

外周关节炎分为Ⅰ型和Ⅱ型。Ⅰ型与疾病活动性相关。Ⅱ型与疾病活动性无关。

（一）与活动性相关关节炎

Ⅰ型外周关节炎的治疗重点在于积极治疗 CD 本身，病情通常随着 CD 病情的缓解而缓解。

（二）与活动性无关的关节炎

对于Ⅱ型外周关节炎，通常短期使用非甾体抗炎药、局部注射激素和理疗有较好疗效。SASP 对持续性外周关节炎有一定疗效。

对于轴性关节病变，多次理疗有明显疗效，联合应用 NSAID 则效果更好。但从安全性角度出发，应尽量避免长期使用 NSAID，因为 NSAID 可诱发或加重 CD。SASP、MTX 和 AZA 一般无效，或疗效轻微。CD 患者合并强直性脊柱炎时，可以用 NSAID 治疗，若患者无法耐受或者抵抗 NSAID，可以使用 IFX 治疗，通常疗效较好。

三、皮肤病变

（一）结节性红斑

结节性红斑的治疗以控制 CD 为主，短期常规剂量口服 GCS 效果显著。反复发作或对激素抵抗者可以加用 AZA 或 IFX。很少单独针对结节性红斑给予治疗。

（二）坏疽性脓皮病

治疗目标是促进愈合。治疗机制是抑制免疫反应。

应早期使用 GCS、钙调磷酸酶抑制剂或 IFX。病情顽固者可以静脉使用环孢素和他克莫司。沙利度胺对坏疽性脓皮病也是有效的。对造口周围的坏疽性脓皮病，关闭造口有助于治疗。可尝试局部使用他克莫司。抗生素治疗通常无效，除非合并细菌性感染。

四、眼部病变

（一）与疾病相关眼部病变

巩膜表层炎是自限性的，不需要特殊治疗，只需要局部使用激素或镇痛药物等对症处理即可。

葡萄膜炎需紧急使用激素，应局部和全身同时使用。病情顽固者可以使用 AZA、MTX 或 IFX 等治疗。应该早期发现和早期治疗，避免造成视力不可逆的下降。

（二）药物相关眼部病变

使用 GCS 治疗 CD 可诱发或加重眼部病变，尤其是感染。因此，应基于眼科的建议及时有效控制感染，严重者停用 GCS，更换其他药物治疗。必要时转诊眼科治疗。

五、高凝状态及血管栓塞性病变

（一）高危因素

CD 患者通常有高凝状态，而且高凝状态和 CD 炎症程度呈正相关。CD 患者发生深静脉血栓（DVT）及肺栓塞（PE）的风险是正常人的 3 倍。CD 患者疾病活动期血小板计数增多，血小板体积降低，外源性凝血中关键因子 FⅧa，其水平在 IBD 的急性期较正常人有所升高。部分患者缓解期仍然有高凝状态。另外，遗传性高水平 FⅧa 者是静脉血栓栓塞的高危因素。GCS 及沙利度胺可诱发或加重高凝状态。妊娠及分娩期的患者高凝状态可能更严重，值得高度重视。血管栓塞不只是发生于深静脉，也可发生于动脉系统，包括冠状动脉、脑动脉和腹部动脉。

（二）预防

所有 CD 患者均应严密监测凝血功能，并酌情考虑预防性使用抗凝药物。

（三）治疗

急性 DVT 和 PE 治疗以抗凝为主，并应遵循 CD 诊疗指南，同时，应权衡潜在出血风险。如果可能，尽早使用低分子肝素（0.4 mL，皮下注射，1/12 h），普通肝素或磺达肝葵钠，继而使用维生素 K 拮抗剂的抗凝治疗应至少进行 3 个月。不明原因第二次发作静脉血栓栓塞的患者应考虑长期抗凝治疗。

已确诊有明显 DVT 的患者，为防止血栓脱落诱发或加重 PE，应考虑在栓塞部位的近心端置入血管网篮或取出血栓。

住院的 CD 患者与未住院的 CD 患者相比，VTE 风险较高，因急性重度或暴发性疾病而住院的患者最适合使用低分子肝素，普通肝素或磺达肝葵钠进行预防性抗凝，特别是在需长期卧床者。腹部术后预防性抗凝治疗应遵循已有的指南。

值得注意的是，由于 VTE 主要发生于活动期 CD，并与 CD 的活动度有密切相关性，因此，在针对 VTE 及其继发的 PE 进行积极治疗的同时，不能忽视了对活动期 CD 本身进行规范化和系统性治疗。事实上，积极诱导缓解活动期 CD 能够使抗凝和溶栓治疗事半功倍。

（四）预后

及时预防和治疗可以大大降低致残率，改善预后。

六、肾病

CD 相关性肾病包括肾小球肾炎、间质性肾炎、泌尿系结石、肾脏淀粉样变性、尿路瘘管形成等，其中以 IgA 肾病最多见，其次为间质性肾炎。CD 相关性肾病多数与疾病活动相关，对 CD 的治疗反应好。

七、肺部病变

CD 相关肺部病变的治疗取决于受累的特定形式，包括原发病或机会性感染。绝大多数 CD 相关性肺病为间质性肺炎，对 GCS 治疗，包括系统性用药及局部雾化应答良好。

（一）原发病的治疗

若为 CD 并发症，通常随 CD 病情缓解而缓解；若为治疗 CD 的药物所致，则应转换治疗方案或停用某些药物。

（二）机会性感染的治疗

若为机会性感染，应针对病原体加强针对性的抗感染治疗，尤其要警惕潜伏性结核被激活以及机会性感染性肺结核。

八、心脏病变

CD 相关性心脏疾病的治疗取决于受累的特殊形式，患者应在心脏病科医师的专业指导下进行治疗。

（陈白莉　李明松）

第十节　并发症的治疗

CD 的并发症以狭窄和穿透性病变多见。CD 并发症以内科治疗为基础，以内镜、介入和外科治疗为手段，以提高生活质量为目的。

一、狭窄

判断 CD 患者肠道狭窄的依据是持续存在的局限性狭窄，其可造成近端肠腔的扩张。狭窄发生的基础是细胞外基质（extra cellular matrix，ECM）积累和间充质细胞增生而导致肠壁在组织形态学上变厚，可累及肠壁全层。其临床预测因素为：确诊年龄 <40 岁且确诊时伴肛周病变；首次发作即需要激素治疗；小肠受累；吸烟；内镜下深溃疡；基因上有 *NOD2/* 钙 *RD 15*，*MMP3* 基因上有 *5T5T* 及 *rs1363670*；血清中存在抗微生物抗体。

送达回肠末端的结肠镜检查适用于判断结肠和远端回肠的梗阻，便于取得病理组织以实现组织学诊断。在结肠狭窄中，有 3.5% 的病例可并发异型增生或癌变。结肠镜检查不能评估透壁性病变和肠外并发症，此时，可用影像学技术来排除其他梗阻性病灶。腹部平片可确定有无小肠梗阻，但对判断病因无效，此时需进行腹部 B

超、碘水造影、MRI 和 CT 等检查，所有这些手段都优于既往的钡剂造影检查。CT 和 MRI 在判断小肠病灶方面的敏感性和特异性相似。碘水灌肠造影和口服碘水造影剂在小肠 CT 和 MRI 中的检查效果相似，但灌肠造影可能更有助于发现低位梗阻的病灶。腹部 B 超有助于在术前检出小肠严重狭窄导致梗阻近侧段的肠道扩张，诊断此类病灶的敏感性为 79%，特异性为 92%。CTE 在检测小肠病变方面优于传统的 CT，是最常用于评估 CD 小肠病变的技术。CTE 空间分辨率高、实用性强、诊断迅速，但有电离辐射。CTE 诊断小肠狭窄的敏感性为 85% ~ 93%，特异性为 100%，但对狭窄的数目的诊断准确率仅有 83%。MRE 可避免电离辐射的暴露，但是费用高、耗时长，其诊断狭窄的敏感性为 75% ~ 100%，特异性为 91% ~ 100%。鉴别炎性狭窄和纤维性狭窄对于治疗方案的制订非常重要，MR 和 US 检查结果与肠道的组织学特点有较强的相关性，可以区分炎症水肿引起的狭窄和纤维性狭窄，在治疗决策的制定中非常有用。

CD 肠道狭窄的主要治疗原则如下。

（1）对于炎症性狭窄伴不全性肠梗阻的 CD 患者，可以考虑 GCS 或 IFX 等生物制剂治疗，同时予以肠内营养治疗。

（2）对于炎症性肠病伴完全性肠梗阻的 CD 患者，可考虑留置导流管或支架缓解肠梗阻，同时积极控制 CD 炎症，并予肠内营养。如果内科治疗不成功，可考虑手术造口。

（3）对于纤维性狭窄伴不完全性肠梗阻的 CD 患者，考虑内镜扩张治疗及管饲肠内营养治疗。如果内镜治疗不成功，可考虑在缓解期择期行狭窄肠段切除或狭窄成形术。

（4）对于纤维性狭窄伴完全性肠梗阻的 CD 患者，尽可能在缓解期择期行手术治疗并行一期吻合。如果必须在活动期行急诊手术治疗，则应遵循最小损伤原则，行一期手术治疗及造口术。

CD 纤维性狭窄的内镜治疗首选内镜下扩张术（ED）。ED 主要适用于单一的较短的狭窄且标准结肠镜可以到达的情况。CD 纤维性狭窄的内镜治疗流程见图 11-5。

研究发现，非急性发病，有症状，狭窄长度短（不大于 5 cm）且直，良性的纤维性（非炎症）狭窄，ED 可明显获益，多见于术后患者吻合口处的狭窄。双气囊小肠镜可实现小肠近端狭窄的扩张。套在内镜上的气囊（TTS）最常用于扩张。ED 的并发症主要有肠穿孔、大出血或小渗血、腹痛或发热。内镜下扩张的辅助治疗有在病变处注射激素，其中氟羟氢化泼尼松的局部作用时间长，可持续 3 ~ 4 周，是一个不错的选择；也可在病变处注射 IFX，不过疗效还有待确定。内镜下金属支架置入术的初始成功率可达 100%，但移位、穿孔、瘘管形成等并发症常常发生。可生物降解的支架可能是不错的选择。扩张后口服布地奈德等用于强化 ED 疗效的方法均处于研究中。也有学者尝试内镜下狭窄切开术治疗狭窄，不仅效果不确定，而且穿孔和出血概率较大，宜慎用。

手术治疗适用于药物和 ED 治疗失败或不适合 ED 治疗的 CD 狭窄患者。当实施多节段肠道切除术或多次行肠道切除术时，肠道功能可能逐渐丧失，最后导致短肠综合征。因此，外科治疗狭窄时，应尽量限制肠道切除范围，优先考虑狭窄成形术（图 11-6）。狭窄成形术在扩大狭窄区域的同时未缩短肠道长度，而且尽可

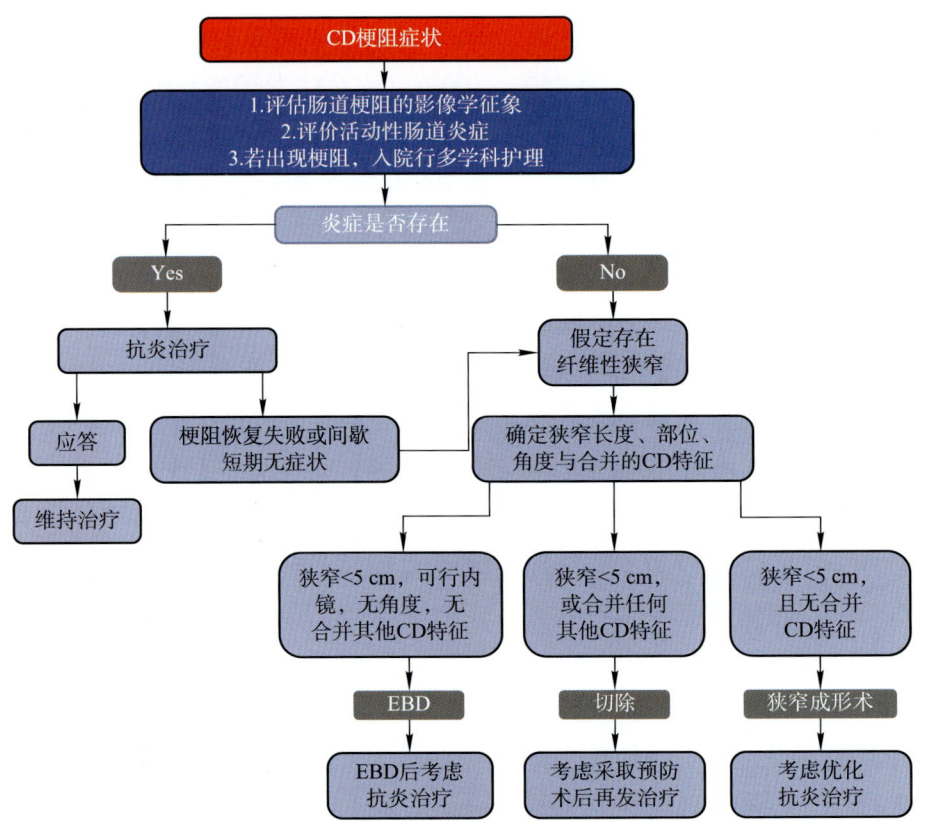

■ 图 11-5　CD 合并肠道狭窄的诊疗流程

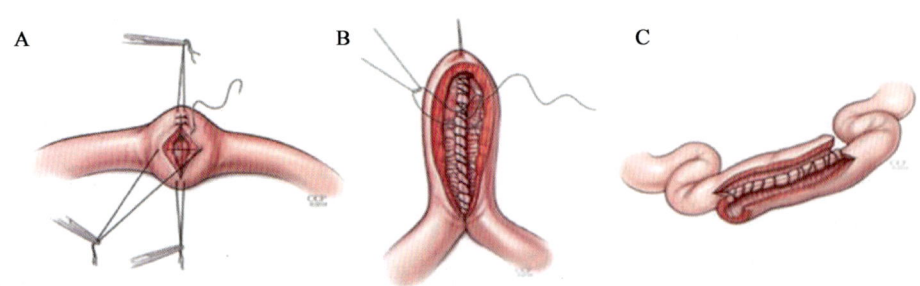

■ 图 11-6　狭窄成形术示意图
A. Heineke-Mikulicz 术；B. Finney 术；C. 侧 - 侧吻合术

能保留肠道长度和减少吻合口漏。狭窄成形术通常可分为 3 类：Heineke-Mikulicz（HM）术（通常用于狭窄长度 < 10 cm）；Finney 术（用于狭窄长度介于 10 ~ 25 cm）和侧 - 侧吻合术（用于狭窄长度 > 25 cm，如 Michelassi 的同向蠕动的侧 - 侧狭窄成形术）。狭窄成形术的适应证包括广泛肠道的多节段狭窄、既往广泛小肠切除术（> 100 cm）、短肠综合征、无蜂窝织炎或感染性瘘管的狭窄、十二指肠狭窄以及吻合口狭窄。狭窄成形术的禁忌证包括相关的脓肿或蜂窝织炎、伴弥漫性腹膜炎的穿孔、狭窄处怀疑肿瘤或营养状态差。另外，不推荐狭窄成形术用于结肠狭窄，因为会增加结肠肿瘤风险。狭窄成形术并发症的发生率为 0% ~ 57%，有吻合口瘘、脓肿、瘘管、败血症等，术后复发率为 28% ~ 41%。

二、穿透性病变

CD 的穿透性病变包括窦道和瘘管。窦道和瘘管通常起源于肠道原发性炎症，即肠黏膜溃疡逐渐向肠壁深处进展，累及整个肠壁及腹腔其他邻近器官，如其他肠袢、泌尿生殖系统、胆囊、腹壁等。

当存在穿透性病变或合并有憩室病时，内镜检查通常不能确定内口的位置，特别是在有炎症的肠袢，内镜诊断准确率低。但结肠受累时，不论瘘管的起源或靶器官，都应该行内镜检查以排除结直肠肿瘤。

CD 瘘管包括肛周瘘管和非肛周型瘘管。制订 CD 瘘管的治疗方案时，需要考虑以下内容：①定位瘘的起源及其解剖；②评估瘘起源的肠袢（炎症或狭窄）；③确定或排除局部感染（脓肿）；④评估对受累器官的影响以及对全身症状或生活质量的影响；⑤评估患者的营养状况。

CT 在诊断感染性并发症如脓肿和瘘管方面的敏感性和特异性高，但是，由于 X 线暴露和静脉用对比剂，CT 主要用于紧急情况和脓肿需要经皮引流时。

超声检查（US）费用低、可重复性高、可对比增强鉴别脓肿和炎性肿块、可用于经皮引流，是诊断 CD 并发症的一项有用的工具。近年有报道超声腔内造影技术（IC-CEUS）用于 CD 腹腔并发症的诊断，该技术能确认腹腔瘘管的存在，并清晰地显示瘘管的解剖结构，对于指导手术方式的制订具有重要意义。然而，超声检查受操作者和技术的影响较大。

目前认为，MR 是 CD 相关瘘诊断和随访的金标准，在炎症和感染性并发症检查中有较高的敏感性和特异性，且不存在辐射暴露。不幸的是，和 US 一样，MR 检查不但需要有较先进的设备，而且还要有经验丰富的放射科医师才能取得较好的影像结果。

一旦 CD 瘘管的诊断明确，需要基于瘘管的解剖进行分类。通常以瘘管的起源部位和靶器官依次命名，如空肠回肠瘘、回结肠瘘、结肠膀胱瘘、肠道肠系膜瘘。

也可根据瘘管的病因命名，如医源性（经皮引流后或术后）、结核性、外伤性、肿瘤性瘘管等。另一种有用的分类是基于瘘管的生理特点。此外，根据瘘管的引流量，还可将肠皮瘘依次分为低输出型（<200 ml/d）、中等输出型（200~500 ml/d）和高输出型（>500 ml/d）。

对于肠内瘘，最重要的是根据电解质紊乱和营养不良的情况定性和定量评估分流效应。当然，在临床实践中，这些信息较难获得，因此，严密监测血电解质和营养指标（如甲状腺素转运蛋白、转铁蛋白）是非常有用的。CD肠-皮瘘的处理较为复杂，需要内外科的联合治疗。对无脓肿的低排瘘管，可以采用早期优化治疗，即IFX＋AZA＋肠内营养，通常疗效较好。对高排瘘管和并发脓肿或肠道狭窄的瘘管，外科治疗是必要的。肠-肠瘘、肠-膀胱瘘和肠-阴道瘘也可优先考虑内科治疗，必要时可考虑手术治疗，并尽可能择期手术。

综合性的内科治疗通常对CD穿透性病变有效。腹腔肠-肠瘘、非复杂性瘘和无症状瘘宜在严密监测下首先考虑内科治疗。肠皮瘘内科治疗的第一步是稳定并缓解炎症。肠皮瘘内科治疗的四大要点是：维持水电解质平衡、控制感染（抗生素治疗，配合充分的经皮引流）、改善营养（肠内营养或肠外营养）和皮肤护理。

当计划进行手术治疗时，应谨慎选择术前用药，这是因为高剂量的激素治疗可导致严重的并发症如多器官功能衰竭（MODS）。充分的营养治疗有利于减少术后感染和吻合口裂开。经CT或US引导下经皮引流应在术前进行，以尽可能地减少术中污染。当存在多节段肠道病变时，为了减少肠道切除，应积极讨论术前治疗方案。最后，应为这些患者制订一套快速恢复方案，通过多模式综合方法（如高营养、手术侵入性小、硬膜外麻醉、不使用鼻胃管引流、早期运动和经口饮食等），增强患者的术后免疫应答，减少并发症。

腹腔镜手术在复杂型CD的治疗中被认为是金标准，但该方法需在较好的医院进行。腹腔镜手术不仅手术侵入性小，而且，病变肠段和目标肠段的切除也应高度保守。较少的肠道切除和狭窄成形术应该在CD手术中联合使用，以避免因多节段不经选择的肠道切除导致短肠综合征。

三、脓肿

10%~20%的CD患者可发展腹腔内或盆腔脓肿。活动性CD伴腹腔内脓肿形成对于临床医师来说是一个特殊的难题。因为临床医师必须衡量存在严重腹腔感染时免疫抑制治疗的益处和风险。

CD患者可形成累及腹膜（包括盆腔）、后腹膜（如腰大肌脓肿）和肝脏（较少见）的腹腔内脓肿。脓肿通常在结肠周围区域、盆腔、膈下（肝上）区域和肠袢之间形成，其形成机制包括：①肠道透壁性炎症，从病变肠道到邻近组织的瘘管形成和细菌的直接侵入；②细菌从病变肠道向远处（血液中）播散；③肠道手术时腹膜受到污染。

CD 合并的脓肿可划分为自发性脓肿和术后脓肿。自发性脓肿最常见于回盲肠区域相关肠道病变。至少 80% 的脓肿有多种细菌，包括需氧菌和厌氧菌。最常见的需氧菌是大肠埃希菌和肠球菌，最常见的厌氧菌是脆弱拟杆菌和消化链球菌属。真菌感染包括白念珠菌，可在慢性脓肿中出现，特别是免疫抑制、营养不良或长期抗生素治疗的患者。脓肿的形成涉及细菌和宿主之间复杂的相互作用，导致感染部位中性粒细胞的聚集伴纤维蛋白聚集包绕感染部位，限制细菌和炎症细胞。

当 CD 患者出现发热和（或）腹部包块时，应怀疑存在腹腔内脓肿。在检测自发性和术后脓肿方面，CT 和 MR 都被认为是敏感性和特异性最强的成像技术。腹部 US 价格较低且无辐射暴露，也是一种诊断方法。当 CT 和 MR 作为检查脓肿的金标准时，US 的平均敏感性和特异性分别为 91.5% 和 93%；脓肿的位置也可以影响 US 检查的准确性。尽管 US 在检查浅表脓肿时敏感性高，其对于盆腔深部和后腹膜脓肿的敏感性明显低于 CT 和 MR 检查。放射影像学检查不仅能检测到脓肿，还可以检测到相关的瘘管，有利于治疗方案的制订。CT 在检测腹腔内脓肿是首选，但是，当需要检测相关瘘管时，应考虑进行肠道成像术，包括 MRE、CTE 或小肠造影（SBFT）。对于自发性脓肿的患者，当脓性物质已经处理时，应考虑进行结肠镜检查，可以确定病变肠道的部位（结肠或回肠末段），检查时间不定，通常在脓肿治疗 4~6 周后。

当确诊腹腔内脓肿时，临床医师必须确定两件重要事情：①脓肿是否需要引流，如果需要，最好的引流方式是什么（经皮还是手术）；②免疫抑制治疗应继续还是停止，如果没有使用过，是否应该开始使用。

CD 患者腹腔内脓肿的治疗应是胃肠病学家、结直肠外科医师、放射学医师和感染病专家经过协调的全面的、多学科的过程。一旦诊断成立，应立即开始抗生素治疗，选择使用针对肠道革兰氏阴性需氧菌和兼性细菌、肠道革兰氏阳性链球菌和专性厌氧菌有效的抗生素。覆盖这些细菌的抗生素疗法有单用羟噻吩青霉素、头孢西丁、厄他培南、莫西沙星或替加环素；或甲硝唑联合头孢唑啉、头孢呋辛、头孢曲松、头孢噻肟、左氧氟沙星或环丙沙星。抗生素治疗的疗程取决于引流的疗效。没有研究特别强调应口服或静脉给药，通常根据急性感染的严重程度决定给药途径。对于已充分引流的脓肿，抗生素治疗应持续至少 3~7 d。如果脓肿没有有效引流，或 3~5 d 后未见明显的临床改善，则需要更长疗程的抗生素治疗，并需重新进行影像学检查，以确保不存在未引流的脓肿。

在过去的几十年中，经皮引流（抽吸和插入引流管）是 CD 相关脓肿的一线治疗方法，也是急性发病或营养不良患者择期手术的拖延方法。而且，在经皮引流后再进行手术治疗时，外科医师可实施一期肠吻合，避免通过造口行肠道转流。尽管盆腔脓肿与腹腔脓肿相比，不太适合经皮引流，但是使用现代经皮引流技术，盆腔和腹腔脓肿的临床结局没有差异。经过成功经皮引流后，通常在24～48 h会出现退热和临床改善，在1周内引流物减少。通常建议脓肿直径>3 cm时适合进行引流，而且如果不引流的话不会愈合，而那些直径为3 cm或更小的脓肿可在单独抗生素治疗下或联合经皮抽吸（不留置引流管）即可。当存在相关的肠道瘘管时，经皮引流的成功率较低。当脓肿中留置导管持续引流出50 mL/d以上的液体时，应怀疑存在瘘管，建议进行瘘管成像术或MR或CT对比增强检查，即使之前的检查不存在瘘管。经皮引流相对安全，没有报道因留置导管而出现严重的出血或器官损伤。有报道称，在少部分患者的导管位置可出现肠皮瘘，这可在引流完全时，每天只拔出引流管1～2 cm来避免。还有报道称可发生菌血症。此外，在拔出引流管时可并发皮下组织的细菌感染和软组织的严重感染，特别是在免疫抑制患者中。

手术引流包括探查腹盆腔，抽空所有脓肿内容物、冲洗脓腔和清创和肠道大片切除伴或不伴外引流（被动的）。尽管手术可以治疗CD的急性感染性并发症，但需要认识到手术通常不能治愈CD，肠切除后复发是惯常的事，而不是例外。在CD患者病变肠道手术切除后1年时，内镜下吻合口复发率为73%～93%，临床复发率为20%～30%。另外，CD中肠道切除可并发吻合口处感染和新的瘘管形成。现今，腹腔内脓肿的手术引流仅适用于那些不适合经皮引流、经皮引流失败，或最大限度药物治疗失败的患者。

免疫抑制治疗（激素、免疫抑制剂、生物制剂）在CD相关脓肿存在时的使用还未得到很好的研究。然而，如果免疫抑制药物在腹腔或盆腔脓肿存在时要继续使用，合并抗生素治疗并持续到脓肿被完全清除是明智的。

四、肛周病变

CD患者肛周病变的发生率为21%～23%，包括窦道、瘘管和脓肿，其中肛周瘘管（简称肛瘘）最常见、最复杂和预后最差。肛周病变可能是CD的主要或首发临床表现。

肛瘘的1年累积发生率为12%，5年为15%，10年为21%，20年高达26%。肛瘘的患病率因疾病部位而变化。12%的孤立回肠病变患者有肛瘘，15%的回结肠病变伴有肛瘘，41%不累及直肠的结肠病变伴有肛瘘，92%累及直肠的结直肠病变伴有肛瘘。

肛瘘的分型有利于临床医师决定最佳治疗策略，而活动度的判定有利于评估疾病的严重程度和治疗反应。瘘管走行与肛门括约肌和肛提肌的关系（浅表型，括约肌间型，穿括约肌型，括约肌上型，括约肌外型，肛提肌上型，或肛提肌下型）对肛瘘的分型非常重要。应注意区分穿括约肌型瘘管的高位和低位，当瘘管在肛门外括约肌的下 1/3 穿过时为低位。推荐联合使用临床和影像学（MR）特征判断肛瘘的活动度。肛周病变活动指数（PDAI）是基于对生活质量的影响（疼痛、活动受限和性生活受限）和肛周病变的严重程度（瘘管分泌物、肛周病变的类型和硬化程度）在利克特量表上进行评估的。

检查手段是 CD 肛瘘治疗的关键环节。盆腔增强 MRI 应作为评估肛周瘘管的首选检查，具有 76%～100% 的准确性。如果排除直肠狭窄，直肠超声内镜也是一个不错的选择，有 56%～100% 的准确性，特别是由专家操作并结合过氧化氢强化下的超声检查更为可靠。结合麻醉下的 EUA 可增加两种检查的特异性和敏感性。如果发现存在肛周瘘管，有经验的外科医师进行的 EUA 是诊断的金标准。EUA 是最敏感的，具有 90% 的准确度。它拥有可同时手术治疗的优势，但术前必须获得患者的知情同意，以防出现预期以外的事件。瘘管成像和 CT 检查在肛瘘的诊断和分类中准确性低，不能清晰地显示瘘管和盆底肌肉间的关系，且具有辐射暴露。不过，瘘管成像术在一些比较复杂的瘘管的检查中可提供额外的信息。为了制订一个良好的治疗策略，推荐联合检查，即内镜、MRI/EUS（根据可行性和专业水平选择）和 EUA。

如果怀疑有肛周脓肿，在临床上定义为波动感；在影像学上定义为液体聚集（MRI 上 T2 加权高信号和或直肠内 EUS 上的低或等回声区域），边缘有炎症组织包绕（边缘在 MRI 上 T1 加权增强延迟时强化，或在 EUS 上难以区分），则 EUA 下引流是首选，如果不能及时安排 MRI 检查，则不应延迟 EUA 下引流。然而，如果怀疑其他脓肿时，MRI 检查是必要的。MRI 检查可以准确观察肛门括约肌和盆底肌肉，以及瘘管和脓肿；可以分辨出临床上"安静的"脓肿；还可提供肠腔病变的部位、疾病炎症程度和脓肿的部位等详细的信息。T2 加权序列伴脂肪抑制有利于瘘管成像；强化的 T1 加权有利于鉴别液体或脓液和肉芽组织；相控阵外侧线圈有广阔的视野，有利于肛提肌上型肛瘘的观察；内侧线圈在分辨内口的位置上有一定优势。

肛瘘的处理首先要通过症状和体检，特别是 EUA，并结合影像学检查，如 MRI 和（或）超声内镜或经皮肛周超声检查等，了解是否合并感染以及明确瘘管的解剖结构（一般将肛瘘分为单纯性和复杂性两大类），然后在此基础上制订治疗方案。结肠镜检查了解直肠结肠病变的存在及严重程度有助于指导治疗。

对于单纯性的低位肛瘘，可考虑进行单纯的瘘管切除，但同时还应排除肛周脓肿。相反，当单纯性肛瘘有症状时，应选择药物结合手术策略。挂线引流并联合抗生素［甲硝唑和（或）环丙沙星］治疗是优选的策略。对于有疼痛的单纯性肛瘘，疼痛往往是由于潜在的脓肿造成的，通常应该通过 EUA，结合盆腔 MRI 或肛门直肠超声排除脓肿。如果存在脓肿，手术引流是治疗的第一步。复发的、对抗生素无效的严重肛瘘疾病，IFX 等生物制剂可以作为二线治疗手段。

复杂性肛瘘推荐外科手术治疗脓肿后进行挂线引流，去除引流条的时机取决于后续的治疗。

在合理外科治疗肛瘘的同时，应积极治疗活动性肠道 CD，IFX 和 ADA 可以作为充分外科引流后的一线疗法。联合使用环丙沙星和 IFX 可以改善短期预后，为了提高 IFX 在复杂性瘘管疾病的效果，可以考虑联合使用 IFX 和 AZA。由于肠内营养除了改善营养外，还具有降低肠道炎症、无渣饮食的功能，肠内营养治疗对肛瘘的愈合具有重要的治疗作用。

明确的手术修复包括瘘管切开、黏膜推进皮瓣（MAF）、人造生物塞和括约肌间瘘管结扎（LIFT）。

MAF 用于瘘管内口的闭合，利用直肠黏膜瓣覆盖瘘管开口，封闭瘘管的高压端，而未触及括约肌复合体，瘘管的其余部分随着时间可逐渐变干。人造生物塞是由胶原或猪的小肠黏膜下层组成的，通过瘘管的内口塞入，充满瘘管，也未触及括约肌结构。

LIFT 是括约肌间型瘘管的一种外科治疗手段，当瘘管已成熟为伴肉芽组织的纤维性管道时，有利于结扎和切断。生物蛋白胶和干细胞注射还未证实有效。暂时性转移性造口是一种治疗重度、复杂性和难治性肛周病变型 CD 的选择。

经会阴直肠切除术伴永久性造口是重度、难治性肛周病变型 CD 最后的治疗选择。

干细胞移植在难治性肛瘘中也显示出良好的治疗效果，值得尝试。

五、癌变

由于慢性炎症的长期刺激、免疫抑制性药物的长期应用以及一些肿瘤相关的病毒感染，较长病程的 CD 患者可继发癌变。CD 癌变率约为 4.8%，较对照人群高 10~20 倍。CD 相关的癌变包括肠道癌变和肠外癌变。肠道癌变既可发生于大肠（70%），也可发生于小肠（25%）和肛门等部位（5%）。因此，对于发病早、较长程、病变范围广的 CD 患者，必须进行癌症监测。监测方案的主要内容是肠镜检查但不只是反复的肠镜检查，还包括评估患者症状、药物使用、实验室检查和患者本人及家族疾病史。

结肠镜监测除了常规内镜下观察外，在结肠镜检查全程还必须进行染色、放大检查以及染色、放大检查引导下的靶向活检（也称定点活检）。越来越多的内镜医师和病理科医师建议采用靶向活检提高对肿瘤性病变的检出率，因为靶向活检具有以下优点：取材准确、阳性率高、损伤小、减少内镜医师和病理科医师工作量。

结肠镜监测的最终目的在于及时检出结肠黏膜是否已经发生癌前病变——异型增生，从而判断患者是否有癌变的风险或已发生癌变。异型增生（dysplasia），即上皮内瘤变，可分为 4 个级别：阴性 / 再生性上皮（negative/regenerating epithelium）、可疑异型增生（indefinite for dysplasia）、低级别异型增生（low-grade dysplasia）和高级别异型增生（high-grade dysplasia）。如果由经验丰富的病理学家确认活检组织为可疑异型增生，则推荐 3～6 个月应行结肠镜检查监测，同时强化 CD 的治疗。

由于不同级别的异型增生病变发生癌症的风险不一样，异型增生的分级十分重要，不仅影响到癌症发生发展的敏感性和特异性，而且也直接影响下一步的治疗选择。因此，对 CD 患者的异型增生性病变应予高度重视。

扁平型低级别异型增生病变会使癌症发生危险性增加 9 倍，而且常为多发，同时病变会逐步进展，进程也会加速。因此，具有扁平型低级别异型增生的患者，宜在 3～6 个月再次进行活检监测，并根据活检结果确定下一步的治疗方案，或者直接行病变肠段切除术。扁平型高级别异型增生应视同早期癌症，宜直接切除病变肠段，并根据手术标本的病理学结果，酌情考虑是否需要进一步的化疗。

具有异型增生的隆起型病变，无论是高级别异型增生还是低级别异型增生，均应在内镜下完整切除病灶，并应包括周边平坦组织，同时，完整切除的病灶应进行充分的病理学检查。若组织学上隆起型病变完全切除，紧连着隆起型病变切除部位附近的扁平黏膜活检后未见异型增生，同时，肠道其他部位也未发现异型增生，则可暂时不行结肠切除术。但是，此类患者应进行密切随访，最好在内镜治疗后第一年的第 3、6 和 12 个月行结肠镜检查，以后每隔一年检查一次。若组织学上隆起型病变完全切除，紧连着隆起型病变切除部位附近的扁平黏膜活检后有异型增生，则应立即追加外科手术切除病变肠段。若因技术等原因无法行内镜下切除病灶，或内镜下见周围扁平黏膜有异型增生，宜从严直接行结直肠切除术。

由于 CD 患者肠道黏膜慢性炎症状态持续，患者发生癌变的危险明显增高。因此，及时、合理的治疗可减轻或减少慢性炎症状态，从而减少 CD 患者癌变风险。有研究发现，SASP 和 5-ASA 作为化学预防，可减少癌变风险。鉴于 5-ASA 的毒性较低，同时 CD 患者的耐受性较好，在无明确药物禁忌证的情况下，应推荐所有 CD 患者以 5-ASA 行化学性预防。

CD 患者继发的肠道癌变常为多发，进展较快，因此，较散发的肠癌预后要差。如果在及时监测的基础上，及时发现癌前病变与早期肠癌，并及时行内镜治疗或者外科手术，则预后多较好。

对于 CD 相关的肠外癌变，宜基于多学科开展规范化诊断和治疗，同时兼顾 CD 本身的诊断和治疗。

（陈白莉 李明松）

第十一节　维持缓解治疗

活动期 CD 经过积极的诱导缓解治疗后，应答良好的 CD 将在 2~3 个月后进入缓解期。一旦 CD 由活动期进入缓解期，则原来的诱导缓解治疗方案应及时调整为维持缓解治疗方案。

一、维持缓解治疗原则

确认 CD 进入缓解期后应立即调整诱导缓解治疗为维持缓解治疗。

所有进入缓解期的 CD 患者通常都应该接受维持缓解治疗。

维持 CD 缓解最有效的药物是嘌呤类药物。IFX 等生物制剂也是选择之一。

GCS 包括布地奈德不能用于 CD 维持治疗，尤其是儿童及青少年 CD 患者。GCS 不仅维持缓解无效，而且影响生长发育和骨质形成，也会诱发或加重高血压、糖尿病等代谢性疾病，不良反应巨大而持久。

5-ASA 对 CD 的维持缓解作用不明确。

MTX 可作为对嘌呤类药物不耐受或无效时的另一种选择。

嘌呤类药物维持缓解治疗无效时，可选用沙利度胺，但有 25% 的患者因可能出现神经病变而不能使用。

经 IFX 诱导缓解的患者可接受规律的 IFX 维持缓解治疗。也可以用嘌呤类药物维持缓解治疗，甚至 AZA 联合 IFX 维持缓解治疗。

维持缓解治疗的时间目前无统一的数据，通常为 3~5 年，超过 5 年时应谨慎评估继续维持缓解治疗的利弊，尤其是继发肿瘤的风险。

对于那些长时间使用硫嘌呤维持缓解治疗的患者，当客观炎症表现消失、黏膜愈合时可考虑结束硫唑嘌呤治疗。在有治疗需求的情况下可以延长使用 IFX 维持缓解治疗时间。

UST、VDZ 甚至小分子药物均可用于 CD 的维持治疗。

所有维持缓解治疗的患者都应该定期接受随访，不仅要评估 CD 患者对维持缓解治疗的应答，而且有利于监测癌变。随访的基本内容包括以下三个方面：症状和体征；血常规、血生化和炎性指标；消化内镜（通常结肠镜足够）检查。影像学检查有时也是必要的。

二、维持缓解治疗的时机

确认进入缓解期后应立即调整诱导缓解治疗为维持缓解治疗。

三、维持缓解治疗方案的选择

对于药物诱导缓解的 CD 患者，需要确定维持缓解的治疗方案，方案的确定基于三个主要因素：疾病过程（初始表现、频率和严重程度）、病变的范围以及既往用于诱导或维持缓解治疗的有效性和患者的耐受度。此外，还应该考虑药物副作用、患者经济承担能力等。

局限性病变首次发病经系统 GCS 治疗获得缓解后，可选择嘌呤类药物或 MTX 行维持治疗，维持治疗药物剂量同诱导缓解治疗剂量。部分活动期病情较轻而且应答良好的 CD 患者无须行维持治疗。

若局限性病变复发，应强化维持治疗，包括延长维持治疗时间，或适当增加药物剂量。外科手术也是局限性病变复发的治疗手段之一。

嘌呤类药物可用于广泛性病变患者的维持缓解治疗。具有侵犯性或严重的病变或者有不良预后因素的患者，应考虑 IFX 维持缓解治疗。

GCS 依赖型 CD 应选择早期优化治疗方案诱导缓解，进入缓解期后可选择嘌呤类或 MTX 维持缓解，有条件时可予 IFX 维持缓解治疗。

CD 患者在接受嘌呤类药物维持缓解治疗期间出现复发时，应评估患者对治疗的依从性，并优化维持缓解治疗方案。对接受标准维持剂量的嘌呤类药物治疗的患者可升级剂量［＞2.5 mg/（Kg·d）或＞1.5 mg/（Kg·d）］直到出现白细胞减少，或者根据 6-TGN 浓度调整药物剂量；其次，可改用 MTX 或 IFX 进行维持缓解治疗。对病变已局限的患者可考虑外科治疗。

经 IFX 等生物制剂诱导缓解的患者可接受规律的 IFX 等生物制剂维持缓解治疗，也可以用嘌呤类药物维持缓解治疗。

四、维持缓解治疗药物

用于维持 CD 缓解治疗的药物主要包括如下。

（一）嘌呤类药物

硫唑嘌呤［2～2.5 mg/（kg·d）］能够有效维持 CD 缓解。目前尚无研究评价巯嘌呤对于缓解期 CD 的维持治疗效果，但是一般认为该药在低剂量［1～1.5 mg/（kg·d）］与硫唑嘌呤等效。

（二）IFX 等生物制剂

IFX 等生物制剂对于 CD 维持缓解有效。

（三）饮食疗法

1. ω-3 脂肪酸

高质量研究认为 ω-3 脂肪酸在 CD 的维持缓解治疗中可能没有明显效果，还会引起其他症状。ω−3 脂肪酸不推荐应用于 CD 的维持缓解治疗。

2. 营养疗法

一项新的、广泛的系统性研究认为，要素饮食在 24 个月的维持缓解治疗及 12~24 个月的防止复发中优于安慰剂。而一些研究提示，肠内营养对于黏膜愈合的作用不优于安慰剂。关于副作用等方面的研究数据不足。要素饮食的潜在好处不能被否定，但是基于目前的证据不足，尚不推荐。

（四）氨基水杨酸

对氨基水杨酸类药物在 CD 维持缓解治疗中的疗效进行的回顾性发现，氨基水杨酸类药物不具备确切的临床疗效，因此不推荐 5- 氨基水杨酸作为 CD 药物诱导缓解后的维持治疗。

（五）抗生素

近年来没有信息提示抗生素对 CD 缓解期的维持治疗有效。

（六）GCS

GCS 包括布地奈德不能用于维持治疗，尤其是儿童及青少年 CD 患者。GCS 不仅维持缓解无效，而且影响生长发育和骨质形成，不良反应巨大且持久。

五、维持缓解治疗疗程

由于长时间使用硫嘌呤类药物硫嘌呤治疗会增加患淋巴瘤、非黑色素瘤皮肤癌和宫颈发育不良的风险，停用嘌呤类药物疾病复发的风险随时间增加，因此，目前认为硫唑嘌呤维持 CD 缓解治疗的时间为 3~5 年，其后需要在充分权衡停用嘌呤类药物的得失之后再决定是否需要继续以硫唑嘌呤维持治疗。在有继续维持治疗需求的情况下，可以改用或延长使用 IFX 等生物制剂维持治疗。

六、维持缓解治疗期间的随访

处于缓解期的患者应该定期进行临床评估，CRP 或粪便钙卫蛋白有助于监测疾病的活动度。定期内镜检查或影像检查有助于准确监测疾病进展和演变过程。

（陈白莉　李明松）

第十二节　随　　访

无论是内科治疗还是外科治疗，为及时了解 CD 患者对治疗的应答，以及及时了解治疗后出现的复发，CD 患者治疗后都必须进行随访，从而及时调整治疗方案，或采取有效措施治疗并发症。

对于初发的活动期 CD 患者，在确诊并开始正规治疗后，通常应每 1～2 周对患者随访 1 次，随访的内容按照指南所制订的内容进行。同时，在治疗开始后的 2～3 个月进行复查，包括临床表现、内镜（主要是肠镜）和实验室检查（主要是血常规、血生化和炎症指标），评估患者对治疗的应答，尤其是确认 CD 患者的病情是否已由活动期进入缓解期。

如果已经进入缓解期，则应立即制订并开始缓解期的治疗。如果仍处于活动期，则应继续原治疗方案，或调整治疗方案。并于其后 2～3 个月再次复查。

对于已处于缓解期并按缓解期的治疗方案维持治疗的 CD 患者，可每间隔 3～6 个月继续复查一次，内容同前。如果已复发，则应立即按复发型活动性 CD 制订并开始执行新的治疗方案。

（陈白莉　李明松）

主要参考文献

［1］Harbord M，Annese V，Vavricka S R，et al. The first European evidence-based consensus on extra-intestinal manifestations in inflammatory bowel disease [J]. J Crohns Colitis，2016，10（3）：239-254.

［2］Liu Z，Jiang X，Sun C. The efficacy and safety of selective granulocyte and monocyte apheresis for inflammatory bowel disease：a meta-analysis [J]. Eur J Intern Med，2016，19：26-27.

［3］Derwa Y，Gracie D J，Hamlin P J，et al. Systematic review with meta-analysis：the efficacy of probiotics in inflammatory bowel disease [J]. Aliment Pharmacol Ther，2017，46（4）：389-400.

［4］Browne A S，Kelly C R. Fecal Transplant in Inflammatory Bowel Disease [J]. Gastroenterol Clin North Am，2017，46（4）：825-837.

［5］Scoville E A，Schwartz D A. Endoscopy in inflammatory bowel disease：advances in disease management [J]. Gastrointest Endosc，2017，86（6）：952-961.

［6］Nguyen G C，Loftus E J，Hirano I，et al. American gastroenterological association institute guideline on the management of Crohn's disease after surgical resection [J]. Gastroenterology，2017，152（1）：271-275.

［7］Gomollón F，Dignass A，Annese V，et al. 3rd European evidence-based consensus on the diagnosis and management of Crohn's disease 2016：part 1：diagnosis and medical management [J]. J Crohns Colitis，2017，11（1）：3-25.

［8］Gionchetti P，Dignass A，Danese S，et al. 3rd European evidence-based consensus on the diagnosis and management of Crohn's disease 2016：part 2：surgical management and special situations [J]. J Crohns Colitis，2017，11（2）：135-149.

［9］Peyrin-Biroulet L，Lopez A，Cummings J，et al. Review article：treating-to-target for inflammatory bowel disease-associated anaemia [J]. Aliment Pharmacol Ther，2018，48（6）：610-617.

［10］Snowden J A，Panés J，Alexander T，et al. Autologous haematopoietic stem cell transplantation （AHSCT）in severe Crohn's disease：a review on behalf of ECCO and EBMT [J]. J Crohns Colitis，2018，12（4）：476–488.

［11］Lichtenstein G R，Loftus E V，Isaacs K L，et al. ACG clinical guideline：management of Crohn's disease in adults [J]. Am J Gastroenterol，2018，113（4）：481–517.

［12］Kotze P G，Shen B，Lightner A，et al. Modern management of perianal fistulas in Crohn's disease：future directions [J]. Gut，2018，67（6）：1181–1194.

［13］Bemelman W A，Warusavitarne J，Sampietro GM，et al. ECCO–ESCP consensus on surgery for Crohn's disease [J]. J Crohns Colitis，2018，12（1）：1–16.

［14］Maaser C，Sturm A，Vavricka SR，et al. ECCO–ESGAR guideline for diagnostic assessment in IBD part 1：initial diagnosis，monitoring of known IBD，detection of complications [J]. J Crohns Colitis，2019，13（2）：144–164.

［15］Sturm A，Maaser C，Calabrese E，et al. ECCO–ESGAR guideline for diagnostic assessment in IBD part 2：IBD scores and general principles and technical aspects [J]. J Crohns Colitis，2019，13（3）：273–284.

［16］Steinhart A H，Panaccione R，Targownik L，et al. Clinical practice guideline for the medical management of perianal fistulizing Crohn's disease：the toronto consensus [J]. Inflamm Bowel Dis，2019，25（1）：1–13.

［17］Hanauer S B，Sandborn W J，Lichtenstein G R. Evolving considerations for thiopurine therapy for inflammatory bowel diseases–a clinical practice update：commentary [J]. Gastroenterology，2019，156（1）：36–42.

［18］Shivaji U N，Sharratt C L，Thomas T，et al. Review article：managing the adverse events caused by anti–TNF therapy in inflammatory bowel disease [J]. Aliment Pharmacol Ther，2019，49（6）：664–680.

［19］Beaugerie L，Kirchgesner J. Balancing benefit vs risk of immunosuppressive therapy for individual patients with inflammatory bowel diseases [J]. Clin Gastroenterol Hepatol，2019，17（3）：370–379.

［20］Chapman T P，Gomes C F，Louis E，et al. De-escalation of immunomodulator and biological therapy in inflammatory bowel disease [J]. Lancet Gastroenterol Hepatol，2020，5（1）：63–79.

［21］Frolkis A D，Dykeman J，Negrón ME，et al. Risk of surgery for inflammatory bowel diseases has decreased over time：a systematic review and meta-analysis of population-based studies [J]. Gastroenterology，2013，145（5）：996–1006.

［22］Salas A，Hernandez–Rocha C，Duijvestein M，et al. JAK–STAT pathway targeting for the treatment of inflammatory bowel disease [J]. Nat Rev Gastroenterol Hepatol，2020，17（6）：323–337.

［23］Sandborn W J，Ghosh S，Panes J，et al. Study A3921043 Investigators. A phase 2 study of Tofacitinib，an oral Janus kinase inhibitor，in patients with Crohn's disease [J]. Clin Gastroenterol Hepatol，2014，12（9）：1485–1493.

［24］Panés J，Sandborn W J，Schreiber S，et al. Tofacitinib for induction and maintenance therapy of

Crohn's disease: results of two phase IIb randomised placebo-controlled trials [J]. Gut, 2017, 66（6）: 1049–1059.

［25］Panés J, D'Haens G R, Higgins PDR, et al. Long-term safety and tolerability of oral Tofacitinib in patients with Crohn's disease: results from a phase 2, open-label, 48-week extension study [J]. Aliment Pharmacol Ther, 2019, 49（3）: 265–276.

［26］Lee SD, Singla A, Harper J, et al. Safety and efficacy of tofacitinib in combination with biologic therapy for refractory Crohn's disease [J]. Inflamm Bowel Dis, 2021, 28（2）: 309–313.

［27］Vermeire S, Schreiber S, Petryka R, et al. Clinical remission in patients with moderate-to-severe Crohn's disease treated with Filgotinib（the FITZROY study）: results from a phase 2, double-blind, randomised, placebo-controlled trial [J]. Lancet, 2017, 389（10066）: 266–275.

［28］Rogler G. Efficacy of JAK inhibitors in Crohn's disease [J]. J Crohns Colitis, 2020, 14（2）: 746–754.

［29］Sandborn W J, Feagan B G, Loftus E V Jr, et al. Efficacy and safety of upadacitinib in a randomized trial of patients with Crohn's disease [J]. Gastroenterology, 2020, 158（8）: 2123–2138.

［30］Sandborn WJ, Nguyen DD, Beattie DT, et al. Development of gut-selective Pan-Janus kinase inhibitor TD–1473 for ulcerative colitis: a translational medicine programme [J]. J Crohns Colitis, 2020, 14（9）: 1202–1213.

［31］Lucaciu LA, Seicean R, Seicean A. Small molecule drugs in the treatment of inflammatory bowel diseases: which one, when and why? – a systematic review [J]. Eur J Gastroenterol Hepatol, 2020, 32（6）: 669–677.

［32］Song J, Matsuda C, Kai Y, et al. A novel sphingosine 1–phosphate receptor agonist, 2-amino-2-propanediol hydrochloride（KRP–203）, regulates chronic colitis in interleukin-10 gene-deficient mice [J]. J Pharmacol Exp Ther, 2008, 324（1）: 276–283.

［33］Feagan B G, Sandborn W J, Danese S, et al. Ozanimod induction therapy for patients with moderate to severe Crohn's disease: a single-arm, phase 2, prospective observer-blinded endpoint study [J]. Lancet Gastroenterol Hepatol, 2020, 5（9）: 819–828.

［34］Brück W, Wegner C. Insight into the mechanism of laquinimod action [J]. J Neurol Sci, 2011, 306（1–2）: 173–179.

［35］D'Haens G, Sandborn W J, Colombel J F, et al. Laquinimod for Crohn's disease investigators. A phase II study of laquinimod in Crohn's disease [J]. Gut, 2015, 64（8）: 1227–1235.

［36］Vermeire S, Chiorean M, Panés J, et al. Long-term safety and efficacy of etrasimod for ulcerative colitis: results from the open-label extension of the OASIS study [J]. J Crohns Colitis, 2021, 15（6）: 950–959.

［37］Monteleone G, Kumberova A, Croft NM, et al. Blocking Smad7 restores TGF–beta1 signaling in chronic inflammatory bowel disease [J]. J Clin Invest, 2001, 108（4）: 601–609.

［38］Feagan B G, Sands B E, Rossiter G, et al. Effects of mongersen（GED–0301）on endoscopic and clinical outcomes in patients with active Crohn's disease [J]. Gastroenterology, 2018, 154（1）: 61–64.

［39］Monteleone G，Neurath M F，Ardizzone S，et al. Mongersen，an oral SMAD7 antisense oligonucleotide，and Crohn's disease [J]. N Engl J Med，2015，372（12）：1104-1113.

［40］Monteleone G，Di Sabatino A，Ardizzone S，et al. Impact of patient characteristics on the clinical efficacy of mongersen（GED-0301），an oral Smad7 antisense oligonucleotide，in active Crohn's disease [J]. Aliment Pharmacol Ther，2016，43（6）：717-724.

［41］Marafini I，Stolfi C，Troncone E，et al. A pharmacological batch of mongersen that downregulates Smad7 is effective as induction therapy in active Crohn's disease：a phase II，open-label study [J]. BioDrugs，2021，35（3）：325-336.

［42］Sands B E，Feagan B G，Sandborn W J，et al. Mongersen（GED-0301）for active Crohn's disease：results of a phase 3 study [J]. Am J Gastroenterol，2020，115（5）：738-745.

第十二章

营养治疗

营养是机体维持正常结构和功能以及良好生活质量的基础。当营养出现障碍时，机体的结构和功能就会出现异常，导致一系列疾病。营养障碍和疾病可以互为因果，形成恶性循环。

营养障碍包括营养不良和营养风险。营养不良是由于机体结构和功能发生改变，最终导致营养供给和需求不平衡的病理状态，是指现在存在的异常。营养风险不是指发生营养不良的风险，而是指现存的或潜在的营养因素导致患者出现不良临床结局（包括感染并发症、住院日的延长等）的风险。

由于 CD 的疾病特点，CD 患者的营养障碍不仅常见，而且严重。CD 的营养障碍既可有营养不良也可有营养风险。CD 的营养障碍不仅直接影响 CD 的治疗效果和疾病转归，而且严重影响患者的生活质量。因此，准确评估 CD 患者的营养状况并及时给予合理的营养治疗是 CD 诊断和治疗的重要内容之一。

第一节　克罗恩病营养状况

一、营养不良和营养风险

目前的资料显示，约 80% 的门诊 CD 患者、约 90% 的住院患者、95% 以上需要手术治疗的患者均存在营养障碍。CD 患者的营养障碍多表现为营养不良和营养风险并存。

二、营养不良与 CD 的疾病活动度、病变部位和疾病严重程度相关

CD 患者营养不良和营养风险与疾病活动度、病变部位和严重程度相关。活动期 CD 患者营养不良常见而且严重。以小肠病变为主的 CD 患者营养不良常常更严重。当小肠结构和功能严重障碍时，患者的营养不良往往非常严重，甚至可能出现短肠

综合征。儿童 CD 患者由于病情重、进展快以及处于生长发育期，营养不良和营养风险更加常见且更严重，部分患者甚至以营养不良以及生长发育障碍为主要或首发表现。

第二节　营养不良的原因及分类

一、营养不良的原因

CD 患者营养不良的原因如下。

（1）由于进食可能导致患者出现腹痛、腹泻、梗阻、消化道出血等症状，造成患者畏惧进食，常自我限制饮食，长期摄食不足，最终导致营养物质摄入减少。

（2）肠道黏膜病变、肠瘘及多次的小肠切除等原因使肠黏膜吸收面积缩小。

（3）由于肠道炎症和（或）脑肠轴功能异常，导致肠道感觉异常和蠕动过快，影响了肠道的结构和功能。

（4）各种原因所致的肠道微生态异常影响了食物在肠道的消化和吸收。

（5）肠道炎症（促炎因子，如 TNF-α 等）或合并感染导致高分解代谢状态，能量消耗相对增加。

（6）治疗药物（如激素、柳氮磺吡啶、甲氨蝶呤等）会影响食欲以及营养物质的消化和吸收，干扰营养素的代谢。

（7）由于 CD 患者肠道炎症可导致大量营养物质丢失。

二、营养不良分类

（一）宏量营养素缺乏

CD 患者的营养不良多属于蛋白质 - 能量型营养不良，主要表现为消瘦和体重下降，同时伴有营养物质缺乏，尤其是蛋白质等宏量营养素缺乏。虽然 CD 住院患者的低白蛋白血症发生率为 25% ~ 80%，但蛋白质 - 能量型营养不良最好采取人体测量学来诊断，因为 CD 患者可能因脱水导致血清白蛋白浓度偏高而不能反映实际情况。过去认为血清白蛋白纯粹是一个营养指标，但是现有的资料显示血清白蛋白还是一个炎症指标，甚至主要意义在于反映炎症程度。由于 CD 患者，尤其是活动期患者的病程较为漫长，可长期处于营养不良状态，所以营养支持不论作为辅助治疗还是一线治疗，都有着举足轻重的地位。

（二）微量营养素缺乏

营养不良患者除宏量营养素（糖、脂肪、蛋白质）缺乏外，维生素和微量元素的缺乏也十分常见，并与病程的进展和疾病活动程度相关。UC 和 CD 患者微量元素缺乏比率见表 12-1。

由于大多数维生素和微量元素都是在小肠特定的部位消化和吸收的，所以疾病部位的不同会导致特定的微量元素缺乏。例如维生素 B_{12}（VB_{12}）缺乏的患者病变部位通常位于回肠末端，而钙和铁的缺乏则提示病变位于近端小肠。对于有肠切除史的患者，由于切除范围和部位的不同，也会出现不同维生素和微量元素吸收障碍，末端回肠切除会导致维生素 B_{12} 缺乏，而钙和铁的吸收是在近端小肠进行，这两种元素的缺乏通常发生在近端小肠切除的患者中。

表 12-1 CD 与 UC 患者微量元素缺乏发生率

微量营养素	缺乏发生率（%）	
	UC	CD
铁	81	39
叶酸	35	54 ~ 67
VB_{12}	5	48
钾		6 ~ 20
钙	10	13
镁		14 ~ 33
VA	26 ~ 93	11 ~ 50
VD	35	75
锌		40 ~ 50
硒		35 ~ 40

1. 铁缺乏

成人 CD 患者中 36% ~ 90% 会出现铁缺乏，这是 CD 患者贫血的主要原因。确诊的 CD 患者中 56% 会发生贫血（根据 2008 年世界卫生组织规定，女性：HB < 120 g/L；男性：HB < 130 g/L 定义为贫血）。铁缺乏对患者的生活有较大的影响，并且会令儿童、青少年发育迟缓和认知不足。铁缺乏还可能通过影响免疫细胞的铁死亡参与机体免疫功能调节。铁缺乏是 CD 的病因还是结果目前尚无定论。尽管铁蛋白水平较低是提示缺铁的良好指标，但由于炎症的存在，血清铁蛋白水平通常正常甚至高于正常，所以不能很好地反映体内缺铁的情况。

2. 叶酸缺乏

CD 患者中 20% ~ 60% 会出现叶酸缺乏，叶酸缺乏会加重 CD 患者的贫血状态。叶酸缺乏的原因包括膳食纤维摄入不足使叶酸摄入量减少；口服柳氮磺吡啶与叶酸竞争肠道吸收的靶点使叶酸吸收减少；应用甲氨蝶呤也会导致叶酸缺乏。叶酸是同型半胱氨酸 - 甲硫氨酸代谢途径中的一个重要辅助因子，叶酸缺乏会导致高同型半胱氨酸血症，增加 CD 患者血栓发生率。

3. 维生素 B_{12} 缺乏

维生素 B_{12} 缺乏会加重 CD 患者的贫血状态。成人和儿童 CD 患者维生素 B_{12} 缺乏的发生率为 20%。对于回肠末端病变或切除的患者，维生素 B_{12} 缺乏的发生率会增至 48%。而对于小肠切除超过 100 cm 的患者，几乎 100% 都会伴有维生素 B_{12} 缺乏。人体需要完整的回肠来吸收维生素 B_{12}- 内因子（intrinsic factor，IF），因此，维生素 B_{12} 缺乏的相关因素包括回肠末端病变、回肠末端切除和细菌过度繁殖。同时，维生素 B_{12} 是同型半胱氨酸 - 甲硫氨酸代谢途径中的一个重要辅助因子，所以，低血清维生素 B_{12} 水平是发生高同型半胱氨酸血症的一个独立危险因素。

4. 钙和维生素 D 缺乏

约 13% 的 CD 患者和 10% 的 UC 患者都存在钙（Ca）的缺乏。这可能因为：回肠切除使得肠道吸收面积减少，Ca 被肠腔内未被吸收的脂肪酸结合形成脂肪酸钙；维生素 D（vitamin D，VD）的缺乏，进一步导致 Ca 吸收障碍；牛奶等乳制品的摄入受限，使得食物来源的 Ca 减少。Ca 缺乏会导致骨质疏松，骨质疏松是 CD 患者常见的营养相关性并发症。对于接受 GCS 治疗的患者，骨量减少和骨质疏松的发生率分别为 51% ~ 77% 和 17% ~ 28%。CD 患者骨疾病的发生可能与 VD 不足有关，也可能与使用 GCS 有关。另外，CD 的发病机制可能与 VD 缺乏相关。VD 通过抑制适应性免疫在免疫调节中扮演着重要的角色，较高的 $25(OH)VitD_3$ 水平与 CD 发病率成反比，并能减少 CD 相关不良事件的发生。

5. 其他脂溶性维生素缺乏

体重下降导致机体脂肪减少，末端回肠病变或切除导致胆汁酸和脂肪酸吸收不良，使用特定的药物（如考来烯胺）会进一步结合胆汁酸，进而引起脂溶性维生素 A、维生素 D、维生素 E、维生素 K 吸收减少。

维生素 K 是多种蛋白质（包括血液凝固因子和降钙素等）进行羧化反应的重要辅助因子。尽管受饮食和吸收障碍等方面因素影响，但 CD 患者很少发生维生素 K 缺乏，只有病史较长的 CD 患者才会出现血清或骨骼维生素 K 水平下降。

CD 患者中维生素 A 缺乏（血清维生素 A 水平 < 20 mg/dl）和维生素 E 缺乏（血清维生素 E 水平 < 5 mg/dL）的发生率约为 16%，并且与疾病活动程度密切相关。维生素 A 缺乏会导致肠黏膜完整性受损，屏障功能破坏，使胃肠道免疫功能异常。

6. 其他营养物质缺乏

短肠综合征、高流量肠瘘、慢性腹泻、细菌过度生长等导致镁、锌等其他微量元素缺乏。锌在促进伤口愈合中起着关键作用，所以锌缺乏可能是瘘管形成一个相关因素。另外，锌是超氧化剂歧化酶发挥作用的辅助因子，可以保护抗氧化细胞免受损伤。

第三节　营养评估

营养状况的评估包括患者的病史、自身状态评估、体格检查及相关实验室检查，其中最重要的是体质指数（BMI）和近期体重下降情况，是评价 CD 患者营养状况的重要指标。临床医师应建立起一个综合的评分系统，包括营养风险筛查（如 NRS-2002）和营养状况评分［如整体营养状况评估表（patient-generated subjective global assessment，PG-SGA）］以及人体组成成分分析等。临床医师首先要对患者进行营养风险筛查，确定对存在营养风险的患者进行营养状态评估，随后给予相应的营养支持，在营养治疗期间进行反复多次动态疗效评定。

一、营养风险筛查

营养风险不是指发生营养不良的风险，而是现存的或潜在的营养因素导致患者出现不良临床结局的风险。包括：已经存在的营养不足；手术或疾病有关的可影响患者结局的潜在的代谢及营养改变。

营养风险筛查的工具有很多，最常使用的是 NRS-2002。NRS-2002 内容包括 3 个方面：营养状况受损评分（0~3 分）；疾病的严重程度评分（0~3 分）；年龄评分：年龄≥70 岁者加 1 分。这三个方面总分为 0~7 分。其中，营养状况受损部分能识别营养不良，但不足以对其进行全面评定（诊断）。

对于 NRS-2002 评分≥3 分的患者，提示存在营养风险，需要进行营养治疗。而对于评分<3 分的患者，要反复多次对其进行筛查。研究结果表明，随着疾病严重程度的加剧，存在营养风险的 CD 患者比例显著增加。营养状况受损评分旨在识别需要接受营养干预的目标人群，如将其用于评定（诊断）营养不良，优点为简单易行，但内容相对简单，未达到营养不良评定（诊断）的全面要求。

二、营养状况评估

营养状况评估包括主观和客观两个部分。推荐以患者整体营养状况评估表 PG-SGA 作为主观评定工具，并在营养小组指导下实施。PG-SGA 主要评价内容由患者自我评估与医务人员评估两部分组成，内容包括体重、进食状况、症状、活动和身体功能、疾病与营养需求的关系、代谢方面的需求、体格检查 7 个方面。前 4 个方面由患者自评（A 评分），后 3 个方面由医务人员评估（B 评分、C 评分、D 评分）。

最后将每一部分的评分累计相加，进行定量评价，根据分值制订相应的干预计划，同时建立定量评价与定性评价之间的关系。分值在 0 ~ 1 分等级为 A，营养良好；分值 2 ~ 8 分等级为 B，营养状况为可疑或中度营养不良；分值在 9 分以上，等级为 C，营养状况为重度营养不良。

客观营养状况评定包括静态和动态两类测定指标。静态营养评定包括人体测量指标，如身高、体重、体质指数（BMI）、肱三头肌皮褶厚度、上臂围、上臂肌围、总蛋白、白蛋白及其他用于估计慢性营养不良的指标（表 12-2）。人体组成成分分析可更精确地监测患者的体脂及体脂百分比、瘦肉体、腰臀比、细胞内液和细胞外液、基础代谢率、矿物质等。应用静态营养评定时应注意：体重和 BMI 等人体测量指标在患者大量输液、肥胖、水肿或体液潴留时准确性会受影响；血浆蛋白的水平亦受多种因素的影响，如白蛋白、前白蛋白是急性期炎症反应蛋白，而处于急性期时，它们的降低则提示炎症的存在，并不独立提示营养不良，故作为疾病急性期机体营养状况的评价并不准确；转铁蛋白也是一个急性期炎症反应蛋白，它的降低能同时反映炎症的状况和铁缺乏情况。动态评定指标包括氮平衡和半衰期较短的内脏蛋白含量如前白蛋白等。氮平衡是可靠且常用的动态评价指标，有条件的医院可以使用。

表 12-2　静态营养评估

营养不良生化参数	轻度	中度	重度
白蛋白（g/dL）	3.5 ~ 3.0	2.9 ~ 2.5	< 2.5
转铁蛋白（mg/dL）	150 ~ 200	100 ~ 149	< 100
前白蛋白（mg/dL）	18 ~ 22	10 ~ 17	< 10
视黄醇结合蛋白（mg/dL）	2.5 ~ 2.9	2.1 ~ 2.4	< 2.1
淋巴细胞数 /mm³	1 200 ~ 1 500	800 ~ 1 199	< 800

第四节　营养治疗的目的及适应证

一、营养不良的后果

CD 营养不良的后果如下：

（1）降低抵抗力，削弱患者抗感染能力。

（2）可导致术后感染和吻合口瘘等并发症发生率的增加，并且影响手术切口和肠吻合口的愈合，使得患者住院时间延长和死亡率增加。

（3）显著影响了药物疗效的发挥。

（4）降低患者生活质量。

（5）是造成 CD 儿童和青少年生长发育延缓、停滞的主要原因。

二、营养治疗的目的

CD 营养治疗的目的如下：

（1）改善患者的营养状况。

（2）改善肠道微生态，促进消化吸收，抑制炎症。

（3）诱导和维持缓解。

（4）提高临床疗效。

（5）降低住院率，减少手术并发症。

（6）改善疾病进程，提高生活质量。

三、营养治疗的适应证

（一）有营养不良或存在营养风险

有下列情况之一者，应给予营养治疗：

（1）营养状况正常但存在营养风险（NRS-2002 评分≥3 分）。

（2）中度营养不良预计营养摄入不足＞5 d。

（3）重度营养不良者。

（4）在 CD 患者中，生长发育迟缓或停滞的儿童和青少年相当普遍，营养治疗不仅具有促进生长发育的作用，而且也是其他治疗方式的基础。因此，合并营养摄入不足、生长发育迟缓及停滞的儿童和青少年患者，应尽早给予营养治疗。

（二）围手术期患者

有手术指征的患者合并营养不良或存在营养风险时，应先进行营养治疗，待营养状态改善后再行手术，以降低手术的风险。有研究表明，围手术期进行营养治疗后再施行手术，有助于降低术后并发症的发生率和复发率。

（三）诱导和维持缓解

1. 肠内营养（EN）具有抗炎作用，可调节肠道局部和全身免疫反应，增强肠道黏膜的修复功能，调节肠道微生态，从而诱导 CD 缓解。有足够证据证实，EN 诱导儿童和青少年活动期 CD 的缓解率与 GCS 治疗相当。EN 还能促进深度缓解和肠黏膜溃疡愈合，并促进其生长发育。因此，对于儿童和青少年 CD 患者，EN 应作为一线治疗。

2. 药物治疗无效或有禁忌证（如 GCS 无效或不耐受、骨质疏松、合并感染、合并肿瘤）的成人活动期 CD，可考虑使用 EN 作为诱导缓解的替代治疗。EN 能够诱导成人 CD 缓解，但其疗效不如 GCS，且成人对 EN 依从性差。因此，药物仍是诱导和维持成人 CD 缓解的主要手段，EN 可作为药物治疗无效或禁忌时的替代治疗。IFX 联合 EN 治疗更有利于 CD 缓解。

3. 对生长发育迟缓或停滞的儿童，可以采用 EN 维持缓解。虽然目前还缺乏大宗病例的随机对照研究结果，但有证据表明，EN 可用于 CD 维持缓解，其疗效与 AZA 相比没有显著差别。

（四）出现需要采用营养治疗的并发症

CD 常合并肠腔狭窄、肠瘘、短肠综合征等肠道结构和功能障碍，普通饮食会诱发或加重这些肠道结构和功能障碍，肠内营养制剂因为是少渣或无渣产品并能减少肠道消化吸收负荷，从而发挥良好的治疗作用。

第五节　营养治疗的实施

一、营养供给量

可采用间接能量测定仪测定患者的静息能量消耗（resting energy expenditure，REE）。根据患者活动量，每日总能量需求为 REE 的 1.2 ～ 1.5 倍。无能量测定仪时，缓解期成人 CD 的每日总能量需求与普通人群类似，可按照 25 ～ 30 kcal/（kg·d）给予；活动期 CD 的能量需求增加，高出缓解期的 8% ～ 10%。活动期 CD 的能量需求还应根据下列因素调整：体温每升高 1℃，REE 增加 10% ～ 15%；合并脓毒血症时 REE 约增加 20%；儿童和青少年患者处于生长发育期，摄入的营养除满足正常代谢需要外，还有追赶同龄人身高体重的需求，故每日提供的能量应为正常儿童所需的 110% ～ 120%。CD 患者蛋白质供给量应达到 1.0 ～ 1.5 g/（kg·d）。CD 患者常伴微量营养素缺乏，也应予以纠正。

二、营养治疗途径

CD 的营养治疗途径包括肠内营养治疗（EN）和肠外营养治疗（PN）。

（一）EN

EN 可减少 PN 相关并发症，并降低成本。另外，EN 能够诱导和维持 CD 缓解。大量证据表明，长期应用 EN 治疗的 CD 患者中，44% ～ 74% 的患者能够促进黏膜愈合。尽管相关机制不明，但使用 EN 进行营养治疗，能够降低炎症指标、缓解肠道炎症、控制疾病活动，还可以防止肠道菌群异位、保护胃肠道功能。CD 的营养治疗应遵循"如果肠道有功能，就进行肠内营养"的原则，即只要肠道有功能，就应该使用肠道，即使部分肠道有功能，也应该使用这部分肠道。因此，CD 营养治疗方案中应优先考虑 EN。多数 CD 患者能安全实施 EN。

EN 禁忌证包括：消化道大出血；肠穿孔；完全性肠梗阻；中毒性巨结肠等。下列特殊情况下，部分肠穿孔也是可以实施 EN 的：高位间的肠间瘘或低位间的肠间瘘，如果没有肠外瘘，可以进行 EN；肠 – 膀胱瘘或肠 – 阴道瘘，在抗感染的同时可以进行 EN 的；肠皮瘘，如果瘘口引流通畅，可以实施 EN，但应注意避免肠瘘量过大致水电解质平衡紊乱。

1. EN 制剂的种类

根据氮源的不同，EN 制剂可分为整蛋白型、短肽型或氨基酸型。总的来说，应用这三种剂型进行营养治疗时，疗效并无明显差异，但不同个体、不同病情对不同配方的耐受性可能不同。同时，整蛋白型肠内营养制剂具有一定的免疫原性，而且需要消化后才能够吸收，并且有少许食物残渣，不适合肠道病变严重、短肠综合征患者或有狭窄及穿透性病变的患者，此时宜选择氨基酸型或短肽型肠内营养制剂。CD 活动期尤其是腹痛腹泻明显以及有狭窄或穿透性病变时应减少膳食纤维的摄入。低脂制剂能够提高 EN 诱导 CD 缓解的效果，但长期限制脂肪摄入可能导致必需脂肪酸缺乏。鱼油［ω–3 多不饱和脂肪酸（PUFA）］能够改善活动期 CD 的炎症指标水平，具有抗炎作用，可减少 TNF-α、IL-1b、IL-6、IL-8 等因子的表达，但未能改善 CD 的临床结局，也没有足够证据证实鱼油能够诱导 CD 缓解。谷氨酰胺有利于减轻肠道损伤、防止肠黏膜萎缩，补充谷氨酰胺可以改善活动期 CD 的肠道黏膜通透性和形态，但未发现谷氨酰胺有利于病情缓解的直接证据，也不能改善 CD 临床结局。既往部分临床研究显示，精氨酸对不同炎性疾病的临床症状和炎症介质有积极作用，且可改善疾病病程，但最新研究并未发现其对 CD 有积极作用。基于以上结果，ESPEN 不推荐肠内营养治疗中添加以上免疫营养素。

2. EN 途径

EN 途径包括口服和管饲。

（1）口服

EN 可通过口服方法进行。但是，如果按照日常饮食习惯口服 EN 制剂，则多数患者因不能耐受 EN 制剂而依从性差，往往难以达到治疗效果。为提高患者对口服 EN 制剂的耐受性以及依从性，可采用下列改良方法口服：选择合适的 EN 制剂，按照说明书每次兑好 300 ml，置于保温杯中，保温于 40℃左右，每 3 ~ 5 min 口服 30 ~ 50 mL，同时予降低肠道敏感性、改善肠道微生态以及促进消化吸收的药物辅助治疗。这种改良口服方法常常能够明显提高患者的耐受性及依从性，从而顺利完成 EN 治疗。通过改良口服方法进行 EN 具有管饲的效果，没有管饲的副作用，能够让 CD 患者少花钱、少痛苦、好得快。

有部分学者认为，当口服补充量超过 600 kcal/d 时建议管饲。其原因为管饲可保证 EN 摄入量，提高营养支持治疗效果。但实际上，不少患者不容易接受管饲。因此，需要医务人员做好宣教，尤其针对口服摄入不足的患者。

（2）管饲

管饲方法包括鼻胃管、鼻肠管、经皮胃镜下胃造口（percutaneous endoscopic gastrostomy，PEG）和手术胃肠营养性造瘘或营养性空肠造瘘等。

鼻胃管是最常见的管饲途径，其操作简单，适用于绝大多数患者。盲法放置的鼻胃管应被证实导管在位方可使用，必要时可通过 X 线检查确认。为避免反流，管饲时卧床患者应处于头高足低位（30°~40°）。喂养从较低速度开始（25 ml/h），并根据患者的耐受程度在 48~72 h 逐渐增加至目标量。建议采取持续泵注的方法进行管饲。持续泵注能够提高胃肠道耐受性，改善吸收，增加输注量，减少 EN 并发症。管饲期间应监测胃排空情况，避免呕吐和误吸。有胃排空障碍、幽门或十二指肠狭窄、高位（十二指肠或高位空肠）CD 等误吸风险的患者，应采用鼻空肠管进行幽门后喂养。胃镜引导下放置鼻空肠管是最常用的方法之一。预计管饲时间在 4 周内时，应使用鼻饲管喂养；如超过 4 周或患者不耐受，推荐选择 PEG。CD 患者使用 PEG 并不增加胃瘘和其他并发症的风险。然而，需要长期鼻饲（>4 周）的患者多在院外，且不容易接受 PEG 治疗。因此，临床医生需要定期随访患者，监测并处理鼻饲相关并发症。由于 EN 涉及胃、空肠管鼻饲以及口味、腹泻等问题，EN 在成人 CD 患者中的接受程度和依从性逊于儿童患者。对需长期 EN 治疗的患者，特别是生长发育迟缓的儿童，夜间管饲有一定的优势，可减少对患者日常生活的影响。研究发现，儿童患者可快速自行置入鼻饲管，且每晚可输注 1 000 kcal，白天则继续正常饮食，其生长发育得到显著改善。

通过管饲进行 EN 的实质是通过置管强制性地缓慢持续滴注营养制剂，从而提供足够的能量来达到治疗目的。如果患者无法通过口服来进行 EN，选择通过管饲来进行 EN 是合适的。如果有会咽部功能障碍、上消化道狭窄或穿透性病变时，还需要行胃造口留置空肠营养管，创造条件进行管饲。但是，管饲是昂贵的，而且管饲具有侵入性，可能引起咽喉部损伤，可能引起误吸及吸入性肺炎。相对而言，通过改良口服方法进行 EN 简单易行，不会影响学习、工作和生活，没有明显的不良反应，加上辅助治疗，多数患者有良好的耐受性和依从性，也符合正常人的心理和生理。因此，EN 的首选路径不是管饲，而是通过改良方法进行口服。

（3）EN 种类

根据摄入量占营养需求总量的比例，EN 分为全肠内营养（exclusive enteral nutrition，EEN）和部分肠内营养（partial enteral nutrition，PEN）。EEN 指营养完全由 EN 提供，不摄入普通饮食。PEN 指在进食的同时通过 EN 补充至少 50% 的营养。

以纠正营养不良为目的时，可用 EEN，也可用 PEN。PEN 作为一般饮食的辅助治疗，目的是改善营养状态和维持缓解。PEN 添加量根据患者营养不良状况和耐受情况来决定，治疗终点为营养状况恢复正常。营养治疗用于诱导活动期 CD 缓解时，应采用 EEN。EEN 是诱导儿童急性期 CD 缓解的一线治疗方案。研究证实，EEN 能够诱导 85% 的初诊 CD 患儿缓解。而对于成人患者，GCS 治疗失败或不耐受以及有药物禁忌证时，EEN 可作为诱导缓解的一种替代方案。EEN 诱导缓解率高于 PEN。

（二）PN

PN 因能使肠道处于完全休息状态，其可使部分患者达到短期缓解。然而，迄今为止还未有大型随机对照研究报道过单一肠外营养对 CD 的治疗作用。因此，PN 在 CD 作为辅助治疗的作用有限。此外，接受 PN 的 CD 患者更易出现静脉血栓、导管相关脓毒症、胃肠功能减退后肠黏膜屏障功能破坏、代谢并发症及肝功能不良等并发症。EN 已经被证实与 PN 同样有效，但是成本更低、副作用也更小。因此，CD 患者进行 PN 的目的主要是针对 EN 无法实施或 EN 无法达到目标量（＜总能量需求的 60%）的患者维持营养状态或纠正营养不良。对于促进瘘管愈合和修复肠黏膜功能，PN 与 EN 相比不占优势。

1. PN 适应证

（1）继发短肠综合征早期或伴顽固性腹泻。

（2）高流量小肠瘘（≥500 mL/d）无法实施 EN。

（3）低位肠梗阻无法实施 EN，或高位肠梗阻无法将肠内营养管放过梗阻部位。

（4）高低位间的肠内瘘（胃 – 结肠内瘘或十二指肠 – 结肠内瘘）无法实施 EN。部分患者可通过留置空肠营养管进行 EN。

（5）肠瘘造成的腹腔感染、腹腔脓肿未得到控制。

（6）不耐受 EN 的其他情形，如肠腔严重狭窄、SBS、顽固性呕吐、严重腹胀或腹泻、严重的肠动力障碍，或由于其他原因无法建立 EN 途径。

2. PN 途径的选择与建立

经周围静脉向中心静脉置管并发症少，应为首选。只有在预计使用 PN 时间较短（10～14 d）和 PN 的渗透压≤850 mOsm/L 时，方可采用周围静脉输注，并应警惕血栓性静脉炎。其他多数情况应通过周围静脉插入的中心静脉导管或中心静脉穿刺置管输注 PN。通常采用单腔静脉导管输注 PN，因为导管管腔越多，接口越多，污染的可能性越大。右侧锁骨下途径进行中心静脉置管最为常用。股静脉置管极易污染，容易形成静脉血栓。高位颈内静脉置管难以护理，容易污染，故不常采用。

3. PN 配方

CD 患者能量需求应按非蛋白热卡：氮量 =（100–150）kcal：1 g 的比例提供氮量。总能量构成中，脂肪应占非蛋白热卡的 30%～50%。不推荐使用 ω –6 PUFA 作为唯一的脂肪来源，可选择中长链脂肪乳剂或含有 ω–3 PUFA 的脂肪乳剂。尚无证据支持在 PN 中添加谷氨酰胺或鱼油对 CD 患者有益。

第六节　CD 并发症的营养治疗

一、肠梗阻

肠梗阻并非 EN 的绝对禁忌证。CD 并发肠梗阻时应进行相关检查，了解梗阻原因（活动性炎症或纤维化）以及是不全性肠梗阻还是完全性肠梗阻，并了解有无肠绞窄。活动性炎症造成的完全性梗阻，建议采用全肠外营养（total parenteral nutrition，TPN）联合药物（如激素）诱导缓解。如肠道部分恢复通畅，可以通过口服或管饲进行 EN，当 EN 达不到全量时，缺少的热卡通过 PN 补足，并逐渐过渡到 EEN。对高位（十二指肠 / 幽门）梗阻，治疗开始即可置管至梗阻远端行 EEN，置管不成功者采用 TPN 联合药物的治疗措施，待梗阻部分缓解后，再尝试置管至梗阻远端做 EEN。梗阻近端的消化液可以收集后经导管回输。低位梗阻时如保守治疗（禁食、补液、肠道减压等）无法缓解，可行梗阻近端肠外置造口，造口成功后给予 EN 和药物治疗。诱导缓解后，可视情况继续内科治疗或行内镜下狭窄扩张，有手术指征者应在纠正营养不良后进行确定性手术。活动期不全性肠梗阻者应努力尝试 EEN，若不耐受则采用 EN+PN，诱导缓解并纠正营养不良后有手术指征者进行确定性手术。纤维化所致梗阻者若无营养不良，可先考虑内镜治疗，若内镜治疗不成功或反复发作时应进行手术治疗；合并营养不良时，无急诊手术指征者待纠正营养不良后再手术。对于严重狭窄的患者，减少饮食中的纤维含量有助于减少腹痛和肠梗阻的风险。

二、腹腔脓肿和肠外瘘

腹腔脓肿和肠外瘘是 CD 的严重并发症。治疗分为即刻、早期和后期处理，联合抗感染治疗是必须的。即刻处理主要指腹腔脓肿的充分引流，是治疗关键。引流方法包括经皮穿刺置管引流和手术引流，首选前者。合并营养不良者应给予营养治疗并控制活动期炎症，营养状况改善后如存在手术指征实施确定性手术。如脓肿得到充分引流，EN 改善营养状况的效果优于 PN。

营养治疗早期可选择 PN，肠功能恢复并建立 EN 途径后，应进行 EEN。明确瘘管解剖部位对制订 EN 方案至关重要：低位肠外瘘可利用瘘管以上肠管实施 EN；高位高流量（≥500 mL/24 h）肠外瘘可将收集的消化液输入瘘口以远的小肠，同时给予 EEN。但 PN 能够减少瘘口肠液流出量，并可能提高瘘口愈合率。某些单纯性小肠瘘经 PN 或 EN 治疗后有可能愈合。

三、肠内瘘

高低位间的肠内瘘（胃 – 结肠内瘘或十二指肠 – 结肠内瘘）可置管至瘘口以下空肠，利用被旷置的小肠进行 EEN；肠 – 膀胱瘘及肠 – 阴道瘘患者能够耐受 EEN，也应使用，但需要选择低渣制剂。

第七节 围手术期的营养治疗

CD 患者术前营养不良（BMI < 18.5 kg/m^2、6 个月内体重丢失 > 10% ~ 15%、白蛋白 < 30 g/L）可增加术后并发症发生率、临床和内镜复发风险甚至增加再次手术率。对于营养不良的 CD 患者，术前营养优化治疗对改善术后结局至关重要。对于肠道耐受较好的 CD 患者，术前 EEN 已被推荐为择期手术前必要的优化治疗措施，以达到术前预康复的目的：改善营养不良、减轻炎症反应和停用可能增加手术风险的药物，从而改善患者的手术结局、降低手术难度、缩短手术时间、减少术后并发症、缩短住院时间、降低术后再发等。对于重度活动性疾病且无法耐受 EEN 的患者，术前 TPN 治疗 7 ~ 15 d 不仅可改善营养状态，还可减少术后非感染性并发症的发生率。围手术期营养治疗联合加速康复理念（ERAS）可进一步促进患者早期康复。

围手术期营养优化治疗流程（图 12-1）：因大部分 CD 患者存在营养不良，对拟行择期手术的 CD 患者，推荐至少 4 周 EEN 支持治疗，采用鼻饲管滴注或泵入方式。推荐摄入能量为 25 ~ 35 kcal/（kg·d），具体摄入能量依据患者的基础 BMI 值及目标体重进行个体化选择。术后可早期开始小剂量鼻饲 EEN 或口服营养液，依据患者肠道功能恢复状况，逐渐加量或恢复正常饮食。术后早期 EN 是 ERAS 的重要内容，不仅能够促进肠道运动功能恢复，改善营养状况，而且有助于维护肠黏膜屏障功能，降低感染发生率，缩短术后住院时间。

第八节 并发症及防治

一、EN 治疗的并发症及防治

EN 相较 PN 安全，但使用不当也可能发生严重并发症，包括胃肠道并发症（腹

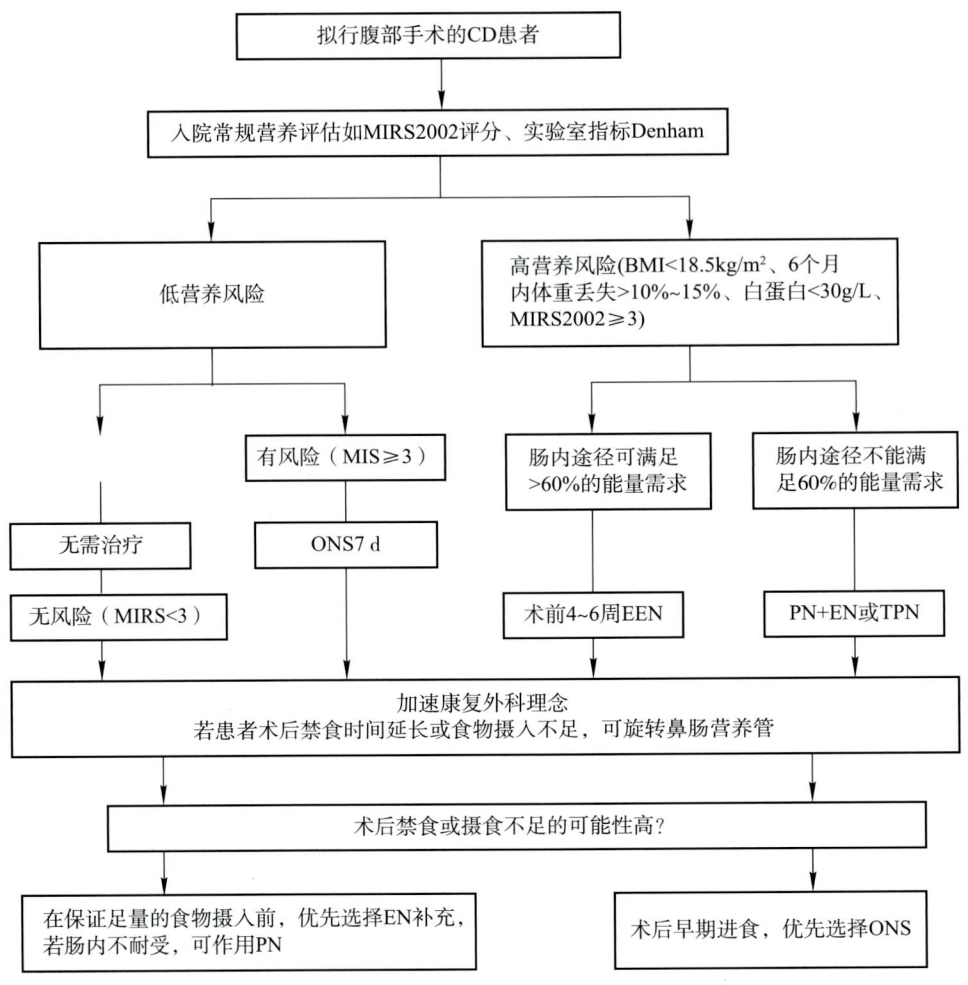

```
                    拟行腹部手术的CD患者
                           ↓
          入院常规营养评估如MIRS2002评分、实验室指标Denham
```

■ 图 12-1 围手术期营养流程

泻、恶心、呕吐、腹胀）、代谢并发症（脱水、电解质异常、高血糖症）、感染并发症（吸入性肺炎、腹膜炎、鼻窦炎）及导管相关并发症（鼻咽部黏膜损伤、PEG造口旁瘘、喂养管堵塞或异位、导管错误连接、喉头水肿甚至窒息等）。EN的并发症应重在预防，操作过程中必须遵循相关规范。采用管饲、缓慢增加输注量、适当加温、防污染等措施能够减少并发症的发生。

无论是何种EN制剂，无论是口服还是管饲，大多数CD患者在EN时都会发生胃肠道并发症。此时首先可以通过调节EN制剂的种类、数量、时机等方法改善CD患者的症状，其次口服或与EN制剂一起管饲调节胃肠道功能、促进消化的药物，通常能明显改善CD患者对EN制剂的不耐受。常用的药物包括坦度螺酮片（每次1片，每日3次）、斯巴敏或得舒特片（每次1片，每日3次）、思连康片（每次1~2片，每日3次）、泌特肠溶片（每次1片，每日3次）。沙利度胺不仅通过多种机制发挥抗炎作用，还能够同时调节脑肠轴以及内脏运动和感觉功能，对于改善CD患者 EN 的不耐受具有重要作用。重度营养不良者在 EN 初期应特别警惕再喂养综合征（refeeding syndrome）。ASPEN 推荐的 EN 应用流程（图 12-2）可以在一定程度上减少 EN 并发症的发生。流程包括了初次患者评估，EN 的配方推荐，输注设备选择，EN 处方开出，EN 医嘱校对，选择和准备 EN 产品，EN 产品标签贴注和分发，EN 实施，EN 监测和再评估，每步都需要详细记录。

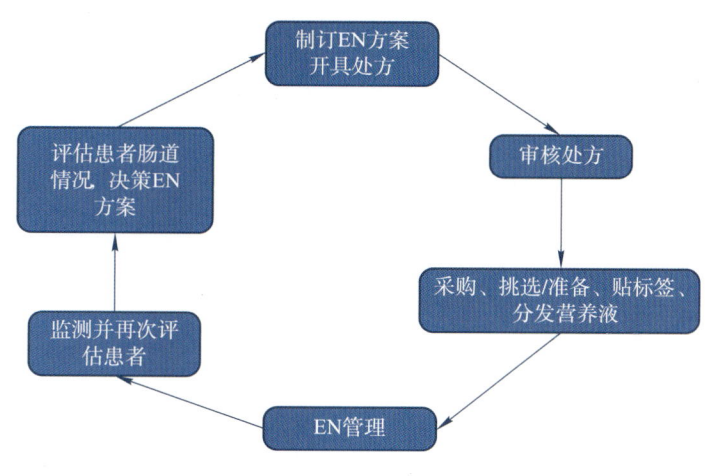

■ 图 12-2　ASPEN 推荐 EN 应用流程

二、PN 的并发症及防治

PN 并发症包括导管相关并发症（穿刺损伤、导管异位、导管堵塞或折断、空气栓塞、血栓形成等）、感染并发症（导管相关感染、营养液污染等）、代谢并发症（血糖波动、水电解质紊乱、微量元素和维生素缺乏、脂代谢异常等）、脏器功能损害（如 PN 相关性肝损害）等。部分并发症可以通过严格遵循相关规范加以预防，但有些并发症如脏器功能损害原因尚不十分清楚，防范措施是积极使用 EN。再喂养综合征是重度营养不良患者营养支持治疗初期的严重并发症，病死率高，治疗效果差。该并发症重在预防，具体措施是准确识别高危患者，对重度营养不良者要密切监测血磷、维生素 B_1、烟酸等微量元素和维生素水平，在补充宏量营养素之前先重点纠正微量营养素和维生素缺乏。CD 患者血栓发生率高，PN 会诱发甚至加重高凝状态及血管栓塞性病变，因此，在实施 PN 时应注意预防。

第九节　营养治疗小组

按照国内外有关共识及指南，存在营养不良的 CD 患者应给予合适的治疗，否则可能出现预后不良、并发症发生率、死亡率增高以及生活质量降低。但由于 CD 营养评估和治疗比较复杂，营养治疗也存在一些并发症可能，并与患者预后及医疗费用密切相关。某些国家规定需要建立营养治疗小组（nutrition support teams，NST）控制营养治疗的质量。在管理层面规范营养治疗可以使患者更多地获益。NST 最初包含了医生、营养师、护士、药师及其他相关专业人士，后来其组成根据医院人力资源的不同可有所差别。NST 主要任务是建立和实施最新的营养治疗临床路径为患者服务，包括了营养评估，实施组织架构，建立随时更新的临床路径、查房、临床实践登记制度以及继续教育等。研究已经证实 NST 可以提高临床营养实施的质量，并改善成本效益。

（朱维铭　周伟　贾燕　范如英　贺程程　李明松）

主要参考文献

［1］Massironi S，Rossi R E，Cavalcoli F A，et al. Nutritional deficiencies in inflammatory bowel disease：therapeutic approaches [J]. Clin Nutr，2013，32（6）：904-910.

［2］Sarbagili-Shabat C，Sigall-Boneh R，Levine A. Nutritional therapy in inflammatory bowel disease [J]. Curr Opin Gastroenterol，2015，31（4）：303-308.

［3］Boullata J I，Carrera A L，Harvey L，et al. ASPEN safe practices for enteral nutrition therapy task force，American society for parenteral and enteral nutrition ASPEN safe practices for enteral nutrition therapy [J]. JPEN J Parenter Enteral Nutr，2017，41（1）：15-103.

［4］Forbes A，Escher J，Hébuterne X，et al. ESPEN guideline：clinical nutrition in inflammatory bowel disease [J]. Clin Nutr，2017，36（2）：321-347.

［5］中华医学会消化病学分会炎症性肠病学组，中华医学会肠外与肠内营养学分会胃肠病与营养协作组 . 炎症性肠病营养支持治疗专家共识（第二版）[J]. 中华炎性肠病杂志，2018，2（3）：154-172.

［6］Sturm A，Maase Cr，Calabrese E，et al. ECCO-ESGAR guideline for diagnostic assessment in CD part 2：CD scores and general principles and technical aspects [J]. J Crohns Colitis，2019，13（2）：144-164.

［7］Liu J J，Rosson T B，Xie J J，et al. Personalized inflammatory bowel disease care reduced hospitalizations [J]. Dig Dis Sci，2019，64（7）：1809-1814.

［8］Bischoff S C，Escher J，Hébuterne X，et al. ESPEN practical guideline：clinical nutrition in inflammatory bowel disease [J]. Clin Nutr，2020，39（3）：632-653.

第十三章
内镜治疗

CD 为节段性、透壁性慢性肠道炎症，病情常呈缓慢进展。随着病变进一步发展，容易出现肠道狭窄和穿透性病变，部分患者也可以出现消化道大出血及肠道癌变。对于 CD 的这些临床表现，药物治疗无效时就可能需要内镜治疗。CD 患者内镜治疗的主要目并非治疗 CD 本身，而是解决 CD 的并发症，让患者渡过难关，尽量减少或者推迟外科手术。随着病程的延长，大部分（有报道高达 85%）CD 患者最终不可避免地因为各种并发症而需要外科手术治疗。部分患者在手术治疗后还会出现疾病复发、吻合口瘘、吻合口狭窄等，可能仍然需要再一次的内镜治疗。由于 CD 的疾病特点，CD 患者的内镜治疗在技术上要求更高。

第一节 肠道狭窄

CD 相关肠道狭窄（CD-associated intestinal stricture，CDAIS）包括长期慢性炎症导致的原发性肠道狭窄和术后的吻合口狭窄等。少数情况是局部癌变引起的狭窄。即使在药物治疗的情况下，在 CD 的整个病程中，30%~50% 的患者会出现不同程度的 CDAIS，常见的狭窄部位是回肠、盲肠、十二指肠、乙状结肠和直肠肛管等。

CDAIS 有多种分类方法。根据组织病理学，可分为炎性、纤维性和混合性狭窄，这一分类并无严格的界限，是同一疾病不同阶段的表现。炎性狭窄是肠壁炎症反应导致的黏膜鹅卵石样改变、肠壁充血水肿、淋巴组织增生等造成肠腔痉挛、狭窄或堵塞，在控制炎症反应、减轻组织水肿、诱导炎症缓解之后，炎症性狭窄通常可获得不同程度的缓解。纤维性狭窄常有肠壁纤维化和瘢痕所致。很大比例的 CDAIS 是在纤维化基础上炎症活动导致的，即混合性狭窄。根据狭窄部位炎性成分和纤维化成分的不同，可能采取的治疗措施和预后也不一样。但是，目前要完全鉴别炎性和纤维化性狭窄尚存在不少困难。此外，CDAIS 还可以分为短狭窄（<4~5 cm）和长狭窄（≥4~5 cm）；单发或多发狭窄；溃疡型、膜型或梭型狭窄；单纯型或复杂型

狭窄（如伴有狭窄近端肠管扩张、瘘管或脓肿）等。

CDAIS 对患者的生活质量、治疗方法选择和临床预后等都有明显的不良影响。如果 CDAIS 导致明显的肠梗阻症状，则需要进一步治疗以解除梗阻，避免更严重的并发症（如肠道穿孔、感染等），而内镜治疗是首选方案。

一、内镜治疗指征

CD 患者肠道狭窄的内镜治疗适应证、禁忌证与其他原因肠道狭窄的内镜治疗大致相似，但是也有明显的不同。

1. 适应证

伴有明显肠梗阻症状、且狭窄段长度 < 5 cm 的肠管狭窄。通常适用于肠梗阻明显的纤维性狭窄。肠梗阻不明显的炎性和混合性肠管狭窄通常首先考虑药物治疗缓解狭窄及肠梗阻，无效时再考虑内镜治疗。

2. 禁忌证

有胃肠镜检查禁忌证；活动期 CD，炎症明显；成角性狭窄；狭窄处有溃疡、穿孔、窦道、瘘管、脓肿；狭窄段长度超过 5 cm；有明显出血倾向等。

二、内镜治疗方法

内镜治疗的短期目标是解除症状，长期目标是避免或推迟外科手术。内镜治疗后如果再次狭窄，可以重复治疗，若多次内镜治疗无效，则应考虑外科手术治疗。

肠道狭窄的内镜方法包括留置肠梗阻导管（placement of intestinal obstruction catheter，PIOC）、内镜下球囊扩张（endoscopic balloon dilation，EBD）、内镜下狭窄切开术（endoscopic stricturotomy，EST）、内镜下支架植入术（endoscopic stent placement，ESP）、内镜下注射术（endoscopic intralesional injection，EII）等。

（一）内镜留置肠梗阻导管

内镜留置肠梗阻导管（PIOC）简单、易行。经肛门的 PIOC 一般适合于较低位肠道狭窄（包括炎性、纤维性和混合性狭窄）、患者全身状况差、肠道炎症较重而无法耐受其他内镜治疗或手术治疗。本方法属于临时过渡性治疗措施，待肠道梗阻症状解除、肠道炎症好转和全身状况好转之后，再根据病情决定是否需要后续的其他内镜治疗或者外科治疗。

（二）内镜下球囊扩张

内镜下球囊扩张（EBD）是治疗各种类型良性狭窄（主要包括纤维性和混合性狭窄）的首选方法。EBD 简单、易行，技术要求相对较低。EBD 术后复发率较高，约 1/3 的患者在初次扩张后 1 年内需要第二次扩张。为避免扩张时引起肠道穿孔，EBD 多于缓解期或炎症得到明显控制后进行（图 13-1）。

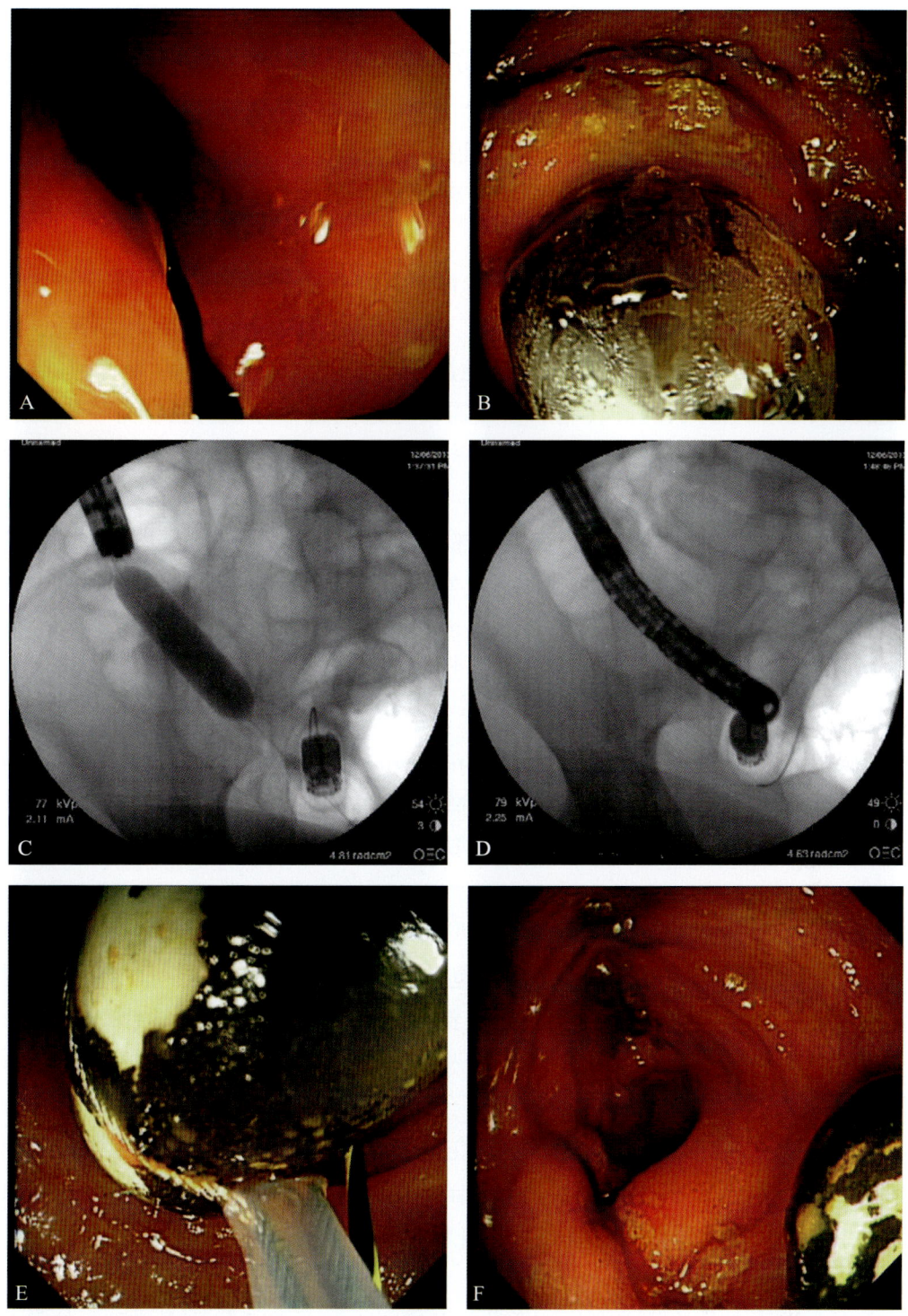

■ 图 13-1　回盲部狭窄并胶囊嵌顿的球囊扩张治疗

临床确诊的CD（复发型，回结肠型，活动期，重度），以IFX及AZA治疗后复查SBCE，影像学检查见胶囊嵌顿于回肠末端，结肠镜检查见回盲部狭窄（A），行球囊扩张术后，狭窄处扩张到直径达20 mm（B、C、D），并顺利取出胶囊（E、F）

（三）内镜下狭窄切开术

内镜下狭窄切开术（EST）是使用针刀或 isolate-tip 刀将狭窄部位切开一定的深度和长度，从而解除肠道狭窄。EST 适合于短段肠道狭窄、吻合口纤维性狭窄，尤其是膜性狭窄。由于 EST 出现出血和穿孔的风险较高，EST 对内镜操作技术要求较高，而且宜于缓解期或炎症得到明显控制后进行。

（四）内镜下支架植入术

内镜下支架植入术（ESP）先在内镜直视下放置导丝，然后顺着导丝放置可回收覆膜金属支架或塑料支架。ESP 简单、有效，能够快速解除狭窄导致的肠梗阻症状。ESP 与肠梗阻导管一样，属于临时性过渡措施，待肠道梗阻症状解除、肠道炎症明显好转以及全身状况好转之后，还需要考虑内镜治疗或外科治疗。此外，要关注 ESP 后支架移位和脱落。

（五）内镜下注射术

在 EBD 或 EST 的同时，在肠管狭窄部位注射 GCS、干细胞等，以期抑制肠管局部炎症活动及肠壁纤维化，预防肠道再狭窄。但是，内镜下注射术（EII）即使有潜在的疗效也无法短期内发挥效力、缓解肠梗阻症状，因此，EII 不能作为肠道狭窄内镜治疗的首选措施和单一治疗措施，常常与 EBD 或 EST 同步进行。目前不推荐在肠道狭窄部位注射长效 GCS，因为效果并未获得验证。有研究发现，在肠道病灶内注射针对碳水化合物硫转移酶 15（Carbohydrate sulfotransferase 15，CHST15）的 iRNA，可以抑制病灶中的成纤维细胞活性，减少纤维化和狭窄风险。还有其他类似的研究（如注射干细胞），期待将来有解决纤维和狭窄的有效方法。

三、并发症

CD 肠道狭窄内镜治疗的主要并发症包括肠道出血、肠壁撕裂、肠穿孔等。这些并发症可以在内镜下治疗，如果内镜下处置失败，则需要考虑外科治疗。

四、注意事项

术前充分了解患者一般情况、CD 病变的基本情况及 CDAIS 的部位、狭窄类别、判断狭窄性质和数量是选择正确的内镜治疗方法的基础。因此，在内镜治疗之前，应该对患者的病情（包括肠道情况、全身状态等）进行详细评估，包括各种影像学方法（包括 X 线）检查。

原则上需要充分的肠道准备。干净的肠道是内镜治疗（特别是 EST）的基本前提条件，但是不少 IBD 患者由于全身状况差、肠道狭窄引起明显的肠梗阻症状等，往往无法进行常规、充分的肠道准备，如果病情和时间允许，可以在内镜治疗之前数天开始饮食管理、少量多次的缓泻剂口服、生理盐水灌肠等，尽量使肠道内环境能够满足内镜治疗的要求。

充分的医患沟通非常重要。内镜治疗并不能治疗 CD 本身，只能在一定时间内解除肠道狭窄及其所致的肠梗阻症状，暂时避免或推迟手术治疗时间。内镜治疗后如果再次狭窄，可以重复治疗，若多次内镜治疗无效，则应考虑外科手术治疗，但术后并发症风险增加。

IBD 相关的肠道狭窄、吻合口狭窄的内镜治疗（特别是 EST），需要经过严格培训的 IBD 内镜医师来操作，以减少内镜治疗相关的并发症。

第二节　瘘管和脓肿

瘘（fistula）和脓肿（abscess）是 CD 的重要临床特征之一，是 CD 长期疾病过程出现的穿透性不良事件，可以出现在 CD 诊断时或 CD 病程早期。在炎症慢性发作的过程中，炎症的肠壁非常容易与邻近的肠管、脏器或组织（如膀胱、阴道、肠系膜或腹膜后组织等）发生粘连，形成内瘘（internal fistula）。外瘘（external fistula）则是炎症的肠壁经腹壁或肛门周围组织而通向体外。脓肿多伴发于内瘘和外瘘，也可以单独存在。

一、瘘的分类

根据瘘的定义，CD 瘘在肠腔内有一个原发开口（primary opening，PO，简称入口），在另一个肠段肠腔、皮肤或邻近器官有另外一个继发开口（secondary opening，SO，简称出口）。CD 瘘可以是 CD 本身疾病引起的（原发性瘘），也可以是其他继发因素引起的（继发性瘘），如内镜检查时出现的肠穿孔或术后吻合口漏。

根据病因、瘘起源部位的炎症情况、长度（短瘘 < 3 cm、长瘘 ≥ 3 cm）、复杂性（单纯瘘，simple fistula；复杂瘘，complex fistula）和相关因素（如是否伴随肠道狭窄、脓肿、恶性变等），可对 CD 瘘进行分类（表 13-1），这些分类有助于临床医师选择合适的治疗方案。

表 13-1　CD 瘘的分类

瘘入口起源	类型
胃	胃小肠瘘（gastroenteric fistula）
	胃结肠瘘（gastrocolonic fistula）
	胃皮肤瘘（gastrocutaneous fistula）

续表

瘘入口起源	类型
小肠	小肠小肠瘘（enteroenteric fistula）
	小肠结肠瘘（enterocolonic fistula）
	小肠皮肤瘘（enterocutaneous fistula）
	小肠输尿管瘘（enteroureter fistula）
	小肠子宫瘘（enterouterine fistula）
	小肠膀胱瘘（enterovesical fistula）
结肠	结肠小肠瘘（coloenteric fistula）
	结肠结肠瘘（colocolonic fistula）
	结肠皮肤瘘（colocutaneous fistula）
	结肠子宫管瘘（colouterine fistula）
	结肠膀胱瘘（colovesical fistula）
	结肠输卵管瘘（colofallopian tube fistula）
直肠	直肠阴道瘘（rectovaginal fistula）
	直肠膀胱瘘（rectovesical fistula）
	直肠输卵管瘘（rectofallopian tube fistula）
肛瘘	括约肌间瘘（intersphincteric fistula）
	经括约肌瘘（transphincteric fistula）
	括约肌上瘘（supraspincteric fistula）
	括约肌外瘘（extrasphincteric fistula）
回肠储袋瘘（Hartmann 瘘）	储袋储袋瘘（pouch–pouch fistula）
	储袋膀胱瘘（pouch–bladder fistula）
	储袋阴道瘘（pouch–vaginal fistula）
	储袋皮肤瘘（pouch–cutaneous fistula）

二、内镜治疗

宜根据 CD 总体病情评估以及瘘和脓肿的具体情况选择合适的综合性治疗措施。瘘的内镜治疗目的是充分引流，治愈瘘管，防止简单瘘管形成分支而变为复杂瘘管。瘘的内镜治疗包括两个方面：通过闭合瘘的入口来减少瘘的引流量；打开瘘的出口并充分引流。脓肿的内镜治疗则侧重于内镜切开脓肿引流或置管引流脓肿。目前临床上应用或者尝试应用的 CD 内镜治疗内容见表 13-2。

（一）内镜下瘘管切开术

内镜下瘘管切开术（endoscopic fistulotomy，EFT）是从肛周瘘管的外科瘘管切开术（surgical fistulotomy）演变而来的，是治疗短的、紧邻结直肠的原发性或继发性肛

表 13-2　CD 相关瘘和脓肿的内镜治疗技术

内镜治疗方法	方式	适应证
内镜下瘘管切开术	瘘管切除术	短、浅的单纯性瘘管，有效
内镜引流术	内镜下挂线治疗	肛瘘，有效
	支架植入术	腹腔、盆腔脓肿，有效
内镜下注射术	纤维蛋白胶	肛瘘，可行
	干细胞	理论上可行
	生物制剂	单纯性肛瘘，可行、可能有效
内镜下瘘管夹闭术	TTSC 夹	急性肠穿孔、小的新鲜瘘管
	OTSCs 夹	急性或慢性肠穿孔 / 漏；肠皮瘘，特别是术后吻合口漏形成的瘘
	内镜缝合术	急性或慢性肠穿孔或肠病缺损
	金属支架置入术	急性吻合口漏

瘘的有效方法。EFT 的主要原则是将瘘管的腔道切开、使窦腔与肠腔形成一体，预防瘘管分支形成和脓肿形成。EFT 适合于短的（长度 < 3 cm）、浅表的（厚 < 2 cm）回肠 – 盲肠瘘、肛周瘘管、储袋 – 储袋瘘。一项研究发现，EFT 可以使近 90% 的瘘完全闭合。目前多数学者认为，该技术疗效尚不确定，而且穿孔和出血风险大，临床应用还有待进一步研究。

（二）内镜引流术

内镜引流术（endoscopic drainage，ED）可用于治疗肛周脓肿和腹腔脓肿，包括内镜下挂线治疗术（endoscopic seton placement，ESP）和内镜下猪尾巴支架植入术（endoscopic pigtail stent placement，EPSP）。

ESP 适用于肠腔瘘口（内口）清晰但是又引流不畅的肠皮瘘，尤其是有脓肿相通的肠皮瘘。ESP 的基本方法是先在软的导丝尾端绑上挂线，将导丝从瘘的出口（外口）插入、穿过瘘管腔、从瘘的内口穿出，在内镜辅助下用活检钳夹住导丝，并逐步将导丝引出体外，去掉导丝，将挂线绑定。

EPSP 适合于无法经皮穿刺引流又紧邻结直肠的腹盆腔脓肿、直肠周围脓肿、外科术后吻合口瘘导致的脓肿等。EPSP 的基本方法是在超声内镜引导下，打开与脓肿紧邻的肠壁，然后留置放猪尾巴支架引流脓肿。

（三）内镜下注射术

内镜下注射术（endoscopic injection，EJ）是在 CD 瘘管内注射能够促进瘘管闭合的注射物，包括纤维蛋白胶（fibrin glue）、IFX 等生物制剂及干细胞等，来促进瘘管愈合。EJ 目前处于试验阶段，可能适用于因瘘管内壁上皮化而难以愈合的瘘管。纤维蛋白胶可与人纤维蛋白原、因子XIII、纤溶酶原、凝血酶和牛抑肽酶等一起使用。内镜下注射治疗可以单独使用，也可以与其他治疗措施（如挂线治疗等）联合使用。

1. 纤维蛋白胶

注射纤维蛋白胶对治疗单纯性和复杂性肛瘘是有效、可行的。从理论上讲，通过肛门镜或肠镜，将纤维蛋白胶混合物注射到瘘管的内口（入口），或者入口与出口同时注射，可能更加有效。这种注射方法不但适用于肛瘘，也同样适用于肠皮瘘、直肠阴道瘘、储袋阴道瘘等。内镜下纤维蛋白胶注射对单纯性肛瘘的效果不如常规方法（如瘘管切除术、挂线治疗等），可能对复杂瘘管更有效，但对肛瘘远期闭合的效果并不理想。

2. 生物制剂

局部注射生物制剂（如 IFX、ADA）可用于治疗久治不愈的、不伴有脓肿的 CD 肛周瘘管。这些药物可以注射在瘘管的周围，也可以通过瘘的入口或出口注射在瘘管的壁内。局部注射治疗需要在 CD 系统性治疗基础上实施。一项荟萃分析发现这种疗法可以使 40%~100% 的患者获得短期完全或部分应答。

3. 干细胞

骨髓来源或脂肪组织来源间充质干细胞注射治疗 CD 肛瘘。一项多中心随机双盲对照研究注射脂肪组织来源间充质干细胞对 CD 肛瘘的疗效，结果发现，注射组 24 周的缓解率是 50%（对照组为 34%，$P = 0.024$）、52 周的缓解率是 59.2%（对照组为 41.6%，$P = 0.014$）。尽管内镜下注射技术是可行的，但是，到目前为止内镜注射治疗对 CD 肛瘘的效果都不是太理想，新的干细胞注射技术似乎有效，但仍需要进一步探索。

（四）内镜下瘘管闭合术（endoscopic closure）

理论上，在内镜下闭合瘘管的原发开口（入口）可以减少瘘管引流量，防止脓肿形成和发展。临床上有少量研究尝试利用 TTSC 夹（through-the-scope clips）或 OTSCs 夹（over-the-scope clips）治疗 CD 肛瘘，获得了一定的近期疗效，但对 CD 肛瘘的远期疗效还需要进一步观察。此外，内镜缝合术（endoscopic suturing）和内镜下自膨胀覆膜金属支架置入术（endoscopic self-expanding metal stent）也被尝试用于 CD 相关瘘的治疗。

由于活动期 CD 患者的消化道管壁因为管壁全层炎症而脆弱，不仅难以支撑钳夹管壁或缝合管壁，而且会因为钳夹或缝合导致瘘口变得更大。因此，目前并不主张内镜下瘘管夹闭术和缝合术用于活动期 CD 窦道和瘘管的治疗。内镜下可回收自膨胀覆膜金属支架置入术可尝试用于肠腔内瘘口明确的肠瘘治疗。

CD 相关的瘘管和脓肿的内镜治疗对术者临床经验和技术的要求都非常高，必须由具有丰富经验的 IBD 内镜专家来进行，以提高疗效、减少内镜治疗导致的医源性并发症。在选择内镜治疗方案和治疗时机时，需要基于多学科进行充分讨论和充分的医患沟通，认真做好术前准备。内镜治疗必须基于系统性检查和综合性治疗。一旦出现内镜治疗相关并发症（如大出血、肠壁撕裂或穿孔等），应首先考虑内镜下妥善处置，如果内镜无法成功处置，需要请外科协助治疗。

第三节　癌前病变和早期肠癌

反复发作或持续发作的肠道炎症是 CD 肠道癌变的主要危险因素，随着病程的延长、长期免疫抑制药物的应用，肠道癌变的风险也相应增加。因此，对于病程较长的 CD 患者，应定期接受内镜 + 病理监测，以期早期发现癌前病变和早期癌变，并予以积极的治疗。CD 相关的肠道癌变多发于结直肠，较少发生于小肠。同时，CD 相关肠道癌变还具有多灶性。

对于 CD 相关的肠道癌前病变的筛查依赖于染色内镜和超声内镜及活检标本病理学检查结果。病理学上，CD 相关的异型增生可分为 4 个级别：阴性 / 再生性上皮（negative/regenerating epithelium）；可疑异型增生（indefinite for dysplasia）；低级别异型增生（low-grade dysplasia）及高级别异型增生（high-grade dysplasia）。根据内镜下病变是否可见，CD 相关的异型增生（colitis-associated dysplasia）被区分为内镜可见病变（endoscopically visible lesion）和内镜不可见病变（endoscopically invisible lesion），前者又分为息肉样病变（polypoid lesion）和非息肉样病变（nonpolypoid lesion）。

对于内镜检查已经发现的癌前病变和早期癌变，应根据患者的情况选择适当的治疗手段。单一性的、息肉样或隆起性、边界清晰的病灶适合内镜下切除。边界清晰、非隆起非凹陷病灶，也可以尝试内镜下切除。由于 CD 患者常存在肠道黏膜下层纤维化，非隆起病灶并非都意味着已经癌变。对于多灶性异型增生或已经明确癌变的病灶，原则上不推荐内镜下切除，宜优先考虑外科手术完整切除病变肠段。

CD 相关肠道癌前病变和肠道癌变的内镜治疗技术包括内镜下黏膜剥切术（endoscopic mucosal resection，EMR）和内镜黏膜下剥离术（endoscopic submucosal dissection，ESD）。ESD 能够将局限于黏膜层或仅累及黏膜下层浅层的病灶自黏膜下层完整切除，比 EMR 更加可靠。对于所有因肠道癌前病变和肠道癌变接受内镜治疗的患者，内镜治疗术后都需要密切随访和监测进一步发生的癌变。

一、癌前病变和早期癌变

CD 患者的主要癌前病变主要为低级别异型增生和高级别异型增生。早期肠道癌变是指仅局限于黏膜层的癌变。一旦术前内镜检查发现高级别异型增生或早期癌变，就需要进一步了解病灶的广度（是单一病灶，还是多发病灶）、深度（侵犯到肠壁的哪一层）、是否有肠壁外受累（如周围淋巴结，甚至远处转移）以及是否为多灶性。因此，在选择治疗方案之前还需要超声内镜及 CT 等影像学进一步检查。

（一）隆起型病灶

对于内镜筛查时发现的隆起性病变，无论是异型增生还是早期癌变，ESD 都可作为首选治疗手段完整切除病灶。此外，还要根据 ESD 术后组织病理学检查结果（图 13-2），决定是否需要追加外科手术治疗和随访复查方案。

1. ESD 术后标本组织病理学结果提示隆起型病灶已经癌变，即使隆起型病灶已经完整被切除且切缘干净，考虑到其他部位可能存在类似或更严重的病变，仍应追加手术治疗。

2. ESD 术后标本组织病理学结果提示隆起型病灶仅为高级别异型增生，即使完整切除且切缘干净，但隆起型病灶附近平坦黏膜有异型增生，宜追加外科手术治疗。

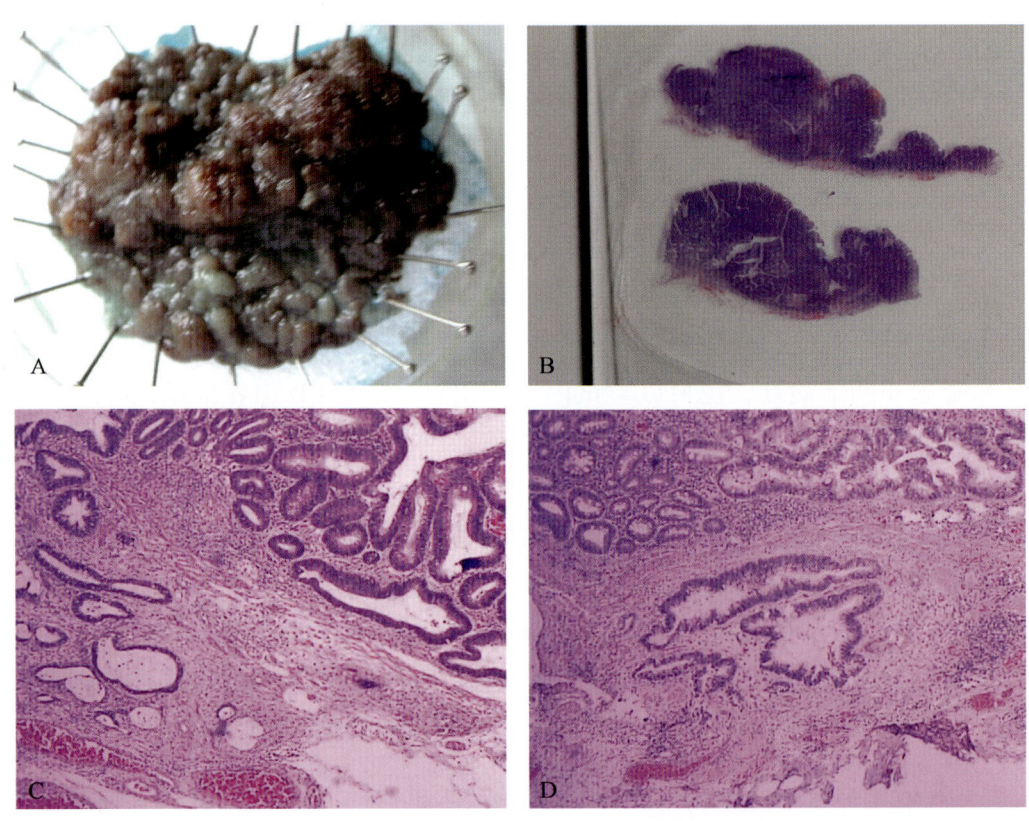

■ 图 13-2　隆起性病变切除标本病理学检查
结肠隆起性病灶，术前结肠镜染色放大及超声检查诊断为黏膜内癌（A）。ESD 术后病理学检查见高分化腺癌，局部累及黏膜下层（B、C、D）。ESD 术后追加手术完整切除病变肠段

3. ESD 术后标本组织病理学结果提示隆起型病灶高级别异型增生，但被完整切除，切缘干净，隆起型病灶附近的平坦肠道黏膜（活检）未发现异型增生，其他肠段也无异型增生，则可不追加外科手术，但应密切随访，包括 ESD 术后 3 个月复查肠镜和病理，如果无特殊情况，以后每隔 6 个月复查一次肠镜和病理。

（二）平坦型病灶

平坦型病变需要根据病理学异型增生级别来选择治疗方案。

1. 内镜活检标本见高级别异型增生，视同早期癌变，宜外科手术治疗。

2. 内镜活检标本见低级别异型增生，首选 ESD 治疗。根据 ESD 后完整组织病理学结果，决定后续的治疗方案。

（1）ESD 术后标本组织病理学提示该病灶已发生癌变，无论是否累及黏膜下层，则必须立即追加外科手术治疗。

（2）ESD 术后标本组织病理学提示该病灶已发生重度异型增生，应视同癌变，必须立即追加外科手术治疗。

（3）ESD 术后标本组织病理学提示该病灶只是低级别异型增生，已被完整切除，可不追加外科手术治疗，但应密切随访、监测，3 个月内复查肠镜和病理学。

3. 内镜活检标本未发现黏膜低级别异型增生的平坦型病灶，需要严密监测，短期内复查肠镜和活检，也可以采用其他内镜技术（如染色内镜、放大内镜等）进行复查。

二、ESD 治疗

（一）适应证和禁忌证

与普通人群大肠癌 ESD 治疗的适应证和禁忌证基本相同。对于 CD 患者的 ESD 治疗主要适用于前文讨论的 CD 伴肠道黏膜隆起性异型增生，如平坦型病灶已经高级别异型增生，或隆起型病灶已经癌变，或者多灶性异型增生，则不适合 ESD 治疗，应选择外科手术完整切除病变结肠。

有以下情况的也应列为禁忌证：有普通胃肠镜检查的禁忌证、肠道有明显的狭窄和肠梗阻者、有明显的出血倾向等。

由于 CD 相关肠道癌变的多灶性以及进展期肠癌术后治疗往往与 CD 的治疗不一致甚至相矛盾，对于 CD 相关肠道癌变，主张内镜治疗指征应从严，外科手术完整切除病变肠段指征应从宽。

（二）ESD 技术要点

ESD 的技术步骤包括标记、黏膜下注射、边缘切开、剥离和创面处理。必须完整切除病灶。

须妥善处理 ESD 切除的标本，这对保证诊断的准确性、减少漏诊和误诊至关重要。ESD切除的标本要尽快展平、大头针固定、做好必要的标记方向、及时用福尔马林液固定，认真填写病理学申请单，及时送病理科。

病理科接到ESD标本之后，按照正常流程，对大体标本进行连续切割、编号、制备病理学切片，并详细描述病理学所见（图13-3）。

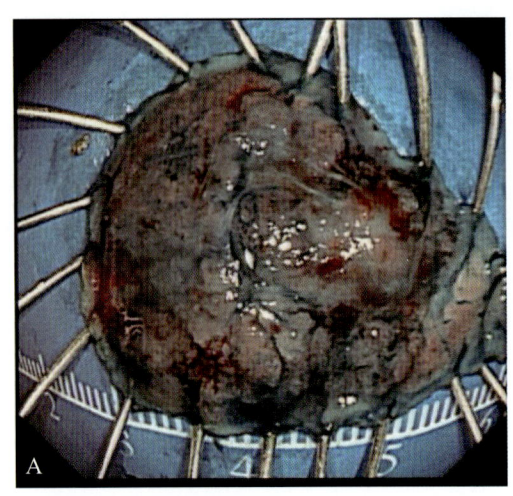
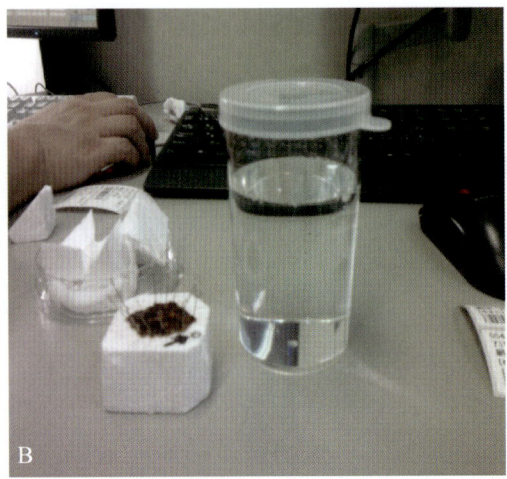
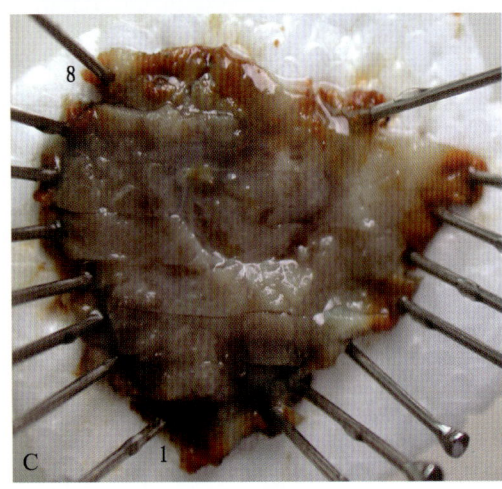

■ 图 13-3 ESD标本处理流程
将ESD切除的标本先展平并用大头针固定（A），然后将标本连同固定物一起浸泡在甲醛溶液中固定组织（B），在制作病理切片前，应将经福尔马林固定好的大体标本作连续分割并编号，选取病变明显的组织块制片及组织学观察（C）

（三）ESD并发症和处理

CD肠道癌变的ESD并发症与普通患者相似，主要并发症包括出血（术中出血、延迟出血）、肠道穿孔等，术中出现的并发症一般在术中可以获得圆满处理。在IBD中心的内镜专家手中，ESD操作的并发症并无明显增加。

（四）ESD术后随访与复查

根据患者的具体情况和ESD病理学情况，确定随访的时间间隔和方式。具体的内镜和病理学复查时间如前文所述。

第四节 息 肉

CD 患者在反复发作后常继发炎性息肉。较小的炎性息肉（直径 < 1 cm）可随着 CD 的缓解而消退，通常不需要内镜下切除。较大的炎性息肉通常不会随着 CD 的缓解而消退，并可能继发缺血性的糜烂及溃疡导致出血，长期存在的息肉还有可能继发癌变，对这类息肉需要进行内镜下切除息肉。宜选择在 CD 缓解期或炎症明显消退时进行内镜治疗。

一、适应证和禁忌证

CD 患者大肠息肉的内镜治疗的禁忌证与普通患者并无区别。适应证包括各种息肉，尤其是继发出血者。禁忌证包括有胃肠镜检查禁忌证；有狭窄及肠梗阻；有明显的出血倾向。

二、内镜治疗方法

内镜治疗方法包括电凝切除、勒切、EMR、ESD 等，与普通人群肠道息肉切除方法一样（图 13-4）。宜在缓解期或炎症得到明显控制后行内镜治疗。

如果术后组织病理学结果提示息肉已经癌变，需要参照本章第三节癌前病变和早期癌变的内镜治疗相关内容进行处理，必要时追加外科手术治疗。

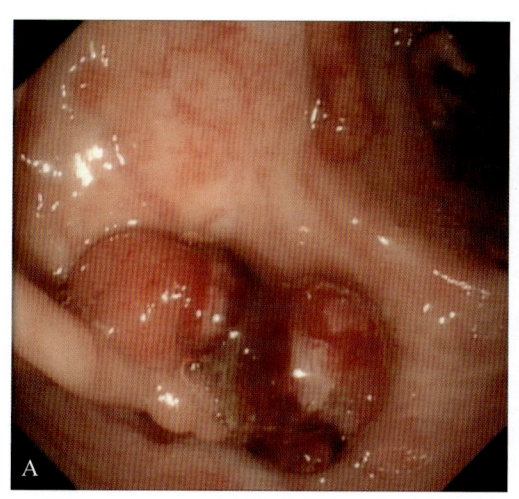 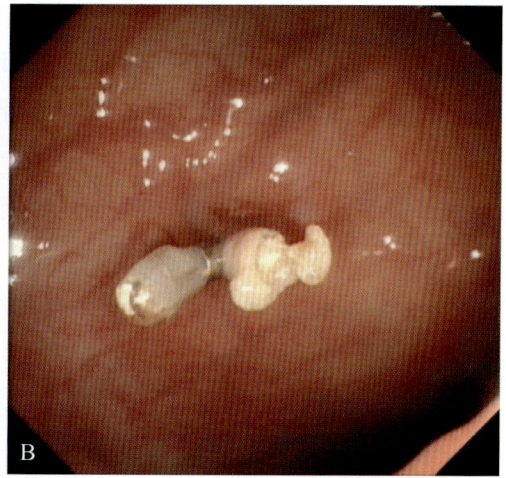

■ 图 13-4 炎性息肉的内镜切除

临床诊断为 CD，结肠镜检查见结肠大量炎性息肉，部分较大息肉继发出血（A），行高频电切除术，并以钛夹钳夹息肉残端（B）

三、并发症

常见并发症包括消化道出血、穿孔等。这些并发症大部分可以在内镜下治疗，通常不需要外科手术。

尽管研究认为，IBD 患者内镜下息肉切除的并发症与普通人群相似，但是，值得注意的是，CD 患者由于肠壁炎症（特别是活动期患者）、凝血变化等，肠穿孔、术后出血的概率可能会升高，还是需要予特别关注。

第五节　消化道出血

消化道出血是 CD 的常见临床表现，多由消化道黏膜糜烂、溃疡引起。消化道出血多发生于肠道，多为少量出血，可能导致贫血，但较少引起外周循环的明显变化。如果比较深的溃疡累及较大的血管，尤其是累及动脉时，可导致大出血，甚至休克（图 13-5）。

CD 患者围手术期的出血多为吻合口出血，通常内镜检查即可明确诊断并进一步做内镜下止血处理，通常效果良好。必要时宜外科手术处理。

此外，也发现个别 CD 患者有明显的痔疮等肛周病变，可自发或医源性大出血（如灌肠治疗），可引起低血容量性休克，若未经详细鉴别，易被误认为是 CD 相关的肠道溃疡出血。肛周病变引起的大出血经肛肠科处理后多半能有效止血。

因此，对于有大出血的 CD 患者，在条件许可、并接受静脉路开放的情况下，建议急诊结肠镜检查，此时可能无法进行详细的洗肠，可在肠镜检查过程中边冲洗边观察，"所见即所得"，对于判断出血部位、病灶性质等有重要的参考价值。如果发现出血病灶，还可以根据具体情况给予内镜治疗，包括注射治疗、电凝治疗等。由于 CD 合并的消化道大出血通常发生于活动期，此时消化道管壁因为透壁性炎症而脆弱，如果盲目选择止血夹止血，可能不仅不能止血，反而引起更大的出血甚至肠穿孔。

如果急诊肠镜检查发现消化道出血是痔疮出血，请肛肠科协助予硬化剂注射和橡皮圈套等治疗。

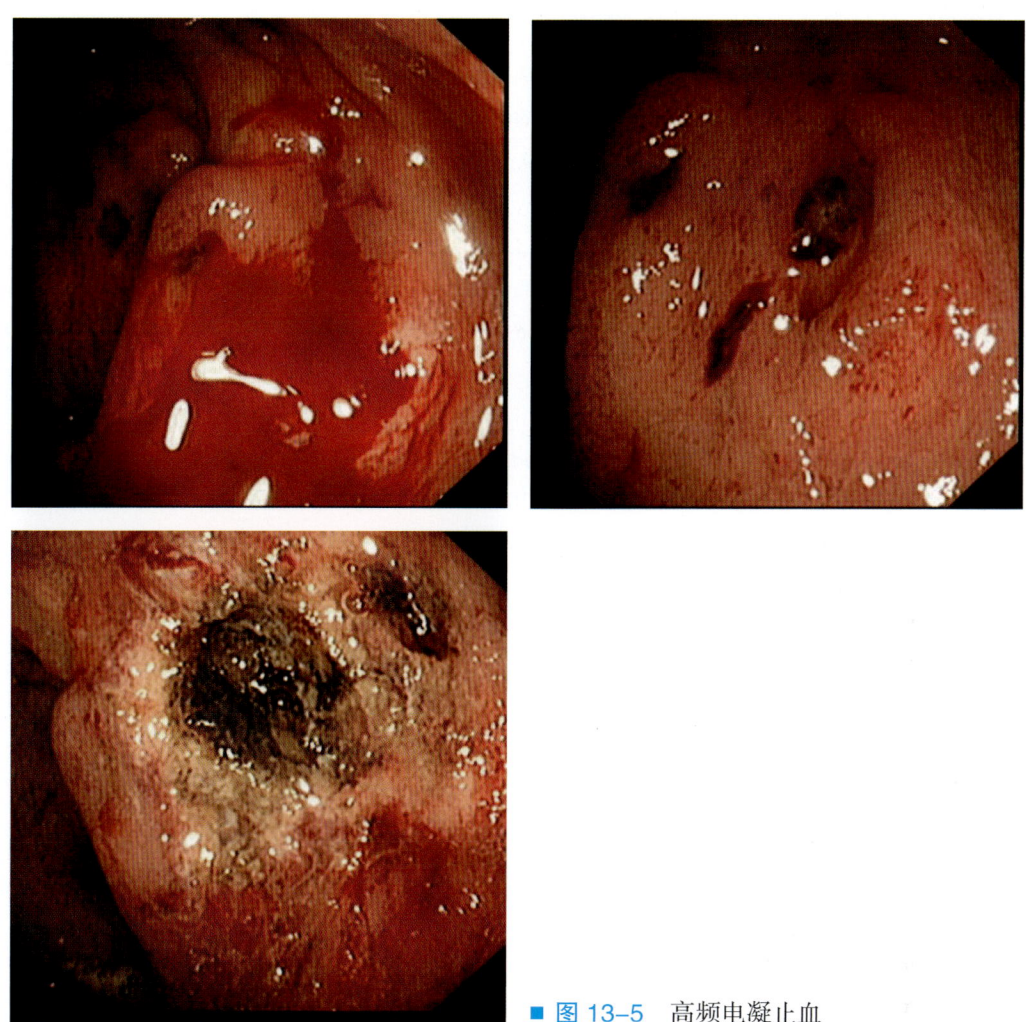

■ 图 13-5 高频电凝止血

（王承党 刘小伟 张强）

主要参考文献

［1］Buda A，Okolo P R. Endoscopic treatment of Crohn's complications [J]. Expert Rev Gastroenterol Hepatol，2014，8（8）：887-895.

［2］Chen M，Shen B. Endoscopic therapy in Crohn's disease：principle，preparation，and technique [J]. Inflamm Bowel Dis，2015，21（9）：2222-2240.

［3］Driessen A，Macken E，Moreels T，et al. Dysplasia in inflammatory bowel disease [J]. Acta Gastroenterol Belg，2017，80（2）：299-308.

［4］Lian L，Stocchi L，Remzi F H，et al. Comparison of endoscopic dilation vs surgery for anastomotic stricture in patients with Crohn's disease following ileocolonic resection [J]. Clin Gastroenterol Hepatol，2017，15（8）：1226-1231.

［5］Bessissow T，Reinglas J，Aruljothy A，et al. Endoscopic management of Crohn's strictures [J]. World J Gastroenterol，2018，24（17）：1859–1867.

［6］Shen B. Interventional IBD：the role of endoscopist in the multidisciplinary team management of IBD [J]. Inflamm Bowel Dis，2018，24（2）：298–309.

［7］Shivashankar R，Varayil J E，Harmsen W S，et al. Outcomes of endoscopic therapy for luminal strictures in Crohn's disease [J]. Inflamm Bowel Dis，2018，24（7）：1575–1581.

［8］Navaneethan U，Zhu X，Lourdusamy D，et al. Colorectal cancer resection rates in patients with inflammatory bowel disease：a population-based study [J]. Gastroenterol Rep（Oxf），2018，6（4）：263–269.

［9］Spiceland C M，Lodhia N. Endoscopy in inflammatory bowel disease：role in diagnosis，management，and treatment [J]. World J Gastroenterol，2018，24（35）：4014–4020.

［10］Bharadwaj S，Narula N，Tandon P，et al. Role of endoscopy in inflammatory bowel disease [J]. Gastroenterol Rep（Oxf），2018，6（2）：75–82.

［11］Lee H W，Park S J，Jeon S R，et al. Long-Term outcomes of endoscopic balloon dilation for benign strictures in patients with inflammatory bowel disease [J]. Gut Liver，2018，12（5）：530–536.

［12］Flynn A D，Valentine J F. Chromoendoscopy for dysplasia surveillance in inflammatory bowel disease [J]. Inflamm Bowel Dis，2018，24（7）：1440–1452.

［13］Kochhar G，Shen B. Endoscopic fistulotomy in inflammatory bowel disease（with video）[J]. Gastrointest Endosc，2018，88（1）：87–94.

［14］Gold S L，Cohen-Mekelburg S，Schneider Y，et al. Perianal fistulas in patients with Crohn's disease，part 2：surgical，endoscopic，and future therapies [J]. Gastroenterol Hepatol（NY），2018，14（9）：521–528.

［15］钟捷，沈博，朱维铭. 克罗恩病肠道狭窄治疗方式的选择 [J]. 中华炎性肠病杂志，2019，3（2）：169–172.

［16］Bettenworth D，Mücke M M，Lopez R，et al. Effificacy of endoscopic dilation of gastroduodenal Crohn's disease strictures：a systematic review and meta-analysis of individual patient data [J]. Clin Gastroenterol Hepatol，2019，17（12）：2514–2522.

［17］Klinger A L，Kann B R. Endoscopy in inflammatory bowel disease [J]. Surg Clin North Am，2019，99（6）：1063–1082.

［18］Reinglas J，Bessissow T. Strictures in Crohn's disease and ulcerative colitis：is there a role for the gastroenterologist or do we always need a surgeon? [J]. Gastrointest Endosc Clin NAm，2019，29（3）：549–562.

［19］Bhattacharya A，Shen B，Regueiro M. Endoscopy in postoperative patients with Crohn's disease or ulcerative colitis. Does it translate to better outcomes? [J]. Gastrointest Endosc Clin NAm，2019，29（3）：487–514.

［20］Khalid S，Abbass A，Khetpal N，et al. Endoscopic detection and resection of dysplasia in inflammatory bowel disease-techniques with videos [J]. Int J Colorectal Dis，2019，34（4）：569–580.

［21］Shen B，Kochhar G，Navaneethan U，et al. Practical guidelines on endoscopic treatment for Crohn's disease strictures：a consensus statement from the global interventional inflammatory bowel disease group [J]. Lancet Gastroenterol Hepatol，2020，5（4）：393-405.

［22］Pokala A，Shen B. Update of endoscopic management of Crohn's disease strictures [J]. Intest Res，2020，18（1）：1-10.

第十四章

外科治疗

第一节　概　　述

近年来，药物尤其是生物制剂的不断开发和广泛应用，为IBD的治疗带来了更多希望和选择。然而，大多数CD患者在其一生中仍难以避免外科治疗，外科手术仍然是治疗CD不可或缺的重要手段，尤其对于合并狭窄性病变、穿透性病变及腹腔/盆腔脓肿的复杂CD，外科治疗常常发挥着重要作用。

从外科角度来看，需要接受手术治疗的CD患者全身状况差，发生手术并发症的风险大，并且缺乏统一规范的围手术期处理原则，如对于手术时机及手术方式的把握。CD患者由于发病年龄、疾病表现、病变部位及用药史不同，同时由于合并肠道狭窄、肠内/外瘘、腹腔脓肿、营养不良等并发症，在围手术期处理、手术适应证、手术时机、术式选择及术后治疗等方面有许多值得研究和探索的空间。

第二节　围手术期处理与加速康复外科理念

一、加速康复外科理念对 CD 康复的影响

加速康复外科（enhanced recovery after surgery，ERAS）是指在术前、术中及术后应用各种循证医学证实有效的手段减少手术应激及并发症，加速患者术后的康复。其核心观念是：通过术前患者的优化和预康复（prehabilitation）使患者在最佳状态下接受手术，同时降低医源应激，从而促进患者康复。相比较消化道肿瘤患者而言，CD患者在就诊时往往处于炎症活动期，多合并营养不良或腹腔感染，如果直接手术，容易导致术后恢复缓慢且并发症较多。笔者所在的普通外科观察比较了47例缓解期和43例活动期CD患者术后并发症和术后复发情况，结果发现，两组患者术后

并发症发生率分别为 14.9% 和 51.2%，术后 1 年内镜复发率分别为 8.5% 和 27.9%，差异均具有统计学意义。因此，CD 患者实施 ERAS 的核心是术前优化。只有术前营养及炎症水平得到改善，腹腔感染得到控制，加之术中完美的手术操作及术后良好的处理，CD 患者才有可能达到"快速康复"的目标。

近年来，预康复理念在 CD 中的运用也逐渐受到重视。术前预康复包括身体锻炼、营养优化、心理干预三个环节。术前预康复的同时应关注机体组成成分的改善，比如少肌症。

ERAS 是一种多学科间相互配合、多模式、全方位针对手术患者的快速康复模式，其具体实施过程包含了许多细节：术前不行机械性肠道准备、术前 2 h 口服碳水化合物、不常规放置胃管、术中液体控制、不常规放置腹腔引流、术后止痛、早期下床、进食和拔除导尿管等。但是，ERAS 的核心绝不是生搬硬套这些具体的围手术期处理措施，而是术前充分评估并改善患者的一般状态，消除各种不良因素，加上完美的手术操作，从而"水到渠成"地使患者进入术后康复的"快通道"。

二、手术并发症的风险评估

CD 患者术后并发症发生率高于其他胃肠道疾病，以术后腹腔感染性并发症发生率高，且处理棘手，是手术失败或术后短期内再手术的主要原因。对于即将施行手术治疗的 CD 患者，临床医师需要关注以下几方面的情况。①术前营养状况：体重下降、贫血和低蛋白血症均为反映营养不良的指标，其中白蛋白小于或等于 30 g/L 是术后并发症的独立危险因素。近期国内研究发现，CD 患者术前肌肉减少也是术后并发症的独立危险因素。②疾病活动度：CD 的主要标志之一是血浆 C 反应蛋白升高，其升高程度与疾病活动度密切相关。术前 C 反应蛋白 > 10 mg/L 与术后并发症增加相关。③合并腹腔感染：术前合并腹腔感染是 CD 患者术后感染性并发症的独立危险因素。④术前用药：术前使用糖皮质 GCS（泼尼松大于或等于 20 mg/L 或其他相当剂量的糖皮质 GCS）大于或等于 6 周是 CD 术后并发症的独立危险因素；围手术期生物制剂的使用是否增加术后并发症在早年存在争议，许多学者认为手术前 1 个月内使用生物制剂会增加术后并发症发生风险，但是术前生物制剂停用多久手术才安全仍缺乏研究；术前 AZA 类免疫抑制剂不增加术后并发症。

关于 CD 患者术前的营养评估与营养支持（见营养治疗相关章节）。

三、CD 合并梗阻的处理

肠梗阻是 CD 最常见的肠道并发症和手术原因，病程超过 20 年的患者，出现肠梗阻的比例高达 39.9%～48.2%，大多数 CD 合并肠梗阻的患者需要手术治疗。CD 合并肠梗阻可分为炎性梗阻和纤维化梗阻。CD 活动期肠壁炎性水肿导致肠腔狭窄，产生梗阻症状，经药物治疗或肠内营养诱导疾病缓解后，梗阻症状往往缓解。然而随着疾病发展，肠道慢性炎症会导致肠壁纤维化，从而形成不可逆的肠腔狭窄及肠梗阻，多需要手术治疗。因此，首先需要明确梗阻的原因。影像学检查如 CT 小肠成像和磁共振小肠成像有助于两者的鉴别。国内研究提示，在 CD 并发肠梗阻患者中，至少有 23% 的患者为急性炎症肠管水肿导致的肠梗阻，且可经 GCS 或全肠内营养诱导缓解而避免手术。如梗阻症状较重，可放置胃肠减压管行肠道减压。针对纤维化梗阻的 CD 患者，肠切除往往难以避免，但一般不宜急诊手术，而是在去除手术并发症风险因素后手术，具体方法主要为肠内营养治疗，尤其当患者存在营养不良或营养风险时应首选全肠内营养（EEN）诱导疾病缓解。如患者无法耐受足够热量的肠内营养，可以采用肠内营养为主，热量和氮量不足部分采取肠外营养补充的办法，对于无法实施 EEN 的患者，则使用 TPN，研究显示 TPN 使用时间约需 2 周（参考文献：肠外营养联合 ω–3 鱼油脂肪乳对活动性梗阻型克罗恩病病人诱导缓解的治疗作用）。大部分患者经过上述治疗 2 ~ 4 周后，腹部症状、全身炎症指标及营养状态会得到显著改善，同时，肠管水肿也会明显改善，疾病进入缓解期，此时针对纤维化狭窄的肠管可安全地行确定性肠切除吻合术，从而避免急诊手术。否则，如果在急性期行手术治疗，一方面会导致炎性狭窄的肠段接受了不必要的切除，另一方面会显著增加吻合口瘘等并发症的概率，严重影响患者的预后。不可否认，确实有少部分 CD 肠梗阻患者经内科治疗无法诱导缓解，甚至出现完全性梗阻或腹膜炎体征，需要急诊处理，但此时需行分期手术，避免在风险大的情况下做肠吻合。

四、合并感染 / 脓肿及肠瘘的处理

腹腔脓肿是 CD 穿透型病变的结果，发生率 10% ~ 30%。此类患者需要积极进行术前优化，尽可能在感染得到有效控制的前提下行择期手术，避免急诊手术。一般来说，腹腔脓肿如直径 > 3 cm，推荐行经皮穿刺引流术（percutaneous drainage，PD）放置双套管持续冲洗，并静脉应用抗生素；对于 < 3 cm 的脓肿，如穿刺引流存在较大技术难度（位置较深或与周围肠管关系密切等），可经验性使用广谱抗生素，再根据细菌培养结果选择敏感抗生素。在脓肿治疗的同时需积极实施肠内或肠外营养纠正患者营养不良，促进脓肿的包裹和吸收。研究显示，经上述处理的 CD 合并腹腔脓肿患者中，20% 可治愈，从而避免手术，67% 的患者炎症及局部感染能够得到有效控制，从而接受择期确定性手术，大大降低了急诊手术的可能性。有研究报道高达 23% ~ 78% 的 CD 腹腔脓肿的患者可由 PD 及抗生素治愈并且避免后续手术。脓肿得到充分引流，可行营养支持治疗，早期可选择肠外营养，其能减少肠外瘘瘘口肠液流出量，并可能提高瘘口愈合率。肠功能恢复并建立肠内营养途径后推荐完全肠内营养，其改善营养状况效果优于肠外营养。明确瘘管解剖位置对制订肠内营

养方案至关重要：低位肠外瘘可利用瘘口以上肠管实施肠内营养；高位高流量肠外瘘可将收集的消化液输入瘘口以远的小肠，同时给予单一肠内营养。PD 失败的原因主要为合并使用 GCS、CD 累及结肠以及多发性脓肿。总之，与直接手术相比，PD 作为药物治疗和手术切除的桥梁，能够显著减少患者全身并发症、造口率及医疗费用。然而，对于自发性穿孔、合并肠道瘘管或药物治疗后仍有局部或全身脓毒症症状或体征者，术前优化无法实施，此时应采取损伤控制理念，及时外科介入，清除腹腔感染，行分期手术。

五、合并消化道出血的处理

消化道出血在 CD 患者中较常见，但多数患者出血量不大且可经药物治愈。急性消化道大出血是 CD 较为罕见的并发症之一，国内外文献报道的发病率为 1.4% ~ 7%，通常继发于严重的炎性病变，起病急，死亡率高。针对此类患者需要积极的内科处理及外科治疗。内科治疗主要包括维持内稳态、生长抑素、止血药以及针对 CD 本身药物的应用。尤其对于出血位于远端结肠且以肠管弥漫性渗血的患者，采用药物（如云南白药、康复新液等）灌肠可取得良好效果。在一般性治疗的同时需进行相应检查，明确诊断。病情稳定者可行内镜检查、DSA 或 CTA，前者诊断敏感度及特异度均较高，并可进行止血治疗。内镜下止血方便快捷，对于搏动性出血可夹闭或电凝，有立竿见影的治疗效果；对于弥漫性渗血可喷洒缩血管药物，即使无法完全止血，也可行钛夹标记。但 CD 常因肠道准备不足、肠管节段性狭窄、出血位置距口腔或肛门较远，内镜无法到达出血部位等原因导致内镜止血成功率较低。对于重症结肠炎患者，肠镜检查需慎重，有可能导致肠穿孔。DSA 对消化道出血诊治效果也较为显著，尤其对出血量大者确诊率高，但进行血管栓塞止血的同时很可能引起肠管缺血，尤其在血供较差的左半结肠。

病情不稳定且经积极内科治疗出血仍无缓解或反复出血的患者应考虑急诊手术。

六、围手术期的用药问题

（一）常用药物的使用与停药问题

需要手术的 CD 患者多数术前均有内科药物治疗史，有些药物对手术后康复有不利的影响。因此，外科医师在手术前需要了解患者的既往用药史，调整围手术期的用药。目前多数研究和指南共识均认为，围手术期使用美沙拉嗪和 AZA 是安全的，而术前使用 GCS（相当于甲泼尼龙 20 mg/d 超过 6 周）是术后感染性并发症的独立危险因素。术前使用生物制剂对术后感染性并发症的影响尚有争议，缺乏这方面的前瞻性临床研究。术前联合使用 GCS 及生物制剂会增加术后感染性并发症的概率。

（二）使用 GCS 患者的处理

对于急诊手术患者而言，无法在术前逐步停用 GCS，临时停用 GCS 以及急诊应激可能会诱发肾上腺危象。针对此类患者，手术当天及手术后应给予 GCS 替代治疗。由于 GCS 分泌的水平在一天中随时间变化，且相应的 GCS 受体表达情况也难以测定，因此临床上很难准确判定是否应给予 GCS 替代治疗。临床医师应结合患者临床表现、实验室检查甚至试验性给予小剂量的 GCS 来综合判定是否需要 GCS 替代治疗，如出现不明原因的生命体征异常或电解质紊乱，也需警惕肾上腺皮质功能不全的发生。

（三）使用生物制剂患者的处理

理论上讲，生物制剂抑制免疫的作用可能会影响到术后患者的抗感染能力，增加术后感染的可能性。因此，术前使用生物制剂距离手术的时间间隔对手术后感染并发症的影响一直是临床所关注的重要问题：使用生物制剂失败后尽快手术能确保患者得到及时的外科处理，但有增加手术后感染性并发症风险的可能。为明确生物制剂对手术后感染性并发症及吻合口瘘发病率的影响，许多学者做了相关研究，结果表明，术前 1~12 周使用生物制剂均不增加手术后感染或吻合口瘘的风险。但在目前缺乏充分循证医学证据的情况下，仍应尽量避免在使用生物制剂后 1 个月内手术，要尽可能采取积极的非手术治疗缓解症状，比如通过肠腔减压、生长抑素、肠外营养等措施缓解肠梗阻，争取把手术推迟到 1 个月后进行。如因病情危重必须在使用生物制剂后 1 个月内手术，应充分考虑生物制剂对手术并发症风险的影响，建议行损伤控制手术（分期手术）。

部分患者术后 CD 复发率仍较高，手术并不能维持 CD 缓解。临床观察证实，CD 术后 1 年，>70% 的吻合口或其近端会有内镜复发病变，其中绝大多数患者在 5 年内再手术，1/3 的患者 10 年内需要再手术。因此，对于 CD 复发高危人群，为避免手术后早期复发导致手术失败，术后应使用生物制剂维持缓解，其效果令人满意。对于术后早期已经出现复发迹象的患者，更应采取积极的治疗策略——降阶梯治疗来应对复发，即直接使用生物制剂进行治疗，以确保手术后患者的安全。有研究比较了 IFX 组和对照组的术后维持缓解率，发现使用 IFX 组患者术后 12 个月和 36 个月的临床缓解率分别为 100.0% 和 93.3%，而对照组只有 68.8% 和 56.3%；术后 12 个月时血清学指标正常（CRP < 3 mg/L）率在 IFX 组达到 86.7%，对照组只有 37.5%；IFX 组内镜缓解率达到 78.6%，而对照组只有 18.8%。

对于 CD 术后患者，如能及时给予生物制剂治疗，有望避免吻合口早期复发，并能够维持术后缓解，延缓 CD 远期复发。但术后何时给予生物制剂才能既保证不增加手术患者感染率又能及时阻止 CD 复发，也是临床需要考虑的重要问题。有研究表明，术后 2~4 周给予 IFX 不增加手术并发症。但多数学者认为，术后使用生物制剂维持缓解的给药时间应从术后 1 个月开始，即术后恢复平稳，30 d 内没有出现手术并发症才开始给药。在这 30 d 内，由于没有使用有效的药物阻止 CD 复发，笔者的办法是从术后 48 h 开始给予单一肠内营养治疗，既能促进肠功能恢复，符合 ERAS 理念，又提供了足够的营养底物，有利于改善患者术后营养状况，同时由于肠内营养有诱导和维持 CD 缓解的作用，可以最大限度地延缓 CD 复发，术后 1 个月开始给予维持缓解的生物制剂药物治疗。

七、术后并发症的处理

（一）腹腔感染与肠瘘

术后腹腔感染性并发症（intraabdominal septic complications，IASCs）是影响 CD 患者术后康复的主要原因之一，且与术后早期复发有关。目前文献报道的 IASCs 发生率为 4.5% ~ 30%。研究表明，IASCs 的发生和多种因素有关，如穿透型病变、营养状况、术前使用 GCS 及炎症指标等。因此，IASCs 的管理重点在于预防。术前优化通过肠内营养诱导疾病缓解，控制炎症水平，改善营养，同时针对腹腔感染进行充分引流，可以使 CD 患者在术前达到良好的全身状态和局部状态，从而减少 IASCs 的发生。尽管如此，IASCs 的发生并不能完全避免。术后一旦出现 IASCs，及时充分的外科引流至关重要，如更换被动引流为主动引流。一般来说，IASCs 引流充分时患者的全身感染症状多在短期内即消失。如果无法达到充分引流，需积极行二次手术，彻底清除腹腔感染，切除病变肠管，行肠造口术。需要强调的是，如果没有有效地控制腹腔感染，而是一味地采取肠外营养、抗生素或 GCS 等保守治疗措施只会延误病情，甚至出现多器官功能衰竭。在高度怀疑或已证实出现吻合口并发症时，应直面现实，积极处理，拖延手术还会使肠管水肿、粘连加重，增加手术的技术难度，延长住院时间，增加死亡率。因此，IASCs 一旦确诊需采取积极的治疗态度，用最短的时间、采取最有效的措施（包括再次手术）清除腹腔感染，完善腹腔引流，使患者迅速恢复至正常的生理状态。

（二）吻合口出血

吻合口出血多发生在术后早期，患者多表现为持续血便，同时伴有血红蛋白进行性下降，诊断一般不困难。治疗主要采用以生长抑素为主的药物治疗，同时需禁食水、静脉补液及输血等治疗。如若保守治疗不能缓解，可行内镜下止血。手术为最后的选择，但不是最差的选择，在其他措施无法有效控制出血时，手术仍为最有效、最可靠的治疗手段。术后吻合口出血重在术中预防：出血的原因多为吻合口的小动脉搏动性出血，其原因多为肠吻合时吻合口离肠系膜血管太近，甚至吻合口就在肠系膜缘。因此，行肠吻合时应保证吻合口在对系膜缘，吻合后要仔细检查吻合口有无活动性出血，如发现吻合口出血，需及时缝扎止血，如此可基本避免术后吻合口出血。但在一些特殊情况，比如十二指肠 CD 行胃大部切除时，胃肠吻合口也可能被胃酸腐蚀而出血。对此类患者，除要保证手术规范外，术后应留置鼻胃管，用于观察引流液颜色，以判断有无吻合口出血，对出血患者及时给予 PPI，同时也可利用鼻胃管进行早期肠内营养支持，有改善胃黏膜血供、保护胃黏膜的作用。

（三）腹泻

CD 患者术后腹泻较为常见，原因十分复杂，可能的原因包括感染性腹泻、肠内营养不耐受、结肠切除、不全性肠梗阻、低蛋白血症导致的肠黏膜水肿和营养吸收不良、转流性肠炎、短肠、疾病早期复发等，需要结合临床表现及实验室检查综合判定，但明确病因有时十分困难。治疗效果取决于正确的诊断和查明腹泻原因。

肠内营养不耐受常因脂肪或乳糖成分不耐受，也有可能和输注速度过快、渗透压高、肠内营养温度过低、营养液污染等原因有关。如临床怀疑与肠内营养有关，最简单的办法是暂时停用肠内营养，改用静脉输液，等腹泻减轻或停止后再重新开始输注 EN，更换肠内营养制剂种类常能解决腹泻情况。吸收不良性腹泻常发生于术前有肠梗阻或低蛋白血症患者，由于术前肠道梗阻不能行肠内营养，肠黏膜水肿，肠腔内细菌过度滋生。对低蛋白血症患者可输注白蛋白提高血浆胶体渗透压，肠内营养缓慢加量，待肠道吸收功能逐渐恢复后腹泻多数会好转。短肠患者腹泻原因主要是消化道长度较短，也可能与高胃酸、胆盐刺激结肠等原因有关。目前认为对短肠患者更需要进行肠内营养支持，以促进肠功能代偿，同时避免胆汁淤积。肠切除术后应常规给予 PPI 抑制胃酸，对腹泻严重者可使用止泻剂减轻腹泻，但不宜长期使用生长抑素，因其妨碍肠功能代偿。细菌感染主要是难辨梭状芽孢杆菌或耐甲氧西林金葡菌的感染，治疗可采用敏感抗生素口服或粪菌移植，多数可缓解。CD 早期复发导致的术后腹泻较为少见，多在排除其他原因导致的腹泻之后，结合患者炎症指标高，GCS 治疗有效确立诊断。治疗上主要采用针对 CD 的药物治疗。

（四）肠梗阻

CD 术后短期内的肠梗阻主要分为两种，即术后早期炎性肠梗阻（early postoperative inflammatory ileus，EPII）和机械性肠梗阻。EPII 是指在腹部外科手术后 1~2 周由于手术创伤及腹腔无菌性炎症等原因引起的肠壁水肿及渗出，形成的机械性和动力性并存的粘连性肠梗阻。手术广泛分离肠粘连、腹膜炎、肠排列、腹腔异物（包括自体血液、组织碎屑、放置防粘连材料等）及其他造成肠管浆膜面广泛受损是发生 EPII 的危险因素。EPII 的诊断标准为：有近期手术史，尤其反复手术的历史；有明显的肠梗阻表现；查体发现腹部坚韧；腹部 CT 表现为病变区域肠壁水肿增厚，边界不清，没有高度扩张的肠管；排除机械性肠梗阻和麻痹性肠梗阻。EPII 造成绞窄性肠梗阻的可能性不大，应以药物治疗为主，不应急于手术治疗，因为此时手术，肠管高度水肿并致密黏连，强行分离势必导致术后 EPII 进一步加重，甚至可能造成肠瘘。EPII 的治疗与肠梗阻的治疗原则相同，包括禁食、胃肠减压和纠正内稳态。除此之外，EPII 的治疗还有明显的特殊性，需要使用生长抑素、营养支持和糖皮质 GCS。在 EPII 初期，消化液分泌量很大，大量消化液积聚于肠腔内，加重肠壁水肿和肠腔扩张，影响肠功能恢复。此时应给予生长抑素减少消化液分泌；EPII 的病程一般较长，约为 1 个月，因此治疗期间必须解决营养支持问题。由于 EPII 患者无法耐受肠内营养，因主要的营养支持途径是经中心静脉导管的全肠外营养，当患者肠功能部分恢复后再逐渐过渡至肠内营养支持；EPII 本质上是肠壁的一种炎症反应，需抗炎治疗。推荐给予小剂量 GCS，如地塞米松促进肠道炎症和水肿消退，GCS 的用量视病情的严重程度和病人的一般状况而定，通常剂量为地塞米松 5 mg 静脉推注，每 8 h 1 次，应用 1 周后逐渐停药。CD 患者术后机械性肠梗阻通常发生率较低，原因通常为肠黏连、成角、肠系膜扭转，甚至引流管压迫等。治疗的前提在于明确诊断。除临床表现上有机械性肠梗阻的阵发性腹痛并加重的现象，腹部 CT 常常可见局限性肠管扩张积气积液及明确的梗阻部位，如果保守治疗不能缓解，及时手术介入解除梗阻是治疗的关键。

CD 患者术后肠梗阻的另一原因为 CD 疾病活动，多发生于术中残留肠管炎性狭窄病变的患者。由于 CD 的多节段病变特点，部分患者在切除严重病变部位后，部分轻度病变可予以残留，但该部分患者术后常容易出现狭窄程度加重，以至出现肠梗阻。治疗上多考虑给予标准剂量的 GCS，如氢化可的松 200 mg/d，症状多可缓解，再逐渐撤减 GCS 至停药。

（五）短肠综合征

短肠综合征（short bowel syndrome，SBS）是指各种原因引起广泛小肠切除或旷置后，肠道有效吸收面积显著减少，残存的功能性肠管不能维持患者的营养需求，并出现以腹泻、酸碱 / 水 / 电解质紊乱，以及各种营养物质吸收及代谢障碍为主的综合征。部分 CD 患者由于在一生中需要接受多次肠切除术，随着肠切除次数的增加，出现短肠的概率随之加大。因此，CD 患者短肠综合征重在预防：①坚持药物治疗，定期复查，早期发现并治疗 CD 复发；②手术应综合利用肠切除术、狭窄成形术及肠修补术等多种术式，尽可能多地保留正常及轻度病变的肠管。

短肠综合征的治疗较为棘手，主要的治疗内容包括：①维持水、电解质平衡。尽可能以口服补充水电解质为主，如口服无法奏效，静脉补液几乎是唯一的方法。②药物治疗。主要为减慢肠道蠕动及减少消化液分泌的药物。洛哌丁胺可与肠道阿片类受体结合，降低肠道环形肌和纵形肌的张力，发挥止泻作用，质子泵抑制剂和组胺受体拮抗剂可以减少胃酸分泌，减轻胃酸对下消化道的腐蚀和刺激，减轻腹泻，预防消化性溃疡。③营养支持。总体原则为尽可能使用肠内营养。肠内营养符合生理，营养效果好，对肠功能代偿有促进作用。但如果肠内营养吸收不足，可补充性给予肠外营养支持，待肠功能逐渐代偿，肠内营养能够耐受后，再逐渐撤除肠外营养。空肠的代偿潜能不如回肠，保留空肠的患者常难以摆脱静脉营养。结肠具有一定的代偿潜能，但结肠完整的患者要防止出现泌尿系统结石。④肠康复治疗。目标为促进短肠综合征患者残留肠道的代偿和适应，增加水、电解质和营养物质的吸收，以重新恢复肠道功能，最终达到逐步减少甚至摆脱肠外营养的目的。常采用生长 GCS、谷氨酰胺和膳食纤维联合治疗。⑤手术治疗。主要有连续横向肠成形术和小肠移植术。前者可延长小肠长度，增加短肠综合征剩余小肠吸收面积，改善临床症状，目前广泛应用于临床。南京军区南京总医院 2014 年于国内首先报道该手术治疗 SBS 患者，效果良好。小肠移植术由于供体短缺及排斥问题，在全球范围内的手术例数已明显减少。

（六）造口并发症

急诊手术、严重营养不良、血流动力学不稳定或肠管严重水肿的患者在行部分肠切除后，做肠造口而不是一期肠吻合是避免术后吻合口并发症的第一选择。然而，肠造口术虽然是吻合口并发症的保护因素，但其本身也存在一些并发症，比如造口狭窄、造口缺血、造口回缩、造口分离、造口脱垂、造口旁疝及造口周围皮肤受肠液腐蚀等等。这些并发症的发生多取决于患者的营养情况、炎症水平、手术技术及护理等。通常可以采取下列措施减少造口并发症的发生：①肠造口位置一般选择在左右下腹，并根据患者的意愿做适当调整；造口处腹壁切口需容纳术者两指通过，如此可基本避免造口狭窄。对肠管过粗或肠脂垂过多者应适当修剪；部分患者在术后早期可能出现造口排便不畅并伴有腹胀的情况，多为肠管水肿导致造口相对狭窄，行腹部 CT 可见造口近端肠管扩张积液，此时可经造口置入肛管减压，同时配合利尿脱水等治疗，多可消肿。如为造口处腹壁切口过小，可放射状切开腹壁少许。②在行造口术时，必须保证造口处肠管血供良好，且系膜长度适中，不能有张力，更不能扭转，否则会影响造口血供，导致肠管缺血，坏死。③肠造口皮肤黏膜分离多发生在术后 1 周内，多由于营养不良导致造口皮肤黏膜缝合处组织愈合不良，使皮肤与造口黏膜分离并留下一个开放性的创面，可伴有造口回缩及造口周围皮下组织的感染。此时需予以充分引流，促进伤口愈合。将造口与皮肤缝合固定是防止造口分离、回缩的前提条件，恢复期的营养是造口肠管与周围皮肤愈合的保证。④造口脱垂与造口旁疝均为较为常见的并发症，两者常相伴而出现。研究表明，经腹膜外造口能有效降低造口旁疝发生率。一旦造口脱垂或造口旁疝形成，很难复原，临时性造口可以待下次造口还纳时解决，永久性造口则需加强护理，同时注意肠黏膜颜色，警惕缺血，必要时手术重建。因此在行肠造口术时，需避免肠管残端冗长及腹壁筋膜切口过大，肠管与腹膜缝合固定要牢靠。⑤造口皮肤刺激是肠造口术后较多见的情况。多发生在造口回缩、造口分离的情况。一旦出现造口回缩或分离，则造口袋与肠管间出现空隙，难以避免造口周围皮肤受消化液腐蚀。保证肠造口高于皮肤、造口处皮肤平整、造口底板形状合适是防止造口周围皮肤腐蚀的有效方法。

第三节　手术适应证与手术时机的选择

手术治疗 CD 主要针对其并发症，如梗阻、穿透、出血、重症炎症、生长发育迟缓及恶变等。CD 的手术难点不在于手术操作技术，而是如何以最小的风险和最大的把握达到缓解症状的外科治疗目的。因此外科治疗 CD 需要以损伤控制外科理念为指导，避免激活或放大 CD 的炎症反应为底线，以"扑灭"活动性 CD 的"火种"为上策，最终目的在于解除 CD 临床症状的同时减少术后并发症的风险。CD 患者围手术期处理至关重要，决定着患者的预后。大量研究报道，CD 患者术后并发症发生率较其他结直肠疾病患者高，其主要原因为 CD 患者在接受手术时大多已长期服用 GCS 或免疫抑制剂，同时存在炎症指标高、营养状况差甚至合并腹腔感染等危险因素。因此 CD 患者多需术前优化，尽可能达到控制炎症、改善营养及清除腹腔感染的目标，从而保证手术的安全性，这一观点在国际学术界已达成共识。南京军区南京总医院炎症性肠病治疗中心总结归纳了 2011—2014 年共 237 例接受肠切除吻合术的 CD 患者，术后总体并发症发生率为 23.6%。其中吻合口瘘发生率为 5%，腹腔脓肿发生率为 3.4%，切口感染发生率为 7.2%，非感染性并发症发生率为 8%。

一、择期手术

相对于急诊手术，择期手术患者一般情况略好（营养状况及合并感染等），已行充分的术前准备，此类患者预后较急诊手术患者好。2017 年 ECCO 指南总结出 4 条择期手术适应证：有临床症状的纤维性肠管狭窄；活动期保守治疗失败；有临床症状的穿透型病变；生长发育迟缓。

（一）有临床症状的纤维性肠管狭窄

此类患者多表现为间歇性发作的肠梗阻症状，禁食或行营养支持治疗后可缓解。进食时出现腹部症状多为患者的就医主诉，此时行内镜及影像学检查可见局限性狭窄的肠管，单发或多发。临床医师必须区分炎性狭窄与纤维性狭窄。炎性狭窄患者腹部 CT 上多表现为明显的肠管水肿表现，可见明显的肠黏膜强化以及肠壁分层，甚至"环形征"，肠管周围可见渗出影。而纤维性狭窄肠管，炎症渗出多不明显或消失，取而代之的为肠壁全层的强化及肠管狭窄，可见相应肠系膜肥厚及系膜内血管影增多，有时伴有近端肠管扩张。炎性狭窄不推荐手术治疗，纤维性狭窄多推荐手术治疗。2017年ECCO指南提出，狭窄成形术可用于单发的狭窄长度<5 cm的患者，当存在多节段肠管病变时，往往需要行肠切除术。患者就医时往往存在营养不良，炎症指标高，此时宜行肠内营养或肠外营养支持治疗，由于此类梗阻多为不全性，多可耐受营养支持治疗。营养治疗2~4周后，患者的一般情况常可得到明显改善，此时可安全地接受手术治疗。

（二）活动期保守治疗失败

CD是急性发作与逐渐缓解交替的慢性炎症性肠病，在活动期手术可加剧炎症反应，增加术后并发症概率。活动期患者应首先接受保守治疗已达成共识，大多数活动期CD患者经过药物治疗可诱导缓解。但确实存在部分药物治疗无效，面临着治疗方案转换的患者。难点在于如何定义"药物治疗无效"。目前达成共识的有GCS抵抗和GCS依赖，此两种情况下可考虑行手术治疗，但也可以考虑使用其他药物（如生物制剂或甲氨蝶呤等药物）。因此临床医生需要在继续行药物治疗的获益和手术治疗的风险中取得平衡。由于患者的个体差异较大，目前尚无法给出"药物治疗无效"的患者何时行手术治疗的确切标准。建议针对每个患者经过多学科讨论决定下一步的治疗方案。

（三）有临床症状的穿透型病变

穿透型病变往往提示着药物治疗失败的可能性大，因此存在临床症状时多需早期手术治疗。合并腹腔脓肿时通常行脓肿穿刺引流术，待腹腔感染控制后行手术治疗更为安全；肠管狭窄合并脓肿时也多需行手术治疗。当患者存在肠管间内瘘但无临床症状时，可继续药物保守治疗并密切随访。

（四）生长发育迟缓

CD患者多合并营养不良，对于儿童CD患者，慢性炎症和营养不良严重影响生长发育，一旦错过生长发育的窗口，将成为儿童CD患者终身的缺陷。因此，对于儿童CD患者，必须准确把握手术治疗窗。对于药物治疗效果不佳的患儿，可适当放宽手术指征[10]。

二、急诊手术

急诊手术的目的是挽救生命，常在患者出现危及生命的并发症时紧急实施。2017年ECCO指南提出了以下4项急诊手术适应证。

（一）游离肠穿孔

CD患者出现自发性游离肠穿孔并发腹膜炎并不常见，常由内镜检查、肠道炎症等因素作为诱因。诊断一旦确立，需急诊手术治疗。可根据情况切除穿孔处肠管行近端肠造口术，危重患者也可直接将穿孔处肠管外置造口，避免行肠修补或肠吻合术，没有充分准备的情况下做肠吻合往往招致吻合口瘘。

（二）急性消化道大出血

急性消化道大出血在 CD 患者较为罕见，但病死率高，需要内外科联合处理。通常先给予止血药物治疗，补液输血、保证循环血量。如病情稳定，建议先行内镜检查，尽可能明确出血点，并行内镜下止血。如无效，可行 DSA 检查并止血。如患者行保守治疗后出血停止，可给予营养支持治疗，待患者一般情况好转后，择期行确定性手术。如内科及介入方法无效时考虑急诊手术，但明确出血点有时非常困难，出血部位多为病变最严重的部位，可切除该段肠管，也可通过术中内镜引导寻找出血点。

（三）重度结肠炎

重度结肠炎多发生于结肠 CD，发病率 4% ~ 6%，可致中毒性巨结肠，病死率较高。其诊断标准为：每天至少 6 次脓血便、全身炎症反应、贫血（< 105 g/L）、红细胞沉降率上升（> 30 mm/h）、发热（> 37.8℃）或心率增快（> 90 次 / 分）。疑似患者首先需给予静脉补液，维持内稳态。药物治疗可选用 GCS、免疫抑制剂和生物制剂。广谱抗生素适用于预防脓毒血症的发生。避免使用抗胆碱能药物、止泻药及麻醉药，防止结肠动力受抑制，加重病情。如若患者无明显好转，甚至出现大量出血、结肠持续扩张、腹膜炎和脓毒症休克，此时急诊手术难以避免。需要强调的是，对于此种患者，早期积极外科干预可改善预后。一般认为，在内科治疗 24 ~ 72 h，若患者症状无明显改善，可积极手术治疗，在病情恶化（如发生消化道穿孔、腹膜炎）之前行有效的手术治疗，可降低术后多功能脏器衰竭的概率和术后死亡率。

（四）急性肠梗阻

炎症性或纤维性肠腔狭窄为 CD 常见肠道表现，多数患者表现为慢性不全性梗阻，发生急性肠梗阻的 CD 患者不多见。CD 并发急性肠梗阻多表现为恶心、呕吐、腹胀及肛门排气排便消失。治疗上除了禁食、胃肠减压等常规针对肠梗阻的治疗外，对小肠梗阻者可由胃镜引导经口放置小肠减压管至梗阻部位，结肠梗阻者由结肠镜引导将小肠减压管放过狭窄到梗阻近端结肠，这个办法往往能够有效缓解梗阻症状。梗阻缓解后可通过小肠减压管注入水溶性造影剂造影，了解梗阻部位、程度及范围，为手术做准备；借助造影剂的高渗特征，还可以对梗阻肠管起到脱水的作用，缓解梗阻，这种治疗方法成功率高。肠梗阻缓解后逐渐过渡至全肠内营养，为手术创造条件。如无法耐受肠内营养，则给予 10 ~ 14 d 全肠外营养后择期手术。

三、术后早期再手术

术后早期再手术主要针对术后并发症，如吻合口出血，吻合口瘘，肠梗阻等，需强调保守治疗，尽量避免早期再手术。

（一）吻合口出血

多发生在术后早期，如出现中等量以上的鲜红或暗红色血便，伴有血红蛋白进行性下降或循环不稳定，诊断即可成立。治疗目的是在维持循环稳定的同时止血，可给予生长抑素或特利加压素等缩血管药静脉持续泵入，多数患者经保守治疗后可逐渐止血。若出血不止，可考虑行 DSA 或内镜止血。如患者出血量大，循环不稳定，应在抗休克治疗的同时积极行手术。

（二）吻合口瘘

多发生在术后 1 周左右，患者常表现为肠麻痹、腹痛和发热。术后吻合口瘘一旦诊断成立，须积极改善引流，如腹腔感染控制不佳，应主动再手术。多数吻合口瘘经局部冲洗引流及营养支持后，能够自愈。存在炎症的吻合口发生吻合口瘘后，在控制感染的基础上，可加用生物制剂，增加瘘口闭合概率。吻合口瘘愈合后，如存在吻合口狭窄、复发、炎症反复发作等，需要切除吻合口，重建肠道连续性。

（三）术后早期肠梗阻

经禁食、胃肠减压、小剂量 GCS 及生长抑素等保守治疗后通常能自行缓解，但个别患者可出现严重的机械性梗阻，表现为发热、腹部绞痛、血象高等症状，此时需警惕绞窄性肠梗阻的风险，比如内疝、肠扭转、切口下或手术野成角粘连等，此时需手术治疗。由于术后早期肠管水肿充血严重，肠管质脆，容易造成肠损伤，应把握手术的时机：在缓解梗阻前提下尽可能缩小手术范围，防止额外增加肠管损伤。

第四节　术式选择

一、择期手术的术式选择

（一）肠切除吻合术

肠切除吻合术适用于经过术前优化、一般情况较好、反映全身炎症的指标及营养状况指标达到正常水平，腹腔感染得到控制的患者。肠道的不可再生性决定肠切除时必须慎重确定切除范围。一般来说，术前可通过小肠 CT 造影、消化道造影及内镜等检查手段确定手术范围，但有时肠管可能存在多处病变，此时只能切除严重狭窄、明显梗阻等引起临床症状的或有恶变的肠管，对于轻度炎症病变，无明显梗阻表现的肠段应予以保留。对于出现肠管间内瘘的肠段，需切除原发部位，修补受原发灶累及的部位；如手术目的是解决消化道出血，则必须找到出血的肠管并予以切除。如何选择手术方案，往往考验外科医师的综合判断力，同时要综合患者的主观意愿和经济情况，以及术后维持缓解治疗方案的选择和长期随访就诊的便利程度等客观因素。

肠切除吻合术需要遵循的基本原则是：切缘距病变 2 cm，肠管血供良好，吻合口无张力，两端肠腔大小尽量保持一致，行侧侧吻合，用可吸收缝线缝合吻合口。侧侧吻合虽然不能降低内镜复发，但能降低临床复发，可能和侧侧吻合吻合口宽大有关。近年来，日本和美国学者提出，对 CD 患者采用对系膜缘功能性端端吻合（KONO-S 吻合），证实该术式安全可行，且降低了术后复发再手术概率。

（二）肠造口术

1. 肠造口术的种类

肠造口术主要用于可能出现吻合口并发症的患者，这些患者多存在营养状况差、炎症指标高，合并腹腔感染及肠管水肿等因素，不利于吻合口的愈合，因而采取一期造口、二期还纳的分期手术方法。这一策略是"损伤控制外科"理念在 CD 手术中的体现。肠造口术主要包括端式造口、双腔造口、襻式造口、插管造口等。

（1）肠端式造口术

肠端式造口术较为常用，即切除病变肠管，远端肠管关闭，近端拖出固定于腹壁行造口术（图 14-1）。当造口远端肠管健康，没有梗阻可能、预计发生残端瘘可能性不大，且造口近端肠管足够用于营养消化吸收时可采用此种方法，也用于严重肛周 CD 时进行转流性乙状结肠或回肠造口。

（2）双腔造口术

双腔造口术即在切除病变肠管后，

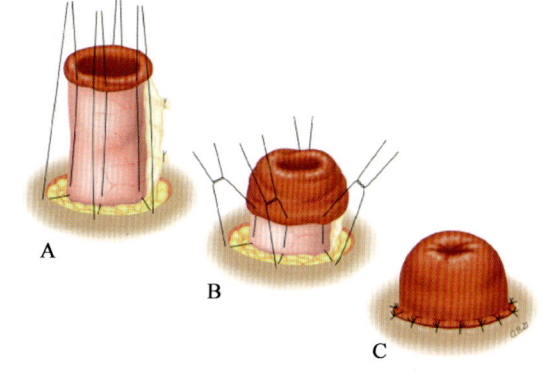

■ 图 14-1 肠端式造口术

腹壁开口，将远近端肠管一同拖出腹腔外，肠管固定于腹壁（图 14-2）。双腔造口术多用于全身及肠管条件差，远端如果关闭有可能出现残端瘘，或者造口位置较高，需要利用造口远端肠管做肠液回输或营养支持的患者。如果术后需行肠液回输，但远近端肠管距离较远，无法从同一腹壁切口拖出时，可将远端肠管从腹壁另做切口引出体外，或者将残端关闭并固定于壁腹膜，肠腔内插管并引出腹壁外，固定插管于皮肤，便于术后护理和输注肠液及营养液。

（3）肠襻式造口术

肠襻式造口术目前多为预防性造口，用于避免远端吻合口愈合不佳造成肠液漏入腹腔，即造口处肠管本身无病变，为了保证其他位置吻合口愈合而实施，如低位直肠吻合口（图 14-3）。这种造口还纳较为方便，不必另做切口，直接将造口游离下来，行肠吻合放回腹腔，再关闭造口处腹壁切口即可。襻式造口也用于危重情况，

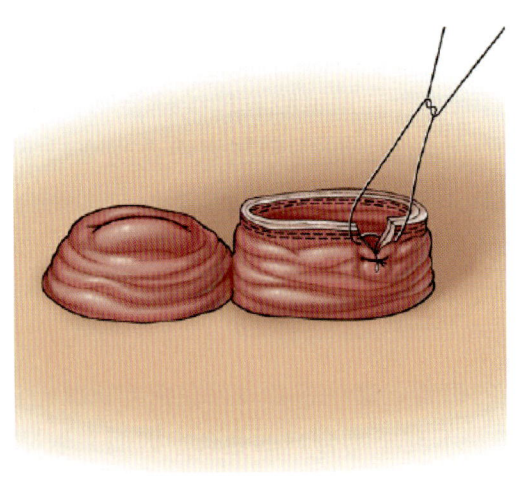

■ 图 14-2　双腔造口术

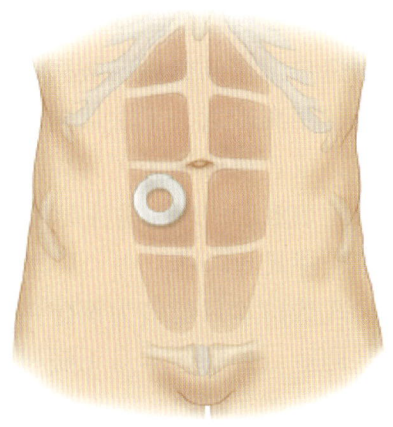

■ 图 14-3　肠袢式造口术

比如突发肠穿孔时，如果患者生命体征不稳定，或者病变肠管不便切除，可直接将穿孔或破损肠管提出腹壁造口，等二期手术时再做肠切除吻合。

2. 造口定位

造口位置的选择需要充分考虑术后便于患者护理。造口位置多选在右下腹或左下腹，距腹正中线不能太远，需要兼顾造口与切口的距离、造口肠管系膜长度和造口处腹壁平坦易于贴造口袋（图 14-4）。与切口太近可能引起切口感染，太远可能导致系膜长度不够和腹壁不够平坦，不易于贴造口袋。有时造口为终身性的，更加需要谨慎选择。若围手术期有专职造口师协助术前造口定位，术后护理及指导，将更有利于造口工作的顺利开展。

（三）狭窄成型术

由于 CD 无法根治、全消化道受累和术后复发等特点，无论采用何种手术方式，

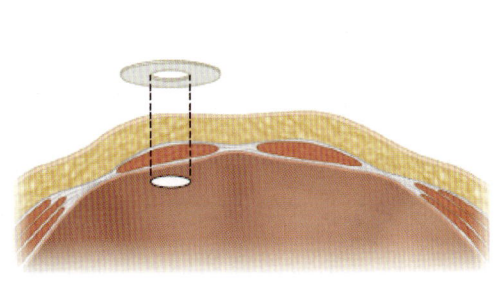

■ 图 14-4　肠造口位置选择示意图

均需最大程度地保留肠管。狭窄成形术针对的是肠管多发狭窄且为单纯狭窄（不伴有出血或癌变等），一旦全部切除有可能造成短肠而采用的"退而求其次"的办法。如果病灶可完全切除而不产生严重后果，狭窄成型术不作为首选。狭窄成形术适应证为：①广泛小肠病变伴单个或多个纤维性狭窄；②既往有多次或者广泛小肠段切除（>100 cm），有短肠综合征风险或已经有短肠综合征症状；③既往肠段切除1年内复发的狭窄；④某些特殊部位的狭窄，如十二指肠狭窄、原吻合口狭窄等。禁忌证为：小肠穿孔、蜂窝织炎、狭窄合并肠管穿透型病变、短段肠管的多处狭窄、狭窄部位距预切除的病变肠管较近、肠壁明显增厚肠祥不易弯曲、低蛋白血症、怀疑或证实肿瘤的患者、CD结肠狭窄患者。活动期CD不作为狭窄成形术的禁忌证。上消化道狭窄优先考虑内镜扩张或狭窄成型术，狭窄段切除作为最后考虑，因为切除手术风险较大。短段（长度 < 10 cm）狭窄成形术首选 Heineke-Mikulicz 法（图14-5），10~20 cm 的肠管狭窄适用于 Finney 法（图14-6），若狭窄长度超过20 cm，可采用顺蠕动狭窄成形术（Michelassi 法）（图14-7）。此三种为经典的狭窄成形术式，此外还有双 H-M 术、H-M 结合 Finney 术、加宽的回结肠狭窄成形术等。但是这些术式并不能降低 CD 术后复发率，且操作复杂，所以一般采用较为简单的前三种传统狭窄成形术。

在行狭窄成形术时，需切开肠壁直至正常肠壁1~2 cm，切开范围可通过肠系膜病变范围确定，怀疑肿瘤者需快速病理检查，缝合时宜采用可吸收缝线。对于复发高危患者，可在相应肠系膜处用金属夹标记，以便下次手术时鉴别。结肠狭窄不宜使用狭窄成形术，应予切除。十二指肠狭窄由于切除后重建复杂，适宜做狭窄成形术，且效果良好，术后复发率低，但由于 CD 上消化道病变患者数量少，相应的预防复发治疗方案尚不确定。对于无明显梗阻表现的狭窄肠管，不建议行"预防性"狭窄成形术。

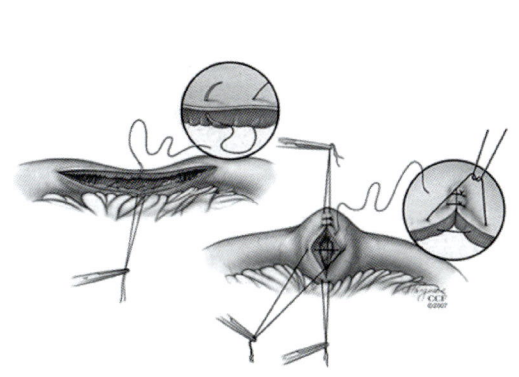

■ 图14-5　H-M 狭窄成形术

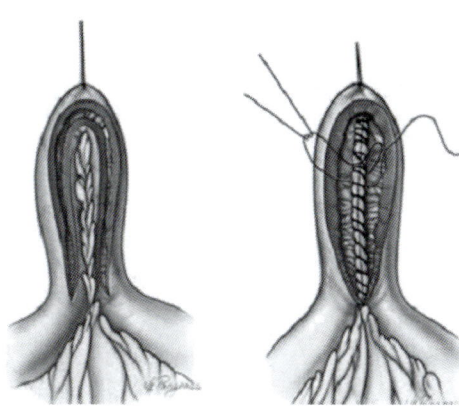

■ 图14-6　Finney 狭窄成形术

总体来说，CD 肠狭窄患者行狭窄成形术是安全可靠的，外科医师需要根据术中肠管病变部位、范围、狭窄程度及肠管总体情况，掌握好狭窄成型术的适应证。

（四）肠瘘修补术

肠内瘘是 CD 常见并发症，此类患者可出现腹泻、发热、消瘦等临床症状，但症状缺乏特异性，多数需要手术治疗。此类患者多伴有广泛的肠道炎症、瘘口周围脓肿 / 蜂窝织炎、肠 – 膀胱 / 阴道瘘或肠外瘘，因此腹腔感染和粘连严重，还存在由于长期消化吸收不良引起的营养不良和药物造成的免疫功能和脏器功能异常，处

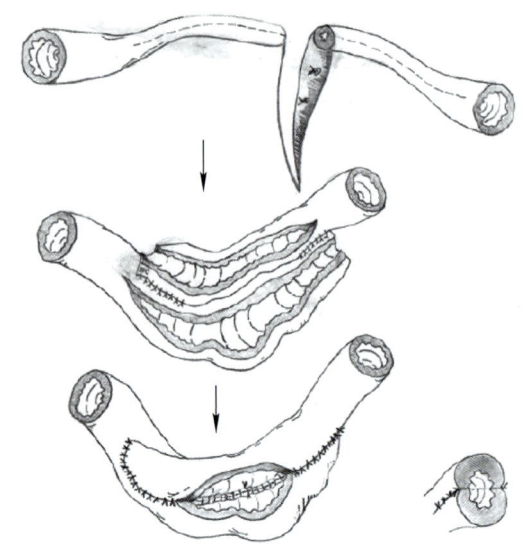

■ 图 14–7　顺蠕动侧 – 侧吻合狭窄成型术

理较为棘手。手术应在充分进行围手术期处理、把并发症风险降到最低，在成功希望最大的时机进行，在保证治疗效果的前提下采用微创技术。针对疾病特点选择合理的手术方式有助于简化手术操作并提高手术安全性。

1. 肠肠瘘

针对内瘘处肠管，最常用的方法是切除原发病灶及包括瘘管在内的病变肠管。如果瘘口两侧肠管均有明显的炎症及瘢痕，应一并切除，这种情况多见于小肠 – 小肠瘘。如果瘘口一侧炎症或溃疡明显，另一侧为原发灶侵袭所致，本身轻微或无病变，则对无病变的一侧肠管或脏器进行修补，不必切除，这种情况可见于回肠 – 乙状结肠瘘或十二指肠 – 结肠瘘。对于回肠 – 乙状结肠瘘，病变原发部位常位于回肠，乙状结肠多为受累部位，因此只需切除病变回肠，而乙状结肠可行修补术，修补方法为：将瘘口周围肠壁修剪平整，去除多余的黏膜桥和肉芽组织，4-0 可吸收缝线沿肠管纵向连续缝合黏膜下至浆膜层，注意黏膜下对合，并浆肌层包埋加强。只有在乙状结肠病变较重，明显狭窄时才考虑行乙状结肠切除术。对于回肠 – 直肠瘘或回肠 – 乙状结肠瘘的患者，如果直肠局部炎症明显或周围存在脓肿，应在行回肠病灶切除的同时做转流性肠造口，待远端病变肠管炎症消退后二期做造口还纳。胃结肠瘘和十二指肠 – 结肠瘘通常由横结肠 CD 或回 – 结肠吻合口 CD 复发所致，常用手术方法为结肠或回结肠吻合口切除，受累胃可做楔形切除，也可将瘘口边缘修剪后行修补术。十二指肠瘘可做简单修补，如缺损较大，可行十二指肠空肠吻合术，或将十二指肠修补后插管造口，并做毕Ⅱ式胃切除术旷置十二指肠。为避免回结肠吻合口复发累及胃或十二指肠，在做右半结肠切除时，应将吻合口尽可能远离上消化道。

南京总医院总结分析 65 例 CD 合并肠管间内瘘的患者资料，其中术前明确内瘘诊断者占 75.4%，其余为术中探查发现；修补肠管分别为十二指肠 25 例（38.5%），乙状结肠或直肠 21 例（32.3%）以及小肠 19 例（19.2%）。十二指肠组内瘘主要由原回结肠吻合口复发（14 例，56%）引起，其次为结肠 CD（8 例，32%）、小肠 CD（2 例，8%）和回盲部 CD（1 例，4%）；乙状结肠组的病变肠管主要为末端回肠（18 例，85.7%），其次是原吻合口（2 例，9.5%）和回盲部（1 例，4.8%）；小肠组肠管间内瘘的病变肠管主要是末端回肠（7 例，36.8%），其次为原吻合口（5 例，26.3%）、结肠（4 例，21.1%）和回盲部（3 例，15.8%）。三组病人中造口率和手术并发症发生率无显著差异。随访时间为 2 ~ 59 个月，总体临床复发率为 26.2%，再手术率为 9.2%，内镜复发率为 46.2%。三组患者术后复发率无差异。可见，在受累肠管无 CD 炎症病变的基础上行肠修补术是安全可靠的，并不增加手术并发症和术后疾病复发的风险。

2. 肠泌尿系瘘

肠膀胱瘘以回肠和乙状结肠 CD 多见，对于病变的回肠或乙状结肠，需行切除吻合或造口术，对于膀胱，小瘘口不需特殊处理，如果瘘口较大且局部感染较轻，可行修补术，但修补不作为常规术式，如果周围存在感染，可于修补后放置黎式双套管冲洗引流。对于肠膀胱瘘患者，术后应留置导尿管减压直至造影证实无膀胱瘘，一般为术后 10 d 左右。如瘘管影响到膀胱三角区，或存在肠输尿管瘘，术后可能发生尿路梗阻，此时需放置输尿管导管，预防输尿管瘢痕狭窄。需要指出的是，并不是所有肠膀胱瘘患者均需手术治疗，对于无感染的单纯性肠膀胱瘘，经过保守治疗（肠内营养、AZA、生物制剂或 GCS 等）部分患者可自愈；而伴有感染，如腹腔脓肿、出血、持续性尿路梗阻或感染，常需外科干预。

3. 肠阴道瘘

肠阴道瘘主要症状为阴道漏稀便和气体，调整粪便性状、控制肛周炎症可显著改善症状，是非手术治疗的主要选择。回肠 – 阴道瘘的手术处理，应将病变回肠切除，若破损阴道瘘口小，多能自愈；破损较大可行修补术。如果局部存在感染，可留置双套管冲洗引流。直肠阴道瘘处理起来较为棘手，需要根据瘘管与肛门括约肌的解剖关系确定。肛门括约肌以下的瘘管可以切开引流或切除，穿透括约肌或在括约肌之上的瘘管多需经阴道或经腹处理。对于低位直肠阴道瘘的 CD 患者，主要手术方式包括经肛门和经阴道黏膜皮瓣推移术、皮肤皮瓣推移术和直肠狭窄切除术联合直肠黏膜袖套推移术等。推进式黏膜瓣能够保持黏膜的连续性，可用于所有穿透括约肌的瘘管。经阴道途径修补优于经直肠途径，因为瘘管直肠侧多为原发部位，常有明显纤维化，行皮瓣层次分离困难，而阴道无原发病变，制作皮瓣较为容易，经直肠推进式黏膜瓣修补瘘管只适用于直肠黏膜正常者。对于直肠中上段的高位瘘管需经腹手术。多采用三期手术：一期行近端肠转流术使肠道炎症消退；二期切除受累肠管，阴道瘘按层次修补；三期做肠造口还纳。另一种治疗方案为手术切除病变肠管行造口术，引流阴道顶部，分开直肠阴道间隙，放置健康组织如网膜将肠管和阴道隔开。回盲部肠管与阴道形成内瘘时常需要切除病变肠管。对于病变严重的结直肠或肛管病变，如药物治疗无效或外科修补术失败，应行全结肠直肠切除。无论采用何种方法，治疗成功与否取决于受累肠管质量，活动性病变肠管一般应予以切除或旷置，非活动性病变或瘢痕化肠管可暂时关闭，但其愈合能力有限。消化道以外的脏器并不是 CD 的原发病变，如膀胱和阴道，可暂时性关闭，待炎症消退后通过二期手术修复。直肠阴道隔组织薄弱，再加上反复感染和纤维化，手术修复难度大。需要由十分专业的肛肠科医师进行，如果手术失败，可能面临症状加重的窘境，术前要充分评估。

（五）特殊情况的处理

1. 广泛小肠病变与广泛结肠病变

空回肠广泛多节段病变是 CD 外科治疗较难处理的类型之一，大量切除病变肠管往往直接导致短肠。因此，需要早期积极治疗，采用降阶梯方案，尽可能阻止肠管朝不可逆的纤维化病变发展。比如早期使用生物制剂、肠内营养等多种手段诱导疾病缓解，改善营养状况，从而最大限度保留肠管。一旦病变发展为纤维化狭窄，手术常难以避免，此时需结合肠管切除及狭窄成型术，手术应尽可能简单有效。如果病变肠管较重，可予以切除吻合，对于狭窄不重的部位，应结合术中肠管条件，灵活采用多种狭窄成型术，尽可能保留更多的肠管，避免短肠综合征的发生。

结肠型克罗恩病的手术治疗的基本策略与小肠病变相似，即"节约肠段"，在保证切缘的基础上采取节段切除术。而广泛结肠病变是 CD 治疗中较为复杂的一类，且不容易和溃疡性结肠炎相鉴别。治疗方法主要为结肠次全切除术。对于全结肠直肠病变患者可行结直肠次全切除，回肠 – 直肠吻合或回肠永久造口术。一般不建议 CD 患者接受回肠储袋 – 肛管吻合术（ileal-pouch-anal anastomosis，IPAA），因为 CD 患者 IPAA 术后储袋并发症发生率高，如储袋瘘 /CD，梗阻或盆腔脓肿，且常需切除储袋，必须和患者充分沟通，强调 CD 行 IPAA 术的风险，使患者正确认识。部分结肠型克罗恩病患者入院时全身状况较差，结肠病变范围较广或较重，也可先行单纯回肠造瘘，待营养状况及炎症反应改善后行手术治疗。

2. 食道与胃十二指肠病变

食管 CD 较为罕见，儿童相对多见，有症状的胃 – 食管病变患者占 5% ~ 13%，且多数患者内科治疗可控制症状，极少数需要外科处理，因此此方面研究均以病例报道或小样本的回顾性研究为主。需要外科处理的病变主要为严重的狭窄和瘘管形成。对于食管狭窄的 CD 患者，吞咽困难、吞咽疼痛及胸骨后疼痛伴随体重下降常是外科干预指征。首选食管狭窄球囊扩张术，食管切除吻合只在极少数情况下才可能用到。食管瘘管形成时大多和气道或胸膜腔相通，此类患者可行食管支架置入术，如治疗失败可行食管切除吻合术，但此类手术术后并发症常较多。而胃食管瘘多无症状，可采用保守治疗。

CD 单纯累及胃及十二指肠少见，需要进一步完善肠镜和腹部 CT 评估小肠及结肠情况。CD 累及胃十二指肠可表现为胃出口梗阻、消化道穿孔、内瘘形成等。原发于胃及十二指肠的患者，英夫利昔单抗联合肠内营养支持及内镜扩张等可治疗轻中度胃十二指肠狭窄型病变，内科治疗无效需要外科治疗，手术方式可行狭窄成形术，胃肠短路术或部分切除术。急性十二指肠穿孔可引起急性腹膜炎，需要急诊手术，十二指肠穿孔修补后可予空肠造瘘行肠内营养，或留置通过吻合口的鼻肠营养管。继发于小肠或结肠的胃十二指肠 CD 患者，部分可通过影像学检查发现，部分于手术探查中发现，可手术切除瘘管，行胃部分切除或十二指肠修补。

（六）肠系膜的处理

肠系膜增生是 CD 的病理组织学特点，CD 患者的肠系膜有"厚"和"脆"的特点，给手术操作带来很大的困难。肥厚的肠系膜常挛缩禁锢于腹腔内，由于其游离度差，组织暴露困难、视野不清晰，操作过程中容易伤及邻近肠管甚至肠系膜大血管。由于脆性大，电凝设备及超声刀对其止血效果不可靠，钳夹容易造成组织撕脱、血管破损及大出血。因此，对肠系膜组织的操作宜轻柔，防止打结或钳夹时造成系膜撕裂损伤。对于较大的血管或持续渗血者，建议予以缝扎加固止血，防止延迟性出血及肠系膜血肿形成。建议在肠系膜切缘予以加固缝合，以防发生淋巴漏、渗血或再出血。

二、急诊手术的术式选择

CD 急诊手术指征为：急性肠梗阻保守治疗无效、游离肠穿孔致弥漫性腹膜炎、急性消化道大出血经保守治疗无效、急性重度结肠炎经保守治疗无效等。此类患者往往在疾病活动期就诊，全身状况差，且多合并腹腔感染，应运用损伤控制外科理念，以最小的手术创伤换得最可靠的缓解临床症状的机会。手术方式越简单越好，手术时间越短越好。手术方式多选择切除病变坏死的肠管、腹腔冲洗引流及肠造口术。待腹腔炎症消退、感染控制及营养改善再行确定性手术。

南京总医院炎症性肠病治疗中心总结 33 例活动期复杂 CD 患者一期手术和分期手术的临床资料。其中 14 例行一期肠切除肠吻合术，19 例按损伤控制理念行先行肠造口、再行确定性手术。结果一期手术组与分期手术组术后并发症发生率分别为71% 和 26%，差异有显著统计学意义。一期手术组术后内镜和临床复发率高于分期手术组，差异有显著统计学意义。可见损伤控制理念在 CD 急诊手术中的应用对于患者近期及远期预后均发挥至关重要的作用。

第五节　开腹手术与腹腔镜手术

一、适应证与禁忌证

CD 腹腔镜手术治疗的探索始于 20 世纪 90 年代，目前已有明确的循证医学证据显示其较传统开腹手术有显著的近期优势，比如术后康复快、住院时间缩短、并发症减少等，但对于术后复发无明显影响。与其他非炎症性疾病（如结直肠肿瘤）相比，CD 应用腹腔镜技术的主要受限于：① CD 的慢性炎症常引起周围组织明显粘连，甚至形成脓肿、炎性包块、内外瘘，导致解剖间隙变得不清甚至丧失；② CD 病变肠管系膜增厚、挛缩、易出血，加大了分离切除血管和系膜的难度；③慢性炎症导致肠管纤维化狭窄增厚、系膜肥厚，甚至近端肠管广泛扩张，占据了腹腔镜操作的空间；④ CD 患者常有手术史，使腔镜手术更加困难。但这些并不代表腹腔镜技术很难应用于 CD 患者。对于非复杂性的小肠型和回结肠型纤维性狭窄的 CD 患者，由于病变部位相对局限，腹腔无广泛黏连，腹腔镜视野良好，手术操作相对简单，可充分发挥腹腔镜手术的微创优势。2016 年 ECCO 指南提出对于局限在回盲部的 CD 推荐采用腹腔镜回盲部切除术。

所谓的适应证和禁忌证都是相对的，有些禁忌证在一些特定的条件下，如充分的术前优化、精湛的手术技巧、先进的技术设备等，可能转化为适应证。既往认为，肠穿孔引起的弥漫性腹膜炎、肠梗阻引起的肠管扩张、合并凝血功能障碍等是腹腔镜手术禁忌证，此时应避免行腹腔镜手术。但随着腔镜技术的发展，一些治疗中心已经开始对伴有并发症的 CD 进行腔镜手术治疗，并且取得了较好的疗效，使得腔镜手术指征越来越广泛。由于术前常难以充分评估复杂 CD 的病情，一些伴有腹腔脓肿或瘘管、需要行多处肠段切除的 CD 术中转开腹和造口的可能性比较大。因此，手术医师在术前需要利用影像学等检查对患者腹腔内的情况进行充分的了解，在拥有熟练的腹腔镜手术技术前提下选择合适的患者，并在术前做好与患者的充分沟通，才能最大程度地发挥腹腔镜手术的优势。研究显示：与非复杂性 CD 患者比较，复杂性 CD 患者的手术时间较长，中转开腹率增加，行临时性造口术的比例增加，但两者术后并发症发生率并无统计学意义。穿透型和非穿透型 CD 患者行腹腔镜手术，两组患者的手术时间、中转开腹率和术后并发症发生率比较，差异均无统计学意义。回顾性研究显示：复发型和初发型 CD 患者行腹腔镜手术，两组患者的手术时间、术中出血量、中转开腹率、术后并发症无显著统计学差异。可见，穿透型或复发型等复杂性 CD 也可以安全地接受腹腔镜手术。

腔镜手术能降低切口感染率和再手术率，术后肠功能恢复较快，这一点已基本达成共识，因此在可能行腹腔镜手术的患者中优先推荐腹腔镜手术。南京总医院回顾性分析 122 例接受腹腔镜手术和 196 例接受开腹手术的 CD 伴肠瘘患者，结果发现腹腔镜组患者术后并发症发生率低、住院天数短、术后花费少，具有显著性统计学差异。腔镜手术唯一的缺点为手术耗时较长，但这一点可以通过术者学习曲线、和助手之间默契的配合等因素逐渐缩短。

二、切口的选择与入路

腔镜手术的趋势是尽量减少穿刺孔数量、缩短取出标本和行肠管吻合所需的腹壁切口。因此，单孔腹腔镜等技术逐渐运用到 CD 的外科治疗并取得了较好的效果。此外，全结肠切除时将标本从直肠取出、从腹壁 Trocar 戳孔处取出标本并于该处行回肠造口术等手段均能缩短手术切口，但需根据病变范围选择。若病变范围较广，炎症包块较大，仍需扩大切口。

手术需根据病变肠管范围选择手术切口、戳孔部位和体位。克罗恩病好发部位为末端回肠，可伴有小肠节段性病变，在行此类回盲部或伴节段性小肠切除时，常规选择外侧 – 中央入路，采用 4 孔法操作，包括脐下 12 mm 观察孔、左下腹脐水平与髂前上棘连线中外 1/3 处 5 mm 副操作孔、左侧肋缘下 12 mm 的主操作孔及麦氏点处 5 mm 的助手操作孔。若病变部位为降结肠、乙状结肠，采用改良截石位，4 孔法操作则包括脐下 12 mm 观察孔、右下腹脐水平与髂前上棘连线中外 1/3 处 5 mm 副操作孔、右侧肋缘下 12 mm 的主操作孔及反麦氏点处 5 mm 的助手操作孔，同样可采用外侧 – 中央入路。由中央至外侧是肿瘤手术常用的入路。但 CD 患者肠道炎性反应重，系膜增厚挛缩明显，且系膜淋巴结肿大融合，解剖平面不清，尤其是在有炎性包块或者发生肠瘘时更加明显，若采用此种手术入路，不仅出血较多，而且容易进入错误平面。故一般采用由外侧至中央的入路方法，先从盲肠后方打开侧腹膜，进入 Toldt 间隙进行游离。注意仔细辨别输尿管及右侧性腺血管，将回盲部及升结肠后方充分游离后，于回结肠血管下方打开肠系膜，游离回结肠动静脉并于系膜根部离断，此方法更有利于安全完成回盲部切除。由于回盲部炎性病变，回结肠系膜常常显著增厚，在游离切除回盲部肠系膜时，尤其是靠近肠管处系膜淋巴结融合增大，靠近肠管切断增加了不可控出血的概率，而近根部操作则较易，此种情况可考虑近血管主干处离断血管。

三、腔镜手术技术

与传统开腹手术相比，腔镜手术的难点在于术中无法直接触摸病变部位及分离解剖结构，一切操作均由相应的器械进行。因此，术者需要对解剖非常熟悉，主刀、助手和扶镜手之间的配合尤其重要。腹腔镜手术的一般步骤为：①根据病变情况及病变部位置入观察孔、操作孔及辅助孔；②探查全部小肠及结肠（两把肠钳交替移行），明确病变位置及类型，确定手术方案；③游离病变肠段、离断对应血管和系膜；④根据病变情况选择体内肠段吻合或体外肠段吻合，若行体外吻合，需绕脐做长5~6 cm切口，置入切口保护套，将病变肠段拖出腹腔外行肠吻合术。对于复杂型CD伴腹腔内脓肿、蜂窝织炎、肠管间粘连等，可采用腹腔镜下冲吸钝性解剖法，用吸引器联合超声刀钝、锐结合游离肠管及系膜。分离时可从多角度（从内向外、从外向内、从尾侧向头侧等）进行，先易后难，确保安全。

第六节　术后复发的处理

一、术后复发的危险因素

手术治疗目前主要针对CD的并发症，并不能治愈CD，也不能防止CD的复发，所以，术后大部分患者在其整个病程中会出现病情复发。术后复发（post-operative recurrence，POR）一般指CD患者术后病情一度缓解，随后再次出现相应的临床症状、内镜下的异常、需再次手术切除等。根据观察指标方法不同，POR定义包括临床复发、内镜复发、放射学复发、外科复发等。其中，采用外科复发评价时，POR最低，采用内镜评价时，POR最高。2016年ECCO指南指出5年和10年的临床POR率分别为28%~45%和36%~61%。研究发现CD术后复发高危因素主要有：吸烟，既往肠道手术史，穿透型病变、肛周病变和广泛小肠切除术等。其中，与不吸烟者相比，吸烟的CD患者发生POR的风险增加2.5倍，临床复发的风险增加2倍，吸烟是多项临床试验一致报告的唯一危险因素。研究显示吸烟患者和不吸烟患者5年和10年的临床复发率分别为36% vs 20%和70% vs 41%。此外，近年研究发现，肠道菌群和术后复发存在一定相关性，如CD复发患者肠道中，变形菌属和粪杆菌属含量发生显著改变；肠肌层神经丛炎也是预测术后早期复发的危险因素；既往使用多种生物制剂的CD患者术后复发风险增高；体内CD8[+] T细胞水平增高和术后复发有关。

二、术后复发的预防

CD患者术后预防复发至关重要。根据CD患者术后相关复发危险因素进行分类，高危因素为穿透型病变和（或）2次及以上手术病史；中危因素为CD病史 < 10

年、狭窄肠段≥10 cm 或者处于炎症活跃状态；低危因素为 CD 病史 > 10 年，狭窄肠段 < 10 cm 以及初次手术病史。具备低危因素的 CD 患者一般无须术后预防性用药，但需要常规结肠镜定期复查（一般首次复查时间在术后 6 个月）；具备中危因素时，建议术后服用 AZA 或 6–MP 预防复发，若 1 年之间出现内镜下复发，则建议使用抗 TNF 类药物；具备高危因素时，建议 CD 患者术后使用抗 TNF 药物，若术后 1 年之内出现内镜下复发，则建议增加生物制剂剂量或更换生物制剂。一般来说，如果手术已经切除全部病灶，剩余消化道完全正常，则按缓解期 CD 进行维持治疗；如果手术只是切除了主要的病灶，剩余消化道仍然存在活动性炎症，则按活动期 CD 进行诱导缓解治疗。目前预防性药物主要有 5- 氨基水杨酸类药物、抗生素、嘌呤类、生物制剂等。其中，5- 氨基水杨酸类药物对于术后维持缓解的作用非常有限，仅可用于无任何复发高危因素的 CD 术后患者。抗生素如甲硝唑对预防 CD 术后复发是有效的，但因长期服用时不良反应较大，临床上应用不多。AZA 或 6–MP 可预防 CD 术后复发，效果肯定，临床上较为常用。生物制剂也可有效的维持 CD 术后缓解，但应权衡其利弊，如较高的经济费用等。必须强调，由于个体差异性，在应用药物的同时，建议定期复查内镜或其他指标，如粪钙卫蛋白、CRP 等，以监测疾病活动，及时调整药物治疗方案。指南推荐在术后 6 至 12 个月行内镜检查吻合口，评价当前维持缓解治疗的方案。

早期积极治疗对于 CD 患者是一种较为有效的预防方案。然而，此方案受多种影响因素限制，如治疗有效性、患者经济基础、治疗相关不良反应等。针对无任何复发高危因素的 CD 术后患者，常规药物预防复发和根据内镜监测结果服药两种方式，哪种方式更为推荐？一项随机对照试验发现常规预防治疗组合根据内镜结果服药组在内镜复发率和临床复发率方面无统计学差异。仅表现为常规预防治疗组的术后复发率轻度低于后者。然而从群体角度观察，选择常规服药或根据内镜结果服药各有利弊，在决定每一个患者是否常规服药预防复发时，需综合考虑药物不良反应、经济负担等多方面因素，使患者在现有的医疗知识框架内获益最大化。除了根据内镜结果来决定预防方案，还需要结合多角度监测 CD 是否复发，如遗传因素、血清学指标、肠道菌群分析等。在 CD 患者症状出现前，积极寻找炎症复发指标并早期干预，有利于降低 CD 复发率。总之，预防方案既不能过于激进，亦不可轻视大意，需根据病情及多角度检查结果慎重决策。

三、术后复发的诊断

CD 术后复发的诊断主要依靠临床表现和辅助检查。术后内镜检查是明确形态学复发的最敏感的检查手段。组织学和内镜下复发可发生在术后数周至数月，内镜下复发往往早于临床复发。吻合口和回肠新末端内镜下复发评估通常采用 Rutgeerts

评分：0 级，没有病损；1 级，≤5 个阿弗他溃疡；2 级，＞5 个阿弗他溃疡，在各个病损之间仍有正常黏膜，或节段性大病损，或病损局限于回肠-结肠吻合口处（＜1 cm）；3 级，弥漫性阿弗他回肠炎伴弥漫性黏膜炎症；4 级，弥漫性黏膜炎症并大溃疡、结节和（或）狭窄。回结肠镜检查被认为是诊断术后复发的金标准，可在形态学上确定是否存在复发和复发的严重程度，还可预测临床病程。2016 年 ECCO 指南推荐术后第一年内进行结肠镜检查，根据检查结果调整治疗方案有利于降低复发。此外，经腹 US、MRE 等检查侵入性较小，亦是评估 CD 术后复发的主要诊断手段。

四、术后复发的治疗及预后

研究显示 CD 术后临床复发时间为 65～748 d，中位天数为 315 d；外科复发时间平均为 133～527 d，中位天数为 228 d。CD 术后复发的治疗主要依据活动期 CD 进行，包括诱导和维持缓解，甚至接受再手术治疗。任何早期复发的患者均考虑使用免疫调节剂治疗，有利于减少复发的风险。对于存在中重度活动性的早期复发病例，宜予 IFX 治疗。当出现急性并发症（如肠梗阻、急性穿孔、内科治疗无效的大出血等）、慢性并发症（如腹腔脓肿、瘘管形成、癌变等）或者药物治疗失败时，需在合适时机考虑外科手术再次干预。对于复发患者，手术的主要目的仍然是解除梗阻或肠内、外瘘等并发症，使症状缓解后再通过药物进行维持治疗。具体见 CD 的内科和外科治疗章节。CD 手术患者术后复发的预后主要取决于起病方式、复发的部位、复发时疾病行为（狭窄或穿透）、既往治疗方法和应答、患者精神和心理状态等。

（朱维铭　周伟　杜鹏　吴现瑞　段明）

主要参考文献

［1］Pickleman J，Lee R M. The management of patients with suspected early postoperative small bowel obstruction [J]. Ann Surg，1989，210（2）：216-219.

［2］Robert J R，Sachar D B，Greenstein A J. Severe gastrointestinal hemorrhage in Crohn's disease [J]. Ann Surg，1991，213（3）：207-211.

［3］Driver C P，Anderson D N，Keenan R A. Massive intestinal bleeding in association with Crohn's disease [J]. J R Coll Surg Edinb，1996，41（3）：152-154.

［4］Pardi D S，Loftus E V，Tremaine W J，et al. Acute major gastrointestinal hemorrhage in inflammatory bowel disease [J]. Gastrointest Endosc，1999，49（2）：153-157.

［5］Belaiche J，Louis E，D'Haens G，et al. Acute lower gastrointestinal bleeding in Crohn's disease：characteristics of a unique series of 34 patients. Belgian IBD Research Group [J]. Am J Gastroenterol，

1999，94（8）：2177-2181.

［6］朱维铭，李宁. 术后早期炎性肠梗阻的诊治 [J]. 中国实用外科杂志，2000，20（8）：456-459.

［7］Decker G A，Loftus E V，Pasha T M，et al. Crohn's disease of the esophagus：clinical features and outcomes [J]. Inflamm Bowel Dis，2001，7（2）：113-119.

［8］Papi C，Gili L，Tarquini M，et al. Infliximab for severe recurrent Crohn's disease presenting with massive gastrointestinal hemorrhage [J]. J Clin Gastroenterol，2003，36（3）：238-241.

［9］龚剑峰，朱维铭，李宁，等. GCS 和营养支持联合治疗术后早期炎性肠梗阻 [J]. 中华普通外科杂志，2005，20（4）：257-259.

［10］Remes-Troche J M，Martinez-Benitez B，Valdovinos-Diaz M A. Crohn's disease of the esophagus [J]. Gastroenterology，2006，130（4）：1029，1376.

［11］Kumar R R，Kim J T，Haukoos J S，et al. Factors affecting the successful management of intra-abdominal abscesses with antibiotics and the need for percutaneous drainage [J]. Dis Colon Rectum，2006，49（2）：183-189.

［12］Rahhal R M，Banerjee S，Jensen C S. Pediatric Crohn disease presenting as an esophageal stricture [J]. J Pediatr Gastroenterol Nutr，2007，45（1）：125-129.

［13］陈白莉，高翔，陈旻湖，等. 克罗恩病并发急性下消化道大出血 13 例临床分析 [J]. 中华消化杂志，2008，28（6）：381-384.

［14］Goyer P，Alves A，Bretagnol F，et al. Impact of complex Crohn's disease on the outcome of laparoscopic ileocecal resection：a comparative clinical study in 124 patients [J]. Dis Colon Rectum，2009，52（2）：205-210.

［15］Wales P W，Nasr A，de Silva N，et al. Human growth hormone and glutamine for patients with short bowel syndrome [J]. Cochrane Database Syst Rev，2010（6）：D6321.

［16］Clarke B W，Cassara J E，Morgan D R. Crohn's disease of the esophagus with esophagobronchial fistula formation：a case report and review of the literature [J]. Gastrointest Endosc，2010，71（1）：207-209.

［17］施婕，罗比可，刘琳. 41 例肠造口患者造口皮肤黏膜分离的护理 [J]. 中华护理杂志，2011，46（3）：243-244.

［18］Iesalnieks I，Kilger A，Kalisch B，et al. Treatment of the anastomotic complications in patients with Crohn's disease [J]. Int J Colorectal Dis，2011，26（2）：239-244.

［19］徐洪莲，何海燕，蔡蓓丽，等. 回肠造口粪水性皮炎的原因分析及对策 [J]. 中华护理杂志，2011，46（3）：247-249.

［20］谢颖，朱维铭，李宁，等. 活动期复杂克罗恩病患者分期手术与一期确定性手术效果的比较 [J]. 中华胃肠外科杂志，2011，14（3）：171-176.

［21］左芦根，李毅，王宏刚，等. 活动期与缓解期手术对克罗恩病术后并发症及复发的影响 [J]. 中华外科杂志，2012，50（8）：695-698.

［22］Guo M，Li Y，Li J. Role of growth hormone，glutamine and enteral nutrition in pediatric short bowel syndrome：a pilot follow-up study [J]. Eur J Pediatr Surg，2012，22（2）：121-126.

［23］Kopylov U，Ben-Horin S，Zmora O，et al. Anti-tumor necrosis factor and postoperative complications in Crohn's disease: systematic review and meta-analysis [J]. Inflamm Bowel Dis, 2012, 18（12）: 2404-2413.

[24] Bermejo F, Garrido E, Chaparro M, et al. Efficacy of different therapeutic options for spontaneous abdominal abscesses in Crohn's disease: are antibiotics enough? [J] Inflamm Bowel Dis, 2012, 18（8）: 1509-1514.

[25] 兰平，练磊. 肠造口及其相关问题 [J]. 中华胃肠外科杂志, 2012, 15（4）: 317-319.

[26] Lian L, Wu X R, He X S, et al. Extraperitoneal vs. intraperitoneal route for permanent colostomy: a meta-analysis of 1,071 patients [J]. Int J Colorectal Dis, 2012, 27（1）: 59-64.

[27] Huang R, Valerian B T, Lee E C. Laparoscopic approach in patients with recurrent Crohn's disease [J]. Am Surg, 2012, 78（5）: 595-599.

[28] Kim K J, Han B J, Yang S K, et al. Risk factors and outcome of acute severe lower gastrointestinal bleeding in Crohn's disease [J]. Dig Liver Dis, 2012, 44（9）: 723-728.

[29] Jones B A, Hull M A, Potanos K M, et al. Report of 111 consecutive patients enrolled in the International Serial Transverse Enteroplasty（STEP）Data Registry: a retrospective observational study [J]. J Am Coll Surg, 2013, 216（3）: 438-446.

[30] 李宁，朱维铭，左芦根. 应用损伤控制外科理念指导克罗恩病的外科治疗 [J]. 中华胃肠外科杂志, 2013, 16（4）: 308-310.

[31] Billioud V, Ford A C, Tedesco E D, et al. Preoperative use of anti-TNF therapy and postoperative complications in inflammatory bowel diseases: a meta-analysis [J]. J Crohns Colitis, 2013, 7（11）: 853-867.

[32] El-Hussuna A, Krag A, Olaison G, et al. The effect of anti-tumor necrosis factor alpha agents on postoperative anastomotic complications in Crohn's disease: a systematic review [J]. Dis Colon Rectum, 2013, 56（12）: 1423-1433.

[33] Syed A, Cross R K, Flasar M H. Anti-tumor necrosis factor therapy is associated with infections after abdominal surgery in Crohn's disease patients [J]. Am J Gastroenterol, 2013, 108（4）: 583-593.

[34] Coscia M, Gentilini L, Laureti S, et al. Risk of permanent stoma in extensive Crohn's colitis: the impact of biological drugs [J]. Colorectal Dis, 2013, 15（9）: 1115-1122.

[35] Beyer-Berjot L, Mancini J, Bege T, et al. Laparoscopic approach is feasible in Crohn's complex enterovisceral fistulas: a case-match review [J]. Dis Colon Rectum, 2013, 56（2）: 191-197.

[36] Gardenbroek T J, Verlaan T, Tanis P J, et al. Single-port versus multiport laparoscopic ileocecal resection for Crohn's disease [J]. J Crohns Colitis, 2013, 7（10）: e443-448.

[37] Hukkinen M, Pakarinen M P, Piekkala M, et al. Treatment of complex perianal fistulas with seton and infliximab in adolescents with Crohn's disease [J]. J Crohns Colitis, 2014, 8（8）: 756-762.

[38] Yamamoto T, Watanabe T. Surgery for luminal Crohn's disease [J]. World J Gastroenterol, 2014, 20（1）: 78-90.

[39] Ruemmele F M, Veres G, Kolho K L, et al. Consensus guidelines of ECCO/ESPGHAN on the

medical management of pediatric Crohn's disease [J]. J Crohns Colitis. 2014，8（10）：1179-1207.

［40］张少，王剑，毛琦，等. 连续横向肠成形术（STEP）——外科治疗短肠综合征的新方法 [J]. 中华胃肠外科杂志，2014，17（3）：284-287.

［41］Michelassi F，Sultan S. Surgical treatment of complex small bowel Crohn disease [J]. Ann Surg，2014，260（2）：230-235.

［42］Zhang T，Yang J，Ding C，et al. Preoperative intra-abdominal sepsis，not penetrating behavior itself，is associated with worse postoperative outcome after bowel resection for Crohn disease：a retrospective cohort study [J]. Medicine，2015，94（45）：e1987.

［43］Grant D，Abu-Elmagd K，Mazariegos G，et al. Intestinal transplant registry report：global activity and trends [J]. Am J Transplant，2015，15（1）：210-219.

［44］De Felice K M，Katzka D A，Raffals L E. Crohn's disease of the esophagus：clinical features and treatment outcomes in the biologic era [J]. Inflamm Bowel Dis，2015，21（9）：2106-2113.

［45］中华医学会肠外肠内营养学分会加速康复外科协作组. 结直肠手术应用加速康复外科中国专家共识（2015 版）[J]. 中国实用外科杂志，2015，35（8）：841-844.

［46］He X，Lin X，Lian L，et al. Preoperative percutaneous drainage of spontaneous intra-abdominal abscess in patients with Crohn's disease：a meta-analysis [J]. J Clin Gastroenterol，2015，49（9）：82-90.

［47］Ferrante M，Papamichael K，Duricova D，et al. Systematic versus endoscopy-driven treatment with azathioprine to prevent postoperative ileal Crohn's disease recurrence [J]. J Crohns Colitis，2015，9（8）：617-624.

［48］Strong S，Steele S R，Boutrous M，et al. Clinical practice guideline for the surgical management of Crohn's disease [J]. Dis Colon Rectum，2015，58（11）：1021-1036.

［49］吴小剑，陈钰锋. 炎症性肠病的微创外科治疗 [J]. 中华消化外科杂志，2016，15（12）：1140-1146.

［50］Boschetti G，Nancey S，Moussata D，et al. Enrichment of circulating and mucosal cytotoxic CD8+ T Cells is associated with postoperative endoscopic recurrence in patients with Crohn's disease [J]. J Crohns Colitis，2016，10（3）：338-345.

［51］Ren J，Liu S，Wang G，et al. Laparoscopy improves clinical outcome of gastrointestinal fistula caused by Crohn's disease [J]. J Surg Res，2016，200（1）：110-116.

［52］Kono T，Fichera A，Maeda K，et al. Kono-S anastomosis for surgical prophylaxis of anastomotic recurrence in Crohn's disease：an international multicenter study [J]. J Gastrointest Surg，2016，20（4）：783-790.

［53］Peyrin-Biroulet L，Bouhnik Y，Roblin X，et al. French national consensus clinical guidelines for the management of Crohn's disease [J]. Dig Liver Dis，2017，49（4）：368-377.

［54］Wright E K，Kamm M A，Wagner J，et al. Microbial factors associated with postoperative Crohn's disease recurrence [J]. J Crohns Colitis，2017，11（2）：191-203.

［55］Lemmens B，de Buck van Overstraeten A，Arijs I，et al. Submucosal plexitis as a predictive factor for postoperative endoscopic recurrence in patients with Crohn's disease undergoing a resection with ileocolonic anastomosis: results from a prospective single-centre study [J]. J Crohns Colitis, 2017, 11（2）: 212–220.

［56］Collins M, Sarter H, Gower-Rousseau C, et al. Previous exposure to multiple anti-TNF is associated with decreased efficiency in preventing postoperative Crohn's disease recurrence [J]. J Crohns Colitis, 2017, 11（3）: 281–288.

［57］Nguyen G C, Loftus E V, Hirano I, et al. American gastroenterological association institute guideline on the management of Crohn's disease after surgical resection [J]. Gastroenterology, 2017, 152（1）: 271–275.

［58］Zhang T, Cao L, Cao T, et al. Prevalence of sarcopenia and its impact on postoperative outcome in patients with Crohn's disease undergoing bowel resection [J]. JPEN J Parenter Enteral Nutr, 2017, 41（4）: 592–600.

［59］郭振, 曹磊, 龚剑峰, 等. 临床路径在克罗恩病合并肠梗阻诊疗中的应用 [J]. 中华胃肠外科杂志, 2017, 20（1）: 53–58.

［60］朱维铭. 克罗恩病手术前后使用生物制剂需要思考的问题 [J]. 中华内科杂志, 2017, 56（8）: 561–563.

［61］Guo Z, Cao L, Guo F, et al. The presence of postoperative infectious complications is associated with the risk of early postoperative clinical recurrence of Crohn's disease [J]. World J Surg, 2017, 41（9）: 2371–2377.

［62］中国短肠综合征治疗协作组. 中国短肠综合征诊疗共识（2016 年版, 南京）[J]. 中华胃肠外科杂志, 2017, 20（1）: 1–8.

［63］Maguire L H, Alavi K, Sudan R, et al. Surgical considerations in the treatment of small bowel Crohn's disease [J]. J Gastrointest Surg, 2017, 21（2）: 398–411.

［64］朱维铭, 李毅. 炎症性肠病规范化外科治疗值得注意的几个问题 [J]. 中国实用外科杂志, 2017, 37（3）: 210–214.

［65］Bemelman W A, Warusavitarne J, Sampietro G M, et al. ECCO-ESCP consensus on surgery for Crohn's disease [J]. J Crohns Colitis, 2018, 12（1）: 1–16.

［66］Chan W P W, Mourad F, Leong R W. Crohn's disease associated strictures [J]. J Gastroenterol Hepatol, 2018, 33（5）: 998–1008.

［67］Laube R, Liu K, Schifter M, et al. Oral and upper gastrointestinal Crohn's disease [J]. J Gastroenterol Hepatol, 2018, 33（2）: 355–364.

［68］Maeda K, Nagahara H, Shibutani M, et al. The feasibility and short-term clinical outcomes of single-incision laparoscopic surgery for patients with complex Crohn's disease [J]. Surg Today, 2018, 48（2）: 242–247.

［69］Feinberg A E, Valente MA. Elective abdominal surgery for inflammatory bowel disease [J]. Surg Clin North Am, 2019, 99（6）: 1123–1140.

［70］Ghoneima A S, Flashman K, Dawe V, et al. High risk of septic complications following surgery for Crohn's disease in patients with preoperative anaemia, hypoalbuminemia and high CRP [J]. Int J

Colorectal Dis，2019，34（12）：2185-2188.

［71］Yu Z L，Lin D Z，Hu J C，et al. Laparoscopic surgery for complex Crohn's disease：a meta-analysis [J]. J Laparoendosc Adv Surg Tech A，2019，29（11）：1397-1404.

［72］Truong A，Zaghiyan K，Fleshner P. Anorectal Crohn's disease [J]. Surg Clin North Am，2019，99（6）：1151-1162.

第十五章
中医药诊疗

第一节 概　　述

CD 是一种以消化道病变为主的自身免疫病，可累及从口腔到肛门的全消化道，以消化道节段性、全层性、炎症性病变为主要病理特征，常累及消化道以外的器官，如关节、皮肤及眼。CD 的表现极其复杂，主要包括消化道症状（腹痛、腹泻、腹部包块、瘘管形成以及肛周病变等）以及全身表现（发热、营养障碍等）和肠外表现（皮肤病变、关节和骨骼病变、眼部病变、肝病变、血液系统病变、血管性病变、心肺病变、肾病变等），除以上表现外，CD 还有肠梗阻、肠穿孔、消化道出血等并发症存在。

从临床流行学的视角来看，在我国，CD 过去属于少见病，在中医文献中没有完全对应的病名，虽然《中医消化病诊疗指南》（2006）曾经将其归入"泄泻""腹痛""积聚""便血"等范畴，但这些中医病名仅能代表本病发生的某个阶段或者某种状态，难以全面反映本疾病的特点。通过对古代文献的整理，"肠痈""痢疾"等疾病的临床证候描述和 CD 的一些临床症状有相似之处，其治疗方法可供临床借鉴使用。

第二节 病 因 病 机

CD 的病因主要是在先天禀赋易感体质的基础上由饮食不节（洁），感受外邪，情志失调等因素诱发，这些病因会导致脾胃升降失调，清浊相混而发病，清气在下则为腹泻，土虚木乘则为腹痛，脾虚运化失司，湿滞内生，则见腹部包块，湿邪化热，则见发热，日久则中土虚惫，气血生化乏源，营养障碍，邪气停留于内，血败肉腐，形成肛痈、痔漏等。

一、病因

（一）饮食不节（洁）和饮食过量

过多食用高蛋白、高脂肪食物或者饮食习惯西方化，或者进食不干净的食物，一方面，可致湿热积滞，结聚肠道则成肠痈，湿热蕴阻肛门，局部经络阻塞，气血凝滞则成肛痈，另一方面，可损伤脾胃，遏阻脾阳，脾运失职，无法运化水湿，使水湿内停于肠道，则泄泻反复发作，日久湿积成痰，痰阻气机，血行不畅，脉络壅塞，痰浊与气血相搏，渐成积聚。《医方絜度》："古语云：'膏粱无厌发痈疽。'此指外疡而言也。然肠痈一证，亦因膏粱积热者多，又或妇女经停，气血壅滞，亦能致此。"古籍中的"膏粱"主要是指高脂肪、高糖、高蛋白质饮食等，这一认识与现代研究所说的高蛋白和高脂肪食物是 CD 的高危因素有相似之处。

（二）感受外邪

六淫之邪均可致本病发生，其中以湿邪为最主要的致病因素。"湿盛则濡泄"，湿邪易困脾土，使脾胃运化失常，水反为湿，谷反为滞，引起泄泻。若湿热相兼，侵及下焦，使经络阻隔，瘀血凝滞，热盛肉腐成脓，则发为肛痈。《曹沧洲医案》曰"肛痈：大肠湿热下注，渐成肛痈，不易速效"，肛周位于大肠尽处，属人体阴中之阴，气运难及，血亦罕到，若再加脾胃虚弱，往往致邪气久留，伤口难以愈合，继发为肛瘘。

（三）七情内伤

情志不遂或忧郁恼怒，肝失疏泄，木旺乘土，或忧思伤脾，土虚木乘，均可使气机不畅，脾失健运，导致 CD 发病。一方面，"诸湿肿满，皆属于脾"，脾虚则生湿，湿邪留注于肠，则为肠痈，如《圣济总录》曰："肠痈由恚怒不节，忧思过甚，肠胃虚弱，寒温不调，邪热交攻，故营卫相干，血为败浊，流渗入肠，不能传导，蓄结成痈，津液腐化，变为脓汁。"另一方面，肝气不舒，脉络受阻，血行不畅，气滞血瘀，日积月累，可形成腹内结块，《赤水玄珠·肠痈门》曰："夫肠痈者，乃阴阳偏胜，喜怒无时，伏于脏腑之中，结在肠胃之内，血凝气滞，回旋失度，不能通行，聚结成痈，致生肿痛。"若积聚严重，腑气不通，则会进一步出现肠梗阻。虽然有学者认为精神心理异常更多的是改变疾病的病程而非启动因素，但紧张、压力及抑郁等精神心理因素仍然被认为与 CD 的发生和发展密切相关。

（四）体虚劳倦

体虚可分为先天因素与体质因素，其对 CD 的发生发展有一定作用。若先天禀赋不足，脾胃较常人虚弱，运化之力不足，常易造成水谷停滞，清浊不分，混杂而下，而致反复泄泻发作，缠绵难愈，日久则五脏俱损，邪气乘虚而入，变证丛生。至于体质差异，则决定了人体对致病因素的易感性，如为脾气虚或脾阳虚体质，则易感湿邪，且常难以驱邪外出，形成 CD 反复发作，难以治愈的基础，如《医述·湿》所言："脾虚多中湿，脾本喜燥恶湿者也"。过度劳累，可以损伤人体正气，劳力太过或劳神过度则伤脾气，房劳过度则伤肾精、肾气，脾肾两虚，火不暖土，则饮食水谷不能腐熟，气血生化无源，临床上可见泄泻无度，面色无华，形体消瘦等，正如《古今医统大全·脾胃门》所言："形体劳役则脾病，脾病则怠情嗜卧，四肢不收，大便泄泻"。

二、病机

本病侵犯全消化道，但主要病位在肠，包括大肠及小肠，而根源在脾，与肝、肾二脏密切相关。在先天禀赋不足，脾胃失健或易于感湿体质的基础上，或恣食肥甘厚味、过食生冷，或烟毒、劳倦伤脾，致湿邪久留肠腑，清浊不分，气机不畅，血行瘀滞，血液脂膏，剥蚀摧伤而成。

发病之初或活动期多是邪气盛实，主要表现为湿热、寒湿或气滞血瘀证；疾病反复发作，趋向慢性化，则多是正虚邪恋，以脾胃虚弱表现为主，发展为肝郁脾虚、脾胃虚寒或脾肾阳虚证。

本病的基本病机特点是本虚标实，常见病理因素有湿热、寒湿、气滞、血瘀、伏毒等，湿邪为主要致病因素，脾虚贯穿疾病全程，故湿邪难祛，病情缠绵难愈。

（一）先天禀赋不足，脾胃虚弱是发病的重要基础

本病多在先天禀赋不足，脾胃虚弱基础上发病。一方面，胃为水谷之海，小肠主分清泌浊，大肠主传导，而运化之权，则操之在脾，若脾胃失职，则水谷不化，水反为湿，谷反为滞，混合下注，出现泄泻，如《景岳全书》云："若饮食失节，起居不时，以致脾胃受伤……精华之气不能输化，乃致合污下降，而泻痢作矣。"另一方面，脾胃为"后天之本"，气血生化之源，"脾主身之肌肉"，若脾胃虚弱，气血亦衰，正虚不能拒邪，则易生疮疡；疮疡形成后，也会因气血不足而难以生肌收口，甚至无力托毒，导致伏毒于里，症状反复发作。

脾胃本虚，若再加饮食不节，调摄失常，或烟毒损伤，则积重难返，可以逐渐发展为脾不升清，肝失疏泄，土虚木乘的痛泄，一如《古今医统大全》引《良方》云"飧泄者，始春之时，风木盛行，脾土受风木之邪，不能运化……水谷完出而成飧泄也"。《景岳全书》云："凡遇怒气便作泄泻者……盖以肝木克土，脾气受伤而然。"

（二）湿邪是主要病因，常伴有气滞、血瘀、食滞、伏毒

《黄帝内经》曰"湿盛则濡泄"，湿邪是本病发病的最重要致病因素，湿邪既可源于外感，也可自内而生。一方面，外感湿邪，或从寒化，或从热化，影响脾胃功能，脾胃运化失常，水谷混杂而下，发为腹泻；或湿邪与火热之邪相兼，结于大肠之末，损伤血络脂膏，发为肛痈；另一方面，由于饮食、劳倦、思虑、烟毒等，致脾胃受损，运化失职，清气不升，水湿内生，清浊不分发为本病；如饮食过量，超过脾胃运化之极，则水反成湿，谷反成滞，出现嗳腐吞酸，腹痛肠鸣，泻下粪便臭如败卵；又如吸烟首先伤肺，日久子病及母，土虚生湿，外加火气熏灼，酿生湿热，结于肠道，损伤肠络，形成肠道深凿溃疡及腹泻、便血之症。

湿为阴邪，易损伤阳气，阻遏气机，导致气滞；气行则血行，气滞则血瘀，《灵枢·百病始生》曰"血脉凝，则寒气上入于肠胃，入于肠胃则胀，胀则肠外之汁沫，迫聚不得散，日以成积"，湿瘀结于腹中，则可见腹部有形包块。

此外，《黄帝内经》有云："此皆尝有所伤于湿气，藏于血脉之中，分肉之间，久留而不去。"本病脾胃虚弱是基础，难以抗邪外出，若邪气蛰伏体内则可形成伏毒，当正气衰弱之时，复加各种诱因，即可触发，表现为疾病活动期与缓解期交替的现象。

（三）活动期以湿热壅滞，气滞血瘀，肠络损伤为主

CD活动期以胃肠道溃疡、肛周脓肿或肛瘘为突出表现，属中医学"痈"的范畴，痈者，乃气血为毒邪壅塞而不通，《灵枢·痈疽篇》曰"营卫稽留于经脉之中，则血泣而不行，不行则卫气从之而不通，壅遏而不得行，故热。大热不止，热胜则肉腐，肉腐则为脓。"《赤水玄珠·肠痈门》曰"夫肠痈者，乃阴阳偏胜，喜怒无时，伏于脏腑之中，结在肠胃之内，血凝气滞，回旋失度，不能通行，聚结成痈，致生肿痛。"故本病活动期的主要病机是湿热壅滞，局部气滞血瘀，血败肉腐，结于小肠、大肠则生肠痈，结于肛门则生肛痈。湿热偏在气分，气机阻滞，攻冲胃肠，则腹痛、肠鸣；湿热偏在血分，熏灼肠络，迫血妄行，则腹泻兼见便血。

（四）缓解期以脾虚湿困为主，往往并见多脏同病

缓解期多见虚实夹杂，虚为脾虚，实为湿邪留恋。病程日久，虽邪气渐退，但脾虚难复，气血生化无以复常，患者往往腹泻、腹痛症状缓解，表现为面色㿠白、乏力、纳呆等气血两虚证候，或由脾气虚加重为脾阳虚，出现畏寒喜暖、四末不温等。脾虚水湿难化，湿阻气机，气滞血瘀，湿瘀缠绵肠间，则腹部可触及结块，稍遇饮食失调、劳累或精神刺激，则湿邪作祟，出现病情复发或加重。脾执中央而运四旁，CD病程日久，往往出现多脏同病，或加重原有的脏腑功能失调。如木土本为相克关系，土虚则木乘之，肝疏泄太过，出现腹痛即泻，泻后痛减，且常因恼怒或精神紧张而发作或加重；又如脾为后天之本，肾为先天之本，脾虚不能运化水谷精微，后天无以滋养先天，则肾元虚惫，即"五脏之病，穷必归肾"也，而肾主命门之火，能暖脾助运，脾肾相互影响，肾虚会进一步加重脾虚，出现五更泻，腰膝酸软。总之，缓解期以脾虚为主，可见肝郁脾虚、脾肾阳虚等多脏同病，湿邪因正虚而不能尽祛，伺机作祟。

综上所述，先天禀赋不足或后天调摄不当所致的中土虚弱为本病发生的内因，在此基础上感受外邪、饮食不节、吸烟或情志失调导致脾失其职，水谷不化，水反为湿，谷反为滞，湿滞内停，阻滞气机，气滞血瘀，伏毒内生，诸般邪气损伤肠络，发为本病。

三、中医诊断与鉴别诊断

一般中医诊断多从症状入手，以主要症状（如以胃痛为主则诊断为胃痛）或以症状群（如以腹痛、腹泻、黏液脓血便为主则诊断为痢疾）作为诊断的依据。但 CD 症状复杂，即使是有经验的消化科医生也无法单凭症状确诊，而且 2016 年的 CD 诊治欧洲循证共识意见在诊断方面强化了更为客观化的内镜、组织学、影像学表现等指标。因此，从保证诊断准确度的角度出发，使用最新的现代医学的诊断与鉴别诊断标准对诊治更为有利，这一认识也得到了中华中医药学会脾胃病分会常委们的共识。

第三节　中 医 治 疗

一、治疗原则

本病以运脾化湿为治疗大法。一般病程早期或急性发作期以标实为主，多为湿热或寒湿蕴结，气机阻滞，损伤肠络，病情重者，则肠腑闭结，气滞血瘀，治疗重在祛邪，以化湿分利，调气活血为主；病情迁延或缓解期，多为脾肾亏虚或肝脾不调，湿邪留恋，治疗重在扶正祛邪，以补脾化湿，或抑肝扶脾为主。

对于合并肛周病变或肠外病变者，口服药物疗效常不理想，应当内外结合，内治重在健脾化湿，绝湿邪之源，复生肌之本，外治重在清热化湿，去腐生肌，行中药灌肠、塞肛或挂线治疗，祛邪务净，使药物直达病所。

二、辨证论治

（一）活动期 CD

中华中医药学会脾胃病分会制定的《中医消化病诊疗指南》将活动期 CD 分为以下 5 个证型。

1. 湿热蕴结证

主症：①大便泻下臭秽或夹鲜血；②腹痛；③肛门灼热疼痛；④舌红苔黄厚腻。

次症：①口苦口粘；②小便短赤；③肠鸣；④胃脘痞满；⑤恶心纳呆；⑥脉濡数。

上述证候确定：主症 2 项，加次症 2 项。

治法：清化湿热，调气行血。

主方：白头翁汤（《伤寒论》）加味。

药物：白头翁 10 g、黄连 5 g、秦皮 10 g、黄柏 10 g、马齿苋 20 g、赤芍 10 g、白芍 10 g、当归 10 g、槟榔 9 g、煨木香 6 g、陈皮 9 g、焦山楂 10 g、甘草 6 g。

中成药：加味香连丸，口服，每次 6 g，每日 3 次。

2. 寒湿困脾证

主症：①腹泻，大便清稀如水样；②腹痛，喜温喜按；③舌苔白腻。

次症：①不思饮食；②口淡无味；③面色黄晦；④胃脘痞满；⑤头身困重；⑥呕吐痰涎脉濡或缓。

上述证候确定：主症 2 项，加次症 2 项。

治法：除湿散寒，理气温中。

主方：胃苓汤（《丹溪心法》）加减。

药物：苍术 9 g、厚朴 9 g、陈皮 9 g、炙甘草 6 g、泽泻 9 g、茯苓 15 g、猪苓 10 g、炒白术 12 g、桂枝 6 g、白豆蔻 5 g、生姜 6 g、大枣 6 g。

中成药：藿香正气丸，口服，每次 6 g（水丸），每日 2 次。

3. 气滞血瘀证

主症：①腹部积块，固定不移；②腹部胀痛或刺痛；③大便溏泄或为黑便；④舌紫黯或有瘀斑。

次症：①面色晦暗；②形体消瘦；③嗳气纳呆；④脉细涩。

上述证候确定：主症 2 项，加次症 2 项。

治法：理气活血，通络消积。

主方：膈下逐瘀汤（《医林改错》）加减。

药物：五灵脂 10 g、当归 12 g、川芎 9 g、桃仁 9 g、赤芍 10 g、乌药 9 g、延胡索 9 g、甘草 6 g、制香附 9 g、红花 9 g、枳壳 9 g。

中成药：大黄䗪虫丸，口服，每次 2 丸，每日 2 次。

4. 肝郁脾虚证

主症：①右少腹或脐周胀痛，腹痛即泻，泻后痛减（常因恼怒或精神紧张而发作或加重）；②少腹拘急疼痛；③大便溏薄。

次症：①肠鸣矢气；②胸胁胀满窜痛；③情志抑郁善太息；④肛门急迫感或收缩感；⑤纳呆乏力；⑥舌苔薄白；⑦脉弦。

上述证候确定：主症 2 项，加次症 2 项。

治法：抑肝扶脾。

主方：痛泻要方（《景岳全书》）加味。

药物：白术 12 g、白芍 12 g、陈皮 9 g、防风 9 g、茯苓 15 g、枳壳 9 g、乌药 9 g、白扁豆 15 g、木瓜 10 g、薏苡仁 30 g、炙甘草 6 g。

中成药：固肠止泻丸，口服，每次 4 g（浓缩丸），或每次 5 g（水丸），每日 3 次。

5. 脾胃虚寒证

主症：①腹痛隐隐，喜温喜按；②久泻不愈；③肠鸣腹胀。

次症：①呕吐清水；②食欲不振；③面色萎黄；④头晕目眩；⑤四肢畏寒；⑥神疲乏力；⑦舌淡苔薄白；⑧脉沉迟。

上述证候确定：主症 2 项，加次症 2 项。

治法：温中散寒，健脾化湿。

主方：参苓白术散（《太平惠民和剂局方》）合附子理中丸（《阎氏小儿方论》）加减。

药物：党参 15 g、茯苓 15 g、白术 10 g、山药 30 g、莲子肉 15 g、白扁豆 15 g、薏苡仁 30 g、砂仁（后下）3 g、炙甘草 6 g、陈皮 9 g、附子（先煎）6 g、炮姜 10 g。

中成药：参苓白术丸，口服，每次 6 g，每日 3 次。

（二）缓解期 CD

整体观以及个性化治疗是中医的优势，辨证论治是整体观和个体化治疗的具体体现。从 CD 的发病规律来看，在缓解期临床症状是相对稳定的，体质特点和中医证型也是相对稳定的，可以使用专病专方的方法来治疗，而将个性化治疗的内容融合在加减之中。所以建议活动期以中医分型治疗为主，经过诱导缓解的病人或者病情比较稳定的患者，建议按以下证型思路进行处理。

1. 主证型：脾虚气陷证。

辨证要点：本证型应该包括以下 3 个方面的症状。①脾胃虚弱的症状：形体消瘦、神疲乏力、纳差、腹泻、舌淡等；②脾气下陷的症状：肛瘘、肠瘘、皮瘘，较凹陷的溃疡，临床症状在站立或劳累后加重等；③实邪内停的症状：腹胀、腹痛、腹部包块等。

具备每个方面中一个以上的症状出现时即可确定证型。

在疾病缓解期，随着疾病发展时间的推移和患者体质的变化，可能会出现兼夹证型。

2. 兼夹证型

夹脾气下陷：疲倦乏力气短，劳累后加重，便后明显，久坐起立时头晕，肛门下坠感，可见肛瘘、深凹陷的溃疡日久不愈合等。

夹肝风：症状与情绪有关，可见腹部绞痛，痛而后便，泻后痛减，痛无定处，胸胁胀痛，肠鸣，舌淡，苔薄白，脉弦。

夹寒湿：可见腹部怕冷，大便稀烂如水状，身体困重，腹部有胀满感，舌淡，苔白腻，脉濡。

夹湿热：大便泻下臭秽或夹鲜血、腹痛明显、肛门灼热疼痛、口苦口粘、小便短赤、肠鸣、恶心纳呆、舌红、苔黄厚腻、脉濡数。

夹痰饮：大便有脓液、腹胀痛、便前明显、便后好转、腹部可见包块、头目沉重、胸闷脘痞、纳少腹胀，舌淡、苔白腻、脉濡滑。

夹食滞：可见腹部胀痛，嗳腐吞酸，大便臭秽，泻下不爽，大便中有不消化食物，舌苔厚腻，脉滑。

夹气滞：可见腹部胀痛，嗳气及矢气后好转，苔薄白，脉弦。

夹血瘀：腹部有包块，腹痛，痛处固定，舌暗，舌底脉络迂曲，脉细或涩。

夹毒邪内蕴：虽然临床症状稳定，但生化检查发现红细胞沉降率、C反应蛋白下降缓慢或者不降反升，说明炎症反应控制不理想。

夹血虚：面白无华、女性月经量少、男性疲倦乏力、心慌、睡眠不佳，舌淡、脉细。

夹阴虚：头晕眼花、口干欲饮、失眠多梦、大便干燥难排，舌偏红，苔少而干，脉细。

夹血热：大便有鲜血，舌红，舌上有红点，脉滑或数。

治疗方法：主证型用基本处方，出现兼夹证型时，在基本方的基础上根据以下方法进行加减，若兼夹情况太多，为防止处方过于复杂，可以每种加减中选择1~2味中药。具体内容如下。

基础方：黄芪，党参，白术，土茯苓，甘草。

兼夹证的处理（在基础方的基础上进行加减）如下。

夹脾气下陷：加升麻、柴胡。

夹肝风：加白芍、桔梗。

夹寒湿：加苍术、炒扁豆。

夹湿热：以便血为主者加白头翁、秦皮、黄连，无便血者加黄芩、黄连；本型热较盛，在基础方中需去黄芪，将党参改为太子参。

夹痰饮：加瓜蒌、浙贝母。

夹食滞：加槟榔、神曲，若用药后腹泻加重改为炒山楂、炒麦芽、鸡内金。

夹气滞：单纯气滞者加木香、砂仁，气滞并见心烦、失眠者加郁金、川楝子，气滞并见腹部喜温喜暖者加乌药、草果。

夹血瘀：先加失笑散（蒲黄、五灵脂），无效者加桃仁、红花，无效者乳香、没药，再无效者加三棱丸（三棱、莪术）。

夹毒邪内蕴：可在以下药中选择两味加入基本方中。半枝莲、白花蛇舌草、红藤、败酱草、鸡屎藤、漏芦。

夹血虚：加熟地、大枣。

夹阴虚：大便干燥者加麦冬、鳖甲，大便不干燥者加枸杞子、山药。

夹血热：加仙鹤草、槐花。

（三）单方验方

1. 薏苡仁汤

出自《简明医彀·肠痈》：薏苡仁、栝蒌仁（各三钱），牡丹皮、桃仁（各二钱）。上水煎服。

2. 牡丹皮汤

出自《外科大成·不分部位大毒·内痈总论·肠痈主治方》：牡丹皮、桃仁泥、薏苡仁、白芷、人参、黄芪、茯苓、当归、川芎、白芍（各一钱），官桂、甘草（各五分），木香（三分）。水二盅。煎八分。温服。

3. 清肠饮

出自《疡医大全·内痈部·大肠痈门主论》：金银花三两，当归二两，地榆、麦冬、元参各一两，苡仁五钱，生甘草三钱，黄芩二钱。水煎服。

4. 悬痈饮

出自《绛囊撮要·悬痈饮》：甘草，金银花（酒炒等分）。浓煎空心服。或即将此二味煎膏。晨用开水点服更妙。治肛门前阴根后交界处。初起如松子大。渐如莲子粗。十日后如桃李样。此方治之甚效。

5. 薏苡附子败酱散

出自《丹溪手镜·肺痿肺痈肠痈（二十二）》：薏苡仁（七分），附（煨削）、败酱（各二分），散，水煎服之。

6. 六君子汤

出自《罗氏会约医镜·卷十二·杂证·四十一、论痔漏》：人参，白术，茯苓，炙甘草，陈皮，半夏。治痔漏日久，脉数而涩，饮食日减，肢体愈倦，一切不足之证。先当服补中，交服此方收功。

7. 香壳丸

出自《黄帝素问宣明论方·痔瘘门·痔瘘总论》：木香、黄柏（各三钱），枳壳（去穰，炒）、厚朴（各半两），黄连（一两），猬皮（一个，烧），当归（四钱），荆芥穗（三钱）。上为末，面糊为丸，如桐子大，每服二三十丸，温水，食前，日三服。治湿热内甚，因而饱食，肠癖成痔，久而成瘘者，服之悉愈。

8. 茯苓石脂汤

出自《四圣心源·疮疡解·痔漏根原》：茯苓（三钱），丹皮（三钱），桂枝（三钱），芍药（四钱），甘草（二钱），干姜（二钱，炒），赤石脂（三钱），升麻（一钱）。煎大半杯，温服。治痔漏肿痛下血。肛热加黄连，木燥加阿胶。

（四）中医特色疗法

1. 针灸治疗

《针灸资生经·肠痛》中提到："肠痛亦多端。若疼甚者、乃肠痈。急宜服内补十全散等药。其他宜随证灸之。有老姬大肠中常若里急后重。甚苦之。自言人必无老新妇此奇疾也。为按其大肠俞疼甚。令归灸之而愈。肠痈为病。小肠重。小便数似淋。或绕脐生疮。或脓从脐出。大便出脓血。屈两肘正灸肘头锐骨各百壮。则下脓止。止瘥。"

临床上以健脾、温肾、疏肝、清利湿热、通调肠腑为法，以胃经、膀胱经（背俞穴）、足三阴经、任督二脉经穴为主，采用艾灸和（或）针刺疗法。常用主穴有：中脘、气海、足三里、天枢、大肠俞、上巨虚、公孙、太溪。常用配穴有：脾胃虚弱证加脾俞；湿热证加水分；肝郁脾虚证加肝俞，脾俞，太冲；气滞血瘀证加三阴交。

2. 灌肠治疗

用中药灌肠法治疗 CD，适用于回结肠型及结肠型。一般选用敛疮生肌、活血化瘀与清热解毒类等中药灌肠。可使用经结肠途径治疗及中药直肠滴注两种方式。

灌肠方：主方为紫草、茜草、地锦草、凤尾草各 15 g，五倍子 3 g，浓煎200 ml，每次 100 ml，保留灌肠，1 次 / 天。

（五）肛周病变的处理

肛周病变是 CD 的常见表现，20% ~ 30% CD 的患者可能出现肛周病变，尤其有部分 CD 患者是以肛周病变作为首发症状而就诊。之所以将肛周病变单列出来，是因为肛周病变一般属于中医外科范畴，其诊治思路及方法跟中医内科的略有不同。

在古代，因没有现代盆腔 MR 等设备，多以症状特点作为病名进行描述，如《外科证治秘要》认为："肛门痈、偷粪鼠、脏头毒、湿热所结，由于酒色而成。初起寒热，绕肛红肿而痛，大便不通，最易成脓。或左或右成脓，小者名偷粪鼠，大者名肛门痈，绕肛成脓者名脏头毒"。此三证最易成管，若一月为大实证，此时需要让脓熟而破，使脓有出路，破后则成瘘管，此时"不能收功，必成漏管"。漏管即瘘管，治疗"宜补，兼去湿热"。在未形成肛瘘前，脓结于内，局部宜补，兼去湿热。《鬼遗方》云："胯下两臀尖下，大道前（谷道）。小道后，水道成悬痈，皆是虚极人患此。近谷道左右，乃名痔痈，宜急补脾脏，及发处贴药，即用发穴药。破后用抽脓膏，脓尽用合疮口药合之。慎勿过冬，即成冷漏，难治。"《吴氏医方汇编》云："生于前阴之后，后阴之前，立若悬胆，故以名之。属足三阴亏损之症。初起小便涩者，用清心莲子饮；焮痛者，须活命饮；脓成，须以八珍、十全、补中益气等汤调理。外用人参敷之。断不可妄用寒凉，致生漏管，无可挽回矣。"《不居集》云："悬痛，谓疮生于玉根之后，谷道之前，属足三阴亏损之症，轻则为漏，沥尽气血而亡，重则内溃而即殒。大抵此症原属阴虚，肝肾不足之人，故多患之。"《灵验良方汇编》云："悬痈乃三阴亏损，湿热结聚而成。此穴在于谷道之前，阴器之后，又谓海底穴也。初生状如莲子，少痒多痛，日久渐如桃李，赤肿焮痛，欲溃为脓。破后调理不慎，轻则成漏，重则沥尽气血，变为痨瘵不起者多矣。利去湿热，亦有可消者，十中三、四。如十余日后，肿势已成，不得内消，宜托里消毒散（方见前加山甲，皂角刺，服之自破）。如肿高光亮，脓熟不破者，用针急破之，秽脓一出，其患易安。脓出之后，朝服六味地黄丸，午服十全大补汤加丹皮、泽泻，温补滋阴。脾弱者，补中益气汤，以滋化源。日久成漏者，炙甘草膏化汤，吞服蜡矾丸。若误服寒凉药，损胃伤脾，以致患口渐开，秽脓不止，定成虚痨难愈。"《临证一得方》云："肛旁痈虽系湿热为患，究因先天不足，水不润金，肺阳下陷大肠，致溃久不敛。恐延内热，咳呛成怯最易。""肛痈已溃，肉凸流脂，按脉虚数，纳减，乃中虚湿陷，未决奏功。""肛痈溃久，眼细根深，时作旁胀，加之胃痞作痛，气怯不舒，舌黄少液，咽痛且干，脉象弦细，乃水不涵木，木来侮土而虚阳上亢，湿热下注，漏怯之成势所必致。""肛痈延久，老脓成管，化头滋蔓不一，诊脉滑数，真水弱而湿蕴不清，患难体弗事霸术于贵体方宜。"

在药物治疗方面，古人也总结了一些方法来治疗肛瘘。

治漏外塞药：芦甘石小便煅、牡蛎粉。见《平治会萃·卷二·肠痈》。

治漏疮恶水自大肠出：用黑牵牛研细去皮，细末一分，入猪腰子内，以线扎青荷叶包，火煨熟，细嚼，温盐酒下。见《急救良方·卷之一·痔漏第二十六》。

五痔诸瘘：金银花根茎叶皆可，不拘多少，入瓶内，以无灰酒浸，糠火煨一宿，取出，晒干，入甘草少许，碾为细末，以浸药酒打面糊丸，梧子大，每服五十丸至百丸，汤酒任下，此药并可治痈疽，且能止渴。见《喻选古方试验·卷二·痔漏》。

除药物治疗外，中医外科还有手术的方法处理肛周病变，这也是其专科的优势，所以对于 CD 的治疗，内外科协作是十分必要的。《外科备要·卷一·证治·悬痈》提出，肛周脓肿"如不破，脓熟胀痛者，用卧针开之，秽脓一出，其肿全消者顺。"，《外科正宗·下部痈毒门·悬痈论第三十四》也提到，"日久内脓已成，不破头而胀痛者，急针之，法当补托。"

（六）并发症的处理

CD 常见的并发症包括肠梗阻、肠穿孔、消化道出血等，肠穿孔一般需要手术治疗，消化道出血大多数可以通过内科保守治疗控制，无法控制者也需要手术治疗。而肠梗阻是一个比较棘手的问题，鉴于 CD 的发病特点，梗阻的情况或多或少是存在的，但并非所有的患者都需进行手术治疗。

CD 不完全性肠梗阻需要鉴别是纤维性狭窄还是炎症性狭窄造成的。纤维性狭窄为局部肠段长期炎症反应导致纤维性修复，病程较长，缺少有效的治疗药物；炎症性狭窄多为肠道炎症性肿胀所致狭窄，经过恰当的内科治疗，可以减轻或消退肠道肿胀从而解除梗阻。因此鉴别上述两种不同的梗阻，决定了治疗手段。而中医药治疗对于炎症性狭窄的效果较好。

CD 不完全性肠梗阻中医治疗如下。

辨证：湿热蕴结、气血瘀滞

治法：清热化湿，佐以行气活血

主方：薏苡附子败酱散（《金匮要略》）加味或金匮大黄牡丹汤（《金匮要略》）

常用药物：薏苡附子败酱散加味。熟附子、薏苡仁、败酱草、当归、赤芍、白芍、黄连、木香（后下）、牡丹皮、陈皮、枳壳、甘草；金匮大黄牡丹汤：生大黄（后下）、牡丹皮、桃仁、冬瓜仁、芒硝（烊化）

随症加减：薏苡附子败酱散偏阳虚者用之，金匮大黄牡丹汤偏热盛者用之。脾虚者则先健中运脾，可用香砂六君子汤、黄芪建中汤；胃肠寒热不调者则辛开苦降，可用半夏泻心汤、交泰丸；肝脾不调者则调和肝脾，用痛泻要方加味，再给予薏苡附子败酱散加味治疗。若以无形气结为主，可用柴胡桂枝汤。若无形气结基础上夹有食滞，合用枳术丸。

三、预防调护

营养不良是 CD 最常见的全身症状之一，对 CD 患者实施营养支持不但能够改善患者营养状况，提高生活治疗，减少手术并发症，还能够诱导和维持 CD 缓解，促进黏膜愈合，改善自然病程，因此，营养支持治疗的应用越来越广泛，尤其是对于生长发育期和手术患者。

CD 的营养支持治疗手段多样，包括肠内、肠外、多种营养途径与剂型等，在实施营养支持治疗的同时，结合中医治疗，有以下优势：稳定内环境，保护脏器功能，为营养支持的尽早应用提供条件；改善因手术、感染等导致的胃肠道损伤和功能紊乱，改善肠屏障功能，促进恢复，缩短肠外营养支持的时间，增强肠内营养支持的耐受性；增强和协调各脏腑功能，促进营养物质的消化、吸收、利用及代谢，避免"虚不受补"、精微物质"壅滞"。

中医辅助营养支持治疗，主要从"健脾益气，消积化滞"的角度入手，有如下实施方法。

中药汤剂：常用的中药汤剂有四君子汤、参苓白术散、八仙糕等，其主要以健脾益气的中药为基础，药性平和，可以长期服用。

中成药：常用的中成药有枳术颗粒、健脾丸、大山楂丸等，主要以运脾消滞为主，主要解决患者使用肠内营养后出现的消化不良或者影响吸收的情况，一般不用长期服用，在出现腹部饱胀感、食欲下降或者大便中夹有不消化的食物时使用即可。

中药食疗：主要以黄芪、人参、山药等以粉剂、制剂、匀浆等形式与肠内营养相结合，一方面加强胃肠的吸收功能，另一方面改善患者的体质。

四、经典医案

（一）病案一：中医治疗CD维持缓解医案

患者，男，32岁。因"肛周疼痛5月余"就诊。

患者因肛周疼痛于某三甲医院肛肠科就诊，临床诊断为CD合并肛周瘘管，行肛瘘切开引流挂线术，术后行肠内营养及AZA治疗，肛瘘处于挂线状态，予AZA（100 mg qd）维持治疗。就诊前检查（2016年9月1日）ESR为37 mm/h。

2016年9月9日，初诊，就诊时表现如下。①肠道症状：无明显腹痛，大便每日2次，基本成型。肛周病变：可见肛瘘，瘘管伴有稀淡黄色脓液。②全身症状：精神一般，形体适中，无发热寒战，无胸闷心悸，无恶心呕吐，无潮热盗汗，无口干，无口苦、口淡、口甜、口咸，情绪一般，纳眠差，进食后腹胀，生殖器周围无溃疡。③肠道外表现：无关节病变，无皮肤病变，无眼病，无肝胆疾病，无血管病变，无肺部损害。④营养表现：近期体重基本稳定，生长发育、性发育正常，无消瘦、贫血、低蛋白血症等表现。⑤舌脉：舌红，苔薄白，脉弦细。

中医诊断：肛瘘（脾虚湿困型）。

西医诊断：CD（回结肠型，非狭窄非穿透，肛瘘，活动期轻度）。

西药维持方案：AZA（100 mg qd）。

中药治疗方案如下。

治法：健脾祛湿，升阳补托

处方：以自拟肛瘘方加减，药物如下。黄芪15 g、当归10 g、太子参10 g、白芷10 g、防风10 g、炙甘草10 g、桔梗10 g、肉桂3 g（焗服）、川红花5 g、酒川芎5 g、茯神10 g。水煎内服，共14剂，维持上方至2016年10月20日。

2016年10月20日，二诊。

肛瘘渗液好转，睡眠不佳，脉细弱，舌象如前，维持西药方案，原方加龙眼肉15 g、五味子5 g、升麻5 g。2016年10月18日复查CRP正常，ESR 26 mm/h。

2016年11月17日，三诊。

进食产气食物后腹部少许胀痛，肛瘘渗液为白色，较前有所减少，脉细偏弱，舌象如前，维持西药方案，原方加败酱草10 g、土茯苓10 g。维持本处方连续服用4个月。在这四个月中，2016年11月29日复查CRP正常，ESR 20 mm/h。2017年2月9日复查CRP正常，ESR 13 mm/h。

2017年3月17日，四诊。

患者提出因考虑生育二胎，要求停用 AZA。跟患者沟通，对于男性来说，并不一定要停用药物，而且前期治疗后病情稳定好转，停用药物不排除有复发可能，但坚持要停药，要求纯中医治疗。患者已无明显临床不适，肛瘘部分已无渗液，肛瘘挂线状态下控制稳定，舌红，苔薄白，脉细偏弱。复查 CRP 正常，ESR 15 mm/H。考虑患者多次复查炎症指标均稳定，肠道症状稳定，可尝试停用 AZA，维持纯中药治疗，方药方面考虑肛瘘为首发症状，局部肛周存在热毒及血瘀，停用 AZA 后，中药当加强解毒化瘀之力，调整为下方：五指毛桃 15 g、当归 5 g、太子参 10 g、白芷 10 g、防风 5 g、甘草 15 g、肉桂 1 g（焗服）、醋莪术 5 g、龙眼肉 15 g、五味子 5 g、升麻 5 g、败酱草 15 g、土茯苓 30 g、山药 15 g、白花蛇舌草 10 g、炒薏苡仁 15 g。

由于患者病情稳定，本方一直维持至 2017 年 6 月 22 日，期间复查相关指标如下。

2017 年 5 月 16 日，C 反应蛋白正常，ESR 20 mm/h，血常规示：WBC 4.92×10 g，中性粒细胞 40.6%，PLT：196×10 g/L。

2017 年 6 月 20 日，C 反应蛋白正常，ESR 16 mm/h，血常规示：WBC 5.29×10^9/L，中性粒细胞 43.5%。PLT：198×10^9/L。

2017 年 7 月 18 日，C 反应蛋白正常，ESR 19 mm/h，血常规示：WBC 5.70×10^9/L，中性粒细胞 45%。PLT：194×10^9/L。

目前 AZA 已经停用超过 3 个月，患者无论从临床症状还有检验数据来看，均未发现病情反复的情况，说明目前所使用的中药可以达到维持缓解的目的。

按：本案以肛周病变为首发症状，于广州某三甲医院确诊为 CD，使用全肠内营养诱导缓解后，改用口服 AZA（100 mg qd）为维持缓解方案。本案肛瘘情况一直存在，使用中药 +AZA 后肠道症状及炎症指标维持稳定，肛瘘情况未再进展，期间未有新发肛瘘及出现肛周脓肿情况，中西医联合可达到预期疗效。2017 年 3 月患者因有生育要求，停用 AZA 至今，维持纯中药治疗，肠道症状及肛周病变情况稳定，复查炎症指标均正常，故中医治疗可以作为维持缓解的方案之一。

（二）病案二：中药治疗改善临床症状案

患者，男，43 岁，因"反复腹泻 10 余年"就诊。

患者 2005 年外院肠镜疑诊为 CD，2016 年年底至某三甲医院就诊，CTE 提示为远端回肠炎性透壁并肠间瘘形成，周围腹膜炎，受累肠管为第 3、4、5、6 组部分小肠、回肠末端、回盲部、降结肠及直肠肠壁节段性增厚，并肛瘘形成，该院使用 AZA（50 mg qd）+ 沙利度胺（75 mg qd）+ 全肠内营养方案，2017 年 5 月该院复查：MRI 提示为远端回肠透壁性炎并肠间瘘形成，周围腹膜炎，受累肠管为第 3、4、5、6 组部分小肠、回肠末端、回盲部、降结肠及直肠肠壁节段性增厚。目前从该医院出院，目前服用 AZA（50 mg qd）+ 沙利度胺（75 mg qd）+ 全肠内营养。2017 年 6

月外院血常规：WBC 4.1×10^9/L，Hb 126 g/L，PLT 311×10^9/L；ESR、CRP 基本正常。

2017年7月6日，初诊，表现如下。①肠道症状：无明显腹痛，大便日2次，质烂，量不多，时水样便，腹胀。肛周病变：肛瘘。②全身症状：精神疲倦，形体消瘦，怕冷，无发热寒战，无胸闷心悸，无恶心呕吐，无潮热盗汗，无口干，无口苦、口淡、口甜、口咸，情绪一般，睡眠一般，纳差，进食后腹胀，生殖器周围无溃疡。③肠道外表现：无关节病变，无皮肤病变，无眼病，无肝胆疾病，无血管病变，无肺部损害。④营养表现：生长发育正常，性发育正常，有消瘦、营养不良等表现。⑤舌脉：舌淡，边有齿印，苔厚浊，左脉弱，右脉弦，右关稍浮。

中医诊断：泄泻（脾虚夹湿浊瘀阻）。

西医诊断：CD（回结肠型、穿透型、肛瘘、活动期中度）。

西医维持方案：AZA（50 mg qd）+ 沙利度胺（75 mg qd）+ 全肠内营养。

中医治疗方案如下。

治法：健脾祛湿。

处方：参苓白术散加减。

药物如下：人参5 g、茯苓15 g、白术15 g、白扁豆15 g、炒薏苡仁15 g、山药15 g、桔梗5 g、炙甘草15 g。水煎内服，共7剂。

2017年7月13日，二诊。

用药后大便维持1~2次/天，基本成形，伴少许腹痛，胃纳好转，时有腹胀，余症同前，舌淡红，边有齿印，苔白微腻，左脉弱，右脉略弦。原方加泽泻5 g。

按：本案西医维持方案的选择是规范合理的，但患者的临床症状改善并不理想，使用中药仅一周，患者腹泻情况明显改善，食欲也有所改善，这种改善对全胃肠营养的吸收有很大的帮助。

五、中医药研究现状

（一）病名

中医病名的确定一般有几种情况，最常见的是以主要症状（如胃痛）或症状群（如痢疾），对于一些症状复杂而病机比较清晰的也有以病机特点进行命名的（如中风）；CD是一个现代病名，而且其临床表现繁多，病机特点不明确，因此，在命名方面也争议颇大。

大多数专家延续了常规的认识，认为可以根据其临床症状拟病名为"内伤发热""腹痛""积聚""肠痈""泄泻""便血""痢疾""口疮""痹症""肛痛""痔漏""虚劳"等。有专家结合《素问·太阴阳明论》对肠澼的论述，认为"肠澼"概括了同类异名的泄、痢病证，适合作为CD的病名。也有专家认为，以一个中医病名来概括CD病情全过程的特点及规律是不可能的，认为可根据CD不同阶段的临床表现来命名为"肛痈""肛瘘""腹痛""肠痈""久痢""泄泻""积聚""肠结""便血""虚劳"等。还有医家认为，通过临床症状来命名本病，缺乏与 CD 完全相适应的病名，根据其肠道病变及肛周病变的特点，结合《灵枢·痈疽》的论述，本病当归属于中医学"痈"的范畴，其中肠道病变属于"内痈"，肛周病变属于"外痈"。

（二）病因病机

在病因方面，感受外邪，饮食不节（洁），情志失调，脏腑亏虚等常见的病因是比较公认的。有专家在病因中提到了烟毒与药毒（患者平时嗜烟成瘾，或服药不慎，可致烟毒与药毒蓄积，损伤机体，发为本病）、禀赋（禀赋不足或异样，可出现较高的发病率）、他病影响的问题（本病也可能由他病引发，如大量研究显示，阑尾切除术将增加未来 CD 发生的危险性）等情况，虽然这样的认识与传统的认识有不同之处，但这些病因与现代医学的认识非常契合，可以作为现代中医对于病因病机的发展。

病机方面，本病病位在肠，包括大肠及小肠，而根源在脾，与肝、肾二脏密切相关。其中，先天禀赋不足，脾胃虚弱是发病的重要基础，活动期以湿热壅滞，气滞血瘀，肠络损伤为主，缓解期以脾虚湿困为主，往往并见多脏同病，湿邪是主要致病因素，常伴有气滞、血瘀、食滞、伏毒。

在整个病机变化过程中，脾虚是关键环节，本病起病缓慢、病程迁延、反复发作，此根本还是在于脾胃虚弱，"邪之所凑，其气必虚"，机体正气不足，会出现一系列抵抗力低下、脏腑功能活动减弱的病理现象，这就是虚象。病久体虚、正气不足是本病缠绵难愈的根本原因。

除脾外，本病的发生发展也与肝、肾二脏密切相关。比较成熟的理论体系是"三位一体"模式辨治 CD，提出 CD 的发病涉及肝脾肾三脏，其中脾在肝脾肾三位一体模型中处于核心地位，一方面脾是气血生化之源，滋养肝肾，另一方面脾是气机升降的枢纽，肝肾一升一收协助脾完成气血滋生和转化的功能，因此，脾在 CD 形成和演变过程中起着枢纽的作用。

在病理因素方面，有专家认为本病脾胃损伤后，可出现气滞、血瘀、食积、浊聚、湿阻、痰结及郁火诸症，日久则成浊毒，而浊毒形成的前提是脾虚，浊毒既是 CD 发病过程中的一种病理产物，也是一种致病因素。

从整合医学角度来整体分析 CD 的中医病机，可以发现 CD 发病的 4 个主要环节：湿邪困脾与气滞血瘀为主要病理因素，伴随疾病的整个发生发展过程，可兼杂在活动期与缓解期中。脾胃虚弱为主要的发病根本，阳气下陷是发病的基础，环境因素为主要发病诱因。CD 活动期的主要病机为湿邪困阻，气滞血瘀。缓解期的主要病机是脾胃虚弱，阳气下陷，湿邪留恋。

（三）治疗

1. 辨证思路

八纲辨证是目前比较主流的中医辨证体系，因此，对于疾病的类型应该首分寒热虚实。

（1）辨寒热

腹痛得热痛减，大便清稀，完谷不化为寒证；腹痛得寒痛减，大便黄褐而臭，泻下急迫，肛周脓液稠厚，肛门胀痛灼热为热证。

（2）辨虚实

泻下腹痛，痛势急迫拒按，泻后痛减属实证；病程较长，腹痛隐隐，时作时止，痛时喜温喜按，神疲肢冷，肛周脓液稀薄，肛门隐隐作痛属虚证。

（3）辨气血

腹部积块软而不坚，胀满疼痛为气滞；腹部积块明显，硬痛不移为血瘀。

（4）辨脏腑

少腹疼痛，掣及两胁，多是肝胆病。小腹痛及脐周，多属脾胃、小肠、肾、膀胱。

2. 治疗思路

（1）分型论治

分型论治体系是目前主流的论治体系，有专门的指南给予规定，详见本文前面所述的部分。

（2）分期论治

本病病程很长，根据现代认识，其发病特点在发作期和缓解期也各不相同，所以有专家认为应该分期论治，首先区分发作期和缓解期，发作期以祛邪为主，治以清热解毒利湿、祛腐化浊解毒、护膜生肌等；缓解期以扶正为主，治以补虚益气健脾、和血宁血、养血止血。并根据这一思路总结了一套特有的用药方法：湿热为本病的最重要的病理因素，清利湿热作为治疗本病的主要治则，贯穿于其治疗始终。发作期多用苦参、蒲公英、连翘以清热解毒、消肿散结兼利湿；用白头翁、马齿苋以清热解毒、凉血消肿祛瘀；白及、白蔹等药止血祛腐、护膜生肌；槟榔、厚朴行气破滞，通腑降浊止痛。但在清热利湿同时，应该加用甘温之黄芪。《珍珠囊》载："黄芪甘温纯阳，其用有五：补诸虚不足，一也；益元气，二也；壮脾胃，三也；去肌热，四也；排脓止痛，活血生血，内托阴疽，为疮家圣药，五也。"缓解期治疗应以补虚为主，重在调补脏腑阴阳气血。多应用黄精、芡实健脾益肾；对于缓解期出现的气血亏虚之证，可选用人参、党参补气健脾；当归、三七和血宁血止血，化瘀止痛；病程日久伤阴者，选用玄参、太子参以清热滋阴生津，或以龟甲、鳖甲滋阴潜阳。若患者出现寒热错杂、虚实夹杂的证候时，治以辛开苦降、寒热并用之法，以黄芩、胡黄连、茵陈等清热燥湿；吴茱萸、高良姜等温中止痛。治疗本病慎用补涩，如腹泻次数较多者，可少佐清热祛湿又具收涩之性的药物，如秦皮有清热燥湿、收涩止痢之效；石榴皮有涩肠止泻、收敛止血之功。而缓解期大肠湿邪不重之人，亦可取吴鞠通"一甲煎"之意，以牡蛎收涩止泻。

也有专家提出可以考虑参考中医外科"消托补"的方法，活动期治宜清热解毒、活血消痈，方选仙方活命饮加减；缓解期治宜补益气血、托毒消痈，方选托里消毒饮加减。

（3）分脏腑论治

虽然本病病位以胃肠为主，但可以从五脏的角度来论治本病。

1）从脾论治

脾主运化、升清，维持机体正常的消化吸收功能；反之，脾失健运、脾不升清则可导致溏泻。根据本病病理性质，可有寒热虚实之分。湿热、寒湿内蕴肠腑多属实证。湿热选用芍药汤或白头翁汤加减；寒湿用藿香正气散加减。泻下日久，反复发作，可见寒热错杂证，症见：四肢不温，腹部有灼热感，烦渴，方选乌梅丸加减；亦可由实转虚，常见脾虚证候，有脾气虚、脾阳虚和脾阴虚之不同，分别选用补中益气汤、理中汤、驻车丸加减。

2）从肾论治

脾之健运，化生精微，须借助于肾阳之温煦；肾中精气有赖于水谷精微之充养。因此，脾与肾在生理上相互资助与促进，病理上相互影响与因果。若泻痢日久，脾胃虚寒，化源不足，进而可损及肾阳，而成脾肾阳虚证，出现关门不固，滑脱不禁；肾阳不足，不能温煦脾阳，又可出现腰酸腹冷、水谷不化或五更泄泻。治疗当以健脾补肾、温阳化湿为主，方选理中汤合四神丸加减。

3）从肝论治

脾之运化，有赖于肝之疏泄；肝之疏泄功能正常，则脾之运化功能健旺。反之，忧郁恼怒，精神紧张，易致肝气郁结，木郁不达，横逆犯脾，或忧思伤脾，土虚木乘，均可使脾失健运，气机升降失常，出现情绪抑郁，嗳气腹胀，泄泻便溏。临床上常可见本病因忧郁恼怒，精神紧张而诱发或加重者，治当疏肝理气、健脾和中，方选痛泻要方合四逆散加减。

4）从肺论治

肺与大肠相表里，肺气之肃降，有助于大肠传导功能的发挥，若气虚不能固摄，清浊混杂而下，可见大便溏泄。若传导太过则泻利，传导不及则涩滞。临床常表现为少气懒言，汗出气短，神疲脱肛，腹胀腹痛，便意不甚，艰涩难排等。治当补肺调脾、益气升阳，方用补中益气汤加减。临床实践中，对下痢赤白黏冻，白多赤少，或纯为白冻的治疗，加用利肺化痰药如桔梗、蛤壳，常可获得良效。

5）从心论治

心属火，脾属土，心与脾为母子关系，两者在生理上相辅相成，在病理上相互影响。盖因思为脾志，而实本于心，思则气结，暗耗心营，可致脾土虚弱，运化无力，出现心悸失眠，面色无华，食少便溏，治当养心健脾、益气补血，方选归脾汤加减。若出现口舌生疮，烦热口渴，则属心脾蕴热，治当清心泄热，方选泻心导赤汤。故心气不足，血脉受阻，则气滞血瘀，出现腹痛如刺，拒按，痛有定处，腹块坚硬不移，治当行气活血、化瘀消积，方选膈下逐瘀汤加减。

（4）关键病机辨治

CD是一种需要终身治疗的疾病，其病程长，迁延难愈，最关键的问题在于浊毒，这也是它有别于普通疾病之处。脾胃本虚、浊毒内蕴肠腑是其本病病机的关键。多种原因导致脾弱，脾虚则脾胃运化失健，小肠分清别浊功能失司，大肠传导失常，水谷精微壅滞，日久化生浊毒。浊毒滞于脾胃，积于肠腑，与气血胶结为患，脂膜血络受损致肿胀、溃烂而成本病。阻滞肠道气机而致腹痛，湿热下注而致泄泻，浊毒内蕴而致肛痈、肠瘘等；病久渐成"积聚"，预后欠佳，即"五脏之病，穷必归肾"也。由此可见浊毒在本病发病过程中是一种病理产物，更重要的是它作为一种致病因素在本病的发生、发展中起着关键作用。化浊解毒法治疗基本方药为藿香、佩兰、白头翁、秦皮、黄连、黄芩、木香、当归、白芍药、蒲公英、薏苡仁等。

（5）从疮疡辨治

从疮疡来论治CD虽然不是常规思路，但有专家认为，从中医外科疮疡角度来认识CD，更符合本病的发展规律，可以起到以一个病名统多个病名的作用。CD可按肠痈论治。基于此思路的治疗方法如下。

1）甘温除热法

主要用于气血不足夹虚热，可治疗CD伴有发热而无急性脓肿感染者，临床可见发热，多为低中度发热，伴随四肢倦怠，面色萎黄，肌肉消瘦，饮食无味，动则短气、自汗，如兼见脉细，属于气血两虚者，选用十全大补汤、人参养荣汤、内补黄芪汤，如血虚不明显，可用陈氏补中益气汤；如瘘管常常流脓水，久不愈合，脉细空而无力，心烦夜寐不安，女子月经量少，属于血虚有热，可用圣愈汤；如大便烂而臭秽，腹痛，热扰心神而不眠，舌苔厚腻，属于气血不足，兼湿热阻滞中下焦，可用人参黄芪汤。

2）托里温阳法

主要用于疮疡阴证，可治疗CD属于脾阳不足者，临床多见大便溏泄，完谷不化，腹痛，不欲饮食，怕冷喜温。轻者仅脾阳不运，大便烂而肢体肿胀，用托里和中汤；阳虚甚，中焦虚寒，呕吐清涎，不思饮食，用托里建中汤；如中焦阴寒内盛，病及少阴，见心下痞满，肠鸣腹痛，肢体发冷，精神萎靡，腰膝酸冷，可用托里温中汤；更有甚，阳气不足，阳损及阴，六脉虚细，口中不知滋味，舌润而少津，可用保元大成汤；而阳虚发热，手足冰冷，脉虚无力，大便水样而不知，可用神应异功散。

3）健脾驱邪法

可治疗 CD 属于脾虚不运化，痰、湿、滞、饮、阴火内生。临床多根据兼夹症状辨治，如兼咳白痰，不思饮食，属于脾虚生痰，痰犯于肺，用托里清中汤；如并见恶心呕吐，不思饮食，属于脾虚不能运化水湿，湿滞中焦，用香砂六君汤；如并见呃逆、口干口苦，属于生冷误伤脾胃，阴火内乘，胃气不降，用清震汤；如火盛并见身热口干，便燥呃逆，加黄连少许；如并见四肢面目浮肿及小便不利，属于脾胃虚弱，伤于生冷，水饮内停，可用醒脾益胃汤。

4）大补气血法

主要用于本虚明显，治当大补，多用于 CD 严重贫血、营养不良，而感染、梗阻症状不太明显者，此法多用于急补，因用药稍滋腻，不宜长久用之，否则容易碍脾运化，助生邪实，如气血两虚用八珍汤；心脾血虚用归脾汤；血虚不荣，疮疡疼痛，可用托里定痛汤。

5）补脾生肌法

主要用于本虚已得到一定程度的纠正，邪实也不明显，用于疮疡后期维持服药，此时可不用汤剂而改用糕、膏、丸剂，以缓缓图之，促进愈合，该类方多用于 CD 轻度活动期及缓解期，临床已无发热，腹泻腹痛不明显，甚至已无明显临床症状，但肠镜见溃疡久不愈合患者。如辨证为气血不足，用参术膏，此方由人参膏、白术膏、地黄膏三者合成，如脾气亏虚，饮食减少，则三者比例为 2∶3∶1；如腰膝酸软、手足粗涩枯槁，血虚为主者，则 2∶2∶3；如气血脾胃无偏盛，则 1∶1∶1。如精神短少，饮食无味，呕泄，属于脾虚夹湿，可用八仙膏。如脾胃虚弱，诸味不喜，纳食不进，用胃爱丸。如五更泻，属于脾肾阳虚，用二神丸。如口干作渴，舌干黄少津，属于脾肾阴阳两虚，用加减八味丸。

（四）方剂研究

方剂研究方面比较多的是经方的研究，尤其是对于乌梅丸的研究。临床报道使用乌梅丸，可以获得满意的疗效。CD 是虚实互见、寒热错杂的复杂证候，其虚者，脾虚也。其实者，湿阻、气滞、血瘀也。因此，寒温并用法是 CD 的基本治法，而寒热并治的代表方为乌梅丸，所以应用乌梅丸之法治疗 CD 可取得疗效。另外，由于 CD 的特殊性，在临床使用乌梅丸时，应该有所变通，因本病主要表现在肠的病变，更易于热化，甚至燥化入血。此时应去、桂枝、细辛、川椒等大热之品，根据湿热比例，而变化温阳的药物和用量；此外，在养血活血方面，由于当归性甘温，故易当归为生地黄、阿胶、赤白芍，热甚偏重时，用茜草、槐花、紫草等凉血止血。

至于苦味药的变化，首选黄连、黄芩，这是由于湿热证与中焦脾胃关系密切之故，酌情可加入黄柏。此外，若热象已显，则佐用生甘草助以清热，反之则用炙甘草固护中气。腹中肿块者加三棱、莪术加强其破血行气、消积止痛之功。

除乌梅丸外，柴胡桂枝汤可以达到与泼尼松类似的诱导缓解的效果，用本方与柳氮磺胺嘧啶合用比单用柳氮磺胺嘧啶临床疗效更好，而且副作用少，复发率低。参苓白术散合附子理中汤联合西医标准方案治疗，能够有效缓解临床症状，减轻炎症反应，促进诱导缓解，改善生活质量，降低疾病的近期复发率。人参汤合肾气丸联合沙利度胺治疗，较单用沙利度胺相比，能够明显改善炎症活动指标，减轻炎症反应。在常规西医治疗的基础上，内服桃花汤合补中益气汤加减治疗 CD 活动期脾胃虚寒证患者，可控制疾病的活动度，减轻病情程度和炎症反应，提高缓解率和生活质量。阳和汤联合美沙拉嗪治疗脾肾阳虚型克罗恩病患者，较单纯使用美沙拉嗪对比，能够降低 CDAI 评分，降低炎症指标水平。八仙糕对于改善炎症反应、促进黏膜愈合有一定的辅助作用。三棱丸方可用于改善 CD 肠道纤维化的程度，从而改善 CD 引起的肠腔狭窄，其机制与治疗血小板活化相关。除经方研究外，也有根据本病的核心病机进行的专病专方研究，研究发现，基于中医补土理论，以四君子汤为基础方加减的中医诊治体系对于缓解期患者能够有效维持缓解，并可改善患者的生存质量，对于活动期患者，则可提高 CD 患者血红蛋白含量、降低相关炎症指标及改善微循环障碍，具有协助诱导缓解的效果。

（五）中成药

中成药参苓白术丸与甲氨蝶呤联合使用，较单独使用甲氨蝶呤能够更好地改善炎症指标和临床症状。固肠止泻丸联合美沙拉嗪可改善轻度活动期克罗恩病患者临床症状，减轻炎症反应。南京鼓楼医院研发的溃克灵（中成药）在降低 CDCDAI 评分方面，与强的松组相比没有显著性差异。

（六）中医特色疗法研究

在西医标准治疗的基础上使用隔药饼灸联合使用姜黄素较单纯使用西医标准治疗疗效更佳。隔药饼灸配合针刺治疗还能够缓解 CD 患者常见的腹痛、腹泻、神疲乏力及食少纳呆等症状。

用火针点刺神阙穴治疗可以改善 CD 的炎性指标及 CDAI 评分，比较有意义的是该研究采取了对照试验，而且是与西药相对照，虽然没有使用盲法，存在着一定的研究偏倚，但单纯使用针灸治疗本病的报道并不多见。

（七）实验研究

实验研究方面相关的文献不是太多，大多来源国家自然科学基金或者 973 项目的课题，而且基本涉及了目前西医研究的热点。

与胃肠激素相关的研究有：研究发现脾虚型 CD 大鼠结肠黏膜中的血管活性肠

肽（VIP）以及其受体（VIPR1）显著高于对照组，而白术茯苓汤可下调其表达，从而防止致炎因子的分泌，减轻结肠的炎症反应。白术茯苓汤中，当白术与茯苓按15：12比例时，对模型大鼠的疗效最佳，分析可能与其能够体现中医益气健脾为本，燥湿渗湿为标的治则治法有关。

与炎性介质方面的研究有：研究发现脾虚型CD大鼠血清中TNF-α、IL-1、IL-6水平明显增高，而白术茯苓汤高中低剂量配比中，尤以中剂量组下调TNF-α、IL-1、IL-6水平最为突出和均衡，提示茯苓白术汤剂量对脾虚型CD疗效的影响为非正比关系，当茯苓白术汤剂量逐渐增加一定水平时，药物作用达到最佳，继续增加药物剂量，药物的作用反而会降低，以此印证在临床药效关系中，适当的药物剂量才会发挥最佳的治疗作用。研究发现与模型组相比，黄蜀葵花复方组小鼠存活率明显增高，结肠重量/长度比值明显降低，结肠组织炎症和隐窝损害明显减轻，结肠病理评分和结肠组织TNF-α、IFN-γ含量明显降低。提示黄蜀葵花和乌梅复方提取物可用于CD的治疗，其作用机制可能与显著降低炎症因子TNF-α和IFN-γ含量有关。艾灸能下调CD大鼠结肠JNK蛋白和mRNA表达，降低结肠MCP-1、COX2含量，该作用可能是其减轻CD肠道炎症，促进结肠组织损伤修复的重要机制之一。隔药灸能下调克罗恩病大鼠结肠NLRP3、ASC、Caspase-1及IL-1的蛋白表达，促进结肠炎性损伤的修复。隔药灸能下调克罗恩病大鼠结肠p38MAPK、ERK1/2、c-fos的表达，改善炎症、促进肠道组织修复。

研究发现，中西药物均能下调CD肺、肠组织及血清中过度表达的TGF-β1，以及肺及肠组织中过度表达的ICAM-1，起到抗炎、促进修复、预防纤维化的作用；从肠论治方（黄芪黄连汤）在减轻CD结肠组织的炎症反应、抑制结肠炎性细胞的黏附、减轻局部免疫病理损伤预防和减轻结肠组织纤维化方面效果突出；从肺论治方（黄芪桔梗汤）减轻肺内炎症和损伤，防止肺纤维化形成方面效果突出。

与CD纤维化相关的研究有隔药灸能下调CD肠纤维化大鼠肠成纤维细胞CTGF、FN的蛋白表达。提示隔药灸可能对CD纤维化有效。

六、中医西医结合之路

CD临床表现复杂，诊断方面非常困难，病程长，有很长时间的临床缓解期，单纯依靠临床症状作为诊断与疗效评价标准是不客观的。因此，提倡在诊断、鉴别诊断以及疗效评价方面采用可量化的客观指标更为合适，比如病理结果、CTE结果及小肠镜结果等，这也符合最新的欧洲循证共识意见的精神。

治疗方面，不必死板地区分中医治疗还是西医治疗，任何一种治疗方法的目的都是使患者获得最大的收益。因此，明确各种治疗方案的优缺点以及中西医治疗手段介入的时机和角度就非常重要。建议从分期的角度进行区分。

活动期：CDAI 评分超过 450 分的重度活动患者，建议使用激素诱导缓解或给予生物制剂降阶梯治疗，配合中医药治疗；CDAI 评分超过 220 分但小于 450 分的中度活动患者，或者重度活动患者经诱导缓解有效，可以考虑中西医结合治疗，西医方面主要使用免疫抑制剂治疗，在维持西医标准治疗的基础上，中医药治疗的靶点在于预防生物制剂的抗体形成、提高生物制剂的生物利用度，避免在使用生物制剂和激素过程中出现的真菌感染或者病毒感染等，同时在诱导缓解后，中医药治疗可以替代免疫抑制剂作为常规维持治疗的一种方法。CDAI 评分 < 220 分的患者可以使用纯中医治疗，或者在维持原治疗方案的基础上加用中医药治疗，待疾病进入缓解期，可逐渐将西药减量至停用。合并有瘘管或内瘘的患者，无论病情轻重，均应先考虑使用生物制剂，待瘘管愈合后，再逐渐改为中西医结合治疗；对于生物制剂无效的瘘管或肠瘘，可以考虑联合营养治疗。

缓解期：CD 的维持治疗方案选择由病情类型以及诱导缓解的药物来确定，可用西药维持量配合中药口服以及针灸治疗，再逐渐减少西药用量，以中药维持。在西药选择方面，使用激素诱导缓解的 CD 患者，一般采用免疫抑制剂维持。使用生物制剂诱导缓解的，一般选择生物制剂维持或者选用免疫抑制剂维持缓解。

下列特殊情况也值得高度关注。

对于使用现有西医治疗手段无法获得满意的诱导缓解或者维持缓解者，可以考虑尝试叠加中医药治疗，但应该密切关注客观指标，尤其是炎症指标的变化。

对于因妊娠、药物不良反应而无法使用西药治疗者，中医药可作为一种可供选择的治疗方法。

对于全胃肠营养治疗的患者，中医药可以在其中发挥一定的作用，为使用全胃肠营养后的后续维持缓解提供保障。

（陈延　沈洪　李军祥　何家鸣　黄智斌）

主要参考文献

［1］施茵，吴焕淦 . 隔药饼灸治疗克隆氏病的临床研究 [J]. 江西中医药，2003（8）：16-17.

［2］何卫东，邢占敏，钟传华 . 克隆氏病的论治 [J]. 云南中医中药杂志，2005（4）：2-4.

［3］冯煜，黄建平，朱梅萍 . 早期肠内营养合中药干预对胃大部切除术后肠屏障功能的影响 [J]. 上海中医药杂志，2007（9）：78-80.

［4］冯浩江，付强，侯杰军 . 胃术后早期运用健脾益气中药配合肠内营养治疗的临床观察 [J]. 陕西中医学院学报，2008（5）：25-27.

［5］董四海，汤翔，朱文，等 . 分期从痈论治肛周 CD 36 例 [J]. 湖南中医杂志，2009，25（5）：72-73.

［6］刘沈林 . 乌梅丸法治疗慢性难治性肠病临证心悟 [J]. 江苏中医药，2009，41（7）：35-36.

［7］吕永慧 .CD 的中医诊治思路 [J]. 现代消化及介入诊疗，2010，15（4）：244-247.

［8］吴超杰，何炼红，汤坤标 . 术后短期胃肠内营养支持的代谢效应及枳术丸煎剂的调理作用 [J]. 中国中医药信息杂志，2000，（6）：36-37.

［9］程生赋，程生林，马菊林，等 . 薏苡附子败酱散治疗 CD 案例介绍 [J]. 中国中医药信息杂志，2011，18（4）：87.

［10］刘亮 . 乌梅丸煎剂治疗 CD42 例的体会 [J]. 现代中医药，2011，31（1）：19-20.

［11］李军 . 从五脏论治炎症性肠病的体会 [J]. 江苏中医药，2011，43（11）：69-70.

［12］马旭慧 . 柴胡桂枝汤加减在 CD 治疗中的临床疗效分析 [J]. 按摩与康复医学，2012，3（5）：164-165.

［13］郇义超，赵佳，包永睿，等 . 柴胡桂枝汤治疗 CD 的临床疗效分析 [J]. 中国医药导报，2012，9（7）：103-104.

［14］杨舒，王新月，杨雪，等 . 黄芪桔梗汤及黄芪黄连汤对 CD 大鼠肺与结肠 ICAM-1 蛋白及 mRNA 的影响 [J]. 中国中西医结合杂志，2012，32（9）：1227-1232.

［15］欧阳博文，陈延 . 从"疮全赖脾土"理论探讨 CD 的中医治疗 [J]. 广州中医药大学学报，2013，30（4）：583-585.

［16］王瑛，李佃贵，徐伟超 . 从浊毒论治 CD [J]. 河北中医，2013，（1）：60-62.

［17］杨舒，王新月，杨雪，等 . 从肺论治法和从肠论治法对 CD 大鼠肺与结肠 TGF-β1 含量的影响比较 [J]. 中华中医药杂志，2013，28（2）：371-378.

［18］贾波，李晓红，刘兴隆，等 . 白术茯苓汤不同配比治疗脾虚型 CD 大鼠的疗效差异性浅析 [J]. 四川中医，2014，32（3）：29-30.

［19］钟强，张明飞，李夏，等 . 白术茯苓汤高中低剂量对脾虚型 CD 大鼠血清的 TNF-α 和 IL-1、IL-6 的影响 [J]. 药物与临床，2014，（4）：223-224.

［20］文跃强，贾波，刘兴隆，等 . 白术茯苓汤不同配比对脾虚型 CD 大鼠结肠 VIP 及其受体的影响 [J]. 世界科学技术 – 中医现代化·中医研究，2014，16（5）：1108-1113.

［21］安彩萍，黄燕，马骁芃，等 . 隔药灸对 CD 肠纤维化大鼠结肠成纤维细胞 CTGF、FN、Smad 表达的影响 [J]. 上海针灸杂志，2014，33（6）：487-488.

［22］赵延华，赵智强 . 略论 CD 的中医认识 [J]. 南京中医药大学学报，2014，30（5）：410-412.

［23］史涛，危北海 . 危北海治疗 CD 经验介绍 [J]. 山西中医，2014，30（7）：4-5.

［24］徐速，陈浩，曾莉 . 三棱丸方加减治疗 CD 肠道纤维化 36 例疗效观察 [J]. 结直肠肛门外科，2014，20（6）：433-434.

［25］郑霞 . 火针点刺神阙穴治疗 CD 疗效观察 [J]. 浙江中医杂志，2015，50（8）：608-609.

［26］王琼，周锦勇，曲丁好，等 . 黄蜀葵花乌梅复方提取物对 TNBS 诱导 CD 小鼠的治疗作用及其机制研究 [J]. 江苏中医药，2015，47（3）：80-82.

［27］郑小兰，蔡梅香，黄荔美，等 . 甲氨蝶呤联合参苓白术散治疗难治性 CD 疗效观察 [J]. 现代中西医结合杂志，2015，24（31）：3458-3460.

［28］周青，张丹，徐超，等 . 陈玉根教授治疗炎症性肠病临床经验 [J]. 中国中西医结合消化杂志，2015，23（3）：202-203.

［29］燕妹璇，姜树民 . 姜树民从痈论治 CD 经验 [J]. 湖南中医杂志，2015，31（9）：27-29.

［30］邓健敏，陈锦锋．溃克灵治疗 CD 22 例 [J]．河南中医，2015，35（5）：1172-1173.

［31］樊玲，苟春雁．隔药饼灸联合姜黄素治疗 CD 的疗效观察 [J]．中国药房，2015，26（23）：3283-3285.

［32］陈延，黄智斌，刘奇，等．补土方案维持克罗恩病缓解期及生存质量研究 [J]．中国中西医结合消化杂志，2015，23（12）：888-890.

［33］陈雨，王上．李家庚变通运用乌梅丸法治疗慢性难治性肠胃病举隅 [J]．中华中医药杂志，2016，31（2）：524-526.

［34］包春辉，吴璐一，吴焕淦，等．针灸治疗活动期 CD：随机对照研究 [J]．中国针灸，2016，36（7）：683-688.

［35］沈畅．加减乌梅丸治疗克罗恩病 28 例观察 [J]．浙江中医杂志，2017，52（1）：23.

［36］徐速，陈浩，曾莉．三棱丸方对克罗恩病肠纤维化中血小板活化治疗作用的研究 [J]．陕西中医，2017，38（2）：144-146.

［37］李国年．柴胡桂枝汤治疗克罗恩病的临床效果探讨 [J]．基层医学论坛，2017，21（7）：858-859.

［38］王彦斐，朱曙东．阳和汤治疗脾肾阳虚型克罗恩病临床疗效观察 [J]．山东中医药大学学报，2017，41（2）：138-140.

［39］王悦辉．人参汤合肾气丸联合沙利度胺治疗克罗恩病的疗效及对血清 CRP 和 TNF-α 的影响 [J]．现代中西医结合杂志，2018，27（16）：1799-1802.

［40］黄智斌，刘奇，刘刚，等．从整合医学角度探讨克罗恩病中医发病机制 [J]．医学与哲学（B），2018，39（9）：71-75.

［41］林锦荣，黄智斌，陈延．从外科内治探析八仙糕治疗克罗恩病 [J]．中国中医药信息杂志，2018，25（10）：111-113.

［42］张霁，吴丽洁，李志元，等．艾灸对克罗恩病大鼠结肠 c-Jun 氨基末端激酶信号通路的影响 [J]．世界科学技术—中医药现代化，2018，20（9）：1590-1595.

［43］张霁，吴丽洁，李志元，等．隔药灸对克罗恩病大鼠结肠 NLRP3 炎症小体及 IL-1 调节作用的实验研究 [J]．上海针灸杂志，2019，38（2）：119-126.

［44］周巧萍，黄智斌，陈延．加味四君子汤对提高克罗恩病患者血红蛋白含量及降低相关炎症指标的作用 [J]．中国中西医结合消化杂志，2019，27（4）：284-288.

［45］孔鹏飞，魏先鹏，唐学贵．桃花汤合补中益气汤加减对克罗恩病 Th1 和 Th17 细胞因子的影响 [J]．中国实验方剂学杂志，2019，25（24）：54-59.

［46］郭艳，魏小娟，王云溪．固肠止泻丸联合美沙拉嗪对轻度活动期克罗恩病患者的临床疗效 [J]．中成药，2019，41（8）：1844-1847.

［47］吴丽洁，李茜莹，杨延婷，等．隔药灸对克罗恩病大鼠结肠 p38MAPK、ERK1/2 及 c-fos 调节作用的研究 [J]．世界科学技术 - 中医药现代化，2019，21（8）：1583-1589.

［48］张萌，张向东，夏永欣，等．参苓白术散合附子理中丸联合西药治疗克罗恩病临床研究 [J]．新中医，2019，51（12）：73-76.

第十六章

日常生活管理

第一节 日常饮食

　　CD 的发病率在北欧及北美较高，其儿童、青少年的发病率呈上升趋势。研究表示，西方高动物蛋白、高脂、高糖、高盐、高乙醇而低蔬菜、水果的饮食结构是 CD 发病的危险因素。

　　CD 发病率和总蛋白质、动物蛋白质及牛奶蛋白质的消耗呈正相关，而蔬菜蛋白质对疾病起保护作用。总碳水化合物、蔗糖、单糖、二糖及精制糖的高消耗可能与克罗恩病的发病有关。碳水化合物中的二糖、多糖在肠道吸收较差，使细菌与酵母菌过度生长，产生过多的黏液。脂肪可通过多种不同的途径影响肠道免疫与炎性反应。动物蛋白包括牛、羊、猪肉等，经肠道发酵、消化、代谢可产生有潜在毒性的氨、胺、亚硝基化合物、酚、甲酚以及硫化氢，还可增加血红素的量，生成活性氧簇（ROS），使具有保护性能的黏液层变薄，从而损伤肠上皮。可溶性膳食纤维进食后能够被肠道菌群发酵，产生短链脂肪酸，对肠道具有保护作用。

　　将正常饮食替换为不含某些特定营养成分的要素饮食可诱导疾病缓解。①特殊碳水化合物饮食（specific carbohydrate diet，SCD）：这种饮食方案剔除了饮食中较难吸收的所有复合糖（乳糖、蔗糖）、淀粉（玉米、大米及面粉）、谷物和豆类，只保留单糖（葡萄糖、果糖和半乳糖）。②低 FODMAPs（fermentable oligo-，di-，and monosaccharides and polyols）饮食：指可发酵的低聚糖、单糖、二糖及多元醇。这些发酵型化合物的特点是在小肠很难被吸收，渗透性高且可以快速被结肠细菌所发酵。③无谷蛋白饮食：克罗恩病患者可合并乳糜泻或谷蛋白过敏，此类患者在进食谷蛋白这种难以吸收的蛋白后可以出现腹泻，甚至诱发肠道炎性反应，因此对于有症状的克罗恩病患者，可以尝试无谷蛋白饮食。目前尚无高质量证据表明要素饮食在诱导黏膜愈合方面与药物或传统饮食有统计学差异，因此不能根据现有证据推荐使用，但不能排除要素饮食的潜在益处。

肠内营养是经胃肠道提供代谢需要的营养物质及其他各种营养素的营养支持方式，可经口服或导管输入。其中经导管输入包括鼻胃管、鼻十二指肠管、鼻空肠管和胃空肠造瘘管等。肠内营养在诱导疾病缓解方面的疗效不亚于激素，避免了长期使用激素所带来的不良反应，尤其可显著改善儿童患者的营养状态。因全肠内营养的难耐受性和对患者社交行为的影响，其在美国及欧洲的应用非常少。

根据现有证据和指南推荐，对 CD 患者可提出如下的饮食建议：①少摄入动物脂肪、少进食加工食品及多食用蔬菜水果可能有利于减轻疾病症状。②提倡个体化饮食方案，建立饮食日志，如进食某种食物后出现症状加重，可再予以尝试，确定不耐受后将其排除。疾病缓解期可以耐受的食物在活动期不一定可以耐受。③在合理药物抗炎治疗的前提下，可酌情尝试 SCD 饮食、低 FODMAPs 饮食、无谷蛋白饮食和"半素食"饮食方案。④对于疾病处于急性活动期或肠道存在狭窄的患者而言，应少食多餐，进食容易消化的低残渣饮食，减少膳食纤维，特别是不可溶膳食纤维的摄入。⑤疾病处于活动期的患者，应尽快诱导疾病缓解，防止肠道病变进展加重。此时的饮食限制应更为严格，可考虑使用全肠内营养。⑥鉴于患者相互之间的体质和病情差异，个体化的饮食调整方案效果更佳。

第二节　日　常　活　动

患者通常在青年时期诊断为 CD，该时期也是工作及日常活动的高峰时间，且 CD 往往需要住院及手术治疗，意味着工作缺勤和身体残疾，这可能干扰患者的工作能力和日常活动，影响患者的生活质量。

研究表明，较低的疾病严重程度和较高的生活质量水平与提高工作效率和开展日常活动的能力有关。另一项研究通过分析患者每天行走步数与 HBI 指数、生活质量评分的相关性表明，许多克罗恩病患者经常采取久坐不动的生活方式，这同样不利于疾病活动的控制。因此，可以建议适合克罗恩病的运动，如游泳、打太极拳、散步、慢跑等。当然，根据患者是否造口、疾病是否活动、是否合并肛周病变，需要和 IBD 专业医师探讨后再商议。

第三节　心　理　健　康

目前多项研究的结果显示心理障碍并不是 IBD 的直接病因。但是，IBD 患者更多地合并心理障碍，活动期的 IBD 患者合并焦虑障碍或抑郁障碍分别可高达 80% 和

60%，缓解期的 IBD 患者合并焦虑障碍和（或）抑郁障碍率为 11%～35%。

抑郁症和肠道症状之间有多种联系方式。遭遇有压力的生活事件时，为了在短期内适应与生存，机体能够引发自主神经、神经内分泌的生理反应和镇痛系统的激活。然而，同样的反应系统在较长的时间内可能造成机体损害并加剧疾病的进程。某些类型的持续、慢性压力可以通过下调受体（肾上腺素、血清素、糖皮质激素受体）改变反馈系统的响应，甚至改变特定脑区的结构。因此，慢性压力可以从根本上改变反应性并输出到中枢压力回路之外。

有研究表明，抑郁能够使 CD 的活动进展，此外，焦虑、绝望的情绪和生活习惯的改变也与 CD 的活动有一定关联。抑郁症状能够独立预测未来疾病活动的事实表明，在 CD 患者的管理中应经常考虑抑郁症状的评估和治疗。

IBD 患者疾病活动最受临床医生和患者本人的关注，能够直接地影响到患者对社会的影响力以及社会功能的展现。因此 IBD 的病情活动与否与患者心理障碍直接的联系和互相影响也是多个 IBD 研究中心关注热点，我们的研究明确提示中国 IBD 患者社会功能低下，主要表现在工作能力、家务能力、社会休闲活动和私人休闲活动参与能力以及亲密关系建立及维护五个方面，并且在 IBD 疾病活动时或合并心理障碍时造成社会功能进一步下降。参照世界健康组织对残疾的定义：残疾是一个总称，包括损伤、活动受限及参与受限；损伤是身体功能或结构方面的问题；活动受限是人在执行任务或行动时遇到的困难；而参与限制是指个体参与个人生活时遇到的问题，残疾反映了人体特征与他或她所生活的社会特征之间的互动关系，因此社会功能缺陷也是残疾的一种表现。因此在 IBD 患者管理中，积极控制 IBD 疾病活动对患者造成的生理损害和心理社会功能损害同等重要。

（郅敏　蒋晓东）

主要参考文献

［1］Kleinewietfeld M，Manzel A，Titze J，et al. Sodium chloride drives autoimmune disease by the induction of pathogenic TH17 cells [J]. Nature，2013，496（7446）：518.

［2］Hwang C，Ross V，Mahadevan U. Popular exclusionary diets for inflammatory bowel disease：the search for a dietary culprit [J]. Inflamm Bowel Dis，2014，20（4）：732.

［3］Ananthakrishnan A N，Khalili H，Konijeti G G，et al. Long-term intake of dietary fat and risk of ulcerative colitis and Crohn's disease [J]. Gut，2014，63（5）：776-784.

［4］Tilg H，Moschen A R. Food，immunity and the microbiome [J]. Gastroenterology，2015，148（6）：1107-1119.

［5］李冠炜，任建安，黎介寿. 饮食与克罗恩病 [J]. 中华胃肠外科杂志，2015，18（12）：1288-1292.

［6］何欢，郅敏，魏钦令，等. 对中国克罗恩病患者心理状况及社会功能的调查研究［J］. 中华炎性肠病杂志，2017，1（2）：100–104.

［7］Gracie D J，Irvine A J，Sood R，et al. Effect of psychological therapy on disease activity，psychological comorbidity，and quality of life in inflammatory bowel disease：a systematic review and meta-analysis[J]. Lancet Gastroenterol Hepatol，2017，2（3）：189–199.

［8］Gomollón F，Dignass A，Annese V，et al. 3rd European evidence-based consensus on the diagnosis and management of Crohn's disease 2016：part 1：diagnosis and medical management［J］. J Crohns Colitis，2017，11（1）：3.

［9］Levine A，Sigall Boneh R，Wine E. Evolving role of diet in the pathogenesis and treatment of inflammatory bowel diseases［J］. Gut，2018，67（9）：1726–1738.

［10］Cox S R，Lindsay J O，Fromentin S，et al. Effects of low FODMAP diet on symptoms，fecal microbiome，and markers of inflammation in patients with quiescent inflammatory bowel disease in a randomized trial［J］. Gastroenterology，2020，158（1）：176–188.

［11］Bischoff S C，Escher J，Hébuterne X，et al. ESPEN practical guideline：clinical nutrition in inflammatory bowel disease［J］. Clin Nutr，2020，39（3）：632–653.

第五部分

不同年龄段克罗恩病的治疗

第十七章

儿童克罗恩病

第一节　概　　述

全世界儿童 CD 的发病率在不断增加，目前统计 19 岁以下 CD 的年发病率北/西欧为（0.2~12.3）/10 万、东欧为（0.25~8.6）/10 万、南欧（0.5~10.3）/10 万、北美为（0.7~13.9）/10 万、亚洲/中东为（0.3~3.7）/10 万、澳洲为（0.1~3.5）/10 万。与成人相比，儿童 CD 的病情往往更为复杂、病程更长、进展更快、预后更差。儿童期发病的 CD 中遗传因素起主要的作用，比成年期发病的 CD 更容易反复，病情也更容易进展。儿童处于生长发育阶段，CD 对儿童的体格生长和情绪发展有潜在影响。因此，必须对儿童 CD 予以更多的关注。

第二节　病　史　采　集

一、起病情况和现病史

儿童 CD 发病往往是缓慢而隐匿，除了反复发作的急性症状加重期，常伴有缓解期或活动期。新发病儿童 CD 最常见（有一定比例是非典型性起病，但不是最常见）的起病情况有生长迟缓，可以先于胃肠道症状出现，可以是儿童 IBD 的唯一表现；腹痛，特别是在右下腹部；体重下降；腹泻；发热。

其他起病情况有：疲倦、厌食、肛周疾病、复发性口腔溃疡。肠外表现（皮肤病变和关节炎）可能是一些孩子最初表现。皮肤外阴病变和炎症可作为儿童 CD 的首发症状。以肠外疾病起病的疾病有：关节炎，如大关节游走性关节炎、强直性脊柱炎和骶髂关节炎；皮肤结节性红斑、坏疽性脓皮病；肝脏疾病，如 PSC 或自身免疫性肝炎；眼部疾病，如前葡萄膜炎、巩膜炎葡萄膜炎；胰腺炎，它们作为 IBD 的最初表现在儿童中比成人更常见。

二、用药史

有抗菌素应用史，特别是在 1 岁以前应用者 CD 发生率增加。NSAID 也会增加 CD 发生。因此，要询问抗菌素和 NSAID 的用药史。

三、既往史

既往有无胃肠炎发、肛门痈或肛裂、皮肤病变、眼部疾病等。

四、家族史

CD 具有家族聚集性。吸烟是 CD 的独立危险因素。应注意收集 CD 家族史和母亲吸烟史。

第三节　体 格 检 查

对于怀疑 CD 的患儿进行详细的体格检查通常能为 CD 的诊断提供重要线索。儿童 CD 的体格检查要点有以下几方面。

一、一般项目

儿童 CD 有间歇性发热、心动过速表现，体检要注意体温、心率。体重、身高和进行生长曲线图等能反映 CD 患儿生长的情况。第二性征检查可了解 CD 患儿青春期发育情况。

二、皮肤

CD 儿童严重的贫血常表现为面色苍白。除此之外，也要注意其他皮肤病变，如结节性红斑、坏疽性脓皮病等。

三、眼睛和口腔

眼睛的体检中可发现葡萄膜炎、巩膜表层炎、虹膜睫状体炎。新诊断的 CD 患者如果有眼部病变，需转诊到眼科医师处行全面的眼部检查，进一步评估眼部病变以及在激素治疗后出现的白内障和青光眼。由于这些疾病可能没有明显的临床症状，这部分患者需每年到眼科随访。

口咽部也应全面检查，观察有无口腔溃疡。口面部肉芽肿是 CD 的罕见症状，可表现为非特异性口唇肿胀。

四、腹部

腹胀可能见于肠梗阻、穿孔或中毒性巨结肠。肠鸣音一般会随着肠袢扩张而增多，但是随着严重的炎症、腹膜炎或由于药物或电解质紊乱导致的肠梗阻而次数减少甚至消失。右下腹的"充满感"可能提示回肠末段（CD 常累及的部位）的肠壁增厚。在 CD 患儿中，触及到有压痛的炎性包块，提示活动性炎症或脓肿。

五、背部

检查脊柱，注意后凸畸形。

六、四肢

指甲和关节的检查也可能提供重要的信息，注意检查关节炎的表现和杵状指。

七、直肠和肛门

肛周的视诊和直肠指检（DRE）尽管给患儿带来不便，但对于怀疑 CD 患儿的体格检查中是非常重要的部分。痔疮在儿童中并不常见，通常只在压力增高的情况下出现，表现为静脉曲张的蓝色变色。小的皮赘（＜0.5 cm）在慢性便秘的患儿的肛周 12 点钟方向上常见，大的皮赘或其他部位的皮赘则常常提示 CD。深的肛裂也常常提示 CD，而肛周瘘管几乎是 CD 的特异性病征。通常 CD 的肛周病变若无脓肿可能不会出现疼痛，病人也可能不知道有肛周病变。肛周脓肿通常以红斑、硬结、波动感以及明显的压痛为特征。对于有严重肛周病变且意识清醒的患者，行直肠指检几乎是不可能的。因此，直肠指检宜在麻醉下进行，可以提供大便有无带血、肛管有无狭窄等重要信息。如果肛管狭窄，但小指可以通过肛管，那么这种狭窄通常不会阻碍大便通过。在直肠指检中，如果在骨盆中触及有压痛的包块则提示阑尾破裂而不是 CD，这也是导致里急后重的原因。除此之外，还应该注意检查有无肛周瘘、裂隙、溃疡或水肿。

第四节 实验室检查

一、血液学检查

血液学检查有全血细胞计数、肝酶、白蛋白、CRP 和（或）ESR 等炎症指标以及儿童 CD 相关血清学标志物等。

（一）全血细胞计数

全血计数及分类会显示白细胞总数升高、血小板升高及慢性疾病导致的血红蛋白和血细胞比容降低细胞平均体积（MCV）下降。

在炎症情况下，由于趋化因子的刺激，反应性血小板增多，可以作为一个非特异性炎症指标表现，是急性炎症时相应答的结果，也是疑诊 CD 患儿评估标准的部分，可用于监测疾病活动度。CD 发病机制的研究提示血小板在促进肠道炎症中起着重要作用。凝血机制激活可能介导并扩大 CD 中的炎症风暴，特别是通过蛋白酶激活受体相关通路。CD 病人发生血栓栓塞（TE）的风险比对照人群多至少 3 ~ 4 倍。尽管病因是多因素的，CD 中的 TE 现象大部分归因于全身炎症时凝血功能激活和血小板聚集。因此，血小板可能在肠道炎症及 CD 全身炎症的一些严重的后遗症中（如 TE 过程）起着很重要的作用，而不是 CD 简单的生物标志物。平均血小板体积（MPV）受黏膜和全身炎症的程度和类型的影响，可能是肠道炎症的另一个有用的指标。血小板计数升高基本上可排除以血便为主要表现的感染性腹泻。

CD 中的贫血可能起因于营养不良导致的铁剂、叶酸或维生素 B_{12} 等微量营养物缺乏，这在广泛小肠病变，尤其是回肠受累时常见。另外，贫血可能起因于潜在肠道炎症所致的肉眼或隐性胃肠道血液丢失。最后，铁缺乏和（或）贫血可能起因于慢性疾病或膳食摄入不足导致的总铁储量不足，也可能是由于慢性疾病，其机制可能包括：①细胞因子激活和继发铁稳态改变；②红细胞生成受到抑制；③与慢性疾病相关的红细胞半衰期缩短。由于缺铁可以继发于多种慢性疾病，所以在 CD 中准确评估铁代谢水平是否由于 IBD 所致是相当困难。因此，为准确评估铁代谢水平，建议同时使用几个指标和标志物。铁蛋白在 CD 贫血的定义和诊断中起着中心作用。转铁蛋白、转铁蛋白饱和度和可溶性转铁蛋白受体在临床实践中都被发现是有用的指标。所有这些生化指标都有局限性，因为他们可能被除了铁平衡以外的其他因素所影响。红细胞指标如红细胞分布宽度（RDW）和低色素性红细胞的比例以及网织红细胞指标（如网织红细胞的血红蛋白浓度，红细胞大小，网织红细胞分布宽度）都可能是评估贫血的有用指标。

（二）炎症指标

ESR 和 CRP 是两种非特异性炎症指标，在 CD 病人的评估中可用于：①诊断和鉴别诊断；②评估疾病活动度（如 PCDAI）和并发症风险；③预测 CD 复发；④监测治疗疗效。CRP 与其他急性时相蛋白相比，半衰期相对较短（19 h），因而在炎症早期即升高，在炎症缓解后迅速下降，是评估疾病活动度和预测复发的良好指标，并有助于鉴别 CD 和其他炎症疾病。另外，在生物制剂的临床试验中，治疗开始前 CRP 水平升高与较高的应答率有关。然而，不是所有的 CD 患者 CRP 均升高。ESR

和 CRP 的联合有助于提高诊断率。

（三）肝功能

血清白蛋白降低，与蛋白丢失性肠病（反映疾病活动）或营养状况差有关，与此同时，丙氨酸转氨酶（ALT）、碱性磷酸酶（ALP）、γ-谷氨酰转肽酶（GGT）可升高。

（四）其他血液学检查

儿童 CD 出现生长迟缓，生长激素水平可低下或正常，血清胰岛素样生长因子 I 常会下降。合并营养不良时血液铁、锌、维生素 B_{12}、叶酸、维生素 D、钙水平常下降。

（五）血清学指标

血清学标志物检测对儿童 CD 具有重要辅助诊断的作用，对儿童 IBD 与非 IBD、CD 与 UC 鉴别诊断也有重要意义。

1. 抗酿酒酵母抗体（ASCA）

ASCA 属多糖抗体，其抗原大多为细菌、酵母菌等微生物细胞壁中的多糖成分，主要是相对分子质量约 200 000 的磷酸肽类甘露聚糖。ASCA 是一种对 CD 具有高度特异度的抗体，存在 IgG 和 IgA 两个亚型。ASCA 滴度在 60%～70% 的 CD 患者中增高，在 6% 的对照组中增高，在 20%～30% 的未发病的 CD 患者一级亲属中增高。ASCA 在家族性 CD 患者中的检出率明显高于无家族史的散发病例 CD 患者，因此被认为是一种家族性免疫应答表现。ASCA 在乳糜泻中的阳性率为 30%～40%，因此，ASCA 阳性时需要排除乳糜泻。ASCA 在 81 例美国 CD 患儿中的阳性率为 44%，而在 54 例 UC 患儿和 63 例对照组儿童中的阳性率分别为 0 和 1.5%。我国有研究表明，16 例中国 CD 患儿 ASCA 的 IgA、IgG 阳性率分别为 62.5%、50.0%，提示 ASCA 也是中国儿童 CD 诊断的特异度标志物之一。对 57 例加拿大 CD 患儿血清 ASCA 的 IgA 和 IgG 滴度进行 136 次测量，结果显示，ASCA IgA 和 IgG 滴度与儿童 CD 活动指数、CRP 和低血清白蛋白显著相关，提示 ASCA 的 IgA 和 IgG 滴度与 CD 患儿病情活动程度之间存在相关性。也有研究显示 ASCA 阳性的 CD 患儿需行回盲瓣切除术的可能性更高。

2. 抗乙糖苷甘露糖抗体（AMCA）和抗乙糖苷壳糖抗体（ACCA）

AMCA 和 ACCA 也属多糖抗体。乙糖苷甘露糖和乙糖苷壳糖是细菌等微生物的细胞壁成分，可刺激机体产生免疫反应。AMCA 和 ACCA 是诊断 CD 的特异性指标。一项指标阳性时 CD 可能性为 75%，两项及以上阳性时 CD 可能性为 85%。中国 CD 儿童 AMCA lgG 和 ACCA lgA 阳性率均为 37.5%（6/16）。

3. 抗荧光假单胞菌相关序列 I2 抗体（抗 I2 抗体）

I2 是从活动性 CD 患儿的黏膜固有层单核细胞中分离出的一个细菌 DNA 片段。

抗 I2 抗体是针对荧光假单胞菌的抗体。I2 基因序列是在 CD 患者结肠黏膜中发现的与 ptxR 和 tetR 细菌转录因子具有同源性的 DNA 序列。重组体 I2 蛋白的 IgA 血清学反应对 CD 具有特异性。CD 患者血清中重组体 I2 蛋白 IgA 的反应异常可提示病情的严重程度。抗 I2 抗体特异度高达 81%，敏感度则为 39%。

4. 抗细胞外膜孔道蛋白 C（OmpC）抗体

OmpC 来源于大肠杆菌的外膜孔道蛋白 C。抗 OmpC 抗体存在 IgG 和 IgA 两个亚型。与对照组相比，CD 患者血清中可检测到更多的抗 OmpC IgA 抗体。抗 OmpC 抗体阳性见于 50%CD 患儿，他们易发生肠穿孔，在 UC 患者和健康对照者中阳性率分别为 5%~10% 和 5%。ASCA IgA、ASCA IgG、核周型抗中性粒细胞胞浆抗体（pANCA）以及抗 OmpC 抗体联合检测对 CD 患儿的特异度为 94%，敏感度为 65%。对单个抗体而言，抗 OmpC 抗体对于 CD 患者的特异度为 75%，敏感度为 27%。酶联免疫吸附测定法检测美国 81 例 CD 和 54 例 UC 患儿及 63 例对照儿童的血清抗 OmpC 抗体滴度，发现美国 CD 儿童抗 OmpC 抗体阳性率为 24%，UC 阳性率为 11%，其敏感度较低，且有 5% 的假阳性率，但抗 OmpC 抗体能够识别出少数没有被其他抗体检测到 CD 患儿。

5. 抗细菌鞭毛蛋白（CBirl）抗体

CBirl 是一种鞭毛蛋白相关抗原，最初在小鼠的肠道菌群中被鉴定，并具有在免疫缺陷小鼠中诱导结肠炎的能力。抗 CBirl 抗体存在于 55% CD 患儿，在 UC 患儿和健康对照者中阳性率分别为 10% 和 8%。抗 CBirl 抗体与肠道狭窄和穿透性病变相关。抗 CBirl 抗体对 CD 的敏感度为 60%，特异度为 55%。中国 CD 儿童抗 CBirl IgG 阳性率达 62.5%。

6. 抗胰腺腺泡（PAB）抗体

根据间接免疫荧光法检测人 PAB 可分为两种染色类型：第一种类型的特点是在胰腺腺泡内出现水滴状荧光染色（IgG1 和 IgG2）；第二种类型的特点是在胰腺腺泡细胞内出现均匀的斑点样荧光（IgG1）。研究发现，中国 CD 患儿 PAB 阳性率为 30%~40%，而 UC 和正常人仅为 0.5%~6.4%。CD 患儿如果 PAB 阳性，那么其病情持续时间会加长，但病情的活动度不受影响，与抗 PAB 抗体阴性者 CD 患儿比较，胰腺外分泌功能更易受损。抗 PAB 抗体阳性对儿童 CD 诊断的特异性高，但敏感性低。

二、大便检查

（一）大便病原学检查

怀疑 CD 的患儿，应排在内镜检查前行大便病原学检查除肠道感染引起的消化道症状。通过大便培养（沙门菌、志贺菌、耶尔森菌、空肠弯曲菌、难辨梭状芽孢杆菌），大便检测（难辨梭状芽孢杆菌毒素 A 和 B、蓝氏贾第鞭毛虫）可排除引起肠炎或结肠炎的感染因素。对一些严重的血便患者，如到过阿米巴痢疾疫区者需检查溶组织阿米巴。但是病原学检查对于 CD 诊断并非必需的，因为 CD 初次发作一般是在肠道感染以后。此外，要注意 CD 与结核病相鉴别。

（二）大便隐血试验

CD 活动期可见黏液脓血便，大便隐血试验常呈阳性。

（三）肠道炎症标志物

粪便肠道炎症标志物钙卫蛋白和乳铁蛋白对黏膜炎症非常敏感，但对 CD 无特异性。粪便钙卫蛋白水平上升提示肠道炎症。对肠道炎症而言，粪便钙卫蛋白优于任何血液标志物。粪便乳铁蛋白可帮助鉴别 CD 和肠易激综合征。

三、小便检查

当 CD 合并肾脏病变时，可有肾功能异常。尿常规检查可见蛋白尿，血生化检查常有严重的低蛋白血症。

当 CD 病变波及泌尿系时，尤其是出现肠 – 膀胱瘘时，或继发尿路感染时，可出现尿路感染征。尿常规检查时可见白细胞和红细胞明显增多，甚至粪水样小便。

第五节　内镜检查

一、结肠镜和胃镜

可疑 CD 的患儿要进行结肠镜和胃镜检查。既往认为，对于所见的各个消化道节段，甚至是内镜下未见病变的节段，均需进行多点活检（每个节段 2 个或 2 个以上活检）。现在多主张靶向活检。结肠镜加活检是 CD 诊断流程中最重要部分。

二、SBCE

对于可疑 CD 患儿，若传统的内镜检查及影像学手段无法诊断，或者无法进行 MRE 检查，SBCE 是检测小肠黏膜病变的一种选择。对于活动性小肠 CD，SBCE 正常提示阴性预测值高。

SBCE 检查的优点是：①能观察到整个小肠，患儿痛苦小；②对黏膜病变的观察较 MRE 敏感度更高。其缺点为：①不能观察到并发症；②胶囊滞留可能；③胶囊移动的不可控性；④诊断特异度较低；⑤检查前需要评估小肠的通畅性。

SBCE 检查的禁忌证：肠狭窄、既往腹部手术病史（相对禁忌）、危重疾病伴有全身系统性表现、年龄 <1 岁。对于不能吞胶囊的患儿，需借助特殊的装置在胃镜下将胶囊送入十二指肠。

三、BAE

BAE 包括双气囊小肠镜（DBE）和单气囊小肠镜（SBE），其在近年发展迅速并取代了推进式和外科辅助小肠镜。SBE 和 DBE 在疑似 CD 患儿的初始诊断流程中作用有限。与胶囊内镜相比，BAE 的优势在于对病变位置的观察以及能进行活检。

实践要点：① MRE 可以评估肠道炎症以及肠壁被破坏的程度，但对儿童没有有效的评分系统。MRE 对小肠壁增厚是敏感的，但对于 CD 的诊断无特异性。②在行 B 超检查时，利用口服的无回声对比剂（等渗聚乙二醇）来观察小肠可增加敏感性，减少不同检查者给出的结果差异。③在有相关条件的医院，SBCE 之前需进行影像学或探路胶囊的检查来减少胶囊滞留。④如果只有 SBCE 结果作为检查小肠的依据，需谨慎。因 SBCE 缺乏有效的诊断标准，并存在一定的假阳性。⑤ BAE 只在一些特殊情况下推荐（如对于可疑小肠疾病，传统的胃肠镜检查、SBCE 及横断面成像技术不能得到确定诊断的 CD）。

第六节　组织病理学检查

CD 病变可见于全消化道。儿童 CD 消化道肉眼典型表现有：黏膜多个阿弗他溃疡、线形或匐匐形溃疡、卵石样改变、肠腔狭窄、瘘、脓肿、肛门狭窄、肛管溃疡、炎性肛门皮赘、跳跃性病变、空肠或回肠溃疡；消化道肉眼非典型表现有：水肿、红斑、脆性、颗粒样改变、脓性分泌物、血管纹理消失、单个阿弗他溃疡、中线肛裂、小皮赘。

儿童 CD 消化道组织学典型表现有远离破碎隐窝的非干酪样肉芽肿、局部慢性炎症、全层黏膜炎性浸润、黏膜下层纤维化。消化道组织学非典型表现有破碎隐窝边上的非干酪样肉芽肿、黏膜固有层非典型性的轻度炎细胞浸润、黏膜溃疡或糜烂以及慢性炎症的表现，如隐窝结构改变、慢性潘氏细胞化生、杯状细胞减少。

第七节　影像学检查

儿童 CD 患者的影像学检查要权衡诊断准确性、电离辐射的暴露和影像学检查的耐受性。影像学检查的选择方式取决于临床表现和预期的病理发现。

一、腹部平片

腹部平片在 CD 患者的初次评估中几乎没有作用，在急性腹痛中可见到提示肠梗阻的扩张肠袢和气液平面及提示肠道穿孔的气腹征。

二、X 线钡剂检查

全消化道钡餐和插管法小肠钡剂灌肠为检查 CD 的两种传统方法。全消化道钡餐检查除能发现小肠病变外，还能发现消化道其他部位的病变，且患者痛苦小。X 线小肠钡剂灌肠检查适用于已通过常规 X 线口服钡餐或结肠钡剂灌肠、胃镜或结肠镜等检查排除胃十二指肠和结肠病变的患者。典型的 X 线表现为黏膜皱襞增粗、肠黏膜皱襞破坏消失、纵行溃疡形成、肠腔内出现小息肉样或卵石样充盈缺损影、肠管形态固定和肠间距增宽等。病变后期肠腔不规则狭窄，呈节段性病灶、跳跃式分布，肠壁僵硬。然而由于 CD 肠腔扩张不完全，两者对早期或病变较轻的患者均不敏感，其他缺点如提供信息有限、检查耗时长、儿童受到电离辐射、检查和读片者水平差异等均使传统影像学技术在肠道疾病中发挥的作用有限。

鉴于 CD 常并发肠腔狭窄和穿透性病变，目前已经不主张用钡剂造影，多主张以碘水代替钡剂进行影像学检查。

三、超声检查

超声检查是对可疑 CD 患儿的有效筛查手段，但需要有其他对小肠影像更敏感的影像学检查做进一步完善。腹部 B 超因具有非侵入性、低价以及应用广泛等优点而用于 CD 的影像学检测。研究提示，超声能精确地发现、定位及定义肠壁的炎症，评估肠道周围的异常病变，与 UC 相比，对 CD 有较好的阴性预测价值。CD 肠道炎症的病理分为肠壁的改变以及肠壁外的改变。后者表现为肠管周围肠系膜增厚伴脂肪组织强回声及肠系膜淋巴结肿大；肠壁的改变包括肠壁增厚、回声反射的改变（低回声反射或高回声反射）、肠壁分层结构消失、彩色多普勒信号增强（提示充血）以及肠管蠕动减慢或消失（提示僵硬）。超声检查对回肠末端病变的敏感度较高，而对近端小肠及结肠病变的敏感度相对较低。检查者之间的水平差异是超声检查的主要问题。

四、CTE

根据胃肠道造影剂引入方式的不同，将插管法称为 CT 肠道造影（CT enteroclysis），口服法称为 CT 肠道显像（CT enterography）。常规 CT 平扫和增强 CT 对 CD 的肠道内病变显示效果较差，因此，仅用于 CD 并发症的诊断，如腹腔脓肿、肠腔狭窄、狭窄前扩张和瘘管等，而非增强 CT 则用于手术后并发症的诊断。随着胃肠道对比剂的合理选用和扫描技术的优化，使 CTE 成为了胃肠道影像学检查的重要手段之一。胃肠道蠕动对图像质量的影响已微不足道，而不像 MRI 一样容易受到运动伪差的干扰。与全消化道钡餐比较，CTE 有很多优点：首先，从临床医师的角度来看，CTE 不仅提供了较好的解剖学视觉效果，也更便于实际操作；其次，从患者角度来看，CTE 具有无痛苦和耗时短等优点。然而，CTE 的电离辐射剂量较大。

五、MRE

MRE 可以检测小肠壁的炎症变化情况，包括瘘管、脓肿和狭窄。MRE 诊断精确率高，无电离辐射，能发现 CD 的特征性改变、评估肠道的炎症范围以及破坏的程度（狭窄或穿孔），是初诊评估小肠病变时优先选择的影像学检查。对于年龄小于 6 岁患儿首选 MRE 进行小肠影像学检查。CD 黏膜炎症的 MRE 表现包括肠壁增厚（最常见）、肠腔张力增高、肠系膜血管充血（如梳状征）、淋巴结肿大以及肠系膜脂肪浸润。MRE 也能发现肠瘘。对于怀疑或合并肛周病变的 CD 患儿推荐盆腔 MRI，它能评估肛瘘及肛周脓肿的位置及范围，为手术及评估药物治疗提供重要信息。

第八节　诊断及鉴别诊断

一、诊断

CD 的确切诊断需综合病史、体检、实验室检查、包含有组织学活检的胃镜和结肠镜检查以及小肠的影像学检查，须严格排除肠道感染和肿瘤性疾病。许多年龄较小的 CD 患儿表现为非典型症状，如全身不舒服或轻微腹部不适。其他症状包括发热、生长迟缓、营养不良、恶心或伴呕吐、心理障碍、关节病变、结节性红斑、继发性闭经、青春发育延迟、肛周疾病。当临床症状以肠外表现为主时，常会延误诊断。

儿童 CD 的消化道肉眼及组织学表现见本章第六节。CD 可能以肠外表现、单纯口腔病变或肛周病变首发，若出现这种情况，需要根据胃肠道表现来确诊 CD。如果内镜下无典型的 CD 表现（如只表现为黏膜水肿、红斑、质脆、颗粒样改变），但活检提示远离破碎隐窝的上皮样肉芽肿，可诊断为 CD；若活检未提示上皮样肉芽肿，则诊断为 UC 或 IBDU。儿童 CD 肉芽肿较成人 CD 常见，肉芽肿随年龄的增长逐渐减少。CD 完整的诊断包括临床类型、疾病活动度、有无并发症（狭窄、肛瘘）等。

二、鉴别诊断

与感染性疾病鉴别包括非伤寒沙门菌、细菌性痢疾、空肠弯曲菌肠炎、大肠埃希菌 O157：H7 感染、艰难梭菌结肠炎、巨细胞病毒结肠炎、阿米巴病、耶尔森菌小肠结肠炎、肠结核。

与其他类型的结肠炎鉴别包括 UC、缺血性结肠炎、微观结肠炎（包括淋巴细胞性结肠炎）、胶原性结肠炎、药物诱导的结肠炎（特别是使用非甾体抗炎药物）、放射性结肠炎。

其他需鉴别的疾病有过敏性结肠炎、功能性肠病（如肠易激综合征和功能性腹痛）、乳糜泻、自身免疫性肠病、萎缩性胃炎、嗜酸细胞性胃肠炎、白塞综合征、过敏性紫癜、肠道淋巴瘤、急性胰腺炎、神经性厌食症、淋巴细胞性胃炎、慢性肉芽肿病等。

第九节 内 科 治 疗

儿童 CD 的治疗目标是减轻疾病症状、促进生长发育、改善生活质量和降低药物毒性，而理想的治疗目标是达到黏膜愈合。早期使用生物制剂和免疫调节剂可提高黏膜愈合率。对正在生长发育期的儿童，完全肠内营养（exclusive enteral nutrition，EEN）是诱导缓解的首选治疗。大部分儿童期起病的 CD 患儿需要使用免疫调节剂进行维持缓解。对存在预后不良因素的患儿，宜优先考虑早期优化治疗：IFX+AZA+肠内营养。

一、GCS

GCS 用于非 EEN 治疗的中、重度活动性儿童 CD 的诱导缓解治疗；对于轻、中度回盲部 CD，推荐用布地奈德替代全身 GCS 治疗；对于结肠远端轻度病变，可考虑用灌肠制剂；不推荐 GCS 用于维持缓解治疗。GCS 的推荐使用剂量如下：活动性 CD 口服泼尼松（或等效泼尼松龙）1 mg/（kg·d），最大剂量 40 mg/d，如疗效不佳，可增加至 1.5 mg（kg·d），最大剂量 60 mg/d；严重或活动性病变口服治疗无效时可改为静脉使用；布地奈德口服起始剂量 9 mg（最大 12 mg），诱导缓解 4 周后开始减量，每 7~10 d 减量 1 次，10~12 周逐渐减量。共识推荐的 GCS（泼尼松/泼尼松龙）使用及减量剂量如表 17-1 所示。

GCS 的不良反应与使用剂量和时间有关，但存在个体差异。布地奈德也有不良反应，但发生概率较少。目前还没有任何生物标志物可以用来预测发生 GCS 不良反应的风险。儿童使用 GCS 治疗的最大问题是生长迟缓，建议晨起一次性口服全天剂量以减少对生长的潜在危害，同时尽量不用激素或者使用最小有效剂量（表 17-1）。

表 17-1　GCS（泼尼松 / 泼尼松龙）使用剂量表（mg/d）

第1周	第2周	第3周	第4周	第5周	第6周	第7周	第8周	第9周	第10周	第11周
40	40	30	30	25	25	20	15	10	5	0
35	35	30	30	25	20	15	15	10	5	0
30	30	30	25	20	15	15	10	10	5	0
25	25	25	25	20	15	15	10	5	5	0
20	20	20	20	15	12.5	10	7.5	5	2.5	0
15	15	15	12.5	10	10	7.5	7.5	5	2.5	0

二、嘌呤类药物

嘌呤类药物包括 AZA 或 6-MP，儿童 CD 维持缓解的首选治疗方案。嘌呤类药物不单独用于活动期的诱导缓解治疗。正常代谢的 CD 患儿推荐口服 AZA 剂量为 1.5 ~ 2.5 mg/（kg·d），6-MP 剂量 1.0 ~ 1.5 mg/（kg·d）。硫嘌呤类药物通常需要 8 ~ 14 周达到最大疗效。

临床使用硫嘌呤类药物治疗儿童 CD 时需注意：①携带硫嘌呤甲基转移酶（TPMT）纯合子基因或酶活性极低的 CD 患儿禁用嘌呤类药物，如携带杂合子基因或酶活性低下者应减量使用，如酶活性正常则初始治疗需足量，无须逐渐减量；检测 TPMT 酶的活性（基因型或表型）有助于判断发生骨髓抑制的风险，建议如果条件允许，应在治疗之前检测；但即使 TPMT 酶的活性正常，亦可能发生血细胞减少，另外，如果最近 3 个月内患儿输注过红细胞，酶活性检测结果是不准确的。②在最初治疗的 1 个月内应每隔 1 周监测全血细胞计数和肝酶，第 2 及第 3 个月每 2 周监测全血细胞计数和肝酶，其后应每 3 个月定期监测全血细胞计数和肝酶。③使用嘌呤类药物治疗 6 周内有发生急性胰腺炎的风险，如发生则需停药，但需谨慎鉴别药物相关的胰腺炎与 CD 肠外累及的胰腺炎。④如出现流感样或急性胃肠炎症状，可考虑 AZA 和 6-MP 互换使用。⑤如出现转氨酶值大于正常值的 2 倍，可能是暂时的，停药或减药后可恢复正常。⑥如丙氨酸转移酶（ALT）升高，血细胞减少或者疗效不佳，需测定血嘌呤代谢产物（6TGN 和 6MMP）浓度。⑦当别嘌呤醇与嘌呤类药物联用时，后者剂量需减至原剂量的 25% ~ 33%，标准成人别嘌呤醇剂量为 100 mg/d，儿童应根据体重减量至 50 ~ 75 mg/d。⑧正在或既往曾使用过嘌呤类药物的患儿，需要注意防晒和定期皮肤病筛查。

三、生物制剂

生物制剂是目前儿童 CD 治疗研究的热点，无论在诱导还是维持缓解阶段，生物制剂都是药物治疗中比较有效的治疗。TNF-α 单抗主要有 3 种：IFX、ADA 及 CTZ，均证实对治疗儿童 CD 有效。目前国内批准用于儿童 CD 治疗的有 IFX 和 ADA。适应证为中重度活动期 CD 的诱导和维持缓解治疗；激素耐药的活动性 CD 的诱导缓解治疗；瘘管性 CD；有严重肠外表现（如关节炎、坏疽性脓皮病等）的 CD；存在高危因素的患儿，即内镜下深溃疡、充分诱导缓解治疗后仍持续为重度活动、病变广泛、生长迟缓（年龄别身高 Z 值在 –2.5 以下）、严重骨质疏松、起病时即存在炎性狭窄或穿孔、严重肛周病变。生物制剂适用于 6～17 岁的 CD 患者，对于 6 岁以下发病的极早发性 CD 患儿，建议需排除遗传缺陷和免疫缺陷病导致的 CD 样表现，在传统药物和肠内营养治疗失败后，方可在有条件的医疗机构谨慎使用，使用前须签署知情同意书并进行伦理备案。

IFX 按每次 5 mg/kg 使用，在第 0、2、6 周静脉注射作为诱导缓解方案；然后同样剂量每隔 8 周用药一次作为维持缓解方案。

IFX 治疗的要点：①应在第 2 或 3 次剂量使用后评估 IFX 治疗疗效，如无明显疗效则停用；②治疗前无须常规给予醋氨酚、激素或抗组胺药；③治疗前必须进行结核感染检测（胸部 X 线检查，PPD 皮试或 γ- 干扰素释放试验）；④抗 IFX 抗体可引起急性输液反应和迟发型过敏反应，导致有效血药浓度降低以及药效欠佳；⑤如果部分患儿起效慢或疗效欠佳，可检测 IFX 血药浓度和抗 IFX 抗体浓度来决定是否停药或调整用药；⑥ IFX 治疗达到持续缓解后，特别是内镜或影像学证实达到完全缓解后，可以继续规律以 IFX 维持治疗；⑦单用 IFX 患儿加用 AZA 或 MTX 可逆转免疫原状态（如抗抗体消失、血药浓度恢复、临床有效），如检测到相关的抗 IFX 抗体，可以选择增加药物剂量或加用免疫抑制剂；⑧如果患儿对一种 IFX 不耐受或无效，可考虑使用另一种生物制剂，如果一种生物制剂增加剂量无效或抗体滴度很高，同样可考虑使用另一种生物制剂；⑨临床胃肠病专科医师应在维持缓解阶段根据血清药物浓度来调整给药剂量和周期，目的是维持持续的临床缓解。

四、MTX

MTX 可作为儿童 CD 主要的维持缓解治疗药物，或作为嘌呤类药物治疗失败后的替代药物；不推荐用于诱导缓解治疗。CD 患儿 MTX 每周剂量为 15 mg/m²，最大 25 mg，如几个月后持续完全缓解，炎性指标趋于正常，可减量至每周 10 mg/m²，最大 15 mg。MTX 给药途径建议皮下注射或静脉注射，如疾病活动性较低或已经维持缓解，可考虑改为口服。注射给药 1 h 前可预防性应用昂丹司琼以减少恶心、呕吐，所有患儿 MTX 给药 24～72 h 后均应口服叶酸以减少不良反应发生，剂量为 5 mg/ 周或 1 mg/d 持续 5 d。定期监测全血细胞计数和 ALT 水平，如果 ALT 和天冬氨酸转氨酶（AST）正常，则不需要肝活检。

五、抗生素

儿童 CD 并发肛周瘘管，使用抗生素（甲硝唑或三代头孢类）治疗；较严重的肛周瘘管，抗生素应联合其他治疗；伴有小的腹腔脓肿而没有瘘管和未使用免疫抑制剂治疗的患儿，可考虑单用抗生素或联合手术治疗；不推荐使用抗分枝杆菌抗生素及长期使用抗生素。儿童推荐剂量：甲硝唑 10～20 mg/（kg·d），环丙沙星 20 mg/（kg·d）。轻、中度的儿童 CD 可考虑用阿奇霉素和利福昔明诱导缓解。阿奇霉素 10 mg/kg，每日 1 次（最大剂量：500 mg），每周连续 5 d，使用 4 周，接下来的 4 周每周 3 次并联合使用甲硝唑，利福昔明 10～20 mg/（kg·d）使用 4 周。

六、沙利度胺

沙利度胺仅可作为对抗 TNF-α 药物不耐受或无反应患儿维持治疗的替代药物。青少年口服剂量为 1～2 mg/kg（为 50 mg/d），儿童（1.5～2）mg/（kg·d）。如选用沙利度胺作为维持治疗药物，应严格掌握用药指征，因为该药存在致畸性和很多潜在的副作用。在治疗达到一定的累积剂量（有报道为 > 28 g）后，会出现神经炎，且是不可逆转的，所以必须告知患儿及家长密切注意有无出现麻木感和感觉异常等。共识建议每 6 个月进行一次详细的神经肌肉和心理检查，一旦确定发生周围神经炎或出现眩晕、多梦、焦虑、幻觉等症状则需停药，且用药期间必须严格避孕，一旦怀孕必须流产。

七、氨基水杨酸类

5-ASA 仅推荐用于轻度的结肠型和回结肠型患儿 CD。柳氮磺胺嘧啶因磺胺嘧啶的副作用不适用于儿童。儿童 CD 口服 5-ASA 剂量为 50～80 mg/（kg·d），最大 4 g/d。尚无证据显示 5-ASA 可诱导黏膜愈合，因此，5-ASA 在儿童 CD 仅作为辅助治疗。

八、益生菌

基于循证依据，与标准维持治疗相比，益生菌不能明显降低疾病的复发风险。因此，益生菌不推荐作为维持缓解治疗。

第十节　营 养 治 疗

营养治疗是 CD 患儿长期生存和生活质量的关键。对于 CD 患儿，营养治疗与药物治疗一样重要。

一、肠内营养

肠内营养治疗包括全肠内营养（extensive enteral nutrition，EEN）和部分肠内营养（partial enteral nutrition，PEN）。EEN 是指完全停止进食天然食物，而将人工制成的营养素作为唯一的营养来源。PEN 是指要素饮食占饮食来源的 50%，其余营养由常规饮食补充。EEN 不仅能提供给机体充足的营养物质，而且通过替代普通饮食，去除诱发疾病的可疑食物致病源，还能对肠黏膜起着直接的营养作用，为肠黏膜的修复提供原料，而且因为无渣饮食能够减少粪渣的产生，对狭窄和穿透性病变也是有益的。目前尚没有儿童 CD 使用 EEN 治疗的安慰剂随机对照试验（RCT），但已有的关于 EEN 和常规药物治疗的 RCT 研究显示，EEN 对促进黏膜愈合、维持骨密度和促进生长发育的效果好于激素，EEN 治疗可显著减少激素治疗的副作用，因此，推荐 EEN 作为儿童活动期 CD 诱导缓解的一线治疗，但尚未有足够强的数据显示 EEN 对重度全结肠型 CD 及孤立性口腔或肛周病变有效；推荐 PEN 联合其他药物用于部分 CD 患儿的维持缓解，不推荐 PEN 单独用于维持缓解治疗。EEN 治疗持续时间 6~8 周，如果治疗 2 周无明显临床效果，则需考虑其他替代治疗。目前还没有 EEN 治疗结束后如何逐步引入正常饮食的建议，一般为每 2~3 d 在肠内营养配方减量同时增加普通食物的摄入，持续 2~3 周。

对于 EEN 的蛋白来源，建议使用整蛋白配方，除非有牛奶蛋白过敏等其他疾病需求才改用要素配方；非要素、半要素及要素配方的治疗效果相当。整蛋白配方价格相对便宜，口感好，不需要经常使用鼻胃管喂养。建议首先考虑经口摄入非要素配方，只有在无法达到足够的热量摄入（约为每日正常热量需要的 120%）时再考虑管饲喂养，但需权衡利弊和对生活质量的影响。

二、营养问题及其治疗

营养问题在儿童 CD 中很常见。CD 患儿中体重低下的发生率为 65%~75%，甚至更高。食欲减退、厌食导致低摄入量是儿童 CD 营养不良的主要原因。虽然经过治疗后可以恢复体重，但这并不能反映患者身体成分的伴随变化，其特征是消瘦、体重减少。骨骼发育不良、青春期延迟、生长迟缓也是儿童 CD 患者营养管理的内容。由于肠道黏膜炎症和摄入量低，儿童 CD 患者会出现维生素和矿物质缺乏。监测儿童 CD 患者生长情况和生长速度是很有必要的，也要对其青春期发育进行评估。有研究表明，rhGH 治疗对 CD 患者的短期线性增长有效。对于 CD 患儿维生素 D 缺乏治疗，供给维生素 D50 000 IU/ 周，保证 25–（OH）Vit D 的浓度超过 32 ng/mL。CD 儿童慢性肠道病变、小肠切除术、硫嘌呤类药物等药物治疗等因素可导致维生素 B_{12}、叶酸缺乏及缺铁性贫血。炎症对铁代谢是有影响的，静脉输注铁是治疗活动性 CD 缺铁的有效方法。

第十一节　心　理　治　疗

CD 的儿童和青少年患抑郁症、焦虑、社交孤立、自我形象改变、家庭冲突、缺课、依从性问题等风险增加。适当的筛查、治疗抑郁症状和功能障碍对临床结局和健康相关的生活质量改善有积极影响。相关内容请参考第二十三章。

第十二节　外　科　治　疗

2017 欧洲儿童胃肠病、肝病和营养协会儿童 CD 外科手术治疗指南指出，外科手术治疗是内科治疗的一种替代方法，尽管经过优化的内科治疗对大部分 CD 患儿是有效的，但是当患者的活动性疾病仅限于较短的部分而且难治或者反复发作时，也要考虑手术治疗。尽管不能治愈，手术切除可以作为局部疾病缓解的一种选择，这被视为"手术诱导缓解"，也是维持治疗的开始或优化。儿童 CD 的治疗要求快速诱导和维持缓解，尽快恢复生长发育，因此，青春期前或青春期早期的患者若伴有严重营养不良导致生长发育停滞，应在青春期前选择最佳时机完成手术。CD 儿童在青春期前或青春期阶段在 6 ~ 12 个月期间骨龄增长速度降低，尽管药物和营养治疗有效，也考虑手术治疗。建议在择期手术前对病人的一般情况和排便情况进行全面评估，以优化手术方式，尽量缩短肠管切除的长度，减少并发症的发生。评估内容包括病史、体检、影像学检查、伴随感染筛查、营养状况。手术的决策应考虑儿童长期使用药物的毒性、生活质量、自我形象以及功能的结果。在女性患者中，还要考虑以后的生育。

应避免广泛的小肠切除术，避免造成短肠综合征。当患者因结肠疾病而选择结肠次全切除、回肠造口术时，如果直肠没有明显的肛周疾病，可先行造口，择期再进行回肠直肠吻合术。一般不建议一期回肠直肠吻合术，不推荐回肠肛管吻合术。

　　儿童 CD 外科手术后继续药物维持治疗，维持缓解药物首选硫唑嘌呤，其次可选择 PEN 或抗 TNF-α 制剂。对于手术后是否需维持治疗应根据术前治疗及疾病复发风险评估后决定。手术后缓解的患儿，如果有病情进展或预后可能不良，可考虑使用 IFX 维持治疗。如对免疫抑制剂不耐受或禁忌，特别是同时有营养不良的 CD 患儿，手术后选用 EN 维持治疗 6～9 个月，再行结肠镜检查来指导后续治疗。术后 3 个月给予甲硝唑可降低复发风险，但因长期使用的副作用故不推荐常规使用。研究显示，手术治疗后 1 年内临床和内镜下的复发率分别为 20%～25% 和 65%～90%，复发相关因素主要有年幼起病、吸烟、病程长、小肠或回肠结肠病变、肠穿孔、*NOD2/CARD15* 突变、切除肠段病理检查发现肉芽肿等。

（余慕雪　沈振宇　黄瑛　王丽波）

主要参考文献

［1］Rufo P A，Denson L A，Sylvester F A，et al. Health supervision in the management of children and adolescents with IBD：NASPGHAN recommendations [J]. J Pediatr Gastroenterol Nutr，2012，55（1）：93-108.

［2］Duigenan S，Gee M S. Imaging of pediatric patients with inflammatory bowel disease [J]. AJR Am J Roentgenol，2012，199（4）：907-915.

［3］Rabizadeh S，Dubinsky M. Update in pediatric inflammatory bowel disease [J]. Rheum Dis Clin North Am，2013，39（4）：789-799.

［4］Ruemmele F M，Veres G，Kolho K L，et al. Consensus guidelines of ECCO/ESPGHAN on the medical management of pediatric Crohn's disease [J]. J Crohns Colitis，2014，8（10）：1179-1207.

［5］Gasparetto M，Guariso G. Crohn's disease and growth deficiency in children and adolescents [J]. World J Gastroenterol，2014，20（37）：13219-13233.

［6］Levine A，Koletzko S，Turner D，et al. ESPGHAN revised porto criteria for the diagnosis of inflammatory bowel disease in children and adolescents [J]. J Pediatr Gastroenterol Nutr，2014，58（6）：795-806.

［7］Strong S，Steele S R，Boutrous M，et al. Clinical practice guideline for the surgical management of Crohn's disease [J]. Dis Colon Rectum，2015，58（11）：1021-1036.

［8］中华医学会消化病学分会炎症性肠病学组 . 抗肿瘤坏死因子 -α 单克隆抗体治疗炎症性肠病的专家共识（2017）[J]. 中华炎性肠病杂志（中英文），2017，1（3）：150-154.

［9］Oliveira S B，Monteiro I M. Diagnosis and management of inflammatory bowel disease in children [J]. BMJ，2017，357（1）：j2083.

［10］杨辉，金玉 . 儿童炎症性肠病相关血清学标志物的研究进展 [J]. 中华儿科杂志，2017，55（7）：554-557.

［11］Amil-Dias J，Kolacek S，Turner D，et al. Surgical management of Crohn disease in children：guidelines from the paediatric IBD porto group of ESPGHAN [J]. J Pediatr Gastroenterol Nutr，2017，64（5）：818-835.

［12］Sykora J，Pomahacova R，Kreslova M，et al. Current global trends in the incidence of pediatric-onset inflammatory bowel disease [J]. World J Gastroenterol，2018，24（25）：2741-2763.

［13］中华医学会儿科学分会消化学组，中华医学会儿科学分会临床营养学组 . 儿童炎症性肠病诊断和治疗专家共识 [J]. 中华儿科杂志，2019，57（7）：501-507.

第十八章

老年克罗恩病

老年 CD 是指起病于 60 岁及以上的患者，以及年轻时发病且病程延续至 60 岁及以上的患者。由于 CD 发病率逐年升高和全球老龄化进程加快，老年 CD 患者数量逐年增加，CD 已成为老年慢性腹泻的常见原因之一。由于老年 CD 独特的临床特点，其诊疗与管理存在复杂性与独特性，在临床实践中需要慎重对待。

第一节 流 行 病 学

普遍认为 IBD 的发病存在"双峰样"年龄分布，第二次发病高峰为 60~70 岁，亚洲国家第二高峰少见。老年 IBD 在全球发病率为（4~8）/10 万，占新诊断 IBD 患者的 1/3。IBD 患者中年龄超过 60 岁的占 10%~30%，男女比例约 1∶1。老年人 UC 和 CD 发病率存在差异，美国报道老年 CD 的发病率为 3/10 万~6/10 万；欧洲 CD 发病率从 1/10 万~10/10 万，新西兰高达 50/10 万，而亚太地区则低得多。在大多数国家老年 CD 发病率在未来将会呈上升趋势。目前尚缺乏我国老年 CD 患者流行病学资料。

第二节 病因和发病机制

迄今并未发现老年 CD 患者的病因及其发病机制与青少年有明显差异。来自韩国的研究显示吸烟、贫血、慢性肾病、低体重与老年 CD 发病呈正相关，酒精消费与 CD 风险呈负相关。

第三节　临床表现和诊断

一、临床表现

老年 CD 患者临床表现与年轻人不尽相同。跟年轻患者相比，老年 CD 患者症状多比较轻微，体重减轻、便秘、贫血等症状较常见，而腹痛、腹泻、里急后重等消化道症状较少。因为老年 CD 病变更多见于结肠，疾病行为更多，因此老年患者的首发症状更多表现为直肠出血，而较少出现腹痛、腹泻和体重减轻。大多数研究认为，老年患者和年轻患者的肠外表现相似，包括皮肤损害、关节病变、眼部病变、口腔病变等。老年 CD 患者更可能患有孤立性结肠疾病和非狭窄非穿透性表型病变，肛周病变、狭窄或穿透以及肠外表现相对比年轻患者少见，炎症表型进展至穿透和（或）狭窄型比率更低，5 年为 0 ~ 19.8%，提示老年患者并发症发生率低于年轻人。5 年和 10 年向近端扩展比率分别为 9.5% 和 15%，与成人 CD 没有显著差异。此外，1 年、5 年和 10 年外科手术率分别是 13%、22.6% 和 27.8%，回盲部疾病（如孤立性回肠疾病）和狭窄导致手术风险更高。

老年 CD 患者更易发生憩室及肉芽肿，早期手术率较年轻人低，长期预后与年轻人相似。年龄是老年 CD 患者手术预后不良的独立危险因素。老年 CD 患者手术时间及住院时间更长，术后并发症更多。常见的术后并发症包括尿路感染、肺炎、静脉血栓栓塞、败血症和再次手术等。

由于老年人常合并一系列基础疾病，包括高血压、糖尿病、心肺疾病和关节炎，这些疾病常与 CD 重叠，使老年 CD 的临床表现更加多样化和复杂。老年 CD 患者罹患骨质疏松和骨折的风险更高，可能由于 CD 患者多累及小肠以及存在系统性炎症、激素应用、营养不良，如维生素 D 和雌激素缺乏等。

二、诊断

老年 CD 诊断应结合临床表现、实验室检查、内镜检查、组织病理学和影像学检查等综合判断。可参照成人诊断标准，但由于老年 CD 患者临床特点与年轻人不同，应更加注意进行全面细致的体格检查和病史收集，明确疾病类型、严重程度、疾病部位及范围。同时，要特别关注高血压、糖尿病及心肺功能不全等基础疾病。

CD 的内镜检查主要包括结肠镜检查、小肠胶囊内镜（SBCE）、小肠镜检查和胃镜检查。CD 内镜下表现与成年人一致，为节段性、非对称性分布黏膜炎症，纵行或阿弗他溃疡、鹅卵石样增生、肠腔狭窄、僵硬等改变，而周围黏膜正常。美国内镜学会（ASGE）老年人内镜检查指出，老年人进行结肠镜诊断的适应证同成年人一样广泛，年龄不是绝对和相对禁忌证，应主要考虑年龄相关疾病如心肺功能障碍等。大型前瞻性研究显示，SBCE 对于 CD 和疑诊 CD 较其他检查方法更具优势，诊断率优于推进式小肠镜、结肠镜、小肠造影和 CTE（分别为 42%、39%、37% 和 39%）。但在进行 SBCE 之前应行小肠影像学检查了解有无狭窄。SBCE 的局限性是难以人为控制、肠道狭窄导致滞留、无法获取组织进行病理检查以及不能提供治疗。值得注意的是，老年人常服用 NSAID，而后者会引起胃肠道出血、溃疡和狭窄，通常建议行 SBCE 检查前停用 4 周。起搏器患者及房颤患者在小肠镜检查过程中更要严密监测。多项研究显示，双气囊小肠镜（DBE）对老年患者是一项安全、可行、具有较高诊断率的检查方式，并可指导治疗，使老年患者获益更多且并发症较少。高龄不是 DBE 的禁忌证。然而，DBE 费时较长，因此应在操作前仔细评估患者动脉血气分析和心肺功能。

三、鉴别诊断

老年 CD 患者由于并存基础疾病较多，且存在较多与 CD 症状相似的疾病，而且老年 CD 的临床表现也不同于青少年 CD，导致鉴别诊断较年轻患者更多、更复杂，主要包括肠结核、溃疡性结肠炎、肠结核、小肠恶性淋巴瘤、结肠白塞病、缺血性结肠炎、药物性结肠炎、类癌综合征、血管炎和移植物抗宿主病等。

（一）肠结核

由于肠结核和 CD 的相互误诊率较高，但治疗和预后不同，因此诊断 CD 时应排除肠结核可能。肠结核多伴有结核病史，内镜下多为浅表、不规则、环型溃疡，盲肠病变多于回肠，回盲瓣常受累，呈鱼嘴状。鉴别困难者，可试用诊断性抗结核治疗，偶有患者共存两种疾病。

（二）药物性肠炎

药物性肠病包括抗菌药物性肠炎和 NSAID、各类化疗药、甲基多巴等药物导致的肠炎。由于老年患者基础疾病较多，使用 NSAID 类药物更常见。NSAIDs 可引起小肠和 / 或结肠溃疡、狭窄，甚至穿孔。鉴别诊断主要依靠用药史、临床表现、内镜下表现、影像学表现及停止使用 NSAID 相关药物以后症状有明显缓解。

（三）缺血性肠炎

缺血性肠病是一组具有一定临床病理特点的独立性疾病，是由支配肠道的血管狭窄、闭塞或非闭塞性肠系膜动脉缺血等原因导致肠道血管灌注不足而引起的缺血性肠壁损伤，可累及小肠或者结肠，但以缺血性结肠炎最为常见。缺血性肠病多发生在 60 岁以上的老年人，常有基础疾病（如高血压、冠心病、糖尿病等）或存在高凝状态。根据肠缺血的速度与范围，缺血性肠病可分为慢性缺血性肠病和急性缺血性肠病。慢性缺血性肠病是由至少 2/3 的主要内脏血管动脉粥样硬化性狭窄所引起的血流下降所致，通常侧支循环已充分形成。典型的三联征是餐后腹痛、体重下降和腹部血管杂音，通常无黏液血便，改善微循环治疗有效。急性缺血性肠病多起病急、进展快、病情重，临床以急腹症为主要表现，出现剧烈腹痛和黏液血便，出血量少，疼痛发作急骤，为痉挛性，可继发脓毒症和休克。基于相应的基础疾病、临床表现以及腹部血管多普勒超声和 CTA 检查，通常可以迅速明确诊断。在诊断明确的基础上及时的抗凝治疗通常能够迅速缓解病情，预后较好。

此外，也要注意老年 CD 本身也可以因为高凝状态导致血管栓塞性病变，这些病变常与老年 CD 导致缺血性肠炎的基础疾病并存，使老年 CD 患者的缺血性肠炎更早出现、病情更复杂和严重、治疗更棘手。

（四）肠白塞病

白塞病临床表现以反复发作口腔溃疡、生殖器溃疡、眼部病变和多形性皮疹为主要特征。当白塞病累及肠道时，以末端回肠和回盲部溃疡为主要表现。溃疡表现为单发或多发，深浅不一溃疡，可致肠壁穿孔，边界清楚，溃疡间不融合。

（五）小肠恶性淋巴瘤

原发性小肠恶性淋巴瘤可较长时间局限于小肠，与 CD 鉴别困难。X 线检查可见肠段内广泛侵蚀，呈较大的指压症或充盈缺损，超声或 CT 检查可见肠壁明显增厚、腹腔淋巴结肿大。必要时可在双气囊小肠镜下活检或者手术探查取病理活检确诊。

第四节 治 疗

IBD 的治疗目标是诱导并维持临床缓解及黏膜愈合，防治并发症，改善患者生活质量。老年 CD 治疗包括活动期诱导缓解及缓解期维持治疗。急性期诱导缓解与缓解期维持多采用药物治疗，手术只限于穿孔、梗阻性肠段狭窄、消化道大出血以及药物治疗无效的难治性患者。老年 CD 患者并存疾病多，合并用药多，制定治疗措施时需综合权衡，注意药物之间的相互作用，谨慎抉择。

一、一般治疗

注意休息、饮食和营养。活动期老年 CD 患者应充分休息，予流质饮食，待病情好转后改为易消化、富营养、少渣饮食。病情严重者如能耐受，也应尽量肠内营养，可要素饮食；如出现并发症如中毒性巨结肠或考虑手术者则需禁食，并予以完全胃肠外营养。老年 CD 患者营养不良发生率高，营养风险增加，易患营养缺乏症。

因此对老年 CD 患者推荐常规进行营养风险筛查和评估，并积极进行营养干预，对诱导缓解、促进黏膜愈合具有积极作用。

二、5-ASA

氨基水杨酸制剂对 CD 的疗效逊于 UC，主要适用于轻中度回结肠及结肠型老年 CD。老年 CD 患者使用 5-ASA 与年轻患者在应答率以及疗效方面无显著差异。与年轻患者相比，5-ASA 在老年人使用率较高的原因可能是疾病普遍较轻，使用 5-ASA 安全性良好。但也要注意一些不良反应，包括药物过敏、肾毒性等，尽管较罕见，但在老年人中发生风险较高。此外，由于老年人常并存房颤和充血性心衰，应注意 5-SAS 与华法林之间的相互作用，并尽可能降低地高辛药物浓度。具体用法用量参照成人标准。

三、糖皮质激素（GCS）

GCS 适用于各型中、重度患者以及对 5-SAS 治疗无应答的中度 CD 患者。轻中度回肠炎或者回结肠炎患者，可使用布地奈德诱导缓解，口服剂量每次 3 mg，tid。31% ~ 57% 老年 IBD 患者需应用 GCS 诱导缓解。应用糖皮质激素的老年 CD 患者显著多于中青年患者，重度 CD 患者可口服或静脉给药，剂量相当于泼尼松 0.75 ~ 1 mg/（kg·d）。老年 CD 患者使用 GCS 的应答率与中青年 CD 患者相比无明显差异，但严重不良反应风险增高。GCS 使用导致较多并发症，与老年患者特别相关的并发症包括骨质疏松症、高血糖症、高血压、血脂异常、青光眼、白内障和精神状态变化等。GCS 也与严重感染（包括结核病和真菌感染）和死亡率增加相关。此外，应注意使用抗癫痫药可加快 GCS 清除，导致其功效降低。GCS 与抗凝剂之间也存在相互作用，可加重高凝状态。

总体来看，因为 GCS 会诱发或加重与老年相关的基础疾病，GCS 治疗老年 CD 弊大于利，在老年 CD 中应慎用。

四、免疫抑制剂

CD 患者中 GCS 无应答或依赖更多见，因此，应用免疫抑制剂较 UC 更普遍，老年患者使用硫嘌呤的疗效与年轻人相似，然而，由于潜在的药物相互作用，淋巴瘤、非黑色素瘤皮肤癌和感染的风险增加，在老年人中使用硫嘌呤需要仔细斟酌和监测。目前研究显示硫嘌呤和甲氨蝶呤在老年发病的 CD 患者中的应用显著少于成年患者。来自匈牙利的一项研究显示老年 CD 患者中硫唑嘌呤的使用率为 28.6%，而 CD 患者中总使用率为 42.6%。甲氨蝶呤在老年患者中的使用率同样较低，一项研究显示只有 1.3% 的老年患者选择甲氨蝶呤。在接受硫唑嘌呤和 6-MMP 治疗的 65 岁以上 IBD

患者中，淋巴瘤的风险显著增加。淋巴瘤的风险似乎没有明显的性别差异，除了肝脾 T 细胞淋巴瘤病例主要见于年轻男性，在老年人群中性别相关性不大。此外，使用硫嘌呤的患者发生淋巴组织增生性疾病（如非霍奇金淋巴瘤）以及非黑色素瘤皮肤癌的风险增高 5 倍，并且风险随年龄增长而增加。使用甲氨蝶呤时，老年人可能会更频繁地发生胃肠道和血液学不良反应，应予以监测。需要注意的是免疫抑制剂与老年人的常用药物也存在相互作用。与血管紧张素转换酶抑制剂同时使用可导致白细胞减少和贫血。而由于抑制黄嘌呤氧化酶，与别嘌呤醇同时使用可导致骨髓毒性增加。硫嘌呤还可能降低口服华法林患者的国际标准化比值（INR），而甲氨蝶呤可能增加 INR。最近研究显示与成人 CD 相比，老年 CD 患者早期联合应用免疫抑制剂是有效和安全的，可降低手术率、住院率和疾病相关的并发症。总而言之，关于在老年人群中使用硫嘌呤是否安全目前仍无定论。一般来说，考虑到老年人群癌症风险的增加，建议仔细进行风险 – 收益分析，在这个年龄段应谨慎使用硫嘌呤。

甲氨蝶呤单一疗法在 IBD 患者中的应用存在争议。用法是 CD 患者每周皮下注射 10 ~ 25 mg 甲氨蝶呤可诱导和维持缓解临床反应。在联合抗肿瘤坏死因子治疗的情况下，效果更为明显。但也有回顾性队列数据显示，与年轻患者相比，老年患者应用甲氨蝶呤效果有限。

五、抗菌药物

某些抗菌药物如硝基咪唑类、喹诺酮类药物对 CD 有一定的疗效，特别是对肛周病变。例如甲硝唑可用于肛周病变，环丙沙星可用于瘘管形成。老年 CD 患者长期应用抗菌药物易产生不良反应，故临床上可与其他药物短期联合应用，以增强疗效。

六、生物制剂

目前生物制剂主要包括抗肿瘤坏死因子抗体、抗整合素抗体和抗白细胞介素抗体等。生物制剂在 IBD 的治疗中显现出旺盛的生命力，但是在老年 IBD 患者中缺乏足够的应用数据。与年轻患者相比，在年龄 > 65 岁的患者中，使用英夫利昔单抗或阿达单抗治疗约 2 年后，CD 的临床缓解率为 65%。在 65 岁之前和之后开始用药的患者对抗肿瘤坏死因子药物的长期临床反应似乎相似。然而，开始抗 TNF-α 治疗时年龄超过 60 岁的患者中断治疗的风险更高。抗 TNF-α 治疗适应证等同于成人患者，用于 GCS 和免疫抑制剂治疗无效或激素依赖者或不能耐受上述药物治疗者，也可一开始就应用。老年人群本身感染和肿瘤风险增高，因此老年发病的 CD 患者较少接受生物制剂治疗。由于生物制剂在 IBD 的临床随机对照试验中很少纳入老年患者，因此生物制剂在老年患者中的安全性缺乏有力证据。荟萃分析显示老年 IBD 患者中生物制剂应用与严重感染相关，特别与免疫抑制剂联合应用时。老年 IBD 患者应用生物制剂增加了机会性感染风险。然而研究也显示生物制剂联合免疫抑制剂和单独应用免疫抑制剂相比，机会性感染风险并没有增加。应用生物制剂的老年患者，罹患结核风险增高，但并没有增加肿瘤风险，尽管临床医生对于肿瘤非常关注。最近荟萃分析显示，应用生物制剂治疗的老年 IBD 患者，发生严重感染和机会性感染的风险显著增高，但发生普通感染和肿瘤的风险与非老年患者相比并没有差异。最近的病例对照研究提示老年患者接受抗 TNF-α 单抗治疗时间应延长。老年患者初次使用抗 TNF-α 单抗治疗，原发性不应答比率跟成人相似，但继发性失应答比率明显增高，由于感染、不良反应、继发性失应答和肿瘤导致的治疗中断比例较成人 IBD 高。

最新研究显示选择性抑制肠整合素 α4β7 的单克隆抗体维得利珠单抗，在老年 IBD 患者治疗中具有良好的有效性和安全性。目前维得利珠被批准用于治疗中重度 UC 和 CD。然而，由于前瞻性随机试验中老年患者的人数较少，≥60 岁的患者数量较少。有研究显示，在 < 35 岁、35 ~ 55 岁和 ≥55 岁的不同年龄组，维得利珠诱导和维持治疗疗效相似。应用维得利珠的老年 IBD 患者与年轻人相比，严重感染、恶性肿瘤或输液相关不良反应没有增加。作为一种全身性不良事件风险低、疗效与抗 TNF 药物相当的治疗方法，维得利珠为老年 IBD 患者提供了一个有利的选择。

乌司奴是一种针对 IL-12 和 IL-23 的 p40 亚单位的单克隆抗体，最近获批治疗中重度活动性 CD。研究显示与安慰剂相比，优特克治疗组严重感染率没有增加（2.3% vs 2.3%）。而且使用优特克的非皮肤和皮肤恶性肿瘤的风险亦无显著增加。虽然目前尚无优特克在老年 IBD 患者中有效性和安全性的研究，但鉴于其总体副作用较低，因而对老年 IBD 患者可能是一个有希望的选择。

目前小分子物质主要包括 JAK 通路抑制剂和 S1P 受体调节剂。托法替尼是一种口服的 JAK 抑制剂，最近被批准用于中重度活动期 UC。研究显示与安慰剂相比，托法替尼治疗 UC 的过程中，其机会性感染风险更高，尽管大多数感染是轻中度。带状疱疹重新激活的风险与剂量相关，然而所有带状疱疹重新激活的病例都是轻微的，不需停止使用托法替尼。在非皮肤恶性肿瘤方面，接受托法替尼治疗的患者发病率并无显著增高。托法替尼治疗前后需关注淋巴细胞减少症、贫血和血脂谱。总胆固醇、低密度脂蛋白和高密度脂蛋白升高的意义尚不清楚，也与不良心脏事件的增加无关。最近，一项针对年龄 > 50 岁且至少有一种心脏疾病的类风湿关节炎患者的研究显示，与服用 5 mg 甲氨蝶呤的患者相比，托法替尼与甲氨蝶呤联合应用组患者死亡率和静脉血栓栓塞发生率更高。因此，在老年人中使用托法替尼需谨慎，特别是需较高剂量时。在开始使用托法替尼之前，应接种灭活重组带状疱疹病毒疫苗。

七、外科手术

对于难治性或药物不耐受的老年CD患者应考虑外科手术。老年CD患者手术适应证及危险因素与年轻人相似，包括更广泛病变范围和疾病行为，而患者年龄不是手术风险的预测因素。老年CD患者的手术风险、住院率和疾病进展与成人患者相似，累积5年手术风险是22.6%，与成年发病的CD患者相似。CD患者手术累积风险与诊断年龄相关，由1年的18%增长到20年的32%。接受手术的老年患者术后并发症和死亡风险比非老年患者更大，术后30 d 10%遭遇严重并发症，4%死亡。老年CD患者比年轻组CD患者死亡风险增高近12倍，并且非致死性术后并发症风险比年轻组高1.4倍。重要的是，接受急诊IBD手术的患者术后死亡率增高近3倍。

第五节　老年炎症性肠病患者的癌变

IBD患者发展为大肠癌经历了炎症—异型增生—癌的过程，且UC和CD的癌变风险相似。异型增生和肿瘤的高危因素包括疾病持续时间、病变范围、疾病初发年龄及家族史等。年龄是结直肠腺瘤和结直肠癌发展的独立危险因素。结直肠癌（CRC）的风险在持续性结肠IBD（无论UC或CD）患者中增加，小肠癌的风险在CD患者中增加。长期带病状态的老年IBD患者需进行结直肠癌筛查。在接受结肠镜筛查的老年患者中，CRC发生率较低，手术后住院率较高。老年患者的CRC筛查应与疾病严重程度、并发症与预期寿命评估同等重要。

根据荟萃分析显示，用AZA和6-MP治疗的IBD患者，罹患淋巴瘤风险增高4倍。并且在组间分析中，淋巴瘤发病率从20~29岁年龄组的7.65%增加到60~69岁年龄组的56.45%。此外，65岁以上接受免疫抑制剂治疗的患者罹患非黑素瘤皮肤癌的风险也增高。考虑到年龄、合并症、炎症负担、既往结肠镜检查史、预期寿命和其他CRC特有的风险等因素，需要对老年IBD患者制定个体化癌症筛查策略。

（叶梅　刘小伟）

主要参考文献

[1] Stallmach A，Hagel S，Gharbi A，et al. Medical and surgical therapy of inflammatory bowel disease in the elderly-prospects and complications [J]. J Crohns Colitis，2011，5（3）：177-188.

[2] Long M D，Martin C F，Pipkin C A，et al. Risk of melanoma and nonmelanoma skin cancer among patients with inflammatory bowel disease [J]. Gastroenterology，2012，143（2）：390-399.

[3] Juneja M, Baidoo L, Schwartz M B, et al. Geriatric inflammatory bowel disease: phenotypic presentation, treatment patterns, nutritional status, outcomes, and comorbidity [J]. Dig Dis Sci, 2012, 57（9）: 2408-2415.

[4] Lichtenstein G R, Feagan B G, Cohen R D, et al. Serious infection and mortality in patients with Crohn's disease: more than 5 years of follow-up in the TREAT registry [J]. Am J Gastroenterol, 2012, 107（9）: 1409-1422.

[5] Byeon J S, Mann N K, Jamil L H, et al. Double balloon enteroscopy can be safely done in elderly patients with significant co-morbidities [J]. J Gastroenterol Hepatol, 2012, 27（12）: 1831-1836.

[6] Moran G W, Lim A W, Bailey J L, et al. Review article: dermatological complications of immunosuppressive and anti-TNF therapy in inflammatory bowel disease [J]. Aliment Pharmacol Ther, 2013, 38（9）: 1002-1024.

[7] Beaugerie L, Svrcek M, Seksik P, et al. Risk of colorectal high-grade dysplasia and cancer in a prospective observational cohort of patients with inflammatory bowel disease [J]. Gastroenterology, 2013, 145（1）: 166-175.

[8] Desai A, Zator Z A, de Silva P, et al. Older age is associated with higher rate of discontinuation of anti-TNF therapy in patients with inflammatory bowel disease [J]. Inflamm Bowel Dis, 2013, 19（2）: 309-315.

[9] Seinen M L, van Asseldonk D P, de Boer N K, et al. The effect of allopurinol and low-dose thiopurine combination therapy on the activity of three pivotal thiopurine metabolizing enzymes: results from a prospective pharmacological study [J]. J Crohns Colitis, 2013, 7（10）: 812-819.

[10] Annese V, Daperno M, Rutter M D, et al. European evidence based consensus for endoscopy in inflammatory bowel disease [J]. J Crohns Colitis, 2013, 7（12）: 982-1018.

[11] Tran A H, Man N E, Wu B U. Surveillance colonoscopy in elderly patients: a retrospective cohort study [J]. JAMA Intern Med, 2014, 174（10）: 1675-1682.

[12] Habib I, Mazulis A, Roginsky G, et al. Nonsteroidal anti-inflammatory drugs and inflammatory bowel disease: pathophysiology and clinical associations [J]. Inflamm Bowel Dis, 2014, 20（12）: 2493-2502.

[13] Charpentier C, Salleron J, Savoye G, et al. Natural history of elderly-onset inflammatory bowel disease: a population-based cohort study [J]. Gut, 2014, 63（3）: 423-432.

[14] Lobaton T, Ferrante M, Rutgeerts P, et al. Efficacy and safety of anti-TNF therapy in elderly patients with inflammatory bowel disease [J]. Aliment Pharmacol Ther, 2015, 42（4）: 441-451.

[15] Cangemi D J, Stark M E, Cangemi J R, et al. Double-balloon enteroscopy and outcomes in patients older than 80 [J]. Age Ageing, 2015, 44（3）: 529-532.

[16] Lawlor G, Katz S. Management of IBD in the elderly patient with cancer [J]. Curr Treat Options Gastroenterol, 2015, 13（3）: 301-307.

[17] Bollegala N, Jackson T D, Nguyen G C. Increased postoperative mortality and complications among elderly patients with inflammatory bowel diseases: an analysis of the national surgical quality improvement program cohort [J]. Clin Gastroenterol Hepatol, 2016, 14（9）: 1274-1281.

［18］Ahmed O，Nguyen G C. Therapeutic challenges of managing inflammatory bowel disease in the elderly patient [J]. Expert Rev Gastroenterol Hepatol，2016，10（9）：1005-1010.

［19］Hou J K，Feagins L A，Waljee A K. Characteristics and behavior of elderly-onset inflammatory bowel disease：a multi-center US study [J]. Inflamm Bowel Dis，2016，22（9）：2200-2205.

［20］张颖，赵尚敏，姚健凤，等 . 中国老年人溃疡性结肠炎的特点 [J]. 中国老年学杂志，2016，36（13）：3224-3226.

［21］Navaneethan U，Edminister T，Zhu X，et al. Vedolizumab is safe and effective in elderly patients with inflammatory bowel disease [J]. Inflamm Bowel Dis，2017，23（4）：E17.

［22］Sturm A，Maaser C，Mendall M，et al. European Crohn's and colitis organisation topical review on IBD in the elderly [J]. J Crohns Colitis，2017，11（3）：263-273.

［23］Tran V，Limketkai B N，Sauk J S. IBD in the elderly：management challenges and therapeutic considerations [J]. Curr Gastroenterol Rep，2019，21（11）：60.

［24］Lin E，Lin K，Katz S. Serious and opportunistic infections in elderly patients with inflammatory bowel disease [J]. Gastroenterol Hepatol（N Y），2019，15（11）：593-605.

［25］Porcari S，Viola A，Orlando A，et al. Persistence on anti-tumour necrosis factor therapy in older patients with inflammatory bowel disease compared with younger patients：data from the Sicilian network for inflammatory bowel diseases（SN-IBD）[J]. Drugs Aging，2020，37（5）：383-392.

［26］Moon J M，Kang E A，Han K，et al. Trends and risk factors of elderly-onset Crohn's disease：a nationwide cohort study [J]. World J Gastroenterol，2020，26（4）：404-415.

［27］Piovani D，Danese S，Peyrin-Biroulet L，et al. Systematic review with meta-analysis：biologics and risk of infection or cancer in elderly patients with inflammatory bowel disease [J]. Aliment Pharmacol Ther，2020，51（9）：820-830.

［28］Ibraheim H，Samaan M A，Srinivasan A，et al. Effectiveness and safety of vedolizumab in inflammatory bowel disease patients aged 60 and over：an observational multicenter UK experience [J]. Ann Gastroenterol，2020，33（2）：170-177.

第六部分

克罗恩病特殊情况的处理

第十九章

贫 血

第一节 发 病 机 制

一、贫血和铁转运异常

贫血是 IBD 在血液系统的主要表现，影响患者的体力、工作能力、情感及认知，严重影响患者的生活质量。因 IBD 合并贫血常见，以至于常常不将其作为 IBD 的并发症而忽略。同时，贫血也是反映 IBD 疾病活动性的重要参数。

IBD 合并贫血的患病率为 4%~76%，在儿童的患病率更高，约 72% 的儿童 IBD 患者在诊断时即有贫血。在我国，IBD 住院患者中约 23% 患贫血，CD 患者贫血更常见。在 IBD 患者中，最常见的贫血是缺铁性贫血（iron deficiency anemia，IDA），约 45%；炎症性贫血（anemia of inflammation，AI）也是常见原因，并且两者又互有重叠。另外，还有叶酸、维生素 B_{12}（vitamin B_{12}，VB_{12}）缺乏所致的贫血、治疗药物相关性贫血，如柳氮磺胺吡啶、AZA、甲氨蝶呤等。

二价铁（Fe^{2+}）参与细胞的重要的生理过程，如氧传输、DNA 的复制与修复，作为辅酶参与血红素、血红蛋白生成的重要原料。但是铁过载也会活化氧自由基（reactive oxygen species，ROS）造成组织损伤。故机体有维持铁稳态的复杂调节系统。缺铁和铁代谢异常在 IDA 和 AI 发病中均起重要的作用。

铁在人体内循环并取得平衡。十二指肠黏膜每天吸收 1~2 mg 的铁，同时由于上皮细胞脱落，每天有 1~2 mg 的铁流失。血浆中与转铁蛋白结合的铁总量约为 3 mg。骨髓和红细胞中的红细胞前体含有大部分的铁，衰老的红细胞被网状内皮巨噬细胞利用，为新红细胞的合成提供铁。肝脏中大约有 1 000 mg 的铁以铁蛋白和含铁血黄素的形式储存，300 mg 的铁以肌红蛋白的形式存在于肌肉中。

小肠是人体吸收食物中铁的唯一部位。小肠吸收铁主要依赖 4 种铁代谢相关蛋白，分别为十二指肠细胞色素 b（duodenal cytochrome b，Dcytb）、二价金属离子转运蛋白（divalent metal transporter 1，DMT1）、膜铁转运蛋白（ferroportin，Fpn）和膜铁转运辅助蛋白（hephaestin，Hp）。食物中的三价铁（Fe^{3+}）在 Dcytb 作用下还原成 Fe^{2+}，然后 DMT1 转运 Fe^{2+} 进入肠上皮细胞，在 Fpn 和 Hp 的协同作用下穿过肠上皮细胞的基底膜，和血液内的转铁蛋白（transferrin，Tf）结合。吸收的铁进入血液循环后，一部分储存在肝细胞和网状内皮系统中，另一部分则在骨髓中被直接利用，实现造血等生理功能。

90% 参与红细胞生成的铁是来源于网状内皮系统巨噬细胞储存的铁，是由巨噬细胞吞噬衰老红细胞释放出的可反复利用的铁。

铁调素（hepcidin）是铁稳态的关键调节因子，是肝脏合成的人体内铁代谢的负性调节激素。Hepcidin 是富含半胱氨酸的抗微生物肽，有三种形式，包括 Hepcidin20、Hepcidin22、Hepcidin25，其中 Hepcidin25 为主要形式并起到作用。机体通过复杂的机制，调节铁调素 – 膜铁转运蛋白轴，以维持铁稳态。

组织中的铁（十二指肠上皮细胞吸收的饮食中的铁，肝细胞中储存的铁、巨噬细胞释放的衰老红细胞中的铁等），输出至血液循环，需要在上述细胞内与铁的唯一输出蛋白 Fpn 结合才能实现。在肠上皮细胞内，Hepcidin 与其受体 Fpn 结合，诱导 Fpn 内化、降解，抑制铁输出，使铁限制在上述细胞内，从而使红细胞可利用的铁减少。

Hepcidin 的调控主要受肝脏贮存铁、血清铁、低氧、炎症及红细胞生成的影响，铁过载、炎症状态刺激 Hepcidin 合成，低氧、贫血则抑制 Hepcidin 合成。机体通过转铁蛋白受体 –1（transferrin receptor–1，TfR1），TfR2 和遗传性血色病铁蛋白（hemo-chromatosis iron protein，HFE）组成的肝细胞复合体感受血液循环中的转铁蛋白，并通过 BMP/SMAD 信号通路调控肝脏 HAMP 基因调控 Hepcidin。这是机体调控 Hepcidin 的主要通路。同时机体在炎症刺激下，释放大量炎症因子，如 IL–6，通过肝细胞膜上 IL–6 受体，激活 JAK1/2/STAT3 信号通路调控 Hepcidin。在 BMP/SMAD 信号通路调控中，人们渐渐深入发现了调节信号的调节因子，如铁调素调节蛋白（Hemojuvelin，HJV）、跨膜丝氨酸蛋白信号 6（transmembrane protease serines 6，TMPRSS6）、Neogenin 蛋白等。HJV 主要是 BMP–6 的协同受体，HJV 蛋白有两种形态，一种是通过糖基磷脂酰肌醇（glycosyl–phosphatidyl inositol，GPI）锚合在细胞膜上的 GPI–HJV，另一种是经弗林蛋白酶作用的可溶型 HJV（sHJV），弗林蛋白酶基因的启动子包含有低氧诱导因子 1（HIF–1）转录复合体的结合部位。因此，低氧能通过促进弗林蛋白酶的活性，增加 sHJV 表达，抑制 Hepcidin 表达。

二、IDA 发生机制

在 IBD 患者中，IDA 大部分是由于肠黏膜损伤（如糜烂、溃疡）造成的慢性失血（特别是 UC），有十二指肠或上段空肠受累的 CD 患者可出现铁吸收障碍，重度 IBD 患者可能存在摄入不足（进食加重症状），而在大部分非活动性 IBD 及轻至中度 IBD 患者中，铁吸收不受影响。

一项来自意大利多中心的研究：共纳入 2014—2015 年 965 例 IBD 患者，其中 582 例 CD、383 例 UC，142 例住院患者、823 例门诊患者，IDA 发生率 53.7%，在 UC、CD 患者中无差异。

Alayon 等在 127 例 IBD 门诊患者中，37% 患者没有贫血但是有缺铁，以女性多见，且疾病常处于活动期。这些患者同样会因为缺铁影响线粒体呼吸链功能及能量产生，他们有运动耐量降低和乏力症状，从而也影响生活质量。

三、IBD 患者合并 AI 发生机制

铁稳态失衡、炎症因子如 IL-6 抑制红细胞生成以及红细胞膜受损，导致 AI，也称之为慢性病性贫血（anemia of chronic diseases，ACD）。近年来的流行病学研究显示，除了与肿瘤、慢性感染及免疫性疾病有关，AI 还与疾病危重状态、肥胖、老年、肾衰竭均有关。

AI 的特征是储存铁增高的低铁血症，铁从血液循环至网状内皮系统储存位置的转移，导致红系祖细胞对铁利用受限，Hepcidin 起了重要作用。AI 患者对 EPO 反应迟钝，常为轻至中度的贫血（少有 Hb < 80 g/L），正细胞正色素贫血，血清铁下降，铁蛋白正常或增高。在既往的研究报道中，发现 IBD 患者合并 AI 发生率约 8.2%。AI 发生的主要原因包括以下几个方面。

（一）Hepcidin 合成增加

IBD 单核 - 巨噬细胞、肠上皮细胞、淋巴细胞等免疫细胞大量激活，产生大量促炎症细胞因子（如 IL-6），通过 IL-6-JAK2-STAT3 信号通路，发挥生物学效应，刺激肝脏合成 Hepcidin 蛋白，抑制肠道吸收铁，并将铁储存于网状内皮系统，致红细胞造血的可利用循环中铁减少，造成贫血。

在 IBD 贫血患者中，Hepcidin 的研究受到了很多关注。Arnold 等研究了 51 例 UC 患者及 10 例 CD 患者的血清 Hepcidin，无论是否合并有缺铁性贫血（依据血清铁、铁蛋白），与健康对照都有显著下降，同时检测了其中 25 例患者 IL-6 水平，Hepcidin 与 IL-6 呈正相关，提示其可反映肠道的炎症状态。随后 Oustamanolakis 等检测了 49 例 UC 患者和 51 例 CD 患者的血清 Hepcidin，与 102 名健康者对照，IBD 患者血清 Hepcidin 显著升高，与血清铁蛋白相关，与 HB 呈负相关，UC 患者同时与疾病活动度、CRP 相关；而 Mecklenburg 等回顾性分析了 247 例 IBD 患者，将患者依据疾病是否活动、是否贫血、是否缺铁情况分成 5 组测定铁调素，提示铁蛋白下降（< 30 mg/L）的患者 Hepcidin 显著下降，与疾病的活动度、年龄、性别均无明

显相关，并认为在 IBD 患者中缺铁是调控 Hepcidin 的主要因素。这与 Bergamaschi 等的研究结果一致。该研究中，IBD 贫血患者中 AI 患者的 Hepcidin 较 IDA 患者及 IDA+AI 混合的患者显著增高，且与 CRP 有关。近期研究发现，活动期 IBD 患者较缓解期及健康人 Hepcidin 水平高，且与疾病活动性、CRP、ESR 有关，与贫血严重度有关，在 CD 患者中，抗 TNF 治疗能显著下调铁调素。故 Hepcidin 可作为反映疾病活动性的指标。另外，Suega 等研究了 80 例 AI 患者，发现 IL-6、铁蛋白、肌酐水平可以预测这些患者的 Hepcidin 水平。

鉴于 Hepcidin 是 AI 发病的核心，生成受信号通路的调控，故是炎症、免疫与铁代谢的桥梁。目前已有多环节调控 Hepcidin 为靶点的药物研发处于动物及临床研究中，如 Hepcidin 生成抑制剂、中和 Hepcidin 活性药物、干扰 Hepcidin 与 FPN 结合的制剂等，取得良好改善贫血的效果。

（二）Fpn 的异常

Fpn 的异常也影响铁代谢。Hepcidin 与 Fpn 结合，是在 Fpn 翻译后的蛋白水平。肠道炎症能直接抑制 Fpn 转录；巨噬细胞胞质内亚铁血红素的水平，BACH1（BTB domain and CNC Homolog 1）和 NRF2（nuclear factor erythroid 2-related factor 2）分别是转录的抑制剂及激动，这是影响 Fpn 转录水平的调节因素。在翻译水平，Fpn 的表达是受其 5′ 末端非翻译区的铁反应序列调控的，胞质内低铁促进铁反应元件（iron response element，IRE）和铁反应元件结合蛋白（iron-responsive element-binding proteins，IRPs）结合，抑制 Fpn mRNA 表达。在 IBD 贫血患者中，Burpee 等研究发现 CD 贫血较不贫血儿童，肠道 Fpn 蛋白显著增高。IBD 贫血 Fpn 异常尚需进一步研究。

（三）TNF-α 直接抑制十二指肠铁吸收

Laftah 等在小鼠实验性结肠炎模型中，予腹腔内注射 TNF-α 后 3 h 即发现血清铁下降，同时脾脏铁储存增加；24 h 后，发现十二指肠铁转运显著减少。在该实验中肝脏合成 Hepcidin mRNA 未见改变。一项西班牙的研究回顾性分析了 362 例 IBD 患者（271 例 CD、91 例 UC），29.3% 患者出现贫血；抗 TNF-α 治疗后 6、12 个月后评估，随着 CRP 下降，贫血患者显著降至 14.4% 和 7.8%，血红蛋白在 6 个月增加，并能维持 12 月，且与铁剂的补充无关。

（四）红细胞寿命缩短

炎症因子 TNF-α、IL-1、IL-6、INF-γ 直接或间接影响红细胞。在炎症状态下，红细胞寿命大约减少 25% 至 90 天。巨噬细胞被激活后更易识别和吞噬衰老红细胞，从而清除被炎症损伤的红细胞。

（五）红细胞生成减少

促炎症细胞因子直接抑制骨髓红细胞生成。在系统性炎症中，大量细胞因子如

INF-γ、TNF-α 激活转录因子 PU.1，使髓系的造血增加，红系的造血减少（粒红比 > 4 : 1）；促使最早的红系造血祖细胞（BFU-e）凋亡而使红系增殖减少；炎症因子直接抑制红细胞生成素（erythropoietin，EPO）的启动子，导致肾脏产生 EPO 减少；促炎症因子作用于 EPO 信号通路，下调 EPO 受体，导致红系 EPO 抵抗，ERFE（erythroferrone，ERFE）合成减少，而 ERFE 是 Hepcidin 的抑制剂。

四、维生素 B$_{12}$、叶酸缺乏巨细胞贫血发生机制

由于回肠受累或切除，瘘管形成、小肠细菌过度生长、进食减少等原因，约 22% 的 CD 患者出现维生素 B$_{12}$ 缺乏。Battat 等研究发现，与正常人群相比，CD 患者如果没有回肠切除或回肠切除 < 20 cm，并没有患维生素 B$_{12}$ 缺乏的更多风险。除了行结直肠切除、回肠肛管储袋吻合的患者，UC 患者很少有维生素 B$_{12}$ 缺乏。

叶酸作为辅酶为 DNA 合成提供一碳基团，DNA 合成障碍、复制延迟，胞核的发育滞后于胞质，形成巨幼变。CD 患者叶酸缺乏的发生率 16% ~ 28%，UC 患者 1.4% ~ 12%（31）。除了药物（抗核苷酸合成药物）柳氮磺胺吡啶与甲氨蝶呤的副作用外，食物摄入不足、疾病活动度、回肠受累都是影响因素，并可继发于维生素 B$_{12}$ 缺乏，因为在无活性的甲基四氢叶酸转化为有活性的四氢叶酸过程中需要维生素 B$_{12}$ 依赖的甲硫氨酸合成酶的作用。CD 患者约 8% 可出现大细胞性贫血。

五、自身免疫性溶血性贫血及骨髓抑制

自身免疫性溶血性贫血（autoimmune hemolytic anemia，AIHA）在 UC 贫血患者非常少见，为 0.2% ~ 1.7%，在 UC 出现症状的同时或早于 UC 症状出现，可以是治疗药物 SASP 因为葡萄糖 -6- 磷酸脱氢酶的缺乏而介导的溶血，但大多是红细胞自身抗体产生的，并与结肠炎症的受累范围有关。AIHA 在 CD 患者中罕见，特别是 Coombs 试验阴性的，文献中只有个例报道。

IBD 贫血也直接与骨髓抑制有关。结直肠型 CD 患者中骨髓增生异常综合征（myelodysplastic syndrome，MDS）发病较高，其预后取决于 MDS 严重程度。IBD 中 MDS 约 17%，年发病率约 170/10 万，远高于年龄 70 岁及以上自然人群 20/10 万的发病率。MDS 发生除与药物如 AZA 相关外，主要是与自身免疫病相关，而不仅仅是骨髓细胞的染色体异常有关。CD 也可能是 MDS 血液病外的肠道表现，是肠系膜动脉自身免疫导致的血管炎。在重症合并全身性炎症反应的 UC 患者中，骨髓抑制是其严重的全身并发症。

IBD 患者应用抗炎药物如 SASP、美沙拉嗪及嘌呤类似物等可能干扰红细胞的生成。美沙拉嗪可引起极少数 IBD 的造血细胞三系减少。嘌呤类似物并不引起造血细胞三系减少，骨髓抑制轻，故临床上贫血发生也较少，其抑制程度与硫代嘌呤甲基

转移酶（TPMT）基因型有关。在 IBD 维持治疗中，免疫抑制剂如 AZA 的长程使用，可与淋巴细胞增殖性疾病、白血病有关，导致造血异常，引起贫血。

六、VD、VA 和 VB$_6$ 缺乏引起的贫血

（一）VD 缺乏

VD 除了具有维持人体钙磷平衡的经典作用外，它通过其受体（vitamin D receptor，VDR）结合，进入细胞核内，再与启动子上的 Vit D 反应元件（vitamin D response elements，VDREs）结合，调控多种靶基因的表达，发挥多种生物学功能。在 IBD 患者中，VD 缺乏很常见，补充外源性 VD 可降低炎症因子水平，改善肠道黏膜屏障功能。在 VD 与 IBD 贫血研究中，Bacchetta 等发现 VD 能与其反应元件结合作用于肝细胞 Hepcidin HAMP 基因，从而抑制其转录。在健康志愿者中单次口服 VD（100 000 IU Vit D$_2$）可使血清中 25-OH-VD 水平增加，24 h 内 Hepcidin 循环水平下降 34%。而 VD 缺乏常导致抑制功能下降 Hepcidin 合成增加，故 VD 与贫血有关。进一步的研究发现，VD 直接支持红细胞刺激生成素（erythropoiesis-stimulating agents，ESAs）来影响红细胞水平。

（二）VA 缺乏

VA 是脂溶性维生素，是通过活性代谢产物维甲酸（retinoic acid，RA）、全反式维 A 酸（all-trans retinoic acid，atRA）等发挥重要生理功能的。atRA 与维 A 酸受体（retinoic acid receptor，RAR）结合，并与类视黄醇 X 受体（retinoid X receptor，RXR）形成异源二聚体，然后结合到维 A 酸反应元件（retinoic acid response elements，RARE）上，从而影响基因的表达，进而调控多种免疫细胞的功能，如 T、B 细胞功能，树突状细胞免疫耐受，肠固有淋巴细胞归巢，维持黏膜免疫稳态。VA 缺乏致肠道免疫失衡，致炎症因子增加致肠道炎症。既往研究报道了 38 例 CD 患者血清 VA 水平（serum retinol levels，SRL）及相对剂量反应试验（relative dose response，RDR）（反映肝视黄醇储备），29% CD 患者 SRL 浓度较低，对照组为 15%，RDR 检测结果为 37% 的 CD 患者阳性，对照组为 12%，提示肝内 VA 储备不足。由于机体先消耗肝脏储存的 VA，故血清中的检测不是一个敏感指标。VA 不仅与免疫相关，且与铁代谢、红细胞生成有关。VA 缺乏降低血清铁及转铁蛋白饱和度水平，增加脾脏网状内皮系统铁浓度，降低肾脏 EPO mRNA，从而降低 EPO 合成，致红细胞畸形，从而导致贫血。

（三）VB$_6$ 缺乏

VB$_6$（吡哆素，pyridoxine）是一种水溶性维生素，其磷酸酯（pyridoxal phosphate，PLP）是活性成分，为人体内某些辅酶的组成成分，参与多种代谢反应，比如其是血红素合成路径中的第一个辅酶（5-aminolevulinic acid synthase，5-ALAS）

重要组分，故缺乏导致小细胞贫血。以 PLP < 10 nmol/L 为诊断标准，10% ~ 30% IBD 患者合并维生素 B₆ 缺乏，且活动期患者较缓解期患者更易缺乏。

第二节 诊 断

一、实验室检查

IBD 患者贫血的标准是 HB 低于 WHO 定义的：即在海平面地区，最低的 HB 标准（表 19-1）。

表 19-1 贫血诊断标准

	健康者	轻度贫血	中度贫血	重度贫血
儿童（0.5 ~ 4 岁）	≥11.0	10.0 ~ 10.9	7.0 ~ 9.9	< 7.0
儿童（5 ~ 11 岁）	≥11.5	11.0 ~ 11.4	8.0 ~ 10.9	< 8.0
儿童（12 ~ 14 岁）	≥12.0	11.0 ~ 11.9	8.0 ~ 10.9	< 8.0
未怀孕的妇女和女孩（≥15 岁）	≥12.0	11.0 ~ 11.9	8.0 ~ 10.9	< 8.0
怀孕的妇女和女孩（≥15 岁）	≥11.0	10.0 ~ 10.9	7.0 ~ 9.9	< 7.0
男人和男孩（≥15 岁）	≥13.0	11.0 ~ 12.9	8.0 ~ 10.9	< 8.0

ECCO 建议检查应包括全血细胞计数，如红细胞分布宽度（RDW）和红细胞平均血红蛋白量（MCV）、网织红细胞计数、血细胞分类计数、血清铁蛋白、转铁蛋白饱和度（Tfs）和 C 反应蛋白（CRP）浓度，更广泛的检查包括血清中维生素 B₁₂、叶酸、结合珠蛋白、低色素红细胞百分比（%HYPO）、网织红细胞血红蛋白（CHr）、乳酸脱氢酶、可溶性转铁蛋白受体（sTfR），锌原卟啉（ZPP），肌酐（表 19-2）。

表 19-2 评价 IBD 贫血的实验室结果

参数	参考值	解释	说明
红细胞平均体积 MCV/红细胞平均血红蛋白量 MCH	MCV：75-90 fL；MCH：27-33 pg	低可提示 AI 同时存在真正的缺铁。正常值不排除缺铁，因为高达 40% 的 IDA 病例为正常细胞（例如，在 AZA 或 6-MP 治疗的患者中）	可能有助于指导补铁治疗；在一些研究中，比 TfR/铁蛋白比值对提示 IDA 的敏感性低

参数	参考值	解释	说明
血清铁蛋白 Ferritin	女：10 ~ 250 ng/mL 男：18 ~ 360 ng/mL	低于（<30 ng/mL）：即使在炎症情况下也提示真正的缺铁。正常或高于（>100 ng/mL）：炎症条件下（CRP>5）铁的储存量不足	铁蛋白表达受炎症影响。真正的铁缺乏也可以表现为高铁蛋白水平（30 ~ 100 ng/mL）
转铁蛋白饱和度（Tfs）	20% ~ 45%	低：AI 和 AI-IDA 高：急慢性的铁过载（溶血，血色素沉着症）	基于血清铁浓度变化日节律变化。可能在高铁蛋白水平下对功能性缺铁的诊断有帮助
可溶性转铁蛋白受体（sTfR）	0.8 ~ 3.3 mg/L	高表达表明在没有炎症的情况下红细胞生成所需要的铁是少的，提示 IDA	对红细胞生成所需的铁敏感，但表达也受炎症抑制
转铁蛋白/铁蛋白比值（TfR/F ratio）	N/A	>2：提示真正铁缺乏，伴或不伴 AI <1：提示功能性缺铁，AI 可能性大	比 sTfR 这一指标更好区分 AI 和 AI-IDA，然而，也存在部分重叠
网织红细胞血红蛋白含量（CHr）	28 ~ 35 pg	与 AI 相比 AI-IDA 是减少的；提示短期（可 48 h）正在进行的红细胞生成和网织红细胞的可利用铁，有助于分析体内铁贮备；既可反映早期铁缺乏，也可早期判断铁剂治疗效果	取决于特定的技术设备AI 和 AI/IDA 之间的重叠降低了鉴别潜力
低色度红细胞（% HYPO）	<5%	在真正铁缺乏中呈高百分比；长程（120 d）红细胞生成中可利用铁的指标	取决于特定的技术设备与其他诊断 IDA 方法相比，敏感性尚不清楚
锌原卟啉 Zinc protoporphyrin（ZPP）	<40 μmol/mol HB	40 ~ 80 μmol/mol Hb：缺铁但没有贫血 >80 μmol/mol Hb：IDA	在缺锌的情况下应谨慎解释。不宜指导补铁治疗
Hepcidin	N/A	在 AI 中高水平；在 AI-IDA 中正常或低浓度	Hepcidin 水平似乎受红细胞生成所需铁的严格控制，而不受炎症的严格控制；化验方法还没有广泛应用
结合珠蛋白 Haptoglobin（HPT）	300 ~ 2 000 mg/L	降低提示溶血，升高也可能与炎症有关	可鉴定溶血性贫血
叶酸 Folic acid	2.0 ~ 9.0 ng/mL （4.5 ~ 20.4 nmol/L）	红细胞生成随时间推移而减少，或胃的炎症而致减少，或与治疗相关（如甲氨蝶呤）	

参数	参考值	解释	说明
VB_{12}	200 ~ 900 pg/mL（~ 147 ~ 645 pmol/L）	临床缺乏时，敏感性为95% ~ 97%，特异性≤80%	对于 CD 和回肠肛管储袋的贫血患者应初步评估及随访评估
VD	25（OH）Vit D > 20 ng/mL	< 20 ng/mL：缺乏；20 ~ 30 ng/mL：不足；> 30 ng/mL：足量	1,25（OH）Vit D 可能有助于解释正常钙和 25（OH）vit D 水平下的 HPT

二、诊断

由于 IBD 是慢性疾病，也常伴随着其他慢性疾病和多药治疗，干扰了传统贫血的实验室检查结果，从而使结果的解读变得复杂。因此准确诊断 IDA 或 AI 或其他贫血是非常具有挑战性的。IDA 和 AI 的症状相似，包括疲劳、虚弱、心血管功能下降和运动耐受力下降，以及学习和记忆能力受损等。

（一）IDA 的诊断

当 IBD 患者 Hb 低于 WHO 诊断标准，小细胞低色素，MCH（< 27 pg）或者更低的 CHr（< 28 pg），MCV（< 80 fL），同时 Tfs < 16%，铁蛋白浓度 < 30 ng/mL，临床无炎症迹象，即可诊断。

目前还没有特异的临床检查可以清楚地区分炎症存在时的缺铁，所以在 IBD 的 IDA 管理中常常需要结合多一些参数。虽然 MCV 和 MCHC 在 IDA 诊断中较为敏感，表现为小细胞低色素，却受免疫抑制剂治疗、维生素 B_{12} 或叶酸缺乏的影响。血清铁蛋白水平 < 30 ng/mL 即预示铁缺乏，而 IBD 患者因炎症的作用，铁蛋白在较高水平就可能已存在缺铁。转铁蛋白饱和度（Tfs）的升高较铁蛋白改变更为敏感，< 16% 表示缺铁，但在 AI 时也可以是低值。可溶性转铁蛋白受体（sTfR）是另一项参数，在缺铁时浓度增高，基本不受炎症影响，但在正常范围和标准化检测上没有一致的意见。检测 TfR/log ferritin 可能更为准确。当 sTfR 升高或 sTfR/log ferritin > 2 时，即存在缺铁。虽然骨髓涂片可以直接诊断 IDA，但这种方法是有创的，只有在其他参数冲突且治疗无效时才考虑使用，在临床上很少被使用。

（二）AI 的诊断

IBD 合并 AI 是在炎症性肠病的疾病诊断下，有炎症症状（临床体征和血清 CRP 升高），实验室检查中，血常规显示中等程度的正细胞正色素性贫血，Hb 很少低于 80 g/L，铁代谢指标为：血清铁低下（必备条件）但无储存铁低的证据，血清铁蛋白正常或升高、TfS 正常或降低（一般 > 16%）、sTfR 正常、转铁蛋白正常或降低。AI 患者骨髓检查的特点主要为红细胞系代偿性增生不明显、铁粒幼细胞减少、细胞外铁增加。

与缺铁性贫血不同，AI 在骨髓巨噬细胞、脾巨噬细胞和肝巨噬细胞中都有铁质储存，这些巨噬细胞可以循环利用衰老的红细胞。因此，AI 主要是一种铁分布异常的疾病。但是 IBD 患者经常出现 IDA 及 AI 重叠。很多病例，需要更多检查以鉴别 IDA 合并 AI，以利于明确消化道出血情况（铁丢失）及后续补铁治疗。在中等铁蛋白浓度（30~100 ng/mL）的情况下，如果 Tfs/log SF < 2 同时 CHr 正常，AI 合并绝对缺铁的诊断可被确认。最近有研究表明，如果 Hepcidin 水平 > 4 nmol/L 同时 CHr < 28 pg，则 Hepcidin 水平可代替 Tfs/log SF 用于合并 IDA 和 AI 的诊断。IDA、AI 及 IDA + AI 的不同检查结果详见表 19-3。

表 19-3 IBD 合并 IDA、AI、IDA + AI 的实验室检查鉴别

参数	IDA	AI	IDA + AI
红细胞指数			
MCV/MCHC	↓	↓ to↔	↓ to↔
网织红细胞计数	↓	↓	↓
RDW	↑	↔to ↑	↔to ↑
CHr（pg）	< 29	< 29	< 29
% HYPO	> 5	> 5	↔
铁指数			
血清铁	↓	↓	↓
铁蛋白（μg/L）	< 30	> 100	30–100
转铁蛋白	↑	↓ to↔	↔to ↑
Tfs	< 16%	< 20%	< 16% ~ 20%
sTfR	↑	↔	↔to ↑
sTfR/log ferritin	> 2	< 1	1–2
铁调素	↓	↑	↓ to↔
炎症参数			
IL-6	↔	↔to ↑	↔to ↑
CRP	↔	↑	↑
血沉 / 白细胞计数 / 临床症状	↔	↑	↑

MCHC. mean corpuscular haemoglobin concentration；MCV. mean corpuscular volume；RDW. red cell distribution width；CHr. reticulocyte hemoglobin content；% HYPO. percentage of hypochromic red blood cells；sTfR. soluble transferrin receptor；Tfs. transferrin saturation.

（三）维生素 B_{12}、叶酸缺乏的诊断

维生素 B_{12} 的日常需求为 $1 \sim 2.4$ μg，当体内的维生素 B_{12} 储备（$4 \sim 5$ μg）减少到只有 $5\% \sim 10\%$ 时，临床症状才会开始显现。这可解释维生素 B_{12} 缺乏者产生巨幼细胞贫血的滞后性。

所有大细胞性贫血或对补铁或 EPO 治疗无反应的贫血患者均需评估维生素 B_{12}。此外，对所有 CD 患者，特别是有活动性回肠炎或回肠切除史的患者，应考虑定期筛查，尽管筛查的推荐间隔尚未确定。ECCO 指南建议至少每年检查钴胺素水平；或在没有使用 AZA 的情况下，在出现巨幼细胞时检查钴胺素水平。

虽然没有金标准，但维生素 B_{12} 缺乏症的诊断传统上是基于低血清维生素 B_{12} 水平，通常 < 200 ng/mL（148 pmol/L），以及疾病的临床证据。然而，一项系统综述表明，仅血清维生素 B_{12} 水平可能不足以诊断无症状患者的维生素 B_{12} 缺乏症，有时需结合其他检查，如 Schilling 试验，其反映维生素 B_{12} 吸收情况。

因此，国家健康和营养检查指南（NHANES），指出无症状个体的维生素 B_{12} 缺乏症的诊断应包括一个血液循环中维生素 B_{12} 的生物标志物（血清维生素 B_{12} 或全反钴胺素 II）和一个功能生物标志物（甲基丙二酸，MMA；或同型半胱氨酸，Hcy），确认细胞内维生素 B_{12} 的消耗。

现行的叶酸的检测大都检测血清叶酸水平，而不是可能更准确的红细胞叶酸水平。红细胞叶酸反映的是红细胞生存周期组织叶酸的状态，是一个长期的叶酸状态。与维生素 B_6 和维生素 B_{12} 相比，叶酸已被证明对总同型半胱氨酸（tHcy）数值有更强的影响作用，但血浆 tHcy 仅在不明确的情况、怀疑叶酸缺乏才被用来检测证实；如果排除维生素 B_6 和维生素 B_{12} 缺乏，< 15 μmol/L 提示叶酸不足。

第三节 治 疗

一、IDA 治疗

铁剂治疗的目标是恢复 Hb 正常、血清铁蛋白和 Tfs 水平正常化，补充铁储备（补充铁蛋白 > 100 g/L），避免输血，提高生活质量。4 周的补铁治疗能够使 Hb 至少升高 2 g/dl。同时应针对 IBD 进行积极治疗，以防止铁进一步的丢失及减轻可能合并的 AI。

（一）一般治疗

膳食调整，食品强化，进行饮食和营养教育。

增加膳食中铁的摄入。膳食中的铁分为血红素铁和非血红素铁，血红素铁容易

被人体吸收，主要存在于动物红肉、肝脏、血液中，非血红素铁主要存在于植物性食物中，不容易被人体吸收。多吃富含维生素 C 的水果（橙子、猕猴桃、草莓等）、蔬菜，但要避免含草酸多的如菠菜、苋菜、芋头等蔬菜，同时膳食钙、植酸盐（麸皮、燕麦、黑麦、大豆、谷类）、多酚类（浓茶、咖啡）能阻止非血红素铁的吸收，也需避免。

慎用影响铁吸收的药物：抗酸剂（如 H_2 受体拮抗剂）和质子泵抑制剂。

（二）补充铁剂

ECCO 指南推荐，当 IBD 患者一经诊断 IDA，即需补铁治疗。由于 IBD 患者常有不能耐受口服铁剂治疗或对口服铁剂治疗反应不充分，同时铁剂本身能够通过铁死亡等损伤消化道黏膜等毒作用，宜首选静脉铁剂治疗。

1. 口服铁剂补充

由于使用方便，价格便宜，口服铁剂常用于治疗轻至中度 IBD 贫血。

口服铁剂配方包括 Fe^{2+} 盐及 Fe^{3+} 盐，由于 Fe^{3+} 盐可溶性差，所以 Fe^{2+} 盐临床运用更多。常用口服的 Fe^{2+} 盐包括富马酸亚铁（元素铁含量 106 mg/ 片）、硫酸亚铁（元素铁含量 65 mg/ 片）、葡酸亚铁（元素铁含量 28～36 mg/ 片）。新的口服铁剂麦芽酚铁（phase Ⅲ 临床试验）在成年 IBD 患者中显示效果好，副作用小，但是目前缺乏大样本 IBD 队列对照研究。

推荐口服补充元素铁的剂量：成人 100 mg，儿童 3～6 mg/kg BM。在储存铁耗竭的妇女低剂量 40～80 mg 隔天给药能提高耐受性及疗效，但需要长期更多病例研究。Hb 恢复正常后，仍需继续口服至少 3 个月以补充储存铁。

口服补充铁一般 4 d 起效，如 14 d Hb 升高 ≥ 1.0 g/dL，能预测后续的持续应答反应。

口服铁剂治疗有 51% 有副作用，常见胃肠道副作用，包括恶心、便秘、腹泻、上腹疼痛、呕吐，是铁剂对肠黏膜直接损害。患者常有黑 / 绿 / 柏油便，担心消化道出血，而且污染衣物，所以治疗依从性低。口服补铁的效率低，纠正贫血所花费的时间长，而且，未被肠道吸收的铁能改变肠道菌群，增加肠道致病菌从而加重肠道炎症，甚而有致癌作用。

2. 静脉铁剂补充

IBD 合并中、重度贫血，疾病处于活动期，口服铁剂不能耐受或无效，需要静脉补铁。

静脉铁剂能避开肠道炎症造成的肠道铁吸收障碍，能快速补充铁。在 IBD 患者中，与口服补铁相比，升 Hb 作用更有效，并且因为药物副作用及不耐受而中断治疗的比率更低。

目前，有 6 种补铁静脉制剂可用：低分子量右旋糖酐铁（low-molecular-weight

iron dextran，LMWID）、葡糖酸钠铁复合体、蔗糖铁（iron sucrose，IS）、羧基麦芽糖铁（ferric carboxymaltose，FCM）、异麦芽糖铁（iron isomaltoside，IIM）及纳米氧化铁。IBD 补铁有效性及耐受性荟萃分析发现，FCM 最有效，渐次 IS、IIM、LMWID，最后口服补铁。所有这些静脉铁剂在治疗缺铁方面都同等有效，主要的差别包括价格以及给予全部剂量所需要的就诊次数 / 治疗时间。FCM、IIM 较其他铁制剂昂贵，但可以单次大剂量输注，所需的医疗监管花费可减少（表 19-4）。

表 19-4　静脉铁制剂治疗 IBD 合并贫血

制剂	每一次剂量
低剂量	
葡萄糖酸亚铁 Iron gluconate	62.5 ~ 125 mg/100 mL 0.9% NaCl　20 min 至 1 h
蔗糖铁 Iron sucrose	100 ~ 200 mg/100 mL 0.9% NaCl　> 30 min
高剂量	
羧基麦芽糖铁 Ferric carboxymaltose	500 mg/100 mL 0.9% NaCl
	1 000 mg/250 mL 0.9% NaCl
	大于 15 min
右旋糖酐铁 Iron dextran	1 000 mg/500 mL 0.9% NaCl　> 4 ~ 6 h
异麦芽糖铁 Iron isomaltoside 1000	500 mg/250 mL 0.9% NaCl　> 30 min
	1 000 mg/500 mL 0.9% NaCl　> 1 h
纳米氧化铁 Ferumoxytol	510 mg IV　输注 30 mg/s 或 > 15 min

　　既往，严重的过敏反应均发生在高分子量右旋糖酐铁使用时，因此，现已弃用高分子量右旋糖酐铁。在一项病例对照研究中，多达 5.7% 的患者在输注低分子量右旋糖酐铁测试剂量期间发生 IgE 介导的过敏反应，因此，现在包装说明书有注射前需要测试剂量黑框警告。现在静脉补铁制剂的严重副作用非常少见了。美国一项回顾性研究发现，在 IBD 中，约 1 000 次注射发生 0.24 次过敏反应，500 万次注射中才有 1 次致死或严重的后果。所以，只需要在有复苏设备及有经验的工作人员执行静脉输注是安全的，不需要使用测试剂量，但输注时至少需严密观察 30 min。

　　既往补铁需要量是通过 Ganzoni 法计算，缺铁量（mg）= 体重（kg）× ［目标 Hb– 实际 HB（g/dL）× 2.4］+ 储存铁（500 mg），不仅复杂、不方便，并且常低估铁需要量。目前推荐以 HN 及体重为基础的需要补铁量（表 19-5）。

　　患者如果静脉铁剂治疗效果不佳，需要考虑是否合并 AI 及寻找其他潜在的贫血原因，需要优化治疗方案，可考虑红细胞生成刺激剂治疗（ESA）联合静脉铁剂治疗，使血红蛋白恢复至 12 g/dL。

表 19-5　铁需求简化量表

缺铁严重程度	血红蛋白 g/dL	剂量（mg）	
		体重 < 70 kg	体重 ≥ 70 kg
无贫血	正常	500	1 000
轻度贫血	10 ~ 12（女性）	1 000	1 500
	10 ~ 13（男性）		
中度贫血	7 ~ 10	1 500	2 000
重重贫血	< 7	2 000	2 500

二、AI 的治疗

（一）标准治疗

治疗 AI 是复杂而琐碎的问题。与 IDA 管理不同，铁剂治疗不是 AI 的一线方法，因为 AI 可能是功能性缺铁，如患者长期接受静脉铁剂治疗，可能会出现铁过载的毒性反应。因此，应从 IBD 贫血的人群中寻找出难治性或复发性贫血患者，并以更个性化的方式进行治疗。

持续性炎症在维持 AI 中起着关键作用，故控制炎症状态是 IBD 相关贫血的重要步骤。然而，控制慢性疾病的进程往往是漫长的，有时很难实现。一些用于评估疾病活动的临床指标有时不能真正反映疾病的活动度，目前控制、治愈疾病追求的理想指标是黏膜愈合。

以促炎症细胞因子为靶点的生物制剂和小分子药物在 IBD 治疗中的应用越来越广泛。结果显示，抗 TNF-α 单抗治疗可改善患者的血液指标。此外，抗 TNF-α 单抗可清除 TNF-α 对促红细胞生成素的影响，促进促红细胞生成素的产生。经过治疗诱导黏膜愈合，减少失血和促炎症细胞因子的产生，从而从根本上抑制 Hepcidin 的产生。

其他治疗包括使用促红细胞生成素（ESAs）。Gasche 等在 CD 合并贫血患者对铁剂与 EPO 的治疗研究中，单独静脉注射铁剂组经 5 周治疗后，HB 平均升高 2 g/dL，而 EPO+ 铁剂静脉注射组 HB 平均上升 5 g/dL。给予 EPO 治疗后，显示了更快、更显著的疗效。所以 ESAs 被保留作为二线治疗，且由于长期使用促红细胞生成素（EPO）会加重功能性缺铁，因此常与静脉补铁合用。值得注意的是，Liu 等进行的最新研究显示了 EPO 和肠内营养（含少量铁元素）联合治疗 IBD 患者贫血的良好潜力，提示与直接静脉补铁相比，贫血患者可以以生理的方式补铁。

只有当 Hb 浓度 < 7 g/dL，存在严重的并发症等特殊危险因素，或危及生命时，才应考虑输血。现在有越来越多的证据表明红细胞输注与不良的临床结果相关，因

此，有必要采用限制性的红细胞输血方法。由于输血没有持久的效果，不能充分补充铁的储存，仍应考虑其他选择（包括静脉补铁伴或不伴 ESAs）。

（二）新的治疗方案

尽管 AI 的治疗有多种方案，但都不完美，因此催生了以 Hepcidin 为靶点的新药的研发。对以 EPO 治疗无效的患者可能有益。目前，Hepcidin 拮抗剂可分为三类：Hepcidin 生成抑制剂、中和 Hepcidin 的多肽、Hepcidin-Fpn 干扰剂。这类 Hepcidin 拮抗剂目前大部分还处于临床前阶段，少部分进入临床研究。

1. Hepcidin 生成抑制剂

BMP-Smad 信号通路通过调节铁调素发挥作用。因此，BMP 或 BMPR 的抑制剂能够减少铁调素表达。首先，被识别的靶点是 HJV，它是 BMP/SMAD 信号的主要受体。可溶性 HJV.FC 融合蛋白（sHJV.FC）包含了 HJV 的胞外结构域，与人 IgG FC 部分的融合，在小鼠中，抑制了 Hepcidin 的表达，提高了肠道铁吸收和血清铁水平。另一个可能的靶点是 I 型 BMP 受体的磷酸化。是 JAK1/2 抑制剂，实验研究发现，Momelotinib 可抑制 ACVR1（the bone morphogenic protein receptor kinase activin A receptor，type I），从而影响了 BMP 信号通路，减少肝脏合成 Hepcidin，改善贫血，并在骨髓纤维化患者的 II 期临床验证中证实有效。TP-0184 也是一种强效的 ALK2/ACVR1 抑制剂，靶向 ALK2/ACVR1，降低 Hepcidin 水平，逆转功能性缺铁，已在多个临床前模型中显示出一致的活性，现有初步的证据证明它可以调节人体内的 Hepcidin 水平。TP-0184 的开发目前正在进行临床前开发，计划第一阶段人体研究。

肝素是另一种阻断 BMP 通路信号的治疗选择。它们具有很强的抑制 Hepcidin 表达的能力，可能是通过与 BMP6 螯合阻断 SMAD 信号，然而其强大的抗凝活性使其抗 Hepcidin 活性的应用受到出血风险的影响。因此，研发具有低抗凝活性、高抗 Hepcidin 活性的肝素衍生物成为研究热点。但是住院的 IBD 患者本身发生深静脉血栓形成和肺栓塞的风险显著增高，可以从肝素治疗中获益。尽管如此，抗凝血活性较弱的合成肝素（Glycol-split non-anticoagulant heparins）已经在炎症动物模型中表现出对 Hepcidin 表达有抑制作用，其临床作用尚需进一步验证。

IL-6/STAT3 轴的炎症通路参与了 Hepcidin 的上调，阻断该通路可能是 AI 有效的治疗方法。Siltuximab 可以高度特异性中和人类 IL-6 单抗，这种抗体已经在临床上成功用于多中心卡斯特莱曼病（multicentric Castleman disease，MCD）治疗并可以改善患者的贫血表现；抑制剂 Tocilizumab 是 IL-6 受体的抗体，改善了猴胶原诱导结肠炎的贫血，并降低了 hepcidin 表达，在类风湿关节炎患者中除了显著改善关节痛，并能够抑制铁调素合成，进而改善了贫血；AG490 和 PpYLKTK 均是小分子 STAT3 抑制剂，AG490 主要抑制 JAK2 催化的 STAT3 磷酸化，而 PpYLKTK 则干扰磷酸化 STAT3 的二聚作用，阻碍其与相应靶基因的结合，在动物研究中显示有效改善贫血。

2. 抗 Hepcidin 治疗

为降低 Hepcidin 负荷，可以通过中和、直接阻断或隔离 Hepcidin 的方法。迄今为止，单克隆抗体、anticalins 抗凝蛋白和 Spiegelmers 是抗 Hepcidin 治疗的最佳候选药物。

抗 Hepcidin 抗体：美国 Amgen 公司采用杂交瘤技术获得与重组人 Hepcidin 的高亲和力（Kd = 110 pmol/L）的抗人 Hepcidin IgG1 单体（mAb2.7），仅在与 Esculentoside A（EsA）联合使用时，才能改善由热灭活牛布鲁氏菌引起的 AI 鼠模型的贫血。一种完全人源化的单体 LY2787106 已经通过了癌症相关贫血患者的 I 期研究。

Hepcidin 结合蛋白：脂笼蛋白（anticalins）是一种结构简单的分泌蛋白，能够识别和结合各种疏水性小分子配体和特殊细胞表面受体。其中，高选择性脂钙蛋白（lipocalin）衍生物小蛋白类抗凝血素 PRS-080 对人 Hepcidin 具有高度亲和力，在食蟹猴体内注射 PRS-080 可引起剂量依赖性的 Hepcidin 抑制及铁动员增加，重复注射 PRS-080 则作用可持续。PRS-080-PEG30 目前处于早期临床开发阶段。

铁调素结合镜像异构体：Spiegelmer® Lexaptepid Pegol（NOX-H94）是一糖基化的镜像结构寡核苷酸（L-RNA），可高亲和力与人 Hepcidin 结合，可以保护 Fpn 免受 Hepcidin 诱导的降解（71）。Van Eijk 等在 I 期临床试验中发现，单次给药 NOX-H94，检测了药动学及药效学，该药阻断了健康受试者脂多糖注射诱发的血清铁降低。Boyce 等报告了在 64 例健康受试者中进行的 NOX-H94 随机、双盲、安慰剂对照实验，结果显示了 NOX-H94 良好的耐受性及安全性。在由血液恶性肿瘤导致的贫血患者中进行 IIa 期研究显示，抑制了 Hepcidin，12 例患者中有 5 例（43%）NOx-H94 治疗后 Hb 升高 ≥ 1 g/dL，能治疗伴有功能性缺铁的 AI（癌症相关贫血）。

3. 干扰 Hepcidin-Fpn 相互作用

LY2928057 是一种新型人源化 IgG4 单克隆抗体，该抗体与 Fpn 具有很高的亲和力，可在不影响 Fpn 转运功能的情况下阻止 Hepcidin 与 Fpn 结合，是一种高效 Hepcidin 活性抑制剂，在 Caco-2 细胞及猕猴身上显示出良好的效果。该药物的第一阶段试验正在慢性肾脏病患者中进行。

合成的硫胺衍生物呋喃硫胺化学骨架中具有二硫键，可像 LY2928057 一样干扰 Hepcidin-Fpn 的相互作用。Fung 等发现在体外，呋喃硫胺通过阻断了 Fpn 上的 C326 残基阻止与 Hepcidin 的结合。但体内试验结果与体外并不一致，可能是由于其在体内药代动力学代谢成硫胺素。对于进一步考虑作为 Hepcidin 靶向治疗剂，则需要对呋喃硫胺的修饰以改善其在体内有效性。

4. 其他治疗 AI 新方向

脯氨酰羟化酶抑制剂（prolyl hydroxylase inhibitors，PHI）：PHI 可以稳定 HIF，促进内源性 EPO 的生成，增加铁吸收并同时抑制 Hepcidin 的产生，促使红细胞的生成。

HIFs 是一种普遍存在的转录调节因子。HIF-1 是作为 EPO 的转录激活因子被发现的。HIF-1 主要以异二聚体形式存在，由 HIF-1α 和 HIF1β 两个亚基组成。常氧状态下，HIF-1α 亚基在翻译后，先在脯氨酰羟化酶（proline hydroxylase domain，PHD）催化羟化反应，然后被泛素 – 蛋白酶水解复合体降解；在缺氧状态下，PHD 被抑制，亚基的降解被抑制，活性 HIF-1α 转移到细胞核内，与缺氧反应元件相结合，调节多种基因的转录。PHD 是 HIF-1α 的关键分子。既往研究 HIF-1α 在正常的肠黏膜组织中不表达或者是很微弱地表达，而在 IBD 患者的肠腔广泛表达。激活的 HIF-1α 被证明是具有保护作用的。现低氧诱导因子辅氨酸羟化酶抑制剂（HIF-PHI）Roxadustat 在常见的 ACD 慢性肾脏病贫血中处于 III 期临床试验，显示能降低血清铁调素水平，纠正贫血，这也为 IBD 贫血患者提供了新的治疗策略。

三、维生素 B$_{12}$、叶酸缺乏的治疗

关于补充维生素 B$_{12}$ 的剂量和疗程没有共识意见。对于已行回肠切除的患者，补充维生素 B$_{12}$ 的最佳方案也不清楚。胃肠外（肌内或皮下）给药仍然是首选途径。没有神经系统受累的患者标准初始剂量 1 000 μg 羟钴胺肌内 / 皮下注射，每周 3 次 2 周或每周 5 次，随后 5 周每周注射 1 000 μg，以后每 3 个月 1 000 μg 肌内 / 皮下维持治疗。>20 cm 的回肠切除患者必须进行终身替代。

羟钴胺的过敏反应相对少见。不良反应的发生可能是由于钴或其他成分的化合物，包括恶心、面红、瘙痒、发热、头晕、皮疹和（很少）过敏反应。严重贫血的患者在补充维生素 B$_{12}$ 后可能出现短暂的低钾血症。临床意义尚不清楚，可以考虑钾替代治疗。神经功能障碍可能会暂时恶化，然后在数周至数月后消退。

在贫血患者中，治疗 7~10 d 后网织红细胞能明显上升。如果无反应，则应考虑最初的诊断是否正确。纠正巨幼细胞贫血可能需要 8 周的时间。

IBD 患者，特别是活动性小肠疾病的 CD 患者，可能存在维生素 B$_2$ 吸收障碍，维生素 B$_{12}$ 高剂量的口服治疗，还需要进行进一步的研究。

由于饮食不足或慢性药物治疗导致的叶酸缺乏的巨幼细胞性贫血患者，应连续 4 个月每天服用 5 mg 叶酸，在吸收不良状态下建议 4 个月每天服用 15 mg。同时在开始叶酸治疗之前，应对叶酸缺乏患者的维生素 B$_{12}$ 状况进行常规评估。

四、IBD 合并其他维生素缺乏的治疗

基于循证的有效维生素 D 替代建议目前也缺乏。达到血清 25 羟维生素 D$_3$ [25（OH）D$_3$]

水平在 75～100 nmol/L 是安全的，可能对 IBD 疾病活动也有好处。根据 VD 血清浓度、CD 回肠的累及、体重指数和吸烟情况，维生素 D 剂量为 1 800～10 000 IU/d 是必要的。维生素 B_6 缺乏症可通过每日服用 50～100 mg 的吡哆醇来治疗。

综上所述，IBD 可以合并各种类型的贫血，应该引起临床医师的足够重视，并仔细鉴别诊断，对因治疗。由于对疾病发病机制认识不断深入，特别是对炎症性贫血发病机制的认识，对铁调素及其上下游调控的因子的深入研究，临床上不断涌现出新的治疗药物，拓展了我们的临床思维，为治疗疾病提供更多的手段。

（刘占举　蔡敏　李明松）

主要参考文献

［1］Murawska N，Fabisiak A，Fichna J. Anemia of chronic disease and iron deficiency anemia in inflammatory bowel diseases：pathophysiology，diagnosis，and treatment [J]. Inflamm Bowel Dis，2016，22（5）：1198-1208.

［2］任东美，王红. 炎症性肠病合并贫血的影响因素分析 [J]. 河南医学研究，2018，27（24）：4445-4447.

［3］刘嫦钦，吴维，邹瑞金，等. 克罗恩病患者贫血因素分析及其临床意义 [J]. 胃肠病学，2013，18（5）：292-295.

［4］Kulnigg S，Gasche C. Systematic review：managing anaemia in Crohn's disease [J]. Aliment Pharmacol Ther，2006，24（11-12）：1507-1523.

［5］Stein J，Hartmann F，Dignass A U. Diagnosis and management of iron deficiency anemia in patients with CD [J]. Nat Rev Gastroenterol Hepatol，2010，7（11）：599-610.

［6］Ganz T. Anemia of inflammation [J]. N Engl J Med，2019，381（12）：1148-1157.

［7］Steinbicker A U，Sachidanandan C，Vonner A J，et al. Inhibition of bone morphogenetic protein signaling attenuates anemia associated with inflammation [J]. Blood，2011，117（18）：4915-4923.

［8］Nemeth E，Rivera S，Gabayan V，et al. IL-6 mediates hypoferremia of inflammation by inducing the synthesis of the iron regulatory hormone hepcidin [J]. J Clin Invest，2004，113（9）：1271-1276.

［9］Xia Y，Babitt J L，Sidis Y，et al. Hemojuvelin regulates hepcidin expression via a selective subset of BMP ligands and receptors independently of neogenin [J]. Blood，2008，111（10）：5195-5204.

［10］Lee D H，Zhou L J，Zhou Z，et al. Neogenin inhibits HJV secretion and regulates BMP-induced hepcidin expression and iron homeostasis [J]. Blood，2010，115（15）：3136-3145.

［11］Nai A，Pagani A，Silvestri L，et al. TMPRSS6 rs855791 modulates hepcidin transcription in vitro and serum hepcidin levels in normal individuals [J]. Blood，2011，118（16）：4459-4462.

［12］Testa A，Rispo A，Romano M，et al. The burden of anaemia in patients with inflammatory bowel diseases [J]. Dig Liver Dis，2016，48（3）：267-270.

［13］Alayon C G，Crespo C P，Pedrosa S M，et al. Prevalence of iron deficiency without anaemia in inflammatory bowel disease and impact on health-related quality of life [J]. Gastroent Hepat-Barc，

2018，41（1）：22-29.

[14] Fraenkel P G. Anemia of inflammation：a review [J]. Med Clin North Am，2017，101（2）：285-296.

[15] Weiss G，Goodnough LT. Medical progress：Anemia of chronic disease [J]. New Engl J Med，2005，352（10）：1011-1023.

[16] Arnold J，Sangwaiya A，Bhatkal B，et al. Hepcidin and inflammatory bowel disease：dual role in host defence and iron homoeostasis [J]. Eur J Gastroenterol Hepatol，2009，21（4）：425-429.

[17] Oustamanolakis P，Koutroubakis I E，Messaritakis I，et al. Serum hepcidin and prohepcidin concentrations in inflammatory bowel disease [J]. Eur J Gastroenterol Hepatol，2011，23（3）：262-268.

[18] Mecklenburg I，Reznik D，Fasler-Kan E，et al. Serum hepcidin concentrations correlate with ferritin in patients with inflammatory bowel disease [J]. J Crohns Colitis，2014，8（11）：1392-1397.

[19] Bergamaschi G，Di Sabatino A，Albertini R，et al. Serum hepcidin in inflammatory bowel diseases：biological and clinical significance [J]. Inflamm Bowel Dis，2013，19（10）：2166-2172.

[20] Suega K，Widiana G R. Predicting hepcidin level using inflammation markers and iron indicators in patients with anemia of chronic disease [J]. Hematol Transfus Cell Ther，2019，41（4）：342-348.

[21] Weiss G，Ganz T，Goodnough LT. Anemia of inflammation [J]. Blood，2019，133（1）：40-50.

[22] Marro S，Chiabrando D，Messana E，et al. Heme controls ferroportin1（FPN1）transcription involving Bach1，Nrf2 and a MARE/ARE sequence motif at position-7007 of the FPN1 promoter [J]. Haematol-Hematol J，2010，95（8）：1261-1268.

[23] Burpee T，Mitchell P，Fishman D，et al. Intestinal ferroportin expression in pediatric Crohn's disease [J]. Inflamm Bowel Dis，2011，17（2）：524-531.

[24] Laftah A H，Sharma N，Brookes M J，et al. Tumour necrosis factor alpha causes hypoferraemia and reduced intestinal iron absorption in mice [J]. Biochem J，2006，397（1）：61-67.

[25] Lucendo A J，Roncero O，Serrano-Duenas M T，et al. Effects of anti-TNF-alpha therapy on hemoglobin levels and anemia in patients with inflammatory bowel disease [J]. Dig Liver Dis，2020，52（4）：400-407.

[26] Martin J，Radeke H H，Dignass A，et al. Current evaluation and management of anemia in patients with inflammatory bowel disease [J]. Expert Rev Gastroenterol Hepatol，2017，11（1）：19-32.

[27] Battat R，Kopylov U，Szilagyi A，et al. Vitamin B12 deficiency in inflammatory bowel disease：prevalence，risk factors，evaluation，and management [J]. Inflamm Bowel Dis，2014，20（6）：1120-1128.

[28] Bermejo F，Algaba A，Guerra I，et al. Should we monitor vitamin B12 and folate levels in Crohn's disease patients? [J]. Scand J Gastroenterol，2013，48（11）：1272-1277.

[29] Giannadaki E，Potamianos S，Roussomoustakaki M，et al. Autoimmune hemolytic anemia and positive Coombs test associated with ulcerative colitis [J]. Am J Gastroenterol，1997，92（10）：1872-1874.

［30］Wang Z，Zhou Y，Liu Y. Concurrent inflammatory bowel disease and myelodysplastic syndrome：report of nine new cases and a review of the literature [J]. Dig Dis Sci，2008，53（7）：1929-1932.

［31］Harewood GC，Loftus EV，Tefferi A，et al. Concurrent inflammatory bowel disease and myelodysplastic syndromes [J]. Inflamm Bowel Dis，1999，5（2）：98-103.

［32］Beaugerie L，Brousse N，Bouvier AM，et al. Lymphoproliferative disorders in patients receiving thiopurines for inflammatory bowel disease：a prospective observational cohort study [J]. Lancet，2009，374（9701）：1617-1625.

［33］Ghishan FK，Kiela PR. Vitamins and minerals in inflammatory bowel disease [J]. Gastroenterol Clin North Am，2017，46（4）：797-808.

［34］Bacchetta J，Zaritsky J J，Sea L L，et al. Suppression of iron-regulatory hepcidin by vitamin D [J]. J Am Soc Nephrol，2014，25（3）：564-572.

［35］Smith EM，Tangpricha V. Vitamin D and anemia：insights into an emerging association [J]. Curr Opin Endocrinol，2015，22（6）：432-438.

［36］Maria BS，Alvares GRd，Almeida BGLDS. Vitamin A and inflammatory bowel diseases：from cellular studies and animal models to human disease [J]. Expert Rev Gastroenterol Hepatol，2019，13（1）：25-35.

［37］Soares-Mota M，Silva TA，Gomes LM，et al. High prevalence of vitamin A deficiency in Crohn's disease patients according to serum retinol levels and the relative dose-response test [J]. World J Gastroenterol，2015，21（5）：1614-1620.

［38］Cunha MSBd，Siqueira EMA，Trindade LS，et al. Vitamin A deficiency modulates iron metabolism via ineffective erythropoiesis [J]. J Nutr Biochem，2014，25（10）：1035-1044.

［39］Saibeni S，Cattaneo M，Vecchi M，et al. Low vitamin B6 plasma levels，a risk factor for thrombosis，in inflammatory bowel disease：role of inflammation and correlation with acute phase reactants [J]. Am J Gastroenterol，2003，98（1）：112-117.

［40］McLean E，Cogswell M，Egli I，et al. Worldwide prevalence of anaemia，WHO Vitamin and Mineral Nutrition Information System，1993-2005 [J]. Public Health Nutr，2009，12（4）：444-454.

［41］Dignass AU，Gasche C，Bettenworth D，et al. European consensus on the diagnosis and management of iron deficiency and anaemia in inflammatory bowel diseases [J]. J Crohns Colitis，2015，9（3）：211-222.

［42］Kaitha S，Bashir M，Ali T. Iron deficiency anemia in inflammatory bowel disease [J]. World J Gastrointest Pathophysiol，2015，6（3）：62-72.

［43］Gasche C，Ahmad T，Tulassay Z，et al. Ferric maltol is effective in correcting iron deficiency anemia in patients with inflammatory bowel disease：results from a phase-3 clinical trial program [J]. Inflamm Bowel Dis，2015，21（3）：579-588.

［44］Seril D N，Liao J，Ho K L，et al. Dietary iron supplementation enhances DSS-induced colitis and associated colorectal carcinoma development in mice [J]. Dig Dis Sci，2002，47（6）：1266-1278.

［45］Jimenez K M，Gasche C. Management of iron deficiency anaemia in inflammatory bowel disease [J].

Acta Haematol，2019，142（1）：30-36.

[46] Khalil A，Goodhand J R，Wahed M，et al. Efficacy and tolerability of intravenous iron dextran and oral iron in inflammatory bowel disease：a case-matched study in clinical practice [J]. Eur J Gastroenterol Hepatol，2011，23（11）：1029-1035.

[47] Akhuemonkhan E，Parian A，Carson K A，et al. Adverse reactions after intravenous iron infusion among inflammatory bowel disease patients in the United States，2010-2014 [J]. Inflamm Bowel Dis，2018，24（8）：1801-1807.

[48] Vaughn B P，Shah S，Cheifetz AS. The role of mucosal healing in the treatment of patients with inflammatory bowel disease [J]. Curr Treat Options Gastroenterol，2014，12（1）：103-117.

[49] Gasche C，Dejaco C，Waldhoer T，et al. Intravenous iron and erythropoietin for anemia associated with Crohn disease. A randomized，controlled trial [J]. Ann Intern Med，1997，126（10）：782-787.

[50] Liu S，Ren J，Hong Z，et al. Efficacy of erythropoietin combined with enteral nutrition for the treatment of anemia in Crohn's disease [J]. Nutr Clin Pract，2013，28（1）：120-127.

[51] Theurl I，Schroll A，Sonnweber T，et al. Pharmacologic inhibition of hepcidin expression reverses anemia of chronic inflammation in rats [J]. Blood，2011，118（18）：4977-4984.

[52] Asshoff M，Petzer V，Warr M R，et al. Momelotinib inhibits ACVR1/ALK2，decreases hepcidin production，and ameliorates anemia of chronic disease in rodents [J]. Blood，2017，129（13）：1823-1830.

[53] Poli M，Asperti M，Naggi A，et al. Glycol-split nonanticoagulant heparins are inhibitors of hepcidin expression in vitro and in vivo [J]. Blood，2014，123（10）：1564-1573.

[54] van Rhee F，Casper C，Voorhees PM，et al. A phase 2，open-label，multicenter study of the long-term safety of siltuximab（an anti-interleukin-6 monoclonal antibody）in patients with multicentric Castleman disease [J]. Oncotarget，2015，6（30）：30408-30419.

[55] Hashizume M，Uchiyama Y，Horai N，et al. Tocilizumab，a humanized anti-interleukin-6 receptor antibody，improved anemia in monkey arthritis by suppressing IL-6-induced hepcidin production [J]. Rheumatol Int，2010，30（7）：917-923.

[56] Song SN，Iwahshi M，Tomosuhi N，et al. Comparative evaluation of the effects of treatment with tocilizumab and TNF-α inhibitors on serum hepcidin，anemia response and disease activity in rheumatoid arthritis patients [J]. Arthritis Res Ther，2013，15（5）：1-10.

[57] Fatih N，Camberlein E，Island ML，et al. Natural and synthetic STAT3 inhibitors reduce hepcidin expression in differentiated mouse hepatocytes expressing the active phosphorylated STAT3 form [J]. J Mol Med（Berl），2010，88（5）：477-486.

[58] Zhang S P，Wang Z，Wang L X，et al. AG490：an inhibitor of hepcidin expression in vivo [J]. World J Gastroenterol，2011，17（45）：5032-5034.

[59] Sasu B J，Cooke K S，Arvedson T L，et al. Antihepcidin antibody treatment modulates iron metabolism and is effective in a mouse model of inflammation-induced anemia [J]. Blood，2010，115（17）：3616-3624.

［60］Hohlbaum A M，Gille H，Trentmann S，et al. Sustained plasma hepcidin suppression and iron elevation by Anticalin-derived hepcidin antagonist in cynomolgus monkey [J]. Br J Pharmacol，2018，175（7）：1054-1065.

［61］Schwoebel F，van Eijk L T，Zboralski D，et al. The effects of the anti-hepcidin Spiegelmer NOX-H94 on inflammation-induced anemia in cynomolgus monkeys [J]. Blood，2013，121（12）：2311-2315.

［62］Boyce M，Warrington S，Cortezi B，et al. Safety，pharmacokinetics and pharmacodynamics of the anti-hepcidin Spiegelmer lexaptepid pegol in healthy subjects [J]. Br J Pharmacol，2016，173（10）：1580-1588.

［63］Witcher DR，Leung D，Hill KA，et al. LY2928057，an antibody targeting ferroportin，is a potent inhibitor of hepcidin activity and increases iron mobilization in normal cynomolgus monkeys [J]. Blood，2013，122（21）：3433.

［64］Sheetz M，Barrington P，Callies S，et al. Targeting the hepcidin-ferroportin pathway in anaemia of chronic kidney disease [J]. Br J Clin Pharmacol，2019，85（5）：935-948.

［65］Fung E，Sugianto P，Hsu J，et al. High-throughput screening of small molecules identifies hepcidin antagonists [J]. Mol Pharmacol，2013，83（3）：681.

［66］邱骅婧，吴维，刘占举. 缺氧在肠黏膜炎症损伤过程中的病理生理机制 [J]. 世界华人消化杂志，2013，21（7）：591-596.

［67］Chen N，Hao C，Liu B C，et al. Roxadustat treatment for anemia in patients undergoing long-term dialysis [J]. N Engl J Med，2019，381（11）：1011-1022.

［68］Devalia V，Hamilton M S，Molloy A M，et al. British committee for standards in Haematology. Guidelines for the diagnosis and treatment of cobalamin and folate disorders [J]. Br J Haematol，2014，166（4）：496-513.

［69］Hlavaty T，Krajcovicova A，Payer J. Vitamin D therapy in inflammatory bowel diseases：who，in what form，and how much? [J] J Crohns Colitis，2015，9（2）：198-209.

第二十章

肛周病变

第一节　概　　述

CD 是累及全消化道的肠道慢性非特异性炎性疾病，直肠肛管是 CD 常见的累及部位。常见的 CD 肛周病变（perianal Crohn's disease，pCD）包括皮赘、溃疡、肛裂、痔、肛瘘、肛周脓肿、直肠阴道瘘、肛管直肠狭窄等（图 20-1）。

CD 的肛周病变临床表现多样，如出血、肛周肿痛、血性或脓性分泌物、排便困难、里急后重等。文献报道 pCD 发病率相差较大，儿童 pCD 的比例为 13.6%～62%。以色列随访 296 例儿童 CD 分析发现约 37% 的 CD 伴随肛周病变，其中 13.5% 为穿透性病变。成人 pCD 的发生率为 25%～80%。CD 肛瘘（perianal fistulizing Crohn's disease，pfCD）所占比例为 17%～34%，是 CD 的不良预后因素。70%～80% 的 pfCD 为复杂性肛瘘，治疗困难，即使通过内科和外科综合治疗，仍有

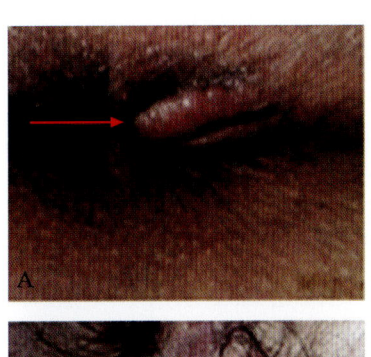
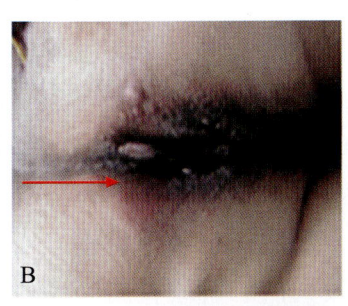
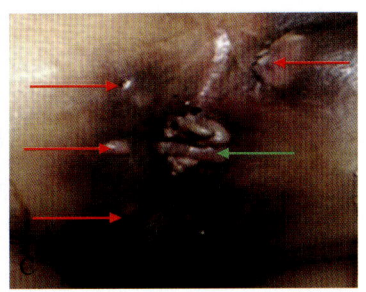
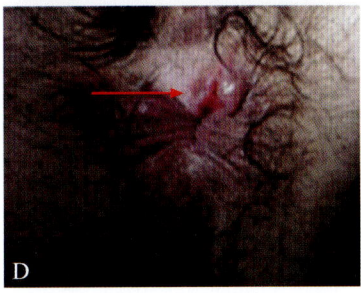
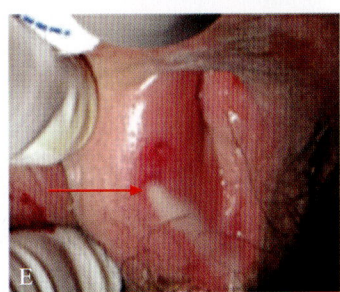

■ 图 20-1　肛周常见病变
A. 肥厚的皮赘；B. 肛周脓肿；C. 肛瘘（红色箭头示多发性外口；绿色箭头示皮赘）；D. 肛裂；E. 直肠阴唇瘘（可见脓液流出）

34% 的患者病情迁延反复，瘘管难以愈合，给 CD 患者带来沉重的疾病、经济和心理负担，严重影响生活质量。本章将从临床表现、影像学检查、诊断和治疗方面讲述 pCD 的主要内容，重点阐述 pfCD 的诊治。

第二节　克罗恩病肛周病变的评估

pCD 的评估应结合临床表现、体格检查、直肠腔内超声（endoanal ultrasound，EUS）、磁共振成像（magnetic resonance imaging，MRI）、麻醉下检查（examination under anaesthesia，EUA）等手段综合判断。

一、临床表现和体征

pCD 临床表现包括局部表现和全身表现。除肠道 CD 症状外，pCD 的局部表现包括血性或脓性分泌物、直肠肛门疼痛、出血、肛周硬结、排便困难、大便次数增多、大便急迫甚至失禁、里急后重等。当出现脓肿时，还可出现全身症状，包括畏寒、寒战、发热、全身乏力等。与一般肛周疾病相比，pCD 有自身的病变特征。详细的体格检查有助于判断 pCD 出现临床症状的主要原因，其主要包含肛门及周围皮肤视诊、直肠指检及必要时行 EUA 等内容。

（一）肛门及周围皮肤的视诊

直肠指检前需全面视诊，视诊可发现大部分肛周病变，例如皮赘、肛周脓肿、肛瘘的外口、肛裂、直肠阴道瘘瘘口、痔等。肛周肥厚的皮赘是 CD 的常见标志，图 20-1A 中可见肿胀肥厚而坚硬的紫暗色皮赘，常继发于肛裂或溃疡。图 20-1B 示肛周脓肿，脓肿局部皮肤粗糙，常表现为暗红色或紫红色肿块。与普通肛瘘不同，绝大部分 CD 瘘管较为复杂，一个或多个外口，多同时并发肛管直肠狭窄、疣状皮赘或直肠阴道瘘等（图 20-1C）。CD 肛裂常偏离中线，溃疡较宽、底深，通常无痛。若出现疼痛，应考虑是否合并脓肿或瘘管（图 20-1D）。CD 引起的直肠阴道瘘一般瘘管管径宽大，图 20-1E 中直肠阴道瘘阴道侧瘘口位于阴唇，有时可见粪水流出。约 12% 的 CD 患者中可见到较大的肛管或直肠溃疡，溃疡的边缘常水肿、不规则。痔是偶发的 pCD，常无症状，若伴发便秘或腹泻可引起痔的症状发作。

（二）直肠指检

若肛周视诊见包块、硬结或怀疑脓肿时，首先应行肛周皮肤触诊。皮肤红肿伴有波动感，压痛明显是肛周脓肿的重要临床征象。直肠指检动作轻柔，对于疼痛明显者可使用 2% 利多卡因胶浆局部麻醉和润滑后再行指检。示指从肛管缓慢进入直肠，环形触诊，注意直肠肛管黏膜有无肿物、波动感、直肠肛管狭窄、压痛、指套有无血染等，发现肛管直肠狭窄注意肿瘤和良性狭窄相鉴别，压痛常提示肛周脓肿、肛裂、血栓痔等病变，压痛伴有波动感提示肛周脓肿。部分因疼痛无法耐受的直肠指检患者是麻醉下指检的指征，其多在影像学检查基础上进行，并可同期行脓肿切开引流或肛瘘挂线。研究指出，通过麻醉下指检，经验丰富的结直肠外科医师对肛瘘和肛周脓肿的识别和分型诊断的准确率可高达90%。

二、影像学检查

影像学检查是评估 pCD 的重要手段，尤其是对瘘管、脓肿和肛管直肠狭窄等疾病的诊断、治疗、随访的评估具有重要意义。联合应用 EUA 和 EUS 或 MRI 中两种检查可以使 pfCD 诊断的准确率达到100%。

（一）盆腔 MRI

MRI 具有无侵袭性、准确、无辐射的特点，目前被推荐为 pfCD 影像学诊断及分类的首选方法。MRI 对软组织分辨率高，能清晰显示瘘管的走行、脓肿的位置和毗邻及病变与括约肌的关系，并且没有辐射损伤，同时还可以发现无症状肛周脓肿、肠道 CD 的病变部位和累及范围及有无腹腔积液等信息，其准确率为76%～100%。MRI T2 加权压脂成像序列高信号影像提示瘘管（图20-2），而在 MRI 成像上表现为 T2 加权成像序列高信号影像的消失提示影像学愈合。钆剂增强 T1 序列在积液或脓液和肉芽组织之间的鉴别具有重要的价值。

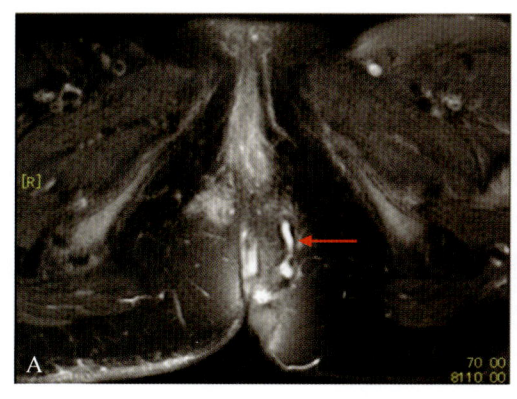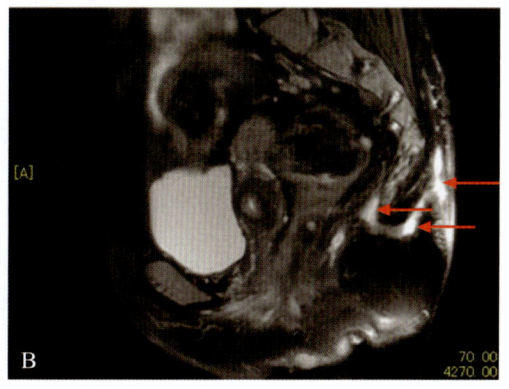

■ 图20-2　肛瘘 MRI 影像学表现

A. T2W1-FS，横截面，坐骨直肠窝可见高信号影的瘘管；B. T2W1-FS，矢状面，骶尾部可见高信号影，瘘管突破肛提肌进入肛管后深间隙并向上延伸

（二）EUS

EUS 也常被用于诊断 pfCD 及脓肿。EUS（通常频率为5～16 MHz）能较好地显示肛门括约肌复合体结构和识别内口，其准确率分别为86%～95% 和62%～94%，

缺点是由于其探测范围有限对坐骨直肠窝病变和肛提肌上脓肿显像不佳，同时操作可能给患者带来痛苦，且不能明确区分炎症和纤维化。前瞻性研究表明，以手术探查为标准，过氧化氢增强三维超声检查和MR诊断瘘管的符合率分别为81%和90%。经会阴超声检查较MR在肛管外阴瘘方面有一定的优势（88.9% vs 44.4%）。一项荟萃分析研究指出，MRI和EUS诊断pfCD的敏感性相当，前者特异性高于后者，两者检查方式的特点比较见表20-1。临床上根据检查设备的可用性、专业程度及pfCD的复杂程度选择合适的检查。

表 20-1 EUS 和 MRI 在 pfCD 诊断中的特点比较

	EUS	MRI
简单性肛瘘	+++	+++
复杂性肛瘘	++	+++
高位瘘管	++	+++
脓肿	++	+++
内口	+++	++
可用性	–/+++	+/++
费用	+++	+/++
准确率	62.5% ~ 95%	76% ~ 100%

（三）其他检查

瘘管造影和CT对pfCD的评估价值有限，因具有电离辐射，准确度较差，除去部分患者需要通过造影获取相关信息进行手术规划外，已较少用于pCD的检查。

三、内镜检查

内镜检查能够评估肠道CD的病变范围和严重程度，了解有无肛瘘内口、直肠肛管狭窄病变及恶性肿瘤。直肠乙状结肠炎症是持续性难愈合瘘管和直肠切除的危险因素，因此内镜检查评估直肠病变有助于制订肛周病变的预后及治疗方案。

四、肛周疾病活动度评分

推荐结合临床表现和影像学检查对肛周疾病活动度进行评估。肛周疾病活动指数（Perianal disease activity index，PDAI）可以对疾病活动程度进行量化评分。PDAI评分表详见表20-2。该评分标准包括分泌物、疼痛、性生活、肛周疾病类型及硬结5个方面，单项评分按严重程度分为0分至4分，最高总分为20分。PDAI总分＞4分提示活动性瘘管或存在局限性炎症反应，准确率达87%，可根据PDAI量化评价 pCD 的治疗疗效。Van Assche MRI 评分是结合肛瘘解剖学位置，从影像学角度评估肛瘘活动程度，其通过 MR 的 T2 加权序列高信号影反映瘘管、脓肿和直肠炎情况。总分值越高，提示炎性活动程度越高。MRI 对瘘管炎症活动的判断和疗效的评估较临床症状更准确客观，T2 加权成像序列高信号消失是 pfCD 影像学缓解的特征。但研究指出其与 PDAI 的相关性较差，随着瘘管管径变小，该评分对瘘管变化的敏感性下降，近期研究指出 MRI 检查瘘管长度的变化是评估疗效的重要预测因子。

表 20-2 肛周疾病活动指数（PDAI）评分表

分值	分泌物	疼痛和活动	性生活	肛周表现	硬结
0	无	无痛，无活动受限	无影响	没有或仅有皮赘	无
1	少量黏性分泌物	疼痛，活动不受限	轻度受限	肛裂或黏膜撕裂	较小
2	中量黏性或脓性分泌物	疼痛且活动部分受限	中等受限	肛周瘘管数 < 3	中等
3	较多的脓性分泌物	疼痛明显，活动明显受限	重度受限	肛周瘘管数 ≥ 3	较大硬结
4	粪便污液	很痛，活动严重受限	无法过性生活	肛管括约肌溃疡或瘘管形成，并明显的皮肤缺损	明显波动感或脓肿

第三节　克罗恩病肛瘘

在 CD 自然病程中，17% ~ 34% 的患者出现肛瘘病变，接近 10% 的 CD 患者以肛瘘为初始临床表现。重度活动度、病程长、结肠型 CD 是 pfCD 的高危因素，一项研究指出结肠型 CD 的肛瘘发生率是回肠型 CD 的 3 倍。pfCD 与一般肛瘘多由肛隐窝腺源性感染所致不同，肛管直肠任何部位的透壁性炎症、溃疡均可引起脓肿，脓肿自发引流形成瘘管，可穿透组织累及邻近器官（如阴道、膀胱等）和皮肤，皮肤是最常累及部位。

一、pfCD 的临床表现

肛周皮肤外口分泌物是 pfCD 的常见表现，合并肛周脓肿时可出现肛周红、肿、热、痛，一个或多个外口流出脓性分泌物的局部症状及发热、乏力等全身症状。无肛周脓肿形成的 pfCD 主要表现为肛周非脓性渗液及非急性肛周不适感，累及膀胱可出现尿路刺激征，累及阴道可出现阴道排粪排液表现。体格检查可发现肛周皮肤一个或多个外口分泌脓性或血性分泌物，皮肤红肿，压痛明显，可触及波动感等，部分患者直肠指检可触及内口。

二、pfCD 的分类

Park's 分型根据肛瘘的解剖位置将肛瘘分为 5 型，包括括约肌间型、经括约肌型、括约肌上型、括约肌外型和浅表型肛瘘。由于 pfCD 的复杂性，难以单独使用 Park's 分型对其进行分类，一般仅作为 pfCD 的解剖学参考，对实施手术具有帮助作用。目前临床普遍采用美国胃肠病学会（AGA）分类法，将 pfCD 分为简单性和复杂性两大类，详细见表 20-3。

表 20-3　AGA pfCD 分型

项目	简单性肛瘘	复杂性肛瘘
解剖位置	低位	高位
外口	单个	可能多个
肛周脓肿	无	可能有
直肠阴道瘘	无	可能有
肛管直肠狭窄	无	可能有

注：低位指瘘管通过肛门外括约肌的下 1/3，高位指瘘管通过肛门外括约肌的上 2/3

简单性肛瘘指低位肛瘘（包括浅表型、低位括约肌间型和低位经括约肌型），且仅有单个外口，不存在肛周脓肿、直肠阴道瘘及肛管直肠狭窄中的任意一种。

复杂性肛瘘指高位肛瘘（包括高位括约肌间型、高位经括约肌型、括约肌上型和括约肌外型），可存在多个瘘管、肛周脓肿、直肠阴道瘘及肛管直肠狭窄中的任意一种或多种。不同类型的肛瘘与治疗的选择与预后相关，简单性肛瘘通常对内科治疗反应良好，而复杂性肛瘘则需要内科、外科等多学科共同讨论制订治疗方案。

三、pfCD 的诊断和治疗前的综合评估

结合病史、临床表现、体格检查和影像学检查可对 pfCD 作出诊断，典型体格检查可发现肛周皮肤外口分泌物，伴或不伴有肛周疼痛，联合应用诊断手段可以提高 pfCD 诊断的准确性。

pfCD 治疗前需要综合评估病情，包括肛瘘的解剖位置、分型、肠道炎症等，主要手段包括 EUA、盆腔 MRI、EUS、内镜及 CT 等。相关检查详细见本章第二节，影像学检查对于简单性肛瘘的诊断不是必需的检查，但对于排除脓肿、判断瘘管的走形及解剖位置和制订手术计划具有重要的价值。

四、pfCD 治疗

（一）治疗目标和原则

pfCD 需要消化内科、结直肠外科及放射科等多学科综合评估治疗防范，pfCD 的短期治疗目标是脓肿引流和缓解临床症状。长期目标是减少瘘管分泌物、促进瘘管愈合、保护括约肌功能及避免直肠切除和永久性造口。一般无症状、不影响肛管直肠功能的 pfCD 无须治疗，有症状的常常需要药物和手术治疗。pfCD 的治疗首先是控制活动性感染（如脓肿或瘘管继发感染），然后评估肠道 CD 和瘘管的情况积极采取内科治疗，结合内科治疗反应再确定手术治疗方案。

（二）简单性肛瘘的治疗

1. 无症状的简单性肛瘘

无症状的简单性肛瘘一般不需要治疗，无肛周疼痛或瘘管分泌物，通常无须针对瘘管进行特别治疗。积极治疗肠道 CD，控制肠道疾病活动，许多患者继续维持无症状状态或瘘管自发愈合。

2. 有症状的简单性肛瘘

对于有症状的患者（例如肛周疼痛、瘘管分泌物），初始治疗包括口服抗生素（甲硝唑和环丙沙星）和针对克罗恩病累及的直肠黏膜炎症的治疗。研究认为抗生素的使用能减少 pfCD 患者的瘘管引流，促进瘘管闭合和症状改善。甲硝唑治疗（每日 1 000 ~ 1 500 mg）的瘘管愈合率为 0% ~ 56%，一般甲硝唑起始剂量为 500 mg，每日 2 次，根据患者的临床治疗反应和副作用及时调整用药剂量，甲硝唑不耐受患者可使用环丙沙星。一项纳入 112 例 pfCD 的荟萃分析中发现，与安慰剂相比，接受环丙沙星治疗的患者瘘管引流显著减少，闭合率增高。而甲硝唑和环丙沙星的治疗疗效并未见明显差异。随意停用抗生素则可能导致瘘管复发，所以对于甲硝唑或环丙沙星治疗 4 周后有反应（分泌物停止或瘘管闭合）的患者，应缓慢减量维持 4 周后再考虑停药。对于甲硝唑或环丙沙星治疗 4 周后无反应的患者，应该开始生物治疗或手术干预。随机对照研究发现，环丙沙星联合 IFX 的疗效好于单用 IFX，且中断抗生素的使用会降低疗效。

对于抗生素治疗有效，中途中断抗生素引起的瘘管复发的患者，可以继续接受抗生素治疗，疗程和初始治疗相同。对于初次治疗愈合后瘘管复发的患者，应该开始使用生物制剂进行治疗。

肛瘘挂线可用于简单性肛瘘，而对于非愈合、浅表性肛瘘并且括约肌累及很少的患者，瘘管切开术是一种替代选择，瘘管切开术完全打开瘘管，引流充分，在大多数研究中，瘘管切开术后的愈合率很高（80% ~ 100%）。对口服抗生素无效和（或）EUA 并引流挂线的简单性肛瘘按照复杂性肛瘘的治疗方法进行管理。

3. 复杂性肛瘘的治疗

（1）pfCD 伴肛周脓肿

一旦诊断 pfCD 并发肛周脓肿，应及时手术切开引流，脓肿不及时引流会导致周围间隙的感染和全身感染。脓肿形成明显时，引流切口应在波动感最明显处或已破溃外口周围切开。原则上切口应紧靠肛缘，以缩短潜在瘘管的长度并确保引流通畅。坐骨直肠间隙脓肿应根据脓肿的范围选择合适的切口（放射状或弧形），在肛周尽量靠近括约肌复合体外缘，切口大小适中，保证术后通畅引流为宜，必要时予多处对口挂线引流，引流时发现内口，应予留置引流性挂线。对于累及肛提肌上间隙的脓肿，判断脓肿播散途径，选择合适的引流切口。抗生素方案通常为每天 2 次 500 mg 甲硝唑口服（或环丙沙星 500 mg，每日 2 次）。当脓肿引流充分，感染控制后可以开始用 IFX 等生物制剂进行治疗，与单独应用 IFX 相比，挂线引流和 IFX 治疗组合导致更高的瘘管愈合率和更长的瘘管闭合持续时间。

（2）pfCD 不伴肛周脓肿

不伴脓肿的复杂性肛瘘需要综合治疗，方案包括采用择期 EUA、挂线和内科药物等。无脓肿的复杂肛瘘首先使用 IFX 等生物制剂和抗生素治疗，根据情况联合使用免疫抑制剂（硫嘌呤类药物或甲氨蝶呤）可提高 IFX 治疗 pfCD 的疗效。对 282 例 pfCD 进行为期 54 周的临床试验发现，与安慰剂相比，每 8 周给予 IFX（5 mg/kg）的患者瘘管闭合率更高（36% vs 19%）。与 IFX 单一疗法相比，IFX 与环丙沙星的组合可提供更多益处。在另一项纳入 76 例 pfCD 的研究中发现与 ADA 加安慰剂相比，ADA 联合环丙沙星有更高的临床反应率（定义为 12 周时瘘管减少 50%），生物制剂是长期治疗 pfCD 的首选。而硫嘌呤类药物（AZA 和 6-MP）可用作不能耐受或不希望使用 IFX 的替代疗法，或作为组合的一部分使用 IFX 治疗。与 IFX 或硫唑嘌呤单药治疗比较，联合治疗更能有效诱导 CD 患者症状缓解和肠黏膜愈合。维多珠单抗是一种 α-4-β-7 整合素单克隆抗体，在一项大型临床试验的亚组分析中，维多珠单抗对瘘管性 CD 效果更好，有望为治疗 pfCD 提供新的方法。没有明确数据显示乌司奴单抗对 pfCD 患者的益处。

远端直肠和肛管的存在活动性炎症是 pfCD 手术不良预后的危险因素，引流性挂线是存在直肠炎症时的首选治疗，引流性挂线可以使瘘管保持开放状态，在防止脓肿形成的同时，也避免切割括约肌。经过综合治疗，对于肠道 CD 缓解和 pfCD 瘘管闭合的患者，建议根据具体情况选择生物制剂和（或）免疫抑制剂维持治疗。如果采取包括剂量优化 IFX 在内的措施，瘘管仍未愈合，则可选择包括挂线更换、转换不同生物制剂治疗（如维多珠单抗）或其他手术治疗等。

（3）pfCD 合并难愈合瘘管

对于内科治疗失败的患者（肛周皮肤外口持续分泌物或影像学检查可见未愈合

瘘管），挂线引流基础上的确定性手术干预可改善长期预后。手术治疗的目标是在保持控便功能的同时闭合瘘管或将复杂的瘘管转变成靠近肛门，更易于管理的瘘管，从而减轻症状，提高生活质量。

1）手术时机

对于 CD 活动期急性疾病表现的肛周脓肿或瘘管继发感染，应立即挂线引流或置管引流，以缓解肛周症状，并给内科药物治疗创造条件。在 CD 活动期，伴营养不良和激素依赖时，实施手术会导致手术失败、排便失禁等灾难性后果，确定性外科手术应在 CD 缓解期进行，但最佳时机尚无定论。对于直肠炎症长期无法消退的患者，无法行确定性手术的，往往采用长期的引流性挂线保持瘘管引流通畅，缓解症状。无论是活动期还是缓解期手术均应遵循"损伤最小化"的原则，最大限度地保护肛门功能。

2）手术方式

手术方式的选择需考虑瘘管的解剖位置、类型和病程长短。手术选择包括简单的瘘管切开术、移除挂线伴或不伴其他处理、直肠黏膜瓣推移修补手术（endorectal advancement flap，ERAF）、经括约肌间瘘管结扎术（ligation of the intersphincteric fistula tract，LIFT）、肛瘘栓、纤维蛋白胶、局部间充质干细胞注射、转流性造口或永久性造口伴直肠切除术（特别是对于大便失禁的患者）。

有症状的简单性低位肛瘘可行肛瘘切开术，但女性前侧瘘应慎行，因为女性前侧的外括约肌较短，即使低位的瘘管切开术也有较高的肛门失禁风险。

长期的挂线引流使得瘘管局部纤维化，从而导致瘘管的愈合时间和闭合时间被延长，ACCENT Ⅱ研究中，IFX 治疗 2 周时移除挂线后脓肿复发率为 15%。故一般推荐挂线应至少维持到 IFX 诱导缓解疗程（第 6 周）结束后，再移除挂线可获得瘘管愈合。国内 CD 肛瘘诊断与治疗的专家共识推荐满足以下条件可考虑移除挂线：①挂线引流和生物制剂诱导治疗后 CDAI 显著下降；②局部瘘管周围红肿明显消退；③瘘管管径明显缩小，冲洗有阻力；④按压瘘管外口无明显脓性分泌物；⑤术前后影像学检查对比显示炎性病灶明显缩小。移除挂线应由结肠直肠外科医生和消化内科医师共同评估后决定。挂线取出后，通过外口分泌物量的减少评估瘘管闭合的程度，影像学检查（盆腔 MRI 或 EUS）也可以评估瘘管是否闭合及炎症状态。

ERAF 将一定厚度的直肠黏膜瓣（含黏膜、黏膜下层、部分或全部环肌层，肛侧起点须超过齿状线）覆盖内口高压区，形成牢固的抗感染屏障，促进瘘口闭合。ERAF 治疗 pfCD 疗效差异较大，瘘管闭合率为 34% ~ 64%。术前挂线引流、减少分泌物、生物制剂治疗活动期直肠炎可提高 ERAF 疗效。在一项纳入 35 个研究的系统评价中，平均随访 28.9 个月，ERAF 对 pfCD 治疗的成功率为 64%（33.3% ~ 92.9%），失禁率为 9.4%（0~28.6%），约 50% 的患者需要再次手术干预。理论上 ERAF 可以保护肛管正常解剖结构和肛门控便功能，出现肛门失禁可能和术中损伤近端肛门内括约肌，术后出现黏膜外翻，异常刺激肛管排便感受器相关。

肛瘘栓是由生物胶原制成的栓剂，结构和人类细胞外基质类似。将肛瘘栓从瘘管内口插入并填充瘘管，为瘘管组织细胞生长提供网状支架结构，促进局部组织修复，且该过程不影响括约肌结构。一项法国前瞻性、多中心、随机对照研究采用肛瘘栓和单纯移除挂线治疗 CDAI 低于 250 的 pfCD106 例，观察发现 12 周后肛瘘栓瘘管闭合与挂线引流相比无显著优势（31.5% vs 23.1%），但前者治疗复杂性 pfCD 疗效更好。疗效不甚理想的原因有隐匿脓肿形成、肛瘘栓移位、内口未完全闭合、多发瘘管或直肠炎症等。作为 pfCD 的一种治疗选择，预防移位和围手术期抗生素等药物治疗措施可能会增加手术成功率。

纤维蛋白胶由纤维蛋白原和凝血酶组成，两者注入瘘管混合后激活凝血酶，形成纤维凝块，诱导血管新生和成纤维细胞生长促进瘘管修复愈合。一项来自法国前多中心 RCT 研究纳入 CDAI < 250 的 pfCD77 例，纤维蛋白胶组 36 例，单纯移除挂线观察组 41 例，随访 8 周后纤维蛋白胶组的临床缓解率高于观察组（38% vs 16%），无肛门失禁报道。亚组分析显示多发瘘管、直肠炎症、内口 > 5 mm 是疗效欠佳的主要因素，首次治疗无效再次治疗也无效。而一项荟萃分析显示纤维蛋白胶治疗和传统手术治疗在复发率和便失禁发生率方面无差异。

LIFT 是处理经括约肌肛瘘的常见术式，它从括约肌间隙闭合内口并清除感染组织，避免损伤括约肌，常被用来治疗难治性或复发性肛瘘。肛瘘瘘管纤维化和肉芽组织能够结扎和横断是 LIFT 手术的基础，因而 pfCD 术前须行引流挂线，标记瘘管、引流脓肿和促进管壁上皮化。小样本的研究显示 LIFT 成功率为 56%~94%，瘘管长度与 LIFT 治愈率可能成反比，瘘管长度越长，复发的风险可能越大。肛瘘内口通常位于肛管高压区，研究显示 LIFT 联合生物补片可增加内口闭合强度，提高治愈率。

间充质干细胞具有高度的可塑性和免疫调节的特性。瘘管注射的间充质干细胞通过增殖、分化，增加瘘管愈合所需不同类型细胞的数量，促进创面愈合，是治疗难治性 pfCD 的新兴方法。欧洲一项多中心的三期随机、双盲、平行、安慰剂对照的临床试验（ADMIRE-CD，NCT01541579）报道了局部注射自体脂肪来源的间充质干细胞对 CD 复杂性肛瘘的疗效，该研究共纳入 212 例患者，24 周时症状缓解率治疗组和安慰剂组分别为 49.5% 和 34.3%（P = 0.024），未见干细胞相关副作用的报道，说明脂肪来源间充质干细胞 CD 复杂肛瘘是安全有效的。一项荟萃分析结果同样支持间质干细胞对 CD 复杂性肛瘘的治疗作用，并未增加患者的不良反应。目前还有多项临床研究评估间充质干细胞治疗 pfCD 的有效性，期待间充质干细胞治疗 pfCD

早日从临床研究进入临床应用，服务更多的患者。

转流性造口或直肠切除术加永久性造口是难治性 pfCD 的最后治疗手段。严重、复杂、难治的患者，可考虑转流性造口。转流性造口有助于控制难治性感染性并发症，待肛周瘘管情况得到改善后，可在造口术后 6 ~ 12 个月考虑造口还纳，但造口还纳术后复发的可能性较高。另外反复肛周病变导致直肠肛管狭窄，约 50% 的转流性造口最终变成永久性造口，部分症状严重的患者甚至需行直肠切除术加永久性造口。

五、pfCD 的疗效评估

临床医师可根据肛周症状及体格检查评估 pfCD 的疗效。国外有临床研究采用瘘管引流评估标准对 pfCD 的疗效进行判定，即如果指压后无液体外流则为瘘管闭合；如果在连续至少 2 次随访时，指压后一半或以上数目的瘘管无液体外流则为应答；如果连续至少 2 次随访时，指压后瘘管无液体外流则为瘘管愈合。PDAI 量化评价也可以作为 pfCD 的疗效判定工具。

pfCD 治疗缓解和症状改善判定的标准包括完全缓解、症状缓解、症状改善及影像学缓解。完全缓解是指症状和影像学完全缓解，症状缓解是指瘘管无疼痛和引流，症状改善是指在没有缓解的情况下，患者和医师判断疼痛和引流症状有意义的改善。不应将这种反应视为理想的结果，但有助于早期评估对治疗的反应。影像学缓解指影像学检查未发现任何瘘管道中存在炎症和任何脓肿。

第四节　其他肛周病变

一、肛周脓肿

CD 肛周脓肿与一般的肛周脓肿不同，肛管直肠任何部位的透壁性溃疡、肛裂或肛瘘瘘管引流不畅继发感染均可引起肛周脓肿，也可能来自感染的肛门隐窝结构。当患者出现肛门或直肠区域持续疼痛、发热或脓性分泌物时，应怀疑肛周脓肿。浅表肛门直肠脓肿可以通过体检来诊断，浅表脓肿表现为局部红肿，可触及压痛明显的肿块，伴或不伴有波动感（脓液形成）。深部脓肿可伴有会阴或骶尾部胀痛不适，如坐骨直肠窝脓肿、骨盆直肠间隙脓肿，诊断需结合体检和影像学检查，直肠指检压痛明显，可触及具有波动感的肿块，结合盆腔 MRI 或超声有助于鉴别诊断和评估病变部位、范围等。

外科引流是肛周脓肿最基本的治疗。CD 肛周脓肿的治疗包括尽快手术切开引流和抗生素（通常是甲硝唑和环丙沙星）治疗，若术中探查可见明确瘘管，引流挂线有助于持续引流。如果肛周脓肿与肛瘘相关，则参照伴有肛周脓肿的复杂性肛瘘处理，首要目标还是外科引流，控制感染。

二、肛裂

肛裂是在齿状线远端的肛管内壁溃疡，CD肛裂是继发于肛管黏膜炎症的溃疡，主要表现为出血，深大溃疡或肛门疼痛，排便时加重，也可能无症状，在pCD中占20%~30%。与一般的肛裂不同，CD肛裂的位置可偏离后中线，外侧和前侧较多见；多发肛裂、反复复发和难以愈合也是CD肛裂的特点。此外，可能存在肥厚水肿的皮赘，如果进行活检，常提示肉芽肿病变。临床怀疑肛裂可通过体格检查明确诊断，肛管视诊可见裂口，直肠指检可触及溃疡，并可诱发患者剧烈疼痛，检查动作需轻柔。

CD肛裂的治疗与一般人群相似，治疗的目标是促进溃疡愈合和改善症状。一般措施包括温水坐浴、止痛（如利多卡因胶浆）和应用局部血管扩张剂（硝苯地平或硝酸甘油），保持肛周清洁干燥，但避免过度擦拭或使用收敛剂清洁剂。如果一般措施治疗后溃疡不能愈合，可能需要额外的治疗，CD肛裂溃疡通常与CD潜在活动性炎症有关，应积极采用药物治疗控制炎症，慎行内括约肌侧切术或肛裂切除术，其存在括约肌损伤、大便失禁及难以愈合的风险，尤其是活动性直肠炎患者应避免手术。

三、痔

CD患者可能会出现痔，这与其CD的病变行为无关。痔通常出现出血或肛门脱出物，尤其是排便时加重。CD患者应避免行痔切除术，因为伤口愈合不良和肛门括约肌损伤的风险较高。治疗方式主要包括饮食调整、改变生活方式、坐浴、局部药物治疗等。

四、皮赘

肛周肥厚的皮赘是CD的常见标志，其发生与CD相关，但皮赘和CD疾病活动度是否存在关联仍存在争议。肛周皮赘通常有两种类型，一种是肿胀肥厚而坚硬的紫暗色皮赘，常继发于肛裂或溃疡。另一种为"象耳型"皮赘，呈宽大或狭长的息肉状突起，通常柔软无痛。伴有肠道炎症时皮赘会增大、水肿，通常是良性的，极少恶性变。非炎性皮赘一般无疼痛，无须治疗，更不应该切除，因为切除后伤口可能愈合不良，皮赘往往会复发。目前有研究认为，CD诊断不明确时，切除皮赘活检有助于CD诊断，约在30%患者中可发现具有CD特征性肉芽肿。通常情况下，皮赘无须切除。

五、肛管直肠狭窄

7%~9%的炎症性肠病患者会出现肛管直肠狭窄，往往提示预后不良。大多数肛管直肠狭窄无临床症状，仅在直肠指检或内镜检查时发现，诊断较其他肛周病变晚。肛管直肠狭窄常由直肠肛管持续性炎症导致，也可发生于内科治疗炎症消退后。狭窄位置主要位于齿状线附近，也可出现在肛管、中段或近端直肠，甚至部分患者狭窄较长，可累及整段直肠。评估肛管直肠狭窄时需明确肛管直肠狭窄口径、狭窄长度和位置及狭窄对内科治疗的反应。无症状的肛管直肠狭窄无须治疗；有症状者可采用气囊扩张、手指及器械扩张等方法扩肛治疗，通常需要反复多次扩张；在直肠炎症得到有效控制，但扩肛无效时，可行狭窄切开松解术，但仍无法切除狭窄，再狭窄比例高。严重狭窄者，可行直肠切除和粪便转流手术。

六、直肠阴道瘘

CD 是直肠阴道瘘发生的第二大病因，结肠病变严重、病程长是直肠阴道瘘发生的危险因素，其发病人数约为 pfCD 的 10%。临床表现为阴道排出气体或粪便，也可见阴道流脓性分泌物、会阴疼痛、性交疼痛及反复泌尿生殖系统感染。细致的体格检查有助于了解直肠阴道瘘瘘口的位置、数量、大小及有无合并其他病变等。一般结合临床表现和实验室检查可以明确直肠阴道瘘的诊断，必要时结合直肠内超声、MRI 等检查辅助诊断。

没有症状的 CD 直肠阴道瘘一般无须治疗。有症状的患者通常在包括抗感染、肠内营养、IFX 控制炎症等综合治疗下多可自行闭合。当内科治疗瘘口无法闭合时，须在炎症得到有效控制的情况下，方可考虑行手术治疗。手术方式有直接修补、纤维蛋白胶填塞、直肠或阴道推移瓣修补术、经腹结直肠吻合术或结肠肛管吻合术、网膜成形术等。目前尚无理想的手术治疗方式，术后易复发，复发率为 25%~50%，治疗困难，推荐内外科结合综合治疗。外科依然是治疗直肠阴道瘘的主要方式，手术方式需根据结合疾病严重程度、瘘口位置、数量、瘘管的复杂性及有无合并肠道狭窄等综合判断。

第五节　总　　结

pCD 复杂多样，病变迁延，尤其是 pfCD 给患者带来沉重的疾病、经济和心理负担，严重影响生活质量。pCD 多具有独特的局部特征，结合临床表现、影像学检查和 EUA，能提高 pCD 诊断准确率，同时也能为 CD 诊断提供思路，为多学科治疗提供依据。pCD 的治疗目标是缓解症状、改善生活质量、促进病变愈合、降低手术的干预频率、防止复发、避免永久性造口。随着内科治疗药物的更新，外科手术方式的改进和创新，间充质干细胞治疗的兴起，在消化内科、结直肠外科和放射科等多学科联合讨论的保障下，一定能为 CD 患者选择合适有效的治疗方案，把握治疗时机，进而有效干预并获得满意的疗效。

（谷云飞　吴现瑞　杜鹏　张宗进）

主要参考文献

［1］Lichtenstein G R. Emerging prognostic markers to determine Crohn's disease natural history and improve management strategies：a review of recent literature [J]. Gastroenterol Hepatol（N Y），2010，6（2）：99–107.

［2］Tanaka S，Matsuo K，Sasaki T，et al. Clinical advantages of combined seton placement and infliximab maintenance therapy for perianal fistulizing Crohn's disease：when and how were the seton drains removed? [J] Hepatogastroenterology，2010，57（97）：3–7.

［3］Sohani A，Kaiser A M. Endorectal advancement flap for crypto-glandular or Crohn's fistula-in-ano [J]. Dis Colon Rectum，2010，53（4）：486–495.

［4］Grimaud J C，Munoz-Bongrand N，Siproudhis L，et al. Fibrin glue is effective healing perianal fistulas in patients with Crohn's disease [J]. Gastroenterology，2010，138（7），2275–2281.

［5］Cirocchi R，Santoro A，Trastulli S，et al. Meta-analysis of fibrin glue versus surgery for treatment of fistula-in-ano [J]. Ann Ital Chir，2010，81（5）：349–356.

［6］Ellis C N. Outcomes with the use of bioprosthetic grafts to reinforce the ligation of the intersphincteric fistula tract（BioLIFT procedure）for the management of complex anal fistulas [J]. Dis Colon Rectum，2010，53（10）：1361–1364.

［7］Zhu Y F，Tao G Q，Zhou N，et al. Current treatment of rectovaginal fistula in Crohn's disease [J]. World J Gastroenterol，2011，17（8）：963–967.

［8］Karmiris K，Bielen D，Vanbeckevoort D，et al. Long-term monitoring of infliximab therapy for perianal fistulizing Crohn's disease by using magnetic resonance imaging [J]. Clin Gastroenterol Hepatol，2011，9（2）：130–136.

［9］Campari A，Giovanni M，Tonolini M，et al. Accuracy of transperineal ultrasound（TPUS）and magnetic resonance imaging（MRI）in the assessment of perianal Crohn's disease（CD）[J]. Dig Liver Dis，2011，433（3）：134–135.

［10］Horsthuis K，Ziech M L，Bipat S，et al. Evaluation of an MRI-based score of disease activity in perianal fistulizing Crohn's disease [J]. Clin Imaging，2011，35（5）：360–365.

［11］Villa C，Pompili G，Franceschelli G，et al. Role of magnetic resonance imaging in evaluation of the activity of perianal Crohn's disease [J]. Eur J Radiol，2012，81（4）：616–622.

［12］Abcarian A M，Estrada J J，Park J，et al. Ligation of intersphincteric fistula tract：early results of a pilot study [J]. Dis Colon Rectum，2012，55（7）：778-782.

［13］Siddiqui M R，Ashrafian H，Tozer P，et al. A diagnostic accuracy meta-analysis of endoanal ultrasound and MRI for perianal fistula assessment [J]. Dis Colon Rectum，2012，55（5）：576-585.

［14］Gecse K，Khanna R，Stoker J，et al. Fistulizing Crohn's disease：diagnosis and management [J]. United European Gastroenterol J，2013，1（3）：206-213.

［15］de Zoeten E F，Pasternak B A，Mattei P，et al. Diagnosis and treatment of perianal Crohn disease：NASPGHAN clinical report and consensus statement [J]. J Pediatr Gastroenterol Nutr，2013，57(3)：401-412.

［16］谷云飞. 肛周克罗恩病外科处理 [J]. 中国实用外科杂志，2013，33（7）：560-563.

［17］Bouguen G，Siproudhis L，Gizard E，et al. Long-term outcome of perianal fistulizing Crohn's disease treated with infliximab [J]. Clin Gastroenterol Hepatol，2013，11（8）：975-981.

［18］Sandborn W J，Feagan B G，Rutgeerts P，et al. Vedolizumab as induction and maintenance therapy for Crohn's disease [J]. N Engl J Med，2013，369（8）：711-721.

［19］Liu W Y，Aboulian A，Kaji A H，et al. Long-term results of ligation of intersphincteric fistula tract （LIFT）for fistula-in-ano [J]. Dis Colon Rectum，2013，56（3）：343-347.

［20］D'Ugo S，Franceschilli L，Cadeddu F，et al. Medical and surgical treatment of haemorrhoids and anal fissure in Crohn's disease：a critical appraisal [J]. BMC Gastroenterol，2013，13：47.

［21］李文儒，袁芬，周智洋. 克罗恩病肛瘘的影像学诊断 [J]. 中华胃肠外科杂志，2014，17（3）：215-218.

［22］Shenoy-Bhangle A，Nimkin K，Goldner D，et al. MRI predictors of treatment response for perianal fistulizing Crohn disease in children and young adults [J]. Pediatr Radiol，2014，44（1）：23-29.

［23］Dewint P，Hansen B E，Verhey E，et al. Adalimumab combined with ciprofloxacin is superior to adalimumab monotherapy in perianal fistula closure in Crohn's disease：a randomised，double-blind，placebo controlled trial （ADAFI）[J]. Gut，2014，63（2）：292-299.

［24］Gecse K B，Bemelman W，Kamm M A，et al. A global consensus on the classification，diagnosis and multidisciplinary treatment of perianal fistulizing Crohn's disease [J]. Gut，2014，63（2）：1381-1392.

［25］Su J W，Ma J J，Zhang H J. Use of antibiotics in patients with Crohn's disease：a systematic review and meta-analysis [J]. J Dig Dis，2015，16（2）：58-66.

［26］Schwartz D A，Ghazi L J，Regueiro M. Guidelines for medical treatment of Crohn's perianal fistulas：critical evaluation of therapeutic trials [J]. Inflamm Bowel Dis，2015，21（4）：737-752.

［27］Chidi V N，Schwartz D A. Imaging of perianal fistulizing Crohn's Disease [J]. Expert Rev Gastroenterol Hepatol，2015，9（6）：797-806.

［28］Singh S，Ding N S，Mathis K L，et al. Systematic review with meta-analysis：faecal diversion for management of perianal Crohn's disease [J]. Aliment Pharmacol Ther，2015，42（7），783-792.

［29］Uribe N，Balciscueta Z，Minguez M，et al. "Core out" or "curettage" in rectal advancement flap for cryptoglandular anal fistula [J]. Int J Colorectal Dis，2015，30（5）：613-619.

［30］D'Ugo S，Stasi E，Gaspari A L，et al. Hemorrhoids and anal fissures in inflammatory bowel disease [J]. Minerva Gastroenterol Dietol，2015，61（4）：223-233.

［31］Korelitz B I，Partiula B，Teagle K，et al. Increasing pediatricians' awareness of the association between anal skin tags and earlier diagnosis of Crohn's disease [J]. Inflamm Intest Dis，2018，3（1）：40-42.

［32］Zwintscher N P，Shah P M，Argawal A，et al. The impact of perianal disease in young patients with inflammatory bowel disease [J]. Int J Colorectal Dis，2015，30（9）：1275-1279.

［33］Vogel J D，Johnson E K，Morris A M，et al. Clinical practice guideline for the management of anorectal abscess，fistula-inano，and rectovaginal fistula [J]. Dis Colon Rectum，2016，59（12）：1117-1133.

［34］Chande N，Townsend C M，Parker C E，et al. Azathioprine or 6-mercaptopurine for induction of remission in Crohn's disease [J]. Cochrane Database Syst Rev，2016，10（10）：Cd000545.

［35］Graf W，Andersson M，Åkerlund J E，et al. Long-term outcome after surgery for Crohn's anal fistula [J]. Colorectal Dis，2016，18（1）：80-85.

［36］Panes J，Garcia-Olmo D，Van Assche G，et al. Expanded allogeneic adipose-derived mesenchymal stem cells（Cx601）for complex perianal fistulas in Crohn's disease：a phase 3 randomised，double-blind controlled trial [J]. Lancet，2016，388（10051）：1281-1290.

［37］Bouchard D，Abramowitz L，Bouguen G，et al. Anoperineal lesions in Crohn's disease：French recommendations for clinical practice [J]. Tech Coloproctol，2017，21（9）：683-691.

［38］Gomollón F，Dignass A，Annese V，et al. 3rd European evidence-based consensus on the diagnosis and management of Crohn's disease 2016：part 1：diagnosis and medical management [J]. J Crohns Colitis，2017，11（1）：3-25.

［39］Gionchetti P，Dignass A，Danese S，et al. 3rd European evidence-based consensus on the diagnosis and management of Crohn's disease 2016：part 2：surgical management and special situations [J]. J Crohns Colitis，2017，11（2）：135-149.

［40］Herman Y，Rinawi F，Rothschild B，et al. The characteristics and long-term outcomes of pediatric Crohn's disease patients with perianal disease [J]. Inflamm Bowel Dis，2017，23（9）：1659-1665.

［41］Lightner A L，Wang Z，Zubair A C，et al. A systematic review and meta-analysis of mesenchymal stem cell injections for the treatment of perianal Crohn's disease：progress made and future directions [J]. Dis Colon Rectum，2018，61（5）：629-640.

［42］Bemelman W A，Warusavitarne J，Sampietro G M，et al. ECCO-ESCP consensus on surgery for Crohn's disease [J]. J Crohns Colitis，2018，12（1）：1-16.

［43］Kotze P G，Shen B，Lightner A，et al. Modern management of perianal fistulas in Crohn's disease：future directions [J]. Gut，2018，67（6）：1181-1194.

［44］中国医师协会肛肠医师分会指南工作委员会. 肛周脓肿临床诊治中国专家共识 [J]. 中华胃肠外科杂志，2018，21（4）：456-457.

［45］Feagan B G，Schwartz D，Danese S，et al. Efficacy of Vedolizumab in fistulising Crohn's disease：exploratory analyses of data from GEMINI 2 [J]. J Crohns Colitis 2018，12（5），621-626.

［46］孙薛亮，王晓鹏，甄曙光，等 . 克罗恩病肛瘘保留括约肌手术研究进展 [J]. 中华炎性肠病杂志（中英文），2018，2（2）：131-134.

［47］克罗恩病肛瘘共识专家组 . 克罗恩病肛瘘诊断与治疗的专家共识意见 [J]. 中华炎性肠病杂志（中英文），2019，3（2）：105-110.

［48］El-Haieg D O，Madkour N M，Basha M，et al. Magnetic resonance imaging and 3-dimensional transperineal ultrasound evaluation of pelvic floor dysfunction in symptomatic women：a prospective comparative study [J]. Ultrasonography，2019，38（4）：355-364.

［49］Yan X，Zhu M，Feng Q，et al. Evaluating the effectiveness of infliximab on perianal fistulizing Crohn's disease by magnetic resonance imaging [J]. Gastroenterol Rep（Oxf），2019，7（1）：50-56.

［50］Tandon P，Rhee G G，Schwartz D，et al. Strategies to optimize anti-tumor necrosis factor therapy for perianal fistulizing Crohn's disease：a systematic review [J]. Dig Dis Sci，2019，64（11）：3066-3077.

［51］Deleon M F，Hull T L. Treatment strategies in Crohn's-associated rectovaginal fistula [J]. Clin Colon Rectal Surg，2019，32（4）：261-267.

第二十一章
感　染

第一节　概　论

CD 是一种病因不清楚、发病机制未明确、累及全消化道的慢性复发性炎症性疾病。疾病诊断时在综合临床表现、实验室检查等辅助检查的基础上，需要排除感染性结肠炎等结肠炎。

CD 本身存在免疫功能调节异常。在 CD 的治疗过程中，免疫调节药物的使用，包括 GCS、嘌呤类药物、MTX、钙调磷酸酶抑制剂（CsA 或他克莫司）、生物制剂（IFX、ADA 等）都在一定程度上抑制了机体的免疫应答功能，导致免疫功能有所降低。目前的研究显示，CD 治疗过程中使用免疫调节剂会增加感染的风险，包括机会性感染及潜伏性感染（表 21-1）。

表 21-1　IBD 药物相关感染

关联强度	药物	感染类型	患者风险	感染风险程度
关联确认	嘌呤类药物	病毒	所有患者，尤其是 EBV、CMV、VZV 血清阴性的患者	低
	抗 TNF 药物	分枝杆菌	所有患者，尤其是活动性结核发病高危区者	低
		细菌	所有患者，尤其是老年患者	老年患者高
	托法替尼	带状疱疹	所有患者，尤其是老年患者、亚洲人群、既往接受抗 TNF 治疗者	过高风险组高
关联不确定	抗 TNF 药物	术后感染	反复多次手术者	-
	维多珠单抗	术后感染	-	研究结果存在争议
关联未知	甲氨蝶呤	-	-	IBD 研究很少，但类风湿关节炎中感染风险轻度增加
	乌思奴单抗	-	-	IBD 研究很少，但类银屑病性关节炎中无感染风险

2014 年 ECCO 指南指出，机会性感染是在一般情况下致病能力受限或无致病力，而在其他疾病或治疗中产生的，诱发效应可引起严重疾病的微生物所致的进行性感染。潜伏性感染是指潜伏在体内的致病菌或条件致病菌在机体免疫功能低下时被激活引起的感染性疾病。CD 患者经治疗既可以出现机会性感染，也可以出现潜伏性感染被激活。部分病原体既可以引起机会性感染，也可以引起潜伏性感染再激活，结核分枝杆菌及其所致的结核病就是典型代表。无论是机会性感染还是潜伏性感染被激活，都会增加手术、住院的风险。因此，CD 相关的感染性疾病的诊断和治疗也是 CD 诊疗过程中的重点内容。

第二节　高　危　因　素

一、药物

首先，免疫抑制性药物的使用会增加 CD 患者感染发生的风险，包括细菌、病毒、寄生虫和真菌感染，特别是在免疫抑制剂联合使用的时候。但是，迄今没有资料明确提示哪种免疫抑制剂会导致哪种机会性感染。现有研究提示：GCS 的使用可能与真菌的感染相关，AZA 与病毒感染有关，而生物制剂的使用则与真菌及分枝杆菌的感染有一定的关系。但是，在 CD 的治疗过程中，上述药物通常联合使用，故在发生感染时，并不能明确区分是哪种药物导致的感染，可能是多种药物共同作用的结果。

目前，关于免疫抑制剂的使用可增加感染的循证医学证据大部分来源于风湿性疾病的研究，例如，GCS 治疗类风湿性关节炎可增加机会性感染的风险，且为剂量依赖性的。但是，在 CD 患者中并未发现 GCS 的使用与感染的发生呈剂量依赖关系。GCS 和 IFX 可增加 CD 术后腹腔内感染的风险，特别是在联合使用的时候。现有研究表明 IFX 可增加脓肿和细菌性肺炎的总感染率。而结核分枝杆菌感染仍然是 IFX 的严重潜在风险。IFX 的安全性存在剂量依赖，IFX 剂量超过 2.5 mg/（kg·w），重度感染发生率为剂量较小者的至少 4 倍。近期关于安全性和感染风险的研究表明，抗 TNF 药物在围手术期使用是安全的，不会增加术后感染的风险。最近有关新型生物制剂的研究表明：维多珠单抗（Vedolizumab），作为抗 α4β7 整合素单克隆抗体，引起机会性感染风险很低，比抗 TNF-α 药物更安全，但鉴于 2018 年的一例进行性多灶性白质脑病（PML）病例报道，临床医生应该警惕其可能。乌思奴单抗（Ustekinumab），作为一种针对 IL-12/IL-23（p40 亚型）的单克隆抗体，不会增加 IBD 患者的机会性感染风险。Janus 激酶抑制剂（AKI），如托法替尼（Tofacitinib），此类药物与带状疱疹的风险增加有关，特别是在高剂量时。

二、营养不良

机体处于营养不良的状态时，会影响免疫系统的有效应答，而免疫应答状况的不佳也会反过来影响患者的营养状况。营养不良会损害细胞免疫应答，下调细胞的吞噬功能，减少细胞因子的分泌，降低分泌性抗体的黏附与应答，影响补体系统的作用，进而增加感染发生的风险。

大部分CD患者都存在营养不良和微量元素的缺乏（包括锌、铜、硒），大部分具有营养不良风险的患者对于营养物质的消化吸收功能都欠佳。CD患者中营养不良的发生率较高主要与以下因素相关：体内各种炎症因子的增加导致的患者食欲较差；治疗药物与营养物质之间的相互作用，如GCS抑制肠道钙的吸收，促进肾脏的排泄，SASP抑制叶酸的吸收等；肠道的病变导致肠道吸收功能较差，如肠道菌群的过度生长引起的脂肪泻会导致脂溶性维生素及维生素B_{12}的吸收减少；疾病中梗阻并发症导致肠道营养物质及能量的摄入不足；回肠手术切除影响维生素B_{12}的吸收；空肠的病变或手术导致铁的吸收障碍；反复多次的手术导致的短肠综合征等。

体内外的研究都证实合并营养不良会损害细胞免疫应答。已有研究证实，在CD患者中，营养不良会增加感染相关的住院风险。目前对于营养状况的评估主要使用体重指数（BMI）和营养专家对于营养摄入和排出的量表计算，对于使用免疫抑制剂治疗前或手术治疗前的营养状况评估，BMI < 20 mg/m^{2}可能对于临床实践有一定的指导价值。

三、并发症

CD患者同时合并其他疾病也会增加感染相关的住院率，但是研究数据较少，尚需进一步研究。并且，对于有合并疾病的CD患者，免疫抑制剂的使用需要综合考虑。

四、年龄

随着年龄的增加，机体的免疫功能也逐渐减退，包括固有免疫应答和适应性免疫应答。例如化脓性细菌感染，特别是社区获得性肺炎或尿道感染，在老年人中的发生比率相对升高，但是结核分枝杆菌的感染则并未出现类似明显的差别。

对于CD患者，年龄已被证实为感染相关的独立危险因素。有研究显示，在CD患者中，年龄超过50岁的，机会性感染的比例明显增加。而与之相对的，在儿童的CD患者中，免疫抑制剂的使用也会增加机会性感染的风险，但是感染大部分为轻度感染。而对于年龄<1岁的婴儿CD患者，由于免疫系统发育不成熟，例如IL-10受

体的缺乏、调节性 T 淋巴细胞功能改变以及 FOXp3 蛋白水平的下调等导致免疫功能的缺陷，可以合并严重的感染，例如 EB 病毒诱导的淋巴组织增生异常等。

第三节　常　见　感　染

一、细菌性感染

（一）结核分枝杆菌感染

1. 概述

结核分枝杆菌也称结核杆菌，是结核病的病原菌。早期结核病的病死率较高，是全球重要的传染病，随着抗结核药物的广泛使用，结核病的发病率有所下降。但是近年来，随着免疫抑制剂的使用以及多重耐药菌（MDR-TB）和广谱耐药菌（XDR-TB）的出现，结核病的发病率又有上升趋势。结核主要好发于发展中国家，但是近年来，随着全球化的趋势以及艾滋病的流行，在经济发达地区，结核的发病率也有所上升。

（1）病史

CD 患者接受生物制剂、GCS、嘌呤类药物和 MTX 的使用均增加了结核发生的风险。在使用 TNF-α 拮抗剂治疗的患者中，潜伏性结核再活动（LTBI）的比例逐渐升高，且病情一般较普通人群更严重。研究显示，应用相当于泼尼松剂量 ≥ 15 mg/d，治疗时间超过 1 个月，可增加 LTBI 再活动风险，单独使用嘌呤类药物也可增加此风险，而嘌呤类药物与 GCS 和（或）TNF-α 拮抗剂联合用药比单药更易发生 LTBI。

（2）临床表现

TNF-α 拮抗剂用药后诱发的结核多为肺外结核，并易出现全身播散，以发热、CRP 升高为主，但病原学检测阳性率更低，使得结核病的诊断相对较困难。

（3）诊断

在 IBD 诊断时及拮抗 TNF-α 生物制剂使用前，均需要进行隐性结核筛查，筛查方法包括：结核接触病史、胸部 X 线甚至胸部 CT 检查、皮肤结核菌素试验（TST）以及 γ- 干扰素释放试验（IGRA）。其中，结核菌素试验是应用结核菌素进行皮肤试验来测定机体对结核分枝杆菌是否能引起超敏反应的一种试验。目前常用结核菌素纯蛋白衍化物（PPD），即 PPD 试验，皮试后红肿硬结直径超过 5 mm 即为 PPD 皮试阳性。PPD 试验检测灵敏度高，但是对于结核复发诊断特异性较差，对于接种过卡介苗的患者也会出现阳性反应。同时，对于长期使用免疫抑制剂的患者也会出现假阴性，如使用 GCS 治疗超过 1 个月、使用嘌呤类免疫抑制剂或 MTX 治疗超过 3 个月的患者。部分活动期 CD 也会出现皮试假阴性的现象。

与 PPD 试验相比，IFN-γ 释放试验（IGRA）检测的灵敏度和特异度较高，且不受卡介苗接种的影响。IGRA 通过采用酶联免疫吸附测定（ELISA）或酶联免疫斑点（ELISPOT）法定量检出受检者全血或外周血单个核细胞对结核分枝杆菌特异性抗原的 IFN-γ 释放反应，可用于结核菌潜伏感染的诊断，主要包括 QFT 和 T-SPOT 检查。QFT 主要采用 ELISA 方法检测上清液中 IFN-γ 的量，而 T-SPOT 则是采用 ELISPOT 方法检测分泌 IFN-γ 的细胞数，可避免与卡介苗和大多数非结核分枝杆菌抗原出现交叉反应，特异性较高。中华医学会结核病分会建议 PPD 和 IGRA 均可用于 LTBI 的筛查，对 PPD 阳性的患者可进一步采用 IGRA 协助确认。IBD 患者在诊断前应筛查隐性结核，特别是在启用 IFX 治疗前，建议单用 IGRA 或联合 PPD 进行结核的筛查。

（4）治疗

对于 TNF-α 拮抗剂、GCS（相当于泼尼松 ≥15 mg/d）治疗前进行的隐性结核筛查阳性者，需要给予 1~2 种结核杀菌药治疗，抗结核方案可以根据当地疾病流行情况及药敏来制订，在患者接受 TNF-α 拮抗剂或 GCS 治疗中应继续同样抗结核方案治疗 6 个月。

当患者在治疗过程中出现结核病活动时，需停用 TNF-α 拮抗剂和免疫抑制剂，并立即开始规范的抗结核治疗。而 GCS 是否可继续应用或需减量则需慎重权衡利弊或与感染科医师讨论后决定。对于因病情需要的患者，可在规范抗结核治疗 2~3 个月且患者结核相关指标改善后恢复使用 TNF-α 拮抗剂。

（5）预防

在启用 TNF-α 拮抗剂治疗前，使用包含异烟肼的抗结核治疗方案治疗 6~9 个月可有效预防结核的发生，其中 9 个月疗程的保护率达到了 90%，6 个月的保护率达到了 80%。利福平联合异烟肼每周 1 次给药治疗 3 个月的抗结核疗效与异烟肼每天 1 次的疗效相当，且严重副作用的发生率不高，可用于结核的预防治疗。对于既往有陈旧性结核病史的 IBD 患者是否需要预防性抗结核治疗，需结合患者既往治疗情况并与感染科医师讨论后决定。

（6）预后

对于合并结核感染的 CD 患者，尽管给予规范的抗结核治疗，但再恢复 TNF-α 拮抗剂治疗后出现结核的再次感染可能性仍不能排除，因此仍需密切随访。总体来看，如果能够早期发现和规范化治疗，结核的预后良好。

2. 艰难梭菌感染

（1）概述

艰难梭菌（c-diff）属于厌氧性细菌，常寄居在人的肠道里，在过度服用抗生素时，艰难梭菌的菌群生长速度加快，可引起伪膜性肠炎。

c-diff 主要通过粪 – 口途径感染，细菌产生的毒性产物 A 毒素（肠毒性）和 B 毒素（细胞毒性）是主要致病因素。c-diff 感染相关疾病（CDAD）的发生率逐渐上升，不仅在普通人群中，而且在活动性或非活动性 CD 患者中也有上升趋势。一项前瞻性研究发现，IBD 住院患者 c-diff 感染率为 7.6%，其中 CD 感染率为 5.5%，而 UC 感染率为 11.3，并且 c-diff 感染与 UC 表型相关，优势比（OR 值）为 2.2。研究表明吸烟和阑尾切除对 CDI 感染具有保护作用并能促进皮质类固醇治疗。艰难梭菌感染在 IBD 患者中常见，而临床症状及体征滞后且不典型，故应对所有可疑患者进行快速检测。

（2）病史

免疫抑制剂的使用可增加艰难梭菌感染率和 CDAD 的发生率。特别是 GCS 相对于其他免疫抑制剂而言可明显增加 IBD 患者中 CDAD 的发生率，而免疫抑制剂的长期维持使用也是 IBD 合并 CDAD 发生的独立危险因素。

（3）临床表现

艰难梭菌的感染可为无症状性感染，也可为暴发性凶险性感染。临床表现以水样腹泻、疲乏、腹痛、发热和白细胞增多为主。

（4）诊断

艰难梭菌感染的诊断方法多种多样，包括采用酶联免疫法（ELISA）和毒素中和试验（CCNA）检测粪便中的细菌毒素，以及谷氨酸脱氢酶抗原检测（GDH）或培养方法检测病原菌，也可以采用核酸扩增技术（NAT）来检测毒素基因，还有一些新的方法检测高毒性的菌株等。CCNA 对于毒素 B 的检测为 c.diff 感染检测的金标准，一般建议 NAT 和 ELISA 进行联合检测。内镜下表现并不能用于艰难梭菌感染的诊断，这主要在于仅有少部分感染会出现典型的伪膜性肠炎表现，且大部分感染时并没有出现内镜下典型的表现。然而，结合内镜下病变黏膜艰难梭菌培养阳性则能作出准确的临床诊断（图 21-1）。有报道提示合并 CDAD 的 IBD 患者中仅有 13% 有伪膜性肠炎的表现，故仅依据内镜诊断并不可靠。

（5）治疗

甲硝唑是艰难梭菌感染的一线治疗用药，200 ~ 250 mg qid 或 400 ~ 500 mg tid，10 ~ 14 天为标准疗程。口服万古霉素治疗 CDAD 疗效佳，特别是对于复发型 c.diff 感染或对甲硝唑耐药的菌株有效，125 mg q6h 口服，10 ~ 14 d 为标准疗程。为预防 c.diff 感染复发，建议万古霉素逐渐减量或间断用药，具体方法为 125 ~ 500 mg，持续 2 ~ 3 周。有研究显示，万古霉素和甲硝唑与其他抗生素（如利福昔明等）相比，在治疗轻中度 c.diff 感染的疗效方面无明显差别，但是对于重症 c.diff 感染或使用甲硝唑治疗后症状加重的患者，需要尽早改用万古霉素治疗。其他抗生素还有硝唑尼

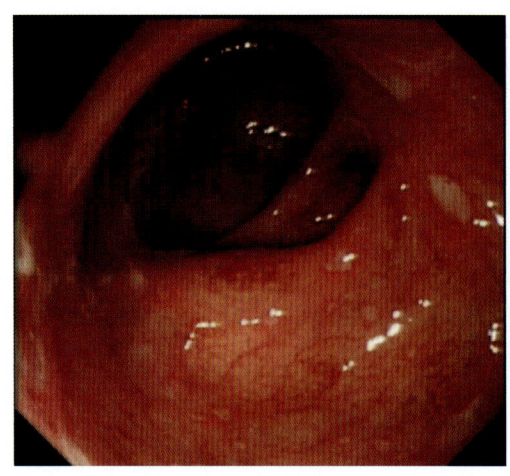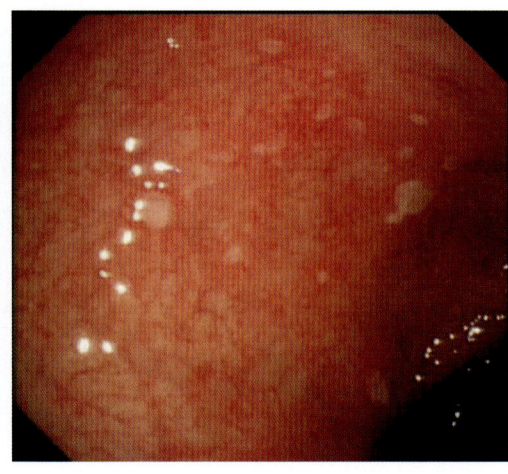

■ **图 21-1　假膜性小肠结肠炎**
如图确诊的回结肠型 CD，GCS 按标准剂量治疗后 2 个月余，症状逐渐缓解，结肠镜复查见黏膜愈合。其后 GCS 逐渐减量，并予硫唑嘌呤维持治疗，月余出现水样腹泻、疲乏、腹痛、发热和白细胞增多，结肠镜检查见结肠黏膜广泛充血水肿，散在点片状浅表灶，表面覆白苔，不易冲洗掉，取白苔行艰难梭菌培养呈阳性，以万古霉素抗艰难梭菌治疗 1 周后病情缓解

特、利福昔明、替加环素、非达霉素，均为二线治疗药物。

有研究显示联用免疫抑制剂和抗生素在治疗合并 CDAD 的 IBD 复发时，其手术、并发症（肠穿孔、中毒性巨结肠等）及病死率较单用抗生素治疗的患者要高，而且免疫抑制剂的联合使用也会增加 CDAD 感染后疾病预后不良的风险。故对于合并 CDAD 的 IBD 患者，免疫抑制剂的使用需要根据病情综合考虑。

（6）预防

经手传播是 c.diff 感染的重要途径，故通过手套或手卫生防护是防止院内感染的重要途径。我国研究显示普通肥皂液对于 c.diff 的清除效果最好，其次依次为抗菌肥皂液、季铵盐消毒湿巾、流动水、手消毒液 6 步洗手法。目前并不建议对于 c.diff 感染进行药物预防。对于怀疑有艰难梭菌感染的患者，建议采取适当的隔离措施避免交叉感染。

（7）预后

CDAD 的发生可延长 IBD 患者的住院时间、增加手术及病死的风险，故对接受 GCS、免疫抑制剂治疗的 IBD 患者须在病情反复和治疗效果不佳时及时排除 c.diff 感染。

3. 肺炎链球菌感染

肺炎链球菌是人体正常寄殖菌之一，属于链球菌科，为革兰氏阳性双球菌。肺炎链球菌是肺炎、脑膜炎、鼻窦炎及中耳炎的常见病原菌。免疫抑制剂治疗的 IBD 患者容易合并肺炎链球菌感染。已报道的在使用免疫抑制剂治疗的 IBD 患者中，肺炎链球菌感染为发生率最高的机会性感染。

因肺炎链球菌荚膜具有抗原性，目前已有相应的疫苗可用于预防肺炎链球菌的感染。目前有多糖疫苗（PPSV23，23 价，适用于 2 岁以上的适用人群）和蛋白结合疫苗（PCV，7 价或 13 价，适用 2 岁以下的婴幼儿）。免疫抑制剂开始治疗前，建议接种 23 价肺炎链球菌疫苗，但是免疫抑制剂会降低接种疫苗的应答，ECCO 建议在启用免疫抑制剂治疗前 2 周接种疫苗以预防该菌感染。其中对于既往未接种过肺炎链球菌疫苗的 19 岁以上的患者，在使用免疫抑制剂前，建议先接种一剂 13 价疫苗，8 周后再接种一次 23 价疫苗，第二针 23 价疫苗在 5 年后接种。而对于既往曾接种过 23 价疫苗的患者，13 价疫苗需要在最后一次 23 价疫苗接种后 1 年以上再接种。

肺炎和脑膜炎是肺炎链球菌感染时常见且严重的表现。对于使用免疫抑制剂治疗的患者合并肺炎链球菌感染时，治疗方案应覆盖肺炎链球菌，并应考虑细菌药敏试验结果、感染部位和抗菌药物的药代动力学等。青霉素是主要治疗的抗生素，但是青霉素的耐药性逐渐增加，故对耐药的致病菌，可考虑换用其他有效的抗生素（如第 3 代或第 4 代头孢等）。在肺炎链球菌活动性感染时，免疫抑制剂应考虑暂时停用。

4. 军团菌感染

军团菌是需氧革兰氏阴性杆菌，以嗜肺军团菌最易致病。免疫抑制剂的使用增加了军团菌感染发生的风险，特别是在 IFX 联用其他免疫抑制剂时。军团菌感染可导致军团菌肺炎，故对于免疫抑制治疗过程中出现的肺部感染，需要检查是否合并有军团菌感染。现已有免疫抑制剂治疗过程中严重军团菌感染的报道，感染的发生通常以免疫抑制剂治疗开始初 1 月居多。

目前尚无预防军团菌感染的疫苗，也无预防感染的药物治疗方法。军团菌感染诊断可以依据痰液中细菌培养，尿液中抗原的检查快速便捷，也可以进行呼吸道分泌物的直接荧光检测，分泌物的实时 PCR 检测也可应用，但是临床应用较少；急性期和恢复期血清中抗体滴度的改变也可诊断。大环内酯类或喹诺酮类可用于感染的治疗。在急性感染期，免疫抑制剂应暂时停用。对于在免疫抑制剂使用过程中出现军团菌的反复感染时，需考虑停用免疫抑制剂治疗。

5. 沙门菌感染

沙门氏菌属于肠杆菌科，是肠道革兰氏阴性杆菌，根据其抗原性可分为多个血清型，其中能致病的为伤寒杆菌、副伤寒甲杆菌、副伤寒乙杆菌。免疫抑制剂的使用增加沙门氏菌感染的风险，特别是沙门氏肠炎和伤寒的发生。抗 TNF 治疗的患者中已有沙门氏菌感染报道。建议患者在开始使用 TNF 拮抗剂治疗时应避免食用高风险食物，以减少新发机会性感染。感染早期主要为胃肠道表现，但可播散导致脑膜炎、毒血症、泌尿系统感染或关节炎发生等，注意饮食卫生，如不食用高风险食物如生鸡蛋、未消毒的牛奶、未煮熟的食物或肉类，可有效预防沙门菌的感染，同时接触农场或农场动物时也需要注意避免感染。诊断主要通过从粪便、血、尿中分离致病菌。

沙门菌感染可根据当地的疾病谱经验性使用喹诺酮类或三代头孢治疗，对于合并沙门菌感染的骨髓炎或化脓性关节炎时，在抗生素治疗的基础上，需要外科清创治疗。在感染的急性期，需要暂时停用免疫抑制剂治疗，待感染恢复后，才能考虑重新使用免疫抑制剂。

6. 李斯特菌感染

单核细胞增生李斯特菌属于乳酸杆菌属，为革兰氏阳性小杆菌，为人畜共患病的重要病原。李斯特菌系细胞内致病菌，T 细胞在清除本菌中起重要作用。免疫抑制剂使用可增加系统性或中枢神经系统感染的风险，特别是在使用 TNF-α 拮抗剂联合其他免疫抑制剂治疗时。发病儿童主要表现为脑膜炎及血流感染，成人主要表现为各种脏器的实质性病变。除临床表现外，确诊主要依据病原学检查。预防方法为：避免食用未消毒的奶制品、未煮熟的肉类、生的蔬菜以及烟熏的海产品等。诊断主要通过病原学培养。治疗方案包括阿莫西林、氨苄西林、或磺胺甲噁唑 / 甲氧苄氨嘧啶或万古霉素。在急性感染时，需要停用 IFX，对于感染恢复后，是否可以再次使用 TNF-α 拮抗剂，需要征求感染科医师的意见综合考虑，并在治疗过程中密切观察。

7. 诺卡菌感染

诺卡菌属细胞壁含分枝菌属，是广泛分布于土壤中的需氧性放线菌，为革兰氏阳性杆菌。可通过直接接触导致皮肤感染或经呼吸道感染引起坏死性肺部感染，也可经血液循环到脑导致中枢神经系统感染，且大部分发生在免疫功能低下的患者中。免疫抑制剂（特别是 IFX）的使用可增加系统性或皮肤诺卡菌感染的风险，特别是在 TNF-α 拮抗剂与 GCS 联合使用的时候更容易发生感染。已有报道在使用 GCS 或 TNF-α 拮抗剂的患者中出现皮肤、肝脏、肺部及神经系统的诺卡菌感染。预防措施包括：避免破损皮肤接触污染的土壤或吸入污染的尘埃空气。可以通过痰液、胸腔积液及支气管灌洗液的革兰氏染色及抗酸染色快速诊断，也可以进行病原学分离培养进行诊断。

诺卡菌感染的治疗可采用磺胺甲噁唑 / 甲氧苄氨嘧啶、头孢曲松钠、碳青霉烯类的单药或联合用药，治疗疗程推荐直至病变完全消失后才考虑停药。对于合并神经系统病变的免疫功能低下的患者，治疗疗程至少 1 年，对于需要长期使用免疫抑制剂治疗的患者，有建议抗生素的疗程无限期延长。对于感染恢复后是否需要重新启用 IFX 治疗，需要征求感染科医师的意见综合考虑，在治疗的过程中，也需要密切随访。

二、真菌感染

真菌广泛分布于自然界中，部分真菌分布与动物相关，部分真菌分布具有地区特异性。真菌是人类胃肠道的常驻菌，参与维持肠道微生态平衡。IBD 患者中真菌的感染率相对较低，目前关于阿达木治疗的大型临床研究发现真菌的感染约为1.8%，其中主要为假丝酵母菌或球孢子菌感染。近期研究提示 CD 中肺孢子菌感染的风险增加，特别是在 GCS 联用其他免疫抑制剂治疗时。

真菌感染因侵犯的部位不同可分为浅部真菌感染和深部真菌感染两大类。根据致病性的不同，又可分为条件致病菌和非条件致病菌。目前引起深部真菌感染的条件致病菌主要是念珠菌、曲霉和新生隐球菌。深部真菌病病情凶险且进展迅速，早期诊断及治疗十分关键。真菌的感染可侵及各脏器，并可侵犯中枢神经系统，合并肺部感染时病情较危重。例如隐球菌全身感染可导致隐球菌肺炎，但最常见的为隐球菌性脑膜炎。

为改善预后，真菌的诊断引入了分级诊断的理念，具体如下。拟诊（possible）：同时符合宿主发病危险因素、临床特征或微生物学检查依据者；临床诊断（probable）：同时符合诉诸发病因素、临床特征及病原学检查依据；确诊（proven）：无菌体液培养阳性或组织病理学检查阳性。真菌感染的诊断方法如表 21-2 所示。其中肺孢子菌是非典型真菌，支气管肺泡灌洗液（BAL）中检出阳性率高，血清中1,3-β-D 多聚糖的检出也有助于诊断，也可以在显微镜下观察有无肺孢子菌的孢子或囊泡。

表 21-2　真菌感染的诊断方法

病原体	培养	血清学	分子学	其他检查方法
肺孢子菌	−	−	+/−	直接观察 / 细胞学
白假丝酵母菌	+	（+/−）	（+/−）	
曲霉菌	+	+	−	临床指标 - 放射检查
组织胞质菌	+	+	（+/−）	放射检查 + 直接观察（组织学）/ 抗原检测
新型隐球菌	+	−	−	细胞学 / 抗原检测

治疗措施的制订需要综合考虑。根据感染部位、病情严重程度，对真菌感染的治疗策略也相应不同。浅部真菌感染可局部用药，而播散性深部感染应予静脉应用抗真菌药（治疗方案如表 21-3 所示）。确诊侵袭性真菌感染时，原则上应停用 GCS、免疫抑制剂、生物制剂等对机体免疫功能有抑制作用的药物。对于在使用免疫抑制

表 21-3　真菌感染的治疗方案

	首选方案	二线方案	疗程
肺孢子菌	甲氧苄氨嘧啶 + 磺胺甲噁唑	喷他脒	14 ~ 21 d
侵袭性白念珠菌	氟康唑	卡泊芬净	至少 14 d
非侵袭性非白色念珠菌	氟康唑	伏立康唑	2 周
曲霉菌	伏立康唑	两性霉素 B 脱氧胆酸盐	直至症状好转
组织胞浆菌	两性霉素 B 脂质体，继以伊曲康唑	两性霉素 B 脱氧胆酸盐	2 ~ 3 个月
新型隐球菌	两性霉素 B 脱氧胆酸盐	氟康唑	诱导治疗 10 周，巩固治疗（两性霉素 B 脱氧胆酸盐 +5- 氟胞嘧啶治疗 2 周，继以氟康唑 400 ~ 800 mg/d 治疗 8 周）

剂的过程中，机会性真菌感染反复发作的症状，需要认真评估 IBD 患者的病情和继续使用的利弊关系，应该考虑在疾病允许的条件下停用该免疫抑制剂治疗，而对于因病情需要不能停用该治疗方案的，考虑在使用免疫抑制剂的同时加用抗真菌的二线预防治疗以预防机会性感染的反复发作。

目前无预防真菌感染的疫苗，并不推荐真菌感染的一线预防，在二线预防则需要综合各科专家的意见再来考虑。

就肺孢子菌而言，目前尚无预防的疫苗。对于联合使用钙调磷酸酶抑制剂（环孢素或他克莫司）或 IFX 的三联免疫抑制疗法的患者，在患者可耐受的情况下，可使用标准剂量的复方磺胺甲噁唑进行预防性治疗。对于两种免疫抑制剂联用（特别是其中一种为钙调磷酸酶抑制剂）时，复方磺胺甲噁唑的预防治疗可酌情使用，也可使用甲氧苄氨嘧啶 – 磺胺甲恶唑（TMP–SMZ）进行预防治疗。

器官移植、肿瘤及 ICU 的患者在合并中性粒细胞减少时对假丝酵母菌或曲霉菌感染可进行二线预防措施，但是对免疫抑制剂治疗的 IBD 患者无须使用预防处理。对于长期免疫抑制剂治疗的患者，可以考虑给予一定的预防治疗，但是这也需要与专科医师讨论后再制订治疗方案。

专科医师对 IBD 患者的病情进行准确的评估，掌握好使用抗真菌药物及停用免疫抑制剂等抑制机体免疫功能的时机，可以最大限度地改善 IBD 患者合并真菌感染的预后。

三、寄生虫感染

目前为止，IBD 合并寄生虫感染的研究相对较少。寄生虫的分布具有较明显的地区特异性，目前无预防寄生虫感染的疫苗。如患者有疫区久居史或旅居史，可酌情予常规寄生虫筛查；如怀疑合并寄生虫感染，可酌情减少免疫抑制剂的用量；如寄生虫感染控制后，必须使用免疫抑制剂控制 IBD 病情，可请感染专科医师会诊必要时予二级预防。

（一）粪类圆线虫感染

类圆线虫为兼性寄生虫，主要分布在热带和亚热带、次为温带，寒冷地区多为散在流行。患者是主要传染源，主要通过皮肤或黏膜接触污染土壤而感染，在患者体内又可反复引起自身感染。人群普遍易感，机体具有效免疫应答者可清除感染。在疾病、营养不良或接受免疫抑制剂治疗的情况下，杆状蚴可在体内迅速发育成为具有侵袭力的丝状蚴，导致全身播散。合并肺泡出血的类圆线虫炎症感染常见于大剂量 GCS 或其他免疫抑制剂治疗时，且类圆线虫感染时约有 70% 出现嗜酸性粒细胞明显升高，故对于嗜酸性粒细胞明显升高时需要加以注意。

类圆线虫感染的临床表现不典型，确诊主要依据流行病学治疗、粪便检查以及血清学检查。对于来自流行区的免疫缺损者及长期使用免疫抑制剂者应进行筛查，以预防超高度感染。治疗推荐使用依维菌素，二线药物可选用阿苯达唑或甲苯咪唑。对筛检呈阳性和（或）不明原因的高嗜酸性粒细胞血症的患者，以及接触粪类圆线虫病史（旅行或居住疫情区）的患者，在开始免疫抑制治疗之前，最好使用伊佛霉素进行经验性治疗，阿苯达唑替代方案为 400 mg，每日 2 次，连续 3 d。驱虫前应避免使用免疫抑制剂以防感染扩散。对于部分血清学阴性的患者，应由专科医师根据其病史考虑是否也给予相应的治疗。

（二）弓形虫感染

弓形虫是专性寄生在细胞内的原虫，其滋养体呈弓形或新月形。猫和猫科动物是弓形虫的终宿主。先天性弓形虫病主要通过胎盘传播，后天获得性弓形虫病主要经口感染。人类对弓形虫普遍易感，职业、生活方式、饮食习惯等与弓形虫感染率有密切的关系。恶性肿瘤、器官移植、AIDS 以及接受免疫抑制剂治疗等免疫功能低下者均易感染本病，且多呈显性感染，常可引起中枢神经系统感染甚至全身播散性感染。

弓形虫可以侵犯人体任何组织或器官，最常见部位为脑、眼、淋巴结、心、肺和肝。其最基本的病理表现为细胞破坏，组织坏死及坏死组织周围有急性炎症反应，表现为水肿和单核细胞浸润。弓形虫的病的严重程度取决于虫体与宿主相互作用的结果。淋巴结肿大为最常见的临床发病类型，临床表现可类似传染性单核细胞增多症或巨细胞病毒感染，亦可表现为心肌炎、心包炎和心律不齐，也可侵犯呼吸道，引起支气管炎和肺炎。长期受到免疫抑制剂等医源性免疫损伤时，可导致潜在的感染激活，使原有的感染恶化，从而发生局部或全身性弓形虫病。

弓形虫的诊断较难，在组织、体液或细胞中找到滋养体可以明确诊断。高滴度抗体或2~3周后抗体滴度增长4倍以上，提示活动感染。但抗体阴性不能排除弓形虫病。目前用于治疗弓形虫病的药物主要有磺胺嘧啶、乙胺嘧啶、克林霉素和SMZ/TMP。这些药物可抑制速殖子增殖，但对包囊无效，因此本病的复发率高。预防主要通过控制传染源加强对家畜、家禽和可疑动物的检测和隔离，减少与猫、犬的接触，不吃不熟的肉类，加强卫生宣传教育和管理。

四、病毒性感染

（一）巨细胞病毒感染

1. 概述

巨细胞病毒（cytomegalovirus，CMV）亦称细胞包涵体病毒，是一种疱疹病毒组DNA病毒。由于感染的细胞肿大，并具有巨大的核内包涵体，故名。CMV在全球分布很广泛，但是高发地区主要为发展中国家或经济水平较低的国家。人群中CMV感染率较高，其中儿童的感染率达到10%~20%，而在成人该比例上升到40%~100%。在IBD患者中，依据目前的检测手段，CMV的感染报道约10%~43%，并且CD合并CMV结肠炎者较UC患者少。其中GCS难治性患者中，研究报道内镜组织标本免疫组化检出率达到20%~67%。

2. 病史

CMV的感染主要通过接触显性或隐性感染者的分泌物（唾液、尿液或宫颈分泌液等）。

3. 临床表现

CMV感染大部分为无症状性，临床表现主要为单核细胞增多综合征，可以影响到机体的任何器官，甚至导致严重的肝炎、结肠炎、食管炎、肺炎、脑炎和视网膜炎。尽管CMV在首次感染后可持续潜伏存在，但是在使用免疫抑制剂治疗的IBD患者中CMV相关的严重感染还是很少见的。CMV感染性结肠炎表现与UC或CD结肠炎加重或复发相类似，病情凶险，结肠手术切除率高。

4. 诊断

鉴于仅有很少一部分患者在CMV感染后有临床症状，故并不推荐IBD患者进行CMV的筛查，但是对于发生GCS抵抗的患者需要进行筛查。CMV感染检测的方法众多，包括CMV抗体的检测（CMV-IgG，CMV-IgM），CMV pp65抗原血症（每150 000个白细胞中CMV阳性细胞数≥1），病原学病毒培养（特异性高，敏感度低，但存在培养耗时长，无法进行病毒的定量等缺点）、qPCR（检测迅速，灵敏度高，可以进行定性或定量诊断以及对于中性粒细胞减少的患者也可以检测）等。组织病理学及免疫组化的方法对于组织或活检标本的诊断的特异性和灵敏度都很高。临床上常用的检测方法是通过 PCR 的方法检测外周血或组织中的 CMV-DNA 定量。对于 CMV 感染性结肠炎，结肠黏膜组织 HE 染色阳性伴免疫组织化学染色（immunohistochemistry，IHC）阳性，和（或）结肠黏膜组织 CMV-DNA qPCR 阳性为诊断的金标准，同时可以检测血中 CMV-DNA 定量，高滴度的病毒血症有助于 CMV 结肠炎的诊断。病毒载量超过 250 copies/ml 则认为是结肠炎 GCS 抵抗的预测因素。

IBD 患者结肠镜检查发现特殊内镜表现（黏膜脱失、深凿样溃疡、纵行溃疡、鹅卵石样改变、不规则溃疡）可提示 CMV 结肠炎，应常规行活组织检查并进行鉴别诊断。

5. 治疗

免疫抑制剂的使用可以导致 CMV 隐性感染的亚临床复发。有研究显示使用 GCS 或 6-MP 治疗的 UC 患者中常常有 CMV 感染的再激活，但是常常无须抗病毒治疗即可自愈，CD 患者中未见相关报道。因此在使用免疫抑制剂治疗的同时，亚临床或轻度症状性 CMV 感染是无须抗病毒治疗或中断免疫抑制剂疗程的，但是对于很少见的全身性 CMV 感染（CMV 相关的脑膜脑炎、肺炎、食管炎和肝炎等）需要积极抗病毒治疗，同时必须停用免疫抑制剂，全身感染预后较差，需要积极早期干预。

IBD 合并 CMV 感染时，若外周血 CMV-DNA qPCR 检测阳性 > 1 200 拷贝 /mL 者可考虑行抗病毒治疗。目前研究提示在重度结肠炎患者中，CMV 的检出率达到 21%~34%；而在 GCS 依赖或 GCS 抵抗的患者中则高达 33%~36%。故对于使用免疫抑制剂治疗的 GCS 抵抗型重度 UC 患者，在组织黏膜检查证实 CMV 感染时，需要立即开始抗病毒治疗，但是否停药或酌情减停，应个体化评估后决定。IBD 合并 CMV 结肠炎患者的抗病毒治疗疗程建议为 3~6 周，一般在更昔洛韦常规剂量静脉用药 3~5 天症状好转后，可改为口服治疗直至疗程结束，一般不少于 3 周。对于更昔洛韦不耐受或治疗不佳的，可改为膦甲酸钠治疗。

6. 预防

考虑到 CMV 以隐性感染为主，不推荐 IBD 患者进行 CMV 的筛查。据国外报道，GCS 抵抗的重度 UC 患者中 CMV 结肠炎比例为 20%~40%，因此 GCS 抵抗的患者需要进行筛查，以排除 CMV 结肠炎导致的疾病加重（图 21-2），同样在升级免疫抑制剂治疗方案前，需要进行病变部位组织的 PCR 或免疫组化的方法排除有无合并 CMV 感染。目前尚无 CMV 的疫苗，切断传播途径为相对有效的预防措施，考虑

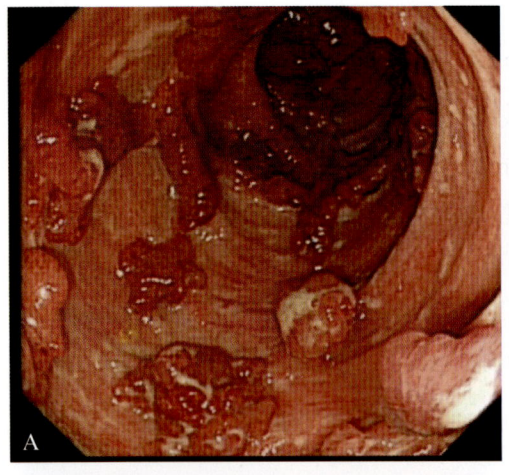

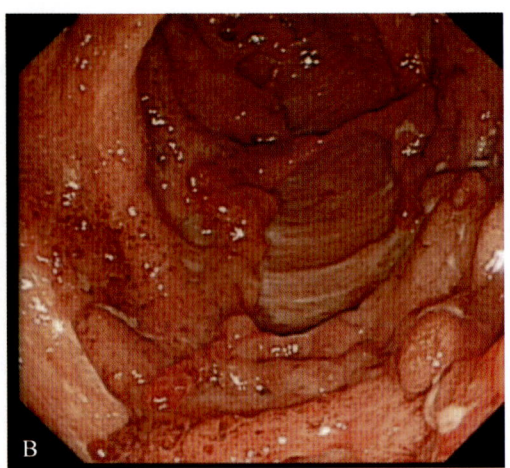

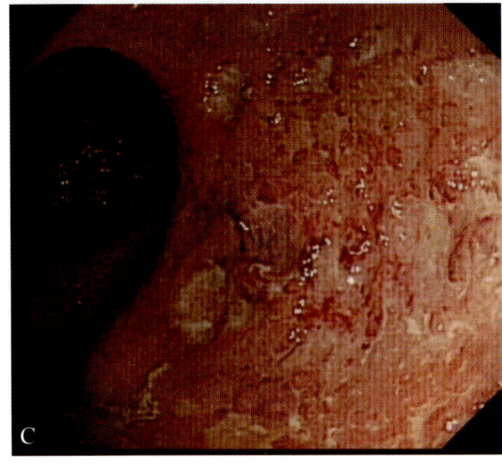

■ 图 21-2　活动期 UC 合并 CMV 感染
临床确诊为 UC（全大肠型，活动期，重度），以标准剂量的 GCS 治疗 1 月余，症状曾有缓解，然后迅速加重，结肠镜检查见全大肠黏膜广泛充血水肿糜烂及溃疡，伴散在大片黏膜缺失，外周血 CMV-DNA 定量分析明显增高，标准剂量更昔洛韦治疗有效

到抗病毒药物本身的毒副作用，因此并不推荐预防性抗病毒治疗。

7. 预后

机会性感染可加重 UC 病情，增加医疗花费、病死率，同时还是预后不良的危险因素，临床小数据统计分析，CMV 感染可导致重度 UC 对 GCS 抵抗，增加急诊结肠切除风险。熟悉 IBD 患者机会性感染的临床特点并早期发现，有助于改善疾病预后。

（二）肝炎病毒感染

1. 乙型肝炎病毒感染

（1）概述

乙型肝炎病毒（hepatitis B Virus，HBV）是嗜肝病毒科中的 DNA 病毒，在全球范围内流行，我国为 HBV 感染的高发地区。在 IBD 患者中，乙型肝炎病毒是常见的机会性病毒感染之一，但 IBD 患者中的 HBV 感染率与同地区的普通人群在统计学上无明显差异。IBD 合并肝炎病毒感染的患者，接受免疫抑制剂或生物制剂治疗时可能会导致肝炎病毒活跃复制、肝功能异常，甚至肝衰竭的风险。有研究提示，长期（＞3 个月）联合（≥2 种）免疫抑制剂是发生病毒再激活的危险因素。

（2）病史

乙肝病毒主要通过垂直传播、血液传播、性传播及医源性传播等胃肠外途径传播，被感染者通常有输血、文身等相关病史。

（3）临床表现

HBV 感染包括急性感染和慢性感染，感染时年龄与感染类型有很大关系。慢性乙型肝炎疾病早期主要为病毒血症及活动性肝功能损害，而在疾病后期，病毒复制减低，肝功能损害好转。而对于母婴传播的慢性乙型肝炎疾病早期主要为病毒复制但不伴有肝功能的损害的免疫耐受阶段。根据病情的严重程度可分为无临床症状的慢性活动性病毒性肝炎（ALT 升高 1.5~2 倍、HBV-DNA 阳转或 HBV-DNA ＞2 000 IU/mL）、急性肝衰竭（2 周内出现肝性脑病、出血倾向等肝功能失代偿的临床表现）及亚急性肝衰竭（2~26 周出血倾向等肝功能失代偿的临床表现）。

慢性乙型肝炎的暴发或再燃与病毒大量复制所致的高病毒血症有关，其中乙型肝炎再燃是机体对于 HBV 免疫应答增强，这也可以解释大部分乙型肝炎的暴发是在停用免疫抑制剂后，机体免疫功能反跳性增加，从而导致对于 HBV 免疫应答增强导致。

（4）诊断

IBD 患者在诊断 HBV 感染时都要进行 HBV 的检测（HBsAg，HBsAb，HBcAb），对于 HBsAg 阳性的 HBV 感染者需要进一步行 HBeAg、HBeAb 和 HBV-DNA 定量检测，也有研究建议对 HBsAg 阴性且抗 HBc 阳性的 IBD 患者筛查 HBV-DNA。

（5）治疗

对于隐性 HBV 感染（HBcAb 阳性，但 HBsAg 阴性）的 IBD 患者在使用免疫抑制剂治疗的时候，病毒活跃复制的概率很低，很少出现 HBV 感染的复发。因此除非 HBV-DNA 定量出现阳性，一般对于该类患者不推荐预防性抗病毒治疗，但是需要每 2~3 个月检测转氨酶水平（谷丙转氨酶、谷草转氨酶）、HBV 血清学标志物及 HBV-DNA 定量。

对 HBV 病毒携带者需进行预防性抗病毒治疗，应在用免疫抑制治疗前 1~3 周开始治疗直到停用免疫抑制剂后 6 个月终止抗病毒治疗。

对于 HBsAg 阳性的慢性乙型肝炎 IBD 患者，不管 HBV-DNA 病毒定量高低，都需要在使用免疫抑制剂治疗前抗病毒药物治疗、治疗过程中以及治疗停止后 12 个月内预防性使用抗病毒治疗，一般推荐在免疫抑制剂治疗开始前 2 周即开始预防性抗病毒治疗，一直延续到免疫抑制剂停用后 1 年。但是对于高病毒血症（HBV-DNA ＞2 000 IU/mL）的 HBV 感染者，需要按照 HBV 治疗的指南进行抗病毒治疗。治疗上首选核苷或核苷酸类似物（如恩替卡韦、替诺福韦），与其他抗病毒药物相比，起效快、抑制病毒作用强、耐药性低，用于抗病毒治疗疗效佳。干扰素作为 HBV 抗病毒的药物之一，并不推荐用于 IBD 患者的 HBV，主要是由于干扰素可加重 CD 病情，同时也可能会导致骨髓抑制白细胞降低的副作用。

（6）预防

确诊的 IBD 患者在进行 GCS、免疫抑制剂、生物制剂治疗前，都必须常规进行乙肝病毒感染标志物检测。

对于所有 HBV 血清学阴性（抗 -HBs 和抗 -HBc 均阴性）的 IBD 患者都要进行 HBV 疫苗的接种，其中 IBD 患者的 HBV 疫苗接种的应答率相对较低，难以获得抗 HBs 抗体的有效效价。这可能与 IBD 疾病免疫功能异常有关或者与疾病治疗过程中 TNF-α 拮抗剂等药物抑制机体免疫功能相关。因此，对于接种 HBV 疫苗不应答的 IBD 患者，疫苗剂量加倍、缩短接种间隔时间（0，1，2 个月）都可以提高患者的疫苗应答率。研究表明短时间的双剂量策略能达到更好的血清转化率。在 HBV 疫苗接种后 1~2 个月应进行 HBsAb 的检测。对于 IBD 患者，HBsAb 滴度 > 100 IU/L 可达到有效的血清学保护作用。随着时间的延长，HBsAb 的滴度也会逐渐下降，故在中 - 高度流行地区需要每 1~2 年监测 HBsAb 以评估 HBV 抗体的保护情况。

（7）预后

接受免疫抑制治疗的 HBV 感染者，可能会导致 HBV 活跃复制，轻者出现肝酶异常，重者出现肝功能衰竭，甚至死亡。出现肝衰竭患者，预后较差。

2. 丙型肝炎病毒感染

（1）概述

丙型肝炎病毒（hepatitis C Virus，HCV）是黄病毒科的嗜肝性的 RNA 病毒，在全球范围内，广泛流行，IBD 患者 HCV 感染率与普通人群比较无明显差异。免疫抑制剂的使用对于丙肝的疾病发展有一定的影响，目前研究提示免疫抑制剂的过度使用特别是大剂量 GCS 的使用可能会增加丙肝的病毒血症，促进肝纤维化进展，降低生存率。但是在 IBD 患者中，使用免疫抑制剂治疗的丙肝患者与未使用的患者在肝纤维化的进展中无明显的区别。免疫抑制剂的使用可能增加治疗 HCV 的药物的肝脏毒性作用，却并不明显损害 IBD 的丙肝疾病预后，但是同时合并乙肝病毒或获得性免疫缺陷病毒（HIV）感染时，会增加肝衰竭发生的风险。近期多项研究支持 IBD 患者在抗 TNF 治疗中使用新的无干扰素方案（雷迪帕韦 / 索非布韦联合或不联合利巴韦林）治疗丙肝是安全的，建议丙型肝炎患者无须停止抗 TNF 治疗。

（2）病史

HCV 主要通过血液传播、性传播、生殖传播及医源性传播等途径传播，被感染者通常有输血、文身等相关病史。

（3）临床表现

急性丙型肝炎常常为无症状，无明显黄疸；但约 85% 为慢性感染，其中约 20% 患者 20 年内可进展为肝硬化，发展为肝癌的概率也较高。

（4）诊断

对于 IBD 患者，丙肝抗体的筛查是有必要的，对于抗体阳性的患者，需进一步行 HCV–RNA 检查以明确诊断。

（5）治疗

合并丙肝感染的 IBD 患者，免疫抑制剂的使用并不是禁忌，目前尚未观察到免疫抑制剂使用过程中急性丙型肝炎的发生，故并不推荐在 IBD 治疗过程中停用免疫抑制剂。

我国目前主要的抗 HCV 方案为 PR 方案，即聚乙二醇干扰素 α（peginterferon alfa，PEGIFNα）联合利巴韦林治疗，此外欧美国家已上市一类新型直接抗病毒药物 DAA，推荐作为 IBD 患者的抗 HCV 治疗方案，而国内仍处于临床试验阶段。丙肝的常规抗病毒治疗在 CD 患者中并不推荐，因为其治疗方案中干扰素的使用可能会加重 CD。特拉普韦（Telaprevir）和博赛泼（Boceprevir）是治疗丙肝的新型蛋白酶抑制剂，在体内主要是通过细胞色素 P450 3A 代谢来发挥药效的，但是细胞色素 P450 3A 同时也是 CsA 和 FK506 代谢的关键酶。当特拉普韦和博赛泼使用时会显著增加 CsA 和 FK506 的血药浓度，故对于使用 CsA 或 FK506 治疗的 IBD 患者，特拉普韦和博赛泼的使用会显著增加不良反应的发生率，特别是严重的甚至危及生命的严重不良事件。因此丙肝治疗药物对于 IBD 的疾病病程及药物治疗效果有一定的影响，故对于合并丙肝的 IBD 患者，丙肝的治疗需要慎重对待，在进行 HCV 感染的抗病毒治疗前，需要充分权衡抗病毒治疗加重 IBD 病情的风险，以及药物间可能的相互作用，进行综合评估，并征求专科医生的意见综合考虑后制定合理的治疗方案。

（6）预防

对于确诊的 IBD 患者，在进行 GCS、免疫抑制剂、生物制剂治疗前，都必须常规进行丙肝病毒感染标志物筛查。目前不建议进行特异性的预防性治疗。尚无有效的丙肝疫苗或药物预防方法，故需要从传播途径等源头上预防，避免感染。

（7）预后

急性丙型病毒性肝炎干扰素抗病毒效果好，90% 患者可获得完全应答而彻底痊愈；慢性丙型病毒性肝炎病情相对较乙型病毒性肝炎为轻，经标准抗病毒方案治疗，有机会清除病毒获得痊愈。部分患者感染 20～30 年后可出现肝硬化或肝癌。在感染 HCV 的 IBD 患者中，抗病毒治疗延误对病毒活动性以及疾病进展的影响未见系统性报道。

（三）人类免疫缺陷病毒感染

人获得性免疫缺陷病毒（human immunodeficiency virus，HIV）作为艾滋病（acquired immune deficiency syndrome，AIDS）的病原体，是一种感染人体免疫系统细胞的逆转录病毒，主要通过逆转录酶将 RNA 转录为 DNA 整合到宿主细胞染色体中，通过多种细胞损伤机制破坏宿主细胞。HIV 感染主要通过病毒表面蛋白 gp120 与表达 CD4 的辅助 T 淋巴细胞（Th 细胞）、单核巨噬细胞和树突状细胞表面的 CD4 受体作用，协同作用受体还包括 CCR5 和 CXCR4。病毒感染后主要是导致 $CD4^+$ T 淋巴细胞的数量的减少和 $CD4^+$ T 淋巴细胞介导的细胞免疫应答的损害，当 Th 细胞下降到一定程度的时候，会导致 HIV 相关的感染和肿瘤的发生。同时 HIV 感染造成宿主免疫功能低下，加重 IBD 患者的免疫抑制状态，尤其是使用免疫抑制剂患者，可能引起其他机会性感染，而感染 HIV 的 IBD 患者的感染易感性取决于 HAART 抗病毒治疗效果，当 $CD4^+$ 计数 < 200/μL 感染风险明显增加。

HIV 主要通过性传播、血液传播、母婴传播及医源性传播。HIV 感染后主要经历急性感染期、无症状潜伏期以及症状性进展期。目前，随着高效抗逆转录病毒疗法（HARRT）的应用，可在一定程度上抑制病毒的复制。

IBD 患者无论是儿童还是成年患者都需要进行 HIV 检测，特别是免疫抑制剂治疗前。初筛主要检测 HIV p24 抗原或抗体，若怀疑感染，尚需进一步行 PCR 确证检测。对于合并 HIV 感染的 IBD 患者，可使用高效抗逆转录病毒疗法（HAART）进行抗病毒治疗，可以抑制病毒的复制，有利于机体免疫系统的重建。

对于合并有 HIV 感染的 IBD 患者，免疫抑制剂的使用并不是绝对禁忌证，但是当 HAART 抗病毒治疗无效时，有必要停止免疫抑制剂或者生物制剂的治疗。需要综合各专科专家的意见，考虑治疗方案。对于存在高危因素的患者，在病程中需要重复检测 HIV。

确诊为 IBD 的患者需要进行 HIV 检测，特别是免疫抑制剂治疗前。由于目前临床上暂无有效的 HIV 疫苗，因此 HIV 预防在 IBD 患者中与普通人相似，包括避免不洁性接触、静脉药瘾者避免共用针头等，对于有 HIV 暴露史的患者要及时进行暴露后的预防处理。

（四）水痘 - 带状疱疹病毒感染

水痘 - 带状疱疹（varicella-zoster virus，VZV）属于疱疹病毒科的 DNA 病毒，人是 VZV 的唯一自然宿主，皮肤上皮细胞是主要靶细胞。病毒借飞沫经呼吸道或接触感染进入机体。VZV 首次感染即为水痘，主要表现为发热和出现特征性的水疱脓疱疹。水痘在儿童中一般不严重，但是成人中发生的水痘病情常常较严重，可导致致命性肺炎，特别是在妊娠晚期更为严重。VZV 首次感染恢复后，病毒并未完全清除，可潜伏在背根神经节，在机体免疫力低下时可在此复发导致带状疱疹的产生，主要表现分布于躯干或面部、单侧、沿神经节分布的水疱样皮疹，疼痛剧烈。免疫功能不全患者水痘病情通常更严重，可导致水痘相关的肺炎、肝炎、脑炎和血液系统疾病等，疾病凶险。有研究显示：免疫抑制剂治疗的 IBD 患者中，水痘发生的风险明显提高，UC 风险比为 1.21，而 CD 为 1.61。同时，与一般人群相比，IBD 患者有更高的带状疱疹罹患风险，免疫调节药物如抗 TNF、联合治疗和泼尼松均被证明可独立地增加了带状疱疹的风险。且发生带状疱疹后遗神经痛的比例也大大提高。

血清学检查并不是诊断水痘或带状疱疹的有效手段。病变部位特征性水痘对于诊断具有重要的价值，而 PCR 具有灵敏度和特异度高的特点，可作为确诊的手段。其他检测手段包括快速抗原检测、Tzanck 试验、电子显微镜技术（后两种检测技术不能区分 VZV 和 HSV）等也是有效的检测手段。目前也出现可检测 VZV-IgG 的商业化试剂盒，但是仍需要进一步改善以提高其灵敏度和可靠性。

对于怀疑有 VZV 感染的患者，在检查结果出来前即需要立即开始抗病毒治疗。VZV 抗病毒治疗的剂量要高于 HSV 感染，抗病毒药物中万乃洛韦（Valaciclovir）或泛昔洛韦（Famciclovir）具有较高的口服生物利用度而优于阿昔洛韦。对于水痘或带状疱疹现症感染的患者，不能加用免疫抑制剂治疗。对于在免疫抑制剂治疗过程中出现的 VZV 感染，需要立即开始抗病毒治疗，同时停用免疫抑制剂以避免严重并发症的发生。待水泡消失、体温恢复正常病情恢复后可考虑再次启用免疫抑制剂治疗。

目前已经有水痘减毒活疫苗接种来预防感染，水痘疫苗接种可有效预防严重水痘的发生。在 IBD 患者诊断时，对于既往未曾接种水痘疫苗的患者，需要追问既往有无水痘或带状疱疹感染病史，对于病史不明确或既往无感染的患者需要进行血清中 VZV 抗体（VZV-IgG）检测。对于血清学抗体阴性的患者，需要至少在启用免疫抑制剂治疗前 3 周完成两针水痘疫苗的接种（两针接种间隔 1 个月以上）。由于水痘疫苗为减毒活疫苗，因此在免疫抑制剂（包括大剂量的 GCS 治疗）治疗过程中，不能进行水痘疫苗的接种，必须在停用免疫抑制剂 3~6 个月后才可接种。而在使用免疫抑制剂的 IBD 患者中，带状疱疹疫苗的有效性和安全性尚未明确。但近期基于真实事件的研究表明，接受抗 TNF 治疗同时接受带状疱疹减毒活疫苗 42 d 后，未发现带状疱疹或急性水痘发生。一项针对抗 TNF 治疗同时接种带状疱疹减毒活疫苗的安全性大型随机对照试验（VERVE trial- NCT02538341）正在进行。2017 年 FDA 批准了一种新型佐剂非活重组疫苗 Shingrix，专为 50 岁以上的成人设计。新疫苗证实在一般人群中高效且具有良好的免疫原性，但在 IBD 人群尚无有效性和安全性数据。对于 VZV 血清抗体阴性、未接种过疫苗的且具有高危因素的 IBD 患者，当接触了水痘、带状疱疹等疱液时，需要在 10 d 内给予 VZV 免疫球蛋白（VZIG）治疗，同时需要继续观察至少 1 个月以防止水痘的发生。

（五）单纯疱疹病毒感染

单纯疱疹病毒（herpes simplex virus，HSV）属于疱疹病毒科，是人类最常见的病原体，人是唯一的自然宿主。根据抗原性的不同分为 1 型（HSV-1）和 2 型（HSV-2）。HSV-1 主要由口唇病灶获得，HSV-2 可从生殖器病灶分离到，主要通过接触含有疱疹病毒的疱液的直接接触传播。HSV 首次感染后，HSV 特异抗体 IgG 数月内都不会出现，并且并非为保护性抗体，而细胞免疫在控制病毒复制中发挥重要作用。HSV-2 血清阳性率主要与年龄、性别相关，女性中较高。

HSV 的感染一般为亚临床型，也会引起严重的感染，包括角膜炎、视网膜炎和脑炎。免疫功能不全的患者合并 HSV 感染的频率更高，感染严重程度更重，病变更广泛。有研究显示：与使用 5-ASA 治疗的 IBD 患者相比，使用 AZA 治疗的患者在病程中出现口腔及生殖器 HSV 感染的比例更高。而 HSV 的感染复发可能会导致严重的系统性感染，包括脑炎、脑膜炎、肺炎、结肠炎、食管炎，而这些感染常常比较凶险，病死率较高，需要加以关注，甚至于暴发性单纯疱疹性肝炎可能是全身播散性 HSV 疾病最初的临床表现。

体内检测到 HSV 抗体的阳性表示既往或近期有 HSV 感染，但不能作为确诊的手段，IBD 患者出现眼部及生殖器部位的症状对诊断有一定的参考作用，HSV 感染可以通过特征性的疱疹初步诊断。HSV 感染主要使用治疗剂量的更昔洛韦（Ganciclovir）或万乃洛韦（Valaciclovir）或泛昔洛韦（Famciclovir）抗病毒治疗。

HSV 感染临床症状常常较轻微，且大部分为自限性的，因此 HSV 感染并不是免疫抑制剂使用的禁忌证，并不需要停用免疫抑制剂或进行抗病毒治疗。但是对于有 HSV 现症感染时，最好不要加用免疫抑制剂治疗，因为这可能会加重感染，导致感染的扩散。

对于在免疫抑制剂治疗过程中，反复出现的口腔及生殖器 HSV 感染时，则需要抗病毒口服治疗。对于使用免疫抑制剂治疗的难治性 IBD 患者，当怀疑合并有 HSV 感染的结肠炎时，需要采用免疫组化或 PCR 的方法检测。免疫抑制剂治疗过程中，合并重度 HSV 感染时，需要及时抗病毒治疗如静脉使用阿昔洛韦或膦甲酸钠，同时停用免疫抑制剂直至疾病好转后才考虑重新使用。

目前尚无 HSV 的疫苗。在使用免疫抑制治疗前需要采集患者既往有无口腔、生殖器或眼睛的 HSV 感染病史，无须常规进行 HSV 抗体筛查。对于反复发作的 HSV 感染或既往已经间断使用抗病毒治疗的患者，可以给予抗病毒药物来抑制病毒的复制预防 HSV 感染，预防用药可以采用阿昔洛韦 400 mg bid 或伐昔洛韦 500 mg qd 或泛昔洛韦 250 mg bid 口服。

（六）EB 病毒感染

EB 病毒（Epstein-Barr virus，EBV），又称为人类疱疹病毒 4 型，普遍存在于自然界中。EBV 感染通常较迟，在青少年中约 40% 的患者未感染 EBV，但是到成年时，超过 90% 都感染过 EB 病毒。EB 病毒主要通过唾液传播，也可经输血传染。

EBV 首次感染后，可长期存在于体内的 B 淋巴细胞中，可无症状复发并具有传染性，外周血 EBV-IgG 阳性提示既往感染。目前认为 EBV 与多种疾病的发生有关，包括霍奇金淋巴瘤、非霍奇金淋巴瘤及其他肿瘤等。鉴于 EBV 感染的 B 淋巴细胞持续存在于循环系统中，并且表达低剂量的病毒基因，而细胞免疫（如 T 淋巴细胞的细胞毒作用）对于病毒活化的监视和清除转化的 B 淋巴细胞有重要的作用。因此，当器官移植等破坏了 T 淋巴细胞的免疫监视功能后，体内的 EBV 感染的 B 淋巴细胞大量增殖最终可导致淋巴细胞增多症或淋巴瘤（post-transplant lymphoproliferative disease，PTLD）的产生。有研究显示器官移植术后 1 年的 PTLD 的发生率明显增加。对于 IBD 患者而言，目前研究提示应用嘌呤类免疫抑制剂可增加淋巴瘤发生的风险，可能与 EB 病毒感染有一定的关系。

EBV 的感染表现多样，可以表现为临床非显性感染，也可以出现致命性严重感染。临床表现与发病年龄有关，如在幼儿中仅仅出现单核细胞增多，而在青少年及成人可出现传染性单核细胞增多症，以咽喉痛、发热及淋巴结增大为主要表现，也可出现黄疸和肝脾大、淋巴细胞和单核细胞增多和异形淋巴细胞的出现。急性感染通常在 3~4 周后恢复，大部分患者无后遗症，但是对于少数有潜在免疫功能不全的患者可能会导致脾破裂、呼吸道梗阻及神经系统并发症等。同时，EBV 感染时要高度警惕发生巨噬细胞活化综合征（marcrophage activation syndrome，MAS）和噬血淋巴组织增生症（hemophagocyticlymphohistocytosis，HLH）。

针对病毒衣壳抗原（VCA）的 IgM 和 IgG 血清学检测提示 EBV 感染，EBV 核抗原 1（EBNA1）的 IgG 通常感染数周到数月后才出现。移植后 EB 病毒载量监测对于高风险造血干细胞移植或者血清学阴性实体器官移植受体的现在以及将来 EBV 相关性 PTLD 预测有高度敏感性，但特异性差。

EBV 的感染的治疗，阿昔洛韦并不能改善传染性单核细胞增多症。对于合并有呼吸道梗阻的患者，可酌情给予 GCS 治疗缓解症状。对于合并 EBV 感染时，需进行密切的临床观察评价，同时进行血常规、血涂片、肝功能及 EBV 血清学检测。对于在使用免疫抑制剂治疗过程中出现的 EBV 严重感染时，需要立即开始抗病毒治疗，同时需停用免疫抑制剂。抗病毒药物常使用更昔洛韦或膦甲酸钠，其较阿昔洛韦抑制病毒复制作用更强，但是其毒副作用相对较严重。对于出现 EB 病毒诱导的淋巴组织增生疾病时，治疗方案的制定需要综合多学科专家的意见，同时停用免疫抑制剂，如果停用免疫抑制剂后疾病未缓解或加重，对 CD20 阳性的 B 细胞淋巴瘤者可以考虑使用利妥昔单克隆抗体。

IBD 患者在使用免疫抑制剂药物治疗开始前建议进行 EBV 感染（EBV-IgG）的

检测。对于血清学抗体检测阴性的患者，目前更推荐使用 TNF-α 拮抗剂优于嘌呤类免疫抑制剂。目前尚无 EBV 的疫苗，在肾移植术后推荐预防使用阿昔洛韦或更昔洛韦预防性治疗，从而降低淋巴瘤发生的风险，但是在 IBD 中因合并淋巴瘤发生较少，尚未建议进行抗病毒的预防性治疗。

（七）人乳头瘤病毒感染

人乳头瘤病毒（human papillomavirus，HPV）感染是最常见的性传播疾病，它的流行分布与性别（女性多于男性）、地区（经济条件差的地方发生率高）、年龄、性行为以及病毒的种类等有关。女性 HPV 感染几乎都是通过性生活由男性伴侣传播的。目前有 40 余种 HPV 病毒通过性传播，根据致病性的强弱，可分为低危型病毒（可导致生殖器疣状增生）和高危型病毒（与高级别上皮内瘤变及生殖器肿瘤[宫颈癌]的生成有关）。

HPV 感染的诊断可以通过检测血清中特定类型病毒的抗体（IgG 和 IgA）进行初步检查，HPV-DNA 的 PCR 检测的特异性高。由于 HPV 感染通常是一过性的，常常在感染后 2 年内清除，故目前的诊断仅仅针对现症感染。

IBD 患者中的 HPV 感染率及潜在风险均明显高于普通人群，即使存在低水平的免疫抑制，如硫唑嘌呤，也会增加感染 HPV 的风险。其原因可能是长期甚至联合应用免疫抑制性药物诱发或者加重了 HPV 的感染，并且使 HPV 感染长期或者持续存在，导致 HPV 相关的宫颈癌发生的风险明显增加。研究表明 IBD 合并 HPV 更易发生直肠黏膜的异型增生，但目前的筛查指南不建议筛查肛门直肠 HPV 和异型增生。成年女性 IBD 患者，特别是接受长期或联合免疫抑制性药物治疗的患者，需要常规筛查 HPV，并定期进行宫颈刮片等检查。美国癌症学会推荐免疫功能不全的女性在诊断第一年需要进行两次筛查，随后每年进行 1 次筛查。HPV 的现症和既往感染并不是免疫抑制剂使用的禁忌证。但是，对于尖锐湿疣或大范围扁平疣的患者，需要考虑停用免疫抑制剂。

目前国际上已经有二价（针对 HPV16、HPV18）、四价（针对 HPV6、HPV11、HPV16、HPV18）和九价（针对 HPV6、HPV11、HPV16、HPV18、HPV31、HPV33、HPV45、HPV52、HPV58）这三种宫颈癌疫苗可以有效预防 HPV 感染，其中二价宫颈癌疫苗可以预防 75% 的 HPV 相关的宫颈癌，四价宫颈癌疫苗可以预防 85%~90% 的 HPV 相关的宫颈癌，九价的宫颈癌疫苗可以预防 95% 以上的 HPV 相关的宫颈癌。美国 CDC 建议 11 岁或 12 岁的男性和女性接种 2 次 HPV 疫苗。此疫苗接种最早 9 岁，最晚女性 26 岁，男性 21 岁。对于免疫抑制的患者，CDC 建议从 15 岁开始进行 3 次疫苗注射。由于宫颈癌疫苗均为非活菌疫苗，所以对于免疫抑制剂治疗的 IBD 患者也可以接种。

（八）流行性感冒病毒感染

流感病毒（influenza virus）即流行性感冒病毒，属于正黏病毒科，可造成急性呼吸道感染，可在空气中迅速传播，在世界各地可造成周期性大流行。可造成流行的包括 A 型和 B 型，其中 A 型中根据表面抗原的不同分为多个亚型，其中 H1N1 和 H3N2 会造成世界范围内的周期性流行。

流感的诊断主要是依据典型的临床表现（如畏寒、发热、乏力、鼻塞等呼吸道症状），依据当地流感流行的状况可作出临床诊断。进一步病原学诊断可进行：病毒培养、快速抗原检测、血清诊断、逆转录 –PCR 和免疫荧光技术等。流感的抗病毒治疗方法包括：金刚烷胺、金刚烷乙胺、扎那米韦、奥司他韦等。目前金刚烷胺和金刚烷乙胺的耐药性较高，故目前较少使用。静脉或者雾化扎那米韦被推荐用于复杂型流感以及奥司他韦抵抗性流感。对于怀疑或已证实流感病毒感染合并免疫抑制剂治疗的患者需要立即开始进行治疗，治疗可以根据当地流感病毒的分布情况及当地的指南进行经验性治疗。

在 IBD 患者中，免疫抑制剂的使用并不会明显增加流感发生的风险，但是会增加流感严重感染和严重并发症发生的风险。目前，每年进行流感疫苗的接种可有效预防流感病毒的感染，因此对于免疫抑制剂治疗的患者推荐使用。目前有两种类型的流感疫苗：减毒活疫苗（适用 5~49 岁的健康人群接种）和三价灭活疫苗（可适用于 6 个月以上的婴幼儿及所有人使用，包括使用免疫抑制剂的人群）。对于 IBD 患者，推荐每年接种三价灭活流感疫苗进行流感感染的预防。但是目前研究提示免疫抑制剂治疗的 IBD 患者，特别是在联用免疫抑制剂时，对流感疫苗接种的应答率较低。但是流感疫苗的接种在一定程度上还是可以预防 IBD 患者流感的发生，且 IBD 患者接种流感疫苗是相对安全的。

对于与流感患者密切接触时，奥司他韦和扎那米韦早期预防可减少症状性流感发生的风险。因此对于免疫抑制剂治疗 IBD 的高危患者，在密切接触流感患者后，可早期给予药物预防流感的发生。

附录 IBD 患者的疫苗接种策略

IBD 患者的疫苗接种策略	
一般人群疫苗接种	根据国家特定指南，执行常规疫苗接种计划，包括年龄特定疫苗（即流感疫苗、带状疱疹疫苗） 活疫苗在免疫抑制治疗中是禁止的
IBD 诊断确立	VZV 疫苗（如无水痘史，VZV 血清学阴性者需接种；免疫抑制治疗期间禁止接种） 乙型肝炎（血清学阴性者需接种） 流感（三价灭活疫苗） 人类乳头状瘤病毒

续表

IBD 患者的疫苗接种策略	
免疫调节剂使用前	肺炎球菌疫苗
每年	流感疫苗
复种	肺炎球菌多糖疫苗（每 5 年）
自由决定	旅游疫苗：听取相关专家的建议；活疫苗（如黄热病、脊髓灰质炎）在免疫抑制治疗期间禁用

（陈白莉　朱兰香　李明松）

主要参考文献

[1] Rahier J F，Magro F，Abreu C，et al. Second European evidence-based consensus on the prevention，diagnosis and management of opportunistic infections in inflammatory bowel disease [J]. J Crohns Colitis，2014，8（6）：443-468.

[2] Sokol H，Lalande V，Landman C，et al. Clostridium difficile infection in acute flares of inflammatory bowel disease：a prospective study [J]. Dig Liver Dis，2017，49（6）：643-646.

[3] Borman Z A，Cote-Daigneault J，Colombel J F. The risk for opportunistic infections in inflammatory bowel disease with biologics：an update [J]. Expert Rev Gastroenterol Hepatol，2018，12（11）：1101-1108.

[4] Sturm A，Maaser C，Calabrese E，et al. ECCO-ESGAR guideline for diagnostic assessment in IBD part 2：IBD scores and general principles and technical aspects [J]. J Crohns Colitis，2019，13（3）：273-284.

[5] Maaser C，Sturm A，Vavricka S R，et al. ECCO-ESGAR guideline for diagnostic assessment in IBD part 1：Initial diagnosis，monitoring of known IBD，detection of complications [J]. J Crohns Colitis，2019，13（2）：144-164.

第二十二章
克罗恩病患者的生育

第一节 概 述

CD 的发病高峰年龄为 15～30 岁，与生育年龄重叠。由于 CD 本身的疾病特点，与生殖能力、妊娠、分娩、哺乳等临床问题密切相关，而且治疗 CD 的药物也会或多或少地影响这些临床问题，同时，CD 患者的妊娠、分娩、哺乳等临床问题也影响 CD 的发生、发展和转归。因此，正确认识和规范化处理这一类临床问题关系着孕妇和胎儿的安全。多年来，妊娠合并 IBD 相关处理原则缺乏业内共识，直到 2015 年 12 月 11 日才由欧美 IBD 和妇产科专家组成的妊娠期 IBD 管理小组制定了《多伦多妊娠期炎症性肠病管理共识意见》，各位专家从妊娠与 IBD 的相互影响、妊娠期 IBD 复发的处理原则、妊娠期 IBD 诊断方法选择、妊娠 IBD 药物或手术治疗及产后母婴管理等各方面进行讨论并统一投票表决，根据投票数决定该项处理原则的推荐度。2015 年 ECCO 也提出了对 IBD 患者生殖及妊娠相关的共识意见，对规范化处理妊娠合并 IBD 这一特殊类型疾病有重要的临床指导价值。

第二节 性 功 能

一、CD 对性功能的影响

目前关于 CD 对性功能影响的研究尚不充分，尚未形成针对 IBD 患者性功能的评估标准和有效的应对手段。

CD 患者涉及的性健康问题包括生长发育、身体外形、性行为、性功能、生育力和怀孕。大部分现有研究表明，CD 的症状和病情活动会影响患者的性生活，尤其是女性。女性更易出现性交痛、性欲低下和月经异常等不适。相较于男性患者，女性患者的性生活次数明显减少，性欲减退。此外，药物治疗、手术治疗以及以抑郁为代表的疾病过程中产生的精神心理问题也对性功能有不同程度的影响。

二、药物治疗对性功能的影响

有研究表明 GCS 的使用对患者某些性功能有不利影响，但目前仍缺乏进一步研究。

三、手术治疗对性功能的影响

关于手术对 CD 患者性功能的影响目前仍有诸多未知。大部分的研究认为，手术对患者性功能并无显著影响或无直接关联，但少数研究认为手术因素可能对性功能既有消极影响也有积极影响，而程度与性别有关，也与手术的类型相关。部分研究报道 CD 女性患者术后性欲和性活动显著下降，而有的研究报道 CD 女性患者术后虽然性交痛明显增加，但性欲和性活动与术前无差别。普遍认为 CD 手术对男性患者的性生活影响较小。一些手术，尤其是盆腔手术，可能会导致男性 CD 患者出现射精丧失或逆行性射精等罕见并发症，但总体而言男性患者术后依然维持正常甚至更强的性功能。这可能与手术治疗改善了患者整体的身体健康和心理健康，从而使患者性欲增加有关。

四、精神心理异常对性功能的影响

抑郁对性功能有着不可忽视的消极作用，而很多研究也表明了 CD 患者有产生严重抑郁症状的倾向。慢性疾病和抑郁焦虑既可能是独立的，也可能是相互促进的。在大多数案例中，慢性疾病的确诊促生了抑郁焦虑，抑郁焦虑又加重慢性疾病，由此形成恶性循环。良好的心态对患者来说是至关重要的。除此之外，对病情的认知水平也对性能力起正向作用。普遍认为，活动期 CD 会影响患者的性生活，尤其是女性。女性更易出现性交痛、性欲低下和月经异常等不适。女性患者的性生活次数及性欲较男性患者明显下降。

第三节 受 孕 能 力

一、CD 对受孕的影响

总体而言，CD 患者的生殖能力较正常人群下降。主要与以下因素相关：①部分 CD 患者选择主动避孕。CD 患者和正常人群相比，更倾向于采取避孕措施。近期一项荟萃分析发现，CD 患者受孕率比正常人下降 16%～44%，主要可能与这部分患者主动避孕有关；② CD 疾病活动程度。缓解期 CD 患者的生殖能力与正常人无明显差别，活动期患者的生育力有所下降，这可能与活动期 CD 并发感染、营养不良、盆腔炎症引起输卵管炎和卵巢炎、肛周病变引起性交困难、性欲减低有关。

二、药物对受孕的影响

（一）女性

大部分治疗 CD 的药物本身对女性患者生殖能力无影响。目前尚无氨基水杨酸制剂、GCS 和 AZA 降低女性生育力的报道。虽然 MTX 和沙利度胺有明确的致畸作用，但未见降低女性生育能力的报道。生物制剂方面 IFX 的研究比较多，认为女性备孕期使用是安全的，不影响女性的受孕能力。

（二）男性

SASP 可导致 60% 男性出现可逆性不育，具体的作用机制可能与 SASP 引起精子运动能力和数量下降有关。当停药或调整为 5-ASA 后，精子穿卵力以及其他生殖指标会有所改善，可恢复正常生殖能力。鉴于精子的平均寿命为 120 d，建议男性患者在考虑生育时，提前 4 个月停用 SASP 或改用 5-ASA。虽然 SASP 会影响精子质量，但是男性在 SASP 服药期间仍然可使其配偶怀孕。一项纳入 22 例男性 IBD 患者的研究发现有 5 名男性在持续服用 SASP 期间其配偶成功怀孕。对于 5-ASA，曾有一例病例报道，一名男性服用 5-ASA 后出现可逆性不育，其后未见类似报道。

CD 患者通常需要 GCS 治疗，但至今未发现激素会影响精子质量和生殖能力。男性患者在备孕期可短期使用激素以控制病情。

常用的免疫抑制剂包括 AZA 和 6-MP。研究发现，男性 CD 患者使用这两种免疫抑制剂后不影响精子的质量。

MTX 对男性生殖能力的影响结论不一。部分研究认为 MTX 不影响精子质量，但一项 MTX 治疗银屑病的研究报道 MTX 可导致可逆性精子减少，停药数月后可逐渐恢复。在有关男性备孕期服用 MTX 的研究中，目前尚未发现 MTX 有致男性生育力下降的风险。由于 MTX 有明确的致畸作用，推荐男性备孕者应至少提前 3~6 个月停用 MTX。

IFX 可使精子能动性及正常椭圆形态出现轻微变化，但总体而言精子质量没有明显变化，这些改变是否会对男性生育力造成影响有待进一步研究。目前认为男性备孕期间是可以使用 IFX 的。

三、手术对受孕的影响

（一）女性

多项研究发现，盆腔手术后的女性患者生殖能力下降，可能与骨盆部位的手术导致输卵管积水、输卵管伞部结构破坏、输卵管堵塞等并发症有关。

（二）男性

少数男性患者盆腔手术可能会导致阳痿和射精障碍等罕见并发症，从而影响男性患者生殖能力。

四、精神心理异常对受孕的影响

CD 患者受孕能力较普通人群下降，主要原因是大多数 IBD 患者选择主动避孕，特别是女性患者。多数患者在妊娠期间由于缺乏医学知识，常过度担忧药物对胎儿的副作用。一项对 145 名女性的调查中发现，1/4 患者为避免胎儿受到药物影响而放弃治疗；1/3 患者认为治疗 CD 的药物对胎儿有害；几乎 1/2 患者担心不孕；3/4 患者担心后代遗传该病。因此对 IBD 患者进行妊娠相关健康讲座至关重要。有学者认为，产前咨询与心理辅导能够改善妊娠结局，因此，育龄期的 CD 女性应在产前、整个孕期及产后进行妊娠咨询。对于考虑怀孕的 CD 患者应早期向 IBD 专科及产科医生进行产前咨询，了解妊娠风险、药物应用的益处与危害等，克服对妊娠的错误认识及恐惧心理。

第四节　妊　　娠

一、CD 对孕妇的影响

CD 的初次发病很少发生于妊娠期，绝大多数 CD 孕妇在妊娠前就已诊断 CD。CD 与先兆子痫、胎膜早破、静脉血栓等妊娠并发症发生率增高相关，母亲体重不足是这些不良结局的主要预测指标，其他可能有关的因素包括炎症、贫血、低蛋白血症、营养不良及服用各种药物。因此，CD 患者应选择在缓解期进行怀孕。对于伴活动性或复杂性 CD 的妊娠女性，推荐其就诊于妇产科，最好就诊于具有高危产科经验的医师。对于因 CD 而需要住院的妊娠患者，推荐其转诊至可得到 IBD 和妇产科医师诊治的三级医院，最好就诊于具有高危产科经验的医师。

二、CD 对胎儿的影响

CD 患者出现不良妊娠结局的整体风险较正常人高。目前较一致的看法是 CD 患者更易出现流产（包括人工流产和自然流产）、早产（妊娠满 28 周至不足 37 周分娩者）、低出生体重儿（出生体重小于 2 700 g 者）。近期瑞士一项研究纳入了 470 110 名单胎妊娠女性，其中包括 1 833 例 UC 患者和 1 220 例 CD 患者，发现 CD 患者流产、早产、低出生体重儿、小于胎龄儿、死产发生风险均增高。目前尚不清楚患者发生妊娠不良事件是与主要 CD 疾病本身、疾病活动情况或治疗药物的某一项或者几项有关。但研究发现，患者在病情持续活动状态下受孕或妊娠，不良事件发生风险增高，若在疾病缓解期妊娠，患者不良事件发生风险与正常人无差别，说明疾病严重程度会显著影响 CD 患者的妊娠结局。此外，患者受孕年龄、吸烟状态等因素也影响 CD 患者妊娠结局。对于先天畸形发生风险，目前的研究结果仍模棱两可。就 IBD 而言，UC 较 CD 更易出现胎儿或婴儿先天畸形。

三、妊娠对 CD 的影响

有多数研究显示妊娠可能造成 CD 病情复发或加重。但也有研究发现怀孕 CD 患者病情复发率与未怀孕 CD 患者复发率是一样的。CD 复发大多数发生在妊娠早期 3 个月和产褥期，可能与内源性皮质醇激素下降、妊娠时人体免疫系统发生变化及患者不适当地中断治疗等相关，还可能与妊娠期的饮食和营养相关。目前普遍认为妊娠期 CD 的病情变化主要取决于受孕时 CD 的疾病严重程度。若受孕时 CD 处于缓解期，仅约 1/3 的患者妊娠期间会出现复发，这与未妊娠患者相同，且病情复发仅为轻度，药物的控制效果好。若受孕时病情处于活动期，约 2/3 患者妊娠期间病情会处于持续活动状态，其中 2/3 的患者甚至会出现病情加重，此种情况下药物的治疗效果欠佳。因此，CD 孕妇若出现病情复发，通常药物有较好的疗效，不建议患者终止妊娠，而且也无证据证明流产能改善疾病活动度。切记，妊娠及产褥期患者妊娠相关健康教育非常重要，告知患者争取在缓解期受孕、妊娠期间坚持治疗、在整个妊娠期间控制疾病活动度及维持缓解的重要性。

四、妊娠期诊断

妊娠期 CD 的诊断程序与非妊娠患者没有原则上的区别。主要表现为腹痛、腹泻、体重增加不明显、瘘管形成等临床表现。体格检查可能没有明显的阳性体征，也可能出现一些非特异性的表现，如体重减轻、苍白、口腔溃疡等。部分患者可能会出现肛裂、肛瘘、肛周脓肿等肛周病变。此外，体格检查还可以发现一些皮肤、骨骼等方面的肠外表现。

在血液检查方面，由于妊娠期血液稀释，血红蛋白和白蛋白降低更为显著。因此，评价病情程度的血液学相关指标的价值受到影响，不能可靠地反映病情活动的真实性。慢性铁丢失在 CD 合并妊娠时也会加重，常常会引起小细胞性贫血。CRP 在妊娠期比较稳定，因此，可以用它来评估 IBD 的活动性。妊娠本身和 CD 的活动是高凝状态的独立危险因素，因此，对于妊娠期的 CD 患者要格外关注高凝状态及其相关的血管事件。

大便培养可以用来鉴别诊断一些与 CD 具有相同症状的疾病，如肠道感染。

对于妊娠妇女，辐射暴露量应处于最低限度（＜50 m Gy），在此范围内不会导致流产及畸胎。有研究表明，腹部超声、CT 及 MRI 的诊断正确率无明显差异，故孕妇应选择无电离辐射的超声及 MRI 检查。MRI 由于没有电离辐射，因而可以放心地用于妊娠期 CD 的诊断。腹部超声也基本上无风险，可以用于观察是否有脓肿形成，判定肠壁厚度。有学者认为妊娠 28～30 周时由于胎儿的影响，腹部超声很难准确观察到肠道，故应选择 MRI 检查。

既往有报告认为在妊娠期任何阶段进行内镜检查均可能增加流产、死胎及穿孔等风险，尤其是妊娠前 3 个月行肠镜检查更有可能导致胎儿流产，在妊娠后期由于巨大的子宫压迫腹腔和盆腔内器官，肠镜检查会变得比较困难。但是，近期大样本的研究显示，妊娠期常规胃肠镜检查的流产、死胎及穿孔等风险与正常人一致。尽管目前还没有足够的证据证明妊娠期 CD 患者全结肠镜检查是绝对安全的，但是全球每年仍有约 20 000 名女性在妊娠期安全地接受了全结肠镜检查。为慎重起见，妊娠期 CD 患者的胃肠镜检查应该由在 IBD 和内镜两个方面都熟悉的高年资医师操作，检查前或检查中遇到复杂情况时应仔细分析，慎重权衡利弊，既要完成检查，又要保证胎儿与孕妇的安全。

孕妇进行胃镜检查时发生误吸等并发症的风险可能会增加，可能与食管下括约肌功能低下相关。同时，要给孕妇提供足够的氧气供给及维持稳定的血压，保证胎儿有最佳的胎盘灌注。所有孕妇在进行胃镜检查时必须全程监测生命体征。虽然胃镜检查的安全系数高于放射性检查及手术干预，但仍需严格把握妊娠女性内镜检查的适应证。妊娠中晚期孕妇应采取左侧卧位，避免仰卧位，因为妊娠的子宫会压迫主动脉及下腔静脉造成低血压及低胎盘灌注。

肠道准备是肠镜检查的一个重要环节。与正常人一样，CD 孕妇在进行结肠镜、乙状结肠镜、SBCE 等检查前都需要使用泻药清洁肠道。目前无关于 IBD 患者妊娠期间使用泻药进行肠道准备的相关研究。一项纳入 22 843 名便秘孕妇使用泻药治疗的研究发现泻药不增加先天性畸形的发生风险。临床上有多种泻药可用于清洁肠道，临床医师需根据泻药的 FDA 分级及药物属性等选择最适合用于孕妇的泻药。磷酸二氢钠的主要成分是磷酸盐，是一种渗透性泻药，FDA 分级为 C 级。研究发现该药可能会导致人体水电解质失衡，大部分患者使用后会出现低钾血症、低钙血症和高磷血症，所以不建议孕妇选择磷酸钠类泻药进行肠道准备。柠檬酸镁是一种 FDA 妊娠分级为 B 级药物，偶尔用于治疗便秘或进行肠道准备是安全有效的，但长期使用会出现高镁血症、高磷血症、脱水等水电解平衡紊乱。聚乙二醇溶液是一种非吸收性非分泌性等渗的口服肠道清洗液，没有其他泻药影响水电解质平衡的副作用。聚乙二醇的 FDA 分级为 A 级。聚乙二醇溶液口服后，在人体肠道内吸收量甚少。由于孕妇使用聚乙二醇溶液的研究资料有限，尚不清楚其妊娠安全性。根据现有资料，认为孕妇使用聚乙二醇后肠道清洁效果佳且耐受性好，是孕妇妊娠期间进行肠道准备较佳选择。目前仅有一项便秘患者哺乳期使用泻药的研究，发现乳汁中不含任何泻药及其活性代谢产物。

内镜检查时经常使用镇痛、镇静和麻醉药物，其对孕妇和胎儿的影响也应受到关注。对于需行无痛内镜检查的孕妇，哌替啶及芬太尼因不会增加畸胎率而被广泛应用，但镇静可能导致胎儿呼吸抑制，故剂量应控制在最低有效剂量范围内。哌替啶可快速通过胎盘屏障。两项分别纳入 268 名孕妇和 62 名新生儿的研究发现妊娠早期暴露哌替啶无致畸作用。孕妇静脉注射哌替啶 1 h 内会出现胎儿心跳间歇期变化减少，提示可能存在胎儿宫内窘迫。哌替啶的这种不良作用是短暂可逆的，不会导致不良妊娠结局。美国儿科学会批准哺乳期妇女使用少量的哌替啶。越来越多的医师在内镜检查时使用丙泊酚进行麻醉。目前无妊娠早中期孕妇使用丙泊酚的大样本研究，所以不推荐孕妇妊娠早中期使用丙泊酚。少量丙泊酚分泌到母乳和初乳中，但含量很少，几乎可以忽略不计。应避免使用苯二氮䓬、地西泮和咪达唑仑，特别是妊娠早期前 3 个月。如内镜检查需使用上述药物，常优先选择使用咪达唑仑。咪达唑仑可通过胎盘屏障，孕妇口服、肌肉注射或静脉注射咪达唑仑后，其胎儿血液中的咪达唑仑含量相当于孕妇的 1/3 ~ 2/3。同时，咪达唑仑可分泌至乳汁，建议若孕妇使用咪达唑仑 15 mg 以上时，最好延迟 4 h 再哺乳，以减少乳汁中的咪达唑仑含量及对新生儿的不良影响。

五、药物治疗对孕妇及胎儿的影响

有研究报道妊娠期 IBD 复发并需住院治疗的患者中 83% 需要药物治疗以达到临床缓解，而 17% 的患者需行结肠切除术。故药物及手术治疗的安全性及有效性是 IBD 孕妇及医生最关心的问题。若 CD 患者在疾病缓解期或轻微活动时受孕，大部分孕妇妊娠期间病情都维持在平稳状态，83% 孕妇会平稳度过妊娠期，1% 孕妇出现胎儿畸形，自发性流产与死产发生率与正常人无差异。相反，若 CD 患者在病情活动阶段受孕，不良妊娠结局发生率较正常人高，且与缓解期受孕者相比，产程明显延长并且低出生体重儿显著增加。

2010 年 ECCO 指南已明确提出，妊娠时病情处于活动期或出现病情加重所导致的妊娠不良事件远多于药物本身所致的不良反应，除 MTX 和沙利度胺外，CD 患者在妊娠期间需继续原有的药物治疗。因此，在妊娠前和妊娠过程中应及时有效地控制病情、诱导并维持疾病缓解是保证 CD 患者妊娠成功的关键。

妊娠期 CD 的药物治疗要比普通 CD 患者复杂困难得多，临床上应根据患者的实际病情，参照美国 FDA 关于药物妊娠安全等级划分，灵活地选用有关药物，积极地把病情控制在缓解期，并且要迅速果断地处理好并发症（表 22-1）。

附　美国 FDA 关于药物妊娠安全等级划分

A 级：大量设计良好的动物和临床对照研究均未提示存在胎儿致畸的风险。

B 级：无胎儿致畸风险的临床证据。该证据可以是动物实验提示风险，但临床试验未证实；亦可以是动物实验未发现风险，但临床对照研究相对缺乏。

C 级：风险不能排除。缺乏来自设计良好的临床对照试验的证据，但动物试验已显示有胎儿致畸风险的发生或动物实验亦缺乏，然而药物潜在的收益可能远远高于其风险。

D 级：风险证据存在。临床调查提示有风险，然而药物潜在的收益可能高于其风险。

X 级：动物和临床试验已证实胎儿致畸作用，其风险远高于可能的收益，药物属于禁忌。

表 22-1　FDA 对妊娠 CD 治疗药物的推荐

药物分类	药物	FDA 分级	妊娠建议
氨基水杨酸类	SASP、巴柳氮、美沙拉嗪	B	安全
氨基水杨酸类	奥沙拉嗪	C	安全
抗菌药物	甲硝唑	B	安全
抗菌药物	环丙沙星	C	证据有限，可能安全
GCS	泼尼松、泼尼松龙、布地奈德	C / B	安全 / 安全
免疫抑制剂	AZA/6-MP	D	安全
	MTX、沙利度胺	X	禁忌
生物制剂	IFX、ADA	B	可能安全（避免妊娠晚期使用）
	CZP	B	证据有限，可能安全（避免妊娠早期使用）

（一）氨基水杨酸制剂

氨基水杨酸制剂包括 SASP 和 5-ASA 两类，运用氨基水杨酸制剂治疗妊娠期 CD 女性已有多年的历史。实践证明这类药物比较安全。目前认为，妊娠期 CD 女性宜选用美沙拉嗪制剂，而且仅适用于结肠型或者回结肠型 CD，同时疗效尚不确定。

FDA 将 SASP 列为妊娠 B 级药物，SASP 及其代谢产物磺胺吡啶能通过胎盘屏障和抑制叶酸的合成。根据 SASP 的这种化学特性，人们猜测 SASP 有致神经管缺陷、唇腭裂等畸形的发生风险，但临床未见相关报道。此外，磺胺吡啶能取代胆红素与白蛋白结合，导致新生儿出现黄疸，目前亦未见相关病例报道。大量研究表明胎儿的并发症和自发性流产等的风险并未因使用该药而增加。

5-ASA 曾在妊娠期 CD 女性广泛应用。由于美沙拉嗪的肾脏排泄速率很快，其胎盘通过量很少。已有研究表明美沙拉嗪并不增加妊娠期间如流产、先天畸形等不良事件的发生风险，而早产、死产、低出生体重儿的发生风险的研究结果不一致。早期一项纳入 165 例美沙拉嗪治疗的 IBD 患者（其中 146 例在妊娠早期 3 个月使用美沙拉嗪），发现美沙拉嗪与低出生体重儿和早产相关。该研究不能排除疾病活动度对研究结果影响。近期一项纳入 642 例美沙拉嗪或 SASP 治疗的 IBD 患者荟萃分析发现，美沙拉嗪或 SASP 不增加早产、低出生体重儿、死产的发生风险。就总体而言，目前认为妊娠期间服用常规剂量（3 g/d）美沙拉嗪是比较安全的。然而，有研究报道较大剂量给药（4 g/d），可能引发新生儿肾功能不全。较大剂量美沙拉嗪的妊娠安全性仍需进一步研究。在经口和 / 或直肠应用 5-ASA 维持治疗的妊娠 IBD 女性患者中，推荐在整个妊娠期间继续使用常规剂量 5-ASA 治疗。

某些 5-ASA 缓释片如安萨科（Asacol）表面会使用邻苯二甲酸二丁酯（dibutyl phthalate，DBP）涂层。DBP 因其具有肠道定位释放功能，多作为运载工具包含于多数美沙拉嗪制剂中，但其抑制胎儿的生长并影响神经发育，故不推荐孕期应用。最近动物实验发现 DBP 增加动物泌尿系统先天畸形的发生风险。一名妇女使用这类 5-ASA 后在其尿液中检测出高浓度的 DBP 代谢产物含量。生活中许多常用药物和膳食添加剂含有 DBP 成分，目前尚无 DBP 导致人类先天畸形的研究报道，但有研究发现邻苯二甲酸盐可能与青少年性早熟相关。FDA 将含 DBP 涂层的 5-ASA 从 B 级降至 C 级。CD 患者妊娠期应避免使用这类 5-ASA。

尽管奥沙拉嗪在动物实验中有胚胎发育异常的个案，但是目前还未证实这一药物能否透过胎盘屏障。FDA 将奥沙拉嗪的风险列为 C 级，这表明当临床认为使用益处明显大于潜在的风险时，还是可以使用该药的。

此外，因为 SASP 影响叶酸的合成，而叶酸在神经管发育中起着重要作用，建议患者在服用 SASP 时，在妊娠前 3 个月、妊娠全程、产后 4~6 周及哺乳全程除进食富含叶酸的食物外，每日还要补充 2 mg 的叶酸。

（二）GCS

GCS 是治疗中、重度 CD 常用的药物，用于 CD 活动期诱导缓解可迅速起效。这类药物的主要缺点是作用广泛，干扰全身各系统的生理功能，而且不能预防 CD 复发。

FDA 对 GCS 的妊娠安全分级为可的松 D 级、倍他米松 C 级、地塞米松 C 级、泼尼松 B 级及泼尼松龙 B 级、布地奈德 B 级。尽管 GCS 可以透过胎盘屏障，但会在合体滋养层 11- 氢化酶的作用下快速降解成低活性的代谢产物，因而胎儿体内 GCS 浓度很低，对胎儿的影响很小。泼尼松、泼尼松龙和甲泼尼龙在胎盘的降解效率更高，其在胎儿体内的药物浓度明显低于地塞米松和倍他米松。CD 患者妊娠期间

GCS 治疗首选泼尼松、泼尼松龙。动物实验提示 GCS 可导致不良妊娠结果，但未能在人体身上得到证实。早期曾有研究发现妊娠前 3 个月服用 GCS 会增加胎儿唇腭裂发生风险。然而另一项纳入 51 973 名孕妇的研究发现，妊娠早期服用 GCS 者的胎儿畸形发生率与未服用者无明显差异，均未发生唇腭裂。随后又有另外两项病例对照研究也证明 GCS 不增加唇腭裂发生风险。这提示 GCS 似乎对唇腭裂可能产生轻微的影响，但不会导致明显的畸形。丹麦一项全国性研究发现 CD 孕妇使用 GCS 治疗后新生儿的先天畸形、低出生体重儿发生率没有升高，早产率虽然稍高于对照组，但无统计学意义。有部分研究提出 GCS 可能会影响婴儿下丘脑—垂体—肾上腺轴的功能，导致新生儿肾上腺功能不全，但仅有 2 例病例报道称妊娠晚期使用 GCS 可抑制新生儿肾上腺功能，证据等级低。目前仅有一项小样本研究报道 IBD 孕妇使用布地奈德不增加妊娠不良事件发生率。

但是，GCS 增加高血压与糖尿病的患病风险，严重影响母婴的健康。因此，应用 GCS 的 CD 患者妊娠期间需严密监测血压、血糖、尿常规变化，及早发现妊娠期高血压和糖尿病并及时予以相应处理。

总体来说，妊娠期间使用 GCS 是相对安全的，为避免潜在的胎儿唇腭裂风险，妊娠期使用 GCS 应尽可能避开妊娠早期 3 个月，且尽可能采用较小的有效剂量。《多伦多妊娠期炎症性肠病管理共识意见（2015）》也推荐在 5-ASA 或 AZA 类药物维持治疗期间出现疾病突然加重的妊娠 IBD 患者应用 GCS 或抗 -TNF 治疗以诱导症状缓解。

（三）嘌呤类药物

AZA 能通过胎盘屏障，脐带血可测得相当于母体 1/2 水平的代谢产物 6-TGN。FDA 将 AZA 和其代谢产物 6-MP 的妊娠安全分级均定为 D 级。

AZA 及 6-MP 可干扰腺嘌呤及鸟嘌呤核苷酸的合成，人们以细胞毒作用来推测这类药物可能存在胎儿致畸作用。动物实验已证实 AZA 或 6-MP 可导致胎儿腭裂、骨骼异常等先天畸形。但是，大量的临床研究发现女性患者服用 AZA 或 6-MP 后不增加其子女先天畸形的发生风险。一项荟萃分析报道，AZA 除了会增加早产发生风险以外，不影响低出生体重儿、先天异常的发生风险。近期另一项大型的临床试验（PIANO study）亦报道妊娠期使用免疫抑制剂不增加先天畸形、新生儿生长发育异常及其他并发症的发生风险。另外，AZA 和 6-MP 为免疫抑制剂，能抑制免疫系统，可能会对新生儿的免疫系统及血液系统产生近期或远期影响。有一项研究对宫内暴露 AZA/6-MP 的婴儿平均随访 4 年后发现，这些婴儿的感染风险没有增加，生长发育及免疫系统功能未出现异常。对于血液系统，一项研究发现 16 名宫内暴露 AZA/6-MP 新生儿中有 10 名出现贫血。现普遍认为 CD 疾病活动度对胎儿的影响大于药物本身的影响。对于 CD 妊娠期女性，通常建议妊娠前停止服用此类药物，如果临床经过慎重考虑，认为有必要使用此类药物，则可以继续使用维持病情缓解。一般不建议此类药物作为治疗首选。AZA/6-MP 治疗期间出现怀孕，建议继续使用 AZA/6-MP 治疗及继续妊娠，同时密切注意患者是否出现 AZA/6-MP 相关不良反应。6-TGN 能通过胎盘屏障，目前尚无 6-TGN 妊娠相关安全性研究。

男性患者使用 AZA/6-MP 不影响其配偶的妊娠结局。一项研究发现男性 IBD 患者在其配偶受孕前 3 个月内仍服用 AZA，其配偶妊娠不良事件发生率与受孕前停药超过 3 个月者相似。

《多伦多妊娠期炎症性肠病管理共识意见（2015）》推荐 AZA 类药物维持治疗的妊娠 IBD 女性患者在整个妊娠期间继续 AZA 类药物治疗（强烈推荐，极低质量证据）。众多研究证实了妊娠期应用 AZA 治疗中、重度及难治性 IBD 是安全有效的，不会增加先天畸形等不良妊娠结局，且不会影响胎儿发育及免疫功能，但停药后复发或处于疾病活动期会增加早产发生率。

（四）他克莫司

他克莫司妊娠安全性的数据主要来源于移植患者。一项研究共纳入了 84 名孕妇，最终产下 100 名新生儿，其中 59% 新生儿为早产，3 例新生儿死亡，4 例先天畸形。此外，该研究还发现 14% 新生儿出现短暂但有意义的血钾升高（血钾 > 7 mmol/L）。另一项研究对 37 名孕妇分娩的 49 名新生儿进行 13 年随访，发现他克莫司显著增加早产率，但不增加先天畸形的发生风险。目前无他克莫司治疗 CD 患者的妊娠安全性的研究。

（五）甲氨蝶呤、沙利度胺

MTX 属于 X 级药物，有明显致畸作用。虽然有少数研究报道 IBD 患者妊娠期间暴露 MTX 后仍产下正常新生儿的个别病例，但是，目前普遍认为 MTX 可使自发性流产的风险大为增加，导致孕妇反复自发性流产。此外，胎儿暴露 MTX 后出现宫内生长发育迟缓、颅面畸形、肢体缺失、中枢神经系统异常如无脑畸形、脑积水和脊髓脊膜膨出的概率很高。因此，MTX 禁用于妊娠或任何计划妊娠的女性，接受 MTX 治疗的患者应采取科学避孕措施。使用 MTX 期间若出现意外受孕，应该考虑终止妊娠。MTX 在细胞内的代谢产物多聚谷氨酸 MTX 半衰期很长，需要经过 6 周左右的时间才会达到稳定状态或完全从患者体内清除。因此，为避免严重的妊娠不良事件，目前对于 MTX 的观点是：MTX 停药后 3 个月以上才可以妊娠；妊娠期间严禁应用 MTX；应用 MTX 期间万一怀孕应流产。

沙利度胺可导致胎儿肢体缺失，耳朵、眼睛和神经管缺陷等明显先天畸形和高达 40% 的新生儿死亡率。沙利度胺的半衰期是 8.7 h，数日至 1 周以后人体体内剩余的沙利度胺含量非常少。畸形学信息专家组织（OTIS）推荐为降低出生缺陷发生率，女性应在计划妊娠前至少 1 个月停用沙利度胺。目前知道的所有沙利度胺相关胎儿畸形均有妊娠早期沙利度胺暴露史，所以目前还不清楚女性仅在妊娠前使用沙利度胺会对胎儿造成何种不良影响。目前暂无男性使用沙利度胺后导致胎儿出生缺陷的研究报道。然而，沙利度胺可排泄至精液中，且精液中的药物浓度高于血循环。OTIS 建议男性在使用沙利度胺期间需采取与女性同样的避孕措施。因此，为避免严重的妊娠不良事件，目前对于沙利度胺的观点是：沙利度胺停药后 3 个月及以上才可以怀孕；妊娠期间禁用沙利度胺；应用沙利度胺期间万一怀孕必须流产；男性和女性均同样处理。

（六）生物制剂

目前国内临床上应用的生物制剂主要是抗 TNF 制剂，包括 IFX、ADA 及 CZP，其中，应用最广泛而且经验最多的是 IFX，广泛用于 CD 的诱导缓解治疗和维持缓解治疗。IFX 和 ADA 属于 IgG1 多克隆抗体，可通过胎盘主动转运，且在孕中期逐渐升高至孕晚期达峰值。CZP 属于 IgG1 的 Fc1 蛋白片段，仅少量通过胎盘主动转运。有研究报道，妊娠期中重度 IBD 诱导缓解中应用抗 TNF 未能增加先天畸形、自然流产等不良妊娠结局，但在不排除疾病活动度的情况下，其增加了新生儿感染的风险。

IFX 是 FDA 妊娠分级 B 级的药物。动物实验的研究表明 IFX 没有母体毒性、胚胎毒性和致畸作用等。许多临床研究也证实 CD 患者妊娠早中期使用 IFX 是安全有效的，能够使病情很好地维持在缓解期及顺利分娩足月新生儿。目前关于 IFX 药品安全性及妊娠安全最大样本量的资料主要来源于美国 Centocor 公司的 IFX 注册表及安全数据库，相关的临床试验于 2007 年进行，共纳入 6 200 余例 IBD 患者，其中有 168 名孕妇，结果只有两名新生儿出现先天异常：室间隔缺损和无脑畸形。IFX 组与安慰剂组流产率分别是 10% 和 6.7%，新生儿并发症分别是 6.9% 和 10%，两组的不良妊娠事件发生率无差别。

IFX 在妊娠早期几乎不通过胎盘屏障，但妊娠中晚期却能经主动运输有效地通过胎盘屏障，致使新生儿外周血 IFX 浓度高于妊产妇。这虽可以避免胎儿在妊娠早期器官发育的关键时期暴露于 IFX，但会使胎儿及出生数月内的婴儿体内存在 IFX。早期有研究在胎儿及出生 6 个月婴儿体内检出 IFX。文献报道，有 8 名 IBD 孕妇每隔 8 周注射一次 IFX，最后一次使用 IFX 中位时间是分娩前 66 d。8 名患者均产出 8 名健康新生儿。这 8 名婴儿出生时血液中的 IFX 含量较母亲高并持续至出生后 2 ~ 7 个月。由于新生儿的网状内皮系统发育不完全，抗体清除效率低下，新生儿出生时 IFX 浓度总是高于母亲，且常常需要更多时间方可降至检测值下限。新生儿体内存在 IFX 可能会增加婴儿后期感染风险及影响婴儿疫苗接种后的免疫应答。曾有病例报道一名 CD 女性患者妊娠期间使用 IFX 治疗，其出生仅 4.5 个月的婴儿在接种卡介苗后 3 个月因播散性结核感染而死亡。妊娠中期末或妊娠晚期停用 IFX 有助于减少

IFX 胎盘通过量及降低 IFX 对婴儿的潜在不良影响。但这期间，患者可能存在病情复发的风险。一项研究曾有 22 名 IBD 患者在受孕前 3 个月和妊娠 20 周前使用 IFX，结果部分患者在妊娠晚期出现疾病复发，最终有 3 例自然流产，1 例稽留流产，1 例 36 周死胎（脐带异常），2 例早产，3 例低出生体重儿，无先天畸形发生。针对这种情况，国外研究者的实践经验是若患者不临近分娩，可按照原有注射时间表给予原剂量 IFX 治疗。Centocor 公司 IFX 数据库中有 10 例 IBD 患者妊娠全程均持续使用 IFX 治疗，最终均顺利产出活婴。妊娠患者停用 IFX 确切时间目前仍存在争议。早期普遍认为，患者妊娠早中期使用 IFX 是安全有效的，为减少对胎儿的影响，妊娠晚期应尽早输注最后一次 IFX，最好在分娩前 3 个月左右停用 IFX；若患者具有 CD 高危因素或妊娠晚期仍处于活动期，可以在妊娠全程使用 IFX。不过，最近的研究发现在妊娠全程使用 IFX 并不影响新生儿疫苗接种，只是不要接种灭活疫苗。

对于男性，有研究报道了 10 名使用 IFX 治疗的男性患者其配偶的妊娠结局：9 例活婴，1 例流产，无先天畸形发生。目前认为男性备孕期使用 IFX 是安全的。此外，近期的 PIANO 临床试验报道妊娠期间联合使用 AZA/6-MP 和 IFX 增加 9~12 月婴儿的感染风险。虽然联合治疗维持缓解率高，致妊娠不良结局的风险较单药治疗无明显差异，但联合治疗增加了新生儿感染的风险，故在 IFX 和 AZA 联合治疗的妊娠 IBD 患者，建议合理评估复发的概率后转换为 IFX 单药治疗。在既往未应用 AZA 类药物并启动 IFX 治疗的妊娠 IBD 女性患者中，建议采用 IFX 单药治疗而非联合用药。

ADA 是 FDA 妊娠分级 B 级的药物，相关临床资料较 IFX 少。现已有 CD 孕妇使用 ADA 治疗后成功妊娠的病例报道。OTIS 进行了一项纳入 38 名使用 ADA 的孕妇的前瞻性研究，同时还回顾性病例对照分析 133 名使用 ADA 孕妇，发现前瞻组有 5 人出现流产（5/38，13%），0 例死胎，妊娠不良事件发生率与病例对照组及健康人群相似，先天畸形（2/33，6.1%）与早产率分布在健康人群的预测值范围。还有一项研究纳入 3 名妊娠期间使用 ADA 治疗的 CD 患者，均无妊娠不良事件发生，婴儿出生后观察 6 个月生长发育均无异常。ADA 与 IFX 同属 IgG1 单克隆抗体，推测 ADA 的胎盘通过率与 IFX 类似。通常认为，妊娠早中期使用 ADA 是安全的，但 ADA 是每周或每两周给药一次，妊娠晚期过早停止该药可能难以避免病情出现复发，建议预产期前 8~10 周停止使用 ADA。与 IFX 相似，在具有 CD 高危因素或妊娠晚期仍处于活动期的特殊情况下，可以妊娠全程使用 ADA。有一个病例报道一名 CD 患者妊娠全程均每周使用 ADA 治疗，在皮下注射 ADA 38 次后成功分娩一名新生儿。尚无男性患者备孕期间使用 ADA 的数据，不清楚男性患者使用 ADA 对其子女有何不良影响。

CZP 在 FDA 妊娠分级为 B 级。研究显示 CZP 无胎儿致畸作用，女性患者妊娠期使用 CZP 是安全的。不同于 IFX 和 ADA 的 IgG1 单克隆抗体，CZP 的 Fab' 片段在妊娠晚期是通过被动扩散的方式通过胎盘，导致 CZP 胎盘通过率远低于 IFX 和 ADA。动物实验证实大鼠乳汁及幼年大鼠体内的 CZP 含量低于 IFX 和 ADA。在人类身上，有研究报道 4 名妊娠期间接受 CZP 治疗的患者，在分娩期前 1 ~ 4 周给予最后一次 CZP 治疗，测得患者分娩当日 CZP 含量为 4.9 ~ 59.6 μg/mL，新生儿为 0.4 ~ 1.0 μg/mL。新生儿体内这种微量浓度几乎可以忽略不计。从这点来看，CZP 相较于 IFX 和 ADA 在妊娠期的运用具优势。但 CZP 在胎儿器官发育的关键时期——妊娠早期能通过胎盘，尽管通过量很少，仍需进一步研究验证 CZP 的妊娠安全性。目前无男性使用 CZP 生育安全性的研究。

VDZ 是一种抗人 a4B7 整合素的人源化单克隆抗体（IgG1K 亚类）。目前已批准用于对传统治疗或 TNF-a 抑制剂应答不充分、失应答或不耐受的中度至重度 CD 的成年患者。强烈建议育龄妇女在使用 VDZ 期间使用适当的避孕措施来阻止受孕，VDZ 治疗结束后至少 18 周内，应继续采用避孕措施。目前关于孕妇使用本品的数据极为有限。动物研究并未表明生殖毒性相关的直接或间接有害影响，仅当获益明显超过对母体和胎儿的任何潜在风险时，才可在妊娠期间使用本品。

UST 是靶向针对 IL-12 和 IL-23 的全人源化单克隆抗体，已被批准用于免疫调节剂或激素治疗失败或不耐受，但 TNF 拮抗剂从未失败或一个或多个 TNF 拮抗剂治疗失败或不耐受的 CD 患者。孕妇使用乌司奴单抗的数据尚不充足。动物研究未发现本品对妊娠、胚胎 / 胎儿发育、分娩或出生后发育有直接或间接的损害作用。来自 UST 临床实验报告显示，接受 ≥1 次静脉或皮下注射 UST 的 877 例女性患者中，平均年龄 27.6 岁（19 ~ 43 岁）的 26 例报告妊娠前暴露于 UST 的平均持续时间是 76±62.1 周，其中有 24 例有妊娠结局，包括：15 例活产，5 例选择性流产，4 例自然流产，所有自然流产均发生在第一孕程，自然流产患者暴露于 UST 的中位持续时间（80 周）长于妊娠结局为活产或选择性流产的患者（分别为 56 周和 22 周）。在活产婴儿中没有先天性异常的报告，但值得注意的是，1 名婴儿有短暂低血糖发作，进行了口服补糖治疗。此外，胎龄为 38.2 周 ±1.3 周（n=12）、5 min APGAR 评分平均为 9.8 分 ±0.45 分（n=5）和平均出生体重为 3.0 kg ±0.73 kg（n=13）等新生儿结局均没有安全性问题。乌司奴单抗暴露可能不会影响妊娠结局，但为防止意外，妊娠期间最好避免使用本品。推荐在治疗期间及治疗后至少 15 周内，有生育能力的女性应使用有效的避孕措施。孕妇使用 UST 需确保获益大于风险。

（七）抗生素

CD 患者出现感染时常需要抗生素治疗。常用的抗生素有甲硝唑和环丙沙星。甲硝唑在妊娠安全分级中属 B 级药物，动物实验中发现甲硝唑有致畸及致癌的作用。目前仅有少量文献报道妊娠中晚期暴露甲硝唑会增加唇裂发生风险，未见到其他严重的胎儿畸形。近期另一项研究发现不同妊娠期使用甲硝唑不会增加自发性流产、胎儿先天性畸形的发生风险，而且长期以来甲硝唑被广泛应用于妊娠女性细菌性阴道炎的治疗，实践证明是十分安全的。所以 CD 患者妊娠期间短期使用甲硝唑是安全的。不过，没有数据证实甲硝唑长期给药治疗 CD 有无毒副反应。建议妊娠早期 3 个月内应避免使用该药和避免长期使用甲硝唑。

环丙沙星 FDA 妊娠分级为 C 级。关于环丙沙星妊娠安全性的证据有限。虽然动物实验发现环丙沙星会导致胎儿骨骼发育异常，但是并未发现人类致畸风险。现有研究发现，妊娠期间服用环丙沙星的女性患者发生胎儿畸形、早产和低出生体重儿等妊娠不良事件的风险与未服用者相比无明显差异。CD 患者妊娠期间短期使用环丙沙星是低风险的。环丙沙星对软骨和骨组织的亲和力高，可能引起儿童骨关节病，虽然发生风险很低。建议妊娠早期 3 个月内仍应避免使用该类药物。

（八）营养治疗

CD 患者营养不良常见。CD 孕妇由于病情活动、失血过多、吸收不良及消耗增加等原因更容易出现营养不良，导致机体蛋白质缺乏，增加妊娠 CD 患者的发病率与病死率，且不利于胎儿宫内生长发育。所以营养治疗对 CD 孕妇尤其重要，但目前无针对 CD 孕妇的特殊营养建议。在平时的临床工作中，要注意 CD 孕妇体重变化，若发现患者早期体重无明显增加，应立即评估患者的营养状态，明确是否存在叶酸、维生素 B_{12}、铁和 VD 的缺乏，及时加强营养治疗。长期应用 SASP 会显著降低叶酸的吸收，同时，CD 本身会导致叶酸盐不足。因此，对所有的计划妊娠及妊娠期 CD 患者都要应用叶酸制剂，若病变累及小肠，可适当增加叶酸的补充剂量。对于有缺铁性贫血倾向的 CD 孕妇，要补充铁剂。凡是存在回肠疾病和小肠切除的患者要定期补充维生素 B_{12}。

六、手术治疗对孕妇及胎儿的影响

约 50% CD 患者需要行手术，约有半数可能需要二次手术。妊娠期 CD 手术适应证和非妊娠正常患者是一样的，主要是肠梗阻、肠穿孔、出血和脓肿。现有少数研究报道，妊娠早期手术干预会导致胎儿流产，妊娠晚期手术治疗会导致早产，但若不及时手术治疗会严重威胁胎儿和母体的健康，甚至导致死亡。对于病情严重的患者，病情持续活动造成的危害远大于手术可能导致的风险。

《多伦多妊娠期炎症性肠病管理共识意见（2015）》也明确指出，在妊娠期间 CD 患者若出现无法控制的出血、穿孔等并发症时应积极行急诊手术，而不应单纯考虑妊娠而推迟手术。目前普遍认为任何妊娠期手术治疗都是比较安全的。手术方式有直肠结肠切除术、部分结肠切除术、部分小肠切除术和回肠造瘘术等。为避免一期吻合可能发生的吻合口瘘等术后并发症，CD 孕妇一般首选造口术。

第五节　分　　娩

一、分娩对 CD 的影响

总体而言，CD 患者分娩后继续维持原有的治疗，其复发风险未提高。患者分娩后随访几年发现，约 1/3 患者出现复发，总体与无分娩史患者相比无明显差异，与患者本人妊娠前相比复发率甚至有所下降，但该研究未排除或分析吸烟等混杂因素对疾病复发的影响。需要注意的是活动期穿透型 CD 产后复发风险增加。

二、分娩方式的选择

CD 孕妇的最佳分娩方式目前仍存在争议，至今尚无前瞻性随机对照研究结果。多数学者认为分娩方式主要应根据产科的需要及适应证及患者是否有盆腔肛周病变以及是否有过盆腔和肛周手术史来决定：剖宫产适用于存在会阴部病变或病变范围累及直肠的患者，阴道分娩适用于处于疾病缓解期或轻度活动的患者。既往有结肠造瘘术、回肠造瘘术等手术史的患者可经阴道分娩，但若存在其他导致分娩风险增加的原因时，应适当降低患者剖宫产适应证。研究发现 IBD 患者经阴道分娩后永久性大便失禁的发生率较正常人高。阴道分娩时会阴切开术可能会出现肛周括约肌损伤，且发生率不低，影响患者排便功能。建议阴道分娩时应在避免会阴撕裂伤的前提下避免会阴切开术。括约肌损伤风险在第一次分娩时最高。总之，CD 患者分娩方式的选择主要取决于产科适应证，但需结合产后括约肌及盆底肌损伤对胃肠道可能产生的短期及远期不良影响权衡利弊后慎重抉择。

第六节　克罗恩病与哺乳

一、CD 患者的顾虑

母乳含有丰富的生物利用率高的营养物质，最适合婴儿消化吸收，其质和量随婴儿生长和需要发生相应变化，促进婴儿生长发育。另外，乳汁还含有丰富的免疫球蛋白和免疫细胞，母乳喂养能提高婴儿免疫功能。但是，CD 患者常因个人原因或对药物副作用的担忧选择放弃母乳喂养。

二、哺乳对 CD 的影响

一项研究认为，患者产后母乳喂养会增加疾病复发风险，但若校正妊娠期中断药物治疗混杂因素后，母乳喂养与非母乳喂养患者的疾病复发风险无统计学意义。近期另一项研究发现，母乳喂养与非母乳喂养患者在产后 1 年内的 IBD 复发率无明显差别，分别是 26% 和 29.4%。现普遍认为母乳喂养不影响 CD 的病情变化。

有一项研究认为母乳喂养与新生儿 CD 患病无关，而另外三项研究认为母乳喂养对 CD 是一种保护性因素，非母乳喂养的婴儿 CD 发病风险增高（OR=1.9，95%CI：1.1～3.3）。有两项系统评价认为母乳喂养与早发性 CD 发病风险降低相关。

三、哺乳期药物治疗

（一）氨基水杨酸制剂

乳汁中的 5-ASA 含量很低，其影响几乎微不足道。早期有两例研究报道，婴儿暴露 5-ASA 会出现水样腹泻或血便，但随后未见类似报道。SASP 和磺胺吡啶能排泄至乳汁，其含量分别只有母体的 30% 和 50%。理论上 SASP 能引起新生儿黄疸，但迄今为止未见相关病例报道。另外，曾有一病例报道婴儿经乳汁暴露 SASP 后出现血便，但随后再无类似发现。目前认为 CD 患者哺乳期宜优先服用常规剂量 5-ASA。

（二）嘌呤类药物

少量研究报道，在乳汁可检测到微量的 AZA/6-MP 的代谢产物 6-TNG，在服药后 4 小时内浓度最高。新生儿体内的药物含量更是微不足道。一项病例对照研究发现婴儿经乳汁暴露 AZA/6-MP 后并不会增加婴儿感染风险。因目前 AZA/6-MP 哺乳期安全性研究资料有限，且新生儿肝脏发育不完全，AZA/6-MP 的吸收与代谢存在明显的个体差异，尚不清楚新生儿暴露 AZA/6-MP 是否存在潜在毒性。因此，哺乳期妇女是否可以使用 AZA/6-MP 有待进一步研究。若女性患者使用 AZA/6-MP 坚持母乳喂养，最好服药 4 h 后再哺乳以减少 AZA/6-MP 进入新生儿体内。

（三）GCS

泼尼松和泼尼松龙在乳汁中的浓度很低，对新生儿影响较小，较为安全。为尽量减少乳汁中的药物浓度对婴儿的不良影响，建议服用 GCS 4 h 后再哺乳。

（四）他克莫司

乳汁中同样可检出他克莫司，根据现有的少量资料，不建议女性哺乳期继续使用他克莫司。

（五）抗生素

甲硝唑和环丙沙星乳汁中检出量很低。但目前缺乏哺乳安全性的临床资料，建议哺乳期妇女尽量避免使用。女性患者使用甲硝唑和环丙沙星时必须停止哺乳。

（六）MTX 和沙利度胺

MTX 可在乳汁中检出，而且会在婴儿体内积聚。MTX 有明显的致畸作用，对婴儿可能产生免疫抑制、中性粒细胞减少及潜在致癌性的不良影响。因此，MTX 禁止用于哺乳期女性。

现在没有乳汁暴露沙利度胺后婴儿生长发育的研究。因沙利度胺与 MTX 类似，有明显的致畸作用，建议患者在使用沙利度胺期间禁止母乳喂养婴儿。

（七）生物制剂

研究发现乳汁中含有零至微量的生物制剂，但目前普遍认为新生儿血循环检出的生物制剂含量是通过胎盘而不是乳汁进入新生儿体内。目前仅有的少量研究发现哺乳期患者继续使用抗 TNF 生物制剂，其婴儿无不良事件发生。根据现有的少量相关研究推测，哺乳期使用抗 TNF 生物制剂可能是安全的，哺乳期妇女必要时可在检测乳汁及新生儿血循环内的抗 TNF 抗体及药物浓度的条件下谨慎使用抗 TNF 生物制剂。

VDZ 可以在人乳汁中检测到，其对婴儿的影响未知。由于母体抗体（IgG）可排泄至乳汁中，因此，建议作出是否停止哺乳或停止本品治疗的决定之前，应综合考虑哺乳婴儿的获益以及母体接受治疗的获益。

尚不清楚 UST 是否会在人乳汁中分泌。动物实验结果显示乳汁中会有低水平 UST 分泌。已知母亲的 IgG 存在于母乳中。尚不清楚 UST 在吞食后是否会全身性吸收。已发表的资料表明，由于 UST 是一种大分子物质，且在胃肠道中降解，因此预计母乳喂养的婴儿全身暴露于 UST 的风险较低。然而，如果 UST 转移到母乳中，则胃肠道局部暴露会产生何种影响尚不清楚。2018 年发表在 *Gastroenterology* 最新的研究显示：各生物制剂包括（IFX/ADA/UST/GLM）母乳中的药物浓度低，药物暴露的婴儿、非母乳喂养的婴儿、非药物暴露的婴儿在感染和发育上没有差异，通过药物治疗的产妇似乎可以进行母乳喂养。但是母乳喂养对婴儿发育及其健康的益处应与母亲对 UST 的临床需要以及 UST 或母亲基础疾病对母乳喂养儿童的任何潜在不良影响一并考虑，权衡哺乳对婴儿的益处以及本品对女性患者的益处，从而决定是否在治疗期间及治疗后 15 周内停止哺乳或终止本品治疗。

ECCO 对妊娠和哺乳期 CD 治疗药物的安全性评定见表 22-2。

《多伦多妊娠期炎症性肠病管理共识意见（2015）》也认为 5-ASA、GCS、AZA 类药物或抗 -TNF-α 治疗的使用不影响母乳喂养；GCS 及 AZA 类药物经母乳排泄量少，但为减少胎儿的药物浓度，建议服药 4 h 后哺乳。

表 22-2 ECCO 对妊娠和哺乳期 CD 治疗药物的安全性评定

药物	妊娠	哺乳
5-ASA	低风险	低风险
SASP	低风险	低风险
GCS（服药 4 h 后）	低风险	低风险，4 h 后哺乳
巯嘌呤类	低风险，仅限于 6-TG 数据	低风险
抗 TNF 制剂	低风险，缓解期患者妊娠 24 周时考虑停用	可能低风险，数据有限
MTX	禁忌	禁忌
沙利度胺	禁忌	禁忌
甲硝唑	妊娠早 3 个月避免	避免
环丙沙星	妊娠早 3 个月避免	避免

第七节　生殖系统肿瘤

肾移植患者的人类乳头瘤状病毒（HPV）相关宫颈癌的发生率及艾滋病患者的宫颈上皮内瘤变（CIN）的发生率比正常人高。据此推测，使用免疫抑制药物治疗的 CD 患者宫颈癌和宫颈上皮内瘤变的发生风险可能会比正常人高。目前，现有的研究结果相互矛盾。有的研究发现，18% ~ 42.5% IBD 患者出现宫颈涂片检查异常，而正常人仅为 5% ~ 7%，进一步分析发现使用超过 6 个月免疫抑制剂患者发生宫颈涂片检查异常的风险高于使用其他药物治疗的患者（$OR = 8.12$，$95\%CI$：$1.2 \sim 7.1$），提示 IBD 增加患者宫颈上皮内瘤变的发生风险，且可能与免疫抑制剂的使用相关。近期有两项大型病例对照研究却发现无论 IBD 患者是否使用免疫抑制剂治疗，其宫颈上皮内瘤变发生率无明显增加。全世界范围内尚未对 IBD 患者宫颈涂片检查达成共识，建议按照各国指南常规筛查宫颈癌，特别是使用免疫抑制剂治疗的患者，并对患者进行相关健康教育，提高患者对其潜在风险的认识（表 22-3）。

几乎所有的人群流行病学调查和实验室研究均显示，HPV 感染是子宫颈癌的主要病因，HPV 感染与子宫颈癌高度相关，其相对危险度或危险度比值高达 250，人群归因百分比大于 90%，HPV 阴性者几乎不会发生子宫颈癌。实验动物和组织标本研究还表明，HPV-DNA 检测的病毒含量与子宫颈病变程度呈正相关，而且 HPV 感染与子宫颈癌的发生有时序关系，符合生物学致病机理。这些证据都强有力地支持了 HPV 感染与宫颈癌之间的因果关系，均表明 HPV 感染是宫颈癌发生的必要病因条件。通常建议女性进行 HPV 疫苗接种预防宫颈癌。

2006 年欧洲开始出现 HPV6、11、16、18 型四价疫苗 Gardasil，现已获美

表 22-3 2012 年 NCCN 指南宫颈癌早期筛查

年龄（岁）	推荐筛查方法	筛查结果的处理	备注
< 21	不进行筛查		不适合进行 HPV 检测，ASC-US 者也不使用 HPV 检测
21 ~ 29	单独细胞学筛查，每 3 年 1 次	HPV（+）的 ASC-US 或 ≥LSIL：参考 NCCN 或 ASCCP 指南进行处理	对这一人群进行筛查不适用 HPV 检测
		细胞学阴性或 ASC-US 但 HPV（-）：3 年后再进行细胞学检查	
30 ~ 65	HPV 和细胞学联合筛查，每 5 年 1 次	HPV（+）的 ASC-US 或 ≥LSIL：参考 NCCN 或 ASCCP 指南进行处理	一般不推荐单独使用 HPV 筛查
		HPV（+）、细胞学（-），可选择：①1 年后再次复查细胞学和 HPV；②行 HPV16 或 HPV16/18 检测：如 HPV16 或 HPV16/18（+），行阴道镜检查；如果 HPV16 或 HPV16/18（-），1 年后复查细胞学和 HPV	
		细胞学（-）或 ASC-US+HPV（+），5 年后再次联合筛查	
	细胞学筛查，每 3 年一次	HPV（+）的 ASC-US 或 ≥LSIL：参考 NCCN 或 ASCCP 指南进行处理	
		细胞学（-）或 HPV（-）的 ASC-US，3 年后宫颈涂片检查	
> 65	既往筛查结果连续阴性时可终止筛查		如果既往有 ≥CIN2 病史，至少进行 20 年的常规筛查
子宫切除术后的女性	不接受筛查		宫颈已切除并且 20 年内无 ≥CIN2 病史者可不筛查
宫颈已切除且 20 年内无 ≥CIN2 病史者可不筛查	和无接种 HPV 疫苗者的筛查方式相同		

ASC-US. 不典型鳞状细胞，LSIL. 鳞状上皮内低度病变；NCCN. 美国国立综合癌症网络，ASCCP. 美国阴道镜及宫颈病理协会。注意：对于任何年龄的女性，不论使用何种方法，筛查都没有必要每年进行一次；单独使用细胞学进行筛查时，鳞状上皮内病变的检出率更高，但腺体病变及腺癌的检出率有限，同时进行 HPV 检测可弥补这一不足

国 FDA 批准上市。2007 欧盟委员会批准葛兰素史克公司的 HPV6、Ⅰ型二价疫苗 Cervarix 上市。两种 HPV 疫苗都是高免疫原性，能给免疫功能正常者提供安全、高效（95%~100%）的 HPV 预防作用。HPV 疫苗通常在 12~14 岁女性发生性生活前接种。若错过或推迟接种，女性在 26 岁前且无性生活史时可补种 HPV 疫苗。对于 Gardasil 四价疫苗，美国还建议用于 12~14 岁男性青少年，26 岁前仍可补种 Gardasil。这两种疫苗是非活疫苗，可用于免疫功能不全的 CD 患者，最好是在使用免疫抑制剂前。最近有一项研究纳入 37 名 IBD 患者，其中 51% 接受抗 TNF 药物治疗，49% 患者则给予免疫抑制剂治疗，这 37 名 IBD 患者均给予 3 剂 Gardasil 疫苗接种，结果均产生了高免疫原性免疫作用，且无严重不良反应发生。Gardasil 为妊娠 B 级药物，动物实验中 Gardasil 对母鼠的交配能力、生育力都没有影响，均未观察到妊娠毒性或影响子代的不良反应，但怀孕期间母鼠血液中、近足月的胎儿血液中、子代断奶期及出生后 11 周的血液中均可检测到高浓度的 HPV 抗体，即代表这些抗体可透过胎盘及母乳传给子代。人类临床试验中未发现 Gardasil 对生殖、怀孕或婴儿具有不良的影响。同时 Gardasil 的临床试验中，总共有 995 位哺乳期母亲接种 Gardasil 或安慰剂，Gardasil 组与安慰剂组的母亲或母乳喂养婴儿的不良反应发生率无明显差别，授乳和没有授乳的妇女之间所产生的免疫应答类似。目前仍未知 Gardasil 引起的疫苗抗原或抗体是否会排泄在人类乳汁中，所以对哺乳期妇女应用 Gardasil 时应谨慎。现暂无动物实验及人类临床试验研究 Gardasil 对男性生育及其后代的影响。

　　Cervarix 已明确标明不建议用于孕妇，接种疫苗期间需采取避孕措施避孕，若出现意外怀孕，不需终止妊娠，后续剂量必须等产后再继续接种。

（陈白莉　王玉芳）

<h1 align="center">主要参考文献</h1>

［1］Magro F，Langner C，Driessen A，et al. European consensus on the histopathology of inflammatory bowel disease [J]. J Crohns Colitis，2013，7（10）：827–851.

［2］Annese V，Daperno M，Rutter M D，et al. European evidence based consensus for endoscopy in inflammatory bowel disease [J]. J Crohns Colitis，2013，7（12）：982–1018.

［3］Panes J，Bouhnik Y，Reinisch W，et al. Imaging techniques for assessment of inflammatory bowel disease：joint ECCO and ESGAR evidence-based consensus guidelines [J]. J Crohns Colitis，2013，7（7）：556–585.

［4］Rahier J F，Magro F，Abreu C，et al. Second European evidence-based consensus on the prevention，diagnosis and management of opportunistic infections in inflammatory bowel disease [J]. J Crohns Colitis，2014，8（6）：443–468.

［5］van der Woude C J，Ardizzone S，Bengtson M B，et al. The second European evidenced-based consensus on reproduction and pregnancy in inflammatory bowel disease [J]. J Crohns Colitis，2015，9（2）：107–124.

［6］Mantzouranis G，Fafliora E，Glanztounis G，et al. Inflammatory bowel disease and sexual function in male and female patients：an update on evidence in the past ten years [J]. J Crohns Colitis，2015，9（12）：1160–1168.

［7］Nguyen G C，Seow C H，Maxwell C，et al. IBD in pregnancy consensus group. the Toronto consensus statements for the management of inflammatory bowel disease in pregnancy [J]. Gastroenterology，2016，150（3）：734–757.

［8］Matro R，Martin C F，Wolf D，et al. Exposure concentrations of infants breastfed by women receiving biologic therapies for inflammatory bowel diseases and effects of breastfeeding on infections and development [J]. Gastroenterology，2018，155（3）：696–704.

［9］Sturm A，Maaser C，Calabrese E，et al. ECCO–ESGAR guideline for diagnostic assessment in IBD part 2：IBD scores and general principles and technical aspects [J]. J Crohns Colitis，2019，13（3）：273–284.

［10］Maaser C，Sturm A，Vavricka S R，et al. ECCO–ESGAR guideline for diagnostic assessment in IBD part 1：initial diagnosis，monitoring of known IBD，detection of complications [J]. J Crohns Colitis，2019，13（2）：144–164.

第二十三章

癌　变

第一节　癌变及复发的风险因素

由于炎症的长期刺激，免疫抑制性药物的长期应用，病程较长的 CD 患者可继发消化道癌变以及消化道外癌变。

一、癌变的风险因素

CD 相关的癌变风险因素主要包括 CD 相关的慢性炎症和治疗 CD 的免疫抑制性药物。

一项研究显示，在 1969—2017 年期间，CD 患者中共记录到 499 例患者发生了结直肠癌，校正后风险比（*HR*）为 1.40（95% *CI*：1.27 ~ 1.53）。在研究期间，CD 患者因结直肠癌死亡 296 例，死亡率为 0.47/（1 000 人・年），对照人群因结直肠癌死亡 1 968 例，死亡率 0.31/（1 000 人・年）。CD 病史超过 8 年，或合并 PSC 的 CD 患者，发生结直肠癌的风险增加（*HR*=1.12），死亡风险也增加（*HR*=1.41）。在常规接受结直肠癌监测的 CD 患者中，发现 CD 发病 < 40 岁、病变仅累及结肠、合并 PSC 的患者发生结直肠癌的风险显著增加。

嘌呤类药物会增加以下癌症的风险：EBV 相关淋巴瘤；肝脾 T 细胞淋巴瘤（主要发生于年轻男性）；泌尿系统癌症（老年吸烟者）。

抗 TNF-α 药物与以下癌症的风险相关：肝脾 T 细胞淋巴瘤（主要是年轻男性，联合嘌呤类药物时风险更大）；黑色素瘤；淋巴瘤（多发于联合应用嘌呤类药物时，单药治疗风险仍存在争议）。

CD 患者使用嘌呤类药物的淋巴瘤风险很大程度上与年龄有关，多发于青年男性。嘌呤类药物会使免疫系统逐渐失去对 EBV 病毒感染淋巴细胞的控制。

肝脾 T 细胞淋巴瘤与 EBV 不相关，罕见，但致死率很高，而且主要发生在 < 35 岁以下的年轻人。CD 患者中大多数肝脾 T 细胞淋巴瘤病例接受抗 TNF-α 类药物 +

嘌呤类药物联合治疗的人数远高于嘌呤类药物单药治疗。为降低 CD 患者肝脾 T 细胞淋巴瘤的风险，如果 IBD 患者接受抗 TNF-α 类药物 + 嘌呤类药物联合治疗后疾病缓解，嘌呤类药物联合治疗的时间不要超过 2 年，尤其是年轻男性患者。

由于上市时间不长或缺乏大型研究的证据，目前尚不能清楚甲氨蝶呤、维多珠单抗、乌司奴单抗、托法替尼的癌变风险。

CD 患者还面临着皮肤癌风险的增加，包括非黑色素皮肤癌和黑色素瘤。嘌呤类会明显增加非黑色素皮肤癌的发生率，但似乎没有影响黑色素瘤的发生率。抗 TNF-α 类药物会增加黑色素瘤的发生率，也有非黑色素皮肤癌增加的一些证据。CD 患者皮肤癌风险不只是与 CD 及其治疗药物相关，而且与其他的很多因素相关，包括年龄、吸烟、局部紫外线照射、性别、皮肤和毛发特征、童年日晒强度、人种、累积日晒暴露、遗传因素等。为降低 CD 患者皮肤癌风险最好的做法是防晒，同时常规接受全身皮肤检查。

宫颈癌的风险与 HPV 感染具有确切的因果关系。目前的证据显示嘌呤类药物可能会通过影响 HPV 感染轻度地增加子宫颈癌风险。接种 HPV 疫苗可以有效应对 HPV 感染。

二、免疫抑制性药物加速潜在肿瘤生长

一项心脏移植领域的研究分析了 67 例准备接受心脏移植的患者（平均年龄 53 岁），在移植前通过肿瘤标志物、影像学检查和乳腺造影筛查患者的潜在恶性肿瘤，结果发现 10 例患者存在潜在恶性肿瘤。因此，对于一个中年或老年 CD 患者，如果计划开始或重新开始免疫抑制治疗，需要先进行潜在恶性肿瘤筛查，根据每个患者的不同情况来选择筛查方式（如严重吸烟的患者进行胸部 CT 检查、女性患者进行乳腺造影及宫颈癌筛查、常规消化内镜筛查消化道肿瘤）。

三、免疫抑制性药物诱发肿瘤复发

理论上，CD 的慢性炎症及其免疫抑制性治疗药物也会增加 CD 患者恶性肿瘤复发风险，只是目前尚缺乏可靠的证据。手术切除或药物治疗很难完全彻底清除每一个恶性肿瘤细胞，而机体的免疫监视机制对于清除残留的恶性肿瘤细胞至关重要。功能正常的免疫系统能够清除残留的肿瘤细胞，或者将肿瘤细胞控制在一个较低的水平。所以可以合理地推测，使用免疫抑制药物破坏人体免疫监视功能，可能会促进或激发肿瘤复发。考虑到癌症复发的风险，对于接受癌症治疗的 CD 患者，应该考虑在完成癌症治疗 2 年后再启动免疫抑制治疗，如果患者癌症复发风险较高，免疫抑制治疗的推迟时间延长到 5 年。

第二节　消化道癌变

2011 年一项纳入 20 项研究、共 40 547 例病例的荟萃分析，发现 CD 相关肿瘤（Crohn's disease-associated cancer，CDAC）发生率为 0.8/1 000 人年，其中结直肠癌、小肠肿瘤、瘘管相关肿瘤发生率分别为 0.5/（1 000 人·年）、0.3/（1 000 人·年）、0.2/（1 000 人·年）。CD 患者发生结直肠癌风险较普通人群升高 2~3 倍，发生小肠肿瘤的风险升高 18.75 倍。鉴于上述情况，对于发病早、病程长、病变范围广等癌变风险较高的 CD 患者须进行癌变监测。监测内容主要是肠镜，同时还包括评估患者症状、药物使用、实验室检查和患者本人及家族疾病史。监测方案始于筛查性结肠镜检查，此后定期行结肠镜监测，推荐使用内镜下的染色技术监测肠道癌变，做到早期发现、及时治疗、改善预后。

一、癌变部位

CD 相关的消化道癌变以下消化道的结肠最多见，中消化道（小肠）少见，上消化道（食管、胃、十二指肠）也可发生。

CD 相关癌变的危险因素包括发病时间、病程长短、病变部位、病变范围、持续性炎症、家族史、合并 PSC、肠黏膜异型增生病史。

CD 病变范围累及 1/3 及以上结肠时，癌变风险升高，广泛性结肠病变的 CD 癌变危险性最高，其次是左半结肠病变的 CD，直肠病变不增加 CD 癌变危险性。

2011 年 NICE《IBD 结肠镜监测指南》中提到 CD 继发结直肠癌的高危因素包括：中或重度活动的肠道炎症、合并 PSC、一级亲属 50 岁之前诊断结直肠癌、肠腔狭窄、最近 5 年间出现任何程度的异型增生。

CD 肠道癌变也和治疗方案相关。长期应用免疫抑制性药物，尤其是联合应用免疫抑制性药物时，肠道癌变发生和发展的风险也会增大。但是，如果不积极治疗，争取早期和彻底控制炎症，肠道长期的慢性炎症本身就是肠道癌变的高风险因素。因此，早期、彻底控制炎症，减少复发，同时优化治疗方案，是减少 CD 肠道癌变面临的挑战。

IBD 相关的肠道癌变还分为病变区域内（IDA）和病变区域之外（ODA），不同区域的肿瘤性病变的临床表现也有所不同。一项研究结果发现，ODA 中高级别异型增生占 3%，结直肠癌占 11%。相比之下，IDA 的高级别肿瘤病变比例更高，高级别异型增生占 9%，结直肠癌占 27%（$P < 0.000\ 1$）。IDA 的病变特征更多表现为内镜下难以发现、非息肉状和直径 ≥1 cm（$P < 0.000\ 1$），死亡率显著更高（$P < 0.05$），且

IBD 诊断的中位年龄更低（29 岁 vs 41 岁，P=0.000 1）。与 IDA 结肠癌相比，ODA 结肠癌发生在右半结肠的比例更高（31% vs 16%，P＜0.01），高级别异型增生发生率相对较低，多为息肉状和直径＜1 cm，在内镜检查中容易发现。

二、监测

为了及时发现癌前病变和早期癌症，改善预后，延长 CD 患者生存期，CD 患者肠道癌变的监测至关重要。

CD 患者肠道癌变监测方案以结肠镜检查为主，密切观察 CD 患者的肠道病变的转归，尤其是癌变。此外，还包括评估患者症状、药物使用、实验室检查和患者本人及家族疾病史。

在监测方案开始时，应行筛查性结肠镜检查，以再次评估病变的范围和确认是否存在异型增生及癌变。其后，在确定的间隔时间定期行结肠镜监测。

病程长短是 CD 患者继发肠道癌变的主要危险因素之一，既往多推荐在症状出现后 8～10 年开始结肠镜监测。但最近来自荷兰全国病理数据库数据分析表明，此监测方案可能导致 17%～35% 的患者延误发现癌变的时机。因此，症状出现后 8 年内即需开始结肠镜监测，有显著家族史（一级亲属 50 岁以内发病）的患者应该更早。合并 PSC 的 CD 或者从风险 PSC 开始应该每年结肠镜监测肠道癌变和 MRCP 监测胆管癌变。即使是孤立性直肠炎也要开始监测，因为结肠炎随时间进展。

由于病变范围也是影响癌变的高危因素，首次肠镜检查的目的还在于再次评估病变范围。

由于肠道黏膜从正常到癌症形成通常需要 2 年以上的时间，因此，肠道癌症监测自初次筛查后复查间隔时间不应长于 2 年。

美国胃肠内镜协会（ASGE）建议监测间隔为 1～3 年，但最佳监测间隔仍不确定，当出现活动性炎症、解剖学异常（狭窄，多发假性息肉）、有肠道黏膜异型增生病史、一级亲属发现结直肠癌及合并 PSC 时，患者需要至少每年监测肠镜 1 次，对于连续两次内镜下及组织学显示均无异常的患者，监测间隔可适当延长。

三、诊断

CD 癌变的诊断主要依据于内镜下观察及活检结果。显微镜下诊断结肠黏膜异型增生表现和分级标准与 UC 相同。推荐由两位病理医生阅片以确诊，诊断异型增生的显微镜下特征包括隐窝结构和细胞学异常。结构异常包括腺管拥挤、黏膜层增厚、隐窝的延长和扩大伴有芽生。细胞学异常包括黏膜表面和隐窝高柱状细胞排列伴有部分黏液分化、柱状细胞中而非通常情况在杯状细胞中出现黏蛋白、细胞核的形态学改变类似于管状腺瘤的表现。考虑到 CD 患者可能出现狭窄和局部肠管切除的可能性，UC 使用的诊断标准并不能直接沿用到 CD 结肠炎的局部炎症评估。

关于活检方案，由于常规肠镜检查以及随机活检的局限性，染色内镜、共聚焦显微内镜等辅助手段为选择病灶部位靶向性活检提供了帮助，改变了 UC 的活检策略，这些方法在 CD 患者同样适用。目前 BSG、NICE、ECCO 和 Cancer Council of Australia 指南均推荐由熟练的内镜医生在染色内镜下行靶向活检，每段结肠需取 2 块用于组织学检查。如果无法行染色内镜或染色内镜的效果因严重的肠道炎症、假息肉病、肠道准备不完全受限时，可替代性地选择随机活检，即在病变肠段应每隔 10 cm 随机取材 4 点。

四、治疗

结肠镜监测的最终目的在于及时检出结肠黏膜是否已经发生癌前病变 – 异型增生或已发生癌变。异型增生主要分为 3 类：不确定型、低级别（LGD）、高级别（HGD）。尽管如此，对于异型增生程度仍然存在认识上的差异，这种差异在区别"不确定型"和 LGD 时更明显。因此，对异型增生的评估建议由高资质胃肠病理医生来完成。

由于不同级别的异型增生病变发生癌症的风险不一样，异型增生的分级十分重要，不仅影响到癌症发生发展的敏感性和特异性，而且也直接影响下一步的治疗选择。因此，对 CD 患者的异型增生性病变应予高度重视。

（一）内镜下治疗

结肠型 CD 发生异型增生或黏膜内癌变的内镜下处理策略见本书第十三章相关内容以及本书的姊妹篇《溃疡性结肠炎——基础研究与临床实践》第二版第十三章修相关内容。如果 CD 患者发生小肠或者上消化道的异型增生及癌变，可酌情参考内镜治疗或者手术治疗相关章节。总体上，CD 合并的肠道癌变内镜治疗的指征要从严。

（二）手术治疗

2015 年 ASCRS 临床指南推荐结直肠出现下列病变的 CD 患者行全结肠切除术：累及黏膜下层的肠道癌变、非腺瘤样隆起型异型增生病变（DALM）、高级别异型增生、多灶型低级别异型增生。DALM 是指隆起的、内镜下可见的异型增生性病变，但与散发的腺瘤特征不同，其中 40% 可能同时合并肿瘤，故是手术切除的指征。研究显示，行节段性切除的结直肠癌患者中 14% ~ 40% 出现复发，因此，目前多数指南推荐全结肠切除而非节段性切除。总体上，CD 合并的肠道癌变手术治疗的指征要从宽，而且应该选择病变肠段全切除。

对于因消化道狭窄出现梗阻症状的 CD 患者，可选择内镜下扩张、旁路手术（如胃空肠吻合，十二指肠空肠吻合术等）或受累区域的狭窄成形术。鉴于腹腔镜较传统开腹手术较低的手术并发症风险，且术后复发率无明显差异，可考虑在腹腔镜下行上述手术治疗。

五、预防

持续的肠道黏膜慢性炎症状态会导致发生癌变的风险明显增高。因此，合理的治疗可减轻或控制慢性炎症，从而减少 CD 患者癌变风险。有研究发现 SASP 和 5-ASA 作为化学预防，可减少癌变风险。

六、预后

CD 患者继发的肠道癌变常为多发，进展较快，并且 CD 患者常应用 GCS、免疫抑制剂、生物制剂等抑制机体免疫系统的药物，因此，CD 继发的肠道癌变较散发的肠癌预后要差。但是，如果在及时监测的基础上，及时发现癌前病变与早期肠癌，并及时行内镜治疗或者外科手术，则预后多较好。

第三节　肠道外癌变

CD 患者肠外癌变的发生率是否升高目前存在争议。然而，根据部位划分，CD 患者发生肺癌、膀胱癌及非黑色素瘤皮肤癌、非霍奇金淋巴瘤、宫颈癌等风险更高。

一、常见肠外癌变

皮肤癌：吸烟是 CD 和皮肤恶性肿瘤（特别是鳞癌）的危险因素，其能增加 CD 患者非黑色素瘤皮肤癌的风险，但降低肢端黑色素瘤风险。通常认为，AZA 增加非黑色素瘤皮肤癌的风险，生物制剂增加黑色素瘤风险，后者可能与光敏性增加有关。此外，日光照射及基因也与皮肤肿瘤发生相关。

血液系统恶性肿瘤：与发病年龄早、男性、年龄 > 65 岁、接受 AZA 治疗相关。

宫颈癌：免疫抑制剂与 CD 高发宫颈癌的相关性不明确，但在其他自身免疫性疾病中，使用免疫抑制剂会升高宫颈癌发病率。

EBV 相关肿瘤：EBV 感染及免疫抑制剂应用关系密切，而 EBV 感染与 EBV 相关肿瘤密切相关。

CD 相关的肠外癌变还包括泌尿系统肿瘤、与肝炎病毒相关的肝癌以及胆管细胞癌。

二、监测

血液系统肿瘤：暂无具体的监测方案。

皮肤癌：使用抗 TNF-α 单抗或嘌呤类药物的患者需每年定期行全身皮肤检查。

宫颈癌：长期应用免疫抑制剂的年轻女性需要检测 HPV 感染，在确诊 CD 后第一年内需完善 2 次巴氏涂片，结果无异常者每年复查 1 次。

EBV 相关肿瘤：需要每年进行 EBV 筛查，有活动性 EBV 感染者应该停用免疫抑制剂，并酌情应用抗病毒治疗。

三、诊断

CD 患者与非 CD 患者恶性肿瘤的临床表现及诊断类似，目前无早期发现各肠外肿瘤的方法。

就血液系统肿瘤而言，患者如出现持续性血液系统异常，且对治疗无反应，或不能解释的发热、淋巴结肿大、肝脾肿大等需警惕血液系统恶性肿瘤，应对患者进行全面检查，包括血常规、肿瘤标志物、骨髓穿刺活检及淋巴结活检，并请血液科会诊。

对于 EBV 相关肿瘤和宫颈癌，除了按肿瘤进行诊断，还应该筛查 EBV 和 HPV。

四、治疗

CD 患者合并肠外癌变的治疗方案与非 CD 患者无异。CD 合并的肠外癌变应该由与癌变相关的专科负责诊疗，并兼顾 CD 的诊疗，不能因为肿瘤的治疗忽略或者耽误了 CD 的治疗，也不能因为 CD 的治疗影响了肿瘤的治疗。

五、预防

血液系统恶性肿瘤：研究表明，使用免疫调节剂的患者发生血液系统肿瘤的风险增高，对于需要长期治疗的年轻男性应尽量避免联合使用免疫抑制剂，或采用 MTX 代替 AZA，必须同时接受 AZA 和抗 TNF-α 制剂的年轻男性患者（＜35 岁）可以通过控制两者联用时间至 2 年以下来降低肝脾 T 细胞淋巴瘤发生风险。由于 EBV 阳性患者可能出现单核细胞增多症并继发淋巴瘤，对于年轻男性 CD 患者而言，只考虑对 EBV 血清学阴性者给予 AZA 治疗，同时行 EBV 监测，对于 EBV 血清学阳性者，不仅不能使用 AZA 或者停用 AZA，而且还应该酌情抗 EBV 治疗。控制肠道炎症也能降低血液系统疾病发生风险。

皮肤癌：CD 患者，特别是使用免疫抑制剂者，应避免长时间阳光照射，并进行防晒保护。CD 患者皮肤恶性肿瘤治愈后仍有复发风险，应定期随访，在这类人群中，应当避免联合应用免疫抑制剂。

宫颈癌：9~26 岁的无性生活的女性 CD 患者需常规筛查 HPV，并酌情考虑注射 HPV 疫苗防治 HPV 感染，从而减少与 HPV 感染有因果关系的宫颈癌的发生。

六、预后

血液系统肿瘤：CD 合并血液系统肿瘤患者的治疗及预后与非 CD 患者无异。CD 患者如出现结外复发的霍奇金淋巴瘤，行自体外周血干细胞移植后，CD 和霍奇金淋巴瘤均能获得完全缓解。

皮肤癌：免疫受损的 CD 患者皮肤癌发病率较高，部分患者还可能继发第二种皮肤肿瘤（黑色素瘤），故需要定期皮肤科检查。

由于 CD 为终身性疾病，需要长期甚至终身治疗，而大部分治疗 CD 的药物均具有不同程度的免疫抑制作用，理论上，这些药物可能会影响到 CD 患者合并的肿瘤的预后。

（李瑾　李明松）

主要参考文献

［1］Magro F，Langner C，Driessen A，et al. European consensus on the histopathology of inflammatory bowel disease [J]. J Crohns Colitis，2013，7（10）：827-851.

［2］Annese V，Daperno M，Rutter M D，et al. European evidence based consensus for endoscopy in inflammatory bowel disease [J]. J Crohns Colitis，2013，7（12）：982-1018.

［3］Panes J，Bouhnik Y，Reinisch W，et al. Imaging techniques for assessment of inflammatory bowel disease：joint ECCO and ESGAR evidence-based consensus guidelines [J]. J Crohns Colitis，2013，7（7）：556-585.

［4］Magro F，Peyrin-Biroulet L，Sokol H，et al. Extra-intestinal malignancies in inflammatory bowel disease：results of the 3rd ECCO pathogenesis scientific workshop（Ⅲ）[J]. J Crohns Colitis，2014，8（1）：31-44.

［5］Annese V，Beaugerie L，Egan L，et al. European evidence-based consensus：inflammatory bowel disease and malignancies [J]. J Crohns Colitis，2015，9（11）：945-965.

［6］Lindor K D，Kowdley K V，Harrison M E. ACG clinical guideline：primary sclerosing cholangitis [J]. Am J Gastroenterol，2015，110（5）：646-660.

［7］Sifuentes H，Kane S. Monitoring for extra-intestinal cancers in IBD [J]. Curr Gastroenterol Rep，2015，17（11）：42.

［8］Strong S，Steele S R，Boutrous M，et al. Clinical practice guideline for the surgical management of Crohn's disease [J]. Dis Colon Rectum，2015，58（11）：1021-1036.

［9］Kaltenbach T，Leite G，Soetikno R. Colonoscopy surveillance and management of dysplasia in inflammatory bowel disease [J]. Curr Treat Options Gastroenterol，2016，14（1）：103-114.

［10］Gionchetti P，Dignass A，Danese S，et al. 3rd European evidence-based consensus on the diagnosis and management of Crohn's disease 2016：part 2：surgical management and special situations [J]. J Crohns Colitis，2017，11（2）：135–149.

［11］Lichtenstein G R，Loftus E V，Isaacs K L，et al. ACG clinical guideline：management of Crohn's disease in adults [J]. Am J Gastroenterol，2018，113（4）：481–517.

［12］De Jong M E，Van Tilburg S B，Nissen L，et al. Long-term risk of advanced neoplasia after colonic low-grade dysplasia in patients with inflammatory bowel disease：a nationwide cohort study [J]. J Crohns Colitis，2019，13（12）：1485–1491.

［13］Biancone L，Armuzzi A，Scribano M L，et al. Cancer risk in inflammatory bowel disease：a 6–year prospective multicenter nested case-control IG–IBD study [J]. Inflamm Bowel Dis，2020，26（3）：450–459.

第二十四章
精神心理异常

IBD 与精神心理之间存在双向调节作用，即精神心理障碍会影响 IBD 的发生发展，同样，IBD 也会影响患者的精神心理健康。近期研究显示抑郁及焦虑与 IBD 患者症状的严重度、疾病复发次数、住院率及治疗的依从性密切相关；比如伴有抑郁症的 CD 患者肠瘘的发生率高，手术率较高；伴有抑郁症的 IBD 患者激素的使用率高，疾病的复发率高；伴有焦虑症的 CD 患者生物制剂的使用率较高。因此，为了优化结局，改善生活质量，目前强调在治疗 IBD 的同时要注意评估患者的心理状况，包括对 IBD 者的心理筛查、监测及管理。

第一节　流 行 病 学

IBD 患者常伴随精神心理异常，约 1/3（35.1%）的患者会经历焦虑；1/5（21.6%）的患者会经历抑郁。相对而言，CD 患者抑郁症状（25.3%）的比例较 UC（16.7%）更高。活动期 IBD 患者焦虑及抑郁的发生率更高，分别为 75.6%、40.7%。IBD 患者焦虑障碍（符合疾病诊断标准）的患病率为 20.5%，抑郁障碍（符合疾病诊断标准）的患病率为 15.2%，明显高于普通人群。影响 IBD 患者心理障碍发展的危险因素包括女性、疾病活动度和侵袭性疾病表型。最近的一项前瞻性队列研究证明，随着时间的推移，焦虑、抑郁与 CD 的临床复发有显著的相关性。另一项大型研究则显示抑郁症患者后续患 CD（$HR = 2.11$）的风险显著增加，证实了抑郁症和 IBD 的发生有关。

第二节　病因和发病机制

精神心理因素参与 IBD 的病理生理基础，可能与脑 – 肠轴（brain-gut axis）有关。脑－肠轴是中枢神经系统与肠道之间的双向通信系统，涉及中枢神经系统、自主神经系统、下丘脑－垂体－肾上腺轴（hypothalamic-pituitary-adrenal axis，HPA轴）、肠道免疫系统、肠道黏膜屏障和肠道微生态之间的相互作用，机体通过脑－肠轴之间的神经内分泌网络的双向环路进行胃肠功能的调节称为脑肠互动，脑－肠轴的失调与 IBD 的发生发展密切相关。

应激是个体面临或觉察到环境变化对机体有威胁或挑战时做出的适应和反应的过程。应激反应作为机体的防御机制，在维持机体生理和心理内环境平衡方面起到保护作用。但若机体长期处于慢性应激状态，机体的防御反应也将处于持续激活状态，最终导致应激系统失调，加重疾病的发生。

持续的应激将影响脑－肠轴，激活中枢神经系统，刺激 HPA 轴，兴奋交感神经系统，降低迷走神经张力，促进糖皮质激素、肾上腺素和去甲肾上腺素等多种激素的分泌，通过激活肥大细胞、释放炎性介质、诱导肠道产生过激免疫应答，引起内脏超敏反应、肠运动节律异常、肠道黏膜受损、通透性增加、菌群失调等一系列变化，进而加重肠道炎症反应。而肠道炎性细胞和（或）介质水平的产生，可以激活迷走神经，改变中枢神经递质的释放，又会引起认知、情感、行为方面的障碍，反过来影响心理状态，形成恶性循环。

探索 IBD 中的迷走神经异常是目前研究的一个热点。迷走神经通过自主传入神经（经由 HPA 轴）和胆碱能传出神经（已显示有抗炎特质）在神经内分泌－免疫－自主神经系统轴中发挥着维持内稳态的作用。迷走神经通过胆碱能信号通路，抑制肿瘤坏死因子（tumor necrosis factor，TNF-α）等促炎因子，进而减轻炎症。研究发现 CD 患者与健康对照组相比，迷走神经张力更低，TNF-α 水平更高。抗抑郁治疗可能通过激活迷走神经产生抗炎作用及恢复 HPA 轴功能达到缓解 IBD 的目的。

第三节　临床表现和诊断

一、临床表现

焦虑、抑郁是 IBD 患者最常出现的精神心理异常。此外，IBD 患者还常出现不同程度的疲劳、睡眠障碍和腹痛。

（一）焦虑

焦虑被定义为一种患者无法控制的，不安、担忧和（或）恐惧的感觉，通常处于焦虑状态的患者会过分担心、紧张害怕、心烦易怒、注意力难以集中；坐卧不宁、动作增多、肌肉紧张、四肢震颤；同时伴有皮肤潮红或苍白、出汗、头痛头晕、口干、吞咽梗阻感、心悸、胸闷、胃部不适、恶心、腹胀、腹痛、腹泻、尿频、尿急等自主神经功能紊乱症状。广泛性焦虑障碍是一种以焦虑为主要临床表现的精神障碍，至少持续 6 个月，伴痛苦体验。

IBD 患者的焦虑主要来源于对疾病的恐惧及担忧，如 IBD 是否会复发或恶化；病程的不确定性，是否有肿瘤风险，是否需要手术等。同时，IBD 所致的躯体不适、治疗费用高昂、药物的不良反应、社会支持缺乏、社会功能下降等各方面均可对患者造成心理压力而引发焦虑。研究发现焦虑会恶化 IBD 症状，增加住院率和手术率，降低生活质量。

（二）抑郁

抑郁在 IBD 诊断前后均有报道，以情绪低落为主要特征，丧失兴趣或愉快感，常伴有认知、行为和躯体症状，严重时会悲观绝望，甚至出现自杀意念及行为。抑郁情绪并不等同于抑郁障碍，抑郁障碍是指各种原因引起的以显著而持久的心境低落为主要临床特征的一类疾病，持续时间至少 2 周，影响日常生活和工作，有相应的疾病诊断标准。

研究显示 CD 疾病活动和抑郁发作之间存在相关性，但部分 CD 静止期患者也出现抑郁症状。有观点认为抑郁症是一种异质性疾病，不同的症状群有不同的病因，例如，躯体性抑郁症状（如疲劳、食欲减退、睡眠不足）更可能与活动性炎症有关，而认知症状（如无价值感、自责自罪、自杀观念）在静止期也可能发生，提示其可能是与 CD 活动无关的共病精神状态，在选择治疗时应加以考虑。

IBD 合并抑郁往往预示着病情更差，包括疾病复发、住院和手术的风险增加。研究显示，抑郁症及相关躯体症状，可影响压力感知、情绪控制、疾病管理和生活方式，导致社会功能丧失。

（三）心理相关躯体症状

与心理相关的躯体症状，如慢性腹痛、疲劳和睡眠障碍在 IBD 患者中尤为普遍。相对于抑郁中的认知症状，疲劳及睡眠障碍这类躯体症状与炎症升高有更强的相关性，故单列介绍。

1. 腹痛

疼痛被定义为一种不愉快的感觉和情感体验。无论是在 IBD 的活动期还是静止期，腹痛均很常见，影响生活质量并引发焦虑。急性腹痛往往与疾病的活动度相关，50% ~ 70% 的 IBD 患者在疾病发作时感到疼痛。与此不同，慢性腹痛不仅与中枢神经系统的重组有关，也与脑 – 肠轴的失调有关。脑 – 肠轴的失调使 IBD 患者出现焦虑和抑郁倾向。压力和情绪失调（焦虑和抑郁）会影响疼痛阈值，并且通过中枢神经系统对肠神经产生影响，导致肠道蠕动异常，腹痛加重。约 1/3 的缓解期 IBD 患者出现慢性腹痛、腹泻等肠易激综合征（irritable bowel syndrome，IBS）样症状，这与内脏超敏反应有关，CD 患者较 UC 更容易出现 IBS 样症状。

2. 疲劳

疲劳被描述为"与体力消耗不成比例的，异常的或过度的精力缺失"，不能通过休息缓解，是 IBD 患者重要的临床症状，可导致生活质量下降和工作效率下降。高达 50% 的 IBD 患者报告有疲劳症状，而 CD 患者的疲劳症状（48% ~ 62%）比 UC（42% ~ 47%）常见。多项研究表明，疲劳与 IBD 的临床活跃有关，活动期患者报告的疲劳发生率（44% ~ 86%）高于缓解期患者（20% ~ 41%），提示疲劳是由促炎细胞因子和激活的免疫系统介导所致。但即使是 IBD 缓解患者，疲劳也会随着时间的推移而增加。多种病因可导致 IBD 患者出现疲劳，如疾病活动度、贫血、营养缺乏、药物不良反应、心理障碍等；其中睡眠质量和心理因素（如焦虑、抑郁、共存 IBS）被认为与疲劳的发生显著相关。

3. 睡眠障碍

睡眠障碍在 IBD 患者中并不少见，据统计，77% 的活动期患者和 49% 的静止期患者经历不良睡眠，常存有睡眠潜伏期增加（无法入睡）、睡眠片段化（维持困难）、白天疲倦加重以及自我报告的睡眠质量下降，影响生活质量。有观点认为睡眠障碍可能是影响 IBD 疾病进程的一个潜在环境触发因素。IBD 中的睡眠紊乱和慢性炎症可形成恶性循环：IBD 的慢性炎症使睡眠质量恶化，而睡眠减少则将加剧炎性细胞因子和炎性环境的产生。研究表明，活动期 IBD 患者报告的睡眠质量明显比静止期患者更差，伴有睡眠异常的处于缓解期的 IBD 患者复发的风险也是增加的。

二、评估

精神心理健康筛查和评估，应作为 IBD 患者综合管理的一部分。尽早选择临床可行的评估工具去识别 IBD 患者的心理状态有利于后续干预，将对疾病发展产生积极影响。考虑到 IBD 患者的生活质量与心理因素密切相关，将生活质量纳入评估范围是有益的，定期监测 IBD 的生活质量有助于评价疗效，合理分配医疗资源。

精神心理科有结构化的定式访谈及量表等对 IBD 患者的心理状态进行科学的评估，其中量表具有简便易行、耗时少、结果直观等优点，可以针对不同的心理症状量化评分，进行严重程度分级，但量表不能代替临床专业医生的判断。

（一）焦虑、抑郁评估相关量表

1. Zung 氏焦虑自评量表（self-rating anxiety scale，SAS）

20 项条目的自评量表，每项评分 1 ~ 4 分，将总评分换算为标准分，50 分以下为正常，50 ~ 59 分为轻度焦虑，60 ~ 69 分为中度焦虑，70 分以上（含 70 分）为重度焦虑。

2. 广泛性焦虑障碍量表（general anxiety disorder scale，GAD-7）

7 项条目的自评量表，每项评分 0～3 分，总分 0～21 分。5～9 分为轻度焦虑，10～14 分为中度焦虑，15～21 分为重度焦虑。

3. 医院焦虑抑郁量表（hospital anxiety and depression scale，HADS）

14 项条目的自评量表，每项评分 1～3 分，总分 1～42 分，包含两个独立的分量表（各为 21 分）评估焦虑和抑郁，中文版通常以 8 分作为分界值。

4. Zung 氏抑郁自评量表（self-rating depression scale，SDS）

20 项条目的自评量表，每项评分 1～4 分，将总评分换算为标准分，50 分以下为正常，50～59 分为轻度抑郁，60～69 分为中度抑郁，70 分以上（含 70 分）为重度抑郁。

5. 患者健康问卷抑郁量表（patient health questionnaire，PHQ-9）

9 项条目的自评问卷，每项评分 0～3 分，总分 0～27 分。评分 5～9 分、10～14 分、15～19 分和 20～27 分分别代表轻度、中度、中重度和重度抑郁。

（二）疼痛、疲劳、睡眠相关评估量表

1. 数字评定量表（numeric rating scale，NRS）：用数字 0-10 表示疼痛依次加重的程度，0 分无痛，1～3 分为轻度疼痛，4～6 分为中度疼痛，7～10 分为重度疼痛。

2. 多维疲劳量表（multidimensional fatigue inventory，MFI）：20 项条目的自评问卷，从综合疲劳、身体疲劳、精神疲劳、动机减少，活动减少五个方面来评价疲劳，分值越高，说明疲劳症状越严重。

3. 匹兹堡睡眠质量指数量表（pittsburgh sleep quality index，PSQI）：由 19 项自评条目和 5 项他评条目（由睡眠同伴评定，仅供临床参考，不计入总评分）组成，包含主观睡眠质量、入睡时间、睡眠时间、睡眠效率、睡眠障碍、使用镇静催眠药和日间功能障碍 7 项因子，每项因子评为 0～3 分，0 分为没有困难，3 分为非常困难，总分 0～21 分，评分越高，代表睡眠质量越差。

（三）生活质量相关评估量表

健康相关生活质量（health-related quality of life，HRQOL），是一个多维的概念，包括生理、心理和社会功能，涉及与经济、文化背景和价值取向相联系的主观满意度。

1. 健康调查简表（36-item Short Form Health Survey，SF-36）：为应用广泛的生活质量标准化测量工具，从生理功能、生理职能、躯体疼痛、一般健康状况、精力、社会功能、情感职能以及精神健康 8 个维度全面调查生活质量。

2. 炎症性肠病生活质量问卷（inflammatory bowel disease questionnaire，IBDQ）：是 IBD 最常见的专用问卷，可评价肠道症状、全身症状、情感能力、社会能力 4 个方面，其分值越高，生活质量越好。IBDQ 被证实具有良好的信度和效度，已广泛应用于 IBD 的研究中。

三、诊断

大多数 IBD 的研究都使用自我报告的方法来评估焦虑和抑郁，而自评只能提示情绪症状的存在，不应与正式诊断的焦虑障碍或抑郁障碍相混淆。由于精神科主要是基于症状学进行诊断，一般不主张非精神科医师作出精神障碍的诊断。

目前临床上焦虑障碍和抑郁障碍的诊断标准来自于《国际疾病分类第 10 版》（ICD–10）中的精神与行为障碍分类以及《美国精神障碍诊断统计手册第 5 版》（DSM–5）。

（一）广泛性焦虑障碍诊断要点

必须在至少 6 个月内的大多数时间存在焦虑的原发症状，这些症状通常应包含以下要素：①过度的焦虑和担忧（为将来的不幸烦恼，感到忐忑不安，注意困难等）；②运动性紧张（坐卧不宁、紧张性头痛、颤抖、无法放松）；③自主神经活动亢进（出汗、心动过速或呼吸急促、上腹不适、头晕、口干等）。

（二）抑郁障碍诊断要点

包括三条核心症状：①心境低落；②兴趣和愉快感丧失；③导致劳累增加和活动减少的精力降低；七条附加症状：①注意力降低；②自我评价和自信降低；③自罪观念和无价值感；④认为前途暗淡悲观；⑤自伤或自杀的观念或行为；⑥睡眠障碍；⑦食欲减退。以及要求病程持续至少 2 周，并且存在具有临床意义的痛苦或社会功能的受损。

四、鉴别诊断

IBD 患者的焦虑、抑郁需与下列情况进行鉴别，以防误导治疗。

（一）躯体疾病相关焦虑抑郁

甲状腺功能亢进 / 减退、低血糖、嗜铬细胞瘤、系统性红斑狼疮等躯体疾病均可出现焦虑或抑郁症状，针对相关疾病进行相应的临床和实验室检查，可以明确诊断。此时的治疗应主要针对原发疾病。

（二）药源性焦虑抑郁

许多药物在长期应用、过量或中毒、戒断时可致典型的焦虑或抑郁症状。如甲状腺素、类固醇、抗精神病药物（过量）使用，镇静催眠药戒断时等，根据服药史可予鉴别。

（三）双相情感障碍

双相情感障碍是在抑郁发作的基础上，存在一次及以上的符合躁狂 / 轻躁狂的发作史，疾病特征是情感的不稳定性和转换性。根据明确的躁狂、轻躁狂发作史可予鉴别。

第四节　治　　疗

目前对于 IBD 的治疗仍主要以药物和手术治疗为主，但新的治疗药物和方法也日益受到关注，心理干预正是其中之一。常用的心理干预手段有心理治疗和（抗抑郁）药物治疗。

一、心理治疗

既然不能忽略精神心理因素对 IBD 的影响，那么心理治疗也应该在 IBD 的治疗中占有一席之地。目前研究显示心理治疗能够改善 IBD 患者的情绪症状、躯体症状及生活质量，但对疾病活动及病程没有明显的益处，其中认知行为治疗、催眠和正念技术被证明是最有前景的方法。相比成人，儿童拥有更多心理治疗的支持证据。总之，心理治疗对 IBD 的有效性有待进一步探索。

（一）认知行为治疗

认知行为治疗（cognitive behavioral therapy，CBT）是通过改变个人非适应性认知和行为模式来改善心理问题的治疗方法总和，包括认知治疗和行为治疗两大方向，具有高度结构化、短程高效、目标明确等特点，适用于合并抑郁焦虑的 IBD 患者，同时对改善睡眠障碍、缓解慢性疼痛也有效。在众多 IBD 的心理治疗方法中，其支持证据最多。尤其是对于患有抑郁的儿童 CD 患者，CBT 能减轻疾病相关活动性症状。目前 CBT 已被证实是一种改善儿童 IBD 抑郁症状和社会功能行之有效的方法。

（二）催眠

催眠为 IBD 的标准医疗提供了一个辅助手段。催眠治疗有效最有力的证据是其与 IBD 活动相关的炎症减轻及生活质量的改善有关。催眠疗法能使 IBD 患者放松，集中注意力向内以屏蔽压力或干扰性刺激，进入深度恍惚状态，对平常不受意识控制的生理过程进行调节，从而改变肠道功能状态，可减轻腹痛症状、降低疾病的活动度及提高生活质量。近年来，肠道定向催眠疗法（gut-directed hypnotherapy，GHT）已成功用于功能性胃肠疾病。最近，有小样本研究显示其亦可改善 IBD 患者的肠道症状及生活质量。

（三）正念

正念是一种与心理健康和幸福相联系的心理技能，它鼓励患者把意识集中在当下，采取开放的、不评判、客观的态度来接纳目前的思维、行为和心身体验，防止执着于痛苦的生理感觉及消极的认知，避免过度的、不必要的烦恼。正念通常通过一系列呼吸，冥想和运动来训练患者对此时此刻的注意与觉知。专注于当下可以减轻 IBD 患者沉浸在负面认知（如将疾病发作的影响灾难化）或躯体不适（如腹痛）里无法抽离。正念干预已被证明可改善 IBD 患者的焦虑抑郁情绪及生活质量，对同时存在 IBS 型症状的 IBD 患者尤为有益。

二、药物治疗

抗抑郁药又称中枢神经调节剂，主要包括选择性 5- 羟色胺再摄取抑制剂（selective serotonin reuptake inhibitors，SSRIs）；5- 羟色胺和去甲肾上腺素再摄取抑制剂（serotonin norepinephrine reuptake inhibitors，SNRIs）；去甲肾上腺素和特异性 5- 羟色胺能抗抑郁药（noradrenergic and specific serotonergic antidepressants，NaSSAs）及三环类抗抑郁药（tricyclic antidepressants，TCAs），具有抗焦虑、抗抑郁、镇痛、助眠及改善胃肠道症状等作用，常见的不良反应有胃肠道反应、体重增加、性功能障碍等。

抗抑郁药在脑 - 肠互动异常（disorders of gut-brain interaction，DGBI）疾病中的疗效已被证实，目前作为一种新兴的治疗方法也尝试应用于 IBD 中。一项近 600 万人的大型流行病学研究证实抗抑郁治疗可以降低未来 IBD 的发生风险，对病情有益。最近的一项系统评价显示抗抑郁药不仅能治疗 IBD 患者的焦虑抑郁，提高生活质量，而且通过控制躯体症状和减少炎症改善患者预后。其中最受关注的是抗抑郁药对炎症的潜在作用，最新研究发现抗抑郁药可通过减少炎性细胞因子的产生起到抗炎效果，从而降低 IBD 活动指数。然而，关于 IBD 的大多数试验都是回顾性和观察性的研究，缺乏随机对照研究（randomised controlled trial，RCT）。目前只有 3 种抗抑郁药物（噻奈普汀度、洛西汀及氟西汀）进行了 IBD 的安慰剂对照研究，其中一项还是非随机的，而且样本量都偏小，因此，亟需大型临床实验来证实抗抑郁药对于 IBD 的治疗作用。

第五节　总　　结

IBD 患者往往存在不同程度的精神心理异常，尽早诊断和管理 IBD 患者的心理状态是有益的，包括精神科在内的多学科合作诊疗模式有利于改善 IBD 的疾病结局，心身同治的综合治疗应成为未来 IBD 治疗的新趋势。

（罗娴　张燕）

主要参考文献

［1］Swanson G R，Burgess H J，Keshavarzian A. Sleep disturbances and inflammatory bowel disease：a potential trigger for disease flare? [J]. Expert Rev Clin Immunol，2011，7（1）：29-36.

［2］吴文源，魏镜，陶明，等.综合医院焦虑抑郁诊断和治疗的专家共识[J].中华医学杂志，2012，92（31）：2174-2181.

［3］McCombie A M，Mulder R T，Gearry R B. Psychotherapy for inflammatory bowel disease：a review and update [J]. J Crohns Colitis，2013，7（12）：935-949.

［4］Mikocka-Walus A，Pittet V，Rossel J B，et al. Symptoms of depression and anxiety are independently associated with clinical recurrence of inflammatory bowel disease [J]. Clin Gastroenterol Hepatol，2016，14（6）：829-835.

［5］Regueiro M，Greer J B，Szigethy E. Etiology and treatment of pain and psychosocial issues in patients with inflammatory bowel diseases [J]. Gastroenterology，2017，152（2）：430-439.

［6］Sgambato D，Miranda A，Ranaldo R，et al. The Role of Stress in Inflammatory Bowel Diseases [J]. Curr Pharm Des，2017，23（27）：3997-4002.

［7］杨燕秋，王承党.炎症性肠病与精神心理健康的相关性研究[J].中华消化杂志，2017，37（3）：209-212.

［8］Mikocka-Walus A，Andrews J M. It is high time to examine the psyche while treating IBD [J]. Nat Rev Gastroenterol Hepatol，2018，15（6）：329-330.

［9］Lichtenstein G R，Loftus E V，Isaacs K L，et al. ACG clinical guideline：management of Crohn's disease in adults [J]. Am J Gastroenterol，2018，113（4）：481-517.

［10］Gracie D J，Guthrie E A，Hamlin P J，et al. Bi-directionality of brain-gut interactions in patients with inflammatory bowel diseases [J]. Gastroenterology，2018，154（6）：1635-1646.

［11］Gracie D J，Hamlin P J，Ford A C. The influence of the Brain-Gut axis in inflammatory bowel disease and possible implications for treatment [J]. Lancet Gastroenterol Hepatol，2019，4（8）：632-642.

［12］Moulton C D，Pavlidis P，Norton C，et al. Depressive symptoms in inflammatory bowel disease：an extraintestinal manifestation of inflammation? [J]. Clin Exp Immunol，2019，197（3）：308-318.

［13］Sturm A，Maaser C，Calabrese E，et al. ECCO-ESGAR guideline for diagnostic assessment in IBD part 2：IBD scores and general principles and technical aspects [J]. J Crohns Colitis，2019，13（3）：273-284.

［14］Frolkis A D，Vallerand I A，Shaheen A A，et al. Depression increases the risk of inflammatory bowel disease，which may be mitigated by the use of antidepressants in the treatment of depression [J]. Gut，2019，68（9）：1606-1612.

［15］Kochar B，Barnes E L，Long M D，et al. Depression is associated with more aggressive inflammatory bowel disease [J]. Am J Gastroenterol，2018，113（1）：80-85.

［16］Argollo M，Gilardi D，Peyrin-Biroulet C，et al. Comorbidities in inflammatory bowel disease：a call for action [J]. Lancet Gastroenterol Hepatol，2019，4（8）：643-654.

［17］Nocerino A，Nguyen A，Agrawal M，et al. Fatiguein inflammatory bowel diseases：etiologies and management [J]. Adv Ther，2020，37（1）：97-112.

［18］Mikocka-Walus A，Ford A C，Drossman D A. Antidepressants in inflammatory bowel disease [J]. Nat Rev Gastroenterol Hepatol，2020，17（3）：184-192.

第二十五章
炎症性肠病中心的构建

第一节 概 述

因为IBD不仅影响患者胃肠道生理功能，还可对患者生活质量、心理状态、其他生理系统功能造成负面影响，所以在IBD患者管理中仅仅依赖消化内科医师组建的医疗团队是不足的，还需其他专科医护人员的参与，例如结直肠外科医师、心理科医师、影像科医师、病理科医师以及IBD专科护士、造口专科护士等，甚至需要社工团体、医疗保险服务机构的参与。实际上，关于IBD患者的治疗质量改进、预后改进的相关研究明确表明先进合理的IBD患者管理模式可以延长缓解期时长、减少手术干预率、降低IBD疾病相关死亡率。虽然目前普遍认为建立IBD诊疗中心可以为IBD患者提供个体化精准的疾病管理服务，但是何为IBD诊疗中心、如何设定IBD诊疗机构必备的硬件设施、如何在单一医疗单位科学化地整合应用多学科医疗资源、如何协调规范IBD诊治过程，进而提高IBD患者就医体验的满意度、改善患者预后、提高医疗机构名誉，最终提高社会医疗资源的合理化利用度，种种措施的实施与目标的实现需要进一步研究讨论。

2016年中共中央、国务院印发的《"健康中国2030"规划纲要》中提出了建设全民健康的主要原则"健康优先、改革创新、科学发展、公平公正"，所以在提供IBD患者医疗服务时，应以全体IBD患者健康为首要目标，促进其躯体健康与心理社会健康和谐同步发展，破除医疗机构内利益固化藩篱，清除陈旧医院运行机制障碍，发挥体制创新、科技创新和信息化的引领支撑作用，提高IBD患者医疗服务质量和效益，实行IBD患者医疗服务绿色集约化发展。

为实现IBD患者医疗服务绿色集约化发展，已有相关共识可作为指导，其中包括2016年的《我国炎症性肠病诊治中心质量控制指标的共识》和2017年《建立全国通用的炎症性肠病诊治过程的关键性质量控制指标的共识意见》，参照该共识，结合国家对医疗资源供给侧改革、等级医院制度改革推进，作为大城市的医院，尤其是著名高等学府附属的集医疗、教学、研究为一体的公立医院更应积极设立 IBD 诊疗中心，带领地区基层医院提高对 IBD 患者医疗服务质量。2018 年中华医学会消化病学分会炎症性肠病学组制定了《中国炎症性肠病诊疗质控评估体系》，该共识提供切实可行的 IBD 诊疗中心建设、管理以及质量评估操作流程。

第二节　诊疗中心的架构

IBD 诊疗中心的建立，是 IBD 患者实现绿色集约化管理的重要途径。通过建立 IBD 诊疗中心，IBD 患者可以获得一站式、全方面、长期持续的医疗服务，降低 IBD 患者就医成本，提高效益；IBD 诊疗中心单位通过对一定体量的 IBD 患者规范化、长期的管理，建立结构式电子化医疗记录，不仅有助于提高临床工作质量、提升专业领域名誉，对于科学研究也带来许多益处，例如稳定的研究对象群体、完整持续的医疗数据等。

在 IBD 诊疗中心架构建设中，多学科团队协作、多学科会诊制度以及持续化的管理等制度被认为是最关键之处，其次还需要包括基本的医疗硬件设备、专业的人力资源、专业的技术服务以及合理的电子医疗信息管理系统。关于专业人力资源、多学科团队协作、会诊制度将会在下一节中详细介绍。

持续化的管理制度，主要是指由于 IBD 疾病目前无法治愈，缓解期与活动期交替，期间接受生物制剂或（和）免疫抑制剂的治疗时需要检测药物疗效及其副作用等特点，可通过建立 IBD 患者随访系统，详细记录及追踪患者的治疗方案、药物使用、症状变化以实现 IBD 患者持续的管理，设立专门的 IBD 专科门诊、急诊绿色通道、住院诊治床位，保证 IBD 患者可获得定期随访和医院就诊途径。在医疗硬件设备方面，IBD 诊疗中心需要包括 IBD 专属的门诊及门诊必备设施、内镜中心（需可提供胃肠镜以及小肠镜或 SBCE 的检查）、电脑断层扫描 CT、MRI、腹部超声检查、相应的实验室，该实验室可用于检测一定特殊条件或途径的实验检查，如 γ- 干扰素释放试验、巨细胞病毒检测、艰难梭菌检测、肠黏膜标本抗酸染色、巨细胞病毒免疫组化染色等。在专业的技术服务方面，IBD 诊疗中心需要可以提供随访患者服务热线，提供的服务包括接受患者咨询、指导患者应对药物不良反应或病情变化、安排患者就诊及住院等；此外，IBD 诊疗中心还应设立多渠道多媒体的健康宣教和咨询系统，定期举办健康宣教讲座。

第三节　多学科协作

在多项研究及共识中，医护人员及患者均认为多学科协助（multi-disciplinary team，MDT）是 IBD 诊疗中心的核心制度。之所以会有如此共识，取决于 IBD 疾病的特性。在 IBD 疾病诊断过程中，多个学会的指南均认为 CD 和 UC 的诊断尚无金标准，需要结合临床表现、内镜、影像学和病理组织学进行综合分析并随访观察，这就涉及到消化内科医师、内镜医师、影像科医师、病理科医生和胃肠外科医生，以及在随访过程中的 IBD 专科护士的参与；在 IBD 疾病发展过程中，部分患者需要手术干预治疗，此时需要外科医师与消化内科医师协作慎重评估手术的价值和风险，力求在最合适的时间施行最有效的手术；IBD 疾病多发病于青壮年，且无法治愈，部分患者在疾病过程中经历儿童期、少年期、青年期，同时需要经历生育和（或）妊娠期，这就更需要消化内科医师与儿科医师、妇产科医师、药学专家相互协助，确保 IBD 患者在不同的时期接受精准治疗，避免药物对婴幼儿及青少年造成严重不良反应；IBD 作为全身性疾病，会影响患者的营养状态、心理状态，还可合并多种肠外表现或其他风湿免疫疾病，如并发脓疱疮、葡萄膜炎、骨关节炎或合并强直性脊柱炎等，这就需要消化内科医师与临床营养师、心理科医师、皮肤科医师、眼科医师、骨科医师及风湿科医师相互协作，为患者提供全方位的诊治。例如，针对一个肠道纤维性狭窄的 CD 患者案例，是选择继续药物干预治疗、内镜下狭窄肠道扩张还是外科手术切除狭窄肠道，就需要多学科协助制定治疗方案及后期随访计划，此时多学科协作至少需要消化内科医师、内镜医师、胃肠外科医师、影像科医师、超声科医师、营养医师多团队合作。再如，针对育龄期女性计划妊娠的案例，面对的治疗决策可能包括此时 IBD 疾病状态及药物使用、受孕时机、妊娠期维持缓解的药物、疾病活动监测以及分娩方式等选择，此时则需要消化内科医师、生殖医学医师、产科医师、药学专家、新生儿科医师相互协作制订一个育龄期女性孕前、孕中及分娩后的疾病治疗及检测计划。由此可见多学科协作在 IBD 诊疗中心中的重要地位。但是选择何种资质的医生加入、以何种方式及角色加入都需要进一步的明确。

对于多学科团队的核心成员组成要求，首先对于消化内科医生，其中必须包含高级职称的 IBD 专业医师，并以领导者角色加入，在其中起指导作用；其次还应该包括建立以 IBD 为亚专业的消化内科医师为骨干的团体。消化内科在多学科协作时应占有主导地位，接受门诊、转诊、会诊，协调及参与各科会诊，主导确定诊治方案，负责建立资料库、标本库和全程随访。

其次，对于胃肠外科医师，应该包括具有 IBD 手术经验的外科医生或者外科团队。在多学科团队协助中，外科医生主要负责确认手术指征、指导围手术期处理、手术、手术拍照及标本归档等工作。对于病理科医师和影像科医师，在目前的共识指南中均明确表明，至少需要有消化道疾病方向的专业基本技能。消化内镜医师团队组建时，不仅需要可以操作胃肠镜检查技术的医师，还需要可以操作小肠镜及胶囊内镜的医生，并且要求消化内镜的医师在内镜下组织活检需要经过专业的训练，确保准确的活体组织标本的获取。此外，在多学科团队中也有对护士资源的要求，要求至少有一名 IBD 专科护士，如果条件允许可以添加造口专科护士，指导带有造口的 IBD 患者进行造口常规护理。

总之，在 IBD 诊疗中心建设中，需要以具有 IBD 诊治经验的消化内科医师或团队为主导，联合具有 IBD 诊治经验的胃肠外科及肛肠外科医师、影像科医师、病理科医师、内镜医师、IBD 专业护士、营养师、造口师、心理和社会志愿者、儿科医师、产科医师等，并提供 7×24 服务热线，快速便捷的转诊通道，成熟的诊治流程，完善合理的疾病评估方案，方便的互动式患者信息登记，开展成熟的 IBD 相关研究。同时，一个合格的 IBD 中心，必须定期开展一系列正式的患者教育项目以提高患者的疾病认知和满意度，提高治疗的意愿和依从性。

第四节　数　据　库

一个 IBD 诊疗中心必须具备数据库、信息技术和审计系统来支持 IBD 患者的诊疗服务，优化医疗管理。通过提供一个可以用于医生、护士、患者、科学研究人员的系统化的结构化的信息收集系统，可以为 IBD 患者提供高质量的医疗服务、提高医务工作效率、增强科研可靠性。

对于患者的好处在于，IBD 诊疗团队通过医生门户随时获得患者的病史，药物使用等相关细节，保证提供给患者更有针对性、更安全的服务。同时该系统支持 IBD 诊疗团队通过电话，电子邮件或通过患者门户，为 IBD 患者提供医疗支持并严格监测治疗结果。这可以减少门诊预约和住院次数。患者可以通过患者门户查看自己的个人资料，以便更好地了解自己的疾病状况并支持自我疾病管理。

对于医疗团队的好处在于患者每次接触时均进行系统化结构化的信息收集，可以保证为患者提供高效率、高性价比及高质量的医疗服务。同时可以监测患者的治疗结局，评估治疗方案的合理性和性价比。对于研究团队，设计合理的数据库和规范化的使用有助于发展具有当地特色的患者研究队伍，这将成为当地、国家和国际重要的 IBD 研究资源。对于政府工作团队而言，此类数据可推进健康医疗大数据应用体系，为 IBD 相关的卫生政策的制定提供强有力的依据。

对于每个中心所设定的数据库，应包含每一位就诊的 IBD 患者，为每一位就诊的 IBD 患者建立唯一的档案号码，使用电子信息化管理，准确记录 IBD 患者诊疗细节，包含症状、药物使用情况、手术信息等。

总而言之，系统化结构化的数据库是一个 IBD 诊疗中心建立的必要条件，是一个 IBD 诊疗中心长久发展的关键。IBD 诊疗中心应积极与先进的信息技术服务机构相互合作，建立具有双方知识产权的信息系统，利用互联网 + 医疗，添加患者门户，丰富信息系统的数据，为当地的 IBD 患者谋取利益，为当地、中国以及世界的 IBD 疾病管理及研究做贡献。

第五节　标　本　库

IBD 诊疗中心组织库是系统收集和储存手术切除的组织标本、血液样品及相关提取物的机构，为科研工作提供可靠的 IBD 研究资源。同时将数据库与组织库联合管理，保证数据统一，是提高其应用价值的关键。在组织库建立前以及使用过程中有诸多细节需要注意，尤其因为涉及人体的医学科学技术研究活动，需要注意遵守相关法律法规，如《涉及人体的医学科学技术研究管理办法》等。在组织库使用过程中，还应有专人管理和负责签署知情同意，监督标本留取、提取保存、标记、储存及信息化登记管理等过程。

第六节　有　效　沟　通

合理及有效的沟通是保证 IBD 患者规范治疗和规律随访的重要条件。IBD 患者了解疾病管理计划的益处和风险后可能会更加接受并愿意分享自己关于诊疗方案的意见，并遵循治疗和监测计划。炎症性肠病患者通常需要采用免疫调节剂和生物制剂治疗，这些治疗方法可能非常有效，但是也有可能存在严重的不良反应或者副作用。因此，必须要与患者在使用前讨论药物不良反应及风险。由于沟通时间的限制，以及信息化的普及，患者极大可能预先从互联网和其他患者处获取关于药物使用的错误信息，以及缺乏有效地与患者及其家属分享准确数据的工具，使沟通过程更具有挑战性，因此医务工作者更需要耐心细致地做好有效沟通。

医护工作者在与患者沟通的过程中，需要承认情感因素对风险感知能力的影响，并且要意识到与患者沟通时可能出现沟通错误或者误解。发生错误沟通或者误解的最常见原因是统计数据的转述错误，医护人员应明确知道在 IBD 患者中很少有人从事与医学统计学相关的职业，所以在对他们陈述相关研究的数据、某种药物的疗效、某种药物不良反应风险时，应当注意 IBD 患者是否能准确理解各种数字的含义。例如已有荟萃分析表明高度的相对风险数据可能导致患者及家属的担忧远远超出绝对增长的极小比例，例如，在一项研究中，要求患者选择两种同样有效的药物之一 —— 药物 A（据说减少死亡的相对危险度为 80%）和药物 B（据说每 100 人中可预防 8 人死亡）——患者更有可能选择药物 A，其中最重要的原因是给患者提供数据的分母并不相同，使得数据并不具有可比性，并且无论是讲述药物疗效还是不良反应，相对数据总会给患者以扩大实际效应的误导，所以与患者及其家属沟通过程中应注意充分说明相对数据和绝对数据，在对比中采用统一的统计学数据的格式，以避免造成信息传递错误。造成信息传递不准确的原因是，在医患沟通中，医生通常采用口语化描述相关风险及效益，例如"非常常见""非常罕见""很多人有效"，其实这种语言对于不同心理状态的患者及其家属理解是不同，更有可能会对自己疾病治疗方案不确定的患者造成不必要的恐慌，所以在医患沟通中，医生应当不断学习补充相关知识，避免采用含糊的经验数据与患者沟通。

在与 IBD 患者沟通过程中，最难沟通的是明确各种治疗方案的利弊、了解治疗药物的疗效及不良反应风险。所以在面对此类问题，医生应当具备严谨的科研态度，采取患者易于理解的方式，向患者及其家属准确阐述各种风险概率的能力，最终在征得患者及其家属意愿后制定相应的治疗方案，从而提高患者对治疗和不良反应监测的依从性，提高疗效，减少严重不良反应的发生。

第七节　优化管理

随着中国经济的发展，城市规模的不断扩大，在大城市相应的医院建立一个 IBD 诊疗中心并非难事，但是一个诊疗中心不是具备相应人才、硬件设备、信息系统就可以顺利开展，还需要持续的优化管理。

IBD 诊疗中心作为服务类型产业，在优化管理中可以借鉴相应的管理学模型及管理工具，例如 Six Sigma、Minitab 等，目的是为 IBD 患者提供安全、及时、有效、高效、公平的医疗服务、节省中心运营成本、提升中心业内名誉、带给中心积极向上的文化氛围。

在进行优化管理过程中，应设立相应的委员会，由 IBD 诊疗中心的领导层成员担任，其主要职责是：设立初始阶段的各种管理职位；确定具体的改进项目及改进次序，分配资源；定期评估各项目的进展情况，并对其进行指导；当各项目小组遇到困难或障碍时，帮助他们排忧解难等。

在优化管理具体过程中，应注意不同人群的需求。例如对 IBD 患者，准确的 IBD 的科普信息、高质量的医患沟通、明确的治疗团队的负责人是其关注的重点。可以在 IBD 诊疗中心开展线上线下健康讲座，进行患者教育；制订规范的沟通框架，进行医患沟通，减少沟通错误；并为每一个 IBD 患者确定明确的治疗团队的核心人物，通常由消化内科医生担任。对于 IBD 诊疗中心的医生而言，IBD 专业领域知识储备、多学科合作与交流是关注重点。所以在 IBD 诊疗中心开展定期学术交流、读书报告、影像学阅片学习、病理组织学学习、疑难病例讨论、教学查房等，提升 IBD 诊疗中心医护人员的专业水平是非常有必要的。由于 CD 和 UC 的疾病特点不完全相同，所以 CD 和 UC 的疾病管理应根据疾病各自的特点进行优化。例如尽管大多数 UC 患者可以通过内科药物治疗获得疾病缓解，但是仍有 20%～30% 的患者最终需要手术干预治疗，尤其是急性重症 UC、难治性 UC 及合并癌变的 UC，所以在优化 UC 患者管理过程时，肠镜、乙状结肠镜、直肠镜等内镜的定期复查，及时、精准的监测药物疗效、癌变，内外科紧密沟通及外科手术团队快速响应等流程优化是非常有必要的。此外，CD 具有累及全消化道的特点，所以在 CD 疾病管理中，医师应注意对患者消化道受累情况进行评估，医师可根据患者的临床特点，合理选择胃十二指肠镜、结直肠镜、小肠镜、胶囊内镜等内镜检查方法或者超声内镜、CTE 和 MRE 等影像学检查方法，这是优化 CD 管理的必要点。

患者的生活质量评估是 IBD 诊疗中心要额外关注的重点内容，所有的 IBD 治疗的最终目标是：维持长的缓解期，减少复发，降低致残率、手术干预率，提高生活质量。所以在 IBD 诊疗中心应当设置特定的服务流程——生活质量评估及改善指导，同理这也涉及到多学科协作，其中尤其重要的有心理医师、社工团体、护理团队等。在生活质量提高的同时，IBD 诊疗中心应该配备相应的数字信息管理系统，提高服务过程中信息流的流动性，从而为患者、医生、护士、社会力量之间的合作注入活力。

因此在 IBD 诊疗中心服务及管理优化过程中，明确治疗评估指标、分析改进措施、实施改进方案、控制改进方向，最终改善 IBD 患者就诊体验、提高医护人员专业水平、提升医疗服务质量。

（郅敏　何欢）

主要参考文献

［1］Law C C，Sasidharan S，Rodrigues R，et al. Impact of specialized inpatient IBD care on outcomes of IBD hospitalizations：a cohort study [J]. Inflamm Bowel Dis，2016，22（9）：2149-2157.

［2］中华医学会消化病学分会炎症性肠病学组 . 建立我国炎症性肠病诊治中心质量控制指标的共

识 [J]. 中华内科杂志，2016，55（7）：568-571.

[3] Borren N Z，Conway G，Tan W，et al. Distance to specialist care and disease outcomes in inflammatory bowel disease [J]. Inflamm Bowel Dis，2017，23（7）：1234-1239.

[4] 中华医学会消化病学分会炎症性肠病学组. 建立全国通用的炎症性肠病诊治过程的关键性质量控制指标的共识意见 [J]. 中华炎性肠病杂志（中英文），2017，1（1）：12-19.

[5] Harbord M，Eliakim R，Bettenworth D，et al. Third European evidence-based consensus on diagnosis and management of ulcerative colitis. part 2：current management [J]. J Crohns Colitis，2017，11（1）：3-25.

[6] Gomollon F，Dignass A，Annese V，et al. Third EUROPEAN evidence-based consensus on the diagnosis and management of Crohn's disease 2016：part 1：diagnosis and medical management [J]. J Crohns Colitis，2017，11（1）：3-25.

[7] Turner D，Carle A，Steiner S J，et al. Quality items required for running a paediatric inflammatory bowel disease centre：an ECCO Paper [J]. J Crohns Colitis，2017，11（8）：981-987.

[8] 中华医学会消化病学分会炎症性肠病学组. 中国炎症性肠病诊疗质控评估体系 [J]. 中华炎性肠病杂志（中英文），2018，2（4）：260-261.

[9] Ng S C，Shi H Y，Hamidi N，et al. Worldwide incidence and prevalence of inflammatory bowel disease in the 21st century：a systematic review of population-based studies [J]. Lancet，2018，390（10114）：2769-2778.

郑重声明

高等教育出版社依法对本书享有专有出版权。任何未经许可的复制、销售行为均违反《中华人民共和国著作权法》,其行为人将承担相应的民事责任和行政责任;构成犯罪的,将被依法追究刑事责任。为了维护市场秩序,保护读者的合法权益,避免读者误用盗版书造成不良后果,我社将配合行政执法部门和司法机关对违法犯罪的单位和个人进行严厉打击。社会各界人士如发现上述侵权行为,希望及时举报,我社将奖励举报有功人员。

反盗版举报电话　(010)58581999　58582371
反盗版举报邮箱　dd@hep.com.cn
通信地址　北京市西城区德外大街4号　高等教育出版社知识产权与法律事务部
邮政编码　100120

读者意见反馈

为收集对教材的意见建议,进一步完善教材编写并做好服务工作,读者可将对本教材的意见建议通过如下渠道反馈至我社。

咨询电话　400-810-0598
反馈邮箱　gjdzfwb@pub.hep.cn
通信地址　北京市朝阳区惠新东街4号富盛大厦1座　高等教育出版社总编辑办公室
邮政编码　100029

防伪查询说明

用户购书后刮开封底防伪涂层,使用手机微信等软件扫描二维码,会跳转至防伪查询网页,获得所购图书详细信息。

防伪客服电话　(010)58582300